W0301861

Dr. med. Ernst Schneider

Nutze die Heilkräfte der Natur

Herausgegeben im Auftrage des Deutschen Vereins für Gesundheitspflege e.V.

Siebente Auflage

SAATKORN-VERLAG HAMBURG

Textredaktion: Horst Zschunke
Einband: Rudi Behrendt

© by Saatkorn-Verlag GmbH, Hamburg 13, Verlagsarchiv Nr. 535 481
Ohne schriftliche Genehmigung des Verlages ist es nicht gestattet, das Buch oder Teile daraus auf irgendeinem Wege (fotomechanische Wiedergabe, Fotokopie, Mikrokopie) zu vervielfältigen.
Gesamtherstellung: Grindeldruck GmbH, Hamburg 13
Printed in Germany — ISBN 3 87689 138 8

*Meiner Tochter Angelika gewidmet,
damit sie in ihrer ärztlichen Arbeit
bedenken möge, daß zur Therapie
oft ein Instrument genügt,
nicht selten jedoch ein ganzes Orchester
notwendig ist; daß aber auch
ein ganzes Orchester nicht ausreicht,
wenn es nicht von einem
begeisterten Dirigenten
eingesetzt und geleitet wird.*

Geleitwort

Es drängt sich uns heute mehr und mehr die harte Tatsache auf, daß unser zivilisiertes Dasein nicht nur erfreuliche, sondern auch recht bedenkliche, wenn nicht gar lebensgefährdende Auswirkungen hat. Die körperliche Leistungsfähigkeit, das „Fitsein", und die größtenteils davon abhängige oder damit sogar eng verbundene Widerstandsfähigkeit gegen Krankheiten aller Art nimmt in breiten Schichten unserer Bevölkerung, vor allem auch bei den Jugendlichen, immer mehr ab. Der Arzneimittelverbrauch, der Verbrauch an Schmerz-, Schlaf- und Beruhigungsmitteln dagegen steigt ständig an. So hoch der Wert der Arzneimittel besonders bei speziellen Krankheiten auch einzuschätzen ist, so wissen doch alle Ärzte, daß Medikamente in vielen Fällen allein nicht imstande sind, eine wirkliche Heilung herbeizuführen. Hier setzt der Verfasser an und zeigt, wie die sogenannten natürlichen Heilverfahren oder physikalischen Maßnahmen, wie seelische Behandlung und sinnvolle Diät die Medikamente ergänzen oder überhaupt erst die Voraussetzung für ihre Wirksamkeit schaffen.

Dieses Buch bietet eine echte Zusammenschau der vielseitigen Möglichkeiten zur Heilung von Krankheiten, zur Kräftigung der Widerstandskraft und zur Erlangung der körperlichen und seelischen Leistungsfähigkeit. Es zeigt in einer überraschenden Vielfalt, wie einfache, natürliche Maßnahmen imstande sind, die Gewebs- und Organfunktionen anzuregen, die spezifischen und allgemeinen Abwehrkräfte zu mobilisieren, die Durchblutung zu fördern, und wie es möglich ist, das beglückende Gefühl einer guten Gesundheit zu erleben.

Der Verfasser kennt dabei keine Einseitigkeiten. Er weist immer wieder darauf hin, daß der Kranke mitarbeiten muß, und sagt auch, wann der Arzt zu befragen und hinzuzuziehen ist. Auch nennt er klar die Grenzen der einzelnen physikalischen, diätetischen und medikamentösen Maßnahmen und zeigt, wo der Eingriff des Chirurgen noch eine Wende der Krankheit herbeiführen kann.

Es ist außerordentlich erfreulich, dieses Buch in die Hand zu nehmen und verläßliche Informationen zu bekommen. Es kann vielen zum Segen werden, weshalb ich ihm eine weite Verbreitung wünsche.

Salzgitter-Lebenstedt

Chefarzt Prof. Dr. med. G. Ostapowicz

Vorsitzender des wissenschaftlichen Beirates des Deutschen Vereins für Gesundheitspflege e. V.

Vorwort

Wir Menschen des 20. Jahrhunderts stehen außerordentlich schwierigen Lebensbedingungen gegenüber. Die meisten von uns sind der Hetze und dem Trubel des Großstadtlebens ausgesetzt. Wir leiden unter schlechter, sauerstoffarmer, verstaubter und mit Giftstoffen verschiedenster Art angereicherter Luft. Wir müssen dem Stress des Tag und Nacht anhaltenden Lärms standhalten, die „Unmenschlichkeit" der mechanisierten, meist einseitige Bewegung oder fast keine körperliche Betätigung erfordernden Arbeit erdulden, die unerbittliche Schärfe sozialer Konkurrenz- und Machtkämpfe erleben und fast ohnmächtig den Jahrzehnte dauernden internationalen Spannungen zusehen.

Wir leben heute in einer Welt, in der jedes geistige und religiöse „Zuhause" in Frage gestellt wird, in der wir ständig und überall mit vielfach manipulierten „Informationen" berieselt werden und in der die Vielfalt der politischen, sozialen und geistigen Strömungen ein Höchstmaß an innerer Unsicherheit erzeugt und kaum mehr mögliche Anpassungsleistungen erfordert.

Ein Großteil unserer Lebensbedingungen bedeutet eine fortwährende „Kränkung" des Menschen körperlicher oder seelisch-geistiger Art. Kommen noch irgendwelche angeborenen, konstitutionellen Schwächen hinzu, so ist die Entwicklung von Versagenszuständen, neurotischen Fehlhaltungen, psychosomatischen Krankheiten und geistigen Störungen auch bei höchstem Wohlstand nur allzu verständlich.

Es ist höchste Zeit, den „unnatürlichen", ja „unmenschlichen" Lebensbedingungen zu begegnen, die natürlichen Lebensbedingungen wieder kennenzulernen und sie näher zu erforschen, um davon soviel wie möglich in unser Leben einzubeziehen. Wir müssen auch wieder ein geistiges und religiöses Zuhause finden, ohne das der Mensch sich nicht entfalten und ohne das er seinen Lebensweg nicht vollenden kann.

Dieses Buch möchte dazu beitragen, praktische Möglichkeiten zur Wiedergewinnung natürlicher Lebensbedingungen zu finden, weil nur dadurch eine echte Krankheitsvorbeugung (Prophylaxe) verwirklicht werden kann.

Düsseldorf, im Herbst 1971 — Dr. med. E. Schneider

Vorwort zur zweiten Auflage

Als Autor habe ich natürlich den Wunsch, daß dieses umfangreiche Buch nicht nur gekauft, sondern auch gelesen wird, und daß es eine praktische Hilfe zur Bewältigung der bei den meisten Menschen auftretenden Probleme körperlicher oder seelisch-geistiger Art sein kann. Zahlreiche Leserzuschriften, Anrufe und Gespräche haben mir viel Zustimmung und zahlreiche Anregungen zu Verbesserungen gebracht, mir auch insgesamt gesehen gezeigt, daß ich mit diesem Buch, das ja die Ergebnisse der Schulmedizin mit denen der Naturheilkunde zu vereinen sucht, auf dem richtigen Wege bin.

Eine Reihe der mir übermittelten Verbesserungsvorschläge habe ich in dieser, nach relativ kurzer Zeit erforderlich gewordenen zweiten Auflage berücksichtigen können. Ein neues Kapitel über Ruhe und Entspannung als Heilmittel konnte ich einfügen und damit den praktischen Wert des Buches erhöhen. Ich würde mich freuen, weiterhin aus dem Leserkreis Verbesserungs- und Änderungsvorschläge zu erhalten. Sie werden nach Möglichkeit in den Folgeauflagen verwirklicht.

Diese neue Auflage möchte wieder vielen Lesern in vielerlei Nöten hilfreich sein, aber auch Wege zur Vorbeugung und Gesunderhaltung zeigen, wozu sich die natürlichen Heilfaktoren in besonderem Maße eignen. Gerade diese Heilfaktoren sind für eine zukunftsgerichtete Medizin unabdingbar. Ebenso unabdingbar sind aber auch eine gesunde Lebensführung und ein hohes Maß an individueller Selbstverantwortung, damit nicht der Gewinn an Gesundheit und Lebensqualität, den uns die wissenschaftliche Medizin und die Naturheilkunde gebracht haben, durch die zahlreichen Selbstschädigungen des zivilisatorischen Daseins der heutigen Menschen wieder verlorengeht.

Düsseldorf, im Frühjahr 1975 — Dr. med. E. Schneider

Vorwort zur sechsten Auflage

Seit dem Erscheinen der zweiten Auflage sind in immer kürzeren Abständen mehrere Neuauflagen erforderlich geworden. In erstaunlichem Maße wächst das Interesse an allen Fragen der Umweltschäden, besonders an Schädigungen durch Chemikalien, die eine ernste Gefährdung des Erbmaterials mit sich bringen.

Endlich nimmt auch das Interesse an umweltfreundlichen Maßnahmen und an einem gesundheitsfördernden Verhalten des einzelnen zu. Auch werden jetzt Fragen der Eigenverantwortlichkeit des Patienten und der Krankenbehandlung mit natürlichen Heilfaktoren lebhaft erörtert. Sollten wir an einem Wendepunkt in unserem Gesundheitsverhalten stehen?

Das sind alles Fragen, die dieses Buch seit seinem ersten Erscheinen positiv zu beantworten sucht und zu denen es praktische Vorschläge und Maßnahmen anbietet, die jeder durchführen kann und die für jeden äußerst nützlich sind.

Verstehen wir endlich, daß die Gesundheit, die immer den Menschen in seiner Ganzheit aus Körper, Seele und Geist betrifft, unser größtes Kapital ist? Doch wie viele Menschen sind denn unter den Zermürbungswirkungen der üblichen Tagesarbeit heute noch in der Lage, ihr Kapital an Gesundheit überhaupt nur zu erhalten, geschweige denn zu vermehren? Darf sich eine Gesellschaft so ungeheuer belastende Lebensformen leisten, daß ein erheblicher Teil von ihr vorzeitig krank und arbeitsunfähig wird und schließlich als Frührentner der Allgemeinheit zur Last fällt? Müssen wir nicht alle in einem gesunden psychischen Klima aufwachsen, wohnen und arbeiten können, um uns wirklich zu entfalten und die unvermeidlichen Lebenskonflikte in gegenseitiger, um nicht zu sagen brüderlicher Hilfe zu bestehen? Dazu muß erst noch ein psycho-hygienisches Umwelt- und Gesundheitsbewußtsein entwickelt werden. Das ist eine geistige Herausforderung, der wir uns stellen müssen.

Düsseldorf, im Sommer 1980 — Dr. med. Ernst Schneider

Inhaltsübersicht

Sinn und Bedeutung der Naturheilkunde 13

Wirkung der natürlichen Heilkräfte 19

Wasser zur Vorbeugung, Heilung und Rehabilitation 20
Zur Geschichte der Wasserheilkunde 21
Die praktische Durchführung einer Kneippkur 33
Naturgemäße Behandlung der Leber-, Darm- und Kreislaufschwäche 36
Naturgemäße Behandlung nervöser Erschöpfung und vegetativer Störungen 38
Naturgemäße Behandlung zur Abhärtung,
Steigerung der Abwehrkraft und Krankheitsverhütung 40
Naturgemäße Behandlung des hohen Blutdrucks 42
Naturgemäße Behandlung der allergischen Erkrankungen 44
Naturgemäße Behandlung der akuten, fieberhaften Bronchitis 46
Kneippkurplan bei Menstruationsstörungen 48
Die Kneippkur zu Hause 50

Ausführung und Heilanzeigen der einzelnen Wasseranwendungen 54
Die Waschungen 55
Ganzwaschung — Oberkörperwaschung — Unterkörperwaschung —
Warme Waschungen — Wechselwaschungen

Die Güsse 61
Einfache Abgießung nach warmen Anwendungen — Unterschenkelguß — Schenkelguß — Unterguß — Rückenguß — Armguß — Oberguß — Brustguß — Vollguß

Die Blitzgüsse 67
Knieblitz — Schenkelblitz — Vollblitz — Wechselblitz — Blitzgußmassagebad

Die Wickel 72
Zur Technik der Wickel — Wickelzusätze — Halswickel — Brustwickel — Kreuzwickel — Schal — Handwickel — Armwickel — Fußwickel — Wadenwickel — Fuß-Wadenwickel — Beinwickel — Leib- oder Lendenwickel — T-Wickel — Kurz-Wickel (Rumpf- oder Halbpackung) — Unterwickel (Dreiviertelpackung) — Ganzwickel (Ganzpackung) — Spanischer Mantel — Nasse Hemden — Schlenzwickel

Die Aufschläge 87
Leibaufschlag — Oberaufschlag — Unteraufschlag

Die Kompressen 89
Kalte Kompressen — Warme oder heiße Kompressen — Dampfkompressen — Kartoffelkompresse (Kartoffelsack) — Leinsamenkompresse — Bockshornkleekompresse — Ölkompresse

Die Packungen 92
Heublumenpackung — Lehmpackung — Fangopackung — Quarkpackung

Die Bäder 98
Das kalte Armbad nach Kneipp — Das aufsteigende heiße Armbad (nach Schweninger-Hauffe) — Das kalte Fußbad — Das warme Fußbad — Das heiße Fußbad — Das ansteigende Fußbad — Wechselfußbad — Barfußgehen — Wassertreten — Taulaufen — Schneegehen

Die Sitzbäder 110
Das kalte Sitzbad — Das warme Sitzbad — Das heiße Sitzbad — Das ansteigende Sitzbad — Wechselsitzbad

Die Halbbäder 113
Das kalte Halbbad — Das warme Halbbad — Das heiße Halbbad — Das ansteigende Halbbad

Die Vollbäder 114
Das kalte Vollbad — Das warme Vollbad — Das heiße Vollbad — Das temperaturansteigende Vollbad — Das Bürstenbad

Die Dampfbäder 118
Kopfdampfbad (Gesichtsdampfbad) — Fußdampfbad — Unterleibs- oder Gesäßdampfbad — Volldampfbad — Ohrendampfbad

Das Trockenbürsten (Bürstenmassage) 121

Spezielle Wasseranwendungen 124
Das Überwärmungsbad — eine Hoffnung für chronisch Kranke 125
Die Sauna — ein Gesundheits- und Heilbad 133
Das römisch-irische Bad 138
Kuhne-Reibebäder zur Umstimmungsbehandlung 139
Darmbäder sind besser als Abführmittel 142
Die Seebäder 146
Meerwassertrinkkur zur Vorbeugung und Heilung 149

Luft stärkt, heilt und erfrischt 160
Der Frischluftbedarf des Menschen 161
Die Luftverschmutzung als Krankheitsursache 164
Maßnahmen zur Reinhaltung der Luft 175
Gesetzliche Maßnahmen — Freiwillige Maßnahmen der Industrie — Was kann noch getan werden? — Vorsorgemaßnahmen des einzelnen
Frischluftquellen und ihre Heilwirkungen 182

Die Sonne als hochwirksames Heilmittel 186
Zur Geschichte der Sonnenlichtbehandlung 187
Die Sonne als Licht- und Wärmespender 192
Wie das Sonnenlicht auf den menschlichen Körper wirkt 194
Spezielle Wirkungen auf die Haut — Wirkungen auf die Bewegungsorgane (Knochen, Gelenke, Muskulatur) — Wirkungen auf Blut und Stoffwechsel — Wirkungen

auf die Hormondrüsen — Wirkungen auf das vegetative Nervensystem — Spezielle Wirkungen auf die Netzhaut des Auges — Wirkungen der getrennten Strahlenbereiche — Schädliche Wirkungen der Sonnenstrahlung

Praktische Durchführung der Sonnenlichtbehandlung 208

Sonnenbaden ist vorbeugende Gesundheitspflege — Sonnenlichtbehandlung zu Heilzwecken — Heilanzeigen für die Sonnenlichtbehandlung — Gegenanzeigen zur Sonnenlichtbehandlung

Bewegung — Schwungrad des Lebens 216

Bewegung als Vorbeugungs- und Heilmittel 217

Arbeit schenkt Freude und Gesundheit 224

Über Sinn und Wert menschlicher Arbeit — Arbeit als Krankheitsursache — Einseitige Arbeit ist schädlich — Arbeit als Heilmittel — Gartenarbeit als „grüne Medizin" — Arbeit - Freizeit - Muße

Gehen und Wandern heilen Leib und Seele 237

Spazierengehen - das einfachste Heilmittel — Barfußlaufen schützt vor Fußerkrankungen — Wandern als Quelle der Kraft — Wandern als Heilmittel

Sport steigert die Lebenskraft 247

Wir treiben zuwenig Sport — Wir brauchen Sport als Ausgleich — Doping gefährdet den Menschen — Sport als Vorbeugungs- und Heilmittel — Sport verhindert Haltungsschäden — Schwimmen verbessert die Körperverfassung — Lebt länger, wer Sport treibt? — Sport im vorgerückten Alter — Sport auch um der Seele willen — Kurztraining für Berufstätige

Ruhe, Stille und Entspannung — die großen Nervenheilmittel 262

Ruhe und Entspannung als Lebensnotwendigkeit 263

Das autogene Training 267

Wie werden die Übungen des autogenen Trainings durchgeführt — Die Ruhetönung — Das Schwere-Erlebnis — Die Zurücknahme der Suggestion — Das Wärme-Erlebnis — Die Herzübung — Die Beeinflussung des Atmens

Heilerde — Wirkung und Anwendung 274

Aus der Geschichte der Heilerdebehandlung 275

Die Wirkstoffe der Heilerden 281

Eigenschaften und Wirkungsweise der Heilerden 284

Anwendungsformen und Heilanzeigen 290

Das Lehmbad — Lehmbreianwendungen — Lehmtreten — Trockenanwendung der Heilerde — Innerliche Lehmanwendungen

Übersicht der Heilanzeigen und Anwendungsformen der Heilerde 300

Wetter — Klima — Mensch 304

Wetter und Wetterelemente 305

Wetter- und Klimawirkungen auf den Menschen 317

Wettereinfluß auf spezielle Krankheiten 321

Wetterfühligkeit — Herzkrankheiten — Rheumatismus — Harnsteinkoliken — Asthma

Die Krankheiten und ihre Behandlungsmöglichkeiten 328

Fremdwörterverzeichnis 546

Literaturnachweis 555

Stichwortverzeichnis 564

Sinn und Bedeutung der Naturheilkunde

Es ist ganz abwegig, die Medizin als „Wissenschaft" und das Naturheilverfahren als „Empirie" oder sonst etwas zu bezeichnen. Beide sind Naturwissenschaft – weil Heilkunde überhaupt nur angewandte Naturwissenschaft sein kann.
Ihr Unterschied besteht darin, daß die Medizin an wichtigen Stellen noch auf dem Standpunkt der Jahrhundertwende verharrt, während das Naturheilverfahren schon damals die heutigen Anschauungen vorweggenommen hat.

Dr. med. H. Malten

Unser Wissen über *Gesundheit* und *Krankheit* hat sich heute in eine für den einzelnen nicht mehr übersehbare Fülle von wissenschaftlichen Einzelergebnissen und Teilerkenntnissen aufgelöst. Unwillkürlich entsteht daher der Wunsch nach einer umfassenden Krankheitslehre, die die Ergebnisse der systematischen Zergliederungsarbeit unserer Naturwissenschaften wieder zu einem einheitlichen, überschaubaren Bild zusammenfaßt. Wo finden wir solch ein Bild?

Die *Naturheilkunde* hat von Anfang an versucht, uns den wohlgeordneten Plan im Bereich der Natur, in dem auch der Mensch einen seiner Bedeutung gemäßen Platz erhielt, nahezubringen, die großen Zusammenhänge sehen zu lassen und ein klares Bild dieser Welt und der sie bewegenden Kräfte zu vermitteln. Da die Erklärungsversuche und Systeme der Naturheilkunde jedoch meist auch die Religion als Ordnungsprinzip oder Energiequelle einbezogen, wurden sie von der rein wissenschaftlichen Medizin als „unwissenschaftlich" abgewertet oder sogar bekämpft. Naturheilkunde und Schulmedizin schienen miteinander unvereinbar.

Nachdem aber die naturwissenschaftlich orientierte *Schulmedizin* in stärkerem Maße auf zahlreiche Zweifel an dem Sinn ihrer Forschung gestoßen ist und vielfach die Grenzen zum Religiösen berührt, besinnt man sich wieder auf die sogenannten „ärztlichen Romantiker", deren Intuition und Ahnung bereits vieles erkannte, was heute theoretisch erforschte, neue wissenschaftliche Wahrheit ist. Zweifellos bestehen gegenwärtig in der wissenschaftlichen Medizin sehr ernsthafte Bestrebungen, eine Lehre vom Menschen zu entwickeln, die alle Störungen der Gesundheit umfassen soll (z. B. *Selyes* Anpassungslehre, *Weizsäckers* Pathosophie, *Speranskys* Neuralpathologie).

Von jeher war die Naturheilkunde vor allem darum bemüht, die Bedingungen zu schaffen, unter denen die allgegenwärtige Schöpferkraft, die zugleich Heilkraft ist, sichtbar wird. Sie regt durch die sogenannten natürlichen Heilfaktoren (z. B. Licht, Luft, Wasser, Erde, Ernährung, Bewegung, Ruhe, Massage, Wärme und Kälte) die meist übergeordneten nervösen und humoralen Regulationen an. Sie vermittelt dem Patienten, dessen Mitarbeit in der Regel erforderlich ist, das Erlebnis der Regeneration und der Wiedergewinnung von Gesundheit und Leistungsfähigkeit. Die Naturheilkunde glaubt an die natürliche Heilkraft, die lediglich der Unterstützung bedarf.

Die naturwissenschaftliche Medizin ist vor allem bestrebt, Bedingungen zu schaffen, die unerwünschtes „Wachstum", wie krankmachende Bakterien, wuchernde Tumorzellen oder überschießende und damit krankhafte Lebensäußerungen (Entzündungen oder allergische Reaktionen), hemmen oder zum Erliegen bringen (z. B. durch Chemotherapeutika und Antibiotika, das sind Wachstumshemmstoffe, oder durch Cortison und ACTH als Entzündungsdämpfer). Sie hat hierin, besonders in jüngster Zeit, unbestreitbare und bedeutende Erfolge zu verzeichnen. Die naturwissenschaftliche Medizin glaubt an die Fehlleistungen der Naturvorgänge, die sie korrigieren will.

Nun ist es offensichtlich, daß wir es bei allen Lebensvorgängen und daher auch bei krankhaften Abläufen immer mit Anregung und Hemmung, Antrieb und Dämpfung zu tun haben. Wir benötigen in der praktischen Medizin zur Vorbeugung wie zur Heilung beide Denkprinzipien und die sich daraus ergebenden Verhaltensweisen, das teleologische Prinzip der Naturheilkunde *und* das kausalanalytische Prinzip der Schulmedizin, die naturärztliche Erfahrung, ja Intuition *und* das streng naturwissenschaftliche, gesetzmäßige Handeln.

Beide Lehrmeinungen — Naturheilkunde und Schulmedizin — werden zueinander finden, sobald der Naturarzt einsieht, daß seine Erfahrung und Intuition durch die Ergebnisse der modernen naturwissenschaftlichen Forschung, insbesondere der Biochemie und Physiologie, großenteils bestätigt, aber auch in wertvollster Weise ergänzt wird, und der Schulmediziner erkennt, daß der rein intellektuellen, naturwissenschaftlichen Forschung Grenzen gesetzt sind, die er, um den ganzen Menschen zu erfassen, nur mit Hilfe intuitiver Einfühlung zu überschreiten vermag.

Wer auch nur einen Blick auf die Geschichte der Medizin wirft, muß feststellen, daß es schon vor der naturwissenschaftlichen Ära, also in der Zeit der Lehre von den krankhaften Körpersäften (Humoralpathologie), viele Ärztegenerationen gegeben hat, die mit den damaligen Mitteln durchaus imstande waren, ihre Kranken zu heilen, wenn wir uns auch kaum vorstellen können, wodurch und wie sie das erreichten, da ihnen ja weder das Wissen noch die Behandlungsmöglichkeiten unserer naturwissenschaftlich geprägten Medizin zur Verfügung standen. Wir müssen ihnen heute zugestehen, daß sie ihre Beobachtungsgabe am Krankenbett ausgezeichnet entwickelten und noch die Kraft der Intuition besaßen.

Die mit *Giovanni Battista Morgagni* (1682—1771) in Padua einsetzende Entwicklung von der Humoralpathologie weg über die Organpathologie bis zur Zellularpathologie *Rudolf Virchows* (1821—1902) schien so neue Möglichkeiten des Helfens und Heilens zu eröffnen, daß die Ärzte seiner Zeit die gesamte vorangegangene Entwicklung der Medizin und damit das ganze humoralpathologische Denken von sich wiesen, um sich dem neuen naturwissenschaftlichen Denken zu öffnen. Mehr und mehr kam es dazu, daß nicht mehr das galt, was man am Krankenbett *erfahren,* sondern das, was man im Laboratorium und am Versuchstier *erforschen* konnte. So stand bald nicht mehr das *Heilen,* sondern das wissenschaftlich exakte *Erkennen* im Vordergrund.

In dem Augenblick aber, in dem der Arzt mehr vom Erkenntnistrieb geleitet wird als vom Heilbestreben, dringt er zwar bei seinen Patienten in physiologisch-chemische Einzelheiten ein, die sich an der Materie abspielen, aber er gerät gleichzeitig in die Gefahr, seinen Patienten als Ganzes, als lebendiges Seelenwesen aus den Augen zu verlieren und damit weder dem Patienten noch seiner ärztlichen Berufung gerecht zu werden.

Das Grundprinzip der Heilung entspringt nicht dem Denkvermögen des Menschen, es läuft vielmehr nach ewigen Gesetzen ab, die der Mensch mit verschiedenen Wahrnehmungsfähigkeiten (Analyse *und* Intuition) erkennen und enträtseln muß, um zielbewußt und wirksam handeln zu können.

Wo finden wir nun das Suchen nach diesen Gesetzen und die Anwendung aller Wahrnehmungsfähigkeiten, um dem ganzen Menschen gerecht zu werden? Ich glaube, einen ersten Schritt auf diesem Wege führt uns die „Ganzheitsmedizin" in ihrer heutigen Form. Da werden uralte naturärztliche Vorstellungen im Gewande der modernen Psychologie und neueste naturwissenschaftliche Erkenntnisse „zusammengeschaut", wodurch eine Krankheitslehre entsteht, bei der körperliche und seelische Störungen identisch sind, eine Krankheitslehre, die den *ganzen* Menschen samt Körper, Seele und Geist in gesunden und kranken Tagen zu erfassen sucht. Das betonte auch der bekannte Hamburger Internist Prof. Dr. *Arthur Jores*, der auf der 62. Tagung der Nordwestdeutschen Gesellschaft für Innere Medizin sagte, daß man sowohl in der sogenannten Schulmedizin als auch in der psychosomatischen Medizin bewandert sein müsse, wenn man heute den Ansprüchen der Patienten gerecht werden wolle.

Nur die zweidimensionale Sicht der Psychosomatik kann dem Menschen, der nun einmal nicht nur körperlich, sondern auch seelisch-geistig in der Welt existiert, gerecht werden. Die enge Verbindung von körperlichen und seelischen Vorgängen geht auch aus der immer wieder zu beobachtenden Erfahrung hervor, daß es oft eine Krankheit ist, welche wirklich erlebt wird und den Menschen in die Nähe des Todes rückt, die letztlich eine andere Einstellung zur Welt in ihm hervorbringt, bei der sich nicht mehr alles um sein Ich dreht, die ihn Kräfte erleben läßt, welche außer ihm wirken, die seine Selbstsicherheit ins Wanken bringen und ihm den Blick für eine überzeitliche Wertordnung öffnen. Erst in dem Augenblick, in dem sich der Mensch körperlich und geistig zugleich machtlos und unterworfen fühlt, kann ihm die Gnade der inneren seelischen Genesung zuteil werden, der dann oft die Heilung äußerer, körperlicher Mängel folgt. Es ist ein großes Glück, zu übergeordneten Wertmaßstäben zu gelangen, die nun unser Leben führen und leiten, die uns den Sinn von Leben und Krankheit erschließen und uns den Tod als Ende des irdischen Lebens, als einen Übergang vom zeitlichen Dasein ins nicht-zeitliche, ewige Sein bejahen lassen.

Wirkung der natürlichen Heilkräfte

Alle geheime Naturerkenntnis, ohne das Licht der Wissenschaft und empirischer Prüfung, artet am Ende in Aberglauben, Einseitigkeit und Geistesverdunkelung aus.

Christoph Wilhelm Hufeland

Wasser zur Vorbeugung, Heilung und Rehabilitation

Vom Wasser kommt der Bäume Saft,
befruchtend gibt das Wasser Kraft
aller Kreatur der Welt.

Wolfram von Eschenbach („Parzival")

Zur Geschichte der Wasserheilkunde

Geschichte der Wasserheilkunde

Die Anwendung des Wassers als Vorbeugungs- und Heilmittel hat im Laufe der Zeiten und bei den verschiedenen Völkern eine sehr wechselvolle Rolle gespielt. Das Wasser teilte das Schicksal aller anderen „natürlichen" Heilmittel, die bald hoch gerühmt wurden und dann wieder in Vergessenheit gerieten. Das soll ein kurzer Streifzug durch die Geschichte der Wasseranwendungen als Vorbeugungs- und Heilmittel zeigen.

Von den *Sumerern,* deren klassische Zeit sich von 3000 bis 2400 v. Chr. erstreckte, wissen wir, daß sie im Bereich des Zweistromlandes Mesopotamien eine hohe Kultur entwickelten. Über das Badewesen jener Zeit wurde jedoch nur wenig und über die Anwendung des Wassers zu Heilzwecken kaum etwas bekannt. Ebensowenig wissen wir darüber aus der sumerisch-akkadischen Epoche von 2400 bis 2000 v. Chr. Als das Land um 2025 v. Chr. vom Norden her durch die *Amoriter* erobert wurde, erhielt es den Namen Babylonien, nachdem die Amoriter die Stadt Babylon als Regierungssitz gewählt hatten. Unter Hammurabi (1728—1686 v. Chr.), ihrem größten König, gelangte Babylonien nicht nur zur Weltherrschaft, sondern es entwickelte auch eine hohe Kultur. Trotzdem war zum Beispiel die Reinlichkeit geringer als in Ägypten, das zur gleichen Zeit geschichtliche Bedeutung gewann. Wasserbesprengungen hatten nur rituellen Sinn, Handwaschungen dienten der Fingerreinigung beim Essen, während Kopf und Leib nur an Festtagen gewaschen wurden. Lediglich reiche Leute nahmen Bäder, denen man eine Mischung aus Öl und Pottasche zusetzte.

Erst die *Hethiter,* die um 1530 v. Chr. zusammen mit den Kassiten das „Goldene Babylonische Zeitalter" durch Vernichtung des Babylonischen Reiches beendeten und die selbst ihre höchste Blüte zwischen 2000 bis 1200 v. Chr. in Kleinasien entfalteten, schufen eine ausgesprochene Badekultur mit bewundernswerter Badetechnik. In neuester Zeit konnte man bei Ausgrabungen ein großes Badehaus mit fünfzig Gesteinsbadewannen, in Reihen angeordnet, freilegen. Zum Baden wurden bestimmte Tagesstunden bevorzugt, so die Stunde des Sonnenaufgangs, der Mittagssonne oder der Abendsonne, wobei die Badenden in den Wannen knieten und ihre Götter verehrten.

In der frühgriechischen Kultur finden wir bereits in den ältesten schriftlichen Quellen, den Gesängen *Homers,* die wahrscheinlich um 800 v. Chr. entstanden, Anweisungen über den äußeren und inneren Gebrauch des Wassers. *Herkules* wurde auf Münzen, die man in Sizilien ausgrub, unter einem dicken Wasserstrahl dargestellt. Von dem griechischen Odendichter *Pindar* (um 518 — um 446) ist uns das Wort erhalten: „Wasser ist das Beste." Sehr bekannt ist der Ausspruch des großen attischen Tragödiendichters *Euripides* (480—406): „Das Meer wäscht alles Übel weg."

Im Zeitalter der homerischen Heilkunde (1000—600) war den Ärzten die Badebehandlung bekannt, insbesondere die Anwendung kalter Bäder. *Pythagoras* (um 580—496), der hervorragende Arzt-Philosoph der griechischen Periode der Naturphilosophie (600—450), führte die kalten Bäder in Griechenland ein. Er empfahl sie seinen Anhängern ebenso wie eine vegetarische Lebensweise zur Kräftigung von Körper und Geist. Aus seiner philosophischen Lebensbetrachtung in Verbindung mit der vegetarischen Lebensweise und der Wasserheilkunde ergeben sich bereits jene Grundgedanken, wie sie die moderne Naturheilkunde heute noch vertritt.

Wasseranwendungen

Hippokrates (460—377) wandte in seiner Behandlung Aufschläge, Umschläge, kalte und warme Bäder sowie Übergießungen ausgiebig an und kannte die große Bedeutung der Haut als Angriffsfläche für die Behandlung. Nachdrücklich wies er auch auf den Wert des äußerlich angewandten Meerwassers in kaltem oder angewärmtem Zustand hin, so bei juckenden und beißenden Hautausschlägen, nicht verunreinigten einfachen Wunden und fressenden Hautgeschwüren. Er verwendete es zu Klistieren und in Mischgetränken als Abführmittel (Laxans).

Allgemein bekannt ist die hohe Badekultur bei den *Römern.* Sie pflegten nicht nur das Baden in heißem und kaltem Wasser als hygienische Maßnahme, sondern verwendeten das Wasser auch systematisch zu vorbeugenden, stärkenden und abhärtenden Kuren. Von dem Arzt *Antonius Musa,* einem ehemaligen Sklaven, ist bekannt, daß er dem Kaiser Augustus mit seiner Wasserkur das Leben rettete und den Lieblingsdichter Roms, Horaz, von einem hartnäckigen Augenübel befreite.

Ein Nichtarzt, der römische Gelehrte und Enzyklopädist *Aulus Cornelius Celsus,* der um Christi Geburt in Rom lebte, schrieb um 25 oder 35 n. Chr. eine Enzyklopädie, von der uns die acht Bücher über die Heilkunde erhalten geblieben sind, die das gesamte medizinische Wissen seiner Zeit enthalten. Sie basieren auf der alexandrinischen Medizin. Hier finden wir nicht nur Anweisungen für eine naturgemäße Lebensweise, sondern auch Empfehlungen zur Anwendung des Wassers als Getränk, zum Waschen, Begießen und Bespritzen sowie zum Baden bei krankhaften Zuständen.

Auch sein Zeitgenosse *Plinius der Ältere* (23—79), der beim Ausbruch des Vesuvs ums Leben kam, beschrieb in seiner Naturgeschichte das gesamte medizinische Wissen seiner Zeit. Von ihm ist uns der Ausspruch hinterlassen: „Balnea marina calefiunt, corpora exsicceant.“ (Meerbaden macht den Körper warm und trocknet ihn aus.)

Der sehr belesene und schriftstellerisch ungeheuer fruchtbare *Galenos von Pergamon* (129—199), von dem uns etwa hundert seiner medizinischen Arbeiten bekannt sind, war der Arzt der römischen Aristokratie und der Leibarzt des Kaisers Marc Aurel. Er faßte in seinen Werken das gesamte vorliegende Material der verschiedenen Schulen und Richtungen zusammen und beschäftigte sich auch eingehend mit der Bäderheilkunde, wobei er genaue Vorschriften für die Anwendung von Voll- und Teilbädern sowie kalten Übergießungen gab. Er hinterließ uns in seinem Werk das Erbe des *Hippokrates;* denn er bekannte sich zu der hippokratischen Annahme einer Naturheilkraft, die der Arzt lediglich unterstützen müsse.

Geschichte der Wasserheilkunde

Die auf *Galenos* folgenden zwei Jahrhunderte brachten der Medizin des griechisch-römischen Kulturkreises und insbesondere der Wasserheilkunde keine weiteren Fortschritte. Man stützte sich im wesentlichen auf die Lehren *Galens.* Stark beeinflußt wurde die Medizin der nachgalenischen Zeit lediglich durch den Neuplatonismus, der vor allem von *Plotin* (um 205—270) geprägt wurde . . .

Der Neuplatonismus vertrat eine mystische Metaphysik, die auf der Grundlage der Ideenlehre (Idealismus) Platons auch aristotelische, stoische und orientalische Einflüsse in sich vereinigte. Nach der Lehre des Neuplatonismus ist der außerhalb der Welt stehende Gott die höchste Idee. Gott bildet aus sich selbst durch Emanation* neue Ideen, die als untergeordnete Götter, Dämonen und Engel die Verbindung zur Materie herstellen, woraus dann Einzeldinge hervorgehen. Da der Mensch auf diese Weise letztlich eine Emanation Gottes darstellt, kann ihm dieser göttliche Ursprung durch Versenkung und Ekstase bewußt werden. Diese Grundzüge des Neuplatonismus sind nicht nur im Mittelalter und in der Renaissance (hier besonders bei *Paracelsus*), sondern bis in unsere Zeit hinein wirksam geblieben.

Wichtig für das weitere Verständnis der Medizin und in ihr der Natur- und Wasserheilkunde ist das *vierte Jahrhundert* nach Christus, das große religiöse und weltpolitische Veränderungen mit sich brachte.

Im Jahre 313 gab Konstantin der Große (um 280—337) zusammen mit dem römischen Kaiser Licinius (um 250—325) das Mailänder Edikt heraus, wodurch das Christentum neben den alten Kulten offiziell als Religion geduldet wurde. Später erhob er es schrittweise zur Staatsreligion.

Auf dem ersten ökumenischen Konzil (= allgemeine Kirchenversammlung) im Jahre 325 in Nizäa wurde unter dem Vorsitz Kaiser Konstantins des Großen die Lehre des *Athanasius* von der gottgleichen Natur Christi zum Dogma erhoben und die Lehre des Arius von der Gott*ähnlichkeit* Christi verworfen.

Im Jahre 330 wird Byzanz nach Umbenennung in Konstantinopel Hauptstadt des Römischen Reiches. Damit schuf Konstantin die Grundlage für die tausendjährige byzantinische Geschichte und Kultur.

* Emanation bedeutet in der neuplatonischen und gnostischen Lehre das stufenweise Hervorgehen aller Dinge aus dem unveränderlichen, vollkommenen, göttlichen Einen.

Im Jahre 337, kurz vor seinem Tode, teilte er die Verwaltung des Römischen Reiches unter seine Söhne auf. Kaiser Theodosius (346—395) vereinigte aber noch einmal das gesamte Römische Reich und sicherte den Sieg des Christentums. Auf dem Konzil zu Konstantinopel im Jahre 381 wurde unter seiner Herrschaft die athanasische Lehre als die allein gültige anerkannt. Nach seinem Tode im Jahre 395 kam es zur bleibenden Teilung des Römischen Reiches. Während das Weströmische Reich dem Ansturm der germanischen Völker im fünften Jahrhundert schließlich unterlag (Odoaker, ein germanischer Söldnerführer, machte sich im Jahre 476 zum Herrscher Italiens), hielt sich das Oströmische Reich, trotz des Ansturms der Hunnen, über tausend Jahre, bis es mit der Eroberung Konstantinopels durch die Türken im Jahre 1453 endgültig zerbrach.

Das vierte Jahrhundert nach Christus stellt so die Grenze dar zwischen der hellenistisch-römischen Bildung des Altertums und der christlich-byzantinischen des Mittelalters.

In dem nun folgenden *frühen Mittelalter* (400—1050) knüpfte die abendländisch-europäische Medizin an die Kultur Westroms an. Sie wurde mehr und mehr von Priestern und Mönchen, vor allem dem Benediktinerorden, beherrscht, wobei zwar die Wasserheilkunde völlig der Vergessenheit anheimfiel, die Pflanzenheilkunde aber besondere Bedeutung gewann. Hierzu wären besonders *Hrabanus Maurus*, Abt der Benediktinerabtei Fulda und späterer Erzbischof von Mainz (um 780—856), der sich um die Verbreitung antiken Wissens bemühte, zu nennen. Sein Schüler *Walafried Strabus*, Abt des Klosters auf der Insel Reichenau, verfaßte das Lehrgedicht „Hortulus“ über Arzneipflanzen. Hinzu kamen zahlreiche Klerikerärzte, die aus den Klosterschulen hervorgingen, sowie die Äbtissin *Hildegard von Bingen* (1098—1179) mit ihrem Buch „Causae et Curae“.

Die *byzantinische Medizin* entwickelte sich unter Verschmelzung zahlreicher verschiedenartiger Elemente, nämlich der griechisch-römischen Tradition, der christlichen Lehre, der Philosophie des Neuplatonismus und orientalischem Geistesgut (so z. B. der ägyptischen Alchimie als Vorläuferin der später durch die Araber entwickelten Chemie). Bei einem medizinischen Schriftsteller dieser Zeit, *Oribasius* (325 in Pergamon geboren), finden wir denn auch die Bäderbehandlung sowie andere natürliche Heilmittel wieder (Diät, Gymnastik, Blutentziehung, Aufschläge [Kataplasmen], Klimatologie).

Von *Avicenna* (um 980—1037), dem großen Vertreter der arabischen Medizin, der zugleich ein bedeutender Philosoph und Naturforscher war, gibt es ähnliche Bemerkungen, was allerdings nicht verwundert, wenn man seinen beträchtlichen Einfluß als Vermittler griechischer Wissenschaft bedenkt, der mit seinen Werken (Hauptwerk: „Canon medicinae“ = „Kanon der Heilkunde“) jahrhundertelang die ärztlichen Anschauungen beherrschte.

Geschichte der Wasserheilkunde

Im *hohen Mittelalter* (1050—1300) wurde den Geistlichen die praktische Ausübung der Medizin durch ein Verbot des Papstes untersagt. Dadurch geriet die Heilkunde vorerst in die Hände der Laien; die Weiterentwicklung erfolgte dann durch neugegründete medizinische Hochschulen. Salerno (Italien) wurde nicht nur die erste abendländische Hochschule, sondern auch die erste Medizinschule, die in ihrer zweiten, wichtigsten, bis ins 13. Jahrhundert reichenden Phase den Anschluß an die arabische Medizin und damit an die große Überlieferung der gesamten Antike herstellte. Über eine Weiterentwicklung der Wasseranwendungen zu Heilzwecken ist jedoch nichts bekannt.

Erst im *späten Mittelalter*, im 14. Jahrhundert, taucht in der Literatur eine Bäderlehre des *Ugolimus de Montecatino* auf.

Im folgenden, bereits der *Renaissance* angehörenden *15. Jahrhundert* beschreibt der an Gicht und Hämorrhoiden leidende Kanzler von Florenz, *Poggio Bracciolini* (1380—1459), den damals ungezwungenen Badebetrieb in den Schwefelquellen von Baden (Schweiz).

Es beginnt nun die Zeit, da sich nach und nach naturwissenschaftliche Objektivität gegenüber religiös bestimmten Auffassungen durchsetzt. Im 16. Jahrhundert erfährt die Botanik und mit ihr die Kenntnis der Heilpflanzen und ihrer Wirkungen auf den Menschen eine bedeutende Erweiterung. Die bekanntesten Namen der Botaniker oder Botaniker Ärzte aus dieser Zeit sind *Otto Brunfels* (1500—1534), *Leonhart Fuchs* (1501—1566), *Hieronymus Bock* (1498—1554), *Jacob Theodor Tabernaemontanus* (gest. 1590) und *Konrad Gesner* (1516 bis 1565), der hier besonders erwähnenswert ist, weil er nicht nur Botaniker, Zoologe und Arzt war, sondern vor allem auch der *erste Balneograph*. Er beschrieb das Bad Schulz-Tarasp (Schweiz).

So groß auch die Bedeutung des *Paracelsus* (1493—1541) in dieser Zeit ist — für die Weiterführung der Bädertherapie spielte er keine Rolle. Dennoch gilt er als Klassiker der Naturheilkunde, der am Übergang vom Mittelalter zur Neuzeit mit dem Autoritätsglauben brach, die Überlegenheit der Natur lehrte, zur praktischen Erfahrung führte und das Vertrauen in die Naturheilkraft weckte. In der Behandlung spielten neben Pflanzen und Mineralien auch die *Heilquellen* eine wesentliche Rolle. Außerdem erkannte *Paracelsus* die vorbeugende und heilende Wirkung einer natürlichen Lebensweise.

Es sollte jedoch noch weitere hundert Jahre dauern, bis auch für die Wasserheilkunde eine „Renaissance" anbrach. Abgesehen von den angeführten Stimmen und einzelnen Bemerkungen war im eigentlichen Mittelalter bis in die Neuzeit hinein die gesundheitliche Bedeutung der Bäder, der Seebäder und der innerlichen Anwendung des Meerwassers zu Heilzwecken anscheinend völlig in Vergessenheit geraten. Es ist jedenfalls aus jener Zeit keine wesentliche Literatur darüber bekannt. Auch fehlt aus jener Zeit die Wiedergabe jeglicher Badeszenen.

Erst um die Reformationszeit herum wurden wieder Stimmen laut, die sich für Seebäder aussprachen. Zugleich tauchte auch wieder die erste Badeszene auf, nämlich ein Bild des Holländers *Hendrick Avercamp* (1585—1634). Von einer eigentlichen Bäderheilkunde, Meeresheilkunde oder Meerwassertherapie konnte aber in all den Jahrhunderten seit der Teilung des Römerreiches und der Anerkennung des Christentums nicht die Rede sein. Eine wesentliche Änderung erfolgte erst um die Mitte des 17. Jahrhunderts.

Wasseranwendungen

In Deutschland lebten um diese Zeit die zwei „Wasserhähne", Vater *Siegmund Hahn* (1664—1742), Doktor der Medizin, praktizierender Arzt und Stadtphysikus in Schweidnitz (Schlesien), und sein Sohn und Nachfolger im Amt *Johann Siegmund Hahn* (1696—1773). Von diesem erschien im Jahre 1738 in volkstümlicher, leicht verständlicher Sprache das Buch „Unterricht von Krafft und Würckung des frischen Wassers in die Leiber der Menschen". Noch während der Lebenszeit des Verfassers erreichte das Buch vier Auflagen. Es enthielt die Erfahrungen beider „Wasserhähne" über den „nie genug zu erhebenden herrlichen Nutzen des frischen Wassers bey vielerley, auch oft gefährlichen und schweren Krankheiten". Wenn diese beiden Ärzte auch einige Vorläufer hatten, die entweder literarisch oder in der Praxis die Bedeutung des kalten Wassers priesen, so kann man doch diese beiden Ärzte, wie es auch *Brauchle* betont, als Ausgangspunkt der naturheilkundlichen wie auch der wissenschaftlichen Wasserbehandlung in Deutschland ansehen, denn bei ihnen finden wir bereits ausführliche Vorschriften über die Anwendung des kalten Wassers.

Dr. *Johann Siegmund Hahn* beschrieb die einzelnen Bäder und ihre Anwendung in bestimmten Krankheitsfällen. Er unterschied genau die verschiedenen Anwendungsformen des Wassers nach Bädern, Duschen, Teil- und Ganzwaschungen, Aufschlägen und Packungen. Er dosierte sorgfältig und berücksichtigte Dauer und Kältegrad des Wassers nach dem Empfinden und dem Kräftezustand seiner Patienten und hielt diese zu einer Diät an, die unseren heutigen Anschauungen über Fastenkuren und Rohkost außerordentlich nahekommt.

Wenn wir dann noch erfahren, daß *Johann Siegmund Hahn* auch die ausgiebige Bewegung und die frische Luft zu seinen Kurmaßnahmen zählte, so erkennen wir eine verblüffende Ähnlichkeit mit der erst viel später entwickelten und heute in großem Umfang geübten Kneippkur.

Leider waren die Ärzte des ausgehenden 18. Jahrhunderts nicht geneigt, dem Beispiel der beiden „Wasserdoktoren" aus Schweidnitz zu folgen, die alle ihre Kraft daransetzten, die natürliche Behandlung der Krankheiten methodisch für alle Ärzte zu erarbeiten.

Nicht ganz so war es in England, wo ein Arzt aus Sussex, *Richard Russell* (1700—1771), auftrat, der mit großem Weitblick seine auf scharfer Beobachtung der Fischer und der anderen Küstenbevölkerung sowie auf kurmäßigen praktischen Anwendungen beruhenden Erkenntnisse über die Wirkungen des Meerwassers nach kritischer Sichtung in einer Dissertation niederlegte. Später als Buch erschienen, hatte seine Arbeit den Charakter eines Bestsellers und erlebte fünf Auflagen. Er bezeichnete das Seewasser nicht nur als gutes Heilmittel bei Drüsenerkrankungen, insbesondere bei Skrofulose, sondern empfahl es auch als ausgezeichnetes Abhärtungsmittel für verweichlichte, schwächliche und blutarme Kinder. Er erkannte auch schon, daß nur ein langdauernder Aufenthalt am Meer, vor allem auch im Winter, zum Erfolg führt und daß die Anwendung von Seebädern nicht für alle Personen in gleicher Weise geeignet ist. Zu seiner Zeit muß seine Äußerung: „Die Natur heilt durch eigene Kraft manche Krankheiten" geradezu revolutionär gewirkt haben. Bewundernswert ist, daß *Russell* bereits alle wichtigen Krankheiten aufführt, die wir auch heute noch für die Seewasser- und Seeklimabehandlung als geeignet ansehen, nämlich *Blutarmut, Gelenkerkrankungen, Hautkrankheiten, Knochenkaries* (Knochentuberkulose) und *chronische Racheninfekte. Russell* gilt heute als Begründer der modernen Meeresheilkunde. Seinem Wirken ist die Entstehung des Seebades Brighton zu verdanken.

Glücklicherweise fanden sich nach *Russell* andere Ärzte, zunächst die beiden Engländer *John Coakley* (1744—1815) und *John Latham* (1761—1843), die seine Ideen weitertrugen, wodurch es im Jahre 1796 zur Gründung des ersten Seehospitals der Welt in Margate (Südengland) kam, wie es hieß „zur Unterstützung der skrofulösen Armen Londons und ganz Englands". Bald darauf, nämlich im Jahre 1810, veröffentlichte der englische Arzt *Buchan* in seinem Buch „Treatice on seabathing" („Abhandlung über das Seebaden") seine klinischen Untersuchungen über die Wirkung von Seebädern, wodurch die Empfehlungen von *Russell* bestätigt wurden.

In Deutschland bemühte sich erstmals der Prediger *Janus* auf Juist im Jahre 1783 um die Errichtung einer Seebadeanstalt. Er hatte jedoch mit seiner Eingabe bei seinem König Friedrich dem Großen kein Glück. Auch *Georg Christoph Lichtenberg* (1742—1799), der fünf Jahre später, von einem Besuch der englischen Seebäder Margate und Deal zurückgekehrt, den Plan faßte, auch an unserer Nordseeküste ein Seebad zu errichten, drang damit zunächst nicht durch. Als er dann 1793 einen Aufsatz darüber in dem von ihm redigierten „Göttinger Taschenkalender" erscheinen ließ, veranlaßte dieser den Hofrat *Samuel Gottlieb Vogel* aus Rostock, auf dem Heiligen Damm bei Doberan im Jahre 1794 Deutschlands erste Seebadeanstalt zu bauen.

Im Jahre 1795 bezeichnete der damals berühmteste deutsche Arzt und bekannte volkstümliche Schriftsteller *Christoph Wilhelm Hufeland* (1762—1836) in seiner Schrift über die Natur und die Heilart der Skrofulose-Krankheit das Seebad als eines der kräftigsten Mittel zur Heilung dieser Krankheit. Als er dann

Wasseranwendungen

noch in seiner volkstümlichen Schrift „Makrobiotik oder die Kunst, sein Leben zu verlängern“ die Anwendung der Seebäder empfahl, setzte sich bald die Auffassung vom großen Gesundheitswert der Seebäder und des Meerwassers durch, worauf dann die Gründung mehrerer Seebäder an der deutschen Küste erfolgte, zunächst 1794 auf dem Heiligen Damm bei Doberan (Ostsee) und 1797 auf Norderney (Nordsee). Alle anderen folgten rasch aufeinander in den Jahren von 1802 (Dangast, Kolberg, Travemünde) bis 1855 (Westerland auf Sylt). Auf der damals zu England gehörenden Insel Helgoland wurde im Jahre 1826 eine Seebadeanstalt gegründet.

So hatte die Meeresheilkunde eine Reihe von begeisterten ärztlichen und nichtärztlichen Verfechtern gefunden, die jedoch vereinzelt blieben. Es vergingen nochmals fast 100 Jahre, bis sich die Meeresheilkundler zu ihrem ersten internationalen Kongreß im Jahre 1894 in Boulogne unter dem Vorsitz von Prof. *Verneuil* und unter der Bezeichnung „Internationaler Kongreß für Hydrotherapie auf Meerwasserbasis“ zusammenfanden. Bei dem zweiten Kongreß in Ostende prägte man den neuen Namen „Thalassotherapie“ (= Meeresheilkunde), und unter der neuen Bezeichnung „Internationaler Kongreß für Thalassotherapie“ fand der dritte Kongreß im Jahre 1903 in Biarritz statt.

Kurz vor dem ersten Weltkrieg wurde die „Internationale Gesellschaft für Thalassotherapie“ gegründet. Die beiden Weltkriege zerrissen allerdings alle internationalen Verbindungen, und erst nach 1954 konnten die Kongresse wieder aufgenommen werden. Sie fanden in Opatija, Cannes, Lissabon, Venedig und im Jahre 1966 erstmals wieder in Deutschland (Westerland/Sylt) statt. Es zeigte sich auf dem letzten Kongreß, daß die einzelnen Gruppen und Institute in den verschiedenen Ländern wesentliche Arbeiten zur Weiterentwicklung der Thalassotherapie geleistet hatten. Der Schwerpunkt der Arbeiten in Deutschland liegt seit geraumer Zeit im Institut für Bioklimatologie und Meeresheilkunde der Universität Kiel sowie in der diesem Institut angeschlossenen Forschungsstation in Westerland.

Im Binnenland wurden die Gedanken der beiden „Wasserhähne“ von den Ärzten vorerst nicht übernommen.

Vielmehr zogen die sich rasch entwickelnden Naturwissenschaften die Ärzte in ihren Bann, so daß sie die allzu einfachen und unwissenschaftlichen natürlichen Methoden vergaßen oder ihnen sogar bewußt den Rücken kehrten. Das war eine höchst unheilvolle Situation, und es trat ein, was fast vorhersehbar war — eine Reaktion aus dem Volke, das mit gesundem Instinkt die Einseitigkeit der damaligen Medizin erkannte. Geniale Laien nahmen sich des Erbes Dr. *Hahns* an und leiteten eine großartige Entwicklung der Wasserheilkunde ein.

Auf diesem Weg ist zunächst Prof. *Oertel* (1765—1850) zu nennen, dem im Jahre 1804 in Ansbach bei einem Antiquar das „altmodische Büchlein“ von

Johann Siegmund Hahn in die Hände kam, das ihn anregte, sich mit der Anwendung des Wassers als Heilmittel zu befassen und nach alten Quellen in der Literatur zu forschen. Diesen Bemühungen entsprang schließlich im Jahre 1826 eine in lateinischer Sprache geschriebene Abhandlung für Ärzte über die Heilkraft des kalten Wassers („Dissertatio philol. med. de Aquae Frigidae uso Celsiano"), die ihm allerdings unter den Medizinern wenig Anerkennung einbrachte. Im Volke fand er um so mehr Anklang. Es gelang ihm sogar, Wasser- und Gesundheitsvereine zu gründen, die sich gegen viele Widerstände durchsetzten und zu lebendigen Trägern und Verfechtern natürlicher Heilweisen wurden. Ihm ist es sicherlich zu verdanken, daß sich schließlich auch Ärzte mit der „Wasserheilkunde" näher beschäftigten. Als *Oertel* von den Wunderkuren des Bauern *Prießnitz* hörte, suchte er ihn im Jahre 1836 auf, um seine Methoden an Ort und Stelle kennenzulernen. *Oertel* war damals bereits 71 Jahre alt, *Prießnitz* dagegen erst 37 Jahre, doch ging ihm schon der Ruf eines Wunderheilers voraus, der allerdings die Klugheit besaß, nicht nur das kalte Wasser, sondern daneben auch die Schwitzkur als Heilmaßnahme anzuwenden, während *Oertel* eigensinnig nur die Kaltwasseranwendung verteidigte, ja, sie sogar als Universalmittel pries.

Geschichte der Wasserheilkunde

So groß die Verdienste *Oertels* um die Verbreitung der Wasserheilkunde, vor allem durch die Gründung des ersten Wasserheilvereins, auch waren, so wurde er doch bald vergessen, als der Bauer *Vincenz Prießnitz* (1799—1851) der Wasserheilkunde neuen Auftrieb zu geben vermochte. *Prießnitz* selbst hat nichts geschrieben und veröffentlicht. Das Schreiben fiel ihm wohl viel zu schwer. Über ihn und seine Methoden erschienen aber zahlreiche Werke in nicht weniger als elf verschiedenen Sprachen.

Daß im Wasser eine stärkende und heilende Kraft stecken müsse, hatte *Prießnitz* schon in jungen Jahren an Tieren und an sich selbst erfahren. Auch beobachtete er, daß die Bauern kranke Pferde in feuchten, trocken überdeckten Einpakkungen schwitzen ließen. Seine Beobachtungen und Erfahrungen führten ihn sogar dazu, daß er sich selbst eine Rippenquetschung erfolgreich mit feuchtkalten Brustpackungen behandelte. Dieser Erfolg regte ihn dazu an, die Anwendung des kalten Wassers in Form von Waschungen und feuchtkalten Umschlägen zu empfehlen, wenn er in seiner engeren und weiteren Nachbarschaft von Verrenkungen, Quetschungen und Wunden hörte.

Er kam bei den Landleuten schnell in den Ruf eines „Wasserdoktors", ein Ruf, der sich bald über Böhmen und Mähren ausbreitete und Kranke mit den verschiedensten Gebrechen von nah und fern herbeilockte, die ihn um Hilfe baten.

Seine Beobachtung, daß bei den Waschungen und feuchten Packungen häufig Hautausschläge auftraten und sich dabei innere Schmerzen besserten, brachte ihn auf den Gedanken, auch gegen innere Krankheiten Waschungen und Umschläge einzusetzen. So versuchte er Gicht, Rheumatismus, Leber- und Magenleiden, chronische Verstopfung, Hämorrhoiden, geschwollene und gelähmte Glieder sowie Nervenschwäche zu behandeln. Bald ergänzte er seine „Kuren" durch Wassertrinken, Diät, Schwitzprozeduren, feuchte Ganzpackungen und Bäder. Er hatte Erfolg, sogar viel Erfolg, so daß sich bald Neid und Mißgunst erhoben und er sich gegen den Vorwurf der Scharlatanerie, ja sogar der Hexerei verteidigen mußte. Die Anfeindungen vermochten jedoch seinen Ruf nicht zu schmälern, im Gegenteil: der Zulauf von Kranken wurde immer größer.

Wasseranwendungen

Nach Überwindung vielerlei Schwierigkeiten erhielt er im Jahre 1831 die amtliche Erlaubnis zur Errichtung einer Badeanstalt, die nach einer neuerlichen Anzeige gegen *Prießnitz* wegen Kurpfuscherei im Jahre 1837 durch eine Kommission unter Leitung des Kaiserlichen Hofrates Dr. med. Freiherr von Türkheim mit dem Ergebnis kontrolliert wurde, daß die Kuranstalt bestehenbleiben könne. Die Tatsache, daß Personen von hohem und höchstem Rang trotz des Fehlens aller Bequemlichkeiten auf dem Gräfenberg bis zu ihrer meist nur langsam fortschreitenden Heilung aushielten, wurde als Beweis für die Wirksamkeit der Prießnitzschen Wasserheilmethode gewertet.

Bei allen Erfolgen und schließlich auch öffentlichen Ehrungen blieb *Prießnitz* ein einfacher, frommer Mann und Familienvater. Doch ließen die immer mehr zunehmende Arbeit und die wachsende Verantwortung seine Kräfte rasch schwinden. In den letzten Jahren litt er an einer Lungen- und Rippenfelltuberkulose, woran er auch am 28. November 1851 starb. Der Arzt *Josef Schindler* übernahm Prießnitz' Lebenswerk und setzte es noch vier Jahrzehnte fort.

Der Kustos des Prießnitz-Museums in Freiwaldau-Gräfenberg, Prof. Dr. *Franz Teschel,* sagte in einem Vorwort zu dem Prießnitz-Buch „Heilendes Wasser" von *Hugo Scholz:* „Die hochentwickelte Zivilisation und das gesteigerte Lebenstempo von heute, durch die die Kräfte der Menschen früh verbraucht werden und vorzeitiges Siechtum eintritt, lösen eine große Sehnsucht nach Heilung und Erneuerung aus, die in der Wasserheilmethode ihre Erfüllung findet. Sie ist heute aktueller denn je und wird von vielen graduierten Ärzten ausgeübt. Man nennt sie meist Kneippkur, doch in ihr lebt der Geist Prießnitz', von dem sie Pfarrer Kneipp übernahm und populär machte. Kneipp hatte als todkranker Theologiestudent durch Zufall von der neuen Heilmethode erfahren, sie an sich selbst angewandt und war dadurch gerettet worden. Später, als Pfarrer, entwickelte er die Prießnitzkur selbständig weiter und verkündigte der ganzen Welt von der Heilkraft des kalten Wassers. Die Kneippkur aber geht in allem auf Prießnitz zurück. Unzählige finden durch sie Gesundheit und neue Lebensfreude."

Prof. Dr. *Alfred Brauchle* sagte über *Prießnitz:* „Am Beispiel des Prießnitz wird uns deutlich, daß zwei Wege offenstehen, den Zustand eines kranken Menschen zu erkennen, nämlich der des künstlerisch begnadeten Arztes durch Anschauung und Ahnung und jener des naturwissenschaftlich ausgebildeten durch die Untersuchung. Während diese letztgenannte Methode gelehrt werden kann, ist jene nur wenigen hervorragend Begabten vorbehalten. Der gute Arzt wird sich bemühen, die Erkenntnisse, die er aufgrund seiner naturwissenschaftlich unterbauten Untersuchung gewonnen hat, durch künstlerische Einfühlung zu unterbauen."

Geschichte der Wasserheilkunde

Zu den großen und genialen Laien, die das Erbe und die Nachfolge der „Wasserhähne" antraten, gehörte nach *Oertel* und *Prießnitz* vor allen anderen *Sebastian Kneipp* (1821—1897), der Hütebub von Stefansried, der Knecht Gottes und der Erde, der „Priester mit der Gießkanne", „der Mann, der Europa kurierte". Das von *Johann Siegmund Hahn* im Jahre 1738 erschienene und von *Oertel* neu herausgegebene Buch über die Heilkraft des Wassers gab *Kneipp* die erste Anregung. Seine wasserheilende Tätigkeit ist uns von 1855 an bekannt. Vier Jahre zuvor war *Prießnitz* (1851) gestorben, dessen Werk vier Jahrzehnte lang von *Schindler* mit Erfolg fortgesetzt wurde. Im gleichen Sinne tätig waren vor *Kneipp* der Forstmann und Schriftsteller *J. H. Rausse* (1805—1848), der zugleich an *Prießnitz* scharfe Kritik übte und durch seine Schriften die Entwicklung und Deutung der Naturheilkunde förderte, und der Vegetarier und Apotheker *Theodor Hahn* (1824—1883), der sich nicht nur naturärztlich betätigte, sondern auch Rausses letztes, nicht vollendetes Buch „Anleitung zur Ausübung der Wasserheilkunde" herausgab. Viel Wissen und praktische Erfahrung sowie entsprechende Veröffentlichungen lagen vor, als *Kneipp* seine Tätigkeit aufnahm. Die *„Wasser-Hähne", Oertel, Prießnitz, Schindler* und *Rausse* dürfen als seine Vorläufer gelten.

Es ist auch daran zu erinnern, daß Prof. Dr. *Winternitz* aus Wien sein Werk über die Naturheilkunde bereits im Jahre 1877 herausgab, während *Kneipps* erste wesentliche Veröffentlichung — „Meine Wasserkur" — erst neun Jahre später, nämlich im Jahre 1886, erschien. *Kneipp* hatte also zahlreiche Möglichkeiten, das Wissen und die Erfahrungen seiner Vorläufer als Grundlage seiner eigenen Tätigkeit zu benutzen.

Sebastian Kneipp verstand es vor allem vorzüglich, nach seinen ersten praktischen Erfahrungen die Wasseranwendungen zu einem umfassenden Wasser*heilverfahren* auszubauen. Wie seine Vorläufer, so ergänzte auch er die Wasserkur durch weitere natürliche Heilfaktoren. Schließlich wurde er zum volkstümlichen Lehrer einer naturgemäßen Lebens- und Heilweise, in der die Anregung der Eigenkräfte des Organismus und die Abhärtung gegen schädliche Einflüsse der Umwelt eine große Rolle spielten. Seine Lehre gewann schließlich das Interesse einer Reihe von Ärzten, die sich im Jahre 1894 zum *Kneippärztebund* zusammenschlossen, um die Lehre *Kneipps* weiterzuentwickeln, zeitgemäß auszudeuten und

Wasser-
anwendungen

anzuwenden. Sie fanden dabei große Unterstützung durch die im Kneipp-Bund (gegründet 1897) organisierten Laien. Heute ist die ursprüngliche Kneippkur zu einem wohldurchdachten, aber immer noch erweiterungsfähigen System einer naturgemäßen Lebens- und Heilweise geworden, das sich als hochdifferenzierte Allgemeinbehandlung hauptsächlich der *Wasseranwendung*, der *Diät* und der *Heilpflanzenwirkungen* bedient. Es konnte nicht ausbleiben, daß auch alle Arten von aktiven und passiven *Bewegungsübungen* herangezogen wurden. Das große Ziel ist die weitgehende *Wiederherstellung der natürlichen Lebensordnung* auf körperlichem und seelisch-geistigem Gebiet.

Wenn wir immer wieder davon reden, daß der Organismus, besonders in den mittleren und höheren Lebensjahren, die Unterstützung durch aktive *Bewegung* benötigt, um seine Eigenkräfte und seine Anpassungsfähigkeit an die oft sehr schnell wechselnden Umweltbedingungen möglichst lange zu erhalten, dann muß anderseits auch von der mit der Bewegung und Aktivierung rhythmisch wechselnden *Ruhe* die Rede sein. Im natürlichen Geschehen unterliegt alles Lebendige einem Rhythmus; Bewegung und Ruhe wechseln einander harmonisch ab. Leider handeln wir dieser natürlichen Gesetzmäßigkeit oft genug zuwider, was zunächst vegetative Störungen zur Folge hat, die aber eines Tages zu organischen und damit schwer zu heilenden Schäden führen können.

Die Kneippkur berücksichtigt nach Möglichkeit den natürlichen Wach- und Schlafrhythmus, was sich schon darin ausdrückt, daß man als erste „Anwendung" ziemlich frühes Aufstehen fordert und auch ein entsprechend frühes Zubettgehen erwartet. Der Rhythmus soll sich allerdings nicht nur auf den natürlichen Wach- und Schlafrhythmus beziehen. Auch die Bewegungsübungen können rhythmisiert werden. Das geschah seit der Mitte des 19. Jahrhunderts in der zeitgemäßen Form der *rhythmischen Gymnastik*, die ein wesentliches Mittel zur Erhaltung und auch Wiederherstellung der körperlichen *und* seelischen Leistungsfähigkeit geworden ist.

Die praktische Durchführung einer Kneippkur

Kneipp war sich als Nichtarzt seiner Begrenztheit in medizinischen Fragen durchaus bewußt. Es war daher sein Wunsch, daß sich Ärzte seiner Methode annehmen, sie wissenschaftlich unterbauen und weiterentwickeln möchten, wie es heute in vielfältiger Weise auch geschieht. *Kneipp* äußerte noch in seinem Todesjahr: „Wohin sollte mein System kommen, wenn die Laien es in die Hand nehmen und wenn nicht die Ärzte sich damit befassen? Dann wird's nichts weiter als einfache Kurpfuscherei." Kneippkur

Immerhin ist erfreulich festzustellen, daß sich immer mehr und gerade jüngere Ärzte nicht nur auf die Verordnung von Medikamenten beschränken, sondern sich auch der physikalischen Heilmethoden, insbesondere der einfachen, im Haushalt des Patienten durchzuführenden Wasseranwendungen bedienen. Ich kann nur erfreut unterstreichen, was *Wallnöfer* in „Besser als tausend Pillen" sagt: „In unserer Zeit entwickelt sich neben dem strengen Schulmediziner alter Prägung, dessen Weisungen die Kranken blind zu befolgen haben, und seinem Gegenspieler, dem Wunderdoktor, der meist noch viel despotischer regiert, ein neuer Arzttyp, der mit seinen Patienten engen Kontakt finden will . . . Der Arzt als Kamerad am Weg, wie ihn Prof. Dr. *J. H. Schultz* fordert, verlangt Mitarbeit und nicht blinden Gehorsam. Er ist allen Behandlungsmöglichkeiten aufgeschlossen. Deshalb ist er auch nicht sofort erbost, wenn der Kranke eine Heilmethode ins Gespräch bringt, und überläßt in manchen Dingen, bei vollem Verantwortungsbewußtsein, die Entscheidung dem Patienten. Jeder Patient steht überhaupt, wenn er die Sache nicht dem blinden Zufall überläßt, einmal vor der Entscheidung, zu welchem Arzt er gehen soll: zum reinen Schulmediziner, der sich seiner Ausbildung und Überzeugung gemäß nur auf Laboratorium und Chemie verläßt; oder zum Naturheilarzt, der wie sein Kollege Medizin studiert hat und dann aus irgendwelchen Gründen einen neuen Weg suchte; oder zu jenem immer häufiger werdenden Arzttyp, der einen goldenen Mittelweg geht und je nach Fall und Umständen einmal zur Spritze und einmal zum Hausmittel greift."

Wenn ich immer wieder darauf hinweise, daß auch die Wasseranwendungen einer regelrechten ärztlichen Verordnung bedürfen, so deshalb, weil alle Wasseranwendungen, gleich welcher Art, unter Umständen zu recht starken Reaktionen führen können und daher auch mit einem Risiko verbunden sind. Es gibt echte Kälteallergien, bei denen kalte Anwendungen anfänglich natürlich völlig unangebracht sind. Es kann in einem einfachen warmen oder heißen Bad zu Kollapszuständen (Versagen des Kreislaufs) kommen, weil die Haut und die Unterhautgefäße sich in dem Bad so stark erweitern können, daß sich die vorhandene Blutmenge (normalerweise etwa fünf Liter) darin verliert und dabei vor allem der Kopf nicht ausreichend durchblutet wird. Bei vorhandener Blutarmut (Anämie) und niedrigem Blutdruck (Hypotonie) sind die Gefahren besonders groß. Daher die vorhergehende ärztliche Kontrolle.

Wasseranwendungen

Ich habe in den folgenden Kapiteln typische Kurpläne für sieben der verbreitetsten Krankheitsgruppen wiedergegeben, wie sie in der ärztlichen Praxis und in den Kneippbädern durchgeführt werden. Sie sollen einen Überblick über die Vielgestaltigkeit der Kneippkur und eine Anregung für die Verordnung dieser natürlichen Heilmaßnahmen darstellen, die heute auch schon in den meisten Kurbädern der Großstädte verabfolgt werden.

Ein *Kurtag* sieht folgendermaßen aus:

1. Morgens zwischen 6—8 Uhr Frühanwendung: Es kann eine *Waschung* sein, nach der man unabgetrocknet zum Nachdünsten ins warme Bett zurückkehrt und gut zugedeckt wird. Es kann auch ein *Wickel* als erste Maßnahme verordnet werden, wonach eine Abreibung oder Abwaschung erfolgt. Nur bei übernervösen und sehr ängstlichen Menschen läßt man die Frühanwendung anfangs weg oder ersetzt sie durch späteres Taulaufen.
   Noch *vor* dem Frühstück entweder *Luftbad* mit Hautreiben im Zimmer oder *Selbstmassage* mit Hautöl oder *Trockenbürsten* der Haut. Das Luftbad kann ergänzt werden durch Atemgymnastik, Atemübungen oder Heilgymnastik nach besonderer Vorschrift. Man kann die Anwendungen auch einen Tag um den andern wechseln.
2. Frühstück.
3. Zwischen 9—11 Uhr *Hauptanwendung* nach der verordneten Kur, meist *Bad* oder *Guß*.
4. Dann folgt ein *Spaziergang*, nach Bädern aber meist *Bettruhe*.
5. Vor dem Mittagessen 1/2—1 Stunde *Liegekur*.
6. Mittagessen.
7. Nach dem Mittagessen 1 Stunde *Liegekur*, eventuell mit Entspannungsübungen oder Leibwickel.
8. Zwischen 15 und 16 Uhr *Luftbad*, *Armbad* oder *Armguß*, anschließend Nachmittagsspaziergang oder — falls nötig — Ruhe.
9. Zwischen 17 und 18 Uhr *Wassertreten;* danach muß für rasche Wiedererwärmung gesorgt werden.
10. Abendessen, möglichst früh und leicht. Früh zu Bett, wenn möglich Entspannungsübungen.

Eine typische Kneippkur füllt den ganzen Tag aus und folgt einem gewissen Schema, das natürlich zahlreiche individuelle Abwandlungen erfordert, die der Arzt im Einzelfall je nach Empfindlichkeit und Reaktionsfähigkeit seines Patienten in der Verordnung berücksichtigen muß. Entsprechend dem jeweiligen Zustand des Patienten kann der Kurplan variiert, ergänzt oder abgekürzt werden.

Kneippkur

Das Ziel der Kur mit ihren verschiedenen Anwendungen ist es, den Organismus, der mit seiner Krankheit nicht recht fertig wird, der im wahrsten Sinne des Wortes „verstimmt“ ist und sich dabei in einer ungünstigen Abwehrlage gegenüber einer akuten oder chronischen Krankheit befindet, umzustimmen, seine Abwehrkräfte zu steigern und ihn auf diese Weise in seinem Heilbestreben zu unterstützen.

Es folgen nun sieben schematisierte Beispiele von Kurverordnungen, wie ich sie meinen Patienten zur Kur mitgebe.

Naturgemäße Behandlung der Leber-, Darm- und Kreislaufschwäche

Es mag merkwürdig erscheinen, daß so verschiedenartige Erkrankungen wie Leber-, Darm- und Kreislaufschwäche in einer Kur zusammen behandelt werden sollen. Das ist nur zu verstehen, wenn man die inneren Zusammenhänge kennt.

Als Angehörige einer hochzivilisierten Wohlstandsgesellschaft leiden wir, da wir uns der Natur weitgehend entzogen haben, aber trotzdem weiterhin ihren Gesetzen unterliegen, an dieser selbstgewählten Zivilisation, die unsere Gesundheit um so stärker bedroht, je perfekter sie wird. Wenn man erkannt hat und daher anerkennt, daß es Krankheiten gibt, die durch die Entfremdung von der Natur entstehen, dann wird man den ganzheitlichen Zusammenhängen der Krankheitsbilder die nötige Beachtung schenken und versuchen, durch entsprechende ganzheitliche Maßnahmen, wie sie die Naturheilverfahren fast immer darstellen, den Krankheitskomplexen zu Leibe zu gehen. In der Naturheilkunde treten die spezifischen, nur auf ein Organ gerichteten Behandlungsmethoden zunächst zurück. Die ganz im Vordergrund stehende Allgemeinbehandlung bedeutet zunächst eine Verringerung der Lebensbelastung, und dann folgt die Anregung der Lebenstätigkeit, der sich je nach Notwendigkeit auch die Behandlung spezieller Gewebe- und Organfunktionen anschließen kann.

Der Zusammenhang zwischen Leber-, Darm- und Kreislaufschwäche wird verständlich, wenn man bedenkt, daß jede Herz- und Kreislaufschwäche zur Minderdurchblutung oder Stauung zunächst in der Leber und dann auch in den Verdauungsorganen führt.

Da die Leber sehr empfindlich auf Kreislaufstörungen reagiert, müssen sich, schon bevor man andere Anzeichen nachlassender Herzkraft nachweisen kann, die hydrotherapeutischen Maßnahmen zunächst auf die Beseitigung der Herz- und Gefäßstörungen richten (siehe den Behandlungsplan auf der nächsten Seite).

Diät: Salzlose Kost, Obsttage, Milchtage, Rohkosttage entlasten den Kreislauf, fördern die Entwässerung der Gewebe und Organe und steigern die Entgiftungsfunktionen der Leber. In der täglichen Kost für die Dauer der Kur Fleisch und Eier meiden, dafür viel Quark, Sauermilchprodukte und Obst. Nichts Gebratenes und Gebackenes!

Kräutertee: Bei schlechter Leber-, Darm- und Kreislauffunktion ist als Kräutertee folgende Mischung galletreibender Heilpflanzen zu empfehlen: je 30 g Bitterklee und Wermut, 40 g Pfefferminze. Zubereitung: morgens 1 Eßlöffel der Mischung auf 3 Tassen Wasser als Aufguß. Tagsüber schluckweise oder vor jeder Mahlzeit 5 Eßlöffel trinken.

Behandlungsplan

6—8 Uhr	1. Tag	2. Tag	3. Tag
1. Woche	Oberkörperwaschung	Lendenwickel	Oberkörperwaschung
2. Woche	Ganzwaschung	Lendenwickel	Halbbad
3. Woche	Halbbad	Lendenwickel	Halbbad
4. Woche	verl. Armguß	Lendenwickel	verl. Armguß
9—11 Uhr			
1. Woche	Knieguß	Schenkelguß	Knieguß
2. Woche	Unterguß	Schenkelguß	Oberguß
3. Woche	Oberguß	Vollguß	Wechselguß
4. Woche	Vollguß	Wechselschenkelguß	Vollguß

Jeden Tag v o r dem Mittagessen $^{1}/_{2}$ Stunde Bettruhe

15—16 Uhr			
1. Woche	Lehmwickel/Arm	Lehmwickel/Bein	Lehmwickel/Arm
2. Woche	Heusack/Leber	Heusack/Leber	Heusack/Leber
3. Woche	Wechselarmbad	Wechselsitzbad	Wechselarmbad
4. Woche	Wechselschenkelguß	Wechseloberguß	Wechselschenkelguß

Abends einen Spaziergang und früh zu Bett gehen
Keine Genußgifte während der Kur!

6—8 Uhr	4. Tag	5. Tag	6. Tag
1. Woche	Lendenwickel	Ganzwaschung	
2. Woche	Ganzwaschung	Vollbad/Fichtennadel	Trockenbürsten
3. Woche	Ganzwaschung	Vollbad/Fichtennadel	und Ganzwaschung
4. Woche	Lendenwickel	Vollbad/Fichtennadel	
9—11 Uhr			
1. Woche	Schenkelguß	Unterguß	Wassertreten
2. Woche	Schenkelguß	Vollguß	Schwimmen
3. Woche	Wechselschenkelblitzguß	Blitzguß	Wassertreten
4. Woche	Wechselschenkelguß	Vollblitzguß	Schwimmen

Jeden Tag v o r dem Mittagessen $^{1}/_{2}$ Stunde Bettruhe

15—16 Uhr			
1. Woche	Lehmwickel/Bein	Lehmwickel/Arm	Leibwickel heiß
2. Woche	Heusack/Leber	Heusack/Leber	Heusack/Leber
3. Woche	Wechselsitzbad	Wechselarmbad	Leibwickel heiß *
4. Woche	Wechseloberguß	Wechselschenkelguß	Heusack/Leber

Abends einen Spaziergang und früh zu Bett gehen
Keine Genußgifte während der Kur!

* *Anstelle dieser Heißanwendungen kann nach ärztlicher Verordnung auch das sehr viel stärker wirkende Blitzgußmassagebad „Leber-Galle“ (Seite 70) verabreicht werden.*

Naturgemäße Behandlung nervöser Erschöpfung und vegetativer Störungen (vegetative Dystonie)

Die Grundlage dieser vielverbreiteten Störungen ist eine Konstitutionsschwäche bei meist sehr labilen, empfindlichen oder auch nervenschwachen Menschen. Durch eine systematische Kneippkur wird die Reaktionsfähigkeit normalisiert, die übergroße Reizbarkeit herabgesetzt und die Widerstandsfähigkeit gegen die Reizüberflutung des Alltags gestärkt. Diese Kur ist in gleicher Weise geeignet für „inadäquate" Personen, die auf gewöhnliche körperliche, soziale, emotionale und intellektuelle Anforderungen unangemessen (inadäquat) reagieren und bei dem Versuch, Unlustgefühle und Empfindungen der Unzulänglichkeit und Unterlegenheit abzuwehren oder ihnen auszuweichen, häufig einem Suchtmittel, meist dem Alkohol, verfallen. Hier ist eine Nervenstärkung und eine Steigerung der körperlichen und seelischen Belastungs- und Leistungsfähigkeit besonders wichtig.

Der Kurplan auf der nächsten Seite ist nur *ein* Hilfsmittel unter anderen, um körperliche und körperlich-seelische Krankheitszustände zu beeinflussen. Bei rein seelisch bedingten Krankheiten, die sich auch unter dem Bild der „vegetativen Erschöpfung" oder der „Neurose" zeigen können, stellt die Kneippkur zwar eine wesentliche Hilfe, aber kein ursächlich wirkendes Heilmittel dar. In solchen Fällen muß man auch einmal nach dem *Sinn der Krankheit* fragen. Wir wissen heute ganz genau, daß nicht nur Spannungen der menschlichen Haupttriebe, des Sexualtriebs, des Sicherheitsbedürfnisses, des Macht- oder Geltungstriebs, sondern auch Konflikte im bewußten Bereich, z. B. eine Glaubenskrise, auf dem Wege über eine Verdrängung zu vegetativen und neurotischen Störungen führen können (Dr. *Rorarius*). Hier führt der Weg zur Heilung in erster Linie über den Psychotherapeuten oder den Seelsorger.

Diät: Salzarm, fleischarm, reichlich Obst, Gemüse, Salat, Fruchtsäfte, 1—2 Saftfastentage im Monat.

Heilpflanzenbehandlung: Sie kann eine sehr gute Unterstützung der Badebehandlung und einer meist ebenso notwendigen seelischen (psychischen) Beeinflussung sein. Die Rauwolfiawurzel hat vor allem die Fähigkeit, die Überempfindlichkeit und übergroße Reizbarkeit herabzusetzen. Ähnlich wirken aber auch Baldrian, Hopfen, Johanniskraut und Melisse, woraus man folgende Teemischung bereitet, von der man täglich 1—2 Tassen trinkt: je 30 g Baldrianwurzel und Johanniskraut, je 20 g Melisse und Hopfenblüten. Einen Eßlöffel der Mischung auf 1 Tasse Wasser kalt ansetzen, 12 Stunden ziehen lassen, einen weiteren Eßlöffel Tee mit 1 Tasse kochendem Wasser übergießen, 10 Minuten ziehen lassen, dann beide Auszüge zusammengießen und trinken. Vier Wochen lang.

Behandlungsplan

6—8 Uhr	1. Tag	2. Tag	3. Tag
1. Woche	Oberkörperwaschung	Unterkörperwaschung	Oberkörperwaschung
2. Woche	Ganzwaschung	Lendenwickel	Ganzwaschung
3. Woche	Lendenwickel	Bürstenbad u. Ganzwaschung	Lendenwickel/ Essigwasser
4. Woche	Lendenwickel/ Salzwasser	Bürstenbad u. Ganzwaschung	Lendenwickel/ Salzwasser
9—11 Uhr			
1. Woche	Wechselschenkelguß	Wechselknieguß	Wechselschenkelguß
2. Woche	Wechselsitzbad	Wechseloberguß	Wechselsitzbad
3. Woche	Wechselguß	Oberguß	Wechselguß
4. Woche	Wechselschenkelblitzguß	Oberguß	Wechselschenkelblitzguß
15—16 Uhr			
1. Woche	Armbad	Leibauflage heiß	Armbad
2. Woche	Wassertreten	Schwimmen	Wassertreten
3. Woche	Schwimmen	Wassertreten	Schwimmen
4. Woche	Schwimmen	Wechselblitzguß	Schwimmen

6—8 Uhr	4. Tag	5. Tag	6. Tag
1. Woche	Unterkörperwaschung	Oberkörperwaschung	Oberkörperwaschung
2. Woche	Lendenwickel	Ganzwaschung	Oberkörperwaschung
3. Woche	Bürstenbad u. Ganzwaschung	Lendenwickel/ Salzwasser	Ganzwaschung
4. Woche	Bürstenbad u. Ganzwaschung	Lendenwickel/ Salzwasser	Ganzwaschung
9—11 Uhr			
1. Woche	Wechselknieguß	Wechselschenkelguß	Wassertreten
2. Woche	Wechseloberguß	Wechselsitzbad	Wassertreten
3. Woche	Oberguß	Wechselguß	Wassertreten
4. Woche	Oberguß	Wechselschenkelblitzguß	Wassertreten
15—16 Uhr			
1. Woche	Leibauflage heiß	Baldrianbad	Leibwickel
2. Woche	Schwimmen	Baldrianbad	Leibwickel
3. Woche	Wassertreten	Baldrianbad	Leibwickel
4. Woche	Wechselblitzguß	Baldrianbad	Leibwickel

Naturgemäße Behandlung zur Abhärtung, Steigerung der Abwehrkraft und Krankheitsverhütung

Wasseranwendungen

Wir sind heute geneigt, aktive Gesundheitspflege zu treiben, um den Organismus in die Lage zu versetzen, sich möglichst weitgehend gegen Krankheiten und vorzeitige Verschleißerscheinungen wehren zu können. Alle Maßnahmen, die die Regenerationsfähigkeit des Organismus, seine Steuerungseinrichtungen, z. B. das zentrale und das vegetative Nervensystem, das Hormondrüsensystem und das unspezifische Abwehrsystem, anregen, sind dafür geeignet.

Ein besonders günstiger Angriffspunkt für solche Maßnahmen ist die Haut, und gerade hierauf wirken die Wasseranwendungen mit zahlreichen Abstufungen.

Über die Haut erreichen wir die außerordentlich große Zahl der Nervenendigungen und das Riesennetz der feinen Haut- und Unterhautgefäße. Wir wissen aber auch, daß gerade in der Haut unspezifische und spezifische Abwehrstoffe gegen Krankheitserreger durch die Wasser-, Luft- und Lichtreize gebildet und gespeichert werden. Nicht zu unterschätzen ist natürlich auch das Training der Haut zur besseren Wärmeregulation und Durchblutung durch die Wasserreize.

Gerade in der Frühjahrszeit sollte man Maßnahmen einleiten, die besonders die unspezifischen Abwehrfunktionen des Organismus anregen, seine Leistungsfähigkeit erhöhen und ihn daher weitgehend gegen Krankheiten feien. Das kann nicht geschehen, ohne die Funktionen der Ausscheidungsorgane (Darm, Nieren, Haut und Lungen) und der Leber zu steigern. Die Kneippschen Anwendungen in Verbindung mit Diätmaßnahmen und Kräuterkuren können diese Forderungen erfüllen. Diese Kur ist auch für die Zeit der Rekonvaleszenz nach Krankheiten und Operationen geeignet.

Diät: Sie sollte eine Entlastung der lebenswichtigen Funktionen des Bindegewebes bedeuten, also eine Stoffwechselbelebung und -normalisierung sowie eine vermehrte Ausscheidung von Stoffwechselendprodukten hervorrufen. Das läßt sich am besten durch Frischkost (Rohkost), Reis-Obst-Tage, vegetarische Kost und Saftfastentage erreichen. (Siehe dazu das Buch „Nutze die Heilkraft unsrer Nahrung“ von Dr. med. E. Schneider, erschienen im gleichen Verlag.)

Heilpflanzenanwendungen: Eine Reihe von Heilpflanzen unterstützt durch Anregung des Stoffwechsels und der Ausscheidungsorgane die Wirkung der Diät, nämlich Brennessel, Bärenlauch, Knoblauch, Brunnenkresse, Stiefmütterchen, Quecke und Löwenzahn. Einen stoffwechselwirksamen Tee setzt man zusammen aus je 20 g Löwenzahnwurzel, Süßholzwurzel, Queckenwurzel, Liebstöckelwurzel und Hauhechelwurzel. Einen Eßlöffel dieser Mischung bereitet man mit 1 Tasse Wasser als Abkochung zu und trinkt morgens und abends je 1 Tasse warm.

Behandlungsplan

6—8 Uhr	1. Tag	2. Tag	3. Tag
1. Woche	Trockenbürsten und Oberkörperwaschung	Trockenbürsten und Unterkörperwaschung	Trockenbürsten und Oberkörperwaschung
2. Woche	Wechselwarme Oberkörperwaschung	Wechselwarme Unterkörperwaschung	Wechselwarme Oberkörperwaschung
3. Woche	Kalte Oberkörperwaschung	Kalte Unterkörperwaschung	Kalte Oberkörperwaschung
4. Woche	Kalte Ganzwaschung	Kalte Ganzwaschung	Kalte Ganzwaschung
9—11 Uhr			
1. Woche	Lendenwickel	Wadenwickel	Lendenwickel
2. Woche	Wechselschenkelguß	Wechselknieguß	Wechselschenkelguß
3. Woche	Wechselguß	Oberguß	Wechselguß
4. Woche	Wechselschenkelblitzguß	Lendenwickel	Wechselschenkelblitzguß
	Mittags 1 Stunde im Freien oder im Zimmer bei offenem Fenster Liegekur!		
15—16 Uhr			
1. Woche	Armbad	Wassertreten	Schwimmen
2. Woche	Wassertreten	Wassertreten	Schwimmen
3. Woche	Schwimmen	Ansteigendes Armbad	Sauna
4. Woche	Schwimmen	Wechselblitzguß	Sauna

6—8 Uhr	4. Tag	5. Tag	6. Tag
1. Woche	Trockenbürsten und Unterkörperwaschung	Trockenbürsten und Oberkörperwaschung	Trockenbürsten und Ganzwaschung
2. Woche	Wechselwarme Unterkörperwaschung	Wechselwarme Oberkörperwaschung	Trockenbürsten und Ganzwaschung
3. Woche	Kalte Unterkörperwaschung	Kalte Oberkörperwaschung	Ganzwaschung
4. Woche	Kalte Ganzwaschung	Kalte Ganzwaschung	Ganzwaschung
9—11 Uhr			
1. Woche	Wadenwickel	Lendenwickel	Wassertreten und Spaziergang (1.–4. Woche)
2. Woche	Wechselknieguß	Wechselschenkelguß	
3. Woche	Oberguß	Wechselguß	
4. Woche	Lendenwickel	Wechselblitzguß	
	Mittags 1 Stunde im Freien oder im Zimmer bei offenem Fenster Liegekur!		
15—16 Uhr			
1. Woche	Armbad	Baldrianvollbad	Schwimmen
2. Woche	Wassertreten	Heublumenvollbad	Sauna
3. Woche	Schwimmen	Zinnkrautvollbad	Schwimmen
4. Woche	Schwimmen	Fichtennadelextraktvollbad	Sauna

Naturgemäße Behandlung des hohen Blutdrucks
(essentielle Hypertonie)

Gemeint ist hier der sogenannte „rote Hochdruck“, der beim Patienten schon rein äußerlich an der „blühenden“ Gesichtsfarbe zu erkennen ist und bei dem meist stark schwankende Blutdruckwerte gemessen werden. Er hat bei beginnender Koronarsklerose und Gicht meist stenokardische Beschwerden im Gefolge. Der „rote Hochdruck“ reagiert in der Regel sehr gut auf Kneippanwendungen, während der „blasse Hochdruck“ mit stets gleich hohem Druck, dem eine Nierenerkrankung, und der „blaue Hochdruck“, dem eine Lungenerkrankung zugrunde liegt, von der Kneippbehandlung ausgeschlossen sind. Die Kneippkur muß beim hohen Blutdruck also ärztlich verordnet und überwacht sein.

Die ärztliche Verordnung und Überwachung der Behandlung des hohen Blutdrucks ist aber nicht nur erforderlich zur Unterscheidung der einzelnen Hochdruckformen, sondern auch, weil die Folgen des hohen Blutdrucks und seiner Veränderung durch eine Behandlung bedacht werden müssen. Im Anfang beruht der hohe Blutdruck zunächst auf einer Funktionsstörung im Bereich der kleinen Arterien (der sogenannten Arteriolen). Wir kennen heute eine Vielzahl von Ursachen für die Auslösung dieser Funktionsstörung (wie seelische Erregungen, Stoffwechselveränderungen mit Einlagerungen in die Gefäßwände, Veränderungen der Blutgerinnungsfähigkeit, Gifteinwirkungen und vieles andere). Wenn die Funktionsstörungen nicht beseitigt werden, stellen sich als Komplikationen und Folgekrankheiten organische Veränderungen an den Gefäßen der Extremitäten, des Herzens, des Gehirns und der Nieren ein, die einzeln oder zusammen nach kürzerer oder längerer Zeit tödlich wirken können. Werden aber z. B. die Herzkranzgefäße als Folge des Bluthochdrucks durch Kalkeinlagerungen verändert, so entwickelt sich bald wegen der mangelhaften Blut- und Sauerstoffversorgung des Herzmuskels eine Herzmuskelschädigung mit ihren zahlreichen Folgen. Es lohnt sich daher, die anfängliche Blutdruckerhöhung mit allen Mitteln zu bekämpfen.

Diät: Kochsalzarm, wenig Fleisch, wenig Eier, keine Genußmittel (Alkohol, Nikotin, Kaffee, Tee), viel Gemüse, Obst, Salat, saure Milchprodukte (sogenannte lakto-vegetabile Kost).

Heilpflanzenbehandlung: Sie kann durch Zubereitung folgender Heilpflanzen geschehen: Knoblauch, Maiglöckchen, Mistel, Rauwolfia, Weißdorn und Zwiebel. Bei rein nervös bedingtem Bluthochdruck wirkt folgende einfache Mischung: 40 g Johanniskraut, 30 g Schafgarbe, 25 g Melissenblätter und 5 g Arnika. Aus 1 Eßlöffel der Teemischung auf 1 Tasse Wasser bereitet man eine Abkochung (5 Minuten kochen) und trinkt von dem Tee tagsüber 1—2 Tassen.

Behandlungsplan

6—8 Uhr	1. Tag	2. Tag	3. Tag
1. Woche	Heublumensack	Heublumenbad und Abguß	Ansteigendes Heublumenhalbbad
2. Woche	Lendenwickel	Heublumensack	Lendenwickel
3. Woche	Bürstenbad und Ganzwaschung	Lendenwickel	Bürstenbad und Ganzwaschung
4. Woche	Oberkörperwaschung	Unterkörperwaschung	Lendenwickel
9—11 Uhr			
1. Woche	Wechselknieguß	Wechselschenkelguß	Wechselsitzbad
2. Woche	Wechselschenkelguß	Wechseloberguß	Wechselschenkelguß
3. Woche	Wechseloberguß	Wechselunterguß	Wechseloberguß
4. Woche	Wechselschenkelblitz	Wechselschenkelblitz	Wechselschenkelblitz
	Mittags 1 Stunde Bettruhe!		
15—16 Uhr			
1. Woche	Ansteigendes Armbad	Ansteigendes Armbad	Ansteigendes Armbad
2. Woche	Wechselarmbad	Wechselarmbad	Wechselarmbad
3. Woche	Wechselarmbad	Wechselarmbad	Wechselarmbad
4. Woche	Armbad	Fußbad	Armbad
Abends	Wassertreten	Wassertreten	Wassertreten

6—8 Uhr	4. Tag	5. Tag	6. Tag
1. Woche	Heublumensack	Heublumenbad und Abguß	Trockenbürsten und Ganzwaschung (1.–4. Woche)
2. Woche	Heublumensack	Lendenwickel	
3. Woche	Lendenwickel	Bürstenbad und Ganzwaschung	
4. Woche	Ganzwaschung	Ganzwaschung	
9—11 Uhr			
1. Woche	Wechselknieguß	Fichtennadelbad (warm)	1 Stunde Spaziergang
2. Woche	Wechselschenkelblitz	Fichtennadelbad	1 Stunde Spaziergang
3. Woche	Wechselunterguß	Fichtennadelbad (warm)	1 Stunde Spaziergang
4. Woche	Wechselschenkelblitz	Wechselblitzguß	1 Stunde Spaziergang
	Mittags 1 Stunde Bettruhe!		
15—16 Uhr			
1. Woche	Ansteigendes Armbad	Ansteigendes Armbad	Wechselarmbad
2. Woche	Wechselarmbad	Wechselarmbad	Wechselfußbad
3. Woche	Wechselfußbad	Wechselfußbad	Wechselarmbad
4. Woche	Fußbad	Armbad	Wechselfußbad
Abends	Wassertreten	Wassertreten	Wassertreten

Naturgemäße Behandlung der allergischen Erkrankungen

Wasseranwendungen

Die Grundlage dieser Erkrankungen ist eine Konstitutionsschwäche bei meist sehr labilen, empfindlichen oder auch nervenschwachen Menschen. Es bestehen meist überschießende Allergen-Antigen-Reaktionen. Durch eine systematische Kneippkur wird die Widerstandskraft (allgemeine, unspezifische Resistenz) und die Reorganisation der Immunitätsvorgänge gefördert.

Als Wasseranwendungen kommen in Frage: Güsse, Wickel, Bäder (mit Rosmarin-, Kleie-, Haferstroh- oder Zinnkrautzusätzen), Lehmpackungen und Salzwickel. Sehr zweckmäßig ist die Durchführung einer Kneippkur im Seeklima, auch im Winter oder zeitigen Frühjahr, besonders auf einer Nordseeinsel.

Es kann manchmal auch eine Allergie gegen Kälte oder Kaltwasseranwendungen bestehen, dann sind Saunabäder, römisch-irische Bäder und Darmbäder angebracht, letztere besonders, wenn zugleich eine Darmschwäche, träger Stuhlgang oder gar eine chronische Obstipation festgestellt wird.

Diät: Die Kost muß rein vegetabil sein, also ausschließlich pflanzliche Bestandteile aufweisen. Sie enthält daher weder Milch noch Rahm noch Ei.

Bei jeder Art von allergischer Krankheit können rein vegetabile Rohkostkuren zum Erfolg führen, so bei allergischen Ekzemen, Urtikaria (Nesselsucht), allergieverdächtigen Fällen von Migräne und der Menièreschen Krankheit. Da auch vielfach als Gicht oder Rheuma bezeichnete Gelenkbeschwerden allergisch sein oder mitbedingt sein können, ist auch hier die Rohkost angebracht. Sie erfüllt alle Forderungen, die man an eine Basiskost bei allergischen Leiden stellen muß.

Natürlich können in seltenen Fällen auch einzelne Obst- und Rohgemüsesorten zu allergischen Reaktionen führen. Hinter der Diagnose Magenschleimhautentzündung (Gastritis) und Blähbauch verbirgt sich oft eine Überernährung, kompliziert durch eine Nahrungsmittelallergie.

Heilpflanzenbehandlung: Unter den Heilpflanzen hat nur die Wurzel der Rauwolfia *(Rauwolfia serpentina)* ausgesprochen antiallergische Eigenschaften. Sie setzt die Überempfindlichkeit und die übergroße Reizbarkeit, wie sie bei allen allergischen Krankheiten bestehen, wesentlich herab. Sie muß ärztlich verordnet werden.

Unterstützen kann man die Rauwolfiawurzel durch folgende nervenwirksame Heilpflanzen: Baldrian, Fieberklee, Hopfen, Kamille und Melisse, die teilweise auch zu Heilpflanzenbädern gebraucht werden können.

Ein auf Leber und Darm wirksames Kräutergemisch leistet bei allergischen Krankheiten oft beste Dienste, z. B. je 20 g Melissenblätter, Odermennigkraut, Pfefferminzblätter und Schöllkraut. Man trinkt morgens und abends 1 Tasse des Aufgusses aus 1 Eßlöffel Tee je Tasse.

Behandlungsplan

6—8 Uhr	1. Tag	2. Tag	3. Tag
1. Woche	Oberkörperwaschung	Vollbad mit Kleie	Oberkörperwaschung
2. Woche	Ansteigendes Fußbad	Vollbad mit Kamille	Ansteigendes Fußbad
3. Woche	Ganzwaschung	Vollbad mit Haferstroh	Ganzwaschung
4. Woche	Ganzwaschung mit Essig	Vollbad mit Zinnkraut	Ganzwaschung mit Essig
9—11 Uhr			
1. Woche	Lendenwickel	Darmbad	Lendenwickel
2. Woche	Heusack/Leber	Lendenwickel	Darmbad
3. Woche	Unterguß	Lehmwickel	Darmbad
4. Woche	Rückenguß	Lehmwickel	Darmbad
	Mittags 1 Stunde Liegekur im Freien oder im Zimmer bei offenem Fenster		
15—16 Uhr			
1. Woche	Oberguß	Unterguß	Oberguß
2. Woche	Rückenguß	Schenkelguß mit Leib	Rückenguß
3. Woche	Wechselknieguß	Wechselknieguß	Saunabad
4. Woche	Saunabad	Schwimmen	Vollguß
	Im Anschluß an die Nachmittagsanwendung 1 Stunde spazierengehen		
Abends	Wassertreten	Wassertreten	Wassertreten

6—8 Uhr	4. Tag	5. Tag	6. Tag
1. Woche	Vollbad mit Kleie	Oberkörperwaschung	Ganzwaschung
2. Woche	Vollbad mit Kamille	Ansteigendes Fußbad	Ganzwaschung
3. Woche	Vollbad mit Haferstroh	Lehmwickel	Ganzwaschung
4. Woche	Vollbad mit Zinnkraut	Ganzwaschung mit Essig	Ganzwaschung
9—11 Uhr			
1. Woche	Darmbad	Lehmwickel	Lendenwickel
2. Woche	Heusack/Leber	Lehmwickel	Heusack/Leber
3. Woche	Lehmwickel	Unterguß	Lendenwickel
4. Woche	Lehmwickel	Rückenguß	Heusack/Leber
	Mittags 1 Stunde Liegekur im Freien oder im Zimmer bei offenem Fenster		
15—16 Uhr			
1. Woche	Unterguß	Lehmwickel	Schwimmen
2. Woche	Lehmwickel	Rückenguß	Vollguß
3. Woche	Lehmwickel	Wechselschenkelguß	Schwimmen
4. Woche	Saunabad	Blitzguß	Vollguß
	Im Anschluß an die Nachmittagsanwendung 1 Stunde spazierengehen		
Abends	Wassertreten	Wassertreten	Wassertreten

Naturgemäße Behandlung der akuten, fieberhaften Bronchitis

Wasser-anwendungen

Schätzungsweise leidet ein Fünftel unserer Bevölkerung an einer mehr oder weniger starken *chronischen* Bronchitis. Wohlbekannt ist die Tatsache, daß auch der anfänglich als harmlos angesehene „Raucherhusten" zur chronischen Bronchitis und zur Verödung der Lungenbläschen (Lungenemphysem) führt. Dauernde Arbeit an staubigen Arbeitsplätzen (keramische Industrie, Asbest- und Zementwerke, Bergbau) bringt natürlich auch die Gefahr einer chronischen Bronchitis mit sich.

Die akute Bronchitis wird meist durch Bakterien (besonders Eitererreger) oder Viren hervorgerufen, die entweder zunächst den Nasen-Rachen-Raum befallen und dann in die Bronchien hinabwandern oder direkt mit der Atmungsluft die Bronchien infizieren. Außer durch Bakterien kann eine Bronchitis auch durch chemische Reizeinwirkungen (Einatmen reizender Stoffe, Gas, Zigarettenrauch) oder als allergische Reaktion (Heuschnupfen, Asthma) auf eindringende Fremdsubstanzen (z. B. Blütenstaub) auftreten.

Bei den fieberhaften Formen der Erkrankung wird man die Kneippsche Behandlung, die vor allem die spezifische und unspezifische Abwehrfähigkeit des Organismus und die Durchblutung steigert wie auch die Sekretlösung und Sekretabsonderung fördert, durch eine keimhemmende oder keimvernichtende medikamentöse Behandlung ergänzen (z. B. Heilpflanzenzubereitungen, Sulfonamide, Penicillin). Weil es sich bei der Bronchitis meist um Mischinfektionen handelt, wird man Medikamente mit einer Wirkung auf möglichst viele Bakterien wählen müssen (sogenanntes Breitbandantibiotikum).

Diät: Bei akut fieberhafter Erkrankung ist die Nahrungszufuhr für die ersten Tage möglichst einzuschränken und kochsalzarm zu gestalten, wenn nicht große Schweißausbrüche, die zu Salzverlusten führen, eine Salzzufuhr (in Form von Meersalz) sinnvoll erscheinen lassen. Für reichlich Flüssigkeit in Form von Mineralwasser, Obst- und Gemüsesäften ist zu sorgen.

Heilpflanzenbehandlung: In Frage kommen hauptsächlich folgende Pflanzen: Alant, Bibernelle, Breitwegerich, Eibisch, Fenchel, Holunder, Huflattich, Isländisches Moos, Linde, Primel, Quendel, Sonnentau, Spitzwegerich, Süßholz, Thymian und Veilchen.

Eine zweckmäßige Heilpflanzenmischung besteht aus 40 g Eibischwurzel, 15 g Süßholz, 5 g Veilchenwurzel, 20 g Huflattich, je 10 g Wollblumen und Anis.

Aus 1 Eßlöffel dieser Mischung je Tasse Wasser stellt man eine Abkochung her, von der man 3mal täglich 1 Tasse möglichst heiß und mit Honig gesüßt trinkt.

Behandlungsplan

6—8 Uhr	1. Tag	2. Tag	3. Tag
1. Woche	Dampfkompressen (Brust)	Senfbrustwickel	Senfbrustwickel
2. Woche	Dampfkompressen (Brust)	Dampfkompressen (Brust)	Oberkörperwaschung
3. Woche	Ganzwaschung	Ganzwaschung	Ganzwaschung
4. Woche	Oberguß	Oberguß	Oberguß
9—11 Uhr			
1. Woche	Ansteigendes Fußbad mit Heublumen	Ansteigendes Fußbad mit Heublumen	Ansteigendes Fußbad mit Heublumen
2. Woche	Ansteigendes Halbbad	Ansteigendes Halbbad	Ansteigendes Halbbad
3. Woche	Wechselsitzbad	Wechselsitzbad	Wechselsitzbad
4. Woche	Wechselvollbad	Wechselvollbad	Wechselvollbad
15—16 Uhr			
1. Woche	Bettruhe mit Wärmfl.	Lendenwickel (heiß)	Lendenwickel (heiß)
2. Woche	Heusack/Leib	Heusack/Leib	Wechselarmbad
3. Woche	Armbad	Armbad	Armbad
4. Woche	Wassertreten	Sauna	Schwimmen
Abends	Wadenwickel jeden Abend, solange Temperaturerhöhung besteht (3—7 Tage)		

6—8 Uhr	4. Tag	5. Tag	6. Tag
1. Woche	Senfbrustwickel	Senfbrustwickel	Oberkörperwaschung
2. Woche	Oberkörperwaschung	Oberkörperwaschung	Oberkörperwaschung
3. Woche	Ganzwaschung	Ganzwaschung	Ganzwaschung
4. Woche	Vollguß	Vollguß	Ganzwaschung
9—11 Uhr			
1. Woche	Schal/Salz	Schal/Salz	Wassertreten, anschließend 1 Stunde Spaziergang
2. Woche	Ansteigendes Vollbad	Ansteigendes Vollbad	
3. Woche	Wechselsitzbad	Wechselsitzbad	
4. Woche	Schenkelblitz	Schenkelblitz	
15—16 Uhr			
1. Woche	Lendenwickel (heiß)	Heusack/Leib	Schwimmen
2. Woche	Wechselarmbad	Wechselarmbad	Schwimmen
3. Woche	Oberguß	Oberguß	Schwimmen
4. Woche	Schwimmen	Sauna	Schwimmen
Abends	Wadenwickel jeden Abend, solange Temperaturerhöhung besteht (3—7 Tage)		

Kneippkurplan bei Menstruationsstörungen

Wasser-
anwendungen

Bei der Vielseitigkeit der Menstruationsstörungen muß darauf hingewiesen werden, daß ohne diagnostische Klärung der Störungen durch den Frauenarzt eine Kneippkur nicht durchgeführt werden darf. Das nachfolgende Beispiel gilt nur für die Fälle, in denen bei einer geschlechtsreifen Frau zwar die Regel zu schwach, in zu großen Abständen und zu schmerzhaft ist (Hypomenorrhoe, Oligomenorrhoe, Dysmenorrhoe), aber Eisprünge (Ovulationen) sicher stattfinden. (Diese sehr wichtige Frage, ob sie stattfinden, läßt sich durch eine exakte Aufzeichnung der Morgentemperaturen [Basaltemperaturen], am besten mit einem Spezialthermometer gemessen, nach vier bis sechs Wochen mit Sicherheit beantworten. Auch stehen dem Frauenarzt einige Methoden zur Verfügung, um diese Frage eindeutig zu klären.) In solchen Fällen besteht meist eine zu schwache Funktion der Unterleibsorgane (häufig auch der Hypophyse und des Zwischenhirns) und ein meist damit verbundener Entwicklungsrückstand oder eine Störung des vegetativen Nervensystems. Wenn noch eine Ausreifung der Organe und eine Steigerung der Drüsentätigkeit möglich ist — und das ist häufig der Fall —, dann ist die nachfolgend aufgezeichnete Kneippkur dazu sehr geeignet.

Diät: Sie sollte so gestaltet werden, wie sie für vegetativ unausgeglichene Menschen notwendig ist, bei denen auch meist Schwächezustände durch Unterzuckerung (nervös-vegetative Hypoglykämien) vorkommen, nämlich eiweißreich, reich an Vitamin E, mäßig Kohlenhydrate und Fett. Von den Kohlenhydratträgern sind jene zu bevorzugen, die nur langsam aufgeschlossen werden, also Vollkorn- und Schrotbrote, Haferflocken, Hülsenfrüchte, Gemüse, Salate und Frischobst mit Ausnahme von Bananen, Weintrauben und Trockenobst.

Sehr einzuschränken oder wegzulassen sind Zucker, Süßigkeiten, Feinmehl, Reis, Grieß, Teigwaren. Kartoffeln sind nur mäßig zu genießen.

Um die Nahrung mit Vitamin E anzureichern, verwende man Getreidekeime, Hefeflocken, Getreidekeimöl, Milch, Gemüse und Salate. Das Vitamin E beeinflußt die Durchblutung besonders auch der Unterleibsorgane und bewirkt eine Zunahme des Leistungsvermögens. Im höheren Lebensalter lassen sich damit Müdigkeit, Arbeitsunlust und depressive Verstimmungszustände bekämpfen.

Heilpflanzenbehandlung: Die Behandlung kann durch folgende Heilpflanzen wirksam unterstützt werden: Alant, Aloe, Andorn, Angelika, Arnika, Bibernelle, Johanniskraut, Kamille, Melisse, Raute, Ringelblume, Rosmarin, Safran, Sennes, Schafgarbe, Wacholder und Wermut. Die folgende Mischung regt die Menstruation stärker an: je 25 g Bibernelle, Faulbaumrinde, Schafgarbe und Sennesblätter. Von der Abkochung aus 1 Eßlöffel der Drogenmischung auf 1 Tasse Wasser trinkt man abends (oder morgens) 1 Tasse.

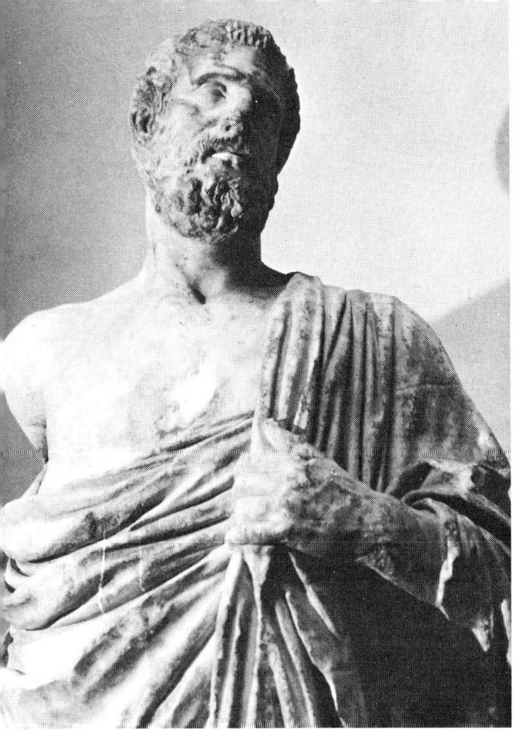

Hippokrates

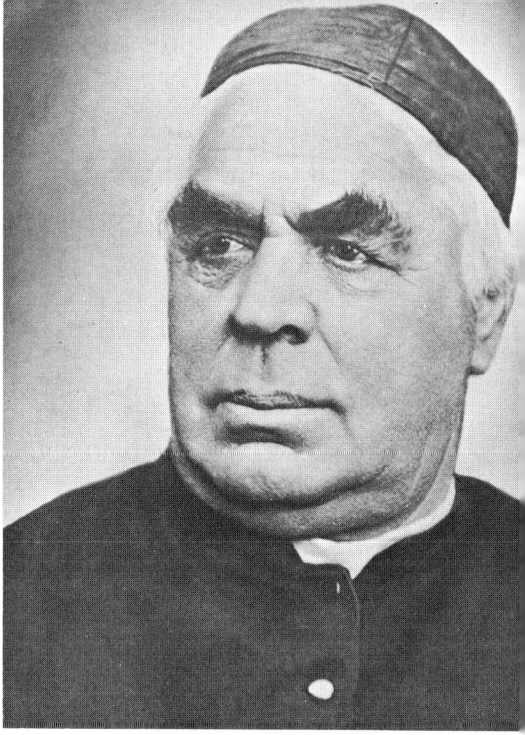

Sebastian Kneipp

In den Ruinen der antiken Stadt Ephesus. Im Vordergrund Spülklosetts und Wasserführungen.

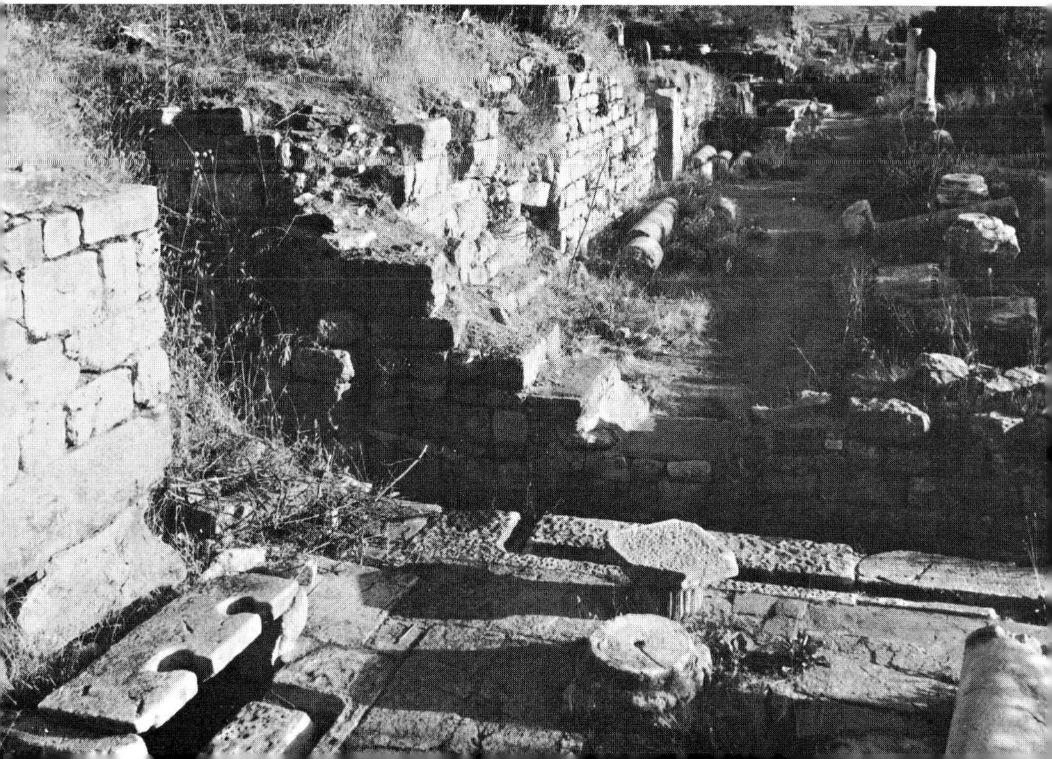

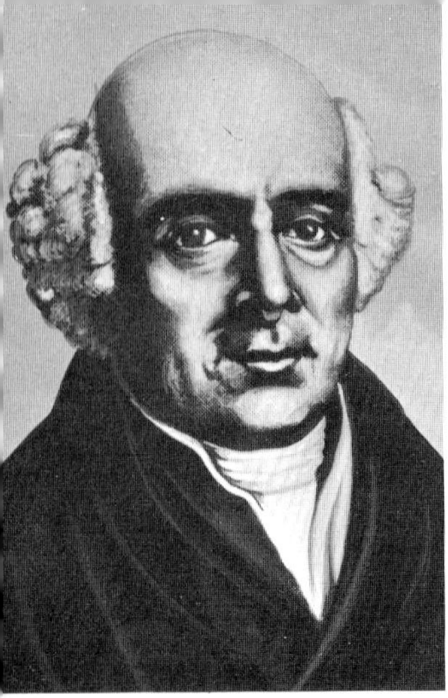

Samuel Hahnemann schuf mit der Homöopathie eine heute noch gern angewandte Heilmethode. Seine Lehre veröffentlichte er im Jahre 1810 im „Organon der rationellen Heilkunde“.

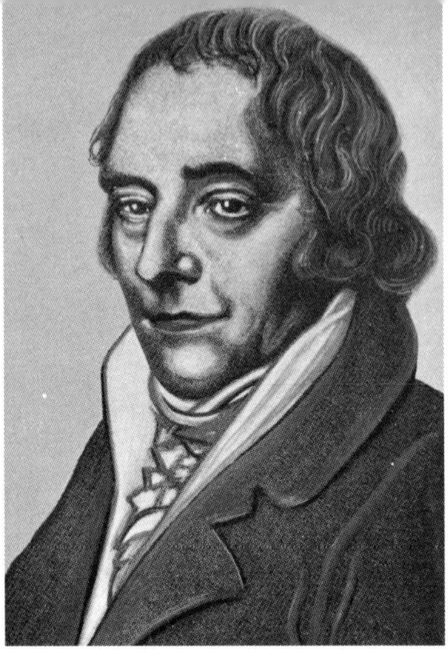

Christoph Wilhelm Hufeland, Professor der inneren Medizin an der Charité in Berlin, brachte die Methode der Naturheilkunde mit den Ergebnissen der wissenschaftlichen Medizin in Einklang.

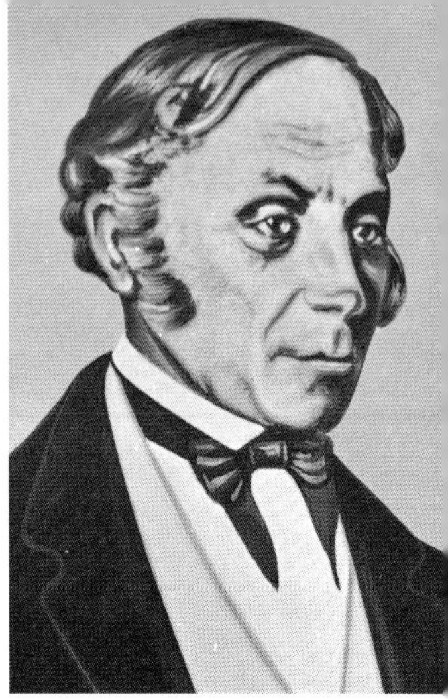

Der Fuhrmann Johann Schroth gab den Anstoß zur modernen Diätbehandlung. Die Schroth-Kur ist eine tiefgreifende Umstimmungskur bei chronischen Erkrankungen der verschiedensten Art.

DIESE MÄNNER FORMTEN ENTSCHEIDEND DIE NATURHEILBEWEGUNG

Siegmund Hahn, Stadtarzt in Liegnitz, ist der wissenschaftliche Vater der Kaltwasserbehandlung. Sein Sohn Johann Siegmund setzte seine Tätigkeit fort. Beide sind die Vorläufer von Prießnitz und Kneipp.

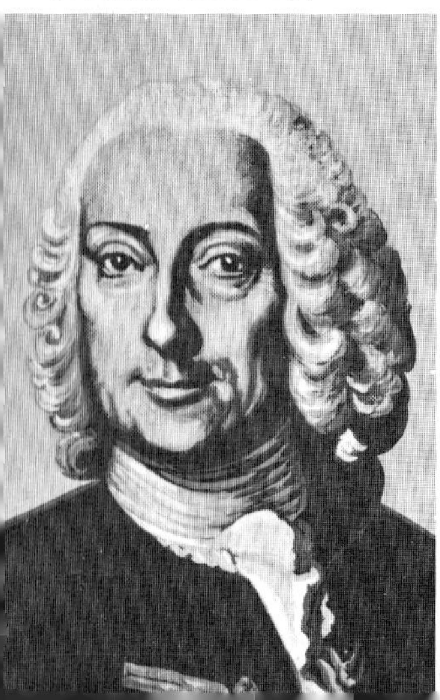

Vincenz Prießnitz, Schulkamerad Schroths und später Bauer in Gräfenberg, baute die Kaltwasserbehandlung aus und machte diese Heilmethode weithin bekannt. Er ist auch der Begründer der Wickeltechnik.

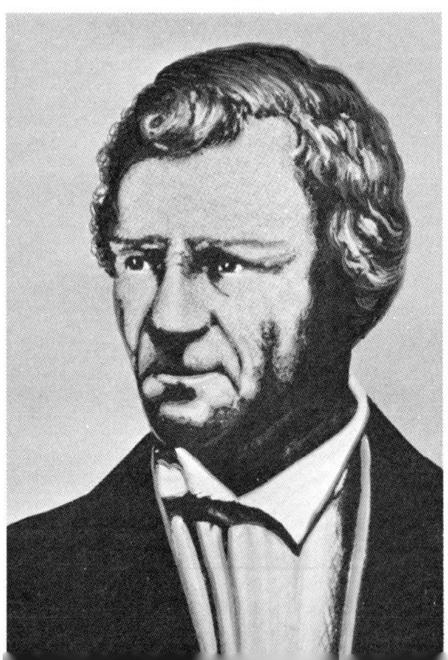

Heinrich Lahmann war der Wegbereiter einer biologischen Medizin. In dem von ihm gegründeten Sanatorium „Weißer Hirsch“ in Dresden behandelte er nach den Methoden der Naturheilkunde.

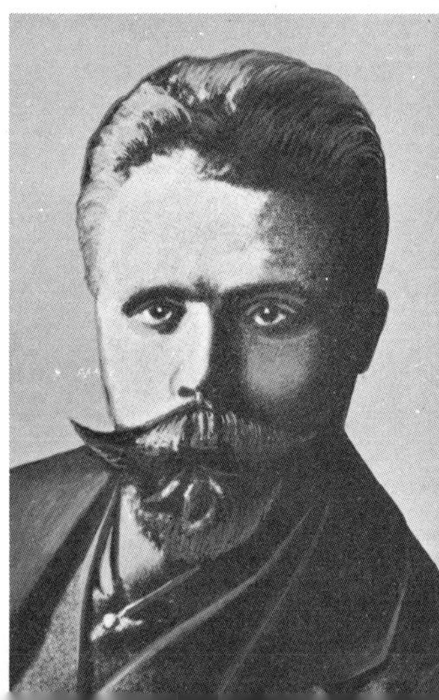

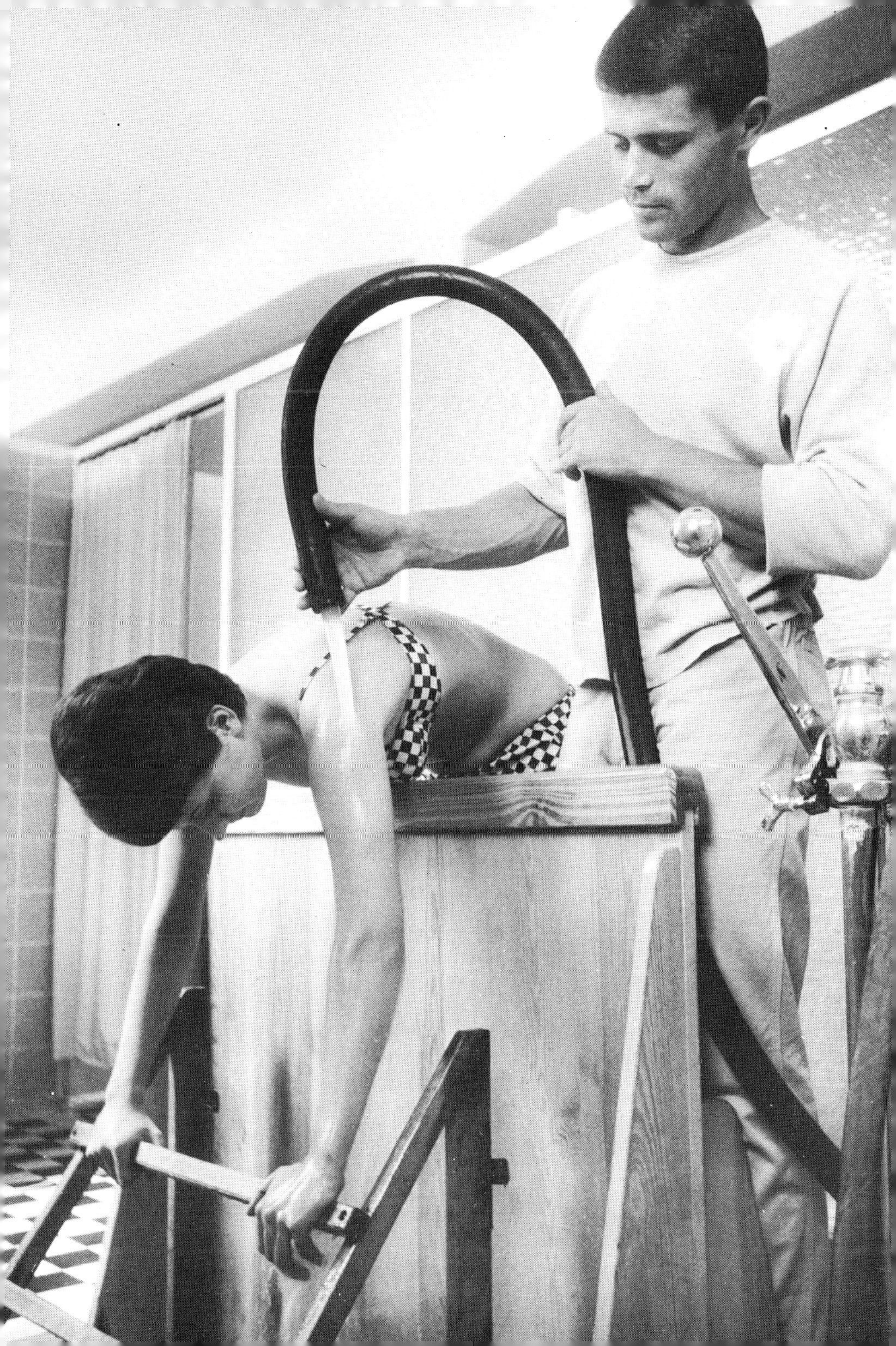

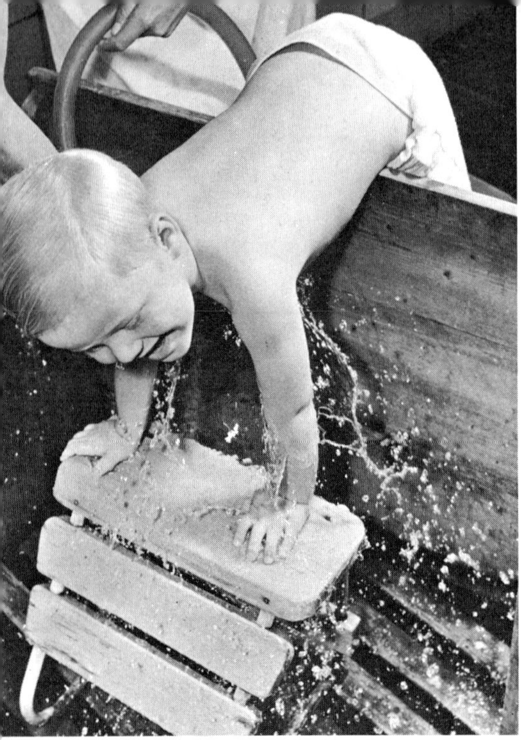

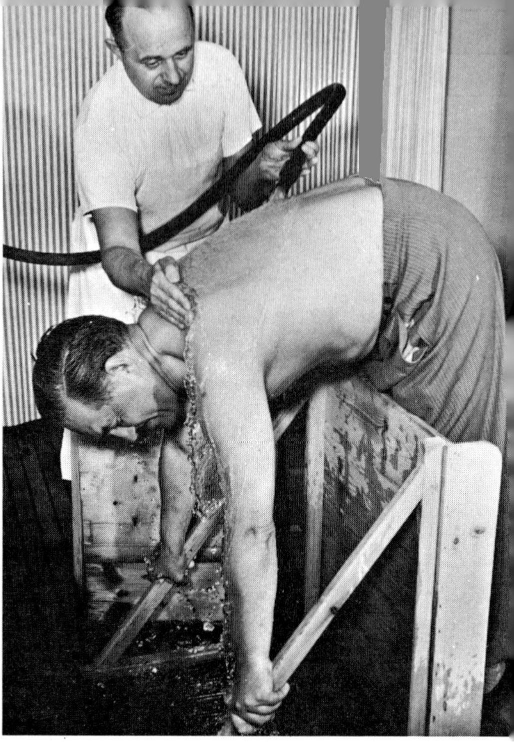

Oberarmguß

Oberguß

Rechts: Vollguß

Vorderseite: Wechselarmguß

Knieguß

Schenkelguß

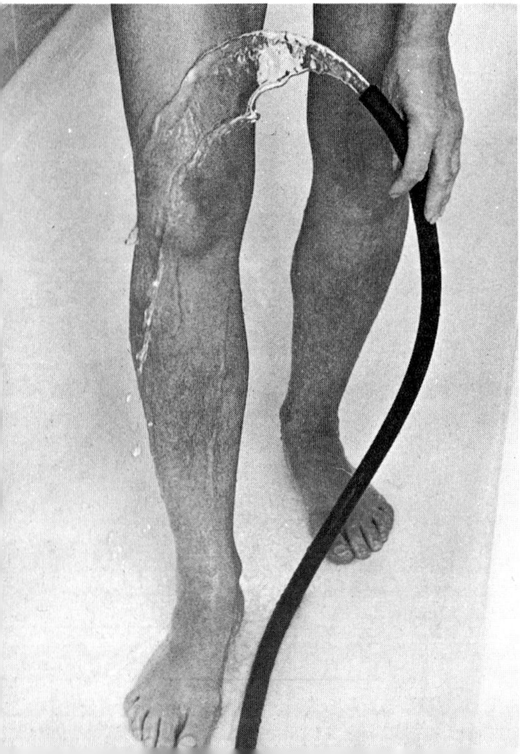

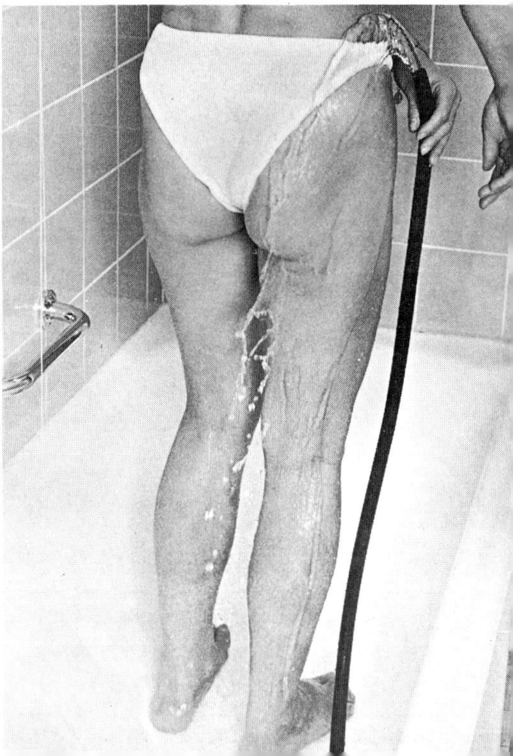

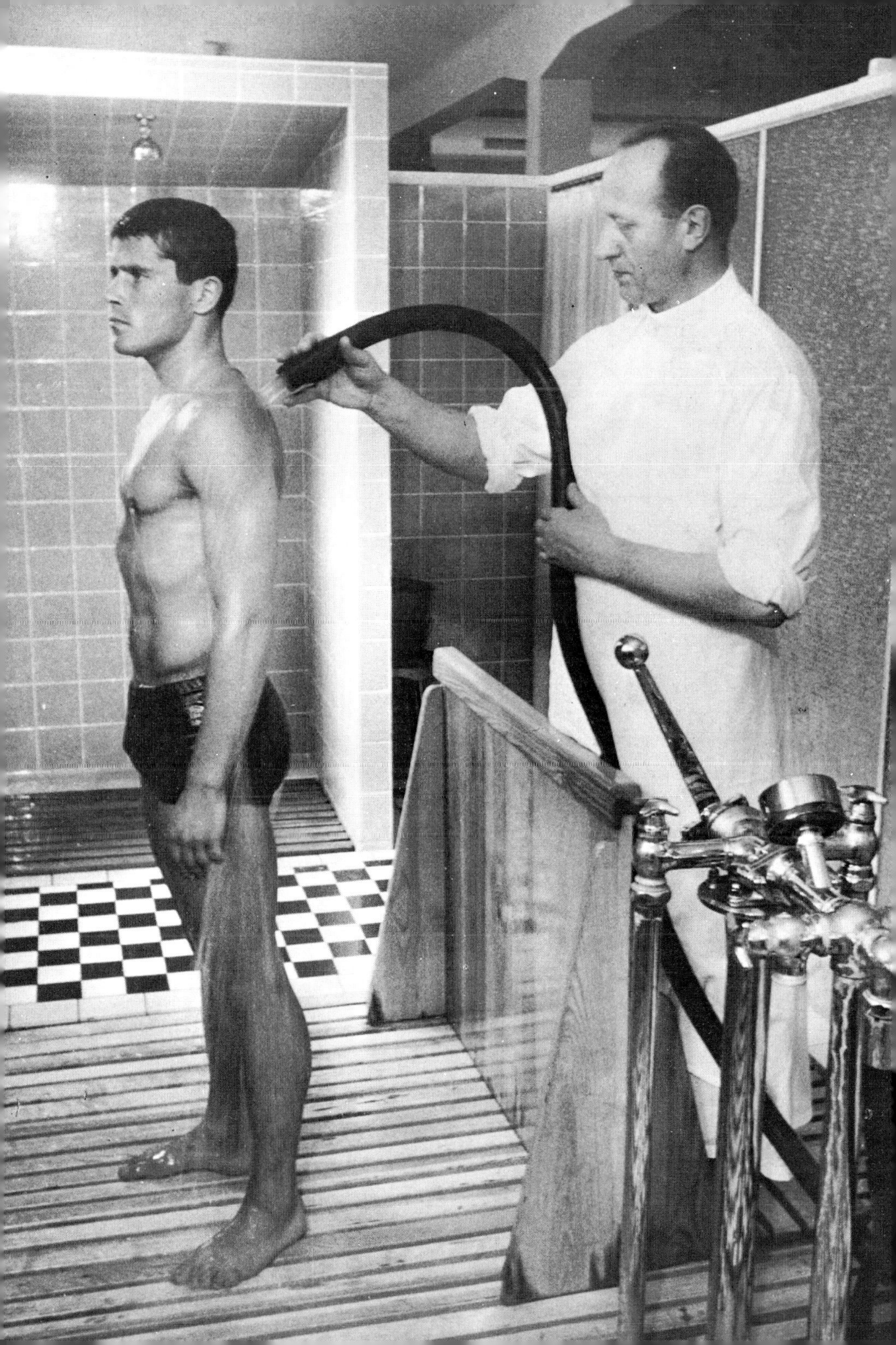

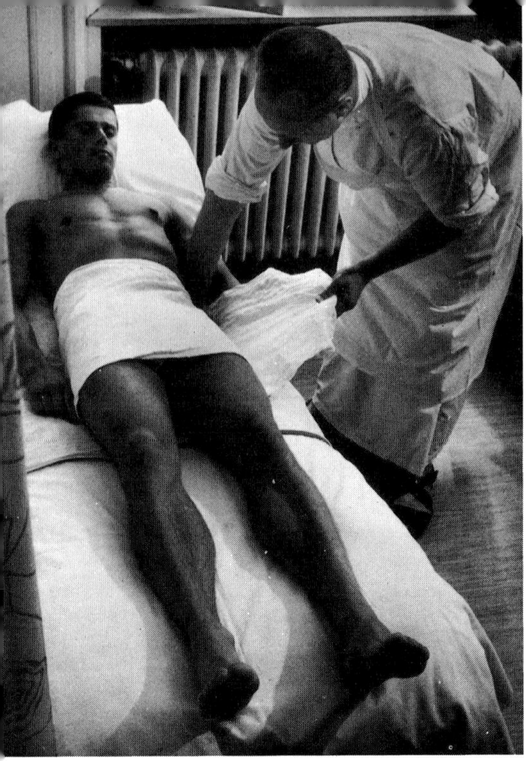

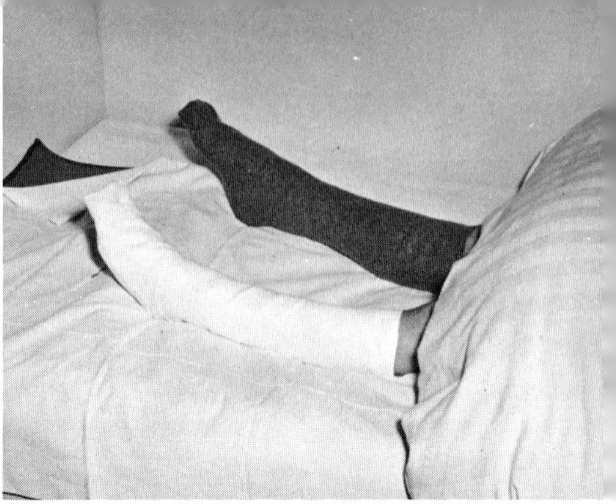

Beinwickel

Das Anlegen eines Wickels will gekonnt sein. Der Patient muß gewissermaßen „nahtlos“ verpackt werden. Bei Frösteln ist der Wickel sofort abzubrechen. Der Körper muß trockengerieben oder künstlich wiedererwärmt werden. Die Bilder links und unten zeigen das Anlegen eines Leib- oder Lendenwickels.

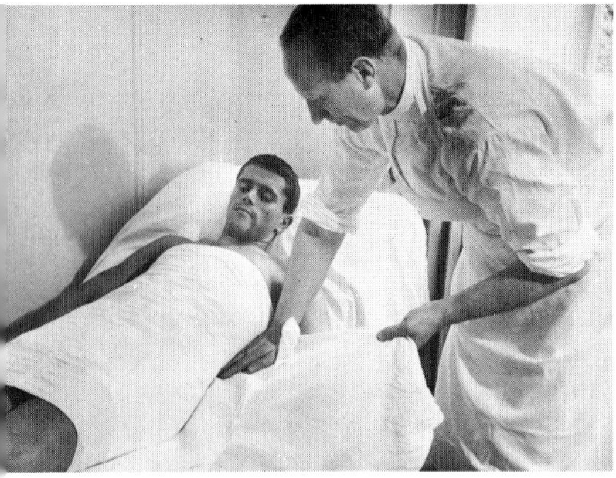

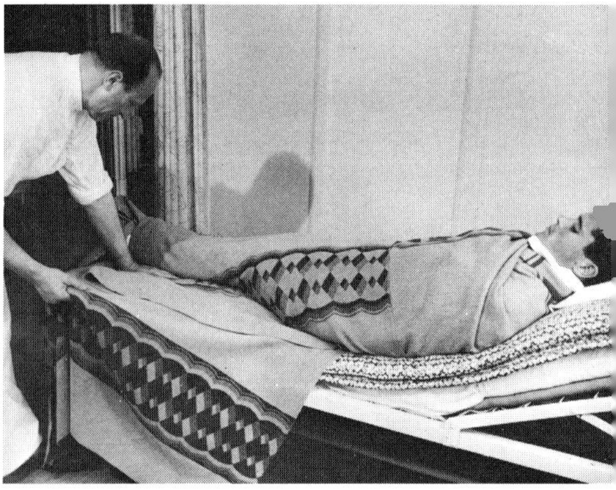

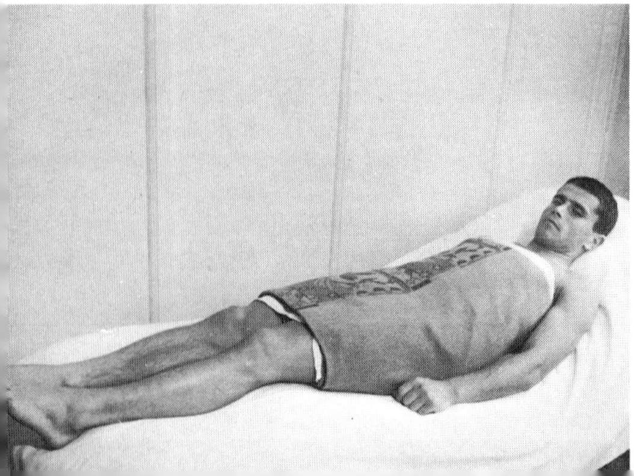

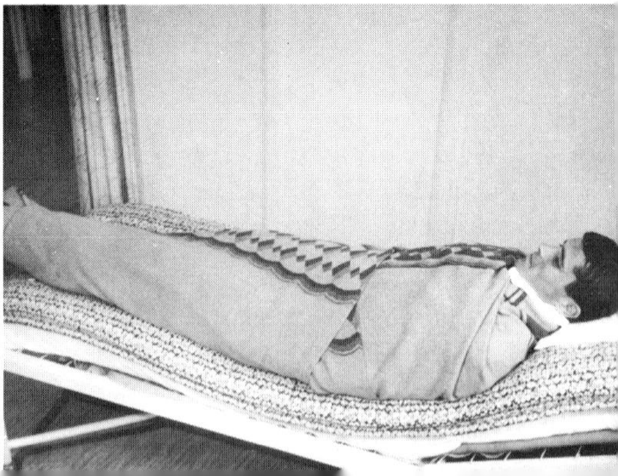

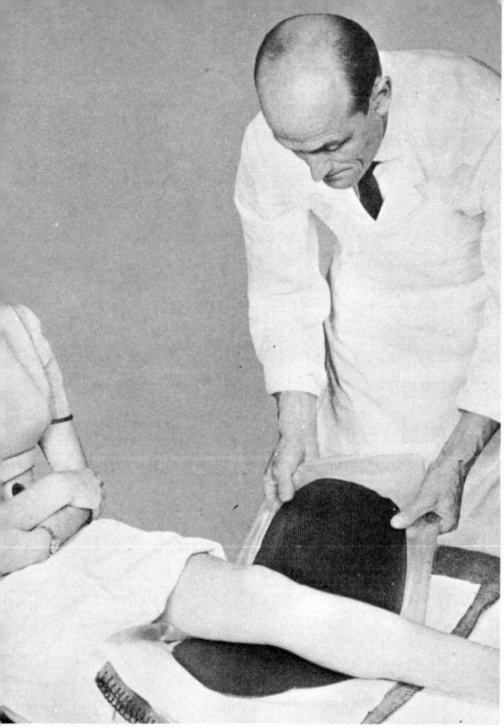

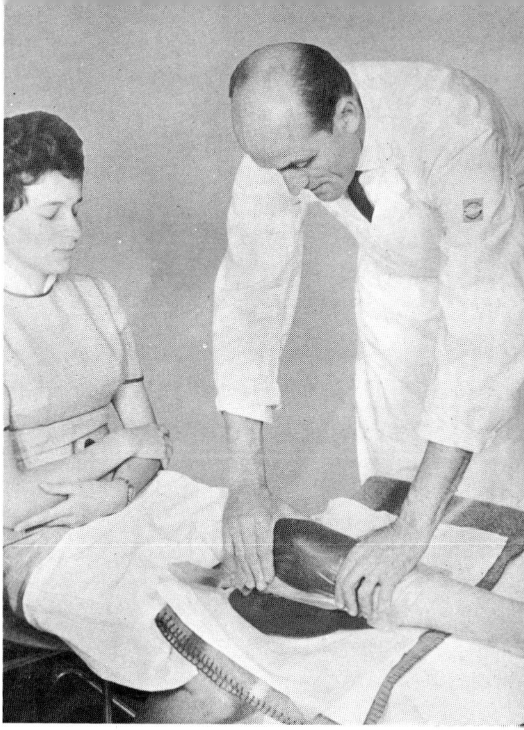

Eine Fango-Packung wird angelegt. Wo Wärmepackungen angezeigt sind, zählen diese Packungen aus Heilschlamm zu den besten und billigsten Anwendungen der Physiotherapie. Die plastische Masse wird an die Körperformen anmodelliert.

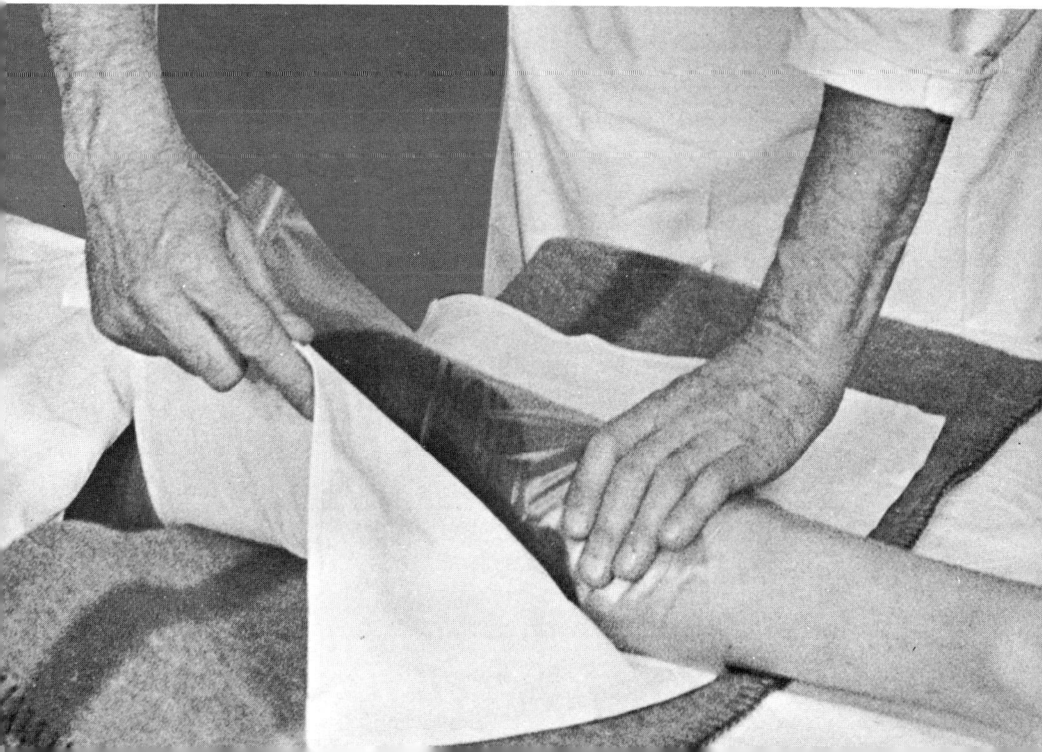

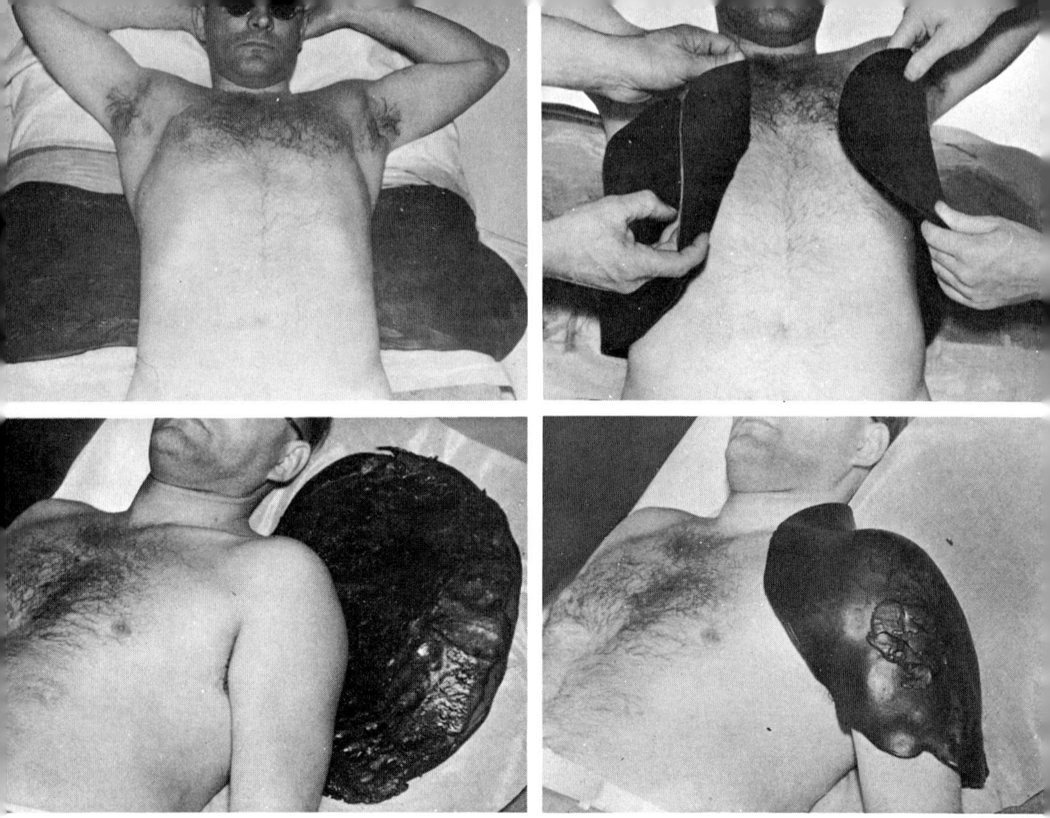

Obere Reihe: Ringpackung aus Parafango zur Behandlung von Leber-Gallen-Erkrankungen. ■ Untere Reihe: Schulterpackung aus dem plastischen Heilschlamm.

Unten: Bein-Hüfte-Packung aus Parafango. Diese Anwendungsformen eignen sich auch für Heimbehandlungen.

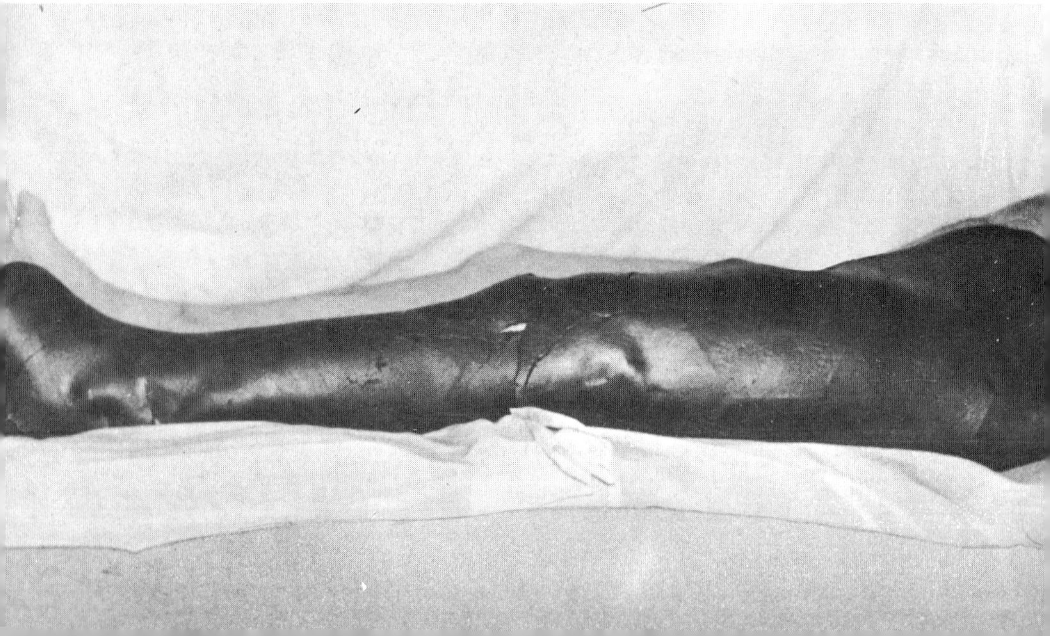

Behandlungsplan

6—8 Uhr	1. Tag	2. Tag	3. Tag
1. Woche	Dampfkompressen/ Unterleib	Lendenwickel	Dampfkompressen/ Unterleib
2. Woche*	Heiße Leibauflage	Dampfkompressen/ Unterleib	Heiße Leibauflage
3. Woche	Ganzwaschung	Ganzwaschung	Ganzwaschung
4. Woche	Ganzwaschung	Trockenbürsten und Abwaschung	Ganzwaschung
9—11 Uhr			
1. Woche	Ansteigendes Fußbad	Ansteigendes Fußbad	Ansteigendes Fußbad
2. Woche*	Ansteigendes Fußbad mit Heublumen	Ansteigendes Fußbad mit Heublumen	Ansteigendes Fußbad mit Heublumen
3. Woche	Wechselfußbad	Knieguß	Wechselfußbad
4. Woche	Schenkelguß	Oberguß	Schenkelguß
15—16 Uhr			
1. Woche	Heißes Sitzbad	Kaltes Sitzbad	Wechselsitzbad
2. Woche*	Heusack/Leib	Heusack/Leib	Heusack/Leib
3. Woche	Armguß	Oberguß	Armguß
4. Woche	Rückenguß	Sauna	Blitzgußmassagebad**

6—8 Uhr	4. Tag	5. Tag	6. Tag
1. Woche	Lendenwickel	Dampfkompressen/ Unterleib	Ganzwaschung
2. Woche*	Dampfkompressen/ Unterleib	Heiße Leibauflage	Lendenwickel
3. Woche	Ganzwaschung	Ganzwaschung	Ganzwaschung
4. Woche	Trockenbürsten und Abwaschung	Lendenwickel	Lendenwickel
9—11 Uhr			
1. Woche	Ansteigendes Fußbad	Ansteigendes Fußbad	Blitzgußmassagebad
2. Woche*	Ansteigendes Fußbad mit Heublumen	Ansteigendes Fußbad mit Heublumen	Blitzgußmassagebad
3. Woche	Knieguß	Wechselfußbad	Blitzgußmassagebad
4. Woche	Oberguß	Schenkelguß	Blitzgußmassagebad
15—16 Uhr			
1. Woche	Heißes Sitzbad	Kaltes Sitzbad	Schwimmen
2. Woche*	Heusack/Leib	Heusack/Leib	Schwimmen
3. Woche	Vollguß	Sauna	Schwimmen
4. Woche	Vollguß	Sauna	Schwimmen

* *Menses* ** *Blitzgußmassagebäder nur nach ärztlicher Verordnung*

Die Kneippkur zu Hause

Wasser-
anwendungen

Eine Kneippkur ist nicht nur in einem der über 50 Kneipp-Kurorte oder Kneipp-Heilbäder möglich, sie kann auch zu Hause durchgeführt werden. Das eigentliche Heilmittel sprudelt ja aus jedem Wasserhahn — Wasser, das natürlichste und billigste Heilmittel der Welt. Vielleicht werden deshalb seine Heilkräfte in der Wohnung viel zuwenig geachtet. Wenn Zeit oder Geld für eine Kur nicht reichen, führt man sie eben zu Hause am Waschbecken oder in der Badewanne durch. Man braucht dazu nicht viel mehr als eine Dusche, einen an den Wasserhahn angeschlossenen kurzen Schlauch von etwa 20 mm Durchmesser, ein geräumiges Waschbecken, zwei große Plastikeimer sowie einige Tücher und Decken. Zusammen mit der Badewanne haben wir alles, was zu einer erfolgversprechenden Wasserbehandlung nötig ist.

Da das Schwergewicht vor allem auf dem Gebiet der unspezifischen Allgemeinbehandlung liegt, kommt der „Abhärtung“ = Leistungssteigerung durch die Einwirkung natürlicher (Kalt-) Reize große Bedeutung zu. Diese wirken über die Steuerungsmechanismen des vegetativen Nervensystems auf die Blutverteilung im Körper und damit auf den Kreislauf ein. Heißer Kopf, kalte Füße, Schweißausbrüche, Herzklopfen, Schwindel, Kopfschmerzen und Müdigkeit sind Symptome, die darauf schließen lassen, daß die Fähigkeit des Körpers zur Selbstregulation der Blutverteilung, die den Blutfluß automatisch an die Stelle des Bedarfs leitet, gestört ist. Eine systematische Übungsbehandlung mit entsprechenden Kneippschen Anwendungsformen kann diese Fähigkeit zur Selbstregulation voll wiederherstellen.

Folgende Maßnahmen, die neben ihren *speziellen* Wirkungen, die in den Beschreibungen der einzelnen Wasseranwendungen nachzulesen sind, ganz *allgemein* abhärtend wirken und einen harmonisierenden Einfluß auf das vegetative und hormonale System des Körpers ausüben, lassen sich zu Hause durchführen: kalte, warme und wechselwarme Armbäder im Waschbecken, Waschungen am Waschbecken, alle Güsse, Bäder sowie das Wassertreten in der Badewanne, alle Auflagen (Kompressen), Packungen und Wickel im Bett.

Alle diese Kneippschen Wasseranwendungen leisten in zahlreichen Krankheitsfällen wertvolle Hilfe. Durch ihre Reizwirkung zwingen wir den Kreislauf, sich blitzschnell anzupassen. Bei funktionell bedingten Herz- und Kreislaufstörungen, bei Erschöpfungszuständen, schlechter Hautdurchblutung, zur Wiederherstellung der Leistungsfähigkeit nach Operationen und nicht zuletzt bei den heute so zahlreichen nervösen Fehlregulationen sind die Kneippschen Maßnahmen von großem Nutzen. Sie dienen ferner der aktiven Gesundheitspflege, die schon in jungen Jahren geübt werden sollte. Leider sieht man erst jenseits der fünfziger Jahre ein, wenn sich der Alterungsvorgang schon deutlich bemerkbar macht, daß man „etwas für seine Gesundheit tun muß“. Die Kneippkur verbindet so zwei wesentliche Aufgaben der modernen Medizin: die Rehabilitation (Wiederherstellung) und die Prävention (Krankheitsvorsorge).

Kneippkur zu Hause

Meist versucht man zunächst den bequemsten Weg über das Medikament: Vitaminkombinationen, Stimulantien aller Art (die meist Koffein, Colaextrakt, Strychnin, Psychopharmaka und Hormone enthalten), Alkoholika und die nikotinhaltigen Tabakwaren. Vielfach merkt man dabei nicht, daß mit derartigen Maßnahmen lediglich die Leistungsreserven des Körpers herausgefordert und schließlich erschöpft werden, so daß man nicht etwas für die Gesundheit, sondern für das Krankwerden getan hat. Sehr viel wertvoller sind hier die Wasseranwendungen für alle jene Menschen, die ihre Leistungsfähigkeit steigern und sich gegen Krankheiten schützen wollen. Aber auch bei diesen einfachen Wasseranwendungen sind, wenn sie nicht mehr schaden als nützen sollen, einige Regeln zu beachten.

Bei kaltem oder fröstelndem Körper darf nie eine kalte Wasseranwendung vorgenommen werden. Es ist vielmehr zunächst für eine gute Erwärmung des Körpers zu sorgen, entweder indem man sich körperlich betätigt oder ein heißes Arm- oder Fußbad oder eine wechselwarme Anwendung nimmt. Nach der Anwendung auf jeden Fall Frieren oder Frösteln vermeiden. Es ist deshalb immer ratsam, sich tüchtig zu bewegen oder ins Bett zu schlüpfen, bis eine wohlige Wärme eintritt. Wer keine Kaltwasseranwendungen gewöhnt ist, führe sie anfangs nur *ganz kurz durch*. Hier liegt tatsächlich „in der Kürze die Würze“, weil es lediglich auf die Reaktion nach dem Kaltwasserreiz, nämlich auf die gesteigerte Durchblutung, die mit einem Wärmegefühl einhergeht, ankommt.

Wer gehetzt ist und sich nicht die nötige Zeit zu den Anwendungen nehmen kann (oder will), der beginne lieber erst gar nicht, denn zur Wirkung gehört, daß man alles mit innerer Ruhe durchführt. Auch wenn man sich nicht in einem Kneipp-Kurort oder einem Kneipp-Sanatorium aufhält, müssen die Wasserverordnungen in einer entspannten Atmosphäre geschehen, da sonst das vegetative Nervensystem nicht wie erwartet reagieren kann. Auch zur Entspannung kann und muß man sich erziehen. Jeder Disharmonie im geistigen Bereich — Konflikte, Sorgen, das Fehlen eines wirklichen Lebensinhaltes und Lebenssinnes und nicht zuletzt auch das Fernsein von Gott — sollte mit allen Kräften begegnet werden.

Zur Kneippkur gehören nicht nur das Wasser und die Entspannung, sie muß auch durch eine naturgemäße, einfache Ernährung, wenn nötig unter Mitverwendung heilkräftiger Kräuter (Heilpflanzen), ergänzt werden. Man verzichte während der Kneippkur auf reichliche, stark fett- und fleischhaltige Mahlzeiten und bevorzuge Vollkornbrot, vorwiegend saure Milchprodukte, Haferflocken, Obst, Gemüse, Salat, Gewürzkräuter und Obstsäfte oder Mineralwasser als Getränk. Kaffee, Tee, Nikotin und Alkohol meide man während einer Kneippkur vollständig, da sie das vegetative Nervensystem irritieren.

Wasseranwendungen

So, als vollständige Kur, kann man auch zu Hause „kneippen", und das Wasser aus dem eigenen Wasserhahn wirkt nicht weniger Wunder als die Wasseranwendungen in einem Kneipp-Kurort.

Wer es zu Hause möglich machen kann, den „Tageslauf" mit *Taulaufen* im Grase hinter seinem Haus zu beginnen, der sollte sich diese Gelegenheit nicht entgehen lassen. Durch den Kältereiz und die Bewegung tritt eine vielfach verbesserte Blutzirkulation ein; der Körper wird intensiv warm, die Atmung stärker und freier, die Sauerstoffaufnahme größer und damit der ganze Stoffwechsel lebhafter, was sich rasch als erhöhtes Lebens- und Kraftgefühl bemerkbar macht. Der gleiche Effekt läßt sich natürlich auch mit den anderen „einfachen Abhärtungsmaßnahmen" (Wassertreten, Schneetreten, siehe dort) erreichen.

Die meisten Menschen wissen nicht, daß ihre *Badewanne ein ideales Wassertretbecken ist.* Man füllt sie bis etwas über die Waden (oder eine Handbreit unterhalb des Kniegelenks) mit kaltem Wasser, tritt hinein und stapft „wie ein Storch im Salat" für 1—3 Minuten darin herum. Bei jedem Schritt zieht man das Bein hoch, daß es aus dem Wasser ragt. Sobald das Wasser „beißt" oder schmerzt, ist es Zeit auszusteigen. Das Wasser wird lediglich abgestreift, und in Sandalen oder auch trockenen Socken läuft man so lange herum, bis die Füße angenehm warm sind. So härtet man sich ab, beugt dem Schnupfen vor, und der lästige und lähmende Druck verschwindet aus dem Kopf. *Wassertreten* kurz vor dem Schlafen kann das übererregte Gehirn durch Ableitung des Blutes aus dem Kopf beruhigen und so das Einschlafen fördern.

Wer Kaffee nicht mehr verträgt, aber am frühen Nachmittag eine Erfrischung braucht, ersetze den Kaffee durch ein *Armbad,* das sich leicht im Waschbecken ausführen läßt. Zunächst taucht man die Arme (bis zur Hälfte der Oberarme) für 5 Minuten in warmes Wasser von 38° C, dann füllt man das Becken mit kaltem Wasser und taucht die Arme für 10—15 Sekunden hinein. Man kann das Ganze auch noch 2—3mal (selbst im Büro) wiederholen und erleben, wie schnell die Mittagsmüdigkeit verschwindet.

Die wichtigste Heilmaßnahme für zahlreiche Leiden und Krankheiten ist die Sorge für eine gute Durchblutung. Sie läßt sich mit kalten, heißen und wechselwarmen Fußbädern, Kräuterbädern (Haferstroh-, Heublumen-, Kamillen-, Fichtennadel-, Rosmarin- und Arnikabad) und zahlreichen Wassergüssen, besonders Knie-, Schenkel- und Armguß, erreichen. Man lese über diese Einzelanwendungen in den entsprechenden Abschnitten nach.

Die Kneippkur zu Hause wird meist auch die Kinder anregen, den Eltern nachzueifern. Gerade bei ihnen ist die Anwendung von Bädern und Kaltwaschungen zur Kräftigung ihres Körpers, zur Abhärtung gegen alle möglichen

Schäden der Witterung und des Klimas von größtem Nutzen. Je früher sie damit beginnen, desto besser! Waschen müssen sie sich ohnehin. Wenn sie schon von Kopf bis Fuß eingeseift sind, können wir die nasse Haut auch mit einer Massagebürste bearbeiten und den Seifenschaum unter einer heiß-kalten Wechseldusche abspülen. Sie haben, wie die Erfahrung lehrt, an diesen „Wasserspielen" überdies großen Spaß.

Kneippkur zu Hause

Ausführung und Heilanzeigen der einzelnen Wasseranwendungen

Das erste aber ist das Wasser,
besser als olympischer Sieg, besser als Gold.

Spruch der alten Griechen

Die Waschungen

Die einfachen Waschungen stellen die mildeste Form der Wasseranwendungen dar und eignen sich sowohl für Gesunde zur Abhärtung als auch für Kranke und sogar Schwerkranke, wenn sie richtig durchgeführt werden. Falsch angewendet, können auch die einfachsten Heilmittel Schaden anrichten. Grundsätzlich ist zu beachten, daß auch die Waschungen — wie die Bäder — nur ausgeführt werden sollen, wenn ein gutes Wärmegefühl vorhanden ist. Es hat sich fast allgemein die Übung durchgesetzt, Waschungen morgens vom Bett aus vorzunehmen und sich sofort danach für 30—45 Minuten wieder ins warme Bett zu legen. Die Waschung selbst muß schnell geschehen. Das Abtrocknen unterbleibt, aber die Bedeckung muß ringsum fest sein. Nach kurzer Zeit stellt sich als Reaktion ein angenehm prickelndes Wärmegefühl in der Haut ein. Der Körper trocknet nach dieser Wiedererwärmung rasch ab. **Waschungen**

Natürlich kann die Waschung auch abends erfolgen; man sollte dann aber vorher schon im Bett gelegen haben. Bei Kranken und Schwerkranken lassen sich Waschungen auch im Bett selbst ausführen. Dabei ist streng darauf zu achten, daß jeder gewaschene Körperteil sofort wieder gut zugedeckt wird.

Man unterscheidet Einzelwaschungen und Serienwaschungen und nach dem Umfang der Anwendung Ganzwaschungen und Teilwaschungen (Oberkörper, Unterkörper oder einzelne Extremitäten). In den Badeverordnungen der Kurärzte werden für die einzelnen Anwendungen folgende Abkürzungen gebraucht: UKW = Unterkörperwaschung, GW = Ganzwaschung, OKW = Oberkörperwaschung. Für die kleineren, seltener verordneten Teilwaschungen (Leib, einzelne Glieder) verwendet man keine Abkürzungen.

Zur *Durchführung* der Waschungen nimmt man ein rauhes, grobes Handtuch oder bei empfindlichen Personen zunächst einen großen Schwamm und *kaltes* Wasser. *Kneipp* sagte: „Bei einer jeden Waschung liegt die Hauptsache darin, daß der ganze Körper oder der einzelne zu waschende Teil *gleichmäßig naß* werde. Diejenige Ganz- oder Teilwaschung wird die beste sein, die am gleichmäßigsten geschieht und am kürzesten dauert; über zwei Minuten darf keine währen."

Die *Wirkung* der Waschungen ist leicht zu verstehen und hängt weitgehend von der richtigen Durchführung ab. Das Nichtabtrocknen führt zu einer Verlängerung des Kältereizes durch das Auftreten der Verdunstungskälte. Diese aber veranlaßt die Blutgefäße unter der Haut, sich zusammenzuziehen, wodurch erschlaffte Gefäße, besonders nach Infektionskrankheiten, wieder zur Tätigkeit angeregt werden, vor allem dann, wenn man die Waschungen oft genug wiederholt. Auf die Gefäßzusammenziehung durch den Kältereiz folgt beim Nachdünsten und Wiedererwärmen im Bett eine Gefäßerweiterung mit stark vermehrter und beschleunigter Blutdruckströmung, die sich bei Blutleere der Haut, blasser marmorierter Haut oder bläulichen Stauungszuständen besonders günstig auswirkt. Waschungen sind daher bei jeder Art von Störungen der Blutzirkulation (Kreislaufstörungen) heilungsfördernd und regulierend wirksam.

Bei fieberhaften Erkrankungen bilden Waschungen ein vorzügliches Mittel, um übermäßig hohe Temperaturen zu senken *(Serienwaschung)*. Man wiederholt in diesen Fällen die Waschung alle halbe Stunde (6- oder 8mal). Neben der Fiebersenkung haben wir dann eine ausleitende und bei der Nachdünstung eine schweißtreibende Wirkung. Die Waschungen sind daher nützlich bei allen fieberhaften Erkältungskrankheiten, Grippe, Lungen- und Rippenfellentzündung, Mandelentzündung und — hier entsprechend vorsichtig und exakt durchgeführt — bei akutem Gelenkrheumatismus.

Bei chronischem Bronchialkatarrh, Emphysembronchitis, Asthma bronchiale, aber auch chronischen Stoffwechselstörungen erzeugen die Waschungen einen aktivierenden und heilungsfördernden Effekt.

Bei gesunden Personen wirken die Waschungen wegen der Anregung der Wärmeregulation und der Förderung der Durchblutung und Ausscheidung abhärtend und damit vorbeugend im Sinne der aktiven Gesundheitspflege.

Als *Abhärtungskur* und zur Verbesserung des allgemeinen Wohlbefindens führt man täglich drei bis vier Wochen lang morgens vom Bett aus eine Waschung durch, und zwar in folgender Weise: Am ersten Tag eine Oberkörperwaschung, am zweiten Tag eine Unterkörperwaschung und vom dritten Tag an jeweils eine Ganzwaschung. Grundsätzlich ist dabei zu beachten: mit dem nach der Waschung feuchten Körper nur in ein *warmes* Bett zurück und eine halbe bis dreiviertel Stunde nachdünsten. Keine Waschung bei Frösteln oder bei kalten Füßen durchführen und nie bei offenem Fenster!

Durch *Zusätze zum Waschwasser* kann die Anregung der Hauttätigkeit und ihre Ausscheidungsfunktion noch gesteigert werden. Wein- und Obstessig, 1 Glas auf 1 Liter Wasser, fördert die Hautreaktion und mindert die subjektive Kälteempfindung. Arnikalösung, 1 Eßlöffel auf 1 Liter Wasser, steigert stark alle Hautfunktionen. Arnikatinktur nie unverdünnt auf die Haut bringen!

Ganzwaschung

Bei Gesunden und Kranken, die nicht unbedingt liegen müssen, nimmt man die Waschung im Stehen vor. Sie erstreckt sich auf den ganzen Körper mit Ausnahme des Kopfes. Zuerst wäscht man, rechts beginnend, die Arme, dann den Hals, es folgen Brust, Leib, Beine und Füße. Handtuch oder Schwamm werden zwischendurch mehrfach ins kalte Wasser getaucht. Zum Schluß werden der Rücken und die Fußsohlen abgewaschen. Man kann die Waschung an sich selbst vornehmen oder durch eine andere Person vornehmen lassen. In ein bis zwei Minuten kann der ganze Vorgang beendet sein. Ohne sich abzutrocknen, kehrt man entweder sofort ins warme Bett zurück oder man zieht sich warm an und arbeitet oder bewegt sich, bis die Haut trocken und eine völlige Erwärmung eingetreten ist.

Für Gesunde bedeutet die Ganzwaschung eine gute Erfrischung und Abhärtung. Sie vertreibt den Schlaf und fördert die Lust, sich zu betätigen.

Am besten nimmt man die Waschung sofort nach dem Aufstehen vor, sie kann natürlich auch zu jeder anderen Tageszeit durchgeführt werden. Abends vor dem Schlafengehen fühlen sich manche Menschen angeregt, die meisten jedoch schlafen danach fester und ruhiger. Die Ganzwaschung kann auch mitten in der Nacht, wenn der Schlaf sich nicht einstellen will, probiert werden, oft mit überraschendem Erfolg.

Bei Kranken war es *Kneipp* sehr wichtig, daß der ganze Körper einschließlich der Fußsohlen schnell und gleichmäßig ohne großes Reiben gewaschen wurde. *Kneipp* ließ die Waschungen an Kranken stets in folgender Weise vornehmen: Der Kranke setzte sich im Bett auf oder wurde, wenn er allzu schwach war, aufgesetzt und gestützt. Dann wusch man ihm schnell Arme, Brust, Leib und Rücken. Nach dem Umlegen kamen die Beine an die Reihe.

Bei schwachen Kranken kann man die Ganzwaschung auch abschnittweise auf verschiedene Tageszeiten verteilen: Frühmorgens Brust, Leib und Arme und nachmittags Rücken, Beine und Fußsohlen. Alle Kranken werden sich danach erfrischt fühlen, bei Fieberkranken wiederholt man die Waschung bei jedem Anstieg des Fiebers, um eine Temperatursenkung zu erzielen. Die Wirkung läßt sich steigern, indem man dem Wasser Essig zusetzt.

Die Ganzwaschung wird angewendet zur Anregung des Hautstoffwechsels und der Blutzirkulation, bei fieberhaften Zuständen zur Temperatursenkung, Ableitung, Ausscheidungsförderung und Erfrischung, zur Beeinflussung des Nervenstoffwechsels, zur Beruhigung bei Nervösen und Schlaflosen sowie zur Abhärtung verweichlichter Personen.

Oberkörperwaschung

Diese sehr häufig angewandte Waschung dient meist zur Einleitung einer Kneippkur. Gesunde führen sie mit kaltem Wasser vor dem Waschbecken stehend durch, Kranke setzen sich dazu aufrecht ins Bett.

Zunächst legt man alles zurecht, auch die Wäsche zum raschen Wiederanziehen. Sofort nach dem Ausziehen mit der Waschung beginnen! Man nimmt dazu ein mehrfach zusammengelegtes, grobkörniges Handtuch, taucht es in das kalte Wasser und drückt es leicht aus. Die Abwaschung geschieht in folgender Reihenfolge: Man beginnt mit dem rechten Handrücken und führt das Tuch an der Außenseite des Armes bis zur Schulter, an der Innenseite wieder bis zur Hohlhand zurück und auf dem gleichen Weg bis zur Achselhöhle. Dann wird das Tuch gewendet, erneut in das Wasser getaucht und ringsherum der Hals gewaschen, dann die Brust, der Leib und die Seiten bis zu den Hüften mit langen Längsstrichen. Das Tuch abermals wenden, eintauchen und den linken Arm in der gleichen Weise waschen wie den rechten. Zum Abschluß folgt der Rücken, wiederum mit mehreren großen Längsstrichen. Ohne sich abzutrocknen, wird sofort wieder das Hemd angezogen und der Patient zum Nachdünsten gut zugedeckt und eingepackt.

Der Gesunde zieht sich sofort völlig an und sorgt durch Arbeit oder Bewegung für rasche Wiedererwärmung.

Die Oberkörperwaschung fördert die Durchblutung der Brustorgane und leitet Blutstauungen im Kopf ab. Sie kann tagsüber mehrfach wiederholt werden.

Ihre Anwendung ist angebracht bei akuten und chronischen Erkrankungen der Atmungsorgane, bei ungenügender Herzleistung (Herzinsuffizienz) und bei Nervenschwäche (Neurasthenie). Für Gesunde bildet die Waschung den Beginn einer Abhärtungskur.

Unterkörperwaschung

Die Unterkörperwaschung wird bei Gesunden im Stehen vor dem Waschbecken, bei bettlägerigen Patienten nur liegend vorgenommen. Sofort nach dem Entkleiden beginnt man die Waschung mit dem in kaltes Wasser getauchten, mehrfach zusammengelegten, groben Handtuch.

Sie erfolgt in folgender Weise: Man beginnt am rechten Fußrücken, fährt an der Außenseite des Beines hoch bis zur Hüfte, dann über die Leistengegend und an der Innenseite des Beines bis zum Fuß zurück. Danach wird noch die Fußsohle gewaschen und das ganze Bein sofort gut zugedeckt, bevor man in der gleichen Weise mit frisch eingetauchtem Handtuch auch das linke Bein wäscht. Zum Schluß werden der Unterbauch und das Gesäß einschließlich der Kreuzgegend in mehrmals wiederholten Kreisen gewaschen. Dann gut zudecken und fest einpacken zur Nacherwärmung.

Die Unterkörperwaschung wirkt auf die Durchblutung der Beine, der Unterbauchorgane und ableitend aus den Oberkörperorganen.

Die Anwendung der Unterkörperwaschung ist angebracht bei Durchblutungsstörungen in den Beinen (kalte Füße, Krampfadern, Venenentzündung und Beingeschwüre, wobei man die Geschwüre umgeht) und bei Blasenstörungen (besonders nervöse Reizblase). Wie Lendenwickel und Wadenwickel sind auch Unterkörperwaschungen schlaffördernd.

Warme Waschungen

Waschungen

Bei den warmen Waschungen sollte man lauwarme (Temperatur des Wassers etwa 35° C) und heiße Waschungen (38°—44° C) unterscheiden.

Zur Durchführung der Waschung bereitet man zwei Schüsseln oder Waschbecken mit entsprechend temperiertem Wasser vor. Der Kranke wird im warmen Zimmer, je nach Kräftezustand, auf ein angewärmtes Badetuch gesetzt oder gelegt. Dann nimmt man ein zusammengefaltetes, gröberes Handtuch (einen großen Waschlappen oder einen dicken Schwamm), taucht es in die erste Schüssel, drückt es aus, so daß es nicht tropft, und wäscht den Körper des Kranken in langen Strichen zügig damit ab. Nach jedem zweiten Strich wird das Handtuch in der anderen Schüssel kurz ausgewaschen, ausgedrückt, wieder zusammengelegt, in das frische Wasser der ersten Schüssel eingetaucht, etwas ausgedrückt und die Waschung fortgesetzt.

Die Waschung muß schnell und mit kräftigem Druck geschehen, um die Haut rasch und gründlich von den anhaftenden, teilweise giftigen Ausscheidungsprodukten zu befreien, ohne eine Auskühlung hervorzurufen.

Im Anschluß an die warme Waschung wird der Kranke sofort noch einmal mit Essigwasser von Zimmertemperatur (Weinessig 1 : 10 verdünnt), das man sich in einer dritten Schüssel vorher bereitstellt, abgerieben. Auch hierbei wird der Waschlappen wiederholt ausgespült und frisch eingetaucht.

Ohne den Kranken abzutrocknen, legt man ihn dann in ein frisch bezogenes, evtl. angewärmtes Bett, deckt ihn gut zu und sorgt für ausreichend Frischluft im Zimmer.

Die Waschung kann als richtig und gut ausgeführt gelten, wenn sich der Kranke hinterher zwar ermüdet oder gar matt, aber doch erleichtert fühlt. Man muß dieses Gefühl der Erleichterung am eigenen Körper erlebt haben, um es wirklich schätzen zu können.

Die richtig und vollständig durchgeführte warme oder heiße Ganzwaschung ist, im Unterschied zu den warmen Teilwaschungen, die zu den täglichen Pflegeaufgaben gehören, eine ausgesprochene Heilmaßnahme. Sie fördert die Ausscheidung giftiger Krankheitsstoffe und Zerfallsprodukte des durch das Fieber gesteigerten Stoffwechsels. Da die Haut nicht nur ausscheidet, sondern auch aufsaugt, ist es wichtig, daß sie nach jedem Schweißausbruch möglichst bald von den Abfallprodukten befreit wird.

Wechselwaschungen

Regelmäßige Waschungen der äußeren Geschlechtsorgane und ihrer Umgebung mit heißem und kaltem Wasser im Wechsel wirken über eine vermehrte Durchblutung und eine Anregung der sie versorgenden Nerven fördernd auf die

Hormonbildung in den Geschlechtsdrüsen. Die vermehrte Hormonbildung aber hat eine allgemein tonisierende und vitalisierende Wirkung.

Wasser-anwendungen

Zur Durchführung stellt man heißes und kaltes Wasser (in Schüsseln oder Waschbecken) mit je einem Waschlappen bereit. In hockender Stellung wäscht man dann zunächst kalt, dann heiß und wieder kalt (eventuell nochmals heiß und kalt) die Innenseiten der Oberschenkel, die Leistengegend, die äußeren Geschlechtsteile, den Damm und zuletzt die Aftergegend und reibt mit einem Frottierhandtuch trocken.

Diese Wechselwaschung, regelmäßig täglich durchgeführt, dient nicht nur der notwendigen Reinigung und Pflege dieser Körperteile, sondern der einfachen und natürlichen Kräftigung der Geschlechtsorgane und einer heilsamen Nervenanregung ähnlich der des Kuhnebades (siehe Seite 139). Sie kann in viel einfacherer Weise auch mit einer Wechselbrause (Handbrause in der Badewanne) oder auf dem Bidet durchgeführt werden.

Die Güsse (Begießungen)

Die Güsse können durch Beschränkung auf einzelne Körperabschnitte, Variation der Temperatur (kalt, temperiert, heiß, wechselwarm), der Anwendungszeit und des Wasserdrucks in hohem Maße der Körperverfassung und der Empfindlichkeit des Patienten angepaßt werden, um, von der milderen langsam zur kräftigeren Anwendung übergehend, eine allmähliche *Abhärtung* zu erzielen. **Güsse**

Der *normale Kneippguß* wird mit einem zusammenhängenden Strahl bei geringem Wasserdruck so ausgeführt, daß der begossene Körperabschnitt oder der ganze Körper mantelförmig umspült wird. Jedes „Abspritzen“ ist zu vermeiden. Der Guß kann mit der berühmten Gießkanne erfolgen, aber auch, leicht und einfach, mit einem 2—2,50 m langen, an die Wasserleitung angeschlossenen Schlauch von 18—20 mm lichter Weite. Wenn man den Wasserhahn bei aufrecht gehaltenem Schlauch so weit aufdreht, daß der Strahl 8—10 cm (fingerhoch) herausquillt, ist der Wasserdruck für die Güsse gerade richtig.

Es ist ohne weiteres klar, daß die Reizwirkung und die darauf folgende Reaktion um so stärker sind, je größer die Differenz der Wassertemperatur (heiß oder kalt) zur Körpertemperatur ist. Man sollte also die Güsse — unter Berücksichtigung der Verträglichkeit — so kalt und so heiß wie möglich machen (kalt 8° C, heiß 42—44° C). Vor jedem kalten Guß muß man aber auf gute Körperwärme achten. Falls erforderlich, muß sie zunächst durch Bewegung, vorhergehende heiße Anwendung oder Erwärmung im Bett erzeugt werden.

Temperierte Güsse sind anzuwenden bei überempfindlichen und schwächlichen Patienten und am Beginn einer Kur zur Eingewöhnung.

Die *wechselwarmen Güsse* beginnt man heiß, durchschnittlich 39—43° C und wechselt nach 8—10 Sekunden Dauer unmittelbar auf kalt, wiederum 8—10 Sekunden lang bei einer Temperatur von 8—10° C. Bei großer Empfindlichkeit wechselt man bei der ersten Anwendung nur einmal von warm auf kalt. Meist wird jedoch der Wechsel zweimal ausgeführt. Er kann auch, um kräftiger einzuwirken, drei- bis viermal verabfolgt werden. Die Reizwirkung der Wechselgüsse ist oft größer als die der kalten Güsse. Wechselgüsse kommen daher vor allem bei Patienten mit schlechter Reaktion oder großer Kälteempfindlichkeit in Frage.

Heiße Güsse führt man mit Wasser von 39—43° C durch. Sie werden wohl zunächst angenehmer empfunden, sind aber in ihrer Wirkung den kalten und den wechselwarmen Güssen unterlegen.

Bei *Teilgüssen* entkleidet man lediglich den zu begießenden Körperteil. Nach dem Guß streift man das Wasser nur ab und kleidet sich sofort wieder an. Bei mangelhafter Reaktion sofort ins Bett und warm einpacken. Gesicht, Hände und Kreuzbeingegend trocknet man immer richtig ab. Bei der Ausführung der Güsse sollte die Raumtemperatur nicht unter 18° C liegen.

Für den Gießer benötigt man ein Schutzbrett und für den Oberguß ein dafür geeignetes Holzgestell (siehe Bildtafeln zwischen den Seiten 48 und 49).

Im Prinzip wirken alle Güsse anregend oder sogar stärker erregend und durch die trainierende Wirkung auf die Blutgefäße — sie erweitern und verengen die Hautkapillaren — abhärtend. Der einstige Wörishofener Kneipparzt Dr. *Fey* meinte, das Erfrischungsgefühl nach kalten Güssen beruhe wahrscheinlich auf der Ausscheidung leistungssteigernder Stoffe.

Wie immer wieder zu betonen ist, müssen nach einem Guß als Reaktion leichte Hautrötung und Wärmegefühl auftreten. Während eines kalten Gusses ist vielfach ein stechender Kälteschmerz zu spüren, der zwar ohne Bedeutung ist, aber anzeigt, daß die Anwendung keinesfalls kälter sein darf und nicht mehr länger andauern soll. Überhaupt wird bei den Güssen jede Schockwirkung auf den Körper durch einen zu plötzlichen Kaltwasserreiz vermieden, wenn man zunächst mit kleineren Güssen (Knieguß, Schenkelguß, Unterarmguß) beginnt. Auch empfiehlt es sich, die alte Gießregel zu beachten, an den Händen bzw. den Füßen zu beginnen, mit dem Wasserstrahl langsam auf- und abzusteigen und nach drei bis vier Wiederholungen oder dem Eintritt der Reaktion den Guß zu beenden. Der weitere Verlauf ist bei den einzelnen Güssen beschrieben.

Da die biologischen oder physiologischen Reaktionen eine anfänglich nur geringe Reizstärke und erst nach langsamer Gewöhnung stärkere Reize benötigen, hat es keinen Sinn, mit den größeren Güssen oder gar den Blitzgüssen zu beginnen, weil dann eher eine Störung der vegetativen Reaktionen als eine Kräftigung oder Steigerung eintritt. Man spricht daher auch vom *Prinzip des Einschleichens,* das sowohl für die einzelne Anwendung als auch für die Gesamtkur gelten soll, so daß also starke Anwendungen erst in der letzten (dritten und vierten) Kurwoche angebracht sind.

Die Güsse verbessern zunächst im Bereich des begossenen Körperteils den Blutumlauf. Der bessere Blutumlauf belebt den Stoffwechsel, aber die Wirkung greift auch auf die den Hautsegmenten zugeordneten inneren Organe über. Für alle Erkrankungen, die durch eine Verbesserung der Durchblutung beeinflußt oder gar geheilt werden können, stellen die Güsse einen wesentlichen Heilfaktor dar. Güsse haben daher immer eine Reihe von Heilanzeigen. Diese „Unspezifität“ ist jedoch kein Nachteil; sie ergänzt vielmehr häufig eine etwa notwendige „spezifische“ medikamentöse Behandlung, weil das Medikament in besser durchbluteten Geweben und Organen schneller und stärker wirksam werden kann.

Einfache Abgießung nach warmen Anwendungen

Nach Hitzeanwendungen, besonders nach heißen Bädern, ist es zweckmäßig, eine einfache kalte Abgießung vorzunehmen, um die durch die Hitze erschlafften

Gefäße zu tonisieren und ein zu langes Nachschwitzen zu verhindern. Die Abgießung, auch Abfrischung genannt, kann als kurze, kalte Brause oder als kurzer Vollguß (siehe Seite 66) mit abgeschwächtem Strahl durchgeführt werden. Nach dem Guß trocknet man die Haut wie nach warmen Bädern völlig ab.

Unterschenkelguß (Knieguß)

Nur bis zur Mitte des Oberschenkels entkleiden. Die Begießung beginnt am rechten Fuß. Man führt den Schlauch über den seitlichen Fußrücken zur Ferse, dann über die Wade bis zur Kniekehle. Hier verharrt man einige Sekunden und geht dann an der Innenseite zurück bis zur Ferse. Das gleiche wiederholt sich am linken Unterschenkel. In der linken Kniekehle angelangt, kann man auch nochmals kurz auf die rechte Kniekehle überspringen, um eine stärkere Reaktion zu erzielen. Dann dreht sich der Patient um. Vorn beginnt man am rechten Unterschenkel, geht vom Fußrücken seitlich aufwärts bis über die Kniescheibe, umkreist diese einige Male und führt dann an der Innenseite abwärts zur Ferse, dabei möglichst über die Muskelpartien. Das gleiche wiederholt sich am linken Unterschenkel, wobei auch hier wieder kurzes Überspringen von der linken zur rechten Kniescheibe erfolgen kann.

Die Dauer der Begießung beträgt 8—10 Sekunden je Rück- und Vorderseite eines Beines. Bei schwächlichen Personen zuerst nur kurz begießen. Die Zeitdauer war richtig bemessen, wenn nach dem Ankleiden rasch eine Reaktion eintritt, das heißt ein Wärmegefühl in dem begossenen Körperteil.

Der *heiße* Guß wird auf die gleiche Weise ausgeführt, ebenso der *Wechsel*guß. Zuerst werden Rück- und Vorderseite eines Beines heiß, dann kalt begossen. Meist wechselt man zweimal an jedem Bein. Wird die Begießung in der Badewanne ausgeführt, sollte der Patient auf einem Holzrost stehen.

Der kalte, der heiße und der Wechselknieguß sind bei folgenden Erkrankungen angezeigt: *Blutandrang zum Kopf, Migräne, Schnupfen* (Wechselguß), *Stauungen im Pfortadersystem, Hämorrhoiden* und *chronisch kalte Füße.* In Verbindung mit heißen Salzfußbädern auch bei *Fußschwäche* sowie bei *Senk-, Spreiz-* und *Knickfußbeschwerden.*

Schenkelguß (Beinguß)

Man läßt den Oberkörper bekleidet und beginnt den Guß wie beim Knieguß am rechten Fußrücken, führt den Strahl von dort zur Ferse und weiter an der Außenseite des Beines hoch bis zur Hüfte, hält hier 8—10 Sekunden an, dann geht es über die Gesäßmuskulatur an der Innenseite des Beines zurück bis zur Ferse. Anschließend wird das linke Bein in der gleichen Weise begossen, nur wechselt man am oberen Haltepunkt einige Male von der linken zur rechten

Seite herüber, bevor man den Strahl wieder zurückführt. Dann dreht sich der Patient um, und es folgt auf gleiche Weise die Begießung von vorn: rechter Fußrücken, aufwärts gehen außen bis zur Hüftbeuge, hier einige Sekunden verhalten, innen zurück bis zur Ferse. Das gleiche geschieht rechts, aber am oberen Haltepunkt wird wieder einige Male über die Oberschenkel hin und her gewechselt, dann geht man zur rechten Hüftbeuge und schließlich auf der linken Innenseite wieder zur Ferse zurück.

Der Schenkelguß stellt eine Verstärkung des Kniegusses dar und wird angewandt bei *Blutandrang zum Kopf* (Hyperämie), *Stauungen im Pfortadergebiet, Muskelrheumatismus* und in Form von Wechselschenkelgüssen bei *Hüftgelenksbeschwerden, Ischias, Krampfadern, Parästhesien* (Mißempfindungen bei Nerven- und Durchblutungsstörungen) und *rheumatischen Lähmungen.*

Der Schenkelguß wird gern mit einem *Leibguß* verbunden, indem man den Guß vom oberen Haltepunkt aus 15—20 Sekunden lang spiralförmig im Uhrzeigersinn um den Bauchnabel herumführt. Dieser Guß führt zur Anregung der Darmtätigkeit bei schlaffer Verstopfung.

Unterguß

Auch der Unterguß ist im Grunde genommen eine Erweiterung des Schenkelgusses. Man führt dabei den Gußstrahl über den oberen Haltepunkt hinaus, hinten bis unter den Rippenbogen, vorn bis an den Rippenbogen, verhält hier den Strahl einige Sekunden und läßt das Wasser breit über Rücken und Gesäß bzw. Bauch und Beine ablaufen. Abschließend führt man den Strahl wie beim Schenkelguß zurück.

Heilanzeigen für den Unterguß sind *Blutandrang zum Kopf* (auch bei hohem Blutdruck), *Blähungen* und *Stauungszustände im Pfortadergebiet.*

Rückenguß

Der Rückenguß gehört zu den stärksten Güssen und soll nicht ohne vorher angewandte kleinere Güsse (Knie-, Schenkel-, Armguß) verabfolgt werden.

Man beginnt die Begießung mit dem Wasserschlauch am rechten Fußrand, führt dann den Strahl bis zur Hüfte und an der Innenseite des Beines wieder abwärts. Das linke Bein wird genauso begossen; man führt aber den Abwärtsstrahl nur bis zur Mitte des Oberschenkels, geht dann quer herüber zur Außenseite der rechten Hand, am Arm aufwärts bis zum Schulterblatt, verweilt hier 6—8 Sekunden, wobei das Wasser über die ganze rechte Rückenseite läuft, führt den Strahl dann abwärts bis zur Oberschenkelmitte, quer herüber zur linken Hand, wieder aufwärts bis zum linken Schulterblatt, verweilt dort 6—8 Sekunden und beendet den Guß, indem man den Strahl am Rücken abwärts führt.

Bei empfindlichen Personen empfiehlt es sich, Rücken und Herzgegend vorzuwaschen.

Seine Anwendung erfolgt zur *Stärkung von Atmung und Herztätigkeit* bei *Fettsucht, Asthma, Schwäche der Rückenmuskulatur* und zur *allgemeinen Kräftigung bei Sitzberufen.*

Bei schweren Herz- und Lungenerkrankungen sowie bei allgemeiner schwerer Arteriosklerose und starker nervöser Überreizung kann dieser Guß nicht ausgeführt werden. Für Gesunde stellt er ein ausgezeichnetes Mittel dar, um sich „in Form" zu halten.

Armguß

Der Armguß ist zu Hause leicht über der Badewanne auszuführen. Man beginnt mit der Begießung auf dem rechten Handrücken, führt dann den Wasserstrahl an der Außenseite des rechten Armes hoch bis zur Schulter, hält hier 5—10 Sekunden an, wobei das Wasser am Arm abläuft und führt dann den Strahl an der Innenseite des Armes bis zur Handinnenfläche zurück. Dann begießt man den linken Arm in der gleichen Weise, dann nochmals den rechten und wieder den linken Arm.

Diese Anwendung dient zur Behandlung von *Kreislaufstörungen an Armen und Händen,* von *Kopfdruck, rheumatischen Veränderungen der Muskeln und Gelenke, niedrigem Blutdruck* und *Herzmuskelschwäche.*

Der **verlängerte Armguß** (leichter Oberguß) wird wie der Armguß ausgeführt, nur läßt man den Strahl vom oberen Verweilpunkt aus etwas weiter bis über die Rippen gehen, so daß das Wasser über Arme und Brust abläuft.

Dieser Guß hat die gleichen Heilanzeigen wie der Armguß und der Oberguß. Er kann bei empfindlichen und schwächlichen Patienten als Überleitung vom Arm- zum Oberguß dienen.

Oberguß

Der Oberguß gehört zu den wertvollsten Kneippschen Güssen und sollte in der Technik möglichst genau durchgeführt werden. Normalerweise gehört dazu ein sogenanntes Gießgestell (siehe Bild). Man kann sich aber genausogut vor den Badewannenrand stellen, sich in die Wanne bücken und die Hände auf ein Fußbänkchen stützen, das man in die Wanne gestellt hat. Natürlich kann der Guß nur bei völlig entblößtem Oberkörper durchgeführt werden.

Vor Beginn nimmt der Patient die im Bild gezeigte Haltung ein. Der Kopf wird dabei etwas hochgehalten und gedreht, damit die Nackenmuskeln nicht verkrampfen oder schmerzen. Der Guß verläuft wie folgt: Wie beim Armguß vom Handrücken an der Außenseite des Armes aufwärts bis zur Schulter, dort kurz verhalten und an der Innenseite des Armes zurück. Nun führt man den Schlauch zur linken Hand herüber, geht hier an der Innenseite des Armes hoch, von der Schulter auf die Brust über, umkreist diese mehrmals (3—5mal), führt dann den Schlauch über die rechte Schulter auf den Rücken (dabei nimmt der Gießer den Schlauch von der rechten in die linke Hand und hält mit der rechten Hand im Nacken das Wasser von den Haaren weg), wobei man den Schlauch mit der Mündung zum Kopf hin anhält, so daß das Wasser breit über den ganzen Rücken zum Nacken hin und über die Oberarme abläuft. Man kann den Schlauch dabei auch etwas nach rechts und links über die Wirbelsäule hinwegführen oder ihn kreisförmig bewegen, bevor man ihn, besonders nach Reaktionseintritt, über den linken Arm nach außen herausführt.

Der Oberguß wird gern zur *Anregung von Atmung* und *Kreislauf,* bei Neigung zu *Bronchialkatarrhen, Lungenemphysem, Erkrankungen des Rachens* und *des Kehlkopfes,* bei *Blutandrang zum Kopf* und zur *allgemeinen Abhärtung* gegeben. Außerdem wirkt er im Sommer wie im Winter als eine ausgezeichnete Erfrischung, die besser ist als eine Tasse Bohnenkaffee.

Brustguß

Der Brustguß stellt lediglich den ersten Teil des Obergusses, also ohne die Rückenbegießung, dar, wird also technisch genau wie dieser ausgeführt: Zuerst begießt man die Arme und vom linken Arm aus kreisförmig die Brust, wobei auch der Hals eingeschlossen sein sollte.

Der Brustguß dient vor allem zur *Beruhigung einer nervös erregten Herztätigkeit,* hat sonst aber die gleichen Heilanzeigen wie der Armguß (siehe Seite 65).

Vollguß

Dieser Guß soll nur ausgeführt werden, wenn andere, kleinere Güsse (Knieguß, Schenkelguß, Unterguß, Oberguß) bereits vorausgegangen sind. Mit Ausnahme des Kopfes wird der ganze Körper begossen.

Man beginnt am rechten Fußrücken, führt den Wasserstrahl an der Außenseite des Beines hoch bis zur Hüfte und an der Hinterseite des Beines zurück bis zur Ferse. Von da wechselt man zur linken Seite, fährt über den Fußrücken und die Außenseite des Beines hoch bis zur Hüfte, füllt von da aus etwas Wasser in die linke Hohlhand des Patienten zum Vorwaschen der Herzgegend, während der Gießer gleichzeitig mit der freien Hand den Rücken vorwäscht.

Dann fährt man mit dem Schlauch quer über das Gesäß zum rechten Arm, von hier aufwärts bis zur Schulter, wo man etwas verhält und das Wasser gleichmäßig über die rechte Körperhälfte fließen läßt, und zwar etwa zwei Drittel über die Rück- und ein Drittel über die Vorderseite. Weiterhin wird der Guß am Rücken abwärts geführt, quer über das Gesäß zum linken Arm und von hier aufwärts bis zur linken Schulter. Hier wieder verhalten und das Wasser hinten und vorn abfließen lassen, einmal über den Nacken nach rechts wechseln und wieder zurück und dann an der linken Körperseite abwärts.

Anschließend folgt die Begießung der Vorderseite (ohne Beine). Man beginnt am rechten Arm, führt den Schlauch aufwärts bis zur Schulter, läßt hier bei kurzem Verhalten den größten Teil des Wassers über die Vorder- und den kleineren Teil über die Rückseite ablaufen, dann an der Vorderseite des Rumpfes abwärtsfahren, über die Oberschenkelmitte nach links wechseln und den Wasserstrahl am linken Arm aufwärts zur Schulter führen. Hier abermals nach vorn und hinten ablaufen lassen, über das Brustbein nach rechts wechseln und wieder zurück und dann den Schlauch über die linke Vorderseite abwärts- und herausführen.

Die *Wirkung* des Vollgusses besteht in einer starken *Anregung der Kreislauf-* und *Atmungsfunktion.* Als Reaktion erfolgt ein vermehrtes Einströmen des Blutes in die Haut und die inneren Organe, wodurch der Brustraum entlastet wird.

Die *Anwendung* des Vollgusses erfolgt zur *Verbesserung der Blutzirkulation* und *der Atmung,* zur *Abhärtung* und zur *Anregung der Stoffwechselfunktionen.* Bei fortgeschrittener Verkalkung, zu schwacher Herzfunktion (Herzmuskelschwäche), sehr niedrigem Blutdruck und bei Depressionen sollte er als zu starke Anwendung vermieden werden.

DIE BLITZGÜSSE (Druckstrahlgüsse)

Zur Durchführung der Blitzgüsse benötigt man einen etwa 10 cm langen Blitzgußkopf, der auf das Schlauchende aufgesetzt wird. Seine lichte Weite soll sich bis zum Ausfluß auf 4—5 mm verjüngen. Der Wasserdruck muß 1 1/2—3 atü betragen. Bei den Blitzgüssen nutzt man außer dem Temperaturreiz auch den Reiz des starken mechanischen Druckes auf die Haut aus, der eine Art Wassermassage darstellt.

Nach Dr. *Christian Fey* ist der richtige Druck vorhanden, wenn man das Mundstück in ein Meter Höhe vom Boden waagerecht hält und der Strahl in etwa sechs Meter Entfernung den Boden erreicht. Die Entfernung von der Schlauchöffnung bis zum Körper des Patienten soll je nach Stärke des Strahls 2—4 m betragen. Über die Wirkung der Blitzgüsse sagt er, daß sie nicht nur wie eine starke Wassermassage auf die herzfernen Blutgefäße wirken, sondern daß die unter der Druckwirkung auftretenden Zerfallstoffe der Zellen im Sinne einer körpereigenen Reizbehandlung wirken.

Fettsucht, chronisch-rheumatische Veränderungen und *Ischiasnervenerkrankungen* sind die großen Anwendungsgebiete und Heilanzeigen für die Blitzgüsse.

Knieblitz (Unterschenkel-Druckstrahlguß)

Der Knieblitz ist meist der zuerst ausgeführte Blitzguß und dient zur Überleitung auf andere, umfangreichere Blitzgüsse. Der Guß beginnt nach einem kurzen Sprühregen an der Rückseite des völlig entkleideten Patienten aus 3—4 m Entfernung. Man führt den Strahl vom rechten seitlichen Fußrücken über die seitliche Wadenmuskulatur bis zur Kniekehle, von dort zur Innenseite des Unterschenkels bis zur Ferse zurück. In gleicher Weise wird das linke Bein behandelt. Die ganze Prozedur wird dann ein- bis dreimal wiederholt.

Bei Krampfadern stärkeren Grades muß der Strahl mit dem Finger abgeschwächt werden. Anschließend läßt man den Strahl über die begossenen Partien mehrmals auf- und abwärts streichen. Dieser Vorgang wird auch „abpeitschen" genannt.

Nachdem sich der Patient umgedreht hat, kommt die Vorderseite an die Reihe. Man führt den Strahl, am rechten Fußrand beginnend, seitlich über die Wade bis zum Knie, umkreist das Kniegelenk zwei- bis dreimal und führt ihn auf der Innenseite des Unterschenkels zurück, wodurch die vordere, sehr empfindliche Schienbeinkante vermieden wird. Das gleiche wiederholt man links und peitscht dann beide Beine vorn ab.

Dann läßt man den Patienten eine Vierteldrehung nach links ausführen und das linke Bein einen Schritt vorsetzen. In dieser Stellung begießt man die Außenseite des rechten Fußes und Unterschenkels bis über das Knie zweimal und peitscht die Partie ab. Dann folgt in der gleichen Stellung die Innenseite des linken Fußes, ohne sie anschließend abzupeitschen.

Nachdem dann der Patient eine Halbdrehung nach rechts ausgeführt hat, kann die gleiche Prozedur auch mit der linken Außenseite des Fußes und Unterschenkels (zweimal begießen und abpeitschen) und der Innenseite des rechten Fußes (nur zweimal begießen) erfolgen. Den Abschluß bildet ein zweimal abwechselndes Abblitzen der rückwärts hochgehaltenen Fußsohlen und ein Sprühregen über beide Beine von hinten nach vorn.

Die Heilanzeigen sind die gleichen wie beim Schenkelblitz.

Schenkelblitz (Bein-Druckstrahlguß)

Der Schenkelblitz wird wie der Knieblitz mit einem kurzen Sprühregen eingeleitet, in der Strahlführung aber wie beim einfachen Schenkelguß verfahren. Man fügt dann nur die Seitenstellungen wie beim Knieblitz hinzu und beendet die Anwendung mit dem Abblitzen der Fußsohlen und einem Sprühregen.

Für beide Blitzgüsse, die nur kalt oder aber als Wechselblitze ausgeführt werden, gelten folgende Heilanzeigen:

Blitzgüsse

1. Als Nachbehandlung nach warmen oder heißen Bädern;
2. bei Muskel-, Gelenk- und Nervenrheumatismus, nachdem die akuten Erscheinungen abgeklungen sind. Die chronisch gewordene Ischiaserkrankung heilt häufig unter der Anwendung von Heublumenhalbbädern oder Dreiviertelpackungen mit anschließenden Schenkelblitzen doch noch ab;
3. bei chronischen, degenerativen Gelenkerkrankungen, um die Durchblutung und damit die Ernährung dieser Gewebe und ein Fortschreiten der Erkrankung zu verhindern;
4. bei Gefäßkrampferscheinungen im Bereich der Oberschenkel.

Nicht geeignet für Blitzgüsse sind entzündliche Gelenkerkrankungen, Venenentzündungen und große Krampfadern.

Vollblitz (Druckstrahlvollblitz)

Auch der Vollblitz beginnt nach einem kurzen Sprühregen auf der Rückseite am rechten seitlichen Fußrücken (etwa vor der Ferse). Den Blitzstrahl führt man zunächst über das rechte Bein bis zur Hüfthöhe, an der Außenseite herauf, an der Innenseite herunter, wechselt zum linken Bein, geht wieder an der Außenseite bis zur Hüfthöhe hoch, dann aber quer über das Gesäß zum rechten Arm, während der Patient mit dem linken Arm inzwischen die Herzgegend vorwäscht.

Vom rechten Arm geht der Strahl aufwärts bis zum Schulterblatt, das man dreimal umkreist, um den Strahl anschließend am rechten Arm wieder abwärts zu führen. Es folgt der Wechsel über das Gesäß zum linken Arm, hier wieder aufwärts zum Schulterblatt, dieses dreimal umkreisen, wieder am linken Arm abwärts und quer über das Gesäß zur rechten Rückenseite.

Es folgt dann das Abblitzen der ganzen rechten Rückenhälfte in senkrechten Strichen vom Nacken bis zum Gesäß. Das gleiche geschieht auf der linken Rückenhälfte. Zum Abschluß geht man in Zickzackkurven von unten nach oben über den ganzen Rücken und wieder zurück und endlich mit dem Strahl über das linke Bein abwärts zur Ferse und heraus.

Dann dreht sich der Patient herum zum Abblitzen der Vorderseite. Nach einem kurzen Sprühregen blitzt man erst die Beine bis zur Leistenbeuge ab. Dann geht man am rechten Arm hoch bis zur Brust, die mit abgeschwächtem Strahl dreimal umkreist wird. Über den rechten Arm führt man den Strahl wieder abwärts, wechselt über die Oberschenkel zum linken Arm, geht diesen hinauf bis zur Brust, umkreist sie wieder dreimal, um den Strahl dann über den linken Arm wieder abwärts zu führen.

Schließlich fordert man den Patienten auf, die Arme hochzuheben und eine Schrittstellung einzunehmen. Dann blitzt man wieder nacheinander in geraden Strichen die rechte und die linke Körperhälfte von der Leiste bis zur Achselhöhle ab. Kräftiges Abpeitschen, Abspritzen der Fußsohlen und ein Sprühregen, der den ganzen Körper erfaßt, beenden diese „Krönung einer Kneippkur".

Der *Vollblitz* (Blitzguß, Druckstrahlvollguß) wird als stärkste Anwendung meist am Ende oder in der letzten Woche einer Kneippkur ausgeführt und auch meist als „Krönung" der Kur empfunden. Der Vollblitz bildet eine starke Anregung für die Blut- und Säftezirkulation und damit auch für den Stoffwechsel. Er ist für schwache, zarte und nicht durch kleinere Anwendungen vorbereitete Personen ungeeignet.

Angezeigt ist er als *Abhärtungsmittel* für Gesunde, aber auch zur *Nachbehandlung nach überstandenen Krankheiten* (in der fortgeschrittenen Rekonvaleszenz), nach *Hitzeanwendungen* (römisch-irische Bäder, Sauna, Schwitzbäder) und zur *Behandlung der Fettsucht.*

Nicht angezeigt ist der Vollblitz bei organischen Herz- und Gefäßerkrankungen und allen anderen schweren organischen Leiden (der Nerven oder inneren Organe).

Nach Anwendung des Blitzgusses stellt sich ein intensives, stark belebendes Durchblutungsgefühl und eine geistige Aktivierung ein.

Wechselblitz

Die Blitzgüsse können wie die einfachen Güsse auch als Wechselblitzgüsse verabreicht werden. Gerade der recht umfangreiche Vollblitz wird häufig als Wechselblitz durchgeführt, wobei man die Rück- und Vorderseite zunächst heiß, dann kalt abblitzt. Danach folgen die Körperseiten heiß und kalt und am Schluß beendet ein Kaltblitz über den Rücken die Anwendung. Dieser verkürzte Wechselblitz ist recht beliebt, weil er angenehmer und verträglicher ist.

Die Heilanzeigen sind die gleichen wie beim Vollblitz.

Blitzgußmassagebad

Das von *Fey* beschriebene Blitzgußmassagebad stellt die Kombination eines Temperaturreizes mit einem mechanischen Reiz dar. Ursprünglich ließ *Fey* ein warmes Kräuterbad vorausgehen und anschließend einen heißen Rückenblitz verabreichen. Das entspannende warme Bad sollte die Wirkung des Rückenblitzes verstärken. *Kaiser* beobachtete bei der Durchführung eines solchen Blitzgußmassagebades an einer jungen Patientin, daß nach Auftreten der zu erwartenden scharfen Rötung des Rückens die Gegend der Raute (Kreuzbeingegend) blaß blieb. Es stellte sich nach Befragen heraus, daß die Patientin an Regelstörungen (seltene, unregelmäßige und zu schmerzhafte Menstruation) litt. *Kaiser* entdeckte, daß die Rautengegend der Hautbezirk war, von dem aus sich die weiblichen Keimdrüsen (in diesem Falle ihre Unterfunktion) günstig beeinflussen ließen. Nach besonderer Behandlung der Rautengegend, der großen Gesäßmuskeln beiderseits bis zu den Hüftknochen, der geraden Bauchmuskeln und der Leistendreiecke mit Blitzgußmassagebädern stellte er fest, daß sich auf diese Weise die leistungsschwachen Eierstöcke anregen ließen und sich die Menstruation normalisierte. Weiterhin wandte *Kaiser* dann das Blitzgußmassagebad auch auf andere Hautsegmente, die z. B. der Leber und Galle oder dem Magen, dem Zwölffingerdarm und der Bauchspeicheldrüse entsprechen, mit gutem Erfolg an.

Blitzguß-massagebad

Die Technik dieser Anwendung gibt *Kaiser* wörtlich wie folgt an: „Der Patient nimmt für fünf Minuten ein Kräuter-dreiviertel-Bad in einer Temperatur zwischen 37 und 38 Grad Celsius. Dann geht der Patient nach Aussteigen aus dem Bade in die Blitzgußecke und kehrt dem Bademeister den Rücken zu. Dieser bearbeitet mit einem heißen Blitzstrahl, dessen Temperatur je nach der Entfernung zwischen 44 und 46 Grad Celsius liegt, die Raute bis zum Auftreten einer arteriellen aktiven Hyperämie. Dann geht er mit dem heißen Blitzstrahl über das rechte Gesäß zum rechten Hüftknochen und zurück über die Raute zum linken Gesäß bis zum Auftreten einer hellen Rötung. Darauf kehrt der Patient dem Bademeister seine Vorderseite zu. Dieser bearbeitet mit abgeschwächtem Blitzstrahl die beiden geraden Bauchmuskeln so lange, bis eine arterielle aktive Hyperämie auftritt, dann wendet der Patient das rechte Bein nach außen. Sodann wird, unter der Voraussetzung, daß am Bein keinerlei Krampfadern vorhanden sind, die Leistengegend, das Leistendreieck geblitzt, wobei der Patient mit der linken Hand die Schamgegend abdeckt. Nach Bearbeitung der rechten Leistengegend wird in gleicher Weise auch die linke Leistengegend mit abgeschwächtem Strahl bearbeitet. Daraufhin geht der Patient wieder für fünf Minuten in das aufgewärmte Bad zurück (38—39° C), und der Vorgang wird wiederholt. Nach Durchführung des zweimaligen Segmentblitzes ist eine Bettruhe von mindestens zwei Stunden unabdingbar notwendig."

Das Bad eignet sich zur Beeinflussung der Organe des kleinen Beckens, also der Blase, des Mastdarms, der inneren weiblichen Geschlechtsorgane (Gebärmutter und Eierstöcke) und der Vorsteherdrüse (Prostata) beim Mann.

Man kann schon jetzt sagen, daß sich für das Blitzgußmassagebad eine Reihe weiterer Heilanzeigen ergeben werden, wenn es auch noch auf andere Hautsegmente angewandt wird.

Die Wickel (Umschläge)

Wickel können je nach ihrer Dauer und der *angewandten Technik* verschiedene Wirkungen entfalten. Da das praktisch für alle Wickel gilt, sollen die verschiedenen Einwirkungsmöglichkeiten vorweg erläutert werden.

Für alle Wickel verwendet man drei Tücher: ein nasses Innentuch aus Leinen, ein Zwischentuch möglichst aus porösem Leinen, das zur Bedeckung des Innentuches und zum Schutz der Wolldecke dienen soll, und ein Wolltuch, das den äußeren Abschluß bildet.

Mit allen Wickeln sind drei verschiedene Wirkungen zu erzielen. Sie entziehen Wärme, sie stauen Wärme, sie wirken schweißtreibend.

Läßt man das Innentuch ziemlich naß und bleibt der Wickel nur kurze Zeit liegen, nämlich bis zum Warmwerden, wobei er mehrmals erneuert wird, so wirkt er wärmeentziehend und damit temperatursenkend, besonders bei erhöhter Temperatur (Fieber).

Wringt man das nasse Innentuch sehr stark aus und läßt man den Wickel dreiviertel bis eineinhalb Stunden liegen, so wirkt nur ein kurzer Kältereiz auf den Körper. Der Wickel nimmt schnell Temperatur an, staut die Wärme leicht, und ein wesentlicher Wärmeentzug findet nicht statt. Es tritt jedoch eine Dunstbildung auf, die aber wieder unterbrochen wird, bevor es zur Schweißbildung kommt. Solche leicht wärmestauenden Wickel steigern den Stoffwechsel, wirken ableitend, beruhigend und schlaffördernd (z. B. als Lenden- oder Wadenwickel).

Um eine Schweißbildung zu erreichen, wringt man das nasse Innentuch wie beim wärmestauenden Wickel stark aus und läßt den Wickel so lange liegen, bis Schweißausbruch eintritt. Der schweißtreibende Wickel ist besonders zur Bekämpfung von Erkältungs- und Infektionskrankheiten und zur Anregung des Stoffwechsels geeignet.

Die durch die feuchten Wickel eintretende Blutüberfüllung der Haut und des Unterhautgewebes führt reflektorisch auch zu einer Durchblutungssteigerung der äußeren Gewebe und Organe, nämlich jener Organe, die ihre sensiblen Nervenfasern aus demselben Rückenmarksegment beziehen wie die durch den Wickel beeinflußte Hautpartie (Headsche Zonen).

D. J. Abramson und seine Mitarbeiter fanden bei der Untersuchung von 51 gesunden Männern, deren Unterarm sie 20 bis 30 Minuten lang einer feuchten Hitze von 45° C aussetzten, daß die Durchblutung mehr als verdoppelt wurde und der Effekt etwa eine Stunde anhielt, feuchtheiße Wickel also ebenso zirkulationsfördernd wirken wie Kurzwellen-Diathermie und Ultraschall.

Bei allen Wickeln werden wasserundurchlässige Tücher (z. B. Billroth-Batist) vermieden, da dann die bei den wärmestauenden Wickeln erwünschte Abdunstung unmöglich wird und sehr bald eine unangenehme Abkühlung eintritt.

Wenn auch im allgemeinen kalte Wickel bevorzugt werden, kann doch bei schlechter Reaktion, nämlich bei mangelhafter Wiedererwärmung und geringer Durchblutungssteigerung, auch einmal ein warmer oder gar heißer Wickel angebracht sein. Es kommt dann ohne den anfänglichen Kältereiz sofort zu einer Hautgefäßerweiterung. Warme und heiße Wickel müssen jedoch wegen der schnellen Abkühlung häufig erneuert werden. Man benutzt dann lieber Dampfkompressen oder andere Wärmeträger wie Moor, Lehm, Quark oder Enelbin. Warme und heiße Wickel müssen am Bett hergestellt und schnell angelegt werden (jedoch Vorsicht vor Verbrennungen).

Wickel

Zur Technik der Wickel

1. Sie werden nur im Bett liegend angewandt.
2. Der Patient muß sich bereits vor Anlegen eines kalten Wickels völlig warm fühlen, sonst ist *vorher* noch für eine gute Erwärmung zu sorgen, z. B. durch Vorwärmen des Bettes, Wärmflaschen, Heizkissen, Wärmestrahler, heißes Fußbad.
3. Vor dem Anlegen Blase und Mastdarm entleeren.
4. Während des Wickels heiße Getränke verabfolgen, um die Wirkung zu unterstützen.
5. Kalte Wickel so kalt und heiße Wickel so heiß wie möglich und verträglich anlegen.
6. Führt ein kalter Wickel nach spätestens einer halben Stunde nicht zur Erwärmung, muß durch Wärmflaschen und heiße Getränke Wärme zugeführt werden. Tritt auch dann noch keine gute Erwärmung ein, so entfernt man den Wickel, reibt den Körper tüchtig ab und führt weiterhin künstlich Wärme zu.
7. Auch heiße Wickel müssen entfernt werden, wenn diese abgekühlt sind und der Patient sich nicht wohlig warm fühlt.
8. Einschlafen im Wickel ist nicht erwünscht, es sei denn, daß es sich um einen Schwerkranken handelt, der dauernd zu beobachten ist.
9. Das Anlegen der Wickel kann zu jeder Tageszeit erfolgen. Im Rahmen einer Kneippkur nützt man jedoch morgens die noch vorhandene Bettwärme aus. Ableitende, beruhigende oder gar schlaffördernde Wickel werden natürlich abends verabfolgt (z. B. Lendenwickel, Wadenwickel).
10. Das Abnehmen der Wickel muß schnell erfolgen. Danach noch eine halbe bis eine Stunde ruhen lassen zum Nachdünsten und Abklingen der Reaktion. Besteht auch dann noch Schweißabsonderung, so schließt man eine feuchtkalte Abreibung mit Trockenfrottieren an.

Welches *Material* verwendet man für die Wickeltücher?

Für das Innentuch, das eigentliche Wickeltuch, das unmittelbar auf die Haut kommt, benötigt man ein grobes, poröses Leinentuch oder Handtuch. Für das Zwischentuch nimmt man ein dünneres, poröses Leinen- oder Nesseltuch, das das nasse Innentuch bedecken muß, und als abschließende Bedeckung immer ein wollenes Tuch oder ein Flanelltuch.

Folgende *Wickelmaße* haben sich nach *Christian Fey* als zweckmäßig erwiesen:

Halswickel	10 × 60 cm
Brustwickel	80 × 180 cm
Kreuzwickel	30 × 200 cm
Schal	150 × 150 cm
Handwickel	60 × 60 cm
Armwickel	60 × 90 cm
Fußwickel, Wadenwickel	80 × 80 cm
Fuß-Wadenwickel	80 × 110 cm
Beinwickel	80 × 130 cm
Leib- und Lendenwickel	80 × 180 cm
Kurzwickel (Halbpackung)	80 × 180 cm
Unterwickel (Dreiviertelpackung)	100 × 210 cm
Ganzwickel (Ganzpackung)	190 × 210 cm
Spanischer Mantel	200 × 250 cm
Unter- und Oberaufschlag	80 × 180 cm

Immer wieder muß betont werden, daß das Innentuch vom Zwischentuch und dieses wiederum vom äußeren Wolltuch allseitig überragt werden muß, damit ein guter Abschluß gewährleistet ist. Gelingt dieser trotzdem nicht wegen der verschiedenen Dicke des Organs, so muß durch Zug und Gegenzug sowie durch das Legen entsprechender Falten für ein dichtes Abschließen der einzelnen Wickellagen gesorgt werden. Während des Wickels soll sich der Patient möglichst ruhig und entspannt verhalten, also keineswegs dabei lesen. Bei Wickeln, bei denen die Arme mit eingepackt sind, muß jemand in Rufnähe des Eingewickelten bleiben.

Zur Verstärkung der Wickelwirkung verwendet man auch häufig *Zusätze* zum Wasser. Bei kalten Wickeln nimmt man Essig und Lehm. Man spricht dann von Essigwasserwickeln oder Lehmwasserwickeln. Als Zusatz für heiße Wickel nimmt man Eichenrinde, Haferstroh, Heublumen, Kamillenblüten, Salz, Senfmehl und Zinnkraut.

So werden die Wickel angelegt

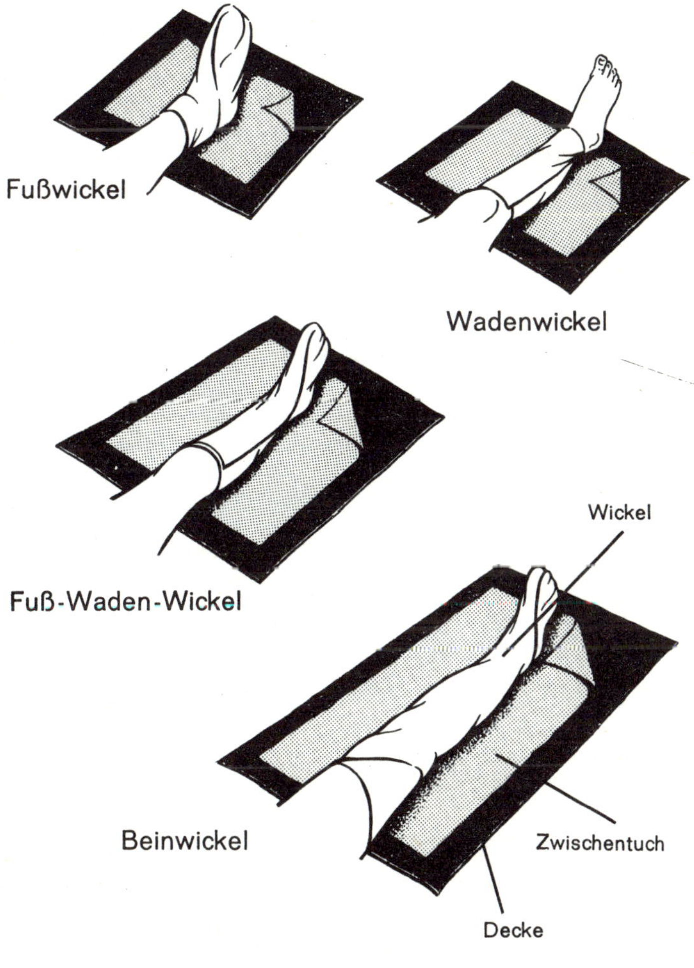

Wickelzusätze

Zusatz	Menge	Wirkung	Anwendung
Essig	1/3 Essig 2/3 Wasser	Verstärkung der örtlichen Heilwirkung	bei den dem Wickel entsprechenden Krankheiten
Lehm	mehrere Handvoll in 2—3 l Wasser	bindet Ausscheidungen, entzündungshemmend	Venenentzündung, Lymphgefäßentzündung, Lymphdrüsenentzündung, Altersjucken, Ekzem, Schuppenflechte
Eichenrinde	1 Handvoll 1/2 Stunde auskochen	zusammenziehend, macht Wäscheflecken	oberflächliche Entzündungen, Unterschenkelgeschwüre
Haferstroh	3 Handvoll auf 4—5 l Wasser	verstärkt örtliche Reaktion, regt Stoffwechsel an	bei den dem Wickel entsprechenden Krankheiten
Heublumen	1—3 Handvoll auf 4—5 l Wasser 1/2 Stunde kochen, Brühe verwenden	verstärken örtliche Reaktion, regen Stoffwechsel an	bei den dem Wickel entsprechenden Krankheiten
Kamillenblüten	2 Handvoll als Aufguß	entzündungswidrig	Entzündungen, Eiterungen
Salz (Kochsalz, Meersalz, Haßfurter Badesalz)	50 g auf 2 l Wasser	hautreizend	zum Hervorrufen eines Ausschlages bei Masern, Scharlach und Gelenkrheumatismus
Senfmehl	3—6 gehäufte Eßlöffel mit warmem Wasser übergießen (45—60° C), einige Minuten ziehen lassen, heiß anlegen, 10—20 Minuten bis zum Auftreten von Brennen oder starker Hautrötung anwenden, dann warm abwaschen	starke Hautreizung	Bronchiolitis
Zinnkraut	3 Handvoll auf 4—5 l Wasser	lokal anregend auf den Hautstoffwechsel	Ekzeme, Rheumatismus, lokale Durchblutungsstörungen, schlecht heilende Wunden

Wann verwendet man kalte, warme oder heiße Wickel?

Kalte Wickel sind zu verwenden bei

1. fieberhaften Allgemeinerkrankungen (Temperatursenkung, Schweißerzeugung);
2. örtlichen Entzündungsprozessen, wie Lymphgefäß- und Zellgewebsentzündungen, Eiterungen, Gelenkentzündungen und Gelenkergüssen;
3. Prellungen, Verstauchungen, Verrenkungen und Blutergüssen;
4. Wunden (soweit feuchte Wundbehandlung zweckmäßig);
5. nässenden Ekzemen;
6. Gefäßleiden: Arteriosklerose, Hypertonie;
7. Schlaflosigkeit.

Warme Wickel sind zweckmäßig bei

1. schlechter Haut- und Gewebsreaktion (bis kalte Wickel verträglich);
2. Nervenentzündungen.

Heiße Wickel sind angebracht bei

1. chronischen rheumatischen Erkrankungen der Muskeln und Gelenke;
2. Krämpfen und Koliken im Bereich des Magens und des Darmes, des Leber-Gallen-Systems, der Nieren und der Harnblase;
3. entzündlichen Erkrankungen der weiblichen Unterleibsorgane.

Halswickel

Der Halswickel soll den ganzen Hals möglichst bis zu den Ohren bedecken. Als Innentuch benötigt man ein gröberes Leinenhandtuch, das man handbreit zusammenfaltet und in der ganzen Länge (meist zweimal) um den Hals wickelt. Wenn man nur eine Hälfte naß macht, kann die zweite Hälfte als trockenes Zwischentuch dienen. Als abschließende Umhüllung nimmt man ein Woll- oder Flanelltuch, das die nasse Umhüllung nach beiden Seiten gut überdeckt.

Als *kalter* Wickel, der nach eingetretener Durchwärmung abgenommen und einige Male wiederholt werden kann, wirkt er bei entzündlichen Prozessen im Bereich der Halsorgane, bei *Katarrhen des Halses,* des *Kehlkopfes,* der *Nase* und bei *Mandelentzündung.*

Als *heißer* Wickel eignet er sich bei *Lymphdrüsenentzündungen.* Bequemer und anhaltender wirken hierbei allerdings Lehmbreiauflagen.

Ein kalter *Lehmwasserwickel,* der nach der Erwärmung abzunehmen und mehrfach zu wiederholen ist, bringt schnelle Erleichterung bei *Schilddrüsenüberfunktion* (Hyperthyreose).

Brustwickel

Der Brustwickel muß den Brustkorb von der Achselhöhle bis unter den Rippenbogen umhüllen. Die Arme bleiben also frei. Man benötigt dazu ein leinenes Handtuch oder eine Wolldecke. Die Wolldecke wird in entsprechender Höhe aufs Bett gelegt, darüber das nasse Leinentuch. Der Patient legt sich auf die Mitte des Leinentuches, die Enden werden auf der Brust übereinandergeschlagen. Das Anlegen geschieht in mittlerer Atemstellung, damit die normale Ein- und Ausatmung nicht behindert ist. Die Wolldecke wird über das Leinentuch geschlagen und mit Sicherheitsnadeln befestigt. Dann mit dem Deckbett gut einpacken und für warme Füße sorgen.

Der Brustwickel ist besonders bei *Bronchitis* von großem Nutzen. Bei fieberloser Bronchitis legt man ihn heiß, bei fieberhafter Bronchitis am besten kalt an. Den heißen Wickel läßt man etwa 30 Minuten liegen und wiederholt ihn mehrmals täglich. Der kalte Wickel bleibt ein bis zwei Stunden liegen und wird nur ein- bis zweimal täglich wiederholt.

Der Brustwickel vermag die Krankheitsdauer der *Bronchitis* meist wesentlich zu verkürzen und führt zur raschen Lockerung des trockenen und quälenden Hustens.

Kreuzwickel

Hierzu benötigt man drei lange Handtücher. Das erste wird wie beim Brustwickel angelegt. Das zweite legt man von der linken Achselhöhle quer über den Rücken und die rechte Schulter bis zur Brustmitte, das dritte entsprechend von der linken Achselhöhle quer über den Rücken und die linke Schulter bis zur Brustmitte. Bequemer kann man diesen Wickel mit einem 1,5—2 m langen und 30—40 cm breiten Leinentuch ausführen. Man legt die Mitte des Tuches auf die Brust, schlägt das eine Ende unter dem Arm durch, quer über den Rücken und die andere Schulter bis zur Brustmitte und das andere Ende auf die gleiche Weise von der anderen Seite auch bis zur Brustmitte. Genauso müssen dann noch das Zwischentuch und das Wolltuch angelegt werden.

Angewandt wird der Kreuzwickel als *kalter Wickel* bei *Erkrankungen der Lunge* und des *Rippenfells*, bei *akuter* und *chronischer Bronchitis*, im Beginn einer *Rippenfellentzündung*, bei *Lungenentzündung*, *Lungenerweiterung* (Emphysem mit und ohne Bronchitis) und *Lungentuberkulose*. Die gute Wirkung läßt sich durch eine Verbesserung der Durchblutung des Lungengewebes und der Schleimhäute erklären, die reflektorisch von der Hautreizung aus eintritt.

Legt man den *Kreuzwickel heiß* an, so wirkt er krampflösend bei *Bronchialasthma*, *Herzasthma* und *Keuchhusten*. Herzkranken sollte man den Brustwickel, Kreuzwickel oder Schal nicht anlegen, da sie sich darin beengt fühlen.

Hier wirken ableitende Maßnahmen besser. Siehe dazu unter Waden- und Beinwickel.

Schal

Der Schal ist zwar der beste und umfassendste Brust- und Rückenwickel, aber technisch nicht so einfach anzulegen. Am besten läßt man ihn sich von einem Kneipp-Bademeister mehrmals richtig zeigen, damit man ihn korrekt ausführen kann.

Zunächst schlägt man die Wolldecke und das Zwischentuch am oberen Ende handbreit nach außen um und legt sie dann so auf das Bett, daß sie dem Patienten bis zur Mitte des Hinterkopfes reichen. Dann faltet man ein quadratisches Wickeltuch zu einem Dreieck zusammen und legt es mit der längsten Seite (Legefalte) so über Rücken und Schultern, daß der mittlere Zipfel am Rücken herunterhängt und die beiden seitlichen über die Schultern nach vorne hängen. Der Hals wird also wie von einem Schal oder Kragen umfaßt.

Dann legt sich der Patient hin, wobei man darauf achtet, daß das nasse Tuch am Rücken glatt anliegt. Nun legt man über die Brust ein nasses Handtuch, das man beiderseits zwischen Oberkörper und anliegenden Armen fest einsteckt. Dann nimmt man den linken Schalzipfel und legt ihn in mehrfachen Falten über Arm und Brust und steckt ihn auf der Gegenseite zwischen Arm und Oberkörper fest ein. Das gleiche geschieht mit dem rechten Zipfel, den man ebenfalls in mehreren Falten über Arm und Brust zur Gegenseite herüberzieht und hier das letzte Ende des Schals über den Arm herüberführt und fest einsteckt. Zwischentuch und Wolldecke, die in gleicher Weise angelegt werden, müssen am Schluß das feuchte Tuch überall handbreit überragen. Um am Hals ein Kratzen der Wolldecke zu verhindern und einen guten Abschluß zu erreichen, steckt man ringsherum ein trockenes Taschentuch oder ein kleines Handtuch ein.

Die Heilanzeigen für den Schal sind die gleichen wie für den Brust- und Kreuzwickel, also bei *Erkrankungen der Bronchien*, der *Lunge* und des *Rippenfells.*

Handwickel

Man faltet die drei Tücher, Innentuch, Zwischentuch und äußeres Wolltuch, zu Dreiecken zusammen und legt sie so aufeinander, daß das Wolltuch unten und das nasse Tuch oben zu liegen kommt. Dann wird die Handinnenfläche so auf das nasse Tuch gelegt, daß die Fingerspitzen zur Dreiecksspitze zeigen, mit der man nunmehr den Handrücken bedeckt. Dann schlägt man den einen Seitenzipfel fest über den Handrücken und um das Handgelenk, wo man ihn auch fest einsteckt. Der andere Zipfel wird von der Gegenseite her in der gleichen Weise gewickelt. Ebenso verfährt man mit den beiden anderen Tüchern. Der Wickel soll ohne einzuschnüren straff anliegen und das Handgelenk fest abschließen.

Armwickel

Der Armwickel soll die Hand und den ganzen Arm bis zur Schulter einschlagen. Zunächst legt man wieder einen Handwickel an, dann umwickelt man mit den entsprechenden drei Tüchern den ganzen Arm bis zur Schulter. Auch hierbei muß das Wolltuch die anderen Tücher gut überragen.

Kalte Hand- und Armwickel sind angebracht bei *Lymphbahnentzündungen* und anderen örtlichen Entzündungen (beginnende Zellgewebsentzündung, beginnende Abszeßbildung). Je nach Empfindung kalt, warm oder heiß bei *Neuralgien, Muskelrheumatismus* und *Sehnenscheidenentzündung.* Heiß und im Wechsel mit ansteigenden Armbädern bei *Angina pectoris.*

Fußwickel

Der Fußwickel wird in der gleichen Weise wie ein Handwickel angelegt. Einfacher ist die Verwendung von nassen Socken. Über das erste, nasse Paar (Baumwolle) zieht man ein zweites, trockenes Paar oder das trockene Zwischentuch wie beim Handwickel und darüber ein Paar trockene Wollsocken, die die feuchten Socken überragen müssen.

Man wendet den Fußwickel an bei *Fußgelenkverstauchungen, Sehnenzerrungen, entzündlichen Senkfüßen* und zur *Ableitung bei Kopfschmerzen* und *Mandelentzündungen.*

Wadenwickel

Der Wadenwickel reicht vom Fußgelenk unterhalb der Knöchel bis zur Kniekehle. Als nasse und als Zwischenschicht kann man ein Handtuch verwenden, das man nur zur Hälfte ins Wasser taucht, auswringt und um das Bein wickelt. Die trockene Hälfte wickelt man als Zwischenschicht darüber. Das folgende Wolltuch muß beide Handtuchenden (Fußgelenk und Kniekehle) überragen. Die Anwendung wird immer doppelseitig durchgeführt. Der Wickel bleibt liegen bis zur Abkühlung und kann mehrfach wiederholt werden.

Man verwendet den *kalten* Wadenwickel vor allem bei Fieber, beginnenden grippalen Infekten, Erkältungszuständen, Durchblutungsstörungen, kalten Füßen, Venenstauungen, Muskelentzündungen und beginnenden Gelenkentzündungen.

Ein *warmer* Wadenwickel ist angezeigt bei Zerrungen, Verrenkungen, und Blutergüssen.

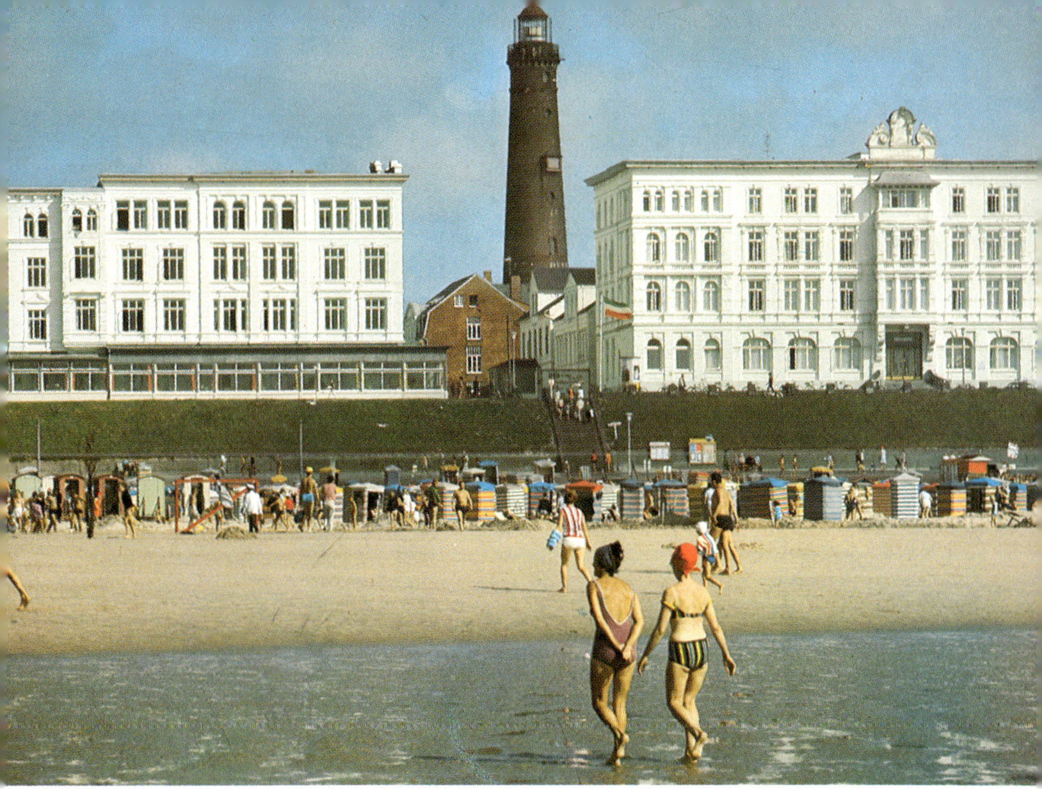

Bereits Anfang des vorigen Jahrhunderts setzte sich die Auffassung von der großen Bedeutung der Seebäder und des Meerwassers durch. Borkum gehörte mit zu den ersten Seebäder-Gründungen.

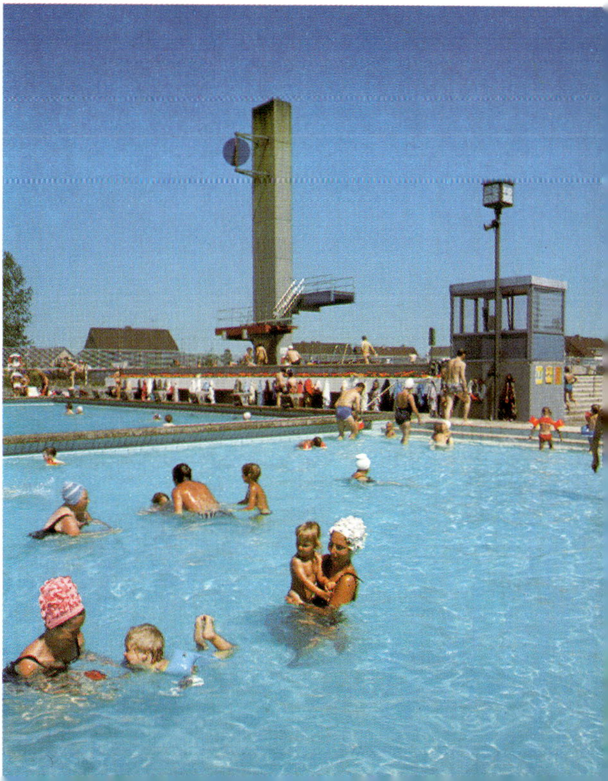

Damit die Feriengäste bei stürmischer See auf das Schwimmen nicht zu verzichten brauchen, sind immer mehr Orte an der Ost- und Nordseeküste dazu übergegangen, in unmittelbarer Strandnähe Meerwasserschwimmbäder zu bauen. Unser Bild zeigt das neue Bad in Grömitz.

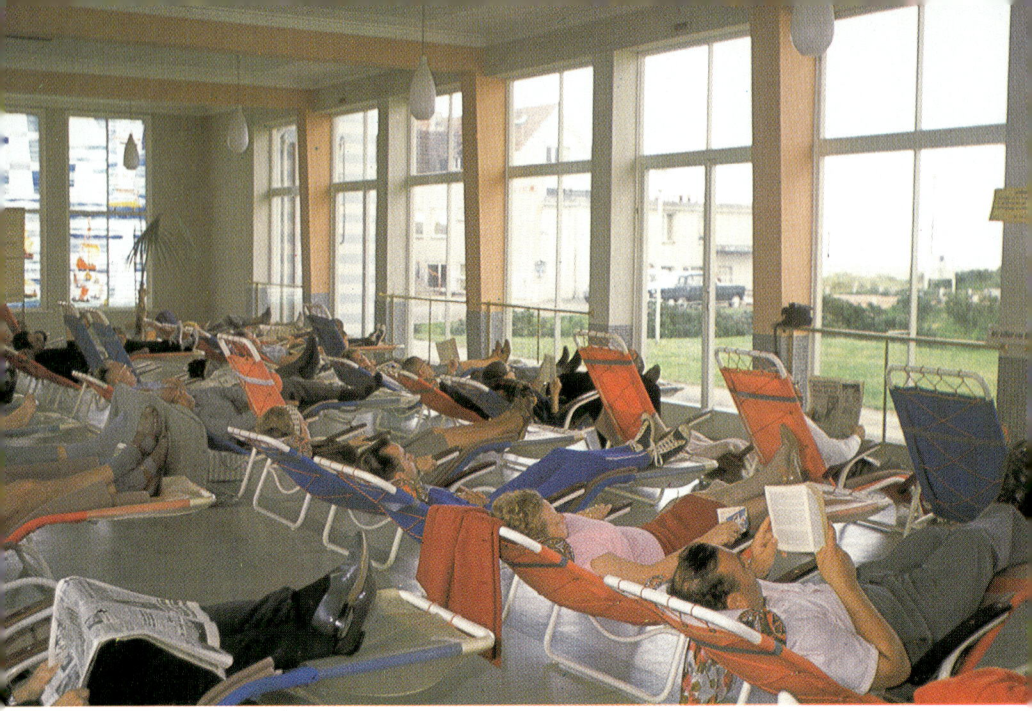

Liegekuren gehören zu den wertvollsten Erholungsmitteln an der See. ■ Erholung einmal anders. In einer solchen Umgebung wird von den Patienten bald alle Unruhe und Hektik abfallen.

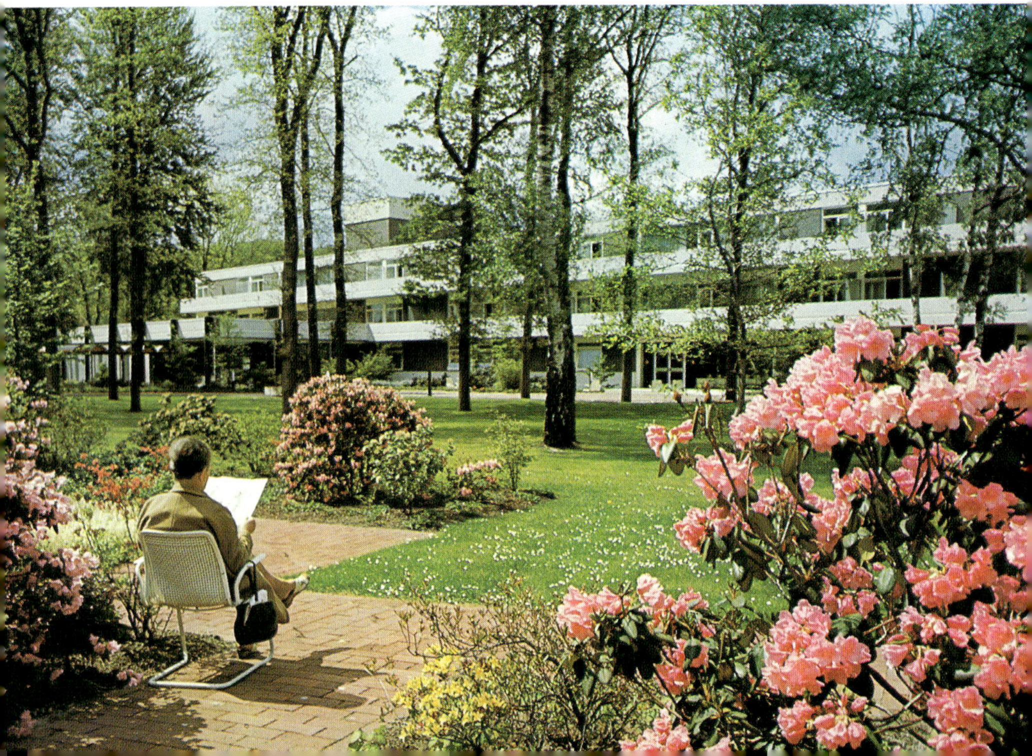

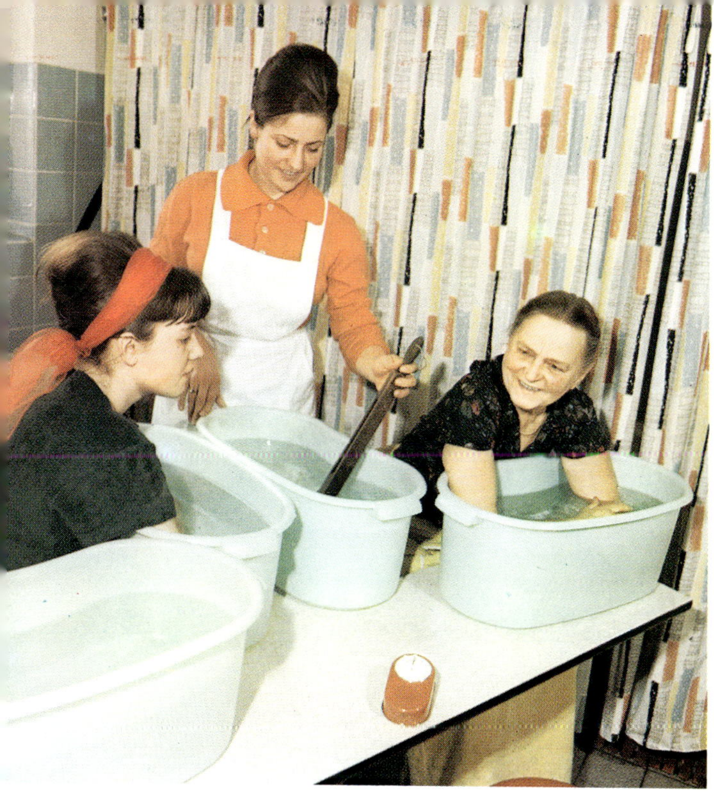

Das ansteigende Armbad gehört zu den wichtigsten Anwendungsformen der Hydrotherapie (siehe Seite 94 ff.).

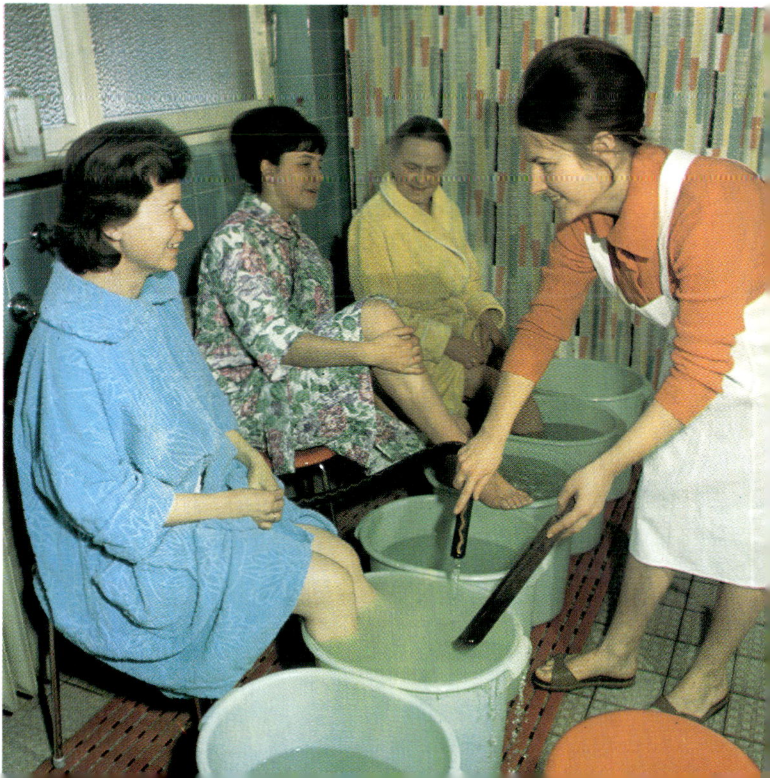

Die verschiedenen Arten des Fußbades sollten in der Regel eine Dauer von zwanzig Minuten nicht überschreiten. Vor allem im Winter sind für alle, die keine Sauna aufsuchen können, wenigstens ein bis zwei ansteigende Fußbäder wöchentlich zu empfehlen.

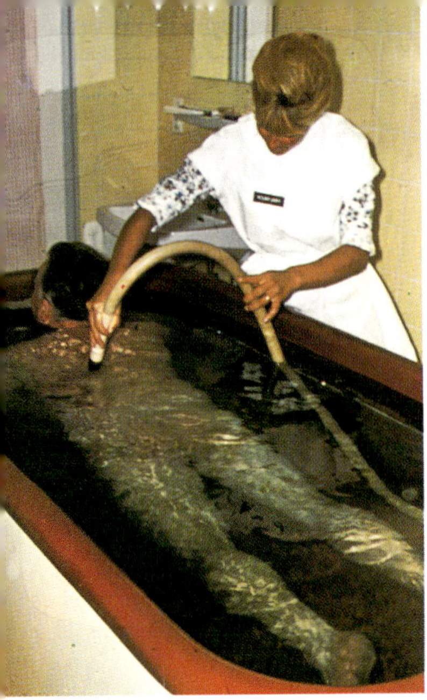

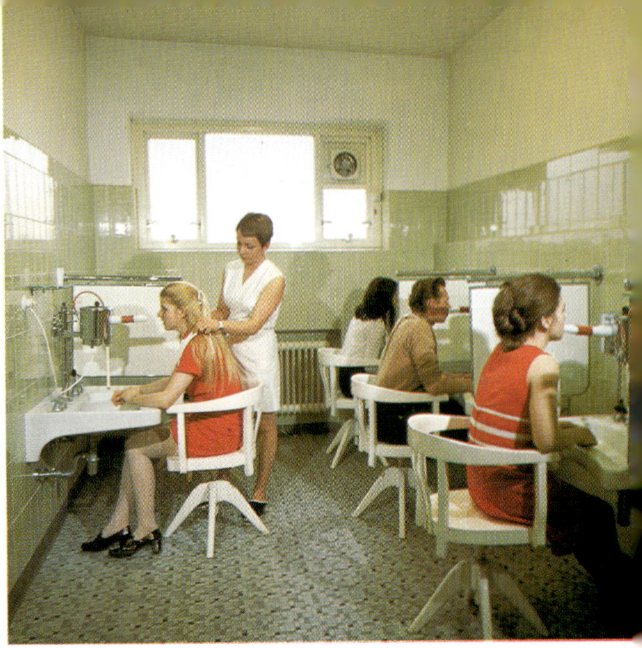

Unterwassermassage. ■ Rechts: Blick in ein Inhalatorium.

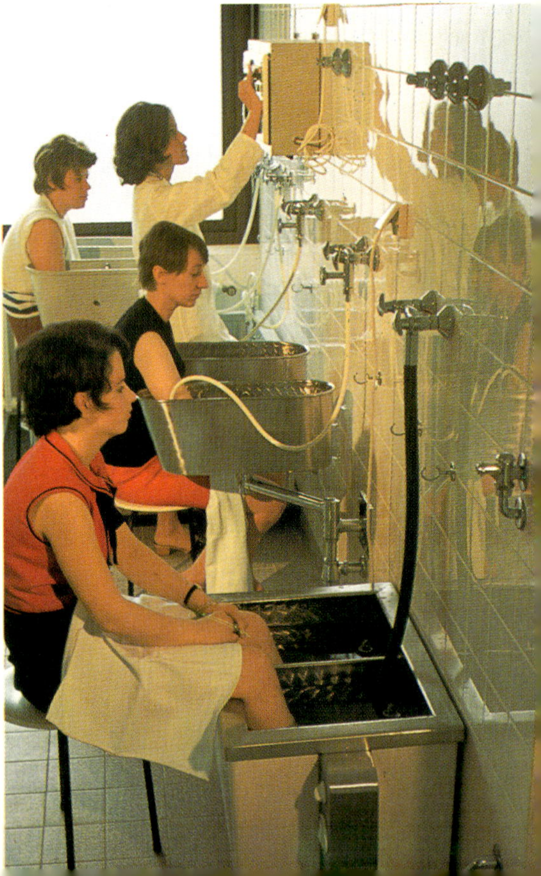

Viele Krankenhäuser sind schon dazu übergegangen, vollständige Badeanlagen einzurichten. ■ Unten: Der Oberarmguß gehört zu den Anwendungen, die man auch zu Hause leicht über der Badewanne ausführen kann.

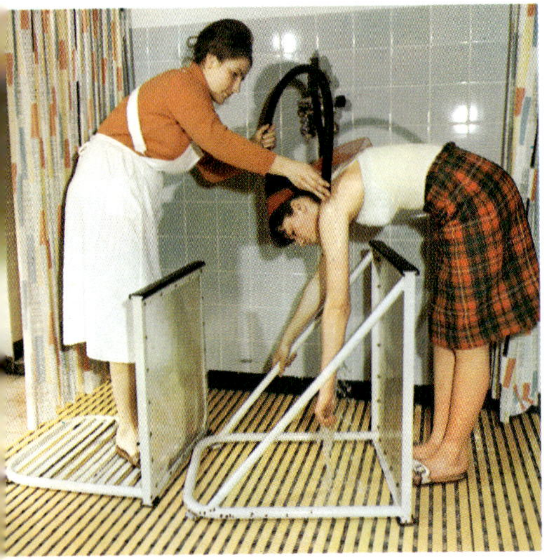

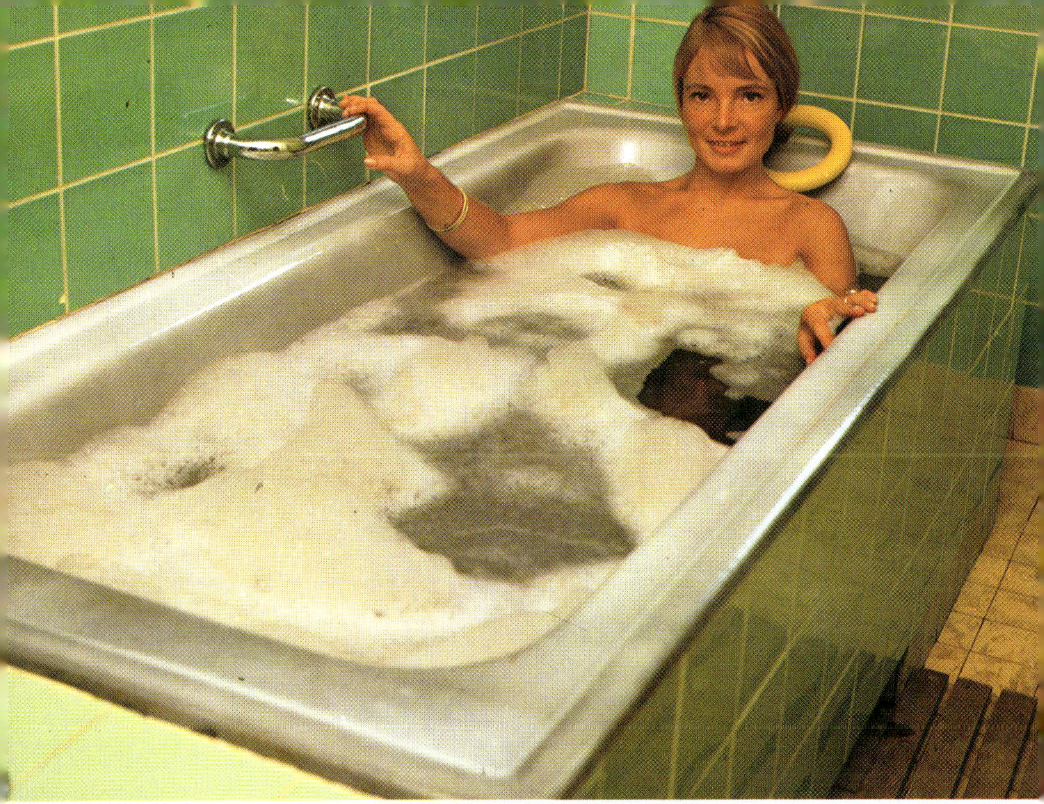

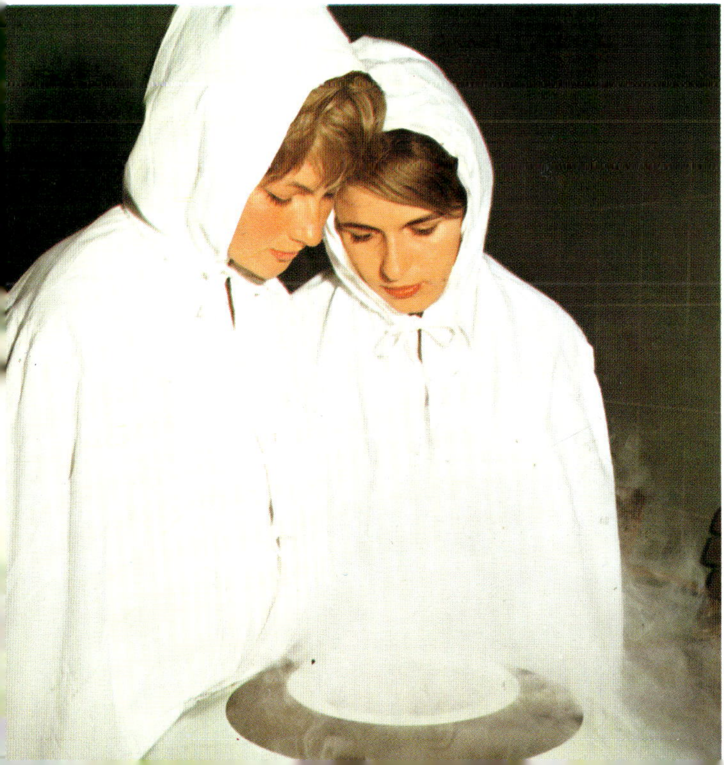

Zur Behandlung von Frauenleiden sind Moorbäder besonders gut geeignet, da die gelösten Wirkstoffe des Moores tief in den Organismus eindringen können.

Dampfbäder wirken durchblutungsfördernd auf die Haut und regen den Stoffwechsel an. Damit der Dampf längere Zeit auf die Haut des anzudampfenden Körperteils einwirken kann, umgibt man diesen mit ein bis zwei Trockentüchern.

Die Massage ist nicht nur ein Mittel der Körperpflege, sie wird in der Krankenbehandlung bei den verschiedensten Krankheiten auch als Teilanwendung durchgeführt.

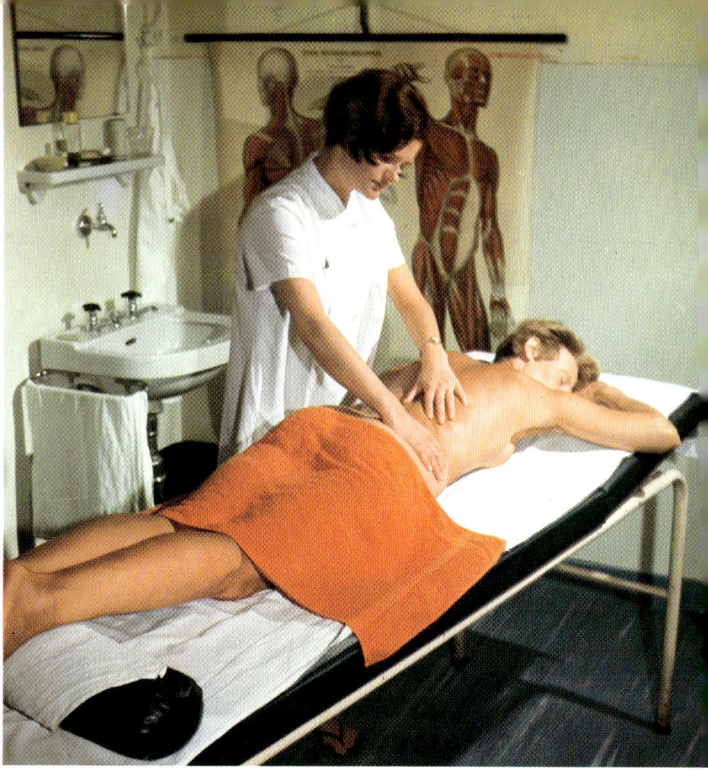

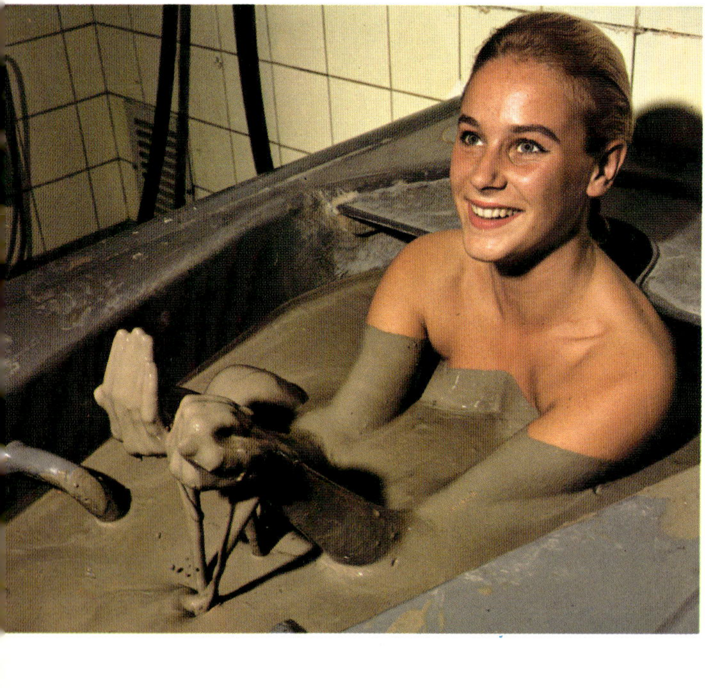

Der Schlick hat zwar einen geringeren Gehalt an pflanzlichen Bestandteilen als das Moor, dafür hat aber vor allem der Schlick der Meeresküsten ein besonders gutes Quellungsvermögen. Die bekanntesten Schlamme werden auch in getrockneter Form in den Handel gebracht.

Auf die Bürstenmassage zur Anregung der Durchblutung und zur Förderung des Kreislaufs sollte man an keinem Morgen verzichten. ■ Unten: Der enge Hautkontakt der Schlickpackung gewährleistet die noch von keinem anderen Hilfsmittel der physikalischen Therapie übertroffene Wärme-Tiefen-Wirkung.

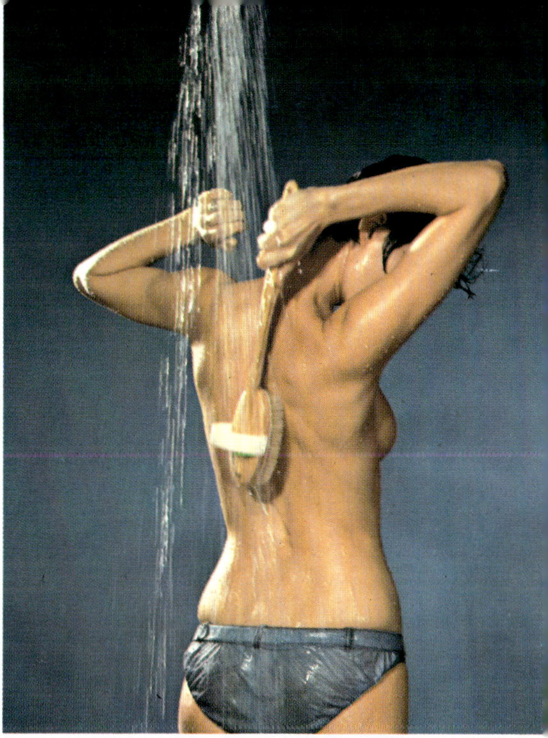

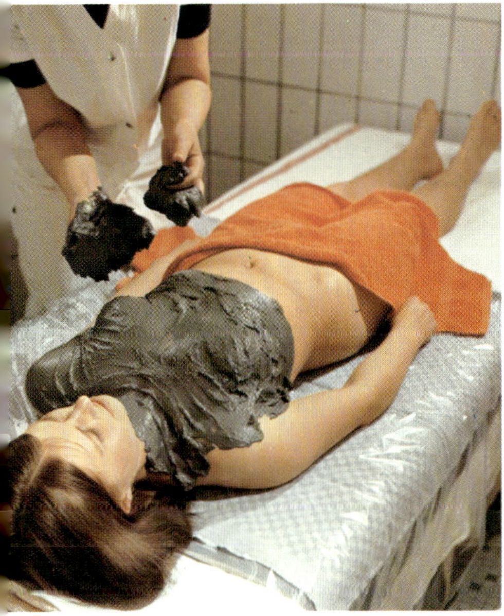

Sitzbäder werden viel verordnet und sind einfach durchzuführen. Nach einem kalten Sitzbad sofort ins warme Bett zurück oder ankleiden und sich bewegen. Kurz nach dem Bad muß eine fühlbare Wiedererwärmung eintreten.

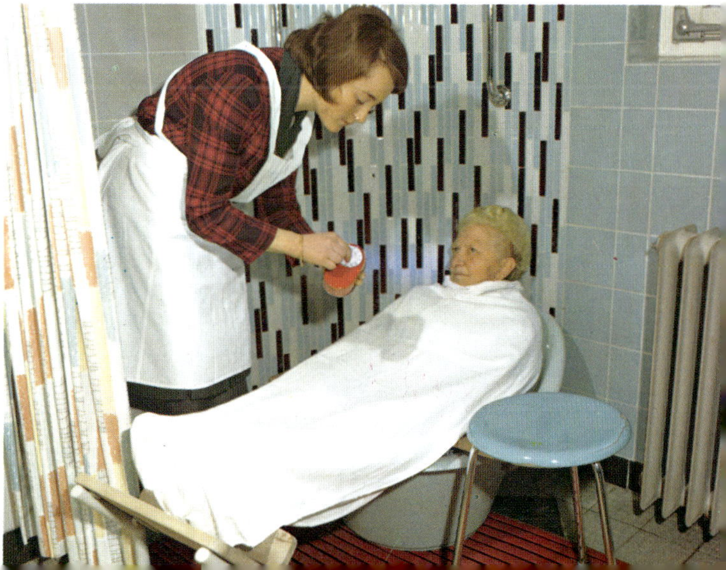

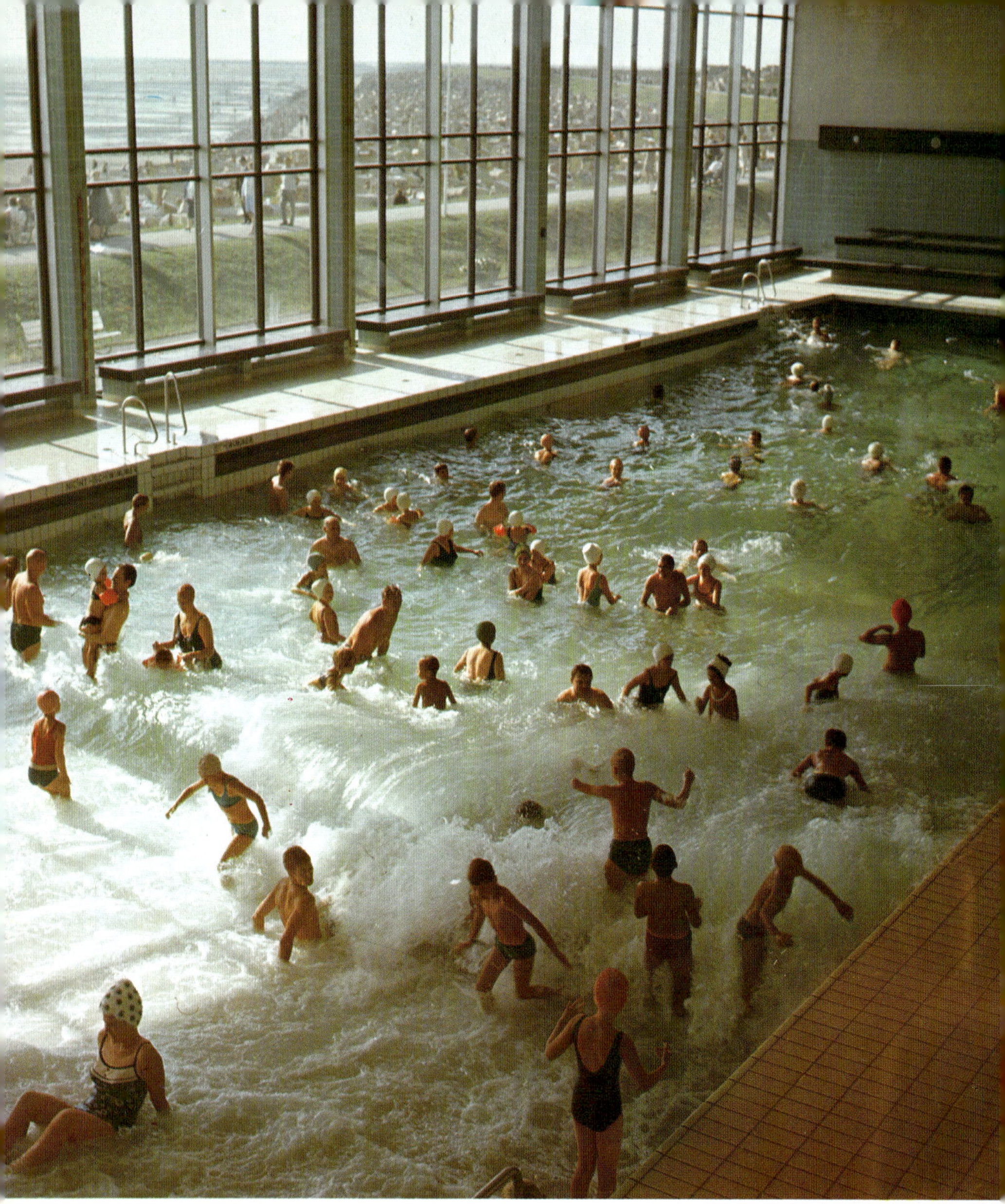

Großer Beliebtheit erfreuen sich die in den Seebädern entstandenen Meerwasser-Hallenbäder. Sie verlängern die Saison bis in den Winter hinein und machen dadurch auch das gesundheitsfördernde winterliche Reizklima attraktiv.

Fuß-Wadenwickel

Wickel

Ergänzt man den Wadenwickel noch durch einen Fußwickel, so bildet diese Kombination den Fuß-Wadenwickel. Nur legt man dann den Fußwickel zuerst an und anschließend den Wadenwickel. Auch diese Anwendung erfolgt immer doppelseitig und kann mehrmals wiederholt werden. Es gelten hierbei die gleichen Heilanzeigen wie beim Wadenwickel.

Beinwickel

Beim Beinwickel werden beide Beine völlig eingewickelt. Man benutzt dazu viereckige Tücher. Einen guten Abschluß in der Leistenbeuge erzielt man durch entsprechendes schräges Umschlagen des oberen Randes, so daß die kürzere Seite auf die Innenfläche, die längere auf die Außenfläche des Beines zu liegen kommt. Man wickelt zuerst Fuß und Wade, dann den Oberschenkel ein. Nach dem nassen Tuch folgen wie immer das Zwischen- und das Wolltuch.

Alle Wickel an den unteren Extremitäten (Fuß-, Waden- und Beinwickel) wirken zunächst rein örtlich auf die Durchblutung und den Zellstoffwechsel. Darüber hinaus wirken sie reflektorisch auf die Beckenorgane und ableitend auf die Bauch-, Brust- und Kopforgane.

Kalte Beinwickel wendet man an bei Venenentzündung, schlecht heilenden eitrigen Geschwüren, chronischen Beingeschwüren (Ulcus cruris), Ekzemen, Fußmüdigkeit und akutem Gelenkrheumatismus.

Warme Beinwickel sind nützlich und heilsam bei chronischem Gelenk- und Muskelrheumatismus, zur Nachbehandlung nach einer Sehnenscheidenentzündung, bei anfallsweise auftretendem Hinken (intermittierendes Hinken), bei Krämpfen der Beinmuskulatur (Wadenkrämpfe) oder der Gefäße, bei Ischias und auch bei Lähmungen, selbst Kinderlähmung, um die Durchblutung der Nerven zu fördern.

Die *ableitende Wirkung* der kalten und warmen bis heißen Wickel nutzt man aus bei akuten und chronischen Katarrhen der Halsorgane und des Mittelohrs, bei Entzündungen der Hirnhäute, der Lunge, des Rippenfells und des Herzbeutels.

Bei kalten Füßen, Frösteln und Schüttelfrost werden die Wickel möglichst heiß angelegt.

Leib- oder Lendenwickel

Der Lendenwickel sollte vom Rippenbogen bis zur Mitte der Oberschenkel reichen; Lenden und Kreuzbeingegend liegen dann in der Mitte des Wickels. Man kann sich den Wickel gut selbst anlegen, wenn man darauf achtet, daß die Tücher straff angezogen werden.

Man benötigt zum Leibwickel — wie zu allen Wickeln — drei Tücher: das Tuch für die feuchte Wickelung, doppelt gelegt, 40 cm breit und 180 cm lang; das trockene Zwischentuch, einfach gelegt, 45 cm breit und 185 cm lang; das Woll- oder Flanelltuch von 50 cm Breite und 190—200 cm Länge. Natürlich kann man diese normalen Längen- und Breitenmaße je nach der Länge des Patienten und seinem Bauchumfang variieren; es muß nur darauf geachtet werden, daß sich die Tücher weit genug überlagern.

Da der Leibwickel zum festen Bestandteil der allgemeinen und häuslichen Krankenpflege gehört und sich das Material auch für den Brustwickel eignet, sollte es in jedem Haushalt bereitliegen.

Nachdem man sich vorher von den richtigen Größen der Tücher überzeugt und sie auf einem Tisch vorbereitet hat, werden sie hinter dem sitzenden Kranken im Bett ausgebreitet: zuerst das Wolltuch, darauf das Zwischentuch und darüber das kalte, nasse Tuch. Je kälter, um so besser! Dann zieht man das Hemd hoch, legt den Kranken auf den Wickel und hüllt ihn in die Tücher ein. Man muß beim Einwickeln darauf achten, daß die Tücher überall, auch an der Hüfte, glatt und fest anliegen, was sich durch entsprechendes Faltenlegen erreichen läßt. Das Wolltuch wird am Schluß mit ein oder zwei Sicherheitsnadeln befestigt. Das nasse und das trockene Tuch kann man notfalls auch durch ein Handtuch ersetzen.

Der Leibwickel wirkt auf alle Organe und Drüsen des Bauchraumes, auf die Beckenorgane und das Eingeweide-Nervensystem. Eine ableitende Wirkung besitzt er auf die Brustorgane, jedoch schwächer als die Beinwickel.

Die Dauer eines Wickels hängt von dem Zweck ab, den man erreichen will. Ein kalter Wickel soll entweder dem Körper Wärme entziehen oder Wärme in ihm erzeugen oder auch einen Schweißausbruch herbeiführen.

Kalte Wickel zum *Entziehen der Wärme* werden in der Regel nur angelegt bei starken Entzündungen oder hohem Fieber. Sie bleiben so lange liegen, bis sie warm werden, was meist nach etwa einer halben Stunde der Fall ist. Wenn nötig, kann der kalte Wickel noch einmal erneuert werden.

Der kalte Wickel zum *Erzeugen von Wärme* bleibt so lange liegen, bis er zur Erwärmung und Blutstauung in dem gewickelten Abschnitt geführt hat (nach etwa 45 bis 75 Minuten). In der Regel nicht wiederholen.

Der *schweißtreibende* kalte Wickel bleibt liegen bis zum Schweißausbruch, der gewöhnlich nach 1¼ bis 2 Stunden eintritt und durch häufiges Trinken von heißem Tee unterstützt werden kann. Nur einmal täglich anwenden.

Den *kalten* Leibwickel wendet man an bei Sodbrennen, Magen- und Zwölffingerdarmgeschwüren, Darmschwäche und chronischer Verstopfung, chronischer Dyspepsie (Magen- und Darmkatarrh), Cholezystopathie (chronische Gallenblasenerkrankung), gastrokardialem Symptomenkomplex (Roemheldsche Erkrankung), chronischer Blinddarmreizung, Dickdarmleiden, Kopfdruck, Blutandrang zum Kopf, Schlaflosigkeit, Entzündungen der Beckenorgane, Nierenentzündungen, hohem Fieber und Erkältungszuständen, Grieß- und Steinleiden, Zuckerkrankheit, Wechseljahrsbeschwerden und künstlichem Klimakterium.

Bei frierenden Patienten ist der kalte Wickel verboten und nur der warme oder heiße angebracht.

Der *warme bis heiße* Leibwickel findet Anwendung bei Blähungen, Koliken (Magen, Darm, Gallenblase, Nieren, Bauchspeicheldrüse), akutem Magen-Darm-Katarrh, Gallenleiden (wenn kalt nicht vertragen wird), Leberschwellung, Entzündungen der Beckenorgane (wenn kalt nicht angenehmer ist), chronischer Nierenentzündung und Schlafstörungen (wenn kalt nicht vertragen wird).

Der sachgemäß angebrachte kalte oder auch warme Leibwickel könnte manche Schlaftablette ersetzen. Er kann nach dem Einschlafen ruhig über Nacht liegenbleiben, da dann der Schlaf wichtiger ist als das Abnehmen des Wickels. In der richtigen und systematischen Anwendung des Leibwickels liegt oft der Grund für einen von dieser einfachen Maßnahme nicht erwarteten Heilerfolg.

T-Wickel

Der T-Wickel bildet lediglich eine Ergänzung des Leibwickels durch eine Kompresse, die man an der Rückenseite des Leibwickels befestigt, zwischen den Beinen nach vorn durchzieht und auch hier an dem Leibwickel befestigt. Die beiden trockenen Tücher, die das kaltnasse Tuch überdecken, müssen dicht anliegen.

Der T-Wickel wird bei Blasen- und Unterleibserkrankungen zur Ergänzung der speziellen, meist medikamentösen Behandlung verwendet.

Kurzwickel (Rumpf- oder Halbpackung)

Der Kneippsche Kurzwickel soll von der Achselhöhle bis zur Mitte der Oberschenkel reichen. Er stellt also eine Kombination von Brust- und Lendenwickel dar. Die Arme werden nicht eingewickelt, die Beine müssen aber dicht aneinanderliegen, damit ein guter Abschluß erreicht wird. Die Wickeltechnik entspricht der des Brust- und Lendenwickels. Die Tücher müssen die nötige Größe haben, damit ein einheitlicher Wickel entsteht. Man kann ihn sich selbst anlegen, wenn die Tücher gut vorbereitet sind. Die Anwendung soll 1 bis 1 ½ Stunden dauern. Meist wird der Wickel kalt angelegt. Ältere, schwache und blutarme Menschen sollten diese Anwendung jedoch zunächst mit warmen Wickeln durchführen.

Der Kurzwickel wirkt temperatursenkend, schweißtreibend und anregend auf den Stoffwechsel. Aus diesen Wirkungen ergibt sich die Anwendung bei Erkältungskrankheiten und Grippe, Bluthochdruck und Stoffwechselstörungen, insbesondere Fettsucht.

Kneipp war der Meinung, daß auch gesunde Leute den Kurzwickel alle 8 bis 14 Tage anwenden sollten.

Unterwickel (Dreiviertelpackung)

Der Unterwickel erstreckt sich von der Achselhöhle bis über die Zehen. Die vom Wickel freibleibenden Arme und Schultern müssen aber gut bedeckt sein. Man breitet zunächst eine Wolldecke der Länge nach (für Unterkörper und Beine) und eine andere der Breite nach (für den Oberkörper) über das Bett. Darüber kommt das Zwischentuch, dann folgt das nasse Tuch. Dann legt sich der Kranke darauf. Man wickelt nun von oben nach unten, wo nötig mit Falten, möglichst straff ein. Die Beine werden zusammen eingewickelt, man steckt aber eine Falte des Tuches zwischen die Beine. Durch die straffe Wicklung soll möglichst kein Luftraum zwischen Körper und Wickeltuch entstehen. Das Einpacken der Füße geschieht wie beim Fußwickel.

Der Unterwickel wirkt zirkulationsfördernd und regelnd auf die Brust- und Bauchorgane sowie die Extremitäten. Er entlastet dadurch das Herz. Zugleich tritt eine Stoffwechselförderung mit auflösender und ausleitender Wirkung ein.

Auf Grund der zu erwartenden Wirkungen ist der Unterwickel anzuwenden bei Fettsucht, Gicht, rheumatischen Erkrankungen, chronischen Katarrhen der Atmungsorgane, Funktionsschwächen und anderen Störungen der Verdauungsorgane, Wechseljahrsbeschwerden und ausgedehnten (generalisierten) Ekzemen. Wenn möglich, sollte der Wickel kalt gegeben werden, bei ängstlichen, schwächlichen und älteren Personen anfangs auch warm.

Ganzwickel (Ganzpackung)

Beim Ganzwickel wird der Kranke vom Hals bis zu den Füßen eingepackt. Wie beim Unterwickel bereitet man sämtliche Tücher im Bett vor, legt sie aber so auf, daß sie bis zur Mitte des Hinterkopfes reichen, wobei der obere Rand nach hinten umgeschlagen wird, um damit einen besseren Abschluß am Hals herstellen zu können. Die äußere, zuunterst liegende Wolldecke muß oben bis zur Kissenmitte und unten etwa 50 cm über die Füße hinausreichen. Als nasses Tuch kann man ein Bettuch verwenden, das aber nach dem Eintauchen in das kalte Wasser kräftig ausgewrungen werden muß. Bis zum Beginn der Wickelung muß der Kranke gut warm gehalten werden. Sobald er sich auf das nasse Tuch gelegt hat, führt man sofort und möglichst rasch die Einwicklung durch. Zunächst legt man ein feuchtes Handtuch über die Brust und steckt es beiderseits zwischen Brustwand und Arm ein, dann hüllt man den ganzen Körper mit dem nassen Tuch — wo es nötig ist unter straffem Anziehen und Faltenlegen — ein, wie es beim Unterwickel geschieht. Die Arme werden jedoch mit eingewickelt. Wenn nicht bald eine Erwärmung erfolgt oder auch nur die Füße kühl bleiben, legt man eine Wärmflasche auf, dazu noch die üblichen Bettdecken.

Nach Möglichkeit bleibt der Kranke ein bis zwei Stunden in der Ganzpackung liegen. Bei starker Unruhe oder Unbehaglichkeit beendet man die Packung früher. Danach wird der ganze Körper kühl abgebraust oder abgewaschen.

Die Ganzpackung bewirkt eine starke Hautdurchblutung, sie beruhigt und entgiftet den ganzen Körper. Bei fieberhaften Erkrankungen wird die Temperatur gesenkt und der Schlaf gefördert. Bei alten Menschen, schwächlichen und herzkranken Personen darf die Ganzpackung nicht ausgeführt werden. Fieberhafte und chronische Erkrankungen sind das Hauptanwendungsgebiet der Ganzpackung, besonders Stoffwechselstörungen, Drüsenschwäche und Fettsucht.

Spanischer Mantel

Der Spanische Mantel stellt eine sehr praktische Abwandlung der Ganzpackung dar. Man fertigt dazu ein langes, über die Füße reichendes, vorn aber offenes Hemd mit Ärmeln an, die ebenfalls die Hände überragen. Der Kranke zieht das nasse Hemd vor dem Bett stehend an, legt sich auf das mit den beiden trockenen Tüchern vorbereitete Bett und wird hier bei straff gezogenem Hemd mit dem Zwischentuch und der Wolldecke weiter eingepackt.

Die Anwendung ist die gleiche wie bei der Ganzpackung, also bei chronischen Erkrankungen, Stoffwechsel- und Drüsenstörungen, Gicht, Rheuma und Fettsucht.

Nasse Hemden

Bei den nassen Hemden dient ein einfaches Leinenhemd als Innentuch. Es erspart viel Wickelarbeit und ist besonders praktisch bei Kindern. Nasse Hemden lassen sich auch leicht mit Zusätzen anwenden. *Kneipp* bezeichnete die nassen Hemden als verkürzten Spanischen Mantel, weil die Hände und Füße vom nassen Tuch unbedeckt bleiben.

Technisch ist die Anwendung sehr einfach: Man zieht das nasse Hemd an, legt sich auf die im Bett vorbereiteten Tücher und läßt sich wie beim Spanischen Mantel einwickeln. Noch einfacher ist es, wenn man sich im Hemd kurz unter eine kalte Brause stellt, das Wasser so gut wie möglich abstreift und sich dann zum Einwickeln ins Bett legt. Die Anwendung soll ein bis zwei Stunden dauern. Als Zusätze verwendet man Heublumen, Meersalz oder Lehm.

Das **Heublumenhemd** wird nur heiß angelegt. Man rechnet zur Herstellung eines Aufgusses zwei Hände voll Heublumen auf fünf Liter Wasser. Die Anwendung erfolgt bei Stoffwechselstörungen, infektiösen Kinderkrankheiten, Rachitis und Skrofulose.

Das **Salzhemd** wird heiß und kalt angewendet. Man nimmt 125 Gramm Meersalz auf fünf Liter Wasser. Man sollte diese Anwendung nicht länger als eine Stunde dauern lassen. Nach dem Auspacken schnell in trockene, angewärmte Tücher hüllen oder vorher eine kurze, feuchte Abreibung vornehmen und umbetten. Die Anwendung des Salzhemdes ist angezeigt bei Schuppenflechte (Psoriasis), Skrofulose, Lymphatismus und zur Ableitung innerer Krankheiten auf die Haut.

Das **Lehmhemd,** das mit dickflüssiger Lehmbrühe durchtränkt und kalt angelegt wird, ist wegen der Beschmutzung der verwendeten Tücher weniger beliebt, aber recht wirksam bei Schuppenflechte (Psoriasis), Arzneiausschlägen, Ekzemen, Altersjucken (dabei auf Zuckerkrankheit untersuchen!) und Stoffwechselstörungen.

Schlenzwickel

Die Schlenzwickel — nach der österreichischen Laienbehandlerin *Maria Schlenz* (1881—1946) — werden grundsätzlich nur als heiße Wickel durchgeführt, bei denen größter Wert darauf gelegt wird, daß der Patient ins Schwitzen gerät. Sobald der Wickel abkühlt, muß er erneuert werden, oder man sorgt durch Unterlegen eines Heizkissens für die Erhaltung der Wärme.

Wie bei den Kneippschen Wickeln unterscheidet man auch bei den Schlenzschen Wickeln Kopf-, Hals-, Rumpf-, Lenden-, Bein- und Ganzwickel.

Am wichtigsten ist im Rahmen einer Schlenzkur der *Kopfwickel.* Man benötigt hierzu aus Frottierstoff hergestellte oder gestrickte Hauben, die den ganzen Kopf bedecken. Nur Augen, Nase und Mund dürfen frei bleiben. Am besten legt man zwei bis drei solcher Hauben übereinander an. Alle Schlenzwickel, besonders aber der Kopfwickel, dürfen nur bei warmen Füßen angelegt werden. Bei kalten Füßen muß für gute Erwärmung durch heiße oder wechselwarme Fußbäder gesorgt werden.

Der Schlenzsche Kopfwickel ist besonders geeignet zur Behandlung von Stirn- und Nebenhöhlenkatarrh, Neuralgien, Migräne, Nasen- und Augenleiden sowie Haarausfall.

Herzkranke oder Patienten, die an niedrigem Blutdruck oder Tuberkulose leiden, dürfen ohne ärztliche Kontrolle keine Schlenzbäder und auch keine Schlenzwickel durchführen.

In zahlreichen Fällen werden sich Schlenzwickel wie Schlenzbäder (Überwärmungsbäder) als einfaches und natürliches Mittel zur Schmerzlinderung und Heilung zahlreicher Krankheiten erweisen.

Die Aufschläge (Auflagen)

Die Aufschläge oder Auflagen unterscheiden sich von den Wickeln grundsätzlich dadurch, daß das nasse Tuch, nun mehrfach zusammengefaltet, nur einen Teil des Körpers bedeckt, z. B. nur den Leib, die Brust, die Vorder- oder Rückseite des Körpers. Der Aufschlag entfaltet dadurch eine mehr lokale Wirkung. Zwischentuch und Wolldecke umhüllen wie beim Wickel den ganzen Körper oder Körperteil. **Aufschläge**

Unterschiedlich ist aber auch die Wirkung je nach Durchführung des Aufschlags. Er wird zumeist kalt aufgelegt. Der *kalte* Aufschlag wirkt *beruhigend,* wenn man ihn vor dem Warmwerden immer wieder auswechselt. Der kalte (und kalt bleibende) Aufschlag setzt die Hauttätigkeit herab, mäßigt Entzündungsvorgänge und dämpft die Erregbarkeit der Empfindungsnerven. Der gleiche Aufschlag wirkt aber *erregend und wärmend,* wenn man ihn zwar kalt auflegt, aber mit einem wollenen Tuch bedeckt und so lange liegen läßt, bis er heiß oder sogar trocken geworden ist. Dieser Aufschlag regt die Hauttätigkeit an, verstärkt die Durchblutung und führt damit zu einer stärkeren Wärmeentwicklung.

Leibaufschlag

Zur Leibauflage braucht man ein mehrfach (2—6mal) zusammengefaltetes Leinentuch, das den ganzen Leib bedeckt (vom Magen bis zum kleinen Becken). Das Zwischentuch und das Wolltuch müssen den ganzen Bauch umfassen und das nasse Tuch natürlich überragen. Der Aufschlag kann kalt oder heiß und mit oder ohne Essigzusatz verabfolgt werden.

Die Wirkung gleicht etwa der des Lendenwickels. Sie erstreckt sich also vorwiegend auf die Verdauungsorgane, die Harnorgane und die Geschlechtsdrüsen. Der Leibaufschlag kommt damit bei folgenden Krankheiten in Frage: Magengeschwüre, Darmkrämpfe, Blähungen, gastrokardialer Symptomenkomplex (Roemheldsche Krankheit), Gallenblasenbeschwerden, chronischer Blasenkatarrh, Menstruationsbeschwerden, Senkungsbeschwerden.

Der Leibaufschlag kann auch ableitend wirken auf eine nervöse Herztätigkeit. Bei Angina-pectoris-Beschwerden (Schmerzen in der Herzgegend) wirken *heiße* Kompressen, die vielfach wiederholt werden, schnell und zuverlässig. Man kann sie auch durch heiße Unterarmbäder ergänzen.

Die Anwendungszeit der Kompressen beträgt eine halbe bis eine Stunde.

Oberaufschlag

Der Oberaufschlag reicht von der Achselhöhle bis zur Mitte des Oberschenkels und bedeckt nur die Vorderseite des Körpers. Das mehrfach zusammengefaltete Tuch wird in das kalte (oder heiße) Wasser getaucht, fest ausgewrungen und sofort aufgelegt. Die beiden trockenen Tücher müssen den ganzen Körper einhüllen.

Der Oberaufschlag wirkt ähnlich wie der Kurzwickel, gilt aber vor allem als „große Herzkompresse" mit beruhigender Wirkung auf eine übernervöse Herztätigkeit. Beliebt ist er auch bei Blähsucht.

Unteraufschlag

Der Unteraufschlag wird genauso angelegt wie der Oberaufschlag, jedoch auf der Rückseite des Körpers. Man legt sich einfach mit dem Rücken auf den vorbereiteten Aufschlag und läßt sich mit den beiden trockenen Tüchern einwickeln. Er soll von den Schultern bis zur Kniekehle reichen und bleibt auch eine halbe bis eine Stunde liegen. Wenn er zu schnell warm wird, muß er 1–2mal ausgewechselt werden.

Er wirkt, kalt angelegt, beruhigend auf die Rückennerven, vor allem auch bei sexuellen Neurosen. Heiß und mit Senfmehlzusatz aufgelegt (nicht zu lange liegen lassen; Anweisung auf Seite 76 beachten!), wird er angewendet bei Muskelzerrungen, Hexenschuß (Lumbago), Asthma bronchiale, Keuchhusten und Kinderlähmung.

Die Kompressen (kleinere Aufschläge)

Kompressen bestehen lediglich aus feuchten Auflagen eines mehrfach (4- bis 8fach) zusammengefalteten Handtuches, das auf die zu behandelnde Körperstelle gelegt und mit einem Zwischentuch aus Flanell und einem darüberliegenden Wolltuch gut abgedichtet wird. Man legt die Kompressen kalt oder warm an und wechselt sie nach Erwärmung oder Abkühlung drei- bis viermal. Zum Schluß folgt meist eine kalte Abwaschung des behandelten Körperteils. Kompressen

Kalte Kompressen

Sie wirken schmerzlindernd durch örtlichen Wärmeentzug und Drosselung der Zirkulation. Sie entfalten bei nervösen Erregungszuständen meist auch eine beruhigende Wirkung. Allgemeiner bekannt sind die Stirn- und Herzkompressen.

Warme oder heiße Kompressen

Sie wirken krampflösend, dadurch auch beruhigend und schmerzlindernd. Da durch die Wärme eine Gefäßerweiterung eintritt und somit mehr Blut zugeführt wird, wirkt die heiße Kompresse auch heilungsfördernd bei Durchblutungsstörungen und schlechter Heiltendenz der Gewebe oder Organe. Sie dient auch dazu, das Reifwerden von Abszessen oder das Abheilen von Drüsenschwellungen zu beschleunigen.

Dampfkompressen

Zu den einfachsten und zugleich wirksamsten Mitteln der Wasserheilkunde, die man besonders in der Familie gut nutzen kann, gehört die Dampfkompresse. Ebenso wie die Haut wunderbar auf kalte oder heiße Luft, kaltes oder heißes Wasser reagiert, so läßt sie sich auch durch Dampfkompressen beeinflussen. Sie wirken sehr intensiv auf die darunterliegenden oder von den gleichen Nervenwurzeln versorgten Organe.

Die Haut ist von einem dichten Netz feinster Blutgefäße durchzogen, die insgesamt eine Länge von 20 Kilometern aufweisen. Die haarfeinen Gefäße werden von noch feineren Nervenfasern umsponnen, die aneinandergereiht eine Länge von 80 Kilometern erreichen würden.

Legt man nun auf die Haut eine heiße Kompresse, so werden die Nervenfasern erregt. Die Erregung wird ins Wärmezentrum des Gehirns weitergeleitet. Von dort kommt der Befehl zur Umschaltung des Blutstroms aus dem Körperinneren in die Haut. Durch das vermehrt in die Haut einströmende Blut und eine entsprechende nervöse Regulation erweitern sich die Haargefäße (Kapillaren) der Haut, durchbluten diese stark und entlasten zugleich die inneren Organe. Das bei Erkrankungen in ihnen gestaute, mit Stoffwechselgiften überladene Blut kann abfließen, in die Zirkulation und damit in die Entgiftungs- und Ausscheidungsorgane (Nieren, Darm, Lunge, Haut) gelangen und dort gereinigt werden.

Man kann für die Dampfkompressen Handtücher verwenden. Sie halten aber die Hitze nicht so gut wie Tücher aus Wolle oder Wolle mit Baumwolle. Zerschnittene ältere Wolldecken sind gut zu gebrauchen. Das für die Feuchtauflage bestimmte Tuch wird etwa auf die Größe der zu behandelnden Körperpartie zusammengefaltet, in heißes Wasser gelegt, mit Wäscheklammern oder einem Holzlöffel herausgeholt und in einem trockenen Handtuch kurz und kräftig ausgewrungen. Dann legt man die Kompresse auf den entsprechenden Körperteil und wickelt wie bei allen anderen Umschlägen ein Zwischentuch und ein Wolltuch darum, die schon vorbereitet und angewärmt sein müssen.

Dampfkompressen sind angebracht bei Rheuma, Gicht, Ischias, Muskelschmerzen, Krämpfen, Bauchschmerzen, Koliken (Magen, Gallenblase, Darm, Nieren), Erkältungskrankheiten und Schlafstörungen (Rückenkompressen).

Nicht angebracht sind Dampfkompressen bei fieberhaften Erkrankungen, Herzleiden, Mittelohr- und Blinddarmentzündung (auch wenn diese Erkrankungen nur vermutet werden). Bei kleinen Kindern, alten Leuten und Bewußtlosen sind Dampfkompressen immer zu unterlassen. Nach Abkühlung erneuert man die Kompresse mehrmals, ohne den Patienten abzudecken.

Vor der Durchführung der Kompresse muß sich der Kranke schon warm fühlen und vor allem warme Füße haben. Ist das nicht der Fall, so ist zunächst dafür zu sorgen (z. B. durch ein heißes Fußbad). Soll Schweißausbruch erreicht werden, verabfolgt man noch heißen Lindenblütentee mit Zitronensaft und Honig.

Nach drei bis vier Kompressen werden alle Tücher schnell entfernt und die Haut rasch mit kaltem Wasser abgewaschen. Dann reibt man die Haut unter der Decke mit Kampferöl ein, legt ein trockenes Handtuch auf und läßt den Patienten noch eine Weile ruhen oder nachschwitzen.

Kartoffelkompresse (Kartoffelsack)

Man kocht dazu einige Kartoffeln in der Schale (Pellkartoffeln), zerdrückt sie, füllt sie in ein Säckchen oder schlägt ein Tuch darum und legt diese Kompresse möglichst heiß auf die zu behandelnde Körperstelle. Darüber deckt man wieder ein Zwischentuch und ein Wolltuch oder eine Wolldecke. Man hüte sich hierbei vor Verbrennungen!

Leinsamenkompresse

Genauso wie mit Kartoffeln kann man auch mit Leinsamen eine Kompresse herrichten. Man kocht zwei bis vier Hände voll Leinsamen unter Umrühren zu einem dicken Brei, den man auf die Mitte eines Leinenlappens füllt. Die vier Lappenenden legt man wie bei einem Briefumschlag darüber. Das ganze Päckchen wird dann auf die kranke Stelle gebracht.

Bockshornkleekompresse

Wird wie die Leinsamenkompresse zubereitet, nur setzt man das Samenpulver mit kaltem Wasser auf und kocht unter Umrühren einen dicken Brei.

Ölkompresse

Man tränkt einen Wattebausch mit im Wasserbad erhitztem Öl, drückt die Watte aus und legt sie auf den zu behandelnden Körperteil. Die Stelle wird mit Zellstoffbatist oder Kunststoff abgedichtet und mit einem trockenen Wickel umgeben.

Die Packungen

Wasseranwendungen

Packungen sollen eine intensive örtliche Wirkung mit möglichst großer Tiefenwirkung erzielen, wodurch meistens auch Reaktionen des gesamten Organismus auftreten, die aber durchaus erwünscht sind, wie z. B. eine reaktive Durchblutungssteigerung (Hyperämie).

Wie jeder Wickel, so besteht auch jede Packung aus der feuchten Auflage (Leinen), einer trockenen Zwischenlage (Leinen oder Baumwolle) und einer trockenen Bedeckung aus Flanell oder Wolle. Das Zwischentuch darf nicht durch wasserundurchlässige Stoffe (z. B. Gummi oder Plastik) ersetzt werden. Das bedeckende Flanell- oder Wolltuch soll größer sein als die darunter liegenden Leinentücher. Neuerdings empfiehlt Dr. *Kaiser*, das Zwischentuch größer als das nasse und auch als das bedeckende trockene Wolltuch zu wählen, weil es sich leichter reinigen läßt als das abdeckende Wolltuch, das ja beim Überragen den Schweiß mit den Ausscheidungsstoffen aufsaugt. Wickel und Packungen sind bei dieser Technik hygienischer.

Packungen wirken wie die Wickel durch den Kältereiz zunächst wärmeentziehend und dadurch vorübergehend verengend auf die Hautkapillaren. Dann tritt als Reaktion eine langandauernde Erweiterung der Hautgefäße in dem von der Packung bedeckten Hautbezirk auf. Dieser Anregung der Hautfunktion folgt reflektorisch (auf dem Nervenwege) eine Beeinflussung der darunterliegenden inneren Organe im Sinne einer Entspannung, Beruhigung und Regulation.

Bleibt eine Packung länger liegen, kommt es später zu einer leichten Wärmestauung und zum Schweißausbruch.

Jede größere Packung wirkt durch die anfängliche Wärmeentziehung fiebersenkend. Sie muß mehrfach erneuert werden, wenn sie sich erwärmt hat.

Packungen werden nicht nur als Kalt- oder Heißwasserpackungen, sondern zur Verstärkung und Verlängerung der Wirkung auch als Heusack, Lehm-, Quark-, Bockshornklee- und Leinsamenpackung durchgeführt. Eine besondere Bedeutung haben heute auch die Fango-, Moor-, Moor-Paraffin- und Paraffinpackungen erlangt.

Bei blassen, schwachen, blutarmen Menschen, die ein großes Wärmebedürfnis haben und immer frieren, sollte man kalte Packungen vermeiden. Diese Menschen reagieren besser auf heiße Anwendungen wie den Heusack oder Fangopackungen oder auch entsprechende Wickel.

Heublumenpackung (Heusack)

Die Heublumenpackung gehört zu den häufigsten Anwendungen der Wasserheilkunde und ist wegen ihrer meist unmittelbaren Wirkung sehr beliebt. Man fertigt sich dazu Leinensäckchen verschiedener Größe an. Die Größe sollte immer der zu behandelnden Körperstelle entsprechen, am besten sie etwas überragen.

Das dem jeweiligen Fall entsprechende Säckchen füllt man 6—8 cm dick mit Heublumen und schließt, zieht oder knüpft es zu. Dann wird es erhitzt, was am einfachsten in einem größeren Wasser- oder Einkochkessel geschieht. Man klemmt oder stellt in den Kessel in halber Höhe einen Holzrost, füllt Wasser etwa 3 cm unter den Rost und erhitzt es zugedeckt. Sobald das Wasser anfängt zu verdampfen, legt man den etwas angefeuchteten Heusack auf den Holzrost und läßt ihn fünf Minuten durchdampfen. Dann nimmt man den jetzt sehr heißen Sack heraus, schlägt ihn sofort in ein Woll- oder Gummituch und bringt ihn zu dem Kranken. Das Anlegen des Heusackes erfolgt grundsätzlich wie bei jedem Wickel. Vorsicht vor Verbrennungen! Packungen

Das Woll- und das Zwischentuch hat man schon vorbereitet und vom Patienten anwärmen lassen. Beide Tücher sollen die Packung allseitig gut überdecken und luftdicht abschließen. Wird der vorsichtig aufgelegte Sack als zu heiß empfunden, so muß er einige Male an der Luft geschüttelt werden. Hat man ihn aufgelegt, so wartet man mit dem Zudecken noch ab, bis man sich davon überzeugt hat, daß er wirklich vertragen wird und eine Verbrennung unmöglich ist. Sodann schlägt man das Zwischen- und das Wolltuch darüber und packt die Körperstelle damit wie auch bei allen Wickeln fest ein. Die Packung bleibt $^3/_4$—1 Stunde liegen, nach der Abnahme folgt $^1/_2$ Stunde Ruhe und dann eine kalte Abwaschung.

Die Heublumenpackung wirkt krampflösend und schmerzstillend. Man nennt sie auch das „Morphium der Naturheilkunde“. Sie wird deshalb bei folgenden Krankheitszuständen allein oder zur Unterstützung der sonstigen Behandlung angewendet:

Magen-, Darm-, Gallen- und Nierenkoliken, Entzündungen im Bereich des Magen-Darm-Kanals, Magen- und Zwölffingerdarmgeschwüre, Katarrhe der Luftwege (Bronchien, Bronchialkatarrh, Asthma bronchiale) und der Nase (hierbei Heusack auf den Nacken), Entzündungen der weiblichen Unterleibsorgane (soweit Hitzeanwendung angebracht ist) und der Blase, bei zu schmerzhafter Menstruation, bei allen Erkältungskrankheiten, rheumatischen Erkrankungen der Bewegungsorgane, also bei akutem und chronischem Muskel- und Gelenkrheumatismus, Hexenschuß, rheumatischem Schiefhals, Arthritis und Arthrosis deformans, ischiasartigen Zuständen, Ischias und Bechterewscher Krankheit.

Lehmpackung (Lehmpflaster)

Eine Lehmpackung bereitet man am besten aus der käuflichen, feinpulverisierten Heilerde. (Es gibt Zubereitungen für den äußerlichen wie auch für den innerlichen Gebrauch.) Man kann kleine Körperstellen, einzelne Gliedmaßen und sogar den ganzen Körper in Lehm einpacken. Je nach Umfang der zu behandelnden Körperstelle wird eine entsprechende Menge Heilerde mit Wasser zu einem regelrechten Brei angerührt. Diesen streicht man dann fingerdick mit einem Holzspatel auf die kranke Körperstelle, die mit den drei Tüchern (Feuchttuch, Zwischentuch und Wolltuch) eingewickelt wird. Die Packung bleibt bis zum Abtrocknen des Lehms (1/2 bis 1—3 Stunden je nach Hitze oder Entzündungsgrad) liegen. Man kann sie mehrfach wiederholen. Der bereits gebrauchte Lehm darf allerdings nicht mehr verwendet werden. Am Schluß fettet man die Haut am besten leicht ein.

Lehmpackungen kommen meist bei entzündlichen Prozessen zur Anwendung. Sie werden daher *kalt* angelegt. Sobald die Packung heiß und damit der Lehm trocken ist, erneuert man sie, wäscht aber zuvor die Haut mit warmem Wasser ab.

Kalte Lehmpackungen wirken stark wärmeentziehend, was man bei Entzündungsprozessen ausnützt. Der trocknende, feine Lehm bindet Ausscheidungsstoffe und Krankheitserreger. Steriler Lehm (käufliche Heilerde) kann auch auf offene Wunden und Verbrennungsherde gelegt werden.

Kalte Lehmpackungen sind angebracht bei Abszessen, Furunkeln, Phlegmonen, Insektenstichen, Lymphgefäßentzündungen, Venenentzündungen und einigen Hautkrankheiten (Akne, juckende Ekzeme, Ulcus cruris, Schuppenflechte). Bei der Schuppenflechte bereitet man den Brei am besten mit Meerwasser zu.

Heiße Lehmpackungen sind sehr nützlich bei chronischen Gelenkentzündungen und chronischen Gallenblasenleiden, falls hierbei der Heusack (siehe Seite 92) nicht angenehmer ist.

Fangopackung

Mit Fango bezeichnet man einen schwefelhaltigen Vulkanschlamm, der wie andere Schlamm-Arten, Gesteine und Erden seit langer Zeit in der naturgemäßen Medizin in Form von Packungen angewendet wird bei rheumatischen Erkrankungen, Bewegungseinschränkungen (auch nach Verletzungen der Weichteile und nach Knochenbrüchen), nach Verrenkungen, Neuralgien, Neuritiden (Nervenentzündungen) und bei Frauenkrankheiten.
Man unterscheidet heute:

I. Thermale Naturschlämme
Fango di Battaglia (Italien)
Pystian (Tschechoslowakei)

II. Kalte Naturschlämme und Erden, verarbeitet mit heißen Thermen
Abano (Italien)
Dax (Frankreich)

St. Lukàcz-Bad, Budapest (Ungarn)
Trencianskè-Teplice (Tschechoslowakei)

III. Kalte Naturschlämme aus Teichen, Flüssen, Meeren ohne Zusatz von Thermen (Salzwasserschlämme, Süßwasserschlämme) Packungen

Wilhelmshaven (Deutschland)
Cuxhaven (Deutschland)
Limane* des Schwarzen Meeres bei Odessa (UdSSR)
Schollene ** bei Rathenow (Mark Brandenburg)

IV. Heilschlamm aus Gesteinspulver und Erden

Eifelfango (Deutschland) — ein Vermahlungsprodukt aus vulkanischem Tuff, der in der Nähe von Bad Neuenahr gewonnen wird und einen Zusatz von 4 % Diatomeenerde erhält, um das Wasserbindungsvermögen zu verbessern.

Boller Jura-Fango (Deutschland) — gemahlener und getrockneter Schieferton aus Bad Boll.

Islam Moor (Österreich) — durch Vermahlen hergestelltes Pulver aus dem bunten, salzigen Schieferton des Haselgebirges bei Bad Ischl.

Die bei uns bekannten und wohl am meisten verwendeten Heilschlämme sind folgende:

1. **Eifelfango:** Er ist käuflich unter dem Namen *Fango (Eifelfango-Neuenahr)* in Kartons zu 1,5 und 4,5 kg, außerdem in Form von handlichen, gebrauchsfertigen Abpackungen unter dem Namen Fangotherm-Kompressen. Die Kompressen besitzen ein großes Wärmebindungsvermögen, halten lange warm, geben ihre Wärme direkt an die erkrankten Körperteile ab, besitzen eine große Schmiegsamkeit und lassen sich daher leicht anlegen. Die einzelne Kompresse ist bis zu zehnmal wiederverwendbar.

Es gibt verschiedene Größen für die verschiedensten Körperpartien: Größe I (25 × 40 cm, für Brust, Rücken, Bauch), Größe II (25 × 18 cm, für Knie und alle anderen Gelenke), Größe III (25 × 8 cm, für Hals und Nacken), Größe IV (18 × 32 cm, als Universalkompresse) und Größe V (50 × 18 cm, als Spezialkompresse für Leber, Galle und Nieren).

Die Anwendung ist sehr einfach: Durch Einlegen in heißes Wasser erhitzt man die Kompresse und legt sie dann so heiß wie verträglich auf den zu behandelnden

* Limane sind vom offenen Meer abgeschlossene Salzseen mit geringem Süßwasserzufluß.

** Der Teich bei Schollene enthält eine Schlickschicht (Faulschwamm, Pelose), die durch Einwirkung von Kieselalgen, Kalkschatten von Muscheln und Schnecken entstanden ist und als Heilschlamm verwendet wird.

Körperteil, deckt die ganze Kompresse mit der beiliegenden Plastikfolie ab und wickelt noch ein Wolltuch darum, um Wärmeverlust und Zugluft zu vermeiden.

2. **Fango-Paraffin-„Burgthal“:** Dieser Heilschlamm besteht aus naturreiner Fangoerde in einer Paraffin-Wachskombination. Wegen der langen Wärmehaltung ist dieses Präparat besonders geeignet für chronisch-entzündliche Erkrankungen der Muskeln, Gelenke und Nerven sowie bei Magen-Darm-Erkrankungen, bei denen eine Wärmebehandlung angebracht ist (z. B. Gastro-Enteritis) und bei chronischen Eierstockentzündungen (Adnexitis).

3. **Fapack:** Das sind Kompressen aus Jura-Fango, die in folgenden Größen zu haben sind: Größe 0 = 8 × 25 cm, für Hals und Kiefer; Größe 1 = 22 × 25 cm, für Hand, Wade und Blasengegend; Größe 2 = 15 × 40 cm, für Fußgelenke, Knie und Unterleib; Größe 3 = 25 × 40 cm, für Schulter, Rücken, Brust und Leib. Heilanzeigen wie beim Eifelfango.

4. **Fango di Battaglia (Parafango):** Der schlammige, durch frühere (quartäre) Anschwemmungen gebildete Boden natürlicher Thermalteiche wird durch die dem Boden entsprungenen heißen Quellen ständig verarbeitet und umgeschichtet. Das Material dieser Thermalteiche stellt den Fango di Battaglia dar. Eine Mischung dieses Heilschlammes mit verschiedenen Paraffinen und einigen mineralischen Zusätzen wird mit Parafango „Battaglia“ bezeichnet.

Fangopackungen sind bei folgenden Erkrankungen anzuwenden: subakuten, chronischen und degenerativen rheumatischen Erkrankungen, Bandscheibensyndromen, Neuralgien der Extremitäten und der inneren Organe, Neuritiden (Nervenentzündungen), Ischias, Erkältungskrankheiten im Bereich des Hals-Nasen- und Rachenraumes, Magen-, Leber- und Gallenerkrankungen, Frauenkrankheiten, Bewegungseinschränkungen nach Sportverletzungen und Unfällen, oft in Verbindung mit orthopädischer Behandlung und Bewegungsübungen.

Nicht angebracht sind Fangopackungen sowie alle anderen Hitzeanwendungen bei fieberhaften Erkrankungen und Tuberkulose sowie schweren Herz- und Kreislauferkrankungen einschließlich hohem Blutdruck, bei Blutungen oder Blutungsgefahr, akutem Gelenkrheumatismus und akuten Nervenentzündungen, bei Venenentzündungen und Ekzemen.

Quarkpackung (Topfenauflage)

Die Quarkpackung oder auch der Quarkumschlag zählen zu den alten Volksheilmitteln und sollten nicht mißachtet werden. Die Packung läßt sich sehr einfach herstellen, indem man frischen Quark mit Molke zu einer salbenartigen Masse verrührt und diese fingerdick auf die erkrankte Körperstelle streicht. Dann deckt man ein feuchtes (leinenes) Innentuch und die beiden üblichen Trockentücher darüber und wickelt die Stelle damit ein. Die Packung bleibt bis zum Krümeln des Käses liegen.

Die *kalte* Quarkpackung wird verwendet bei Gerstenkörnern, Gürtelrose, oberflächlichen Hautentzündungen, Rippenfellentzündung, Lungenentzündung und Venenentzündung.

Packungen

Größere Käsepackungen werden bei längerer Liegezeit zu ausgezeichneten Schwitzpackungen. Man kann aber auch von vornherein *heiße* Quarkpackungen anwenden, die besonders bei Lungenentzündungen im Kindesalter zu empfehlen sind *(Hofmeier)*.

Die Bäder

Wasser-
anwendungen

Wir leben in einer Zeit, in der die Arzneimittelbehandlung stark überbewertet wird. Zugleich müssen wir mit einer Reihe von Schädigungen durch den gewohnheitsmäßigen Gebrauch von Arzneimitteln rechnen. Um so mehr ist es daher zu begrüßen, daß sich — vielleicht als eine Art Gegenreaktion — die Bäderbehandlung zunehmender Beliebtheit und auch unbestreitbar großer Erfolge erfreut. Bevor aber die einzelnen Bäderformen dargestellt werden, ist auf einige Besonderheiten der Bäder und der Bäderbehandlung aufmerksam zu machen.

Grundsätzlich muß auch jeder Badebehandlung eine richtige Diagnosestellung vorausgehen, sonst können Bäder mehr schaden als nützen. Wie in der Arzneimittelbehandlung gibt es auch in der Badebehandlung Überempfindlichkeitsreaktionen oder ganz normale Badereaktionen, die ein Zeichen dafür sind, daß der Körper in der erwünschten Weise antwortet. Wie man unerwünschte Badereaktionen vermeiden kann, ist noch eine Aufgabe der Forschung.

Wir haben bei den Bädern kalte, warme, heiße, wechselwarme und temperaturansteigende Bäder und Dampfbäder von der Temperatur und der Anwendungsweise her zu unterscheiden. Daneben sind die im Wasser gelösten oder aufgeschwemmten Bestandteile oder Wirkstoffe wichtig. Deshalb unterscheiden wir ferner Bäder aus einfachem Brunnen- oder Leitungswasser, Mineralbäder (Solbäder), Kräuter- und Moorbäder. Allen gemeinsam ist die Wirkung der Wassertemperatur und des Wasserdrucks auf die Haut, verschieden ist die Wirkung der Inhaltsstoffe und der Zusätze auf die Haut, da sie zum Teil von der Haut aufgesaugt werden oder diese auch nur reizen und so stärkere Hautreaktionen hervorrufen.

Am einfachsten und billigsten sind die Kneippschen Teilbäder, zumal sie leicht und systematisch zu Hause durchgeführt werden können. Doch auch hier sollte man sich mit der Wirkung der verschieden temperierten Bäder vertraut machen.

Kalte Bäder wirken vor allem als Teilbäder ableitend und umschaltend auf den Blutkreislauf, ferner anregend auf den Zellstoffwechsel. Wie bei jeder Kaltanwendung gilt auch hier der Grundsatz, daß ein kaltes Bad nur genommen werden darf, wenn sich der Badende vorher völlig warm fühlt. Es muß sonst eine Warm- oder Heißanwendung vorangehen. Eine vorhergehende Heißanwendung kann überhaupt die Wirkung des Kältereizes erheblich verstärken.

Die Temperatur der kalten Bäder soll zwischen 14—18° C liegen. Eine größere Kaltanwendung darf erst nach frühestens vier Stunden wiederholt werden, damit die auftretenden Reaktionen bis dahin wieder abgeklungen sind. Eine Stunde vor und zwei Stunden nach einer Mahlzeit sollte man keine kalten Bäder durchführen, weil insbesondere nach dem Essen das Blut in die Verdauungsorgane abströmt und hier gebraucht wird.

Das Eintauchen ins Bad erfolgt langsam, die Dauer beträgt nur 6—12 Sekunden, wobei der Badende ruhig und gleichmäßig durchatmen soll. Bei Teilbädern entkleidet man sich nur so weit wie nötig. Nach dem Bad muß bald eine Wiedererwärmung erfolgen, die entweder durch Bewegung oder Bettruhe erreicht wird. **Bäder**

Die Dauer des einzelnen Bades soll nicht schematisch bestimmt werden, sondern sich nach dem Eintritt der Reaktion richten. Intensives Wärme- oder Kältegefühl und helle Hautröte bestimmen den Zeitpunkt, da das Baden beendet wird. Jede Verlängerung erschwert die notwendige Wiedererwärmung und Stoffwechselsteigerung und führt nur zu einer unerwünschten venösen Blutstauung. Nach dem Bad wird nur der Rücken völlig abgetrocknet, sonst streift man das Wasser lediglich ab und reibt mit den Händen nach. Im Winter muß man gut frottieren, damit auf jeden Fall die Wiedererwärmung und damit eine gute Durchblutung gewährleistet ist.

Besonders günstig sind kalte Bäder morgens vom warmen Bett aus. Die Temperatur des Baderaumes darf nicht unter 18° C betragen.

Warme Bäder sind zwischen 36° und 38° C zu temperieren. Sie sind angebracht bei schwacher Reaktionsfähigkeit, Kreislaufschwäche und im Alter. Ein solches Bad kann 15—20 Minuten dauern. Der Baderaum muß warm sein, d. h. eine Temperatur von 18—21° C aufweisen. Nach dem Bad folgt eine Stunde Bettruhe, danach schließt man am besten eine kurze, kalte Abwaschung an, die die Gefäße wieder tonisiert und eine Auskühlung verhindert.

Warme Bäder wirken entspannend auf das Gefäßsystem und die Muskulatur. Sie sind deshalb bei Muskelverspannungen durch Entzündungen (Rheuma), Lähmungen und Gelenkversteifungen angebracht. Im warmen Bad erfolgt auch die *Unterwassergymnastik* und *Unterwassermassage*.

Von *heißen* Bädern spricht man bei Badetemperaturen von 38—41° C. Heiße Bäder beschleunigen und vergrößern erheblich die Herzarbeit, die Stoffwechsel- und Verbrennungsvorgänge und führen meist zu Schweißausbrüchen, da der Körper versucht, die Wärmeabgabe zu steigern. Die Dauer eines heißen Bades soll 10—15 Minuten nicht übersteigen. Überwärmungsbäder von 1—1 ½ Stunden Dauer sind Ausnahmen (siehe Seite 125 ff.). Nach heißen Bädern läßt man sich am besten trocken einpacken und hält Bettruhe von mindestens einer Stunde Dauer. Heiße Bäder wendet man hauptsächlich bei chronischen Krankheiten an. Die individuelle Verträglichkeit muß in jedem Falle beachtet werden. In der Regel sollen sie nur auf ärztliche Verordnung hin genommen werden.

Bei schlechter Reaktionsfähigkeit und ungenügendem Wärmegefühl sind *wechselwarme Bäder* am zweckmäßigsten. Der Wechsel erfolgt 2—3mal hintereinander, was ein ausgezeichnetes Gefäßtraining bedeutet. Da Wechselbäder stark erregend wirken, werden sie meist nur als Teilbäder ausgeführt.

Wasser-anwendungen

Bei *Wechselfußbädern* bleibt man 5—10 Minuten im warmen Wasser (38 bis 40° C) und 10—15 Sekunden im kalten Wasser (15—18° C). Man beginnt warm und hört kalt auf.

Bei *temperaturansteigenden Bädern* läßt man die Wassertemperatur während des Bades innerhalb von 20 bis 30 Minuten von 34—36° C auf 42—44° C ansteigen. Die Bäder werden meist als Teilbäder angewandt, wobei nur der gebadete Körperteil entblößt, der übrige Körper in Badetüchern, Bademantel und abschließender Wolldecke eingepackt bleibt. Einseitige Armbäder können auch im Liegen ausgeführt werden.

Meist tritt bei langsamer Temperatursteigerung ein allgemeines Wärmegefühl und etwas Herzklopfen auf, später folgt Schweißausbruch. Die Temperatur kann dann langsam bis auf 44° C gesteigert werden. Nur bei sehr empfindlichen und kreislauflabilen Kranken beendet man das Bad nach dem Schweißausbruch. Bei plötzlich auftretendem Herzjagen oder einer bläulichen Verfärbung der Haut muß das Bad sofort beendet werden.

Danach wird der gebadete Körperteil (Arm, Bein, Unterkörper) gut abgetrocknet und trocken eingepackt. Die Packung beläßt man 15—20 Minuten lang, dann wird der entsprechende Körperteil abgerieben und für eine Stunde Bettruhe verordnet.

Am meisten wird das *ansteigende Armbad* (einseitig und doppelseitig) ausgeführt, weil es für Kranke mit hohem Blutdruck und Angina pectoris von besonderer Bedeutung ist. Bei Hypertonikern erzielt man oft erhebliche Blutdrucksenkungen ohne Kollapsgefahr *(Fey)*. Kranken mit Angina pectoris und stenokardischen Beschwerden kommt die schlaffördernde und entkrampfende Wirkung zugute.

Folgende Erkrankungen sind für die Anwendung temperaturansteigender Bäder geeignet: kalte Füße und Hände, Gefäßkrämpfe, Arteriosklerose, Endangiitis obliterans, Raynaudsche Krankheit, Asthma bronchiale, zu seltene und zu geringe Menstruation (Oligomenorrhoe) und klimakterische Beschwerden.

Bei allen Badebehandlungen kann die sogenannte *Badekrise* auftreten. Für den Erfolg einer Badekur ist sie nicht unbedingt erforderlich. Wenn sie überhaupt bemerkbar wird, dann nicht vor dem dritten Bad und meist nicht vor Beginn der zweiten Woche. Tritt die von manchen Medizinern *(Inama, Lampert)* allerdings als nutzlos angesehene Badereaktion ein, so sind einige Blutuntersuchungen meist recht aufschlußreich. Manchmal stellt man die sogenannte „Lipoidkrise“ fest, die durch einen Abfall der Gesamtlipoidkonzentration im Blut gekennzeichnet ist und als Zeichen dafür angesehen wird, daß die Leberfunktion beeinträchtigt ist. Meist wird dann auch eine positive Takata-Ara-

Reaktion* festgestellt. Weiterhin läßt sich eine Abnahme des Harnsäure-Kreatinin-Verhältnisses nachweisen, was man als Hypophysen-Nebennierenrinden-Wirkung ansieht *(Künzler)*.

Als Anzeichen einer Badekrise sind zu werten: starke Müdigkeit, Schweregefühl in allen Gliedern, Schlaflosigkeit, Übelkeit, Völlegefühl, Herzklopfen, Gelenkschmerzen, Nervenschmerzen, Narbenschmerzen, Reizbarkeit, Verzagtheit, Angstträume, Schweißausbrüche, Hitze- und Kälteschauer.

Außer den subjektiven Beschwerden lassen sich auch folgende objektive Veränderungen in einer Badekrise nachweisen: Änderungen der Pulsschlagzahl, Blutdruckschwankungen, leichte Temperatursteigerungen, Katarrhe der Luftwege (Nasen-, Rachen-, Bronchialkatarrh), verstärkte Hautschrift, Hautausschläge, Asthmaanfälle, Erbrechen und Durchfall, Nierenkoliken, wenn Nierengrieß oder Nierensteine vorhanden sind, Zittern der ausgestreckten Finger, verstärkte Monatsblutungen und das Aufflackern versteckter Infektionsherde.

Bei Blutuntersuchungen findet man eine erhöhte Blutkörperchen-Senkungs-Geschwindigkeit (BSG-Reaktion), eine Abnahme der Lymphozyten und eine Steigerung der Eosinophilenzellen** im Blutausstrich, Verschiebungen im Blutserum, insbesondere eine vermehrte Ausscheidung von C-17-Ketosteroid (ein Hormon der Nebennierenrinde).

Bei Auftreten einer Badekrise sollte die Badebehandlung mehrere Tage unterbrochen, Bettruhe eingehalten und nur leichte Kost verabreicht werden.

Das kalte Armbad nach Kneipp

Man braucht dazu entweder eine Armbadewanne oder einfach ein Waschbecken, in dem man die Arme bis zur Mitte der Oberarme eintauchen kann. Das Armbad wird im Sitzen oder Stehen in einem nicht zu kalten Raum genommen, im Sommer im Freien. Die Wassertemperatur soll zwischen 8—18° C liegen. Die Dauer des Bades beträgt 20 Sekunden bis 2 Minuten; in der Regel führt man es aus bis zum Eintritt der Reaktion, das heißt bis zu einem ausgesprochenen Kälte- oder Wärmegefühl, das meist nach 20—30 Sekunden eintritt. Sobald diese Reaktion eingetreten ist, beendet man das Bad und trocknet die Arme und Hände ab.

Tritt nicht sofort eine angenehme Wärme ein, so muß man einige Minuten lang durch langsames Pendeln der Arme vom Schultergelenk aus für Nacherwär-

* Takata-Ara-Reaktion: Nach dem japanischen Internisten *Takata Maki* und dem japanischen Psychiater *Ara Kiyoschi* benannte Kolloidreaktion, die bei der Blut- und Liquoruntersuchung angewendet wird.

** Das bedeutet die Vermehrung der mit dem Farbstoff Eosin rot färbbaren weißen Blutkörperchen auf über 4 % im Blutausstrich.

mung sorgen. Das Bad sollte nicht bei kalten Füßen und in einem kalten Raum ausgeführt werden; es sollte auch nicht die Reaktionszeit überschritten und bei fehlendem Wärmegefühl die Nacherwärmung vergessen werden, denn der Sinn des Bades ist die dem Kältereiz folgende Gefäßerweiterung und damit die bessere Durchblutung. Ansonsten kann man das Bad zu jeder Tages- und Jahreszeit nehmen und auch mehrmals am Tage wiederholen.

Gerade in der warmen Jahreszeit klagen viele kreislaufkranke Personen über ein großes Schwächegefühl im ganzen Körper, dumpfen Druck im Kopf und Energielosigkeit bei der Arbeit oder selbst schon nach einem kurzen Gang durch die Stadt, von dem man „kaum wieder nach Hause kommt".

Jahrelange seelische Überlastung bei übermäßiger Ernährung hinterläßt häufig Schäden am Kreislaufsystem, die sich gerade während der warmen Jahreszeit außerordentlich hemmend bemerkbar machen. Besonders übergewichtige Personen mit niedrigem Blutdruck klagen mit dem Einsetzen der sommerlichen Wärme über ein bleiernes Gefühl in den Beinen, über Druck- und Krampfgefühl in der Herzgegend oder Herzklopfen und unregelmäßige Herztätigkeit.

Für alle diese Störungen ist das kalte Armbad ein einfaches, wirksames Mittel, wenn keine groben organischen Schäden — die der Arzt leicht ausschließen kann — dahinterstecken. Stiche in der Herzgegend, Druckgefühl, Bangigkeit, Angstgefühl und Herzklopfen werden durch ein kaltes Armbad auffallend gebessert oder ganz zum Verschwinden gebracht. Die Bäder wirken hierbei über das Nervensystem ausgleichend auf den Rhythmus der Herztätigkeit ein. Nach größeren Anstrengungen oder Aufregungen übt das kalte Armbad eine schnell einsetzende, erfrischende und beruhigende Wirkung aus. Schon deshalb gehört es mit zu den häufigsten Anwendungen der Wasserheilkunde.

Wirksam und nützlich ist das kalte Armbad aber auch bei einigen anderen Nerven-, Herz- und Blutgefäßstörungen. So wirkt es ableitend bei Stauungszuständen, wie sie bei allen Herzfehlern, bei Herzmuskelschwäche, Bluthochdruck und rein peripher bedingten, also örtlichen, Kreislaufstörungen (kalte Hände und Füße) auftreten können. Schließlich sind Armbäder eine sehr angenehm empfundene Ergänzung der medikamentösen Behandlung bei Schilddrüsenüberfunktion, Schlaflosigkeit und Schreibkrämpfen.

Auch der Gesunde sollte sich diese wohltuende Wirkung nach der Mittagspause zunutze machen. Er wird mit größerem Schwung und besserer Konzentration wieder an seine Arbeit gehen. Bevor man sich unlustig oder erschöpft mit der Bemerkung: „Ich bin zu müde zum Essen" an den Mittags- oder Abendbrottisch setzt, sollte man die Unterarme einige Zeit in eine Schüssel mit kaltem Wasser tauchen. Belebt und beruhigt zugleich und mit gesteigertem Appetit wird dann die Mahlzeit zu einem Genuß. Viele Menschen sind dankbar, wenn sie auf dieses einfache und natürliche Mittel aufmerksam gemacht werden.

Das aufsteigende heiße Armbad (nach Schweninger-Hauffe)

Die Armbäder mit aufsteigenden Temperaturen nach *Schweninger* und *Hauffe* gehören zu den beliebtesten und auch in ihrer Wirkung und technischen Durchführung am besten untersuchten Teilbädern. Diese einfache, aber sehr wirkungsvolle Teilbadebehandlung sollte in den Kreisen der Ärzte und Kliniker wie auch der Laien viel mehr bekannt sein und auch häufiger angewandt werden, zumal heiße Vollbäder bei einer ganzen Anzahl von Herz- und Gefäßkranken nicht ohne Schaden anwendbar sind, während die ansteigenden Teilbäder für sie ein ausgesprochenes Heilmittel bedeuten können. **Bäder**

Durchführung eines temperaturansteigenden Armbades: Man benötigt dazu eine Armwanne, in die man die Arme bis etwa zur Mitte der Oberarme eintauchen kann. Man beginnt das Bad mit einer Anfangstemperatur von 34—36° C und steigert die Temperatur langsam (innerhalb von 20—30 Minuten) auf 42—45° C. Da nur die Temperatur, nicht aber die Wassermenge gesteigert werden soll, muß man die zulaufende Wassermenge entweder immer wieder abschöpfen oder einen besonderen Ablaufhahn anbringen. Die eleganteste und bequemste Durchführung des ansteigenden Armbades gestattet die Armwanne nach Prof. *Brauch-Schloderer,* die elektrisch geheizt wird und mit einem Kontaktthermometer versehen ist, das es ermöglicht, die gewünschte Endtemperatur einzustellen und sie ständig zu kontrollieren.

Natürlich kann man sich auch mit einem entsprechend großen Waschbecken behelfen, in das man langsam heißes Wasser zulaufen läßt. Das überschüssige Wasser fließt durch den Überlauf ab.

Bei schwerer Kranken genügt es auch oft, nur einen Arm zu baden. In jedem Falle muß aber der ganze übrige Körper in ein Badetuch eingehüllt und mit einer guten Wolldecke abgeschlossen werden. Das einseitige Armbad läßt sich notfalls auch beim liegenden Patienten durchführen.

Wirkung des Bades: Im Verlauf des Bades tritt zunächst ein allgemeines Wärmegefühl, manchmal etwas Herzklopfen und später (meist im letzten Drittel des Bades) Schweißausbruch auf. Bei normalen Kreislaufverhältnissen kann man die Temperatur bis 45° C steigern. Schwächliche und labile Kranke sollten nach Auftreten des Schweißausbruches das Bad beenden.

Man nimmt die Arme aus der Wanne, trocknet sie ab und packt sie ebenso warm ein wie den übrigen Körper vor Beginn des Bades. Nach 15—20 Minuten entfernt man die Einpackung, frottiert den ganzen Körper gut ab und hält noch eine halbe bis eine Stunde Ruhe.

Bei gesunden Menschen mit normalem *Blutdruck* wirken die ansteigenden Armbäder nur leicht *blutdrucksenkend.* Bei Kranken mit hohem Blutdruck (essentieller Hypertonie) tritt jedoch — ohne jede Kollapsgefahr — eine ganz erhebliche Blutdrucksenkung ein. Bei einer Verkalkung der Nierengefäße (Nephrosklerose) wird der erhöhte Blutdruck nicht gesenkt *(Schröder, Brauch)*.

Wasseranwendungen

Die *Harnabsonderung* wird nicht vermehrt, was auch bei der stärkeren Schweißabsonderung — wie bei anderen Schwitzbädern (Sauna) — nicht zu erwarten ist.

Wichtig ist die *schlaffördernde Wirkung* der ansteigenden Armbäder, die man zu diesem Zweck am besten nachmittags (wie bei den schlafgestörten Hochdruckkranken) oder gegen Abend verabreicht.

Weiterhin beobachtete man günstige Wirkungen der ansteigenden Armbäder bei Kopfdruck, Druck auf der Brust, Herzklopfen, Extrasystolen, asthmatischen Beschwerden (Asthma bronchiale), chronisch kalten Füßen, Krampfneigung (funktionelle Spasmen), Arteriosklerose der peripheren Gefäße (Raynaudsche Krankheit, Endangiitis obliterans), klimakterischen Beschwerden und zu geringer und zu seltener Menstruation (Oligomenorrhoe).

Die besonders interessierende krampflösende Wirkung bei *Angina pectoris* und stenokardischen Beschwerden wurde aus der klinischen Beobachtung wiederholt bestätigt. Dasselbe gilt für die *Extrasystolie (Brauch)*. Während die ansteigenden Bäder bei akuter Herzmuskelentzündung nicht gegeignet sind, läßt sich bei chronischer Herzmuskelentzündung eine Besserung erzielen *(Genkin, Jassmann)*.

Wertvoll ist die Wirkung des ansteigenden Arm- und auch Fußbades beim *chronischen Gelenkrheumatismus*. Wir wissen von *Evers*, daß 40 Prozent aller an chronischem Gelenkrheumatismus Erkrankten zugleich an Herz- und Kreislaufschwäche leiden. Für sie besteht im warmen Vollbad durch die hydrostatische Wirkung des Wassers auf die Venen, wodurch es zur Stauung vor dem rechten Herzen kommt, und auf den Brustkorb, was zur Verringerung der Reserveluft führt, die Gefahr des Kreislaufversagens. Die ansteigenden Teilbäder jedoch führen bei kurmäßiger Anwendung zu einer echten zentralen Kreislauf*entlastung*. Da durch diese Teilbäder außerdem eine Aktivierung der Nebennierenrinde (Cortisonproduktion) eintritt, wird ohne weiteres deutlich, daß die Anwendung ansteigender Teilbäder in der Behandlung des chronischen Gelenkrheumatismus eine wichtige Rolle spielt.

Hervorzuheben ist auch noch die eindrucksvolle Wirkung des ansteigenden Arm- oder Fußbades bei den heute so zahlreich vorkommenden peripheren arteriellen *Durchblutungsstörungen*. In vergleichenden Untersuchungen konnte *Völker* zeigen, daß die vielfach gebrauchten Gefäßerweiterungsmittel in ihrer Wirkung den Badeanwendungen, besonders aber den ansteigenden Teilbädern, unterlegen sind. Man kann diese Mittel wegen der dann auftretenden Kollapsgefahr nicht so hoch dosieren, daß auch die Extremitätenenden eine tatsächliche Gefäßerweiterung erfahren. Es kommt meist nur, wie das durch Untersuchungen *(Bergmann, Heidelmann, Thiele, Schulze)* nachgewiesen wurde, zu einer Erweiterung der Kapillaren am Kopf, am Rumpf und an den Oberarmen oder Oberschenkeln. Die Extremitätenenden (Hände und Füße) reagieren nicht mit. Gerade hier helfen die ansteigenden Teilbäder. Ihre Wirkung kann man noch verstärken durch den Zusatz ätherischer Öle, die Schmerzen stillen und Krämpfe lösen sowie die Harnausscheidung und die Absonderung der Bronchien fördern.

Der bekannte Fachmann für Gefäßerkrankungen, Prof. *Ratschow,* empfiehlt bei arteriellen Durchblutungsstörungen ausdrücklich das ansteigende Teilbad. Er warnt dagegen in solchen Fällen vor einer *plötzlichen* Wärmeanwendung, wie sie zum Beispiel das heiße Teilbad oder das Wechselbad darstellt, da dadurch das Sauerstoffbedürfnis des Gewebes stark erhöht wird. Das vermehrte Sauerstoffbedürfnis kann aber nur durch eine vermehrte Blutzufuhr befriedigt werden, die jedoch bei verengten Gefäßen gar nicht möglich ist. Es tritt daher eine akute Durchblutungsnot (Ischämie) auf, die ein Absterben des Gewebes (Nekrose) zur Folge haben kann. Das ansteigende Teilbad mit seinem einschleichenden Wärmereiz hat dagegen eine ausgesprochene Tiefenwirkung. *Gollwitzer-Meyer* stellten experimentell sogar eine Öffnung der Kollateralen (der Querverbindungen und Umleitungen der Gefäße) fest, wodurch eine verbesserte Durchblutung der bedrohten Gewebsbezirke möglich ist.

Es wird hierbei darauf hingewiesen, daß es z. B. bei stärkerer Geschwürsbildung auf einer Seite der Extremitäten möglich ist, die Mitreaktion der anderen Seite auszunutzen. Man läßt dabei die Wärme nicht unmittelbar auf die erkrankte Extremität einwirken, sondern badet die andere, *gesunde* Seite, wodurch dennoch eine reflektorische Gefäßerweiterung und damit Durchblutungszunahme auf der erkrankten Seite eintritt. Die Nachwirkungen der Hauterwärmung können bis zu einer Stunde dauern. Setzt man dem Bad noch ätherische Öle hinzu und hüllt man den übrigen Körper in warme Decken, so wird die Wirkung — bei genügender Zimmertemperatur und Luftfeuchtigkeit — bis auf zwei Stunden verlängert.

Die gute Wirksamkeit der kombinierten Anwendung von ansteigenden Teilbädern mit ätherischen Ölen wurde von *Völker* beschrieben bei Sudeckscher Gliedmaßendystrophie, von *Kalkschmidt* und *Behrend* bei vasoneurotischen Erscheinungen und von *Boerger* bei chronischer Polyarthritis sowie bei koronaren und peripheren arteriellen Durchblutungsstörungen.

Ein Erfolg durch derartige Bäder ist nicht zu erwarten bei absoluter Herzunregelmäßigkeit (Arrythmia absoluta), partiellem und totalem Herzblock sowie bei Altersherzen mit stärkerer Sklerose.

Hauffe, der das ansteigende Teilbad von seinem Lehrer *Schweninger* übernahm, weiterentwickelte und in seinen Wirkungen auf den Organismus untersuchte, sagte über diese Form der Badebehandlung: „Als hervorragendes Gefäßmittel wirksam, entlastet das langsam gesteigerte heiße Teilbad gleichzeitig das Herz und das innere Gefäßsystem und schafft daher mit verringertem Kraftaufwand eine vermehrte Leistung.“

Das kalte Fußbad

Das kalte Fußbad wird bei einer Wassertemperatur von 15—16° C durchgeführt. Die Dauer kann 15 Sekunden bis 2 Minuten betragen. Das Bad muß jedenfalls beendet werden, wenn ein Wärmegefühl oder eine stechend schmerzhafte Empfindung in den Füßen auftritt. Man streift das Wasser nur mit den Händen ab, zieht sich an und sorgt durch Bewegung oder Bettruhe für gute Wiedererwärmung.

Das kalte Fußbad wird durchgeführt bei Kopfdruck, Kopfschmerzen, Nasenbluten (hierbei möglichst lange), Verstopfung, Fußmüdigkeit und Schweregefühl in den Beinen.

Unterlassen muß man das kalte Fußbad bei Blutarmut, Krampfneigung und Blasenleiden.

Das warme Fußbad

Beim warmen Fußbad soll die Wassertemperatur 37—38° C betragen. Das Bad dauert normalerweise 15—20 Minuten. Zur Verstärkung der Wirkung kann man Heublumen oder Kamillenaufgüsse, Haferstroh- oder Zinnkrautabkochungen oder auch Senfmehl hinzugeben. Nach Abschluß des Bades folgt eine kurze kalte Abgießung oder ein kurzes kaltes Fußbad (10—15 Sekunden).

Das heiße Fußbad

Man führt es genauso aus wie das warme Fußbad. Die Wassertemperatur muß jedoch 39—44° C betragen. Auch dieses Bad dauert 15 bis höchstens 20 Minuten und wird mit einer kurzen Kaltanwendung abgeschlossen (Abgießung oder Fußbad).

Die warmen und heißen Fußbäder werden angewandt bei kalten Füßen, Blasen-, Nieren- und Unterleibsentzündungen, zur Ableitung bei Entzündungen im Bereich des Kopfes und Halses, bei Senk- und Spreizfußbeschwerden (mit Fußübungen und Massagen) und bei Sehnenscheidenentzündungen.

Bei hohem Blutdruck sind sehr heiße Fußbäder zu unterlassen.

Das ansteigende Fußbad

Man beginnt mit einer Wassertemperatur von etwa 30—32° C und steigert sie durch langsames Zugießen von heißem Wasser innerhalb von 20—30 Minuten auf etwa 42—45° C. Eine Ruhepause nach dem Bade von einer halben bis zu einer Stunde ist unerläßlich. Das ansteigende Fußbad am besten wöchentlich zweimal durchführen.

Wer keine Sauna aufsuchen kann, sollte im Winter wenigstens 1—2mal wöchentlich ein ansteigendes Fußbad machen. Es ist hilfreich bei Erkältungskrankheiten mit Fieber, besonders am Anfang, bei Rachenentzündungen, Bronchialkatarrh, Bronchialasthma, rheumatischen und gichtischen Reaktionen, Gefäßkrämpfen, Durchblutungsstörungen, Ischias und hohem Blutdruck.

Wechselfußbad

Das Wechselfußbad wird mit drei- bis fünfmaligem Wechsel ausgeführt. Man bleibt 5—10 Minuten im warmen Wasser (38—40° C) und 10—15 Sekunden im kalten Wasser (15—18° C), beginnt warm und hört kalt auf, frottiert dann die Füße und zieht sofort Strümpfe an oder legt sich ins Bett. Das Wechselfußbad ist angebracht bei chronisch kalten Füßen, Blutandrang zum Kopf, Kopfschmerzen, Schlaflosigkeit, nervöser Überregbarkeit, klimakterischen Beschwerden, hohem Blutdruck und zur Übungsbehandlung bei Kreislauf- und Herzfunktionsstörungen.

Barfußgehen

Immer wieder muß auf die wohltuende Wirkung des Barfußgehens hingewiesen werden. Da die Haut der Fußsohlen von Natur aus reichlich mit Schweißdrüsen besetzt ist, vermag sie sich besonders stark an der Ausscheidung von Stoffwechselgiften zu beteiligen. Diese Ausscheidungsfunktion ist natürlich in den Schuhen stark gehemmt. Als Ausgleich sollten wir den Füßen soviel Freiheit wie nur möglich gönnen, das heißt aber, sie mit der Luft und dem natürlichen Erdboden in Berührung kommen lassen, also barfuß gehen.

Barfußgehen wirkt ausscheidend, ableitend bei Blutandrang zum Kopf und anderen Kopfleiden. Allein das Auslüften des Fußes, der nun einmal in einem Schuhgehäuse leicht schwitzt und brennt, ist schon ein Vorteil. Ebenso wichtig ist aber auch das Gehen mit nackten Füßen. Es liegt kein Widerspruch darin, wenn man sagt, daß Kinder oder auch Erwachsene, die viel unter kalten Füßen leiden, möglichst viel barfuß gehen müssen. Durch die freie Belüftung, die intensivere Arbeit der Fußmuskeln und Gelenke werden die kalten Füße besser durchblutet und daher sehr schnell warm. Jeder kann erleben, wie er — auch bei kühlem Wetter — sehr schnell warme Füße bekommt, wenn er nur eine halbe Stunde am Strand barfuß herumläuft.

Das Barfußlaufen auf harten Beton- oder Asphaltstraßen sollte man allerdings vermeiden, sondern dazu möglichst einen Untergrund aus Naturboden wählen.

Besonders unseren Kindern sollten wir, wo immer sich eine Gelegenheit dazu bietet, das Barfußgehen erlauben. Meist kommen wir damit ihrem eigenen Wunsch entgegen.

In der Stadt, in der es ja kaum Gelegenheiten zum Barfußgehen gibt, ist es ratsam, wenigstens abends in seinem Zimmer fünfzehn bis dreißig Minuten lang das Barfußgehen zu üben. Es ist und bleibt das natürlichste, einfachste und beste Abhärtungsmittel.

Wassertreten

Das Wassertreten gehört zu den bekanntesten Kneippschen Kurmaßnahmen. Es kann in einer eigens dafür angelegten Wassertretstelle, in einem Bach, am Strand, aber auch zu Hause in der Badewanne durchgeführt werden. Es kommt nur darauf an, in wadenhohem Wasser stapfen zu können. Lediglich im Ausnahmefall sollte man sich mit nur knöcheltiefem Wasser begnügen. Das Wasser darf sogar bis ans Knie reichen. Es gilt dabei die Regel: Je höher und frischer das Wasser, um so wirksamer die Anwendung. Anfangs führt man das Bad nur eine viertel Minute, später bis zu drei Minuten durch, wobei man beim Treten die Beine möglichst bis über die Wasserfläche hebt.

Das abwechselnde Heben und Treten der Füße ist für die gestaute Blutzirkulation besonders wichtig, weil dadurch die Beine mit ihren Blutgefäßen rhythmisch dem Kältereiz, dem Druck des Wassers und dem ständigen Aufhören und Wiedereinsetzen dieser Reize unterliegen. Dieser Wechsel trainiert die Gefäße und fördert die Zirkulation. Nach drei Minuten verläßt man das Wasser, trocknet die Beine aber nicht ab (nur das Wasser mit der Hand abstreifen), zieht sofort trockene Strümpfe und Sandalen an und läuft anschließend so lange, bis die Füße trocken sind und sich eine wohlige Wärme in den Beinen und schließlich im ganzen Körper bemerkbar macht.

Das Wassertreten bewirkt eine gute Abhärtung, bei Blutandrang eine Ableitung des Blutes vom Kopf, eine verbesserte Atmung und eine erhöhte Kreislaufleistung besonders in den Beinen und im Unterkörper.

Angebracht ist diese Anwendung zur Durchführung einer Abhärtungskur (besonders in Verbindung mit kalten Halbbädern), bei müden Füßen, Blutandrang zum Kopf, Kopfschmerzen, Nasenbluten und trägem Stuhlgang (verbessert die Durchblutung des Unterkörpers).

Taulaufen

Das Taulaufen ist eine sehr einfache und zweckmäßige Maßnahme zur Behandlung einer Fußschwäche. Auch dient es zur Ableitung des Blutes von Kopf und Oberkörper. Es wirkt intensiver als Wassertreten.

Man geht dabei mit nackten Füßen frühmorgens 3—5 Minuten (später bis zu 15 Minuten) im taufrischen Gras umher, streift dann das tropfende Wasser ab und zieht sofort, ohne die Füße völlig abgetrocknet zu haben, trockene, wollene Strümpfe und Sandalen an. Anschließend geht man so lange auf trockenen Wegen weiter, bis die Füße trocken und intensiv warm sind. Meist dauert das etwa eine Viertelstunde. Die entstehende Wärmereaktion nach Beendigung des Taulaufens ist für die Wirkung entscheidend. Daher unbedingt warmlaufen! Das Taulaufen hat in seiner physiologischen Wirkung vieles mit den Kaltwasseranwendungen gemeinsam.

Kneipp sagte von dieser Anwendung: „Ich kann dieselbe jung und alt, Gesunden und Kranken, unbehindert jeder anderen Anwendung, bestens als Abhärtungsmaßnahme empfehlen." Er empfahl übrigens auch das *Gehen auf nassen Steinen,* weil es dem Gehen im nassen Gras in der Wirkung etwa gleichkäme. Diese Maßnahme empfiehlt sich dort, wo kein betautes Gras zur Verfügung steht. Die Steine kann man durch mehrmaliges Aufgießen von kaltem Wasser leicht naß halten.

Das Taulaufen und das Gehen auf nassen Steinen ist angezeigt bei kalten Füßen, Halsleiden, Katarrhen der Luftwege, Blutandrang zum Kopf und Kopfschmerzen. Jedoch niemals das Warmlaufen in trockener Fußbekleidung vergessen!

Schneegehen

Stärker noch als das Taulaufen und Wassertreten wirkt das *Gehen im frischen Schnee.* Gefrorener, harter Schnee ist dazu ungeeignet! Ein Gang durch den Schnee sollte 3—4 Minuten dauern, wobei man nicht stehenbleiben darf, sondern stets in Bewegung bleiben muß. Das Schneegehen aber nur durchführen, wenn man sich völlig warm fühlt. Fehlt die nötige Körperwärme, so muß sie erst durch Arbeit oder Bewegungsübungen erzeugt werden. Selbstverständlich müssen die Füße selbst heil sein. Mit offenen, aufgesprungenen oder eiternden Wunden oder Verletzungen darf das Schneegehen nicht durchgeführt werden. Man vermeide es auch bei scharfem Wind. Am besten ist es im frischgefallenen Schnee, bei Vorfrühlingssonne oder bei beginnender Schneeschmelze.

Menschen, deren Füße der Luft völlig entwöhnt sind, deren Zehen schon bei der Berührung mit dem Schnee schmerzen, müssen erst durch andere Wasseranwendungen einen gewissen Grad von Abhärtung erreichen. Die Abhärtungswirkung, die erhebliche Rückwirkungen auf das vegetative Nervensystem hat, beruht auf dem raschen Wechsel von Wärme- und Kältereizen.

Das Schneegehen ist bei den gleichen Leiden und Erkrankungen angezeigt wie das Taulaufen und das Wassertreten.

DIE SITZBÄDER

Sitzbäder werden viel verordnet und sind einfach durchzuführen. Beim Sitzbad tauchen nur das Gesäß und der Leib bis zur Nabelhöhe und etwa die obere Hälfte der Oberschenkel in die ungefähr halb gefüllte Sitzbadewanne ein. Die Unterschenkel hängen also aus der Wanne heraus.

Kneipp warnte in seinem „Testament und Codizill" vor einer zu häufigen Anwendung der Sitzbäder, aber auch vor zu kalten, zu warmen und vor allem zu langen Sitzbädern. Diese Warnung ist ganz allgemein auch heute noch angebracht bei Krankheitszuständen, die länger dauernde und sogar möglichst heiße Sitzbäder erfordern, wie zum Beispiel Harnverhaltung, Nierenbecken- oder Harnleitersteinkoliken und Unterleibskrämpfe. Bei längerdauernden und insbesondere hochtemperierten Sitzbädern sollte aber eine ärztliche Überwachung der Kreislauffunktionen erfolgen.

Das kalte Sitzbad

Der unter den römischen Ärzten als Wasserdoktor bekannte *Aulus Cornelius Celsus* (23 n. Chr.) beschrieb bereits ausführlich das Sitzbad so, wie wir es heute noch ausführen. Das Sitzbad ist eine Wasseranwendung, die im Mittelalter viel im Gebrauch war, sich durch die Jahrhunderte erhalten hat und eine der wichtigsten und besonders bei Frauen beliebtesten Anwendungen des *Kneippschen Heilsystems* darstellt. Auch *Prießnitz* wandte das Sitzbad kurmäßig an. Es wurde ferner von *Kuhne, Just* und *Felke* übernommen. Alle sind sich darüber einig, daß die Schlaflosigkeit durch kalte Sitzbäder wirksam behandelt werden kann. Prof. *Vogel* nennt als erste Heilanzeige für das kalte Sitzbad neben Erregungszuständen ebenfalls die Schlaflosigkeit.

Für die praktische Anwendung empfiehlt *Schalle* eine Sitzbadewanne oder ein anderes geeignetes Gefäß aus Holz oder Metall, das zur Hälfte bis zu zwei Drittel mit Wasser gefüllt wird. Die Temperatur soll 15—20° C betragen. Man setzt sich, bis auf das Hemd entkleidet, so hinein, daß der Unterleib bis zum Bauchnabel und die Oberschenkel bis zur Mitte ins Wasser tauchen. Die Dauer der Anwendung beträgt je nach Empfindlichkeit 6—15 Sekunden.

Nach *Fey* nimmt man das kalte Sitzbad abends (vor dem Schlafengehen) oder auch nachts vom warmen Bett aus und geht unabgetrocknet sofort wieder ins warme Bett zurück. Das Bad beruhigt, fördert die Darmtätigkeit besonders bei schlaffer Stuhlträgheit (atonischer Obstipation), stärkt die Beckenbodenmuskulatur und wirkt anregend auf die Durchblutung des Beckens bzw. der Geschlechtsorgane, wodurch Stauungen beseitigt, Hämorrhoiden gebessert, die Geschlechtsfunktionen geregelt und die Nierentätigkeit im Sinne einer vermehrten Giftausscheidung angeregt werden.

Kneipp war der Meinung, daß das kalte Sitzbad nicht mehr als 2—3mal in der Woche genommen werden sollte, weil sonst das Blut zu sehr in die Sitzteile geleitet wird und so Hämorrhoiden großgezogen werden.

Das kalte Sitzbad kann somit als Beruhigungsmittel bei nervösen Schwächezuständen, als Schlafmittel, als Stuhlregulierungsmittel, zur Regelung der Geschlechtsfunktionen, bei Menstruationsstörungen, Senkungen der Unterleibsorgane, zur Stärkung der Beckenbodenmuskulatur in der Schwangerschaft und bei beginnenden Entzündungsvorgängen im kleinen Becken eingesetzt werden.

Merke: Sofort nach einem kalten Sitzbad ins warme Bett zurück oder ankleiden und bewegen. Es muß kurz nach dem Bad eine fühlbare Wiedererwärmung eintreten!

Das warme Sitzbad

Das warme Sitzbad sollte eine Temperatur von 36—39° C aufweisen und 10—15 Minuten dauern. Meist wird dem warmen Sitzbad ein Kräuterextrakt zugesetzt (Fichtennadeln, Heublumen, Zinnkraut, Haferstroh). Der Badende wird während des Bades mit einem Badetuch und einer Wolldecke ringsherum, einschließlich der Füße, die schon vor Beginn des Bades warm sein müssen, eingepackt. An das warme Sitzbad schließt sich sofort eine kalte Abwaschung des Unterkörpers und der Beine oder ein kurzer kalter Unterguß an. Danach abtrocknen (frottieren) und anziehen.

Das warme Sitzbad wirkt anregend auf die Durchblutung des Unterbauches und der Beckenorgane sowie entzündungswidrig, aufsaugend und krampflösend.

Die sich daraus ergebenden Heilanzeigen sind: Entzündungen des Beckenbindegewebes und der Unterleibsorgane, Schwäche der Magen- und Darmmuskulatur, Kreislaufstörungen in den Unterleibsorganen, Blasenschwäche und Blasenentzündungen.

Das heiße Sitzbad

Das heiße Sitzbad soll eine Temperatur von 38—40° C, das sehr heiße eine solche von 40—45° C aufweisen. Das sehr heiße Sitzbad darf nicht ohne ärztliche Verordnung vorgenommen werden. Die Dauer des Bades beträgt 10—15 Minuten. Nach Beendigung des Bades kurz kalt abreiben, ins Bett gehen und warm einpacken. Leichtes Nachschwitzen ist erwünscht. Das heiße Sitzbad wird jedoch wie alle heißen Bäder nur selten verordnet.

Das heiße Sitzbad eignet sich zur Lösung von Krämpfen im Bereich des Darmes und des Unterleibes (Gebärmutter, Blase, Harnröhre) und zur Regelung von Menstruationsstörungen.

Man setzt den heißen Sitzbädern gern Heublumen-, Zinnkraut-, Haferstroh- und Kamillenextrakte zu.

Das ansteigende Sitzbad

Das ansteigende Sitzbad, das technisch genauso wie die anderen Sitzbäder ausgeführt wird, beginnt man mit einer Temperatur von 36° C, die man innerhalb von 15—20 Minuten unter Zulauf oder Zugießen von heißem Wasser langsam auf 42° C steigert. Das ansteigende Sitzbad gehört zu den stärkeren Anwendungen, die man nicht ohne ärztliche Verordnung durchführen sollte.

Das Bad eignet sich zur Bekämpfung von Nieren-, Harnleiter- und Blasenkoliken, bei Steinleiden und zur Erleichterung von Grieß- und Steinabgängen. Nach Beendigung des Bades sofort zum Nachdünsten ins vorgewärmte Bett! Unter Umständen muß eine Dreiviertel- oder Ganzpackung angelegt werden. Zwei Stunden danach eventuell eine kurze kühle Ganzwaschung folgen lassen.

Wechselsitzbad

Das Wechselsitzbad ist eine der wichtigsten Anwendungen der alten wie der modernen Wasserheilkunde, weil es sich bei einer großen Zahl von Krankheiten im Bereich des Gesäßes, der unteren Extremitäten und bei der Behandlung von Frauenkrankheiten immer wieder bewährt.

Zur Durchführung des Wechselsitzbades gehören zwei Sitzwannen. Notfalls kann man für die Kaltanwendung behelfsmäßig eine Schüssel nehmen. Das heiße Bad soll 38—41° C, das kalte Bad 15—18° C betragen. Man badet zunächst 5—10 Minuten heiß, anschließend 5—10 Sekunden kalt, wiederholt den Wechsel 1—2mal und beendet das Bad mit dem kalten Wasser. Nach morgendlicher Ausführung abtrocknen und sofort anziehen, abends abtrocknen und sofort zu Bett gehen und für gute Erwärmung sorgen, falls sie nicht durch das Wechselbad schon fühlbar eingetreten ist.

Das Wechselsitzbad wirkt anregend auf die Durchblutung der Bauch- und Unterleibsorgane sowie der unteren Extremitäten. Die bessere Durchblutung behebt Stauungszustände im Unterleib, Versteifungen im Bereich der Lendenwirbelsäule und des Beckens und Erschlaffungen besonders des Mastdarms.

Das Wechselsitzbad eignet sich daher zur Behandlung von Hexenschuß (Lumbago), von Arthrosis deformans der Hüftgelenke, der Lendenwirbelsäule und des Kreuzbeins, von Neuralgie und Entzündung der Ischiasnerven (Ischialgie und Ischiasneuritis) sowie von Bandscheibenschäden.

Unentbehrlich ist das Wechselsitzbad auch bei mehreren Frauenleiden, nämlich bei Menstruationsstörungen, entzündlichen Prozessen im Bereich der Unterleibsorgane, Weißfluß und Sterilität.

DIE HALBBÄDER

Bei allen Halbbädern soll der Unterkörper bis zur Nabelhöhe vom Wasser bedeckt sein. Man führt sie am besten — sitzend — in der normalen Badewanne aus, die sich gut so weit füllen läßt, daß das Wasser bis zum Bauchnabel reicht.

Kneipp war von der großen Bedeutung des Halbbades nicht nur für Kranke, sondern auch für Gesunde überzeugt. Er wollte es gegen die Verweichlichung angewendet wissen und schrieb in seinem „Testament und Codizill“: „Das Halbbad allein würde gegen dieses fürchterliche Übel (die Verweichlichung) schützen. Wie also dieses Bad die ganze Natur kräftigt, so schützt es dieselbe auch vor Verweichlichung. Noch mehr aber schützt das Halbbad vor vielen Krankheiten, wenn der Leib schlaff, träge und untätig werden will oder wenn er zu sehr verweichlicht ist.“

Das kalte Halbbad

Die Temperatur soll 15—16° C, die Dauer des Bades 6—10 Sekunden betragen. Man steigt langsam in das Bad ein und benetzt auch kurz die Herzgegend und den Rücken. Sofort nach Beendigung des Bades sorgt man nach dem Abstreifen des Wassers für eine gute Wiedererwärmung, indem man sich rasch anzieht und bewegt oder aber ins Bett geht.

Das Bad wird durchgeführt zur Abhärtung und zum Kreislauftraining, ferner bei Verstopfung, Blähungen (Meteorismus), nervösen Herzstörungen, Kopfdruck und Schlaflosigkeit. Bei entzündlichen Darmerkrankungen mit Durchfällen und Blutungen darf man das kalte Halbbad nicht anwenden!

Das warme Halbbad

Man führt es wie das kalte Bad durch, jedoch bei einer Temperatur von 37—38° C. Es dauert etwa 15—20 Minuten. Nach Beendigung des Bades folgt noch eine kurze Kaltanwendung (Waschung oder Guß).

Die warmen Halbbäder wendet man meist zur Beruhigung und zur Förderung des Schlafes an, oft mit dem Zusatz einer Baldrianwurzelabkochung. Die nachfolgende Abgießung darf dann nur kühl bis lau sein (20—35° C).

Das heiße Halbbad

Es wird wie das warme Halbbad ausgeführt. Die Temperatur soll 39—42—44° C betragen, die Dauer nur 8—10 Minuten. Bei längerem Baden tritt starker Schweißausbruch auf.

Die heißen Halbbäder dienen zur Schweißerzeugung bei beginnenden Erkältungskrankheiten.

Das ansteigende Halbbad

Wasser-
anwendungen

Die Durchführung geschieht in der gleichen Weise wie bei den anderen Halbbädern, nur sorgt man durch Heißwasserzulauf für einen Temperaturanstieg von 36° auf 40—42° C oder gar mehr (bis 44° C). Es ist ein schweißtreibendes und darum sehr anstrengendes Bad, das man zu Schwitzkuren, bei Gelenkrheumatismus, Gicht und Nierengrieß verwendet. Das sollte allerdings nur mit Zustimmung des Arztes geschehen.

DIE VOLLBÄDER

Vor der Beschreibung der einzelnen Vollbäder ist noch einmal an die Temperaturempfindungen zu erinnern. Wassertemperaturen unter 36° C kühlen und werden auch als kühlend empfunden, wogegen Wassertemperaturen über 36° C wärmen und auch so empfunden werden. Im übrigen können für unser Temperaturgefühl folgende Richtwerte gelten:

kalt	10—20° C
kühl	20—30° C
lau	30—35° C
warm	35—40° C
heiß	40—45° C

Bäder von 39—40° C *steigern die Blutwärme* und damit die Wärme des ganzen Körpers bei entsprechender Dauer auf dieselbe Höhe, gleichen also das Temperaturmosaik (die verschiedenen Temperaturen der einzelnen Organe und Gewebe) in hohem Maße aus und wirken so als Heilfieber *(Vogel)*.

Die Frage, wieweit heiße Bäder eine Belastung für Herz und Kreislauf darstellen, hat Dr. *Weskott* in seinen Untersuchungen geklärt. Er ging dabei von etwas geringeren Temperaturen aus, als sie unsere Tabelle nach der allgemein üblichen Verfahrensweise zeigt. Er kam dabei zu folgendem Ergebnis:

1. Beim Einsteigen in ein heißes Vollbad von 37—39° C kommt es bei richtiger Technik weder zu einer Steigerung des Blutdrucks noch zu einer sofortigen Herz- und Kreislaufbelastung, noch zu Veränderungen im Ablauf der elektrokardiographischen Kurve (Unterwasser-EKG), sofern man vegetative und psychische Einflüsse sowie krankhafte Zustände des Badenden ausschließt.

2. In heißen Bädern von 38—40° C besteht durch die thermischen und mechanischen Faktoren des Bademediums nach 10—15 Minuten die Gefahr einer individuell verschiedenen Herz- und Kreislaufbelastung. Sie dokumentiert sich in einem Anstieg des systolischen Blutdrucks, in einer Vergrößerung der Blutdruckamplitude, einer Steigerung der Herzfrequenz, einer Erhöhung der Körpertemperatur und des Schlagvolumens sowie in mannigfachen Veränderungen der

Herzstromkurve in und nach dem Bade. Bei nicht fixierten Blutdruckerhöhungen wird der Blutdruck in heißen Bädern durch die Erweiterung der peripheren Schleusen, die gleichmäßige Durchwärmung der Nieren und die sedative (beruhigende) Wirkung der Wärme gesenkt.

3. In Überwärmungsbädern mit einer starken Steigerung der Mundtemperatur des Badenden bis 41° C und darüber erhöht sich die Herz- und Kreislaufbelastung mit zunehmender Badedauer infolge der lange Zeit einwirkenden Hyperthermie (Überwärmung). Sie können nicht als herz- und kreislaufbelastender angesehen werden als gewöhnliche heiße (38—40° C) Vollbäder mit der üblichen Badedauer von 20 Minuten. Ansteigende Vollbäder von 10—30 Minuten Dauer und mit langsamem und gleichmäßigem Temperaturanstieg des Badewassers von 36 auf 40° C sind wirkungsmäßig schon wegen der kurzen Badezeit keine Überwärmungsbäder, bei denen ein therapeutischer (heilender) Effekt allein oder vornehmlich durch die Hyperthermie (Überwärmung) erzielt werden soll.

Bei der Durchführung heißer Bäder darf der Badende nie allein gelassen werden, da Ohnmachten oder Schwächezustände auftreten können!

Das kalte Vollbad

Das kalte Vollbad kann eine Temperatur von 10—20° C haben und wird meistens um 15° C liegen. Nachdem man mit den Beinen ins Bad eingestiegen ist, wäscht man Brust und Rücken etwas vor und taucht dann langsam bis zum Hals ins Wasser ein. Die Dauer des Bades beträgt 5—10 Sekunden. Nach dem Aussteigen streift man das Wasser mit den Händen ringsum ab und kleidet sich ohne völliges Abtrocknen sofort an. Anschließend muß durch Bettruhe oder Bewegung für eine gute Wiedererwärmung gesorgt werden, was für die Wirkung gerade des kalten Vollbades entscheidend ist.

Kalte Vollbäder wirken stoffwechselanregend, wärmeentziehend, kreislauffördernd und kräftigend. Auf Grund dieser Wirkungen ist das kalte Vollbad besonders geeignet zur Abhärtung, bei Stoffwechselträgheit und Fettsucht.

Schwächliche und blutarme Personen dürfen keine kalten Vollbäder nehmen. Diese sind auch völlig ungeeignet bei organischen Erkrankungen des Herzens und der Blutgefäße (Herzfehler, Herzmuskelschäden, Arteriosklerose) sowie bei infektiösen Lungenprozessen (insbesondere Lungentuberkulose), obwohl *Kneipp* seine ersten Badeversuche bei Lungentuberkulose mit eiskalten Bädern im Fluß gemacht hat.

Kneipp, der den größten Wert gerade auf das kalte Vollbad legte, sagte darüber: „Je kürzer das Bad, desto besser die Wirkung!" Und an anderer Stelle heißt es: „Eine wichtige Rolle im Gesundbleiben spielt das Abgehärtetsein gegen die verschiedenen Einflüsse, den Wechsel der Temperatur (Witterung, Jahreszeiten). Unglücklich der Mensch, dem jeder Windhauch, jedes Lüftchen die Lunge, den Hals, den Kopf verdreht, der das ganze Jahr aufmerken muß, wie heute und morgen die Windfahne gerichtet ist! Dem Baum in der freien Natur kann es gleichgültig sein, ob Sturm, ob Windstille, ob Kälte herrscht. Er trotzt Wind und Wetter, er ist abgehärtet. Der Gesunde probiere unser Bad, er wird dem starken Baum gleichen!"

Leider sind heute viele Menschen gegenüber Kaltwasseranwendungen zur Vorbeugung und Kräftigung sehr zurückhaltend und empfindlich geworden, da sie durch Zentralheizung, klimatisierte Räume und mangelhafte Bewegung im Freien verweichlicht sind.

Das warme Vollbad

Von warmen Vollbädern sprechen wir bei Badetemperaturen von 35—39° C. Sie können 2—20 Minuten dauern. Im warmen Vollbad kann man versteifte Glieder besser bewegen. Man benutzt es deshalb auch gern zur Durchführung von Unterwassermassagen, die mit der Hand oder mit dem Druckstrahlguß durchgeführt werden. Die warmen Vollbäder wirken darüber hinaus auch nervenberuhigend, eine Wirkung, die durch entsprechende Badezusätze (Baldrianwurzel, Kamillenblüten, Melisse, Thymian) noch verstärkt werden kann.

Treten während des Bades Kopfdruck, Herzdruck oder Herzklopfen auf, so legt man eine kühle Kompresse auf die Stirn oder wäscht die Arme kalt ab.

Abgesehen davon, daß warme Bäder der Körperreinigung dienen, benutzt man sie auch bei nervöser Unruhe, Schlafstörungen, Neuralgien (Ischias), Gelenkrheumatismus und Gliedersteifigkeit.

Das warme Bad sollte man mit einer kurzen Kaltanwendung abschließen (Waschung oder Guß), damit die Blutgefäße tonisiert werden.

Das heiße Vollbad

Heiße Bäder weisen eine Temperatur von 40—44° C auf. Sie stellen eine erhebliche Kreislaufbelastung dar und sollten nicht ohne ärztliche Verordnung genommen werden, wobei Temperatur und Dauer streng vorgeschrieben sind. Besser ist es oft, mit etwas niedrigerer Temperatur (38° C) zu beginnen und durch Zulauf von heißem Wasser die geforderte Wärme langsam zu erreichen. Die Dauer der heißen Bäder wird meist auf 10—15 Minuten begrenzt. Bei hochtemperierten Bädern (42—44° C) führt man oftmals nur ein Tauchbad von 4—5 Sekunden Dauer durch, um die Kreislaufbelastung möglichst gering zu halten.

Die heißen Bäder sind angezeigt bei rheumatischen Erkrankungen, sobald die Badeerlaubnis erteilt wird, und bei Nierenleiden. Man kann damit auch Schwitzprozeduren einleiten.

Kurze heiße Tauchbäder wirken bei allgemeiner Müdigkeit ähnlich erfrischend wie kurze kalte Bäder. Nicht erlaubt sind heiße Bäder jedoch bei organischen Erkrankungen der Kreislauforgane (Herzfehler, hoher Blutdruck, Arteriosklerose).

Das temperaturansteigende Vollbad

Hierbei beginnt man das Bad mit einer Wassertemperatur von 38° C und steigert die Temperatur durch Zulauf von heißem Wasser in 15—20 Minuten auf 42—44° C. Das Bad muß 1—5 Minuten nach Erreichen der Höchsttemperatur beendet werden. Man schließt dann sofort eine Trockenpackung zum Nachschwitzen an.

Das Bad wirkt stark schweißtreibend und stoffwechselanregend. Man wendet es daher besonders bei Stoffwechselstörungen und beginnenden Infekten an. Wie bei den anderen heißen Vollbädern, so sind auch hierbei Personen mit organischen Erkrankungen des Kreislaufsystems (Herz und Gefäße) von der Anwendung temperaturansteigender Vollbäder ausgeschlossen.

Das Bürstenbad

Außer den in der Temperatur konstant gehaltenen und den temperaturansteigenden Bädern werden auch heute noch die schon früher von Prof. Dr. med. *J. Grober* beschriebenen *absteigenden* Bäder durchgeführt. Heute beginnt man dabei mit einer etwa der Körperwärme entsprechenden Wassertemperatur, also ungefähr 36—37° C, und senkt die Temperatur in zehn Minuten auf 22° C (ausnahmsweise auch wesentlich tiefer). Wenn man während dieser Zeit Brust und Rücken mit ein bis zwei Bürsten in der Längs und Querrichtung kräftig bürstet, so bezeichnet man das als *Bürstenbad.*

Ohne Bürstung wird das absteigende Bad angewendet bei hochfieberhaften Erkrankungen. Mit Bürstung eignet es sich für Rekonvaleszenten etwa am Ende einer Behandlung.

Wenn man im warmen Bad Herz- und Kreislaufkranke (soweit sie überhaupt warme Bäder vertragen) sowie Rekonvaleszenten mit einer Bürste abreibt, so spricht man ebenfalls von Bürstenbädern.

DIE DAMPFBÄDER

Wasser-
anwendungen

Wenn man Wasser in Form von Dampf auf den Körper oder auf Teile des Körpers einwirken läßt, spricht man von Dampfbädern. Dampf kann höher temperiert sein als Wasser, da er eine geringere Wärmeleitfähigkeit besitzt. Er läßt sich vor allem auch am Kopf anwenden, den man ja in die Badeanwendungen sonst nicht einbeziehen kann. Teildampfbäder lassen sich vor allem gut im Haushalt durchführen. Das sollte jedoch nicht unmittelbar vor und nicht früher als zwei Stunden nach den Hauptmahlzeiten geschehen. Vor jedem Dampfbad sind nach Möglichkeit Blase und Darm zu entleeren. Personen mit Herz- und Gefäßstörungen sollten bei diesen Anwendungen besonders vorsichtig sein. Weniger anstrengend sind Dampfkastenbäder, weil dann der Kopf nicht dem Dampf ausgesetzt ist und außerdem gekühlt werden kann.

Dampfbäder wirken durchblutungsfördernd auf die Haut (hyperämisierend), sie steigern ferner den Stoffwechsel der tieferen Gewebsschichten (Binde- und Muskelgewebe) und die Ausscheidungsfähigkeit über die Haut. Vernünftig angewendet, sind die Dampfbäder geeignete Mittel, um die Kneippsche Forderung des Auflösens, Ausleitens und Ausscheidens zu verwirklichen.

Meistens fügt man den Dampfbädern noch Kräuterextrakte hinzu. Man spricht dann von Kräuterdämpfen. Sie unterstützen die Heilwirkung des Dampfbades. Als Zusätze verwendet man Kamillen, Heublumen, Haferstroh und Fichtennadeln.

Damit der Dampf längere Zeit auf die Haut des anzudampfenden Körperteils einwirken und nicht entweichen kann, umgibt man den Körperteil mit ein bis zwei Trockentüchern und ein bis zwei Wolldecken. Man spricht bei den Dämpfen auch von Wickeln, bei denen das feuchte Wickeltuch durch den Dampf ersetzt worden ist. Das Einpacken in Dampf geschieht ja auch wie bei einem heißen Wickel mit Trockentuch und Wolldecke, nur daß diese sehr locker sind, um dem Dampf genügend Platz zu lassen.

Zur Herstellung des Dampfes oder Kräuterdampfes benötigt man einen Kessel mit Deckel, 1—2 Leinentücher als Trockentücher und 1—2 Wolldecken. Nachdem man den Kessel zur Hälfte mit kochendem Wasser gefüllt und den gewünschten Zusatz hineingegeben hat, schließt man ihn sofort. Je nach Zusatz muß dann der Kesselinhalt nochmals gekocht werden.

Bevor man den heißen Dampf an den Körper gelangen läßt, müssen die Abdecktücher und Decken vorbereitet sein. Um Verbrennungen zu vermeiden, schiebt man den Deckel zuerst wenig und dann nach und nach völlig beiseite. Der Körper darf nicht zu dicht an der Dampfquelle sein. Bei allen Dampfanwendungen sollte eine zweite Person anwesend sein, um gegebenenfalls Hilfestellung leisten zu können.

Kopfdampfbad (Gesichtsdampfbad)

Zu Kopf- oder Gesichtsdampfbädern verwendet man meist einen Kamillenaufguß. Die Öffnung des Dampfgefäßes sollte nicht viel größer sein als das Gesicht. Wenn alles, was zum Bad benötigt wird, vorbereitet ist, gießt man 1—2 Liter kochendes Wasser auf die Kamillenblüten (1—2 Eßlöffel Blüten), hält das Gesicht in die aufsteigenden Dämpfe und bedeckt Kopf und Gesicht mit den vorbereiteten und vorgewärmten Tüchern. Die Haare können dabei durch eine Bademütze geschützt werden, wenn nicht beabsichtigt ist, den ganzen Kopf anzudampfen. Die Dauer des Bades kann 15—20 Minuten betragen, falls der Dampf so lange aufsteigt. Es läßt sich eine beliebig lange Dampfbildung erreichen, wenn man den Dampftopf auf eine geheizte Platte setzt. Hierbei ist jedoch besondere Vorsicht nötig, damit keine Verbrennungen auftreten. Nach dem Kopfdampfbad geht man am besten ins Bett und läßt eine gute halbe Stunde nachdünsten.

Während des Bades tritt eine starke Hautdurchblutung ein, die Poren öffnen sich und steigern ihre Absonderungs- und Ausscheidungstätigkeit. Hierauf beruht auch die Anwendung des Gesichtsdampfbades als erfolgreichstes natürliches Schönheitsmittel. Frauen im mittleren Alter sollten es wöchentlich einmal anwenden, um die Gesichtshaut nicht vorzeitig schlaff werden und damit älter erscheinen zu lassen. Blonde Frauen mit zarter und empfindlicher Gesichtshaut verwenden als Zusatz am besten nicht reinen Kamillenblütenaufguß, sondern eine Mischung von gleichen Teilen Augentrost, Kamillen, Lavendel, Lindenblüten, Rosmarin, Pfefferminze und Schafgarbe, die ihre Haut besser strafft. Man nimmt 2 Eßlöffel dieser Kräutermischung auf 1 Liter Wasser.

Nach Beendigung des Dampfbades wäscht man das Gesicht sofort mit kühlem bis kaltem Wasser und trocknet es dann gut ab. Durch das kalte Wasser verengen sich die weit geöffneten Poren wieder, was insofern wichtig ist, damit die Haut nicht großporig bleibt. Danach reibt man die Gesichtshaut noch mit einem guten Hautöl leicht ein und hat damit rein äußerlich alles gegen eine vorzeitige Alterung der Haut getan.

Das Gesichts-Kopfbad dient jedoch nicht nur der Schönheitspflege, es ist auch zur Behandlung aller Krankheitsherde am Kopf geeignet, nämlich bei Schnupfen, Nasennebenhöhlenerkrankungen, Mittelohrentzündungen, Gesichts- und Gehörgangsekzem sowie Rachen- und Bronchialkatarrh.

Fußdampfbad

Zunächst wird über die Rückenlehne und den Sitz eines Stuhles das Wolltuch und darauf das Trockentuch so ausgebreitet, daß sie weit genug auf dem Boden liegen. Dann setzt sich der Patient auf den Stuhl. Die Füße oder Beine sind natürlich entkleidet. Dann stellt man den Dampftopf vor die Füße und packt den Unterkörper gut ein. Nun schiebt man langsam den Topfdeckel beiseite (Vorsicht vor Verbrennungen!) und legt zwei bis drei Holzlatten quer über den Topf, so daß der Patient seine Füße darauf stellen kann. Die Füße mit dem Topf werden dann wieder gut eingeschlagen. Der Dampf wirkt nun auf die Fußsohlen und die Unterschenkel. Die Dauer des Bades beträgt 15—20 Minuten. Die Zusätze sind im Bedarfsfall vorwiegend Zinnkraut, Kamille und Heublumen. Diese werden in einer Menge von zwei Handvoll in dem geschlossenen Gefäß mitgekocht. Eine Abwaschung, ein Knieguß oder ein kaltes Fußbad beenden diese Anwendung. Neigt der Kranke zu Gefäßkrämpfen, dürfen keine kalten Anwendungen erfolgen.

Das Fußdampfbad ist angebracht bei chronisch kalten Füßen, Gefäß- und Muskelkrämpfen in den Unterschenkeln (auch als Folge von Arteriosklerose), Schweißfüßen und als Ableitungsmaßnahme bei Stauungen im Oberkörper und im Kopf sowie bei beginnenden Erkältungskrankheiten.

Unterleibs- oder Gesäßdampfbad

Hierbei stellt man den Dampftopf unter einen Stuhl mit durchlochter Sitzfläche (Rohrgeflecht). Der Patient setzt sich mit entblößtem Unterkörper darauf und wird ringsum mit dem Trockentuch und ein bis zwei Wolldecken eingepackt. Der ganze Unterkörper muß mit dem Sitz einen gut abgeschlossenen Raum bilden. Die Wolldecken müssen auf dem Boden aufliegen, um auch hier einen guten Abschluß zu gewährleisten. Bei kalten Füßen stellt man die Füße gleichzeitig in ein warmes bis heißes Fußbad, das natürlich in die Einpackung mit eingeschlossen ist.

Nach vorsichtigem Abheben des Deckels läßt man den Dampf 10—15 Minuten einwirken. Er muß dabei Gesäß, Bauch, Unter- und Oberschenkel berühren. Man kann selbstverständlich für die Füße auch einen zweiten Dampftopf benutzen. Es muß nur sehr darauf geachtet werden, daß die Umhüllung von der Gürtellinie abwärts bis zum Boden dicht abschließt.

Dieses Bad ist angebracht zur Einleitung einer Schwitzkur mit nachfolgender Bettschwitzpackung, bei Erkältungskrankheiten, Schnupfen, Grippe, Blasenkatarrh und Prostataleiden (Prostatahypertrophie und Prostatitis), Nieren-, Darm- und Blasenkoliken, Ableitung und Schweißerzeugung bei Stoffwechselstörungen, Leberstauung und Leberschwellung, Krämpfen während der Periode.

Durch Einlegen eines heißen Ziegelsteins ins Wasser kann man die Dampfbildung verlängern. Auch bei Gebärmutterleiden, bei zu schmerzhafter Menstruation, zur Ableitung des Blutes aus dem Oberkörper und bei Leberstauung ist das Unterleibsdampfbad nützlich.

Volldampfbad

Man benötigt hierzu zwei Dampftöpfe; einen stellt man unter die Füße, den anderen unter einen durchlöcherten Sitz. Der Patient wird nicht nur bis zur Körpermitte, sondern bis zum Hals eingedeckt, außerdem wird der Kopf noch mit einem Handtuch umhüllt. Die Einhüllung muß ringsum und bis zum Boden vollständig und dicht sein. Eine kalte Kompresse auf der Stirn wird angenehm empfunden.

Das etwas umständliche und deshalb weniger beliebte Volldampfbad dient zur Durchführung von Schwitzkuren, falls nicht eine Bettschwitzpackung vorgezogen wird. Das Volldampfbad bedeutet eine erhebliche Kreislaufbelastung und soll darum nie ohne ärztliche Verordnung genommen werden. Im übrigen gelten dieselben Bedingungen wie bei allen Dampfbädern. Nach dem etwa halbstündigen Nachdünsten kann eine Abwaschung oder Begießung des ganzen Körpers folgen, doch muß auf diese Anwendung verzichtet werden, wenn Krampfzustände vorhanden sind.

Ohrendampfbad

Es läßt sich im Haushalt leicht durchführen. Man bringt einen Wasser-, Tee- oder Bronchitiskessel zum Kochen, stülpt über den Ausguß einen Trichter oder ein dickeres Gummirohr, so daß der austretende Dampf (Vorsicht! Darf nicht zu heiß sein!) direkt auf das Ohr (oder eine andere beliebige kleinere Körperstelle) gerichtet werden kann.

Allen Dampfbädern sollte eine kühle oder sogar kalte Anwendung folgen (Waschung oder Guß). Die Dauer der Dampfbäder beträgt durchschnittlich 15—20 Minuten. Sie können natürlich nach Bedarf verkürzt oder verlängert werden.

DAS TROCKENBÜRSTEN (BÜRSTENMASSAGE)

Obwohl das Trockenbürsten, manchmal fälschlich auch Trockenbürstenbad genannt, nicht zu den Bädern gehört, mag es im Anschluß an die Bäder erwähnt sein. Es handelt sich hierbei um eine *Hautmassage*, die man stets selbst mit einer nicht zu weichen, trockenen Badebürste ausführt. Die Borsten, deren Büschel nicht zu dicht aneinanderstehen, sollten elastisch und wenigstens 20 mm lang sein. Anstelle der Bürste kann man auch Massagehandschuhe (Sisal) oder ein rauhes Massagehandtuch (wie es von *Deuser* angegeben wurde) benutzen.

Sinn des Bürstens ist die Erwärmung und damit auch die bessere Durchblutung der Haut, was beim gesunden Menschen sehr schnell sicht- und fühlbar ist, wenn die Bürstung richtig durchgeführt wird. Um es richtig zu machen, setzt man die Bürste mit der glatten kurzen Randfläche auf und bewegt sie mit nur mäßigem Druck auf der Haut vorwärts, so daß die Bürste einen mäßigen Zug und Druck auf der Haut ausübt.

Trockenbürsten

Auch der Massagehandschuh oder das Massagehandtuch dürfen nicht zu stark und nicht zu schnell bewegt werden. Heftig hin und her zu bürsten ist sicher falsch. Zu beachten ist auch die Strichrichtung: Arme und Beine werden zum Herzen hin gebürstet. Man beginnt an den Händen und führt den Strich bis über die Schultern, jeden Arm mehrmals, dann folgen lange Bürstenstriche von den Zehen herauf bis zur Leiste auf der Vorderseite und hinten über das Gesäß bis zur Hüfte. Der Bauch wird kreisförmig im Uhrzeigersinn gebürstet. Den Rücken läßt man sich am besten von der Mitte her (also von der Wirbelsäule ausgehend) nach außen bürsten. Man beginnt in Kreuzbeinhöhe und fährt mit jedem Bürstenstrich eine Handbreit höher fort. Mit einer Stielbürste kann man den Rücken auch selbst bearbeiten. Die ganze Massage sollte nicht länger als 5—10 Minuten dauern.

Die volle Wirkung ist dann erzielt, wenn eine starke Rötung als Zeichen der Durchblutungssteigerung auftritt und eine angenehme Durchwärmung spürbar wird.

Nach einer gut ausgeführten Bürstenmassage verschwindet die Müdigkeit, und es stellt sich ein Gefühl gesteigerter Körperfrische und Leistungsfreude ein.

Das Trockenbürsten darf ruhig eine gute Gewohnheit werden, aber man sollte trotzdem immer wieder nach dreiwöchiger Anwendung eine Woche lang aussetzen, damit der Anreiz auf die Haut, Hautnerven und Blutgefäße nicht abstumpft und die Hautzellen immer erneut Gelegenheit haben, sich voll zu regenerieren.

Ich selbst übe das Trockenbürsten am liebsten mit dem Deuserschen Massagehandtuch morgens vor dem Waschen gleich nach dem Aufstehen aus. Im Sommer ist es natürlich am schönsten bei geöffnetem Fenster.

Das Trockenbürsten bei bettlägerigen Kranken muß natürlich die Pflegeperson ausführen. Die Bürstung wird gerade von Kranken meist als sehr wohltuend und anregend empfunden. Ob sie angebracht ist, muß der behandelnde Arzt entscheiden. Er kann dabei oft von der sich nicht oder nicht genügend rötenden Hautpartie auf den Krankheitsherd schließen. Es ist auch durchaus möglich, durch systematisches Bürsten entsprechender Hautpartien (der sogenannten Headschen Zonen) die damit nervlich zusammenhängenden inneren Organe heilend zu beeinflussen. So läßt sich z. B. durch Trockenbürsten der dem Magen zugehörigen Hautsegmente eine erhöhte Tätigkeit der Magendrüsen und insbesondere eine erheblich vermehrte Magensäurebildung erreichen, und zwar bei Gesunden wie auch bei Kranken mit mangelhafter oder fehlender Säurebildung. Entsprechende wissenschaftliche Untersuchungen darüber liegen schon lange von *Kalk* und *Thiemer* vor. Wahrscheinlich wird beim Trockenbürsten in der Haut ein

Stoff gebildet oder freigesetzt (wie das Histamin), der eine besondere Wirkung auf die inneren Organe ausübt.

Beim Trockenbürsten bettlägerig Kranker folge ich einer Anweisung, die ich vor Jahren einer Veröffentlichung von *Rosenbaum* entnommen habe und die wie folgt lautet: Trocken-bürsten

Der Patient bleibt in entspannter Lage. Das rechte Bein wird von Bettdecke und Bekleidung befreit und im Knie angewinkelt. Jetzt wird die Innenseite bis zur Leistenbeuge gebürstet. Dann dreht sich der Patient auf die linke Seite, so daß ohne Mühe Fußrücken, Unter- und Oberschenkel, Gesäß- und Hüftmuskulatur behandelt werden können.

Danach nimmt der Patient wieder die Rückenlage ein, und das Bein wird zugedeckt. Derselbe Vorgang wird am linken Bein wiederholt. Kann sich der Patient im Bett aufrichten, dann wird der Rücken von der Wirbelsäule nach links und rechts, jeder Strich jeweils um eine Bürstenbreite höher, gebürstet. Der letzte Strich liegt an der Schulterblatthöhe und führt über den Rand des Trapezius (der trapezförmige große Rückenmuskel zwischen Nacken und Schulterblättern) hinaus bis zum Haaransatz.

Darf sich der Patient nicht aufrichten, jedoch die Seitenlage einnehmen, dann wird erst die eine, dann die andere Rückenhälfte und Flanke gebürstet.

Der Leib könnte im Bereich des Dickdarmes bearbeitet werden. Bewährt hat sich aber auch die fächerförmige Strichführung von der Flanke zur Mittellinie, wodurch auch tieferliegende, querlaufende Hautfalten erfaßt werden. Die gebürsteten Hautteile zudecken. Brust-, Schulter-, Halsgebiet sowie Hand-, Unter-, Oberarm-, Schultergebiet und der Kopf können genau wie oben beschrieben nachgearbeitet werden.

Der Patient bleibt unbekleidet warm zugedeckt mindestens noch 10 Minuten liegen, bis das angenehme Prickeln auf der Haut und das Strömen des Blutes wieder verebbt sind, oder es folgt eine kalte Waschung.

Die einfache und kostenlose Maßnahme des Trockenbürstens kann meines Erachtens nicht nur zur Steigerung des Wohlbefindens, sondern auch zur Heilung mancher krankhaften Veränderung beitragen, wenn es nur systematisch und lange genug (mit den empfohlenen Unterbrechungen) durchgeführt wird.

Angezeigt ist die Bürstenmassage bei allgemeiner Leistungsswäche, Alterungserscheinungen, Beschwerden der Wechseljahre (Klimakterium), Bronchialasthma, nächtlichen Fußkrämpfen, Herzstörungen funktioneller und nervöser Art, Kraftlosigkeit (soweit nicht durch schwere organische Krankheiten bedingt), Kreislaufstörungen, Kribbeln in den Füßen (wenn ursächlich Durchblutungsstörungen bestehen), Wadenkrämpfen, Magenerkrankungen mit mangelhafter oder fehlender Säurebildung und in der Rekonvaleszenz (Erholungsstadium nach schweren Erkrankungen).

Spezielle Wasseranwendungen

Das Überwärmungsbad – eine Hoffnung für chronisch Kranke

Über-
wärmungs-
bad

Für längere Zeit verträgt der Mensch nur Durchschnittstemperaturen von etwa 0° bis + 30° C, obwohl er dieses „Temperaturband" von rund 30° C durch entsprechende Kleidung, durch Heizung und Klimaanlagen zeitweilig bis — 50° und + 50° C erweitern kann. Diese Temperaturspanne, von der unser Leben abhängt, ist recht klein, wenn man sie im Rahmen der tiefstmöglichen Temperatur von — 273° C bis zu den + 6000° C auf der Sonnenoberfläche sieht. Außerdem reagiert der Mensch innerhalb des schmalen, seine Lebensfähigkeit begrenzenden Temperaturbereiches noch sehr empfindlich auf jede Änderung der Temperatur, ganz gleich auf welche Weise diese zustande kommt. Aber gerade die recht feine und schnelle Reaktionsfähigkeit ist die Grundlage jeder Wärme-Kälte-Behandlung, die ein uraltes, umfassendes und zu allen Zeiten gebrauchtes Heilmittel darstellt. Im Rahmen der natürlichen Heilmittel spielt die Behandlung mit bewußt gesteuerten Temperatureinflüssen zur Erhaltung der Gesundheit (als Prophylaktikum) und zur Überwindung von Krankheiten (als Therapeutikum) eine überragende Rolle.

Wir wissen, daß der menschliche Organismus in der Lage ist, seine Körpertemperatur — trotz schwankender Außentemperatur — normalerweise immer auf der gleichen Höhe zu halten, zwischen 36° und 37° C in der Achselhöhle gemessen. Diese Temperaturkonstanz wird dadurch erreicht, daß fortwährend ein Ausgleich zwischen Wärmeproduktion und Wärmeabgabe stattfindet. Gesteuert wird diese Regulation von einem Wärme- und Kühlzentrum, das im Mittel- und Zwischenhirn liegt und seine hemmenden und fördernden Impulse teils direkt durch die Bluttemperatur, teils auf dem Nervenwege über die temperaturempfindlichen Hautnerven empfängt. Die Regulation kann durch Verminderung oder Vermehrung der Wärmeabgabe (physikalische Wärmeregulation) oder durch verminderte oder vermehrte Wärmebildung (chemische Wärmeregulation) erfolgen. Meist tritt zuerst die physikalische und erst später die chemische Wärmeregulation in Tätigkeit.

Die physikalische wie auch die chemische Wärmeregulation zur Aufrechterhaltung der Körpertemperatur hat jedoch ihre Grenzen. Sie sind nicht nur durch die absolute Höhe der Außentemperatur, sondern auch von einigen anderen Faktoren abhängig, nämlich von Kleidung, Arbeitsleistung, Luftbewegung und Luftfeuchtigkeit. Werden die Grenzen der Regulationsfähigkeit des Organismus überschritten, so versagt die Wärmeregulation, was entweder zu plötzlichem Temperaturabfall oder zu plötzlicher Temperatursteigerung (Fieber) führt.

Bei *Erhitzung* und damit direkter oder indirekter Erregung des Wärmezentrums erweitern sich die Hautgefäße, wodurch die Wärmeabgabe (durch Leitung

Spezielle Wasseranwendungen

und Strahlung) gesteigert wird. Außerdem tritt eine vermehrte Schweißabsonderung auf, was zum Wärmeentzug führt. Auch wird die Atmung beschleunigt, so daß die Lunge mehr Wärme abgibt, und schließlich werden die Verbrennungsprozesse im Körper willkürlich (weniger oder keine Nahrungsaufnahme) und unwillkürlich (reflektorisch) eingeschränkt, so daß weniger Wärme entsteht.

Bei *Unterkühlung* werden die kälteempfindlichen Hautnerven und durch sie das Kühlzentrum gereizt. Darauf erfolgt eine Gefäßverengung und damit eine Einschränkung der Wärmeabgabe. Genügen diese Maßnahmen zur Regulation nicht, so werden die Verbrennungsprozesse im Körper gesteigert.

Die Kenntnis der Vorgänge bei der Wärmeregulation, insbesondere die bei einer Temperatursteigerung eintretende *Erhöhung des Stoffwechsels in allen Körperzellen,* ist sehr wichtig, um die Wirkungen der Sauna wie auch des Überwärmungsbades zu verstehen. Jede Wärmeanwendung führt ganz allgemein über die Erhöhung der Molekularbewegung und dem damit verbundenen rascheren und leichteren Ablauf aller chemischen Reaktionen zu einer Erleichterung des Stoffwechsels, Aufarbeitung von Rückständen und Entschlackung, für die Nervenfasern zu einer Erhöhung der Leitfähigkeit und einer Verkürzung der Periode der Unerregbarkeit (Refraktärperiode) mit leichterem Ausgleich von Spannungsdifferenzen und somit auch von nervlichen Störungsfeldern *(Vogl).*

Bei einer *kurzdauernden lokalen Überwärmung* (z. B. einer Hautpartie am Bauch, Rücken oder an den Schenkeln) tritt in den Zellen des überwärmten Organs ein *erhöhter Stoffwechsel und damit eine Entschlackung* ein. Das sich in diesem Organ befindende Nervenfasermaschenwerk (neuroplasmatisches Synzytium) leitet leichter und rascher (die Neurofibrillenringe = Leitfadenringe nach *Scheid* werden leichter angelegt und leichter aufgelöst). Die gegen andere Organe auftretende Temperaturdifferenz bewirkt Verschiebungen der nervlichen (neurischen) Störungsfelder im ganzen Körper.

Bei einer *langdauernden allgemeinen Überwärmung* führt die verstärkte chemische Reaktion in allen Körperzellen zu einer allgemeinen Verbesserung des Stoffwechsels und damit zu einer allgemeinen Entschlackung, ferner zu einem Ausgleich der Temperaturdifferenzen in den verschiedenen Körperregionen*,

* Normalerweise schwankt die in der Achselhöhle gemessene Körpertemperatur zwischen 36,2 und 37° C. Mißt man jedoch die verschiedenen Organe des Körpers getrennt voneinander, so ergeben sich erhebliche Temperaturunterschiede. Die niedrigsten Temperaturen finden sich an Nase und Ohren mit 22—24° C. An der Haut und den oberflächlichen Muskeln beträgt die Temperatur 29—32° C, im linken Herzen 37° C und im rechten Herzen 37,4° C. Zwischen den Lebervenen und dem Pfortaderblut besteht ein Temperaturgefälle von 0,2—0,4° C. So besitzen fast alle ruhenden oder in Tätigkeit befindlichen Organe voneinander abweichende Eigentemperaturen. Der Wärmezustand des Körpers wird darum als ein *Temperaturmosaik* bezeichnet.

womit eine Herabsetzung der Spannungsdifferenzen im Nervenfasermaschenwerk verbunden ist, was zu der erwünschten, wohltuenden, völligen nervösen Entspannung, Reinigung und Erneuerung der nervlichen (neurischen) Strombahnen führt. Gleichzeitig tritt dabei die ausgesprochen parasympathische Reaktionslage mit einer meist als lösend empfundenen Schweißsekretion ein. Bei der parasympathischen Reaktionslage überwiegt der Erregungszustand eines Anteils des vegetativen Nervensystems, also des Nervensystems, auf das wir bewußt und willensmäßig keinen Einfluß haben, das aber die wichtigen Erholungs- und Heilvorgänge steuert.

Überwärmungsbad

Eine zu lange dauernde Überwärmung führt allerdings zu einer starken Ermüdung und Erschlaffung. Die *richtige Dosierung* einer Überwärmungsbehandlung ist also ausschlaggebend dafür, ob sie heilend oder schädigend wirkt.

Bevor es im menschlichen Organismus zu krankhaften Veränderungen der Zellstrukturen kommt, bestehen in der Regel zunächst nervöse Störungen und Reizzustände. Will man also vorbeugend wirken, muß das bereits in diesem Stadium geschehen, d. h., es muß dafür gesorgt werden, daß das Nervenplasma vor dauernder Überreizung bewahrt, immer wieder entlastet und gereinigt und dadurch in bester Funktion erhalten wird. Wenn das nicht geschieht, bleibt es nicht bei einer Überreizung des Nervenplasmas; es entwickelt sich vielmehr langsam eine Zellveränderung, wobei bereits die Zellstrukturen erheblich gestört sind.

Darüber hinaus wird einer Entartung und ungezügelten Wucherung der Zelle in dem Augenblick der größte Vorschub geleistet, wenn (zitiert nach *Vogl*) das alle Zellen (sowohl Kern wie Plasma) innervierende Nervennetz irgendwo gestört wurde, sich Spannungen zwischen Kern und Plasma und Zellverbänden nicht mehr ausgleichen können und auf Grund der dann wirksam werdenden Kern-Plasma-Relation* die unkontrollierte Teilung (d. h. das Geschwulstwachstum) einsetzt.

Daraus geht hervor, daß die Überwärmung mit ihrer völligen nervösen Entspannung auch für die Krebsvorbeugung von großer Bedeutung sein kann.

In sehr eingehenden Untersuchungen hat Prof. *Lampert* mit seinen Mitarbeitern gezeigt, daß bei einer erfolgreichen Überwärmungsbehandlung auch die Körperverfassung (Konstitution) des Menschen eine große Rolle spielt. Es gibt nämlich zwei völlig gegensätzlich reagierende Menschentypen. *Lampert* nannte sie A-Typ und B-Typ. Der A-Typ verhält sich während des ganzen Bades völlig

* *Kern-Plasma-Relation:* Bei einer Krebszelle findet man — außer einer verminderten Organisation — eine volumenmäßige Abnahme des Zellkörpereiweißes (Zytoplasma) und neben einer Funktionssteigerung eine Substanzzunahme des Zellkerns und seiner Teile (vor allem des Nukleolus). In der Tumorzelle ist also das Verhältnis zwischen Kern- und Plasmavolumen eindeutig zugunsten des Kernvolumens verschoben *(Graffi)*.

ruhig, und er verträgt die mit der Wassertemperatur ansteigende Körpertemperatur gut. Da er bei 41° C sogar einzuschlafen vermag, muß durch ständige Pulskontrolle eine Kollapsgefahr frühzeitig erkannt werden, um ihr entsprechend begegnen zu können. Der B-Typ wird im Bad lebhaft, unruhig und ungeduldig und möchte es rasch wieder verlassen. Die meisten Menschen sind jedoch keine reinen, sondern Misch-Typen, die mit der Mehrzahl ihrer Eigenschaften zu dem einen oder anderen Typ neigen. Die beiden Typen reagieren auch mit ihrer Haut- und Mundtemperatur auf heiße oder kalte Bäder mit verschieden schnell und hoch ansteigenden oder absteigenden Temperaturen.

Bei einer Betrachtung der Hautoberfläche mit einem Fluoreszenzmikroskop läßt sich der Reaktionstyp bereits an der Hautstruktur ablesen. Im Stoffwechsel verhalten sich die beiden Typen ebenfalls verschieden. Bei Zufuhr von Insulin tritt beim A-Typ nur eine geringe, beim B-Typ eine starke Blutzuckersenkung ein. Der A-Typ neigt außerdem zur Alkalose (Basenüberschuß, Säuremangel im Blut), während der B-Typ meist eine Azidose (Säureüberschuß im Blut, Verminderung der Basenreserve) aufweist. Ganz allgemein reagiert der A-Typ auf Reize — und damit auch auf Temperaturreize — langsam, gering bis mäßig stark, aber lange nachklingend, der B-Typ dagegen schnell, stark und ebenso schnell wieder abklingend.

Die Verschiedenheit der Körperverfassung und damit der Reaktionsweise muß also bei Überwärmungsbädern berücksichtigt werden. Der A-Typ kann heißere und länger dauernde Bäder vertragen, während der B-Typ weniger hohe Temperaturen und eine kürzere Badedauer benötigt.

Klar zu trennen sind — wie es *Lampert* immer wieder fordert — die beiden Begriffe Fieber und Überwärmung. Beim Fieber handelt es sich immer um eine Erhöhung der Körpertemperatur, die infolge einer Reizung des Kühlzentrums (oder Hemmung des Wärmezentrums) durch Bakteriengifte oder andere fiebererzeugende Gifte (blutfremde Eiweißkörper) erfolgt. Es besteht hierbei eine Schädigung der chemischen Wärmeregulation, die zu einer Steigerung der Wärmeproduktion geführt hat.

Bei *Überwärmungen* besteht nur ein Eingriff in die physikalische Wärmeregulation, bei der (z. B. durch die heißen Bäder) die Zufuhr der Wärme stark vermehrt, die Abgabe aber verhindert wird, so daß eine Wärmestauung im Organismus eintritt, die eine Überwärmung und damit Temperaturerhöhung bedingt.

Über die Wirkungsweise der Überwärmungsbäder liegen bis heute schon beachtliche Ergebnisse vor, die von *Lampert* zusammengefaßt wurden. Er unterscheidet eine direkte Wärmewirkung auf das Gewebe, eine indirekte Wirkung auf die Zellen der Gewebe und eine anregende Wirkung auf die spezifischen und unspezifischen Abwehrkräfte des Körpers.

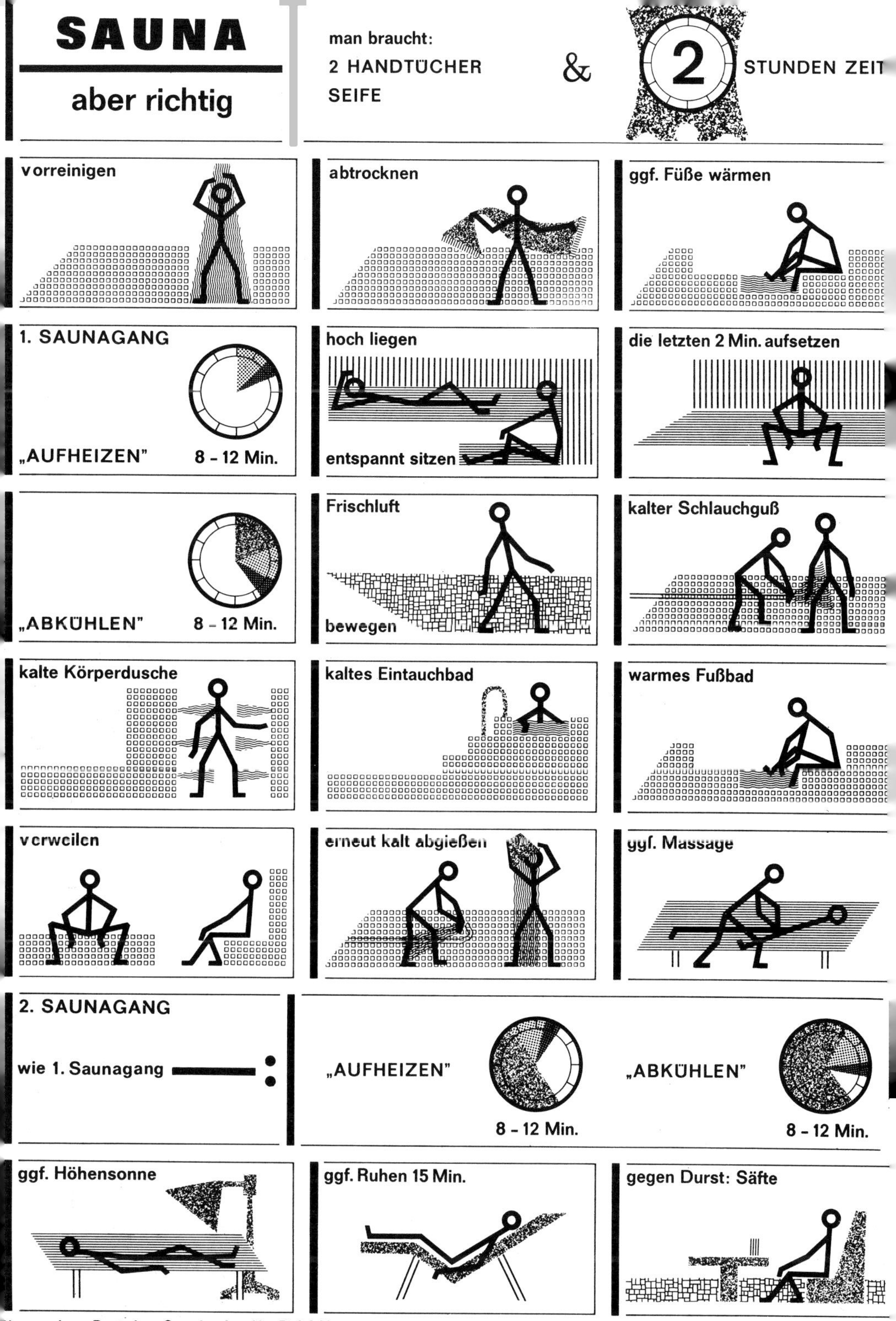

Herausgeber: Deutscher Saunabund e. V., Bielefeld

Am Stolleneingang werden die Patienten auf die Wagen verteilt. Für Liegefälle gibt es Liegewagen. Ärzte begleiten die Patienten bei der Fahrt durch den Stollen.

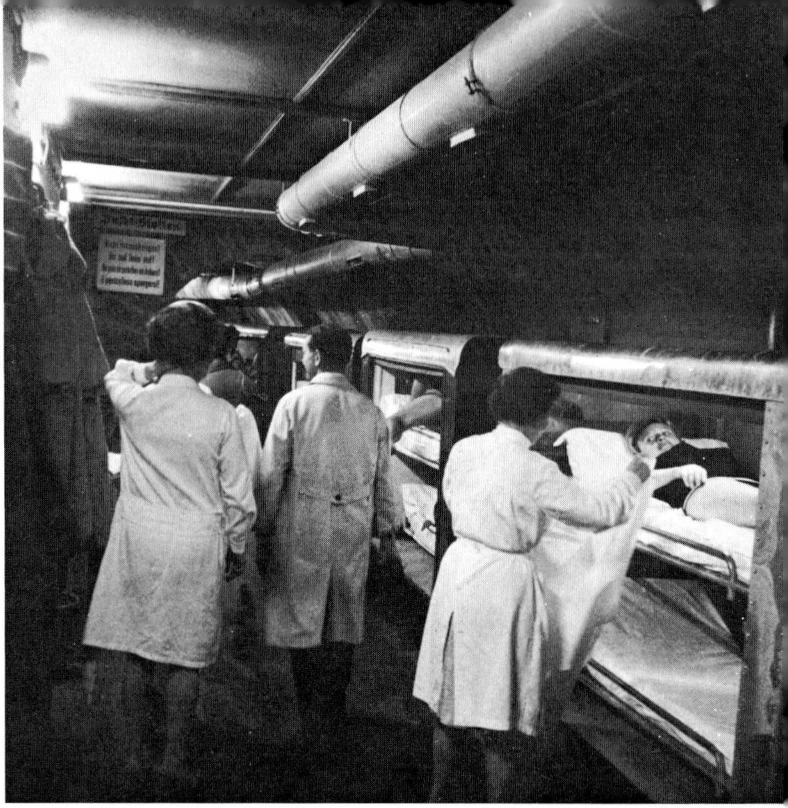

Patienten auf der Therapie-Station 2000 Meter im Berginnern. Die Verbindung von Wärme und Radon-Inhalation ergibt eine besonders erfolgverspre-chende Behandlung.

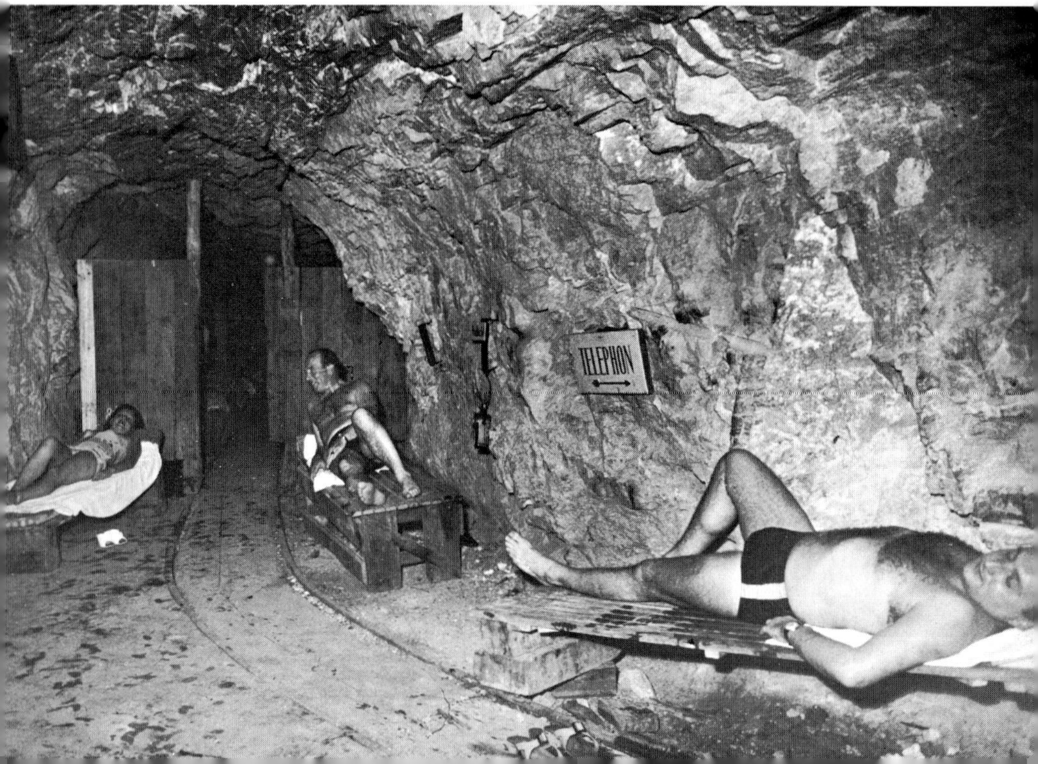

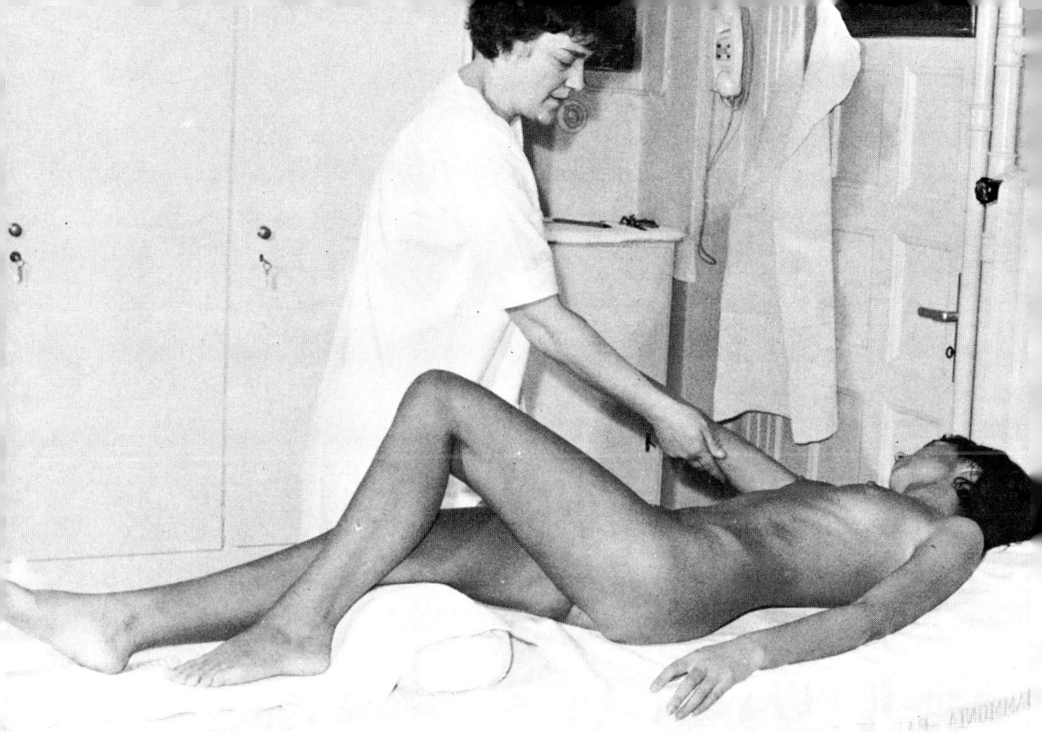

Die Massage gehört heute mit zu den wichtigsten Behandlungsmöglichkeiten.

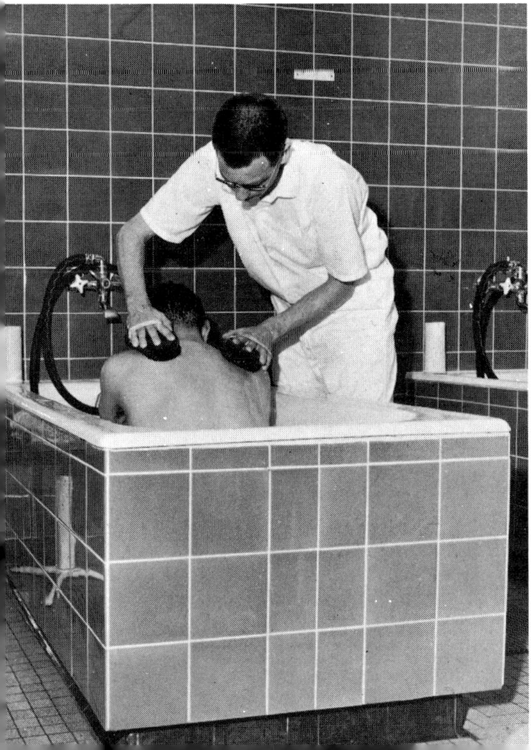

Bürstenmassage fördert die Blutzirkulation.

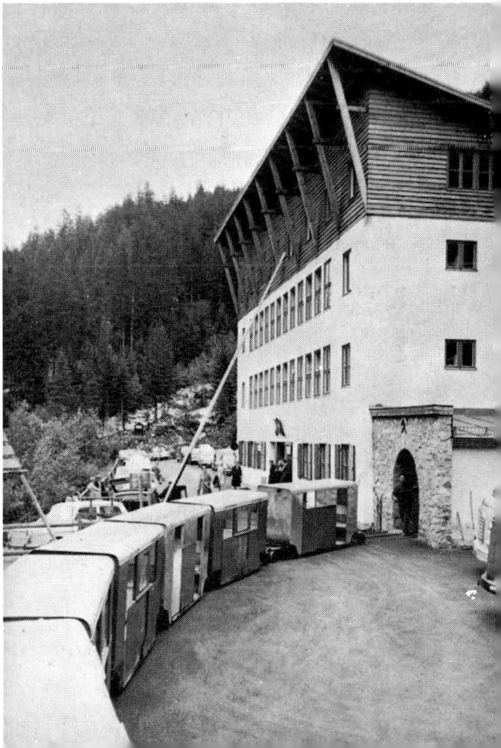

Haupteingang des Böcksteiner Thermalstollens.

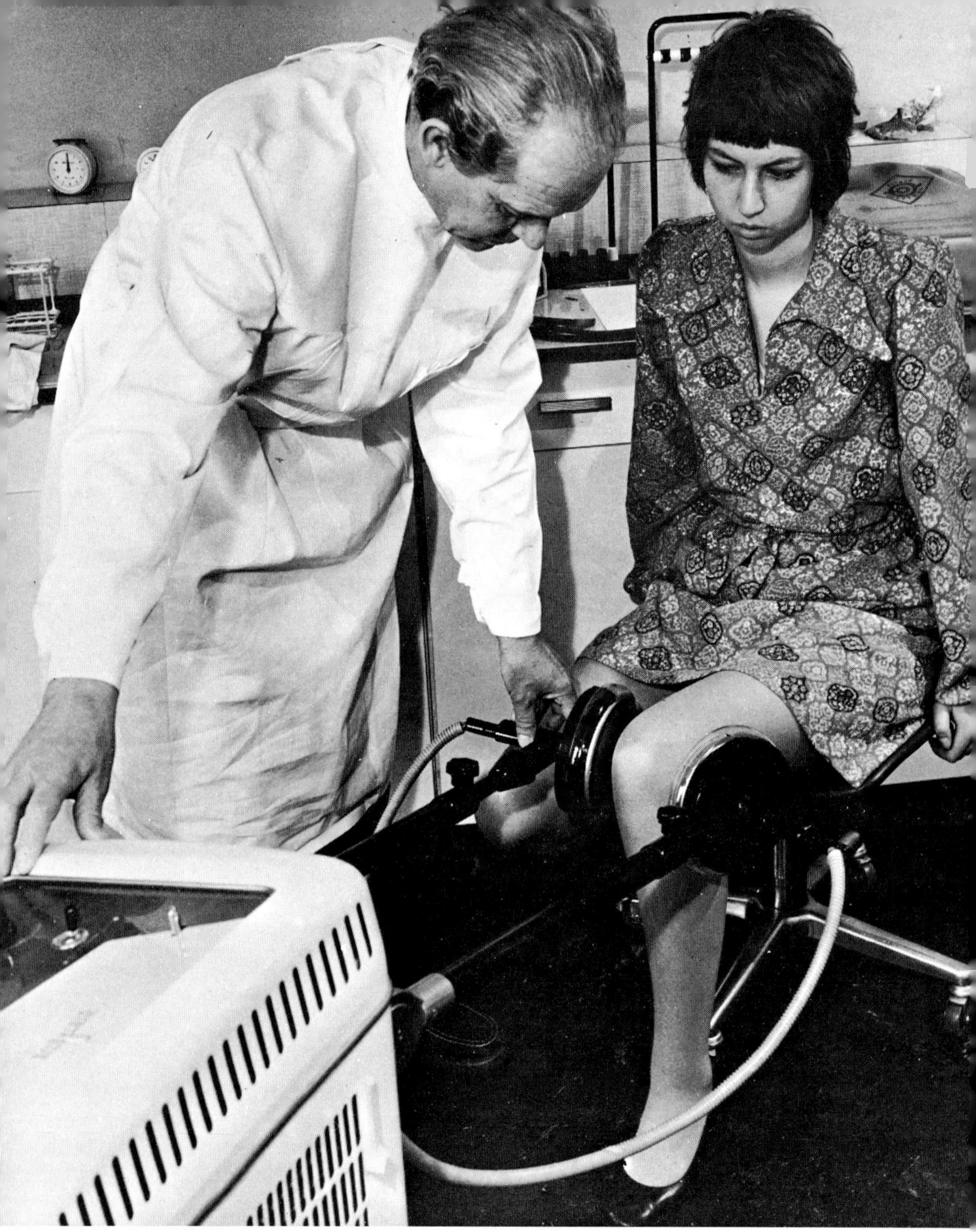

Bei den Erkrankungen des rheumatischen Formenkreises und bei Muskelentzündungen steht die Kurzwellenbehandlung mit an erster Stelle, da sie eine ausgezeichnete Tiefenwirkung besitzt.

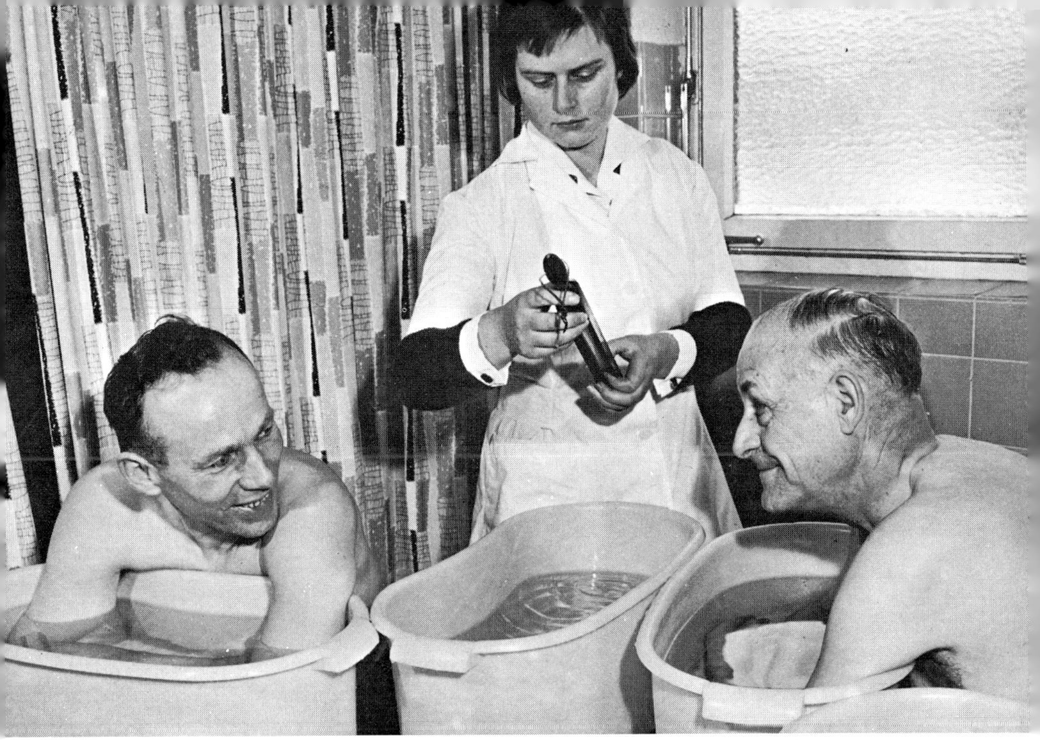

Wechselarmbad

Wechselfußbad

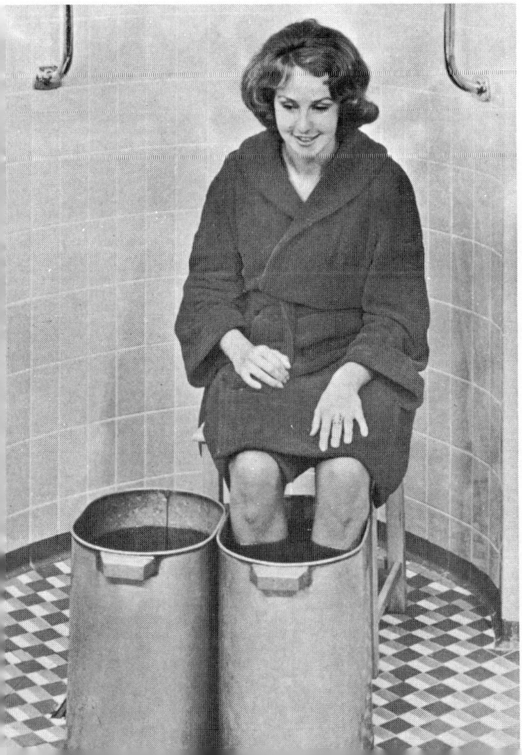

Unterwassermassage

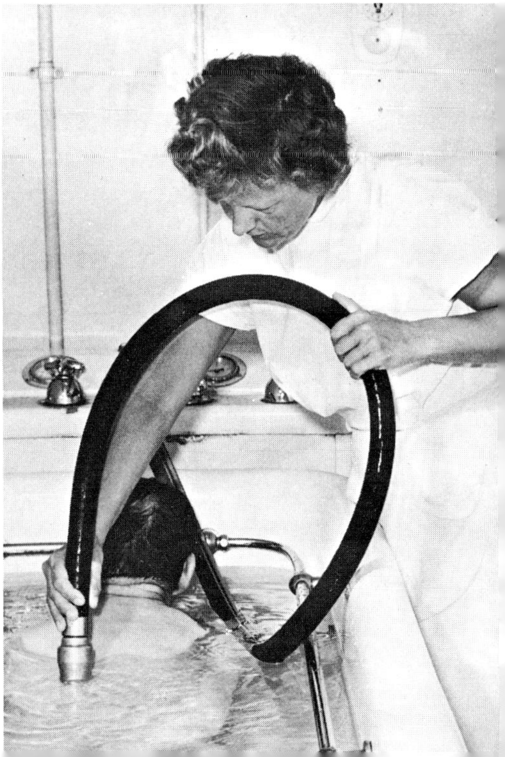

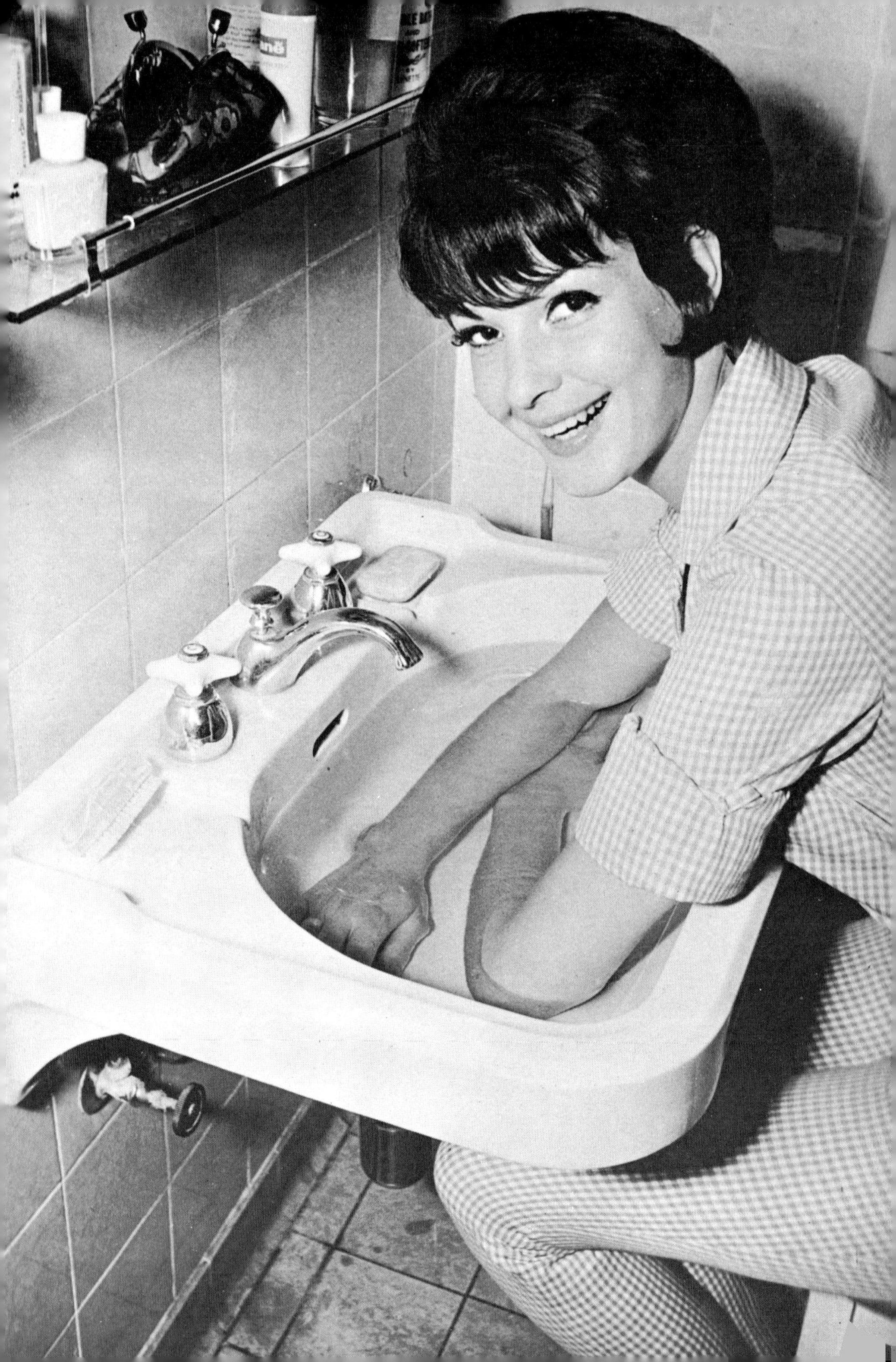

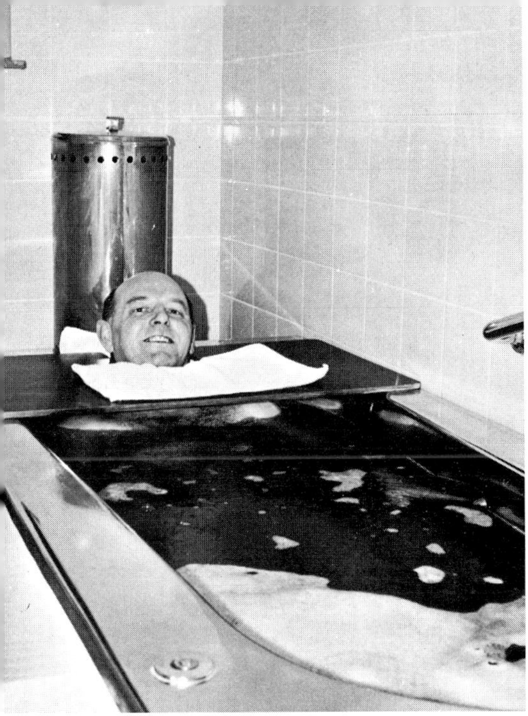

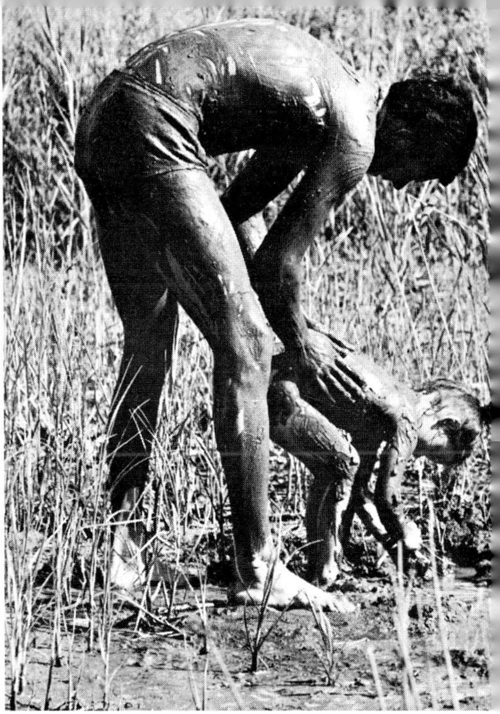

Vorderseite oben: Heublumensack

Kohlensäurebad

Vorderseite unten: Wassertretbecken in Bad Wörishofen

Natürliche Mooranwendungen sind die besten

Rechts: Armbad

Das Schlammbad gehört zu den Rehabilitationsmaßnahmen der Ohlstädter Kur.

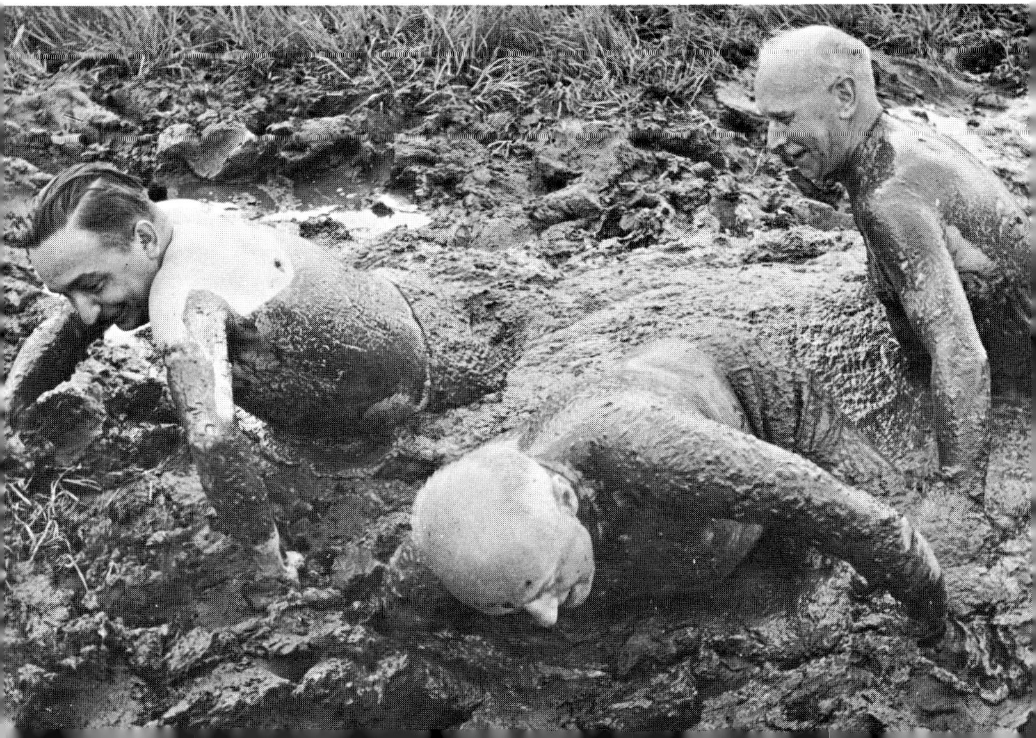

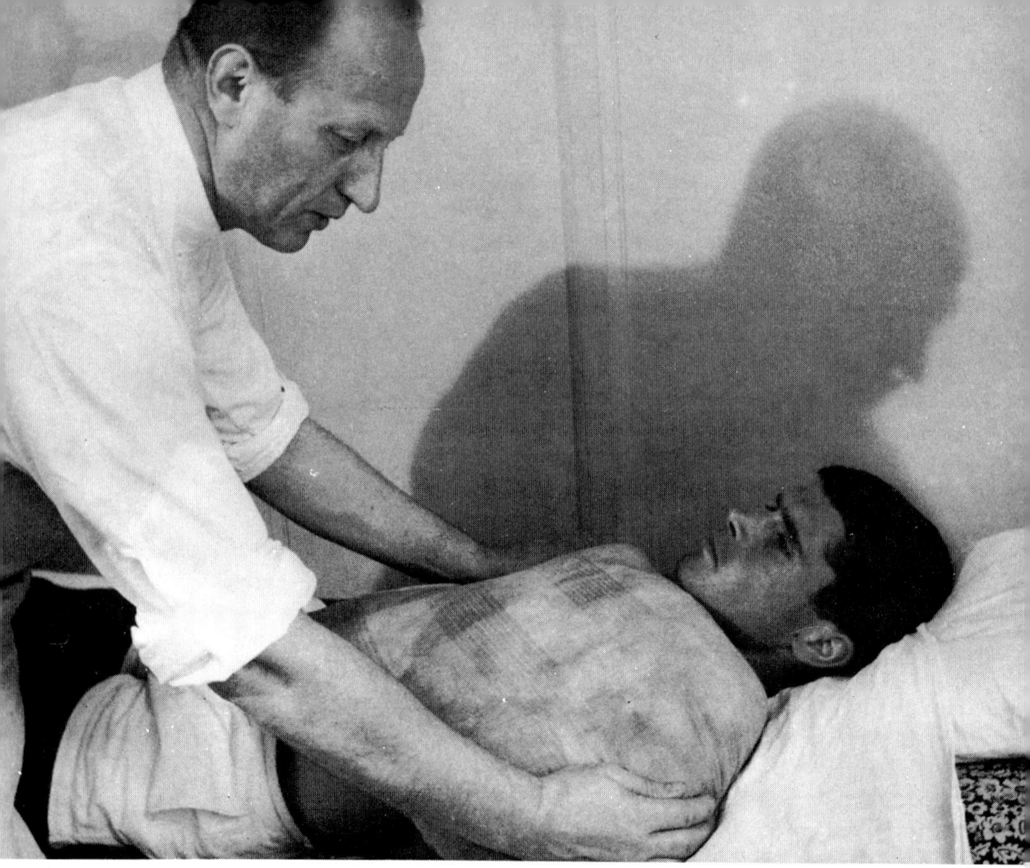

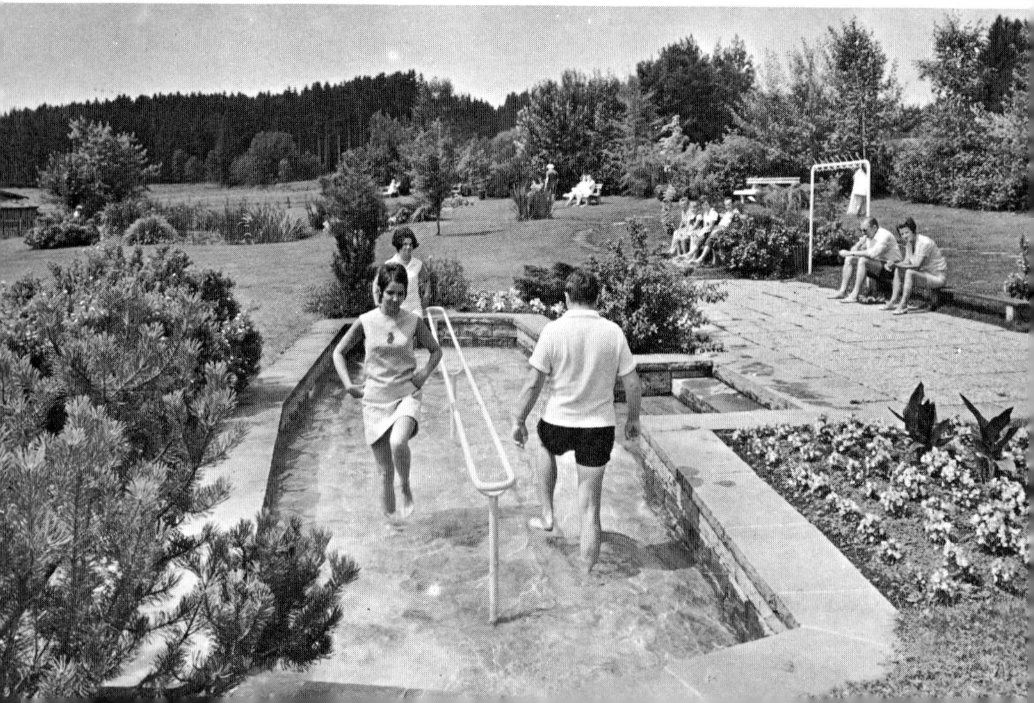

Die Verwendbarkeit hoher Temperaturen zu Heilzwecken beruht auf der Tatsache, daß es sowohl für alle gesunden und kranken Gewebe des menschlichen Körpers wie auch für Krankheitserreger (Bazillen, Bakterien, Viren) eine kritische Temperatur gibt, bei deren Überschreiten das Fortbestehen der Lebensvorgänge unmöglich wird. Dabei ist entscheidend, daß diese kritische Temperatur für gesundes Körpergewebe höher liegt als z. B. für Tumorgewebe und Bakterien, so daß diese absterben, während das umgebende gesunde Gewebe weiterlebt und gesund bleibt.

Überwärmungsbad

Vollmar stellte experimentell folgendes fest: „Kulturen von Normalgewebe, die im Wasserbad erwärmt werden, werden durch mehrmalige, jeweils einstündige Erwärmung bis zu 43° C in ihrer Entwicklungsfähigkeit nicht beeinträchtigt. Kulturen von Tumorgewebe zeigen schon bei Temperaturerhöhungen über 39° C eine Beeinträchtigung ihrer Entwicklungsfähigkeit, die mit Ansteigen der Temperatur zunimmt. Mehrmalige, einstündige Wasserbäder von 40—42° C vernichten die Lebensfähigkeit der Tumorgewebekulturen nahezu vollkommen."

Lampert ergänzte diese Versuche und kam zu dem Ergebnis: „Bei 43° C ist kein Leben der Tumorzellen mehr möglich. Das Normalgewebe wird — wie wir gesehen haben — durch diese Temperatur nicht beeinflußt. Selbst noch über 43° C, in manchen Fällen über 45° C, ist ein Wachstum des Normalgewebes in der Kultur möglich."

Ähnliche Versuche wie diese an Gewebekulturen wurden auch an Mäusetumoren und bei einer Reihe von Erkrankungen an Menschen gemacht. Immer wieder zeigte sich, daß außer der direkten schädigenden bis vernichtenden Wirkung an kranken Zellen auch indirekte Wärmewirkungen zu verzeichnen waren. So konnten Tumorzellen in einer Nährlösung, die vorher Temperaturen bis zu 44° C ausgesetzt war, in ihrem Wachstum stärker gehemmt werden als Normalgewebe.

Freund und *Kaminer* fanden ferner, daß menschliches Blutserum, das im Fieberzustand gewonnen wurde, Krebszellen wesentlich besser zerstört als das gleiche Serum, das im entfieberten Zustand entnommen wurde.

Auch die spezifischen und unspezifischen Abwehrkräfte (Agglutinine, Opsonine, Leukozyten) werden durch die Überwärmung gesteigert, wie verschiedene Forscher *(Wuhrmann, Hoff, Silberstein, Weichardt)* zeigen konnten.

Das Wesentliche aller neueren Untersuchungen hatte eigentlich schon *Louis Pasteur* (1822—1895) vorweggenommen. Er stellte nämlich in grundlegenden, aber unbeachtet gebliebenen Tierexperimenten fest, daß durch hohe Körpertemperaturen Infektionserreger im Körper geschädigt oder sogar abgetötet werden und die Abwehrkräfte des befallenen Organismus zunehmen.

Welche Krankheiten können nun auf Grund unseres Wissens über die Wirkungsweise und der bisherigen klinischen Erfahrung mit Überwärmungsbädern behandelt werden? Prof. *Lampert* schlägt drei Gruppen von Krankheiten vor, für die Überwärmungsbäder geeignet sind:

Spezielle Wasseranwendungen

1. Krankheiten, bei denen durch eine hohe Körpertemperatur neben der Steigerung der spezifischen und unspezifischen Abwehrkräfte noch zusätzlich eine Schädigung der wärmeempfindlichen Erreger oder Geschwulstzellen erzielt werden soll. Bei dieser Gruppe von Erkrankungen müssen Körpertemperaturen von 40—42° C und mehr erreicht werden. Folgende Krankheiten fallen darunter: Syphilis, Gonorrhoe, Meningitis (Hirnhautentzündung), Malaria tertiana und die Geschwülste.

2. Erkrankungen, bei denen nur Temperaturen zwischen 39 und 40° C nötig sind, um das Optimum der Abwehrkräftesteigerung zu erreichen. Hierzu zählen vor allem die akuten Infektionskrankheiten und alle diejenigen Erkrankungen, bei denen es gilt, ganz allgemein die Abwehr zu erhöhen.

3. Rheumatische Erkrankungen, bei denen nur Körpertemperaturen von 38,5 bis 39° C angewandt werden.

Harnack konnte durch Überwärmungsbäder bei 22 Patienten mit endogenem Ekzem acht Patienten völlig erscheinungsfrei machen, weitere acht wurden wesentlich gebessert, während sich bei den restlichen sechs nur eine geringe Besserung oder überhaupt keine Beeinflussung zeigte.

Vor einigen Jahren hat der Physiker Prof. *v. Ardenne* (Dresden) wieder auf die Überwärmungsbehandlung aufmerksam gemacht. Neu ist dabei die Konstruktion seines Überwärmungsbades, bei dem der Körper des Patienten überwärmt, die zum Kopf führenden Gefäße und der Kopf selbst jedoch gekühlt werden können. Während des Bades kontrollieren Meßeinrichtungen Temperatur, Puls und Atmung. Prof. *v. Ardenne* nimmt an, daß er durch eine Überwärmungsbehandlung 95 % der Tumorzellen abtöten könne (dieser Annahme liegen Berechnungen über die Wachstumsgeschwindigkeit der Krebszellen zugrunde). Er glaubt auch, daß es gelingen müsse, nach einem Heranwachsen der restlichen 5 % auf wieder 100 % durch eine erneute Behandlung die Tumorzellen auf wiederum 5 % zu vermindern. Das setzt aber voraus, daß sich die verbliebenen Tumorzellen unter der Wärmebehandlung nicht in ihrer Reaktionsfähigkeit verändert haben. Untersuchungsergebnisse von O. *Selawry* sprechen aber dafür, daß ein Teil der Zellen auch wärmeresistent werden kann. Er erhielt nämlich bei seinen Versuchen mit Gewebekulturen eines menschlichen Tumorzellstammes Zellen, die nach einer 60stündigen Überwärmung auf 42 ° C keine irreversiblen (nicht rückgängig zu machenden) Schäden erlitten.

Prof. *v. Ardenne* wies auch auf die bereits bekannte Tatsache hin, daß durch die Kombination der Überwärmung mit einem Chemotherapeutikum günstigere Ergebnisse erzielt werden als mit einem Hemmfaktor (Wärme oder Chemotherapeutikum) allein.

Schwierigkeiten für die Anwendung der Überwärmung am Menschen bestanden bisher in der notwendigen hohen Temperatur von 44° C, weil nur bei dieser hohen Temperatur eine weitgehende Zerstörung der Krebszellen erreicht werden konnte. Die weiteren Arbeiten *v. Ardennes* erstrebten eine Herabsetzung dieser lebensgefährdenden Temperatur. Es gelang ihm schließlich auf verschiedenen Wegen, schon bei einer ohne weiteres erträglichen Temperatur von 40° C (eine Temperatur, die hohem Fieber entspricht) eine hochprozentige Auflösung von Krebsgeschwülsten zu erreichen.

Überwärmungsbad

Die Herabsetzung der Temperatur ohne Beeinträchtigung der Wirkung auf die Krebszellen war möglich, als er eine starke Übersäuerung der Krebszellen durch intravenöse Zufuhr von Traubenzucker herbeiführte. Die Übersäuerung läßt die Krebszellen wesentlich empfindlicher gegen die Wärmeeinwirkung reagieren, so daß es bei herabgesetzter Temperatur doch zu dem gleichen Zerstörungseffekt an den Krebszellen kommt.

Der wichtigste Effekt, der durch Überwärmung und Übersäuerung eintritt, ist die Schädigung der Zellmembranen, darunter auch der Lysosomen-Membranen, wodurch diese Zellelemente ihre Auflösungs- oder Verdauungsenzyme freigeben, die dann den Abbau der Krebszellen bewirken.

Die Schädigung der Lysosomen-Membranen und damit das Freiwerden der Lysosomen-Enzyme läßt sich weiter steigern durch Zufuhr von Vitamin A, Vitamin B_2 und Dimethylsulfoxyd (DMSO). Das saure Milieu, in das die Lysosomen-Enzyme geraten, steigert noch ihre Aktivität, so daß man von einer Kettenreaktion der Krebszellenschädigung sprechen kann. Auf das umgebende gesunde Gewebe wirken die Auflösungsenzyme nicht ein, weil dieses nicht übersäuert ist.

Der zweifache Angriff auf die Krebszellen mit Übersäuerung und Überwärmung und die Zugabe der genannten Stoffe (Vitamin A, B_2 und DMSO) macht die Krebszellen auf dem Wege der Schädigung der Zellmembranen mit der vermehrten Ausschüttung von Lysosomen-Enzymen weiterhin sehr verletzlich gegenüber Einwirkungen von Strahlen (Röntgen, Betatron, Radium) und chemischen Mitteln. Das hat erhebliche Konsequenzen für die heute vornehmlich angewandte Strahlentherapie.

Prof. *v. Ardennes* Methode führt zu einer 10- bis 20fachen Steigerung der Empfindlichkeit der Krebszellen, was zur Folge hat, daß die Strahlendosis auf $^1/_{10}$ bis $^1/_{20}$ der bisher erforderlichen Dosis zur Zerstörung der Krebszellen herabgesetzt werden kann. Dadurch lassen sich die sonst so häufig mitbetroffenen gesunden Gewebeteile schonen und mögliche Strahlenschäden vermeiden. Während normalerweise zur Zerstörung gesunden Gewebes Dosen von etwa 8000 Röntgen erforderlich sind, würde derselbe Schaden nach Vorbehandlung mit Säuerung und Überwärmung schon bei einer Strahlendosis von nur 400—800 Röntgen eintreten. Blasenkrebs z. B. wird heute noch mit 9000 Röntgen behandelt. Führt man aber eine Vorbehandlung nach der Methode *v. Ardennes* durch, wären nur 450—900 Röntgen erforderlich, was ganz neue Aussichten für die Strahlentherapie eröffnet.

Da alle Untersuchungen bisher an Tumorzellen und Kleintieren erfolgten und natürlich die Frage aufkommt, ob sich die tierexperimentell erzielten Ergebnisse überhaupt auf den Menschen übertragen lassen, mußte der Nachweis erbracht werden, ob die Methode auch am Menschen durchführbar ist. Vier Ärzte der Universitäts-Hautklinik Leipzig unterzogen sich sowohl der Übersäuerung durch entsprechende Traubenzuckerinfusionen als auch einer 200—300 Minuten währenden Überwärmung auf 40° C. Sie überstanden die Behandlung so gut, daß sie am nächsten Tag schon wieder voll arbeitsfähig waren.

Wenn sich die Krebs-Mehrschritt-Therapie nach Prof. *v. Ardenne* auch noch im Versuchsstadium befindet, scheint hier doch aus dem Zusammenwirken einer alten Naturheilmethode mit moderner klinischer Forschung erstmalig eine wirklich zu Hoffnungen berechtigende Behandlungsmethode für die Krebsbekämpfung möglich zu werden.

Die Sauna – ein Gesundheits- und Heilbad

Im Leben der Finnen gehört die Sauna zu den selbstverständlichen Einrichtungen. Bei einer Bevölkerungszahl von 4,6 Millionen besitzen sie über eine halbe Million Saunas. Die meisten Finnen benutzen sie einmal wöchentlich, im Sommer öfter. Befindet man sich dort als Gast, so wird man meistens zum Mitbaden eingeladen. Bau und Ausgestaltung der Sauna können außerordentlich verschieden sein. Oft ist es ein kleines Holzhaus am Ufer eines Sees. In der Stadt kann sie sich aber auch im Keller eines Etagenhauses befinden. Ob einfach oder besser ausgestattet, zwei Merkmale weisen sie immer auf: Wände und Decken aus Holz und einen Ofen, der eine Raumtemperatur von 95° C garantiert. In dem Ofen befinden sich Steine (meist Granit), die man bis zur Rotglut erhitzt. **Sauna**

Bei der echt finnischen Sauna bestand der „Ofen“ nur aus lose aufeinandergeschichteten Granitfindlingen mit einer offenen Holzfeuerung innerhalb dieses Steinhaufens. Mehrere Stunden vor der Benutzung der Sauna wird dieser Ofen mit Birkenholz geheizt, bis die Steine rotglühend werden. Kurz vor dem Baden entfernt man das Feuer, um die Rauchgase abziehen zu lassen. Dieser finnische Saunaofen benötigt eine ziemlich große Steinmenge, um eine ausreichende Wärmespeicherung zu erzielen. Er braucht daher sehr viel Platz. Diese Bauweise ist für deutsche Verhältnisse wegen der Raumbeanspruchung wie auch wegen des benötigten Birkenholzes kaum zu gebrauchen. Bei uns kommen daher eigentlich nur Öfen mit Kohle-, Koks-, Öl-, Gas- oder Elektroheizung in Frage, wobei keine Rauchgase in den Baderaum gelangen können. Das Saunabaden und die Einrichtung von Saunabädern in Privathäusern findet immer mehr Freunde.

Wie verläuft ein Saunabad?

Zum Baden liegt oder sitzt man auf treppenförmig angebrachten Pritschen oder Bänken. Zunächst soll dann die trockene heiße Luft einwirken mit Temperaturen von 70—90° C und 30 % Luftfeuchtigkeit. Dann wird die Feuchtigkeit durch Aufgießen von Wasser auf die Steine um 3—5 % erhöht, was bei einer heißen Sauna schon mit wenig Wasser (10—30 ccm) erreicht wird. Die vorübergehende Erhöhung der Feuchtigkeit reizt den Körper und die Haut stark. Während eines Bades ändert man den anfänglichen Wärme- und Feuchtigkeitsgrad der Luft mehrmals. Diese plötzlichen Änderungen der Wärmekapazität der Luft verursachen den starken Reiz auf Haut und Organismus. Man fühlt dabei eine intensivere Wärme. Wenn man sich darüber hinaus — wie es die Finnen gern tun — noch mit in heißes Wasser getauchten Birkenreisern schlägt, empfindet man nicht nur ein starkes, aber angenehmes Prickeln auf der Haut, sondern steigert auch die Hautdurchblutung aufs äußerste.

Beim Schlagen mit den Birkenreisern bleiben viele Blätter auf der Haut hängen. Es wird angenommen, daß Stoffe aus dem Birkenblättersaft in die weit geöffneten Hautporen eindringen, was aber m. W. bisher nicht sicher nachgewiesen ist. Da man außer reinem Wasser auch oft Birkenwasser oder Zusätze von Fichtennadeln oder Wacholderbeeren zur Erzeugung der Dampfstöße verwendet, ist durchaus anzunehmen, daß durch die abströmenden ätherischen Öle (Terpene, Kreosite und Saponine) beim Einatmen eine heilsame Wirkung auf die Schleimhäute der Atmungswege ausgeübt wird.

Die *Badedauer* hängt zwar stark vom persönlichen Geschmack ab, sollte aber im allgemeinen eine Stunde nicht überschreiten. Vor Übertreibungen der Badedauer ist sogar zu warnen, weil dadurch die gute Wirkung höchstens vermindert wird, wenn nicht sogar eine gesundheitliche Schädigung eintritt. Man führt am besten zwei bis drei Schwitzgänge von 10—15 Minuten Dauer durch mit dazwischenliegenden kurzen Abkühlungen durch eine kalte Dusche, Eintauchen in das Schwimmbecken, in einen See oder einen Fluß oder durch Abreiben mit Schnee. Die Abkühlungen, die übrigens nicht „schockieren", sondern sogar angenehm empfunden werden, sind für die Wirkung des Bades genauso wichtig wie die Hitzeeinwirkung.

Wie wirkt die Sauna?

Beim Aufenthalt in der trockenen Hitze (70—90° C) dauert es meist 6—12 Minuten (manchmal nur 3—5 Minuten), bis die Schweißabsonderung einsetzt. Sie nimmt mit der Dauer des Aufenthaltes ständig zu und erreicht, mit großen Unterschieden bei den einzelnen Menschen, 160—2000 ml nach einem Bad. *Devrient* vertritt die Meinung, daß die Schweißbildung bei einer Temperatur von 60° C am stärksten sei. Bei höheren Temperaturen vermindere sich die Schweißbildung, statt, wie man erwarten sollte, weiter zuzunehmen. Der Schweißausbruch ist die notwendige Entlastung für das Herz. Zögert er sich länger (über zwölf Minuten) hinaus, so tritt ein unerwünschter Hitzestau und damit eine Belastung für Herz und Kreislauf ein. Gerade wegen des meist rechtzeitigen Schweißausbruchs können auch Herzkranke (ausgenommen die schweren Herzklappenfehler und Herzmuskelschäden) das Saunabad vertragen. Natürlich sollten Herzkranke die Sauna nicht ohne ärztliche Kontrolle benutzen.

Solange die Schweißabsonderung anhält, geht die *Harnabsonderung* stark zurück, wobei die Konzentration des Harns ansteigt. Erklärt wird dieser Befund mit einer Anregung des Hypophysen-Hinterlappens, der nun mehr antidiuretisches Hormon abgibt.

Neben der Anregung des Hypophysen-Hinterlappens werden auch die *Nebennieren* in ihrer Funktion gesteigert. Man fand sowohl eine vermehrte Produktion von Adrenalin im Nebennierenmark als auch eine — allerdings wesentlich geringere — Steigerung der Nebennierenrindenfunktion, wodurch sich der Corticoidspiegel im Blut erhöht.

Die *Hauttemperatur* kann trotz der starken Schweißabsonderung um 1—2° C ansteigen. Dieser Temperaturanstieg wird vom Badenden weder unangenehm noch als Anstrengung empfunden. Er ist keineswegs als krankhaft anzusehen, zumal ja auch stärkere Muskelarbeit die Körpertemperatur um mehrere Grade ansteigen läßt, ohne wesentliche Störungen hervorzurufen. *Karsten* spricht sogar von einem Heilfieber von 38—40° C, das sich innerhalb einer Stunde entwickelt, nach der Sauna aber in 15—30 Minuten (in einzelnen Fällen auch später) zur Untertemperatur von etwa 35,5° C abfällt. Die anfängliche Temperaturerhöhung geschieht durch Aufnahme von Wärme aus der Umgebung infolge des stärkeren Blutstromes in den erweiterten peripheren Gefäßen. Durch das Schwitzen in der *trockenen* Luft werden dann dem Körper große Wärmemengen entzogen, so daß es einige Zeit *nach* dem Bad zur Untertemperatur kommt, die durch Bewegung (Gehen, Laufen, Sport) oder Anlegen von Wärmflaschen bei Bettruhe wieder ausgeglichen werden muß.

Am meisten interessiert natürlich die Wirkung der Sauna auf die *Herz- und Kreislauffunktionen.* Mehrfach konnte nachgewiesen werden, daß der *normale Blutdruck* (systolisch und diastolisch) fast unverändert bleibt oder höchstens etwas absinkt. Bei *erhöhtem Blutdruck* nimmt der Druck meist deutlich ab. Auch die subjektiven Beschwerden, vor allem die Kopfschmerzen, verringern sich, was aus der Abnahme des peripheren Widerstandes um 40 % (Entkrampfung) durchaus zu verstehen ist *(Willamo).*

Die Pulsfrequenz steigt immer und kann je nach Temperatur und Dauer des Bades bis zu 60 % zunehmen. Entsprechend wird die *Blutumlaufgeschwindigkeit* um etwa 60 % verkürzt und das *Herzminutenvolumen* um etwa 70 % gesteigert. Diese starke Aktivierung der Kreislauffaktoren scheint außerordentliche Anforderungen an das Herz zu stellen. In der Praxis zeigt sich aber, daß selbst Patienten mit Kreislaufstörungen diese Einwirkungen gut vertragen, wenn sie die Dauer ihres Aufenthaltes in der Hitze ihren persönlichen Empfindungen anpassen und bei jedem Bad Zeit und Temperatur nur langsam steigern. Selbstverständlich sollte sich jeder Kreislaufschwache nur auf die tieferen Pritschen setzen oder legen und nur kurz baden, wie auch eigentlich nicht betont werden müßte, daß Patienten mit ausgesprochenen Herzmuskelschäden und dekompensierten Herzfehlern die Sauna meiden sollten.

Nicht zu unterschätzen ist auch der *Einfluß der Sauna auf den seelischen Zustand* des Menschen. Nicht zu Unrecht bezeichnet man die Sauna als das Beruhigungsmittel der Finnen. In der Tat kann man nach einem fachgerecht durchgeführten Saunabad nicht nur ein intensives Gefühl des Wohlbefindens und der körperlichen Erleichterung erleben, sondern auch zu einer vollkommenen Entspannung kommen, die die Voraussetzung bildet zur Sammlung neuer seelischer und körperlicher Kräfte.

Wieviel Freude und glückliches Erleben die Sauna bringen kann, lesen wir in einem Buch des finnischen Saunaforschers *H. J. Viherjuuri* („Finnische Sauna"): „Dieses Gefühl des Wohlbefindens erreicht seinen Höhepunkt, wenn der Schweiß über den Körper zu rinnen beginnt, wenn man sich mit Birkenzweigen schlägt und die Haut dadurch prickelt, wenn man die Hitze der Sauna mit der Kühle des Seewassers vertauscht und wenn man nach der Abkühlung wieder in die Sauna zurückkehrt. Den köstlichsten Augenblick kann man aber nur an einem stillen Sommerabend erleben, wenn man nach dem Bade in der frischen Luft im Freien liegt oder sich auf einer Bank in der Garderobe ausstreckt. Es tritt eine vollkommene Entspannung ein, und man fühlt sich in dieser ungestörten Stille wie in einer anderen Welt."

Die Sauna als Heilmittel

Welche allgemeinen und speziellen *Heilanzeigen* kennen wir für die Sauna? Wann ganz allgemein die Sauna angebracht ist, beschreibt *Viherjuuri:* „Die Sauna ist eines der besten Mittel für den Ausbau der Grundform, sie ist allen anderen Bädern und Massagemethoden überlegen. Sie ist ein außerordentliches Heilmittel für steifgewordene und empfindliche Glieder, Muskeln und Gelenke. Nach dem Training und auch sonst wirkt sie besonders wohltuend auf die Geschmeidigkeit der Muskulatur und auf die geistige Leistungsfähigkeit. Am wichtigsten ist die Sauna für die Ausübung schwerer Sportzweige: Ringkämpfer, Langstreckenläufer, Skiläufer."

Am besten für die Sauna geeignet sind folgende Krankheiten:

Erkältungskrankheiten: Grippe, Schnupfen, Katarrhe der oberen Luftwege, der Nase, des Rachens, der Nasennebenhöhlen, des Kehlkopfes, der Bronchien und Bronchiolen sowie Asthma bronchiale.

Herzkrankheiten: Herzmuskelschwäche, Herzverfettung, nervöse Herzstörungen (Herzneurosen), nervös bedingte Angina pectoris, arterielle Gefäßstörungen (Durchblutungsstörungen), kompensierte Herzklappenfehler.

Nervenkrankheiten: Vegetative Neurosen aller Art (Herz-, Magen-, Darmneurosen), Schlaflosigkeit durch Verkrampfung und Übererregbarkeit, beginnende und leichtere depressive Verstimmungen.

Rheumatische Erkrankungen: Akuter und chronischer Muskelrheumatismus, Lumbago (Hexenschuß), Ischias, rheumatische Gelenkbeschwerden (gute Ergänzung der Behandlung durch Massage).

Hautkrankheiten: Furunkulose, Akne vulgaris, Schweißdrüsenabszesse, juckende Hautausschläge, allergische Hautreaktionen.

Stoffwechselstörungen: Fettsucht (Gewichtsabnahme wird nur bei strenger Einhaltung einer entsprechenden Diät erzielt, aber die Stoffwechselanregung und die Befreiung von Stoffwechselrückständen ist hierbei sehr wichtig!), manche Formen der Parodontose, spastische Obstipation.

Frauenkrankheiten: Menstruationsstörungen, Schwangerschaftskomplikationen, Geburtserleichterung, Verbesserung der Milchleistung.

Bei allen Krankheitsfällen, in denen man die heilende Wirkung der Sauna einsetzen will, ist besonders auf die Hautreaktion nach dem ersten Saunagang zu achten. Tritt nach der ersten Abkühlung nicht sehr rasch eine Hautrötung ein, bleibt diese vielmehr blaß, so ist von dem zweiten Durchgang zunächst abzusehen. Besser ist dann Ruhelage, Wärmezufuhr und erst später eine vorsichtige Wiederholung.

Sollte nach der zwölften Minute des Aufenthaltes in der trockenen Hitze kein Schweißausbruch erfolgen, ist von der weiteren Benutzung der Sauna abzuraten oder ärztliche Aufsicht erforderlich.

Nicht geeignet für die Saunabehandlung sind folgende Krankheiten: Offene und geschlossene Tuberkulose, dekompensierte Herzfehler und Herzmuskelschäden, starker Bluthochdruck, Thrombosen, hochgradige Erschöpfungszustände, hochgradige Abmagerung, schwere Blutkrankheiten (schwere Anämien und Leukämien), Krebs, Epilepsie, Geisteskrankheiten, manche Haut- und Augenkrankheiten (in solchen Fällen ist unbedingt der Arzt zu befragen) sowie Geschlechtskrankheiten.

Das römisch-irische Bad

Beim römisch-irischen Bad werden in sinnvoller Weise das Heißluftbad mit dem Dampfbad, abkühlenden Maßnahmen und der Massage verbunden. Die Durchführung der Einzelmaßnahmen geschieht etwa in folgender Reihenfolge:

1. Abseifen des ganzen Körpers unter der *warmen Brause.*
2. Aufenthalt von 10—15 Minuten im *Warmluftraum* (Temperatur 40—50° C). Bei zu heißem Fußboden müssen Sandalen getragen werden.
3. Übergang zum *Heißluftraum* (Temperatur 60—70° C), dort Aufenthalt von 10—20 Minuten Dauer. Zwischen der 6. und 10. Minute tritt Schweißausbruch ein.
4. Lauwarm *abbrausen* und anschließend *Ganzmassage.*
5. Aufenthalt von 10—15 Minuten im *Dampfraum* (Temperatur 45—50° C).
6. *Abkühlung* durch kalte Brause, kurzes kaltes Tauchbad (1/2—1 Minute) oder kurzes Schwimmbad (5 Minuten). Diese Abkühlung wird als sehr angenehm, erleichternd und erfrischend empfunden.
7. *Nachschwitzen* und *Ruhe,* in lockerer Packung liegend, im Ruhe- oder Warmluftraum.

Den Aufenthalt im Warm-, Heißluft- und Dampfraum länger auszudehnen, hat keinen Sinn, da dadurch die Wirkung nicht gesteigert wird, sondern eine unnötige Kreislaufbelastung eintritt. Lieber wiederholt man das Bad in Abständen von einigen Tagen.

Die Einhaltung der Ruhe nach dem Schwitzbad ist sehr wichtig und soll möglichst eine volle Stunde oder länger dauern. Auch ist es ratsam, unmittelbar nach dem Bad körperliche Anstrengung zu vermeiden, da sie einen erneuten Schweißausbruch und Abkühlungsgefahr mit sich bringt.

Wie für alle Umstimmungskuren, so gilt auch für das römisch-irische Bad das Frühjahr, also die Zeit des lebhafteren Stoffwechsels, als die günstigste Badezeit. 10—12 Bäder sind zu einer Kur notwendig, die dann nach drei bis sechs Monaten zu wiederholen ist.

Römisch-irische Bäder sind bei folgenden Krankheiten angezeigt: alle Erkältungskrankheiten, allgemeine Stoffwechselstörungen, alle rheumatischen Erkrankungen, außer dem akuten Gelenkrheumatismus, Gicht, Zuckerkrankheit, Fettsucht (aber keine wesentliche Gewichtsabnahme erwarten, wenn nicht eine Kost von 1600 Kalorien eingehalten wird!), Asthma bronchiale, spastische Obstipation, Hormondrüsenstörungen (Hypophyse, Bauchspeicheldrüse, Eierstöcke, besonders mit Unterfunktion, also mangelhafter Menstruation, Hoden).

Nicht anzuwenden sind die römisch-irischen Bäder bei schwereren Herz- und Gefäßerkrankungen, Infektionskrankheiten, insbesondere Lungentuberkulose, schwerer Zuckerkrankheit und starker Labilität des Nervensystems.

Kuhne-Reibebäder zur Umstimmungsbehandlung

Die Reibebäder (Reibesitzbad und Rumpfreibebäder) nach *Louis Kuhne* (auch Kuhnebäder oder Kuhnekur genannt) beruhen auf der eigenartigen Vorstellung *Kuhnes,* daß es im Grunde genommen nur eine sich in verschiedenen Formen ausprägende Krankheit gäbe, nämlich die Ansammlung von Stoffen im Körper, die zum Stoffwechsel (Aufbau und Erhaltung) nicht mehr taugen. Diese Ansammlung überflüssiger Stoffe käme durch übermäßige Nahrungsaufnahme, Einverleibung von unpassenden, verdorbenen oder den Lebensbedingungen des Menschen nicht entsprechenden Nahrungsmitteln und von Genußgiften zustande. Alles, was nicht zum Ersatz verbrauchter Stoffe und zur Erhaltung der Kraft benötigt würde, führe daher zu unnötigen Belastungen. **Kuhne-Reibebad**

Zu diesen Belastungen kämen noch solche aus Medikamenten, unreiner Luft oder Ausdünstungen anderer Menschen und Ermüdungsstoffen, die durch fehlerhafte Lebensweise nicht durch die Ausscheidungsorgane entfernt worden seien. Wenn dann die Ausscheidungsorgane (Darm, Nieren, Lunge und Haut) ihre Aufgaben nicht mehr erfüllen könnten, lagerten sich die Stoffe im Körper ab. Seinen Beobachtungen und Vorstellungen entsprechend können diese Stoffe durch Erkältung, Erhitzung, Gemütsbewegungen oder andere auslösende Momente wieder in den Säftestrom des Körpers zurückgebracht werden, wobei sie sich in dem Engpaß, den der Hals zwischen Kopf und Rumpf bilde, am ehesten wahrnehmen ließen.

Dieser auf eine einzige Ursache zurückgeführten Entstehung der Krankheiten entsprach dann auch *Kuhnes* Vorstellung von der Heilung, die logischerweise in der Auflösung und Ausscheidung der abgelagerten Fremdstoffe bestehen mußte, was er durch das Reibesitzbad, das Rumpfreibebad, Dampfbäder, Sonnenbäder und eine reizlose Kost, zusammen als Kuhnekur bezeichnet, zu erreichen suchte, weil diese Maßnahmen Darm, Nieren und Haut zu besserer Ausscheidung anregen.

Die Reibebäder sollen nur in einem warmen Baderaum ausgeführt werden. Die Badewassertemperatur darf nicht zu niedrig sein, am besten zwischen 10 und 15° C. Bei empfindlichen und schwachen Menschen kann die Temperatur anfänglich auch 20° C betragen. Die Dauer des Bades muß sich ebenfalls nach Empfindlichkeit, Alter und Kräftezustand richten und kann zwischen fünf und zehn Minuten schwanken.

Zur technischen Durchführung des *Reibesitzbades:* Man stellt in eine Sitzbadewanne eine Fußbank, füllt die Wanne bis dicht unter die Sitzfläche der Fußbank, so daß das Sitzbrett trocken bleibt. Dann setzt man sich auf die Fußbank und begießt mit der Hand, einem groben Leinentuch oder einem Frotteewaschlappen immer wieder die Geschlechtsorgane.

Zur Durchführung des *Rumpfreibebades* setzt man sich in eine Sitzbadewanne, die bis zur Nabel- oder Hüfthöhe mit Wasser von 10—15° C gefüllt ist. Füße, Beine und Oberkörper bleiben vom Wasser unberührt und werden durch Umwickeln mit wollenen Tüchern vor Abkühlung geschützt. Dann werden der Unterbauch und die Hüften mit einem groben Leinentuch fünf bis zehn Minuten lang kräftig abgerieben. Anschließend aufstehen, trockenreiben und für gute Erwärmung (Spaziergang, Sonnenbad oder Bettwärme) sorgen.

Nach *Kuhnes* Vorstellung trägt das Bad dazu bei, den Körper zu reinigen und zu stärken, damit dieser selbst mit seinen Krankheiten fertig wird. Eine einfache, aber durchaus naturkundliche Vorstellung.

Die Kuhneschen Reibebäder sind als einfaches hydrotherapeutisches Mittel zur Anregung der Unterleibsdurchblutung und unspezifischen Umstimmungsbehandlung durchaus anzuerkennen.

Wenn man auch der zu einseitigen Vorstellung *Kuhnes,* daß es nur einen Punkt im Körper gäbe, nämlich die Geschlechtsorgane, von welchem aus sich das ganze Nervensystem beeinflussen ließe, nicht folgen kann und davon absieht, so bleiben seine Reibebäder doch eine Möglichkeit der Ablenkung und Ableitung von Krankheiten auf die Haut und damit nach außen, wie zum Beispiel Darmbäder (siehe Seite 142) eine Ableitung auf die Darmschleimhaut darstellen.

Ungeheuer beeindruckt hat mich in jungen Jahren eine von *Brauchle* mitgeteilte Krankengeschichte, die oft genug mein Handeln in der Praxis beeinflußt hat und daher hier mitgeteilt sein soll. Sie zeigt, wie man völlig verschiedenartig scheinende Krankheiten auf ein Ausscheidungsorgan ableiten und damit heilen kann, was im Grunde genommen der einfachen Vorstellung *Kuhnes* entspricht. Hier *Brauchles* Krankengeschichte:

„Eine jüngere Frau leidet an einem langwierigen und hartnäckigen *Ekzem,* das schließlich durch Salbenbehandlung und Röntgenstrahlen beseitigt — nach unserer Auffassung verdrängt — wird. Einige Monate später macht sich bei derselben Kranken eine Pleuritis [Rippenfellentzündung] bemerkbar, die im Laufe der nächsten Zeit mehrmals wiederkehrt und immer wieder geheilt wird. Die Ärzte betrachten diese rezidivierende Pleuritis als eine neue Krankheit, die mit dem vorausgegangenen und verdrängten Ekzem gar nichts zu tun habe. Wir dagegen sind der Meinung, daß Ekzem und Pleuritis miteinander zusammenhängen und daß die Unterdrückung der Hautfunktion sich in einer gesteigerten Tätigkeit der serösen Haut bemerkbar macht. Schließlich kommt es zu einer rezidivierenden Aderhautentzündung, welche die Patientin lange Zeit an die Behandlung eines Augenarztes bindet, ohne daß es dem betreffenden Fachkollegen gelingt, die Erscheinungen der Augenentzündung zu heilen. Die Kranke kommt zu uns und erbittet unseren Rat. Wir sehen einen festen Zusammenhang von dem verdrängten Ekzem zur Pleuritis und zur Aderhautentzündung. Behandlerisch ergibt sich für diese Einstellung die Notwendigkeit einer Rückverwandlung, d. h. die Aufgabe, das Ekzem wieder hervorzurufen. Diesen Plan teilten wir der Kranken mit, die aber darüber sehr entsetzt ist, weil das Ekzem durch seinen unerträglichen Juckreiz ihr die Ruhe bei Tag und Nacht geraubt habe. Hier gibt es keinen anderen Ausweg als den, an Stelle der Haut die Darmschleimhaut zu einer gesteigerten Tätigkeit anzuregen und die Aufmerksamkeit des ausscheidungsbedürftigen Organismus von der Haut auf den Darm abzulenken. Die Haut wird geschont und der Darm mit Abführmitteln, Einläufen, Darmbädern, Rumpfpackungen, Sitzbädern, Leibmassagen, Leibwickeln und anderem mehr zur gesteigerten Tätigkeit angetrieben. Auf diesem Wege ist dann die Aderhauterkrankung endgültig geheilt worden."

Kuhne-Reibebad

Darmbäder sind besser als Abführmittel

Das Darmbad stellt heute ein in seiner Bedeutung noch längst nicht genügend gewürdigtes physikalisch-physiologisches Heilverfahren für eine Reihe häufiger Krankheiten, besonders aber für die chronische Darmträgheit und Stuhlverstopfung dar. Es wäre sehr zu wünschen, jeder Arzt würde das Verfahren aus eigenem Erleben kennen und in geeigneten Fällen anwenden. Er könnte damit vielen Kranken Hilfe bringen, viele Medikamente sparen und sich die Dankbarkeit seiner Patienten erwerben.

Was versteht man unter einem Darmbad?

Im Grunde genommen lediglich die gründliche Ausspülung des Dickdarms. Ausgeführt wird sie mit einem besonderen Apparat, subaquales Darmbad (Su-Da-Bad) genannt, das als sogenanntes Trockendarmbad auf das gleichzeitige Vollbad verzichtet. Die Einrichtung erlaubt es, die Spülungen gegen das Badewasser völlig abgeschlossen, völlig sauber und geruchlos, also auch ästhetisch und hygienisch einwandfrei, auszuführen. Der Gegendruck des Badewassers und die entspannende Wirkung seiner Wärme bewirken, daß die Spülflüssigkeit ohne Schwierigkeiten und Beschwerden bis in die Gegend des Blinddarms vordringen kann. Die Darmlänge bis dahin beträgt 1,5 m. Diese Darmbäder werden zweckmäßigerweise stationär durchgeführt.

Wie wirkt das Darmbad?

Die mit keiner anderen Maßnahme mögliche intensive und doch schonende Spülwirkung auf den Darm führt zu einer gründlichen *Entleerung und Reinigung des Dickdarms*, was allein schon bei chronischer Verstopfung als angenehme Entlastung des ganzen Bauchraumes empfunden wird. Ferner trainieren und kräftigen die Spülungen die Muskulatur des Darmes und der Bauchdecken, so daß der Darm wieder zur selbständigen Tätigkeit erzogen wird. Dadurch wird die fortwährende Einnahme dünn- und/oder dickdarmreizender Abführmittel überflüssig.

Neben diesen örtlichen Wirkungen sind auch Fernwirkungen zu erzielen. Da ein Teil des Spülwassers durch die Darmschleimhaut aufgesaugt wird, tritt eine vermehrte Wasserausscheidung über die Nieren und damit eine vermehrte Ausscheidung von Stoffwechselschlacken auf. Falls der Spülflüssigkeit *Kräuterzusätze* beigegeben werden, können sie auf diesem Wege dem Körper zugeführt werden. Sie erreichen so die Organe, die für die Pflanzenheilstoffe empfänglich sind (für die sie eine Affinität besitzen).

Durch die Erwärmung der Spülflüssigkeit auf 40° C erreicht man eine Erweiterung der Blutgefäße des Darmes und der Beckenorgane. Die stärkere Durchblutung kräftigt Funktion und Abwehrfähigkeit des Darmes und der Beckenorgane gegen Erkrankungen.

Einer besonderen Erwähnung bedarf auch die *Entlastung der Nachbarorgane* des Mastdarms, die allein schon durch die Entfernung sich stauender Kotmassen (durch das Darmbad) eintritt. Sofort ist der Lymph- und Venenblutstrom erleichtert, und Venenstockungen werden damit behoben oder vermieden. Diese Wirkung ist besonders für Frauen wichtig, bei denen die Stuhlverhaltung auf die Gebärmutter und ihre Anhangsorgane (Eierstöcke, Tuben, Parametrien) drückt.

Bei welchen Krankheiten ist das Darmbad angebracht?

Es ist natürlich sinnlos, das Darmbad als ein Allheilmittel anzusehen und es damit zu überschätzen. Das würde die Methode nur in Mißkredit bringen. Nach den bis heute gesammelten Erfahrungen und Kenntnissen, bei denen ich auch weitgehend meine eigenen Erfahrungen berücksichtigen kann, ist das Darmbad, insbesondere das subaquale Darmbad, mit großem Nutzen, ja oft für die Heilung entscheidend einzusetzen bei folgenden Krankheiten und Leiden: chronischer Stuhlträgheit und Verstopfung, Flatulenz (übermäßige Gasbildung im Darm), Gärungs- und Fäulniskatarrhen, Roemheldschem Symptomenkomplex, Wurmerkrankungen, Gallenblasenerkrankungen, als Unterstützung bei Entfettungskuren, bei Nesselsucht (Urtikaria), Furunkulose, unreiner Haut, Nierengrieß und Uretersteinen, Menstruationsstörungen, Wechseljahrsbeschwerden, Rheumatismus, Arterienverkalkung und Gicht.

Sehr wichtig und fast unentbehrlich ist das Darmbad als Vorbereitung zur Rektoskopie (Darmspiegelung), für Röntgenuntersuchungen der Gallenblase und des Magen-Darm-Kanals sowie vor Operationen.

Ist das Darmbad auch für Gesunde von Nutzen?

Diese oft zu hörende Frage ist selbstverständlich mit ja zu beantworten, da z. B. eine gründliche Darmreinigung einmal im Monat ein ausgezeichnetes Vorbeugungsmittel gegen allerlei Krankheiten darstellt. Meist erlebt man ja, daß trotz täglicher Stuhlentleerung beim Darmbad noch große Mengen steckengebliebenen Reststuhls abgehen, der meist die Ursache krankhafter Gärungs- und Fäulnisprozesse und damit einer chronischen Selbstvergiftung (Autointoxikation) darstellt, wodurch die körperliche Leistungsfähigkeit stark beeinträchtigt wird.

Die Frage, ob aus der Spülflüssigkeit tatsächlich wirksame Mengen von Arzneien aufgenommen werden können, ob also eine ausreichende Resorption stattfindet, ist von *Urbach* an der Universitäts-Hautklinik in Wien in besonderer

Weise geprüft worden. Er setzte zu 15 Liter Spülwasser 20 Kubikzentimeter einer fünfprozentigen Jod-Natrium-Lösung zu und stellte fest, daß häufig schon 15 Minuten nach dem Einlauf der Spülflüssigkeit Jod im Speichel nachzuweisen war. Nach einer halben Stunde verstärkte sich die Reaktion und blieb anschließend noch fünf bis sechs Stunden positiv. Im Urin ließ sich das Jod erst später, nämlich 45 Minuten nach Beendigung des Bades und dann meist sechs bis sieben Stunden lang, nachweisen. Versuche mit anderen Substanzen führten zu ähnlichen Ergebnissen.

Der Weg, den die im Darm aufgesaugte Flüssigkeit mit den eventuell zugesetzten Heilstoffen nimmt, ist folgender: Venen der Dickdarmwand, Pfortader, Leber, rechtes Herz, Lungen, linkes Herz und von da mit dem arteriellen Blutstrom in die Nieren und in sämtliche Organe und Gewebe des Körpers. Die Nieren entfernen dann sowohl die überschüssigen Flüssigkeitsmengen als auch die von den Organen und Geweben nicht aufgenommenen oder von ihnen abgegebenen harnpflichtigen Stoffe.

Die früher oft erörterte Frage, ob der Druck des einlaufenden Wassers den Darm schädigen könne, ist längst zugunsten des Darmbades entschieden. Bereits der Erfinder des subaqualen Darmbades, der Universitätsdozent *Anton Brosch*, hatte nachweisen können, daß der von ihm am Gerät eingestellte Druck von 1 m (= 73 mmHg oder 0,1 at) im Vergleich zu den Druckverhältnissen in der Lunge überaus gering ist. Praktisch nimmt der Flüssigkeitsdruck vom Mastdarm bis zum Blinddarm wegen der großen Reibungsverluste auf der 1,5 m langen Strecke noch stark ab. Der Anfangsdruck von 0,1 at ist so gering, daß eine Schädigung der Darmschleimhaut nicht zu befürchten ist.

Die Technik des Darmbades ist heute in den Darmbade-Instituten oder den entsprechenden Badeabteilungen der Kur- und Krankenhäuser so weit entwickelt, daß selbst sehr empfindliche und schwerkranke Patienten das Bad gut vertragen. Gespült wird mit Wasser von 37—42° C, dem, falls der Arzt nichts anderes verordnet, 180 g Kochsalz, Steinsalz oder Ischlersole und 20—30 g Kamillosan oder 1 l Kamillentee zugesetzt sind. Die Menge der Spülflüssigkeit soll 25—30 Liter betragen. Bei empfindlichen Kranken beginnt man mit 10—20 Litern.

Zu der hin und wieder geäußerten Ansicht, daß häufig wiederholte Darmbäder den Darm schwächen oder die Schleimhaut reizen könnten, ist nur zu sagen, daß sich in all den Jahren der Anwendung (etwa seit 1910) bei sachgemäßer Durchführung niemals eine Schädigung oder Schwächung des Darmes, sondern eine Kräftigung der Darmmuskulatur und der Muskulatur der Bauchdecken ergab. Es ist auch ohne weiteres einzusehen, daß Spülungen mit Kamille weder reizend noch schädigend auf die Darmschleimhaut einwirken, während diese ungünstige Beeinflussung von zahlreichen Abführmitteln hinreichend bekannt ist.

Prof. Dr. *D. Th. Gottlieb Olpp* sagt am Schluß seines ausgezeichneten Buches über das subaquale Darmbad: „So ist das subaquale Darmbad ein von seinem Erfinder *Anton Brosch* mit wissenschaftlicher Sorgfalt ausgebautes, in der täglichen Praxis wie in den Weltbädern bewährtes physiologisches Heilverfahren der Schulmedizin, welches sich der physikalischen und thermisch-biologischen Wirkungen der Hydrotherapie bedient. Es kann geradezu als ein Musterbeispiel dafür dienen, daß ‚Schulmedizin' und ‚Naturheilkunde' Hand in Hand gehen können." **Darmbäder**

Die Seebäder

Spezielle Wasseranwendungen

Wenn Seebadekuren Sinn haben und wirklich heilsam sein sollen, dann dürfen ihre Wirkungen nicht durch gleichzeitigen Alkohol- und Tabakgenuß und durch die Einnahme schwerer und fetter Speisen zunichte gemacht werden. Badekuren an der offenen See sind ja immer auch zugleich Klimakuren. Das Seeklima zeichnet sich aus durch Reinheit der Luft, starke Luftbewegung (Wind) und die ausgleichende Tendenz zwischen Sommer und Winter. Da es sich also um ein Reizklima handelt, ist immer eine Anpassungszeit notwendig. Ältere Menschen sollten daher mit den Seebädern erst nach einigen Tagen beginnen, die sie möglichst ruhig verbracht haben.

Wind, Wellen und Wasser, nicht zuletzt auch das Licht erhöhen zunächst das zentralnervöse Erregungsniveau und steigern die Hypophysen- und Nebennierentätigkeit. Das ist nichts anderes als eine natürliche Cortisonbehandlung. Die ständige Luftbewegung zwischen Land und Meer führt aber auch zu einem Training der Gefäß- und Nervenreaktionen der Haut. Der Erfolg ist die Abhärtung, die bessere Anpassungsfähigkeit an wechselnde Umweltbedingungen.

Das kalte Seebad

Zahlreiche Beobachtungen am Nordseestrand (Insel Sylt) haben ergeben, daß die meisten Badegäste etwa zehn bis zwölf Minuten im kalten Seewasser baden, fünf Prozent der Gäste weniger als drei Minuten und fünf Prozent länger als eine halbe Stunde.

Die Körpertemperatur verhält sich im kalten Seebad bei den einzelnen Menschen verschieden. Wenn sich die Badenden im Wasser nicht oder nur wenig bewegen, so tritt bei Menschen mit dünner Fettschicht ein *Temperaturabfall* ein, bei Menschen mit normaler Fettschicht ist keine Veränderung der Körpertemperatur festzustellen, und bei Menschen mit einer dicken Fettschicht ergibt sich sogar ein Temperaturanstieg. Die Temperaturen wurden dabei im Darm gemessen und als Kerntemperatur bezeichnet.

Bei Bewegung im kalten Seewasser (Schwimmen) ist die *Temperaturdepression* zu vermeiden, wenn gleichzeitig eine vernünftige Badetechnik angewendet wird. Dabei sind folgende Punkte zu beachten:

1. Nicht öfter als *einmal täglich* ein kaltes Seebad, da die Normalisierung der vegetativen Funktionen mehr als zwei Stunden dauert.
2. Es sollte *vormittags* gebadet werden, da dann die Blutgefäße enger gestellt sind und die Auskühlungsgefahr damit geringer ist.
3. Die *Badedauer* sollte zunächst nur drei Minuten betragen und sich später zwischen fünf und zehn Minuten bewegen.

4. Die *Badedauer* kann *täglich eine Minute gesteigert* werden. Wenn kein unangenehmer Temperaturabfall eintritt, kann die Steigerung auch über eine Minute pro Tag hinausgehen.
5. Kreislaufgefährdete Personen (Hypertoniker) führen in den ersten Tagen nur Luftbäder, in den nächsten drei Tagen zunächst Fußbäder, in weiteren drei Tagen Waschungen und dann erst das erste kalte Bad durch. Zeigen sich beim Bücken Schwindelerscheinungen, ist es für das erste Bad noch zu früh.
6. Kinder sollte man nicht ins Wasser zwingen!

Wenn eine stärkere Temperaturdepression auftritt (mehr als 1° C), deren Tiefpunkt sogar noch durch Apathie gekennzeichnet ist, dann hat das Bad zu lange gedauert und war damit unbekömmlich. Eine sofort nach dem Baden durchgeführte *körperliche Betätigung* (Burgenbauen, Laufen, Dünenwandern) kürzt den Temperaturabfall ab.

Das kalte Seebad ist ein vorzügliches Mittel zur *Abhärtung*, die meistens ärztlich sehr erwünscht ist.

Das warme Seebad

In der kalten Jahreszeit und an kalten Sommertagen ist das warme Seebad heute zu einer unentbehrlichen Unterstützung der Klimakur an der See geworden. Wie bei den Kneippschen Anwendungen sollte auch das warme (33—37° C) oder gar das heiße Seebad (37—42° C) mit einer kühlen Dusche oder einer kalten Abwaschung abgeschlossen werden.

Die Wirkung der warmen Seebäder gleicht der der Solbäder, denn bei dem durchschnittlichen Salzgehalt des Seewassers von 3,5 Prozent muß man von einer Sole sprechen. Warme Seebäder wie auch die Solbäder steigern nicht nur den allgemeinen, sondern vor allem auch den Eiweißstoffwechsel *(Heubner)*. Da in den Seebadeorten noch die Wirkung der Seeluft und vielfach auch der Sonne hinzukommt, wird der Badereiz dadurch wesentlich verstärkt.

Bei einer systematisch durchgeführten Badekur führt der wiederholte Reiz des Seewassers (Sole) zu einer Umstimmung der Reaktionsweise des Organismus, zu einer Stärkung der Abwehrmechanismen des Körpers, zu einer Anregung der Heilungstendenz, zu Regenerationsvorgängen und zu einer verbesserten Drüsentätigkeit. Meist stellt man auch eine Regulierung der vegetativ-nervösen Störungen der inneren Organe und eine Stabilisierung des Kreislaufs fest.

Auch für Kinder ist das warme Seebad als Umstimmungsmittel von großer Bedeutung. Die Anregung des Stoffwechsels und des Appetits führen bei unterentwickelten und unterernährten Kindern meist zu einer erheblichen Gewichtszunahme. Gleichzeitig wird die Widerstandskraft gegen Infektionen und Erkältungen gesteigert und die Krankheitsbereitschaft vermindert.

Spezielle Wasseranwendungen

Besonders gut wirken Seebäder, Seeklima und Meerwasser-Umschläge bei Ekzematikern. Im Rahmen der Seekuren spielen die Seebäder gewiß keine unwesentliche, aber doch auch nicht die entscheidende Rolle. Die Heilwirkungen beruhen vielmehr in erster Linie auf der Klimawirkung mit ihren einzelnen Teilfaktoren (Luftbeschaffenheit, Luftbewegung, Ausgleich der Temperaturschwankungen, hoher relativer Feuchtigkeitsgehalt der Luft, Strahlungsintensität durch Wärme-, Licht- und UV-Strahlung).

Völlig unangebracht sind warme Seebäder bei Asthmatikern. Es kann dadurch sogar ein Anfall ausgelöst werden.

Das heiße Seebad

Heiße Seebäder (37—42° C) sollten nur 5—15 Minuten dauern, da sie eine erhebliche Kreislaufbelastung darstellen.

Durch die Temperatur und den Salzgehalt des heißen Wassers kommt es zu Gefäßreaktionen, die über das Stammhirn ausgelöst werden und zu einer ausgeprägten Blutfülle in der Haut, im Unterhautgewebe (Bindegewebe) und in der Muskulatur führen. Auch wird der Muskeltonus im Sinne einer Entspannung beeinflußt und die Hypophysen- und Nebennierentätigkeit gesteigert *(Golz)*.

Auf Grund dieser Wirkungen sind die heißen Seebäder von großem Nutzen bei Erkrankungen des rheumatischen Formenkreises (chronisch-entzündliche und degenerative Formen des Rheumas) sowie bei Ischias und Neuralgien verschiedener Lokalisation.

Zu einer Kur mit warmen oder heißen Seebädern rechnet man 12—15 Bäder, die durchschnittlich 2—3mal wöchentlich verabfolgt werden. Nach jedem warmen und heißen Bad ist eine Stunde Ruhe in der Liegehalle einzuhalten.

Meerwassertrinkkur zur Vorbeugung und Heilung

Seit etwa drei Jahrzehnten erfreut sich die innere Anwendung des Meerwassers in Form von *Trinkkuren* an der ganzen europäischen Küste steigender Beliebtheit. Vielleicht ist das ein Zeichen dafür, daß die Menschen wieder, wie in verschiedenen Zeiten der Vergangenheit, nach natürlichen Heilmitteln suchen als Ausgleich gegen die heute immer zahlreicher werdenden Zivilisations- und Ernährungsschäden. Wieweit kann das Meerwasser diesem Verlangen entsprechen? Worauf beruht nach unserem heutigen Wissen die erholende, regenerierende oder auch heilende Wirkung des Meerwassers, und in welchen ausgesprochenen Krankheitsfällen kann es uns hilfreich sein?

Meerwassertrinkkur

Man muß sich darüber im klaren sein, daß es schwierig ist, die Wirkungen des Meerwassers zu beurteilen, wenn zugleich auch die anderen Seeklimafaktoren (Licht, Luft, Sonne, Bäder) einwirken. Beurteilen können wir nach Prof. *Vogt* eine Meerwassertrinkkur nur dann, wenn wir unter Ausschluß aller anderen Faktoren den Wirkungsweg des getrunkenen Meerwassers verfolgen, wenn wir den Effekt und den Ablauf dieses Effektes im tierischen und menschlichen Körper möglichst eingehend studieren und aufzeichnen.

Meerwasserwirkungen auf den lebenden Organismus zu beurteilen ist auch deshalb so schwierig, weil selbst reines Leitungswasser, wenn wir es trinken, eine Reihe von Wirkungen im Organismus auslöst, so auf die Drüsen, die mineralische Zusammensetzung der Körperflüssigkeit, die neurohumoralen Regulationen und die Ausscheidungsorgane. Dennoch müssen wir uns bemühen, die speziellen Wirkungen der Meerwassertrinkkur zu verstehen. Dazu trägt eine kurze Betrachtung der Bestandteile und der mengenmäßigen Zusammensetzung des Meerwassers wesentlich bei.

Chemische Zusammensetzung des Meerwassers

Meerwasser stellt eine natürliche Quelle lebenswichtiger Mineralien und Spurenelemente dar. Früher stammte der größte Teil des Speisesalzes aus dem Meer. Heute verwenden wir fast nur noch das im Bergbau gewonnene, völlig gereinigte und lediglich einen einzigen Mineralstoff enthaltende reine Kochsalz, das Natriumchlorid. Meerwasser wie auch Meersalz enthalten aber neben dem Kochsalz als Hauptbestandteil noch über 30 Mineral- und Spurenstoffe, die größtenteils wichtige Stoffwechselfunktionen besitzen. So sind bis heute an *Hauptbestandteilen* nachgewiesen: Bor, Brom, Chlor, Kalium, Kalzium, Kohlenstoff (als HCO_3), Magnesium, Natrium, Schwefel (als Sulfat SO_4), Strontium. An *Spurenstoffen* finden sich: Aluminium, Arsen, Barium, Caesium, Eisen, Fluor, Gold, Jod, Kobalt, Kupfer, Lithium, Mangan, Molybdän, Nickel, Phosphor (als

Vergleich der Hauptbestandteile des Meerwassers mit denen des menschlichen Blutes in Äquivalentprozenten (nach Heubner — Jöllen — Zörkendörfer — Seifert).

	Borkumer Meerwasser	**Blutserum**
Natrium (Na)	73,0	91,5
Kalium (K)	1,6	3,5
Kalzium (Ca)	3,4	3,5
Magnesium (Mg)	22,0	1,5
Chlor (Cl)	91,3	77,8
Schwefelsulfat (SO_4)	8,6	0,4
Bikarbonat (HCO_3)	0,17	20,2
HPO_4	0,01	1,5

Der Vergleich dieser beiden Tabellen zeigt zwar eine Ähnlichkeit der Hauptbestandteile im Meerwasser und im Blutserum, aber auch so starke Unterschiede (z. B. bei Magnesium und HCO_3), daß von einer Gleichheit der relativen Zusammensetzung keine Rede sein kann.

Phosphat), Quecksilber, Radium, Rubidium, Selen, Silizium, Silber, Stickstoff (als Nitrat und Ammoniak), Thorium, Uran, Vanadium und Zink.

Die Gesamtkonzentration der Mineralien beträgt durchweg 3,5 Prozent. Verdampft man also 1 l Meerwasser, so erhält man 35 g Salz. Das Verhältnis der Minerale im Meerwasser ähnelt dem im menschlichen Blutserum. Man hat das Meerwasser nicht ganz zu Unrecht als „Erd-Extrakt“ bezeichnet, das heißt, als eine fast lückenlose Sammlung aller Substanzen, aus denen unsere Erde besteht.

Wirkungen des Meerwassers

Pharmakologisch-chemisch gesehen muß das Meerwasser zu den Kochsalzwässern oder zu den „physiologischen Salzlösungen“ gerechnet werden, da der Kochsalzgehalt bei weitem überwiegt und das Meerwasser für die Meerbewohner das physiologische Milieu darstellt, während der Salzgehalt im Vergleich zu den Körperflüssigkeiten des Menschen, insbesondere zum Blutserum, nur eine gewisse Ähnlichkeit aufweist.

Wenn auch der Kochsalzgehalt des Meerwassers mengenmäßig alle anderen Bestandteile weit überwiegt, so ist es doch nicht nach diesem Hauptbestandteil zu beurteilen, sondern als ganzes kompliziertes Salz- bzw. Ionengemisch mit vielen besonderen, vom reinen Kochsalz stark abweichenden Wirkungen.

Diese Zusammenhänge sind leicht einzusehen, wenn man das folgende, von *Loeb* ausgeführte Experiment kennt: Ein Seefisch kann in destilliertem, also praktisch salzfreiem Wasser einige Zeit leben. Setzt man dem Wasser jedoch Kochsalz in der Konzentration des Meerwassers zu, so treten sehr bald Vergiftungserscheinungen auf, die man durch Zusatz der fehlenden Salze oder Ionen (Kalzium, Kalium, Magnesium) wieder beheben kann. Während also das Kochsalz — für sich allein — giftig wirkt, wird es mit den anderen Salzen zusammen zum Lebenselement.

Meerwassertrinkkur

Die Hauptbestandteile des Meerwassers weisen mengenmäßig eine gewisse Ähnlichkeit mit denen unseres Blutserums auf (siehe Tabelle auf Seite 150). Der *Gehalt des Meerwassers an Spurenstoffen* oder Minimalbestandteilen ist jedoch völlig verschieden davon. Die Konzentration der Spurenstoffe im Meerwasser ist aus der folgenden Tabelle zu ersehen.

Konzentration der spurenweise im Meerwasser vorkommenden Elemente nach *Wattenberg* (in Mikrogramm je Liter [μg]).

Fluor	1400	Eisen	2
Aluminium	600	Uran	2
Rubidium	200	Thorium	1
Lithium	110	Nitrat	1—600
Barium	50	Phosphor	1— 60
Jod	50	Radium	1×10^{-7}
Arsen	15	Nitrit	0,5—50
Silizium	10—1500	Molybdän	0,5
Ammoniak	5—50	Vanadium	0,3
Kupfer	5	Silber	0,3
Mangan	5	Nickel	0,1
Zink	5	Quecksilber	0,03
Selen	4	Gold	0,004
Caesium	2		

Über *die Bedeutung der einzelnen Spurenstoffe* für die Meeresbewohner wissen wir bisher nur sehr wenig. Ob sie in den vorhandenen Mengen die uns bisher bekannten Wirkungen im menschlichen Organismus entfalten, ist für viele Spurenstoffe noch nicht sicher geklärt. Der unter den Spurenstoffen auffällig hohe Gehalt an Fluor ist dabei ebenso zu berücksichtigen und für die Therapie zu verwerten wie der hohe Magnesiumgehalt unter den Hauptbestandteilen des Salzes.

Spezielle Wasseranwendungen

Für die direkten lokalen Wirkungen des Meerwassers auf die Schleimhäute des Mund-Rachen-Gebietes und des Magen-Darm-Kanals ist der Kochsalzgehalt wohl ausschlaggebend, während an den Wirkungen des Meerwassers nach der Aufsaugung ins Blut auch die anderen Bestandteile wesentlich mitwirken.

Meerwasser besitzt gerade die Konzentration, die noch unverdünnt getrunken werden kann (etwa 3,5 %). Bei stärkeren Konzentrationen tritt Übelkeit und Erbrechen auf.

Am frühesten und schnellsten wirkt das Meerwasser auf die *Magenschleimhaut*. Ganz allgemein regt es, wie das Kochsalz allein, die Magensaftabsonderung und die Säureproduktion an. So ist mehrfach bestätigt worden, daß der kurmäßige Gebrauch von Meerwasser über längere Zeit hinweg die Magensaft- und Magensäureproduktion verbessert *(Boas, Brüning, Dapper, Grafe, Hachner, Roempler)*.

Manche Untersucher fanden auch eine Besserung bei Übersäuerung, also eine Normalisierung der Magensaftverhältnisse *(Carles, Barrère)*, was nur dann verständlich ist, wenn die Übersäuerung von einer entzündlich gereizten Magenschleimhaut herrührt, die unter der Meerwasserwirkung abheilt, so daß auch die vermehrte Säurebildung, trotz sonst anregender Wirkung des Meerwassers, verschwindet.

Das Meerwasser wird zwar im Magen verdünnt, und es verweilt dort länger als normales Trinkwasser, dennoch gelangt es in hypertonischer Konzentration in den Darm, so daß es dort Wasser anzieht, was zu einer stärkeren Darmfüllung führt, die wiederum den Anlaß zu einer stärkeren und schnelleren Darmbewegung bildet. Durch die beschleunigte Fortbewegung bei gleichzeitig verlangsamter Aufsaugung der Salze durch die Schleimhaut erreicht das Meerwasser auch die tieferen Abschnitte des Darmes, wodurch es bei entsprechender Dosierung zu einer *Abführwirkung* kommen kann. Durch *Loth* wurde festgestellt, daß bei der Trinkkur mindestens eine Menge von 10 g Kochsalz erreicht werden muß (also 300 ccm des 3,5 %igen Meerwassers), damit eine Abführwirkung eintreten kann.

Aber auch kleinere, nicht abführende Meerwassermengen reinigen die höheren Darmabschnitte von Schleim und Bakterien, wodurch wiederum die Wirkung der gelösten Salze auf die Schleimhaut und ihre Aufsaugung erleichtert wird.

Sicher festgestellt ist auch, daß das Meerwasser eine *Steigerung der Gallenabsonderung* durch vermehrte Absonderungstätigkeit der Leberzellen (choleretische Wirkung) und eine bessere Entleerung der Gallenblase (cholagoge Wirkung) hervorruft *(Roempler, Stransky, Fraudé, Langner)*. Man macht für diese Wirkung sowohl das Kochsalz wie auch die Magnesiumsalze verantwortlich, weil alle kochsalzhaltigen und magnesiumsulfathaltigen Wässer die Gallenabsonderung anregen.

Meerwasser-trinkkur

Russell empfahl schon 1753 das Seewasser bei Gelbsucht und Leberschrumpfung. *Gisevius* verwandte es erfolgreich bei chronischen Gallenleiden, *Clarke* bei allen Gallenstörungen und *Schlegel* bei Störungen im Pfortadergebiet.

Grafe erhielt bei Zwölffingerdarm-Spülungen mit körperwarmem Meerwasser keine Mehrausscheidung von Galle, hält aber einen günstigen Einfluß des Meerwassers bei Leber- und Gallenwegskranken dennoch für möglich, weil bei solchen Untersuchungen auch mit Quellwasser aus Kissingen und Mergentheim keine sicheren Einwirkungen auf die Gallenentleerung zu erkennen waren.

Interessant und praktisch wichtig sind die anerkannten Wirkungen des Meerwassers auf die Kreislauforgane. Bei *Blutdruckerhöhung* wurde von mehreren Untersuchern *(Heisler, Schlegel, Siemens, Haeberlin)* ein Absinken des Blutdrucks und der Pulsfrequenz bei gleichzeitig vermehrter geistiger Leistungsfähigkeit beobachtet. Das ist deshalb so merkwürdig, weil man gewöhnlich bei erhöhtem Blutdruck eine kochsalzarme Kost verabreicht *(Volhard, Koch)*. Erklärt wird die blutdrucksenkende Wirkung des Meerwassers mit den vorhandenen Gegenspielern des Natriums (die Kationen Kalzium, Kalium und Magnesium), die das Natrium unschädlich machen.

Darüber hinaus fand *Keeser*, daß zwischen dem Magnesium und der *Arteriosklerose* eine besondere Beziehung besteht. Magnesium vergrößert nämlich das Lösungsvermögen des Blutserums für Cholesterin. Je größer aber dieses Lösungsvermögen ist, um so eher werden arteriosklerotische Frühschäden verhindert. Da nun bei einer fünfwöchigen Trinkkur bereits eine Anreicherung des Magnesiums im Blut erfolgt, ist dadurch eine gute Vorbeugung gegen Arteriosklerose zu erwarten.

Die bessere Blutlöslichkeit des Cholesterins durch Magnesium ist auch eine weitere Erklärung für die blutdrucksenkende Wirkung des Meerwassers, weil dadurch das Cholesterin als Ursache für die Blutdrucksteigerung über eine Arteriosklerose ausgeschaltet ist.

Reine *Gefäßkrämpfe* (Angina pectoris, Migräne) werden nach den Beobachtungen verschiedener Ärzte durch das Meerwasser günstig beeinflußt.

Je nach dem Umfang der Abführwirkung ist auch eine Beeinflussung des *Wasserhaushalts* zu erwarten. Tritt bei genügend hoher Konzentration und Dosierung (hypertonische Lösung) eine Abführwirkung ein, so wird dem Körper dadurch Wasser entzogen. Wie bereits bei der Wirkung auf den Darm erwähnt wurde, muß wenigstens eine Menge von 10 g Meersalz (etwa 300 ccm unverdünntes Meerwasser) getrunken werden, um eine abführende Wirkung zu erzielen. Bei einer geringeren Trinkmenge wird das Salz mit dem Wasser größtenteils vom Darm aufgesaugt.

Spezielle Wasseranwendungen

Eng mit der Wirkung auf den Wasserhaushalt ist auch die Meerwasserwirkung auf die *Wasserausscheidung*, die Nieren und die ableitenden Harnwege verbunden. Die Wasserausscheidung wird meist gesteigert, wahrscheinlich durch die Aufnahme der Gegenspieler des Natriums, das für sich allein die Wasserausscheidung hemmen würde. Zugleich werden auch harnfähige Stoffe, vor allem *Harnsäure*, vermehrt ausgeschieden *(Zörkendörfer, Seifert, Frey, Dapper, v. Noorden)*. Diese Wirkung ist jedoch von einer genügend hohen Dosierung abhängig, die für den Einzelfall noch nicht festliegt.

Wirkungen auf das *Blutbild* (und damit auf die Blutneubildung) wurden von *Zörkendörfer* und *Seifert* bei drei Monate lang durchgeführten Versuchen mit Kaninchen *nicht* gefunden. *Lisle* und *Brauchle* fanden dagegen eine Vermehrung der roten Blutkörperchen und des roten Blutfarbstoffs und einen Rückgang der eosinophilen Zellen bei allergischen Zuständen. Hier sind zur Klärung der gegensätzlichen Befunde noch weitere Untersuchungen erforderlich.

Grafe führte Stoffwechseluntersuchungen mit Meerwasser durch und fand keine sichere Veränderung des *Blutzuckers*, weder im einmaligen, über mehrere Stunden ausgedehnten Versuch noch im Verlaufe einer zweiwöchigen Periode mit täglichen Gaben von zweimal einem viertel Liter Meerwasser (nüchtern). Auch bei seinen Untersuchungen über die Einwirkung auf den *Grundumsatz* erhielt er keine eindeutigen Ergebnisse.

Es ist nun zu klären, wie sich Meerwassertrinkkuren auf den *Mineralstoffwechsel* des Menschen auswirken. Diese Frage ist nur sehr schwer zu beantworten, da wir wissen, daß der Mineralstoffwechsel durch eine Reihe anderer, bei den Untersuchungen nicht oder nicht völlig auszuschaltender Faktoren, z. B. durch verschiedene Hormone, beeinflußt wird, ja, daß schon das Trinken von reinem Leitungswasser eine nicht unerhebliche Veränderung des Mineralstoffwechsels bedeuten kann. Soweit die Mineralstoffwechseluntersuchungen an Tieren durchgeführt wurden, ist es auch noch sehr fraglich, wieweit die dort gewonnenen Ergebnisse auf den Menschen übertragen werden dürfen.

Man muß bei diesen Untersuchungen von der längst bekannten Tatsache ausgehen, daß das Blut bestrebt ist, seinen Bestand an Salzen (bzw. Kationen und Anionen*) nicht zu verändern. Es ist daher zu erwarten, daß das Blut eines gesunden Menschen keine wesentlichen Veränderungen seines Mineralbestandes zeigt, solange äußere oder innere Einwirkungen seine Ausgleichsmöglichkeiten nicht überschreiten. Langdauernder Mangel an dem einen oder anderen Mineral oder an mehreren Mineralien kann selbstverständlich zu krankhaften, manchmal

* Ionen sind elektrisch geladene Atome oder Atomgruppen, in die die Salze (wie die Säuren und Basen) beim Lösen in Wasser zerfallen. Man unterscheidet die positiv geladenen Kationen und die negativ geladenen Anionen.

sogar sehr ernsthaften Störungen führen, z. B. bei Kalium-, Natrium-, Kalzium-, Magnesium- oder Eisenmangel.

Meerwassertrinkkur

Mangelt es in der Ernährung längere Zeit an Obst, Gemüsen und Salaten und wird ständig reines Speisesalz (nur NaCl) zugeführt, dem die Begleitmineralien (vor allem Kalium, Kalzium, Magnesium und die Spurenstoffe) fehlen, so verschiebt sich der Mineralhaushalt des Körpers, was sich meist durch Leber-, Magen- und Darmbeschwerden (vor allem Stuhlträgheit) sowie Hautveränderungen kundtut. Wir sprechen häufig von „Zivilisationsschäden", die meist Mangelzustände durch unsere unnatürliche Ernährung darstellen. Es ist bekannt, daß die Zufuhr von Meerwasser ganz langsam den Mineralhaushalt des Körpers normalisiert, wobei die Magendrüsen, die Leber und die Bauchspeicheldrüse angeregt werden.

Es gibt bei unserer heutigen Lebens- und Ernährungsweise sicher eine Reihe von versteckten und objektiv schwer nachweisbaren Mineralmangelzuständen, die zwar keine eindrucksvollen Krankheitsbilder hervorrufen, aber das Allgemeinbefinden, die Leistungsfähigkeit und die seelische Stimmungslage erheblich beeinträchtigen. Hier ist die anregende Wirkung des Meerwassers auf den Gesamtorganismus und der Ausgleich mangelhaft vorhandener oder fehlender Mineralien und Spurenstoffe sowie der so weit verbreiteten Kochsalzschäden von besonderer Bedeutung.

Über die Beeinflussung des Mineralstoffwechsels des gesunden Menschen durch Meerwassertrinkkuren liegt eine experimentelle Arbeit von *Jaup* vor. Die Versuche wurden an sieben Personen über insgesamt 30 Tage mit Borkumer Nordseewasser (hypertonisch), Henkenhagener Ostseewasser (isotonisch) und Baden-Badener Friedrichsquelle (hypotonisch) durchgeführt. Dabei ist darauf hinzuweisen, daß die zusätzliche Mineralwasserzufuhr nur vom 15. bis 25. Tag dauerte. *Jaup* kam zu folgenden Ergebnissen:

1. Irgendwelche nennenswerten Änderungen im Mineralbestand des Blutes konnten bei gesunden Versuchspersonen während der Meerwassertrinkkuren nicht beobachtet werden.

2. Natrium und Chlor werden entsprechend dem Mehrangebot während der Trinkkur wieder ausgeschieden.

3. In allen Trinkkurversuchen konnte eine erhöhte Phosphorausscheidung während der Kur nachgewiesen werden.

4. Es fand sich in jedem Versuch eine deutliche Beeinflussung des Kalzium- und Magnesiumstoffwechsels, wobei sowohl vermehrte Zurückhaltung wie auch vermehrte Ausscheidung beobachtet wurden.

Diese Versuche geben zwar einen ersten Einblick in den Mineralstoffwechsel bei Meerwassertrinkkuren, die Versuchsdauer ist jedoch zu kurz und die Zahl der Versuchspersonen zu klein.

Spezielle Wasseranwendungen

Tierversuche sind demgegenüber viel leichter und einfacher durchzuführen. *Kühnau* experimentierte über eine Dauer von fünf Wochen an Ratten mit dem überraschenden Ergebnis, daß durch eine lange fortgesetzte Meerwasserzufuhr eine echte Transmineralisation* im Sinne einer ungewöhnlich starken *Magnesiumanreicherung* und einer ebenfalls beträchtlichen Erhöhung des Verhältnisses Magnesium zu Kalzium im Gesamtorganismus hervorgerufen wird. Der Verfasser zieht daraus den Schluß, daß, soweit sich die Ergebnisse von Tierversuchen auf den Menschen übertragen lassen, die Wirkung einer Meerwassertrinkkur auf die mit ihr verbundene Magnesiumanreicherung zurückzuführen ist.

Die Anreicherung des Körpers mit Magnesium hat einen nervös beruhigenden Einfluß, verbessert aber auch den Kohlenhydratstoffwechsel, was für Zuckerkranke (Diabetiker) wichtig ist, und vermindert die Oxalatsteinbildung in den ableitenden Harnwegen. Es wurde nämlich beobachtet, daß Magnesiummangel die Bildung von Oxalatsteinen begünstigt, während eine reichliche Magnesiumzufuhr die Steinbildung vermindert *(Evans, Watson, Hammersten).*

Normalerweise gewinnt der Mensch die notwendige Menge Magnesium größtenteils aus dem Blattgrün. Es wird hieraus durch die Wirkung der Magensalzsäure, der Verdauungsfermente und die Tätigkeit der Darmbakterien herausgelöst und aufgesaugt. Sinkt der Magnesiumgehalt des Blutplasmas bei zu geringer Zufuhr mit der Nahrung (keine Gemüse und Salate!) von dem Normalwert von 2—3 mg⁰/₀ auf 1 mg⁰/₀, so steigt sowohl die nervöse Erregbarkeit als auch der Gehalt an Cholesterin und Reststickstoff im Blut an *(Heupke, Rost),* was auf ernste Stoffwechselstörungen deutet. *Delbet* schreibt dem Magnesium krebsverhütende Wirkungen zu, weil es das Kalium aus den meist kaliumreichen Tumoren verdrängt. Zugleich nennt er das Magnesium das Metall der Muskelenergie, der Gehirntätigkeit und der Fortpflanzung. Extrem magnesiumarme Kost führt bei Ratten in wenigen Tagen unter unregelmäßiger Herztätigkeit und Krämpfen zum Tode.

Wesentliche Erfolge bei *Parodontose* erzielte der französische Stomatologe Dr. *Boisnière* (Cannes) durch Spülungen und Spritzen mit Meerwasser sowie durch die Anwendung von Meerwasserplankton. Er führte wöchentlich dreimal insgesamt 10 bis 15 Behandlungen durch. Dr. *Boisnière* glaubt, daß das Meerwasser mechanisch und chemisch heilend auf die Parodontose wirkt, indem es die Zahnfleischzellen reinigt und wäscht.

Seit man weiß, daß Fluor eine kariesprophylaktische Wirkung entfaltet, scheint dem Meerwasser und dem Meersalz auch bei der Verhinderung der Zahn-

* Transmineralisation ist die Aufnahme mineralischer Stoffe unter gleichzeitiger Ausscheidung anderer Mineralien, z. B. der Austausch von Kalzium gegen Magnesium oder von Natrium gegen Kalium.

karies eine besondere Rolle zuzukommen. In 1 l Meerwasser finden sich 1400 bis 2700 Mikrogramm (µg) Fluor (1,4—2,7 mg). Dieses wird über das Blut aufgenommen und vor allem in den Zähnen und Knochen abgelagert. Fluorhaltige Zähne sind kariesfester als fluorarme. Vielfach wird heute eine allgemeine Fluoridierung des Trinkwassers propagiert, wie sie in einer Reihe von Staaten in Amerika und in einigen Städten in Europa bereits geschieht. Der Fluorgehalt des Trinkwassers wird dabei bis auf 1—1,5 mg je Liter angereichert. Mit dem Trinken von Meerwasser ließe sich der gleiche Effekt auf eine ganz einfache und natürliche Weise erreichen, und die in wissenschaftlichen Kreisen nicht unumstrittene Trinkwasserfluoridierung würde dadurch überflüssig. Da man bei einer Meerwassertrinkkur durchschnittlich zweimal täglich ein Glas Meerwasser (300 bis 400 ccm) trinkt, nimmt man gerade so viel Fluor auf, wie dem Bedarf des Organismus entspricht und wie zur Prophylaxe der Karies notwendig ist *(Weiß)*.

Meerwassertrinkkur

Ein Wort muß noch zu der *bakterienzerstörenden Kraft des Meerwassers* (Bakterizidie) gesagt werden, die man seit etwa 75 Jahren kennt. Worauf diese Fähigkeit beruht, ist bis heute nicht eindeutig erkannt. Es können physikalische Ursachen (Osmose-Effekt durch Vorhandensein oder Fehlen von in Wasser gelösten Gasen), biologische Vorgänge (Aktivität bakterienzerstörender Viren) oder auch chemische Wirkungen (bakterizide Stoffe) dafür verantwortlich sein.

Neue Forschungen sprechen für die Anwesenheit einer Verbindung, die auf grampositive Erreger*, die Coryne-Gruppe (Diphtheriebakterien) und die Bazillen (sporentragende aerobe Stäbchen, z. B. Milzbranderreger) abtötend wirkt.

Von großer Wichtigkeit war bei diesen Untersuchungen die Tatsache, daß das Meerwasser auf Eitererreger (Staphylokokken), die von Penicillin nicht mehr abgetötet wurden (fachlich: die penicillinresistent waren), stärker wirkte als auf Eitererreger, die von Penicillin unterdrückt wurden. Wahrscheinlich handelt es sich dabei nur um einen organischen Stoff, der aus den Absonderungen verschiedener Weichtiere und Seemuscheln stammt und nicht nur das Wachstum der Eitererreger, sondern auch verschiedener, für den Menschen gefährlicher Viren hemmt.

Verschiedene amerikanische Forscher (*Vaccara* u. a.) untersuchten die Lebensdauer von gramnegativen Bakterien (vorwiegend Darmbakterien), vor allem die Colibakterien, die mit den verschmutzten Flüssen und den Abwässern in großer Zahl ins Meer gelangen. Sie kamen zu dem Ergebnis, daß dem Meerwasser antibiotische Eigenschaften (keimhemmende Wirkungen) gegen Colikeime innewohnen. Sie führen diese Eigenschaften auf die Lebenstätigkeit der normalen Meeresflora zurück. Dafür spricht die Tatsache, daß das Meerwasser seine keimhemmende und keimtötende Kraft verliert, wenn man es durch

* Grampositiv nennt man Bakterien, die sich nach der Färbemethode von *Gram* anfärben lassen, z. B. Streptokokken und Staphylokokken.

Kochen, Hochdruckerhitzen, Pasteurisieren oder Chloren sterilisiert. Bei längerem Stehen nimmt die keimtötende Kraft des unbehandelten Meerwassers nicht ab, sondern deutlich zu; im Sommer ist sie zehnmal stärker als im Winter.

Bekannt sind die guten Erfolge, die sich mit äußerlicher und innerlicher Anwendung des Meerwassers bei einer Reihe von *Hautkrankheiten* erzielen lassen. Es handelt sich bei diesen Leiden um schwere chronische Stoffwechselstörungen, die sich zwar an der Haut äußern, aber keine isolierte Hauterkrankung darstellen. Man versucht dabei häufig, mit Diät und Injektionen eine Umstimmung zu erzielen, bei der die Mineralverhältnisse eine wesentliche Rolle spielen. Das meist stark gestörte Verhältnis der Mineralien zueinander wird durch Meerwasser günstig beeinflußt. Das allein sehr aktive und sogar toxisch wirkende Natrium wird durch Magnesium als Gegenspieler in Schach gehalten. Die Magnesiumanreicherung wirkt beruhigend, entspannend und hemmend auf krankhafte Gefäßveränderungen. Der erhebliche Sulfatgehalt regt die Funktion der Gallenblase und der Leber an und wirkt häufig abführend. Auch die speziellen Wirkungen der Spurenelemente sind dabei zu beachten: Kobalt steigert die Leberentgiftung, Arsen wirkt umstimmend auf die Haut und anregend auf die Blutbildungszentren. Kupfer wirkt antiallergisch, Mangan aktivierend auf den Fermentstoffwechsel, beide wiederum fördern die Blutbildung; Schwefel aktiviert den Stoffwechsel und bildet einen notwendigen Eiweißbaustein. Alle diese Einzelwirkungen tragen zur „Umstimmung" und damit zur Abheilung der genannten Hautkrankheiten bei.

Sehr aufschlußreich ist die Krankengeschichte von Prof. *Ruzicka,* der an sich selbst die Abheilung einer flachen, juckenden, roten Knötchenflechte (Lichen ruber planus) durch eine Meerwassertrinkkur erlebte.

Bei Kranken mit Schuppenflechte (Psoriasis) kann man die Entschuppung der Haut sehr gut mit Meerwasserkompressen (unverdünnt) durchführen. Die Entschuppung muß geschehen, bevor man die Haut einer so kräftigen Sonnenbestrahlung aussetzt, daß gerade eine gute Hautrötung (Erythem) auftritt, wobei natürlich die gesunden Hautstellen vor zu starker Besonnung geschützt werden müssen. Bei sorgfältiger Technik garantiert Prof. *Pfleiderer* nahezu, daß die Herde weggehen. Nicht garantieren kann er natürlich, daß keine Rückfälle (Rezidive) auftreten, doch sie würden in jedem Jahr leichter.

Durchführung der Meerwassertrinkkur

Zur Durchführung einer Meerwasserkur trinkt man 3—4mal täglich langsam schluckweise 1 Glas (150—200 ccm) zur Hälfte mit Trinkwasser verdünntes Meerwasser, und zwar warm oder kalt, je nach Außentemperatur und Bekömmlichkeit. Man führt die Kur drei bis vier Monate lang durch.

Man kann sich das trinkfertige Meerwasser selbst herstellen, indem man das möglichst weit von der Küste aus größerer Tiefe entnommene Meerwasser durch tierische Kohle filtert. Besser ist das käufliche Meerwasser, das durch Wasserschiffe abseits der Schiffahrtswege (50—60 km von der Küste entfernt) aus 15 bis 20 m Tiefe geschöpft wird. Dieses Wasser ist zwar praktisch keimfrei, wird aber außerdem noch durch Berkefeld-Filter von allen organischen Bestandteilen befreit. Eine entwertende Hitzesterilisation erübrigt sich dann. **Meerwassertrinkkur**

Indikationen

Zusammenfassend kann gesagt werden, daß die Anwendung der Meerwassertrinkkuren angezeigt ist bei folgenden Krankheiten:

Nervöse Zustände: Nervöse Erschöpfung ohne organische Ursache, Schlafstörungen ohne organische Ursache, Rekonvaleszenz.

Allergische Erkrankungen (zur Unterstützung der Klima- und Badekur): Heuschnupfen, Asthma bronchiale, Katarrhe der Nebenhöhlen und der oberen Luftwege.

Tuberkulöse Erkrankungen: Skrofulose, Tuberkulosevorbeugung, inaktive Lungentuberkulose, Drüsen-, Knochen- und Hauttuberkulose.

Hautkrankheiten: Exsudative Diathese und Milchschorf, chronische Ekzeme auf allergischer und konstitutioneller Grundlage, Furunkulose und Pyodermien, Seborrhoe (Talgdrüsenerkrankung), Neurodermatitis (stark juckende Hautentzündung), Alkali-Erschöpfungs- und Berufsekzeme, flache Knötchenflechte (Lichen ruber planus), Schuppenflechte (Psoriasis), eitrige Wunden, offene Beine (Ulcus cruris), Abszesse, Karbunkel, Phlegmonen.

Erkrankungen des Magen-Darm-Kanals: Karies und Parodontose, akute und chronische Magenschleimhautentzündung (Gastritis), Magen- und Zwölffingerdarmgeschwür, Über- und Untersäuerung des Magens (Sub- und Hyperazidität), Appetitlosigkeit und Dyspepsie, chronische Obstipation, Unterfunktion der Leber und der Gallenblase.

Erkrankungen der Hormondrüsen: Schilddrüsenunterfunktion (Hypothyreose), Jodmangelkropf, Diabetes mellitus, hormonal bedingte Menstruationsstörungen, Störungen des Entwicklungs- und Rückbildungsalters, Nebennierenrinden-Unterfunktion.

Mannigfaltig wie die Zusammensetzung des Meerwassers sind auch die Wirkungsmöglichkeiten, die wir viel mehr ausnützen sollten, zumal das Meerwasser ein natürliches und völlig unschädliches Heil- und Vorbeugungsmittel darstellt. Auch sollte man dazu übergehen, das übliche reine Kochsalz oder Speisesalz möglichst durch Meersalz oder Meerwasserkonzentrate zu ersetzen.

Die Luft stärkt, heilt und erfrischt

Im Atemholen sind zweierlei Gnaden:
Die Luft einziehen, sich ihrer entladen;
Jenes bedrängt, dieses erfrischt;
So wunderbar ist das Leben gemischt.
Du danke Gott, wenn er dich preßt,
Und dank ihm, wenn er dich wieder entläßt.

Johann Wolfgang von Goethe,
„West-östlicher Divan"

Der Frischluftbedarf des Menschen

Wir sind nur für wenige Minuten in der Lage, ohne Luft und ohne den darin enthaltenen Sauerstoff zu leben. Luft, die bei normaler Beschaffenheit 78 % Stickstoff, 21 % Sauerstoff und 1 % andere Gase enthält, ist für uns eine Lebensnotwendigkeit. Unser zivilisiertes Dasein mit dem starken Bevölkerungswachstum, dem ungeheuer verdichteten Autoverkehr auf den vielfach zu engen Stadtstraßen, dem bevorzugten Bau relativ kleiner Wohnungen und niedrigerer Räume, der ungenügenden Belüftung der Wohn- und Arbeitsräume, weil die Fenster wegen der verunreinigten Außenluft und des Tag und Nacht anhaltenden Verkehrslärms lieber geschlossen gehalten werden, und schließlich mit der Bewegungsarmut bei vorwiegend sitzender Tätigkeit führt unweigerlich zu schlechter, ungenügender Atmung und damit zu einer mangelhaften Sauerstoffversorgung von Blut und Geweben. Jede Körperzelle benötigt aber eine bestimmte Menge Sauerstoff, um ihre Funktion richtig ausüben zu können. Werden zum Beispiel unsere Hirnzellen nicht ausreichend mit Sauerstoff versorgt, fühlen wir uns unlustig, müde und geistig träge. Nur eine Unterbrechung der Arbeit, etwas körperliche Bewegung und die dadurch vertiefte Atmung oder sogar eine bewußt ausgeführte Tiefatmung erfrischen Körper und Geist, falls wir dabei — und hier beginnt die Schwierigkeit — frische, reine, sauerstoffreiche Luft einatmen können. Nur der Sauerstoff der Luft vermag die Lungen zu reinigen, die Atemwege zu desinfizieren, die Lungenbläschen zu durchdringen, um dann, lose an das Eisen des roten Blutfarbstoffs in den Blutkörperchen gebunden, mit dem Blutstrom in die Körpergewebe und damit auch an die Gehirnzellen getragen zu werden und den Stoffwechsel anzufachen.

Frischluftbedarf

Nun wird aber jedem Stadtbewohner sehr bald klar, daß die reine, sauerstoffreiche Luft meist fehlt und er vielmehr in seinem freiwilligen oder zwangsläufigen Großstadtleben täglich seinen Anteil an Auspuffgasen, Ruß, Rauch und schlechten Gerüchen einatmen muß. Zur Erhaltung eines gesunden Lebens ist jedoch reine, sauerstoffreiche Luft ebenso notwendig wie Nahrung und frisches Wasser. Dabei erhebt sich die erste Frage, wie groß denn eigentlich der Frischluftbedarf des Menschen ist und wie er ihn unter den gegebenen Umständen decken kann?

Die Durchschnittswerte für die notwendige Atemluft sind natürlich in der Ruhe wesentlich niedriger als bei Bewegung oder gar schwerer Arbeit. Sie betragen nach heutigen Erkenntnissen je Person und Stunde

bei sehr leichter körperlicher Arbeit	30 cbm
bei leichter körperlicher Arbeit	35 cbm
bei mittelschwerer Arbeit	50 cbm
bei schwerer körperlicher Arbeit	60 cbm.

Im Durchschnitt atmet jeder Erwachsene stündlich etwa 220 Liter Kohlensäure aus, die der Umgebungsluft beigemischt werden. Die Kohlensäurekonzentration der normalen Außenluft beträgt $^3/_{10}$ Liter auf 1000 Liter Luft. Da die Überschreitung der Grenze von $^7/_{10}$ Liter Kohlensäure auf 1000 Liter Luft als gesundheitsschädlich gilt, kann jedem Kubikmeter Luft höchstens noch $^4/_{10}$ Liter Kohlensäure aufgeladen werden. Es ist also sehr viel Frischluft erforderlich, um diesen Verdünnungsgrad in unseren Wohn- und Arbeitsräumen vor allem dann zu erhalten, wenn mehrere Personen anwesend sind oder gar darin arbeiten.

Luft

Die Raumluft erneuert sich im allgemeinen auch ohne besondere Ventilationseinrichtungen oder Klimaanlagen durchschnittlich zwei- bis dreimal in der Stunde durch die Poren der Mauern und durch die Fugen und Ritzen an Fenstern und Türen, solange zwischen innen und außen ein Wärmeunterschied besteht. Würde sich die Raumluft stündlich nur einmal erneuern, müßte der Raum 60 Kubikmeter Luft fassen können, bei zwei- bis dreimaliger Erneuerung genügt aber eine Größe von 20—30 Kubikmeter Luftinhalt.

Wenn eine Wohnung oder ein Haus im Winter beheizt wird, gegenüber draußen also eine erhöhte Temperatur herrscht, so entsteht im Innern der Wohnung oder des Hauses eine aufsteigende Luftströmung, da die wärmere Luft nach oben abströmt und die kältere von außen durch die Ritzen, Fugen und Wandporen nachdrängt. Es ist bekannt, daß die Temperatur unter der Decke eines Raumes stets etwas höher ist als am Boden.

Tritt in den Übergangsjahreszeiten zwischen der Außenluft und der Luft im Hause *keine* Temperaturdifferenz auf, kommt immer noch eine Lufterneuerung zustande, wenn der Wind frische Luftmassen in das Haus drückt. Fehlt aber die Temperaturdifferenz und herrscht völlige Windstille, „steht" also die Luft, so wird sie nicht erneuert. Man muß dann versuchen, sie durch Ventilatoren wenigstens in Bewegung zu bringen.

Die praktische Folgerung aus diesen Verhältnissen, die Prof. Dr. *Buchner* bereits Anfang dieses Jahrhunderts aufstellte, lautet: Eine gesunde Wohnung muß so geräumig sein, daß das Öffnen der Fenster völlig ausreicht, die Luft durch Temperaturdifferenzen und Winddruck zu erneuern.

Selbstverständlich ist der Luftwechsel durch Fugenlüftung in starkem Maße von der Größe und Undichtigkeit der Fenster und Türen abhängig. Bei normalen Wohnungen erfolgt im Winter der Luftwechsel nur durch Fugenlüftung höchstens einmal pro Stunde. Er reicht bei Räumen bis 30 Kubikmeter Luftinhalt nicht aus; es muß also für eine häufige Fensterlüftung gesorgt werden.

Welche *Raumgrößen* sind nun am zweckmäßigsten? Hierfür gibt es noch keine verbindlichen Richtwerte. Prof. *Buchner* forderte um die Jahrhundertwende bei einmaliger Lufterneuerung pro Stunde 60 Kubikmeter, Prof. Dr. *Rainer Müller* im Jahre 1935 für Wohn- und Schlafzimmer mindestens 15 Kubikmeter für

Erwachsene und fünf Kubikmeter für kleine Kinder. Prof. *Schloßberger* und Prof. *Wildführ* nannten im Jahre 1950 durchschnittlich 16 Kubikmeter Luftinhalt als ausreichend. Erforderlich sind heute neue Richtwerte, die nicht nur die Luft*menge*, sondern insbesondere in den Großstädten auch die Luft*qualität* berücksichtigen (Sauerstoffarmut und Verunreinigung der Außenluft, die Änderungen der Bauweise mit geringeren Lufterneuerungsmöglichkeiten durch dichteres Baumaterial, Metallbeschichtung der Außenwände und bei stärkerem Straßenlärm die Unmöglichkeit, die Fenster während der Schlafenszeit zu öffnen).

Frischluftbedarf

Es ist an dieser Stelle überhaupt angebracht, noch ein Wort darüber zu sagen, ob man im Winter bei geöffnetem oder geschlossenem Fenster, im geheizten oder ungeheizten Zimmer schlafen soll. Da die Lufterneuerung am besten funktioniert, wenn zwischen außen und innen eine Temperaturdifferenz besteht, ist das Schlafen im ungeheizten Zimmer wegen des geringeren Luftwechsels nicht unbedingt empfehlenswert. Am besten schläft man im *geheizten* Zimmer bei geöffnetem Fenster (Kippflügel oder Spalt geöffnet). Wenn Fanatiker meinen, auch im Winter im ungeheizten Zimmer und bei ganz geöffnetem Fenster schlafen zu müssen, so ist dem entgegenzuhalten, daß die Wärmeregulation im Schlaf so stark gedrosselt ist, daß schon ein zufälliges Aufdecken oder Herausstrecken der Füße genügt, um eine Erkältungskrankheit auszulösen. Abhärtung geschieht nicht im Schlaf, sondern durch die positive Einwirkung natürlicher Kräfte bei Tage.

Der Frischluftbedarf des Menschen ist groß, und seine Bedeutung für die Gesundheit des einzelnen wird erst klar, wenn man weiß, daß die menschliche Lunge eine etwa 100 Quadratmeter große Oberfläche besitzt, die täglich mit etwa 6000 Liter eingeatmeter Luft in Verbindung kommt, wobei der Luftsauerstoff aufgenommen und die in unserem Stoffwechsel entstehende Kohlensäure abgegeben werden muß. Jede Behinderung dieses lebenswichtigen Gasaustausches durch Verschmutzung der Luft und Schädigung der Lungenbläschen oder des Lungenstützgewebes muß sich daher nachteilig auf unsere Gesundheit auswirken.

Die Luftverschmutzung als Krankheitsursache

Luft

Durch die modernen technischen Fortschritte und die überaus starke Industrialisierung haben wir zweifellos eine Zivilisationsstufe erreicht, wie sie in der Geschichte der Menschheit bisher nicht bekannt war. Das wäre gut und schön so, wenn nicht über allem technischen Fortschritt und aller Arbeitserleichterung durch Maschinen der Mensch als biologisches Wesen vergessen würde. Es kann nämlich die ganze Wohltat des zivilisatorischen Daseins zur Plage und Krankheitsursache oder sogar zur tödlichen Gefahr werden, wenn man dem Menschen unserer Tage die Luft zum Atmen vergiftet, wie es oft in bedenkenloser Weise geschieht. Das tritt am deutlichsten in den Großstädten, den Zentren der Zivilisation, zutage. Sie sind nicht nur zu schwersten Lärmquellen, sondern auch zu Brutstätten der Luftverunreinigung und Luftverpestung geworden.

Die Medizinstatistiken zeigen zwar im ganzen einen Rückgang der Sterblichkeit (Mortalität), anderseits aber einen dauernden Anstieg der Erkrankungshäufigkeit (Morbidität).

Ursächlich beteiligt an dieser Entwicklung ist nicht nur die starke Automatisierung des modernen Daseins, die Arbeitsteiligkeit und die zersetzende Beanspruchung durch Beruf und Verkehr, sondern in weitgehendem Maße auch die *Vergiftung unserer Atemluft*. Funktionelle, vegetative, neurotische Störungen, der Verlust des körperlich-seelischen Gleichgewichts und der normalen Schlaffähigkeit sind die Folgen, die sich durch Medikamente nur vorübergehend dämpfen, aber in keiner Weise heilen lassen. Im Gegenteil — was heute noch funktionell und vegetativ bedingt erscheint, kann sich morgen schon als massive organische Krankheit zeigen, deren Hintergrund der Kassenarzt in der überfüllten Sprechstunde wegen Zeitmangels gar nicht aufzudecken vermag, so daß ihm nichts anderes übrigbleibt, als den Störungen mit Tabletten und Spritzen zu Leibe zu gehen, von denen der Patient dann erwartet, daß sie die „Betriebsstörung" prompt beheben.

Wer und was macht nun die Großstadtluft, die jeder dritte Deutsche heute „genießt", so giftig und damit zur Krankheitsursache, der wir meist hilflos preisgegeben sind? Als Hauptluftverschmutzer haben der stetig zunehmende Kraftverkehr, die Industrie und der Hausbrand zu gelten.

Den größten Anteil der Gifte, nämlich Kohlenmonoxid, Blei und Benzpyren, beschert uns der Auspuff unserer Autos, nämlich 42 %. Es folgen die Schlote unserer Industrieanlagen mit 35 % und die Schornsteine auf unseren Häusern mit 23 % der Luftverunreinigung. Der von Jahr zu Jahr zunehmende Kraftverkehr ist die größte Quelle der Luftverunreinigung, gegen die am allerwenigsten getan werden kann, da das Problem der Abgasentgiftung bis heute in keiner Weise zufriedenstellend gelöst ist, obwohl es mit jeder Neuzulassung eines Kraftwagens dringender wird. Experten sind freilich der Meinung, daß es der Kraftfahrzeugindustrie binnen kurzem möglich wäre, entsprechende Abgasfilter zu bauen. Sie würden allerdings die Fahrzeuge um mehrere hundert Mark verteuern.

Luftverschmutzung

Damit man sich eine Vorstellung von den Gift- und Staubmengen machen kann, die auf uns herabrieseln, sei gesagt, daß schätzungsweise zweieinhalb Millionen Tonnen Ruß und Staub und zweieinhalb Millionen Tonnen Stickoxide, dazu drei Millionen Tonnen Kohlenwasserstoffe, fünf Millionen Tonnen Schwefeloxide und sieben Millionen Tonnen Kohlenmonoxid allein in der Bundesrepublik alljährlich in die Luft entlassen werden. Insgesamt sind das mehr als 20 Millionen Tonnen Abgase, die unsere Atmosphäre verpesten.

In *Paris* stellte man fest, daß jeder zehnte Bürger von einer Kohlenmonoxidvergiftung bedroht ist. So wurde bei den Berufskraftfahrern durch kostenlose Untersuchungen ermittelt, daß jeder zehnte der Untersuchten eine über die Toleranzgrenze hinausgehende Schädigung des Blutes aufwies.

Auch *Düsseldorf* ist eine staubige Stadt. Prof. *Meldau* zählte auf einem Staubtuch, das eine Woche lang auf dem Balkon eines Düsseldorfer Hauses hing, unter dem Mikroskop die Staubteilchen. Er fand 7260 Staubteilchen auf einem Quadratzentimeter.

In *Münster* ergab die gleiche Untersuchung 9400 und in *Dortmund* 19 000 Staubteilchen auf einem Quadratzentimeter Staubtuch.

Der Medizinische Informationsdienst sprach bereits im Jahre 1956 von einem Schmutzinferno über dem *Kölner Raum*, von dem der gesamte Großraum der Stadt einschließlich zahlreicher umliegender Gemeinden bis hin nach Bonn betroffen sei. An manchen „Sonnentagen" könne man die Stadt von den Rheinbrücken her nur noch als Silhouette erkennen, und den Kölner Dom findet man zeitweise von dichten Abgasschwaden umhüllt. Es ist natürlich kein Wunder, daß dadurch die Sonneneinstrahlung stark beeinträchtigt und der Lebensraum für Millionen Menschen im Sinne der Gesundheit bedenklich entwertet wird. Durchschnittlich halten die Dunstschichten über den Großstädten 10—20 % der Gesamtstrahlung und 75—95 % des ultravioletten Strahlenanteils zurück.

Diesiges, nebliges Wetter, geringe Windstärken, hohe Luftfeuchtigkeit und zu niedrige Rauchabzüge verstärken die schädlichen Wirkungen. Umfassende Maßnahmen zur Entstaubung und Frischhaltung der Luft sind hier eine Lebensnotwendigkeit. Jede Verzögerung vergrößert das Übel.

Die am besten *sichtbaren* Faktoren der Luftverschmutzung sind *Staub* und *Rauch*, die uns vor allem durch Industrie und Hausbrand geliefert werden.

Natürlich war auch vor dem Auto- und Industriezeitalter die Atemluft nicht staubfrei. Staub war und ist überall und dringt auch überall ein. Es gibt auf unserer Erde keine Zone, die staubfrei wäre. Staub entsteht über Wäldern, Seen,

Gebirgen, Steppen und Meeren. Wir atmen in Europa auch den Blütenstaub der Tropen, den Staub der Sahara, Staub aus Amerika oder Asien mit ein. Wir können Luft auch nicht verhindern, daß bei Vulkanausbrüchen Tausende von Tonnen Asche in die Luft geschleudert werden und ein beträchtlicher Teil davon auch über Europa niedergeht.

Wenn man will, kann man nach einem bekannten Bibelwort sagen: Aus Staub ist alles geworden, an Staub ist alles gebunden, und zu Staub wird alles zerfallen.

Was versteht man aber unter Staub?

Nach wissenschaftlichen Gesichtspunkten bezeichnet man mit Staub den Schwebezustand von Teilchen fester Massen in Luft oder Gasen, die in ihrer Größe unter einem Durchmesser von 100 μ liegen (1 μ = ein tausendstel Millimeter). Teilchen dieser geringen Größenordnung gehorchen nicht mehr den Fallgesetzen. Sie sinken nicht mehr mit einer konstanten Beschleunigung, sondern nur noch mit einer konstanten Geschwindigkeit zu Boden. Staubteilchen setzen sich um so langsamer ab, je kleiner sie sind und je spezifisch leichter die Materie ist, aus der sie bestehen. Staubteilchen von 2 bis 10 μ senken sich um Millimeter pro Sekunde, solche von 1 μ Durchmesser um Zentimeter pro Stunde und Teilchen unter 0,1 μ gehorchen der Schwerkraft gar nicht mehr, verharren vielmehr in einem Schwebezustand; man nennt das *Staubaerosol.* Aerosole fester Teilchen bezeichnet man auch als *Rauche,* Gemische von festen und flüssigen Teilchen im Schwebezustand heißen auch *Staubnebel* oder *nebelhaltige Rauche.*

In der Alltagssprache spricht man auch von Staub, wenn sich Masseteilchen aus der Luft am Boden abgesetzt haben und nun „weggewischt" oder „zusammengefegt" werden können.

Man kann Staub verschiedenster Herkunft unterscheiden; den natürlichen Staub in pflanzlichen, tierischen, mineralischen einteilen oder den künstlichen nach den Gewerben, aus denen er abgegeben wird (Straßen-, Industrie-, Gewerbe- und Hausstaub), oder ihn einfach nach dem Material benennen, von dem er stammt (Haar, Wolle, Schuppen, Pollen, Mehl, Drogen u. v. a.).

Wichtig ist zu wissen, daß sich die einzelnen Staubarten auf die menschlichen Atmungsorgane sehr verschieden auswirken. *Die Erfahrung hat dabei gelehrt, daß der harmloseste Staub schwere Gesundheitsstörungen bedingen, unter Umständen auch den Tod zur Folge haben kann,* wenn er entsprechend lange oder in entsprechend großen Mengen in den Atmungsorganen abgelagert wird. Ferner ist zu berücksichtigen, daß sich alle Staubarten bei manchen Menschen völlig indifferent verhalten, bei anderen aber eine Krankheit auslösen können. Die krankmachende Wirkung eines Staubes ist eben nicht nur von der Staubart, sondern auch von der Körperverfassung sowie einer Reihe anderer Faktoren (Staubabwehr, Selbstreinigungsvermögen des Lungengewebes u. a.) abhängig.

Abgesehen von den persönlichkeitseigenen Faktoren wird die krankmachende Wirkung des Staubes auch von seiner Korngröße beeinflußt.

Luftverschmutzung

Staubkörnchen über 8 μ Durchmesser werden meist wieder ausgeatmet, oder sie haften an der Schleimhaut der Atmungsorgane und werden dann mit dem Bronchialdrüsenschleim wieder ausgeworfen.

Staubkörnchen unter 5 μ Durchmesser (eine Größenordnung, die derjenigen der Bakterien und Bazillen entspricht) gelangen bis in die Lungenbläschen (Alveolen) und können durch die haarfeinen Spalträume der Lungenbläschenwand hindurch ins Lungengewebe eindringen, sind also „lungengängig". Wenn nun die „Staubdichte" oder „Staubkonzentration", also die eingeatmete und ins Gewebe eingedrungene Staubmenge, das persönlichkeitseigene Selbstreinigungsvermögen der Lunge (Abtransport über die Lymphbahnen) überschreitet, kommt es zur „Staubstauung", zur Staubablagerung im Gewebe, zu Staubdepots in den Lymphräumen und Lymphabflüssen, wo dann — je nach Staubart — folgende Reaktionen möglich sind:

1. Kohlen- und Graphitstaub sowie der Staub verschiedener Erze, Erden und Metalle dringen zwar in das Gewebe (Spalt- und Reserveräume) ein, verschmutzen und färben es, lösen aber keine wesentlichen Gewebsreaktionen aus.

2. Staub zahlreicher Metallverbindungen, organischer Stoffe, abgetöteter Bakterien und Pilze sowie von Arsen, Blei, Chrom und Mangan schädigt die Zellen bis zum Absterben, weshalb er giftiger oder mortifizierender Staub genannt wird.

3. Pollenstaub, Staub einheimischer und exotischer Hölzer, Drogen- und Gewürzstaub, Mehlstaub, Haar-, Hanf-, Leder- und Textilstaub können die Reizbarkeit der Zellen und Gewebe so stark erhöhen, daß es zu allergischen oder sogar schockartigen, ja lebensbedrohlichen Zuständen kommen kann.

4. Manche Staubarten reizen die Gewebe so sehr, daß Blutüberfüllung, vermehrte Zellabsonderungen (vor allem Schleimabsonderungen) oder sogar Zellwucherungen auftreten, oder sie gerben und verätzen die Zellen, so daß akute oder chronische Entzündungszustände mit ihren Folgeerscheinungen entstehen.

5. Die krebs- oder tumorerregenden Staubarten (Asbest-, Chrom-, Kobaltstaub, radioaktive Erden und Gesteine) lösen chronische Entzündungen und bösartige Neubildungen aus.

6. Zahlreiche Staubarten, darunter besonders Quarz-, Asbest-, Aluminium-, Mangan- sowie mancher Schlacken- und Kalkstickstoffstaub, regen das Stützgerüst der Lunge stellenweise oder insgesamt zur Wucherung an.

7. Schließlich gibt es Staubarten (z. B. Mangan, Flußspat), die nicht nur am Ort ihrer ersten Ablagerung, also in der Lunge, Reaktionen auslösen, sondern

auch an entfernten Organen. So stört z. B. das Natrium-Aluminiumfluorid den Kalkstoffwechsel so sehr, daß es zu starken Ablagerungen von Kalksalzen in den Knochen, in der Knochenhaut und in den Bändern der Wirbelsäule kommt.

Solange der Organismus in der Lage ist, eingedrungenen Staub entweder über die Atemwege auszuwerfen oder über die Lymphwege abzutransportieren und die Lymphbahnen offenbleiben, ist eine Staubschädigung nicht zu erwarten. Kommt es jedoch durch die Dauer der Einwirkung oder die Menge des Staubes zur Stauung und Ablagerung im Gewebe, dann treten die den Staubarten eigenen Reaktionen mit mehr oder weniger Heftigkeit auf, was zu entsprechenden Staubschäden und Staubkrankheiten führt, worunter die *Silikose* (Ablagerung kristalliner Kieselsäure im Lungengewebe) die bekannteste ist.

Gefährliche Gase

Gefährliche Luftverunreiniger sind auch die oft nicht ohne weiteres wahrnehmbaren und daher so gefährlichen *Gase*. Es handelt sich dabei um das *Kohlenmonoxid*, das bei allen Verbrennungen, insbesondere aber bei unvollkommenen Verbrennungen, entsteht, das *Schwefeldioxid*, das ebenfalls beim Verbrennen von Kohle und Öl in größeren Mengen anfällt, ferner um *Fluor* und *Chlor*, die aus chemischen Fabriken, Aluminiumhütten und Ziegeleien entweichen.

Das wichtigste Abgas ist das *Kohlenmonoxid* (CO), das — unsichtbar, geruch- und geschmacklos — ein großes Durchdringungsvermögen besitzt und vom menschlichen Blut leicht aufgenommen wird. Da es sich 250mal schneller an die roten Blutkörperchen bindet als der Sauerstoff, verdrängt es den Sauerstoff aus seiner Bindung an den roten Blutfarbstoff (Hämoglobin) der roten Blutkörperchen (Erythrozyten) und macht damit die Sauerstoffübertragung unmöglich. Die Gewebe ersticken infolge Sauerstoffmangels.

Ein hoher Kohlenmonoxidgehalt in der Atemluft wirkt sich sehr schnell im Gehirn aus und führt zu Müdigkeit sowie zu einem Mangel an Selbstkritik und Urteilsfähigkeit. Kohlenmonoxid entsteht immer dort, wo kohlenstoffhaltige Substanzen bei ungenügender Sauerstoffzufuhr verbrennen. Das ist bei der Verbrennung im Benzinmotor besonders reichlich der Fall. Fachleute haben errechnet, daß etwa sieben Prozent des Benzins unverbrannt aus dem Auspuff entweichen. Wenn die Wagen z. B. vor den Ampeln zum Stehen kommen, geben sie im Leerlauf etwa die zehnfache Menge an Verbrennungsrückständen ab. Wir werden an solchen Stellen also ständig von starken Giftgasen umweht, die wir einatmen müssen. Ein kleiner Benzinmotor produziert in der Minute 13 Liter Kohlenmonoxid. Bei schlechter Dichtung des Wagens und naßkalter Witterung oder Windstille dringt soviel Kohlenmonoxid in das Innere des Wagens ein, daß eine chronische Kohlenmonoxidvergiftung die Folge sein kann. Bei Verkehrspolizisten konnte man nicht selten bis zu 18 % Kohlenmonoxid-Hämoglobin nachweisen. Rechnet man im Herbst und Winter die Heizung hinzu, die wesentlich zur Kohlenmonoxid- und Staubanreicherung der Luft beiträgt, so wird verständlich, daß bei nebligem Wetter der gefürchtete „Smog“ auftreten kann, der schon zu zahlreichen tödlichen Vergiftungen geführt hat. Luftverschmutzung

So starben bei der Nebelkatastrophe im Dezember 1952 in London 4000 Menschen mehr als erwartet. Im Dezember 1955 verursachte der Smog in England insgesamt 2484 Todesfälle, im Januar 1956 etwa 1000. In Tokio gab es 1966 an 164 Tagen des Jahres Smog-Alarm. Mittlerweile gibt es für alle industriellen Ballungszentren in der Welt einen Alarmplan für Smog-Situationen.

Man errechnete, daß die in der Bundesrepublik betriebenen rund 28 Millionen Kraftfahrzeuge jährlich mehr als 10 Millionen Tonnen Abgase erzeugen, zu denen dann noch 12000—15000 Tonnen Gummi- und Asphaltstaub hinzugerechnet werden müssen. Diese gewaltigen Mengen lassen es verständlich erscheinen, daß das Blut eines Großstädters meist einen doppelt so hohen Kohlenmonoxidgehalt aufweist wie das Blut eines Landbewohners.

Der Vollständigkeit halber sei hierzu noch erwähnt, daß zuweilen bestritten wird, ob es überhaupt eine „chronische Kohlenmonoxidvergiftung“ gibt. Vor Ampeln und Kreuzungen entweichen im Leerlauf manchmal 3—7 % Kohlenmonoxid mit dem Rohabgas aus den Autoauspuffen. Die schnelle Verdünnung in der Luft bewahrt jedoch die wartenden Fußgänger meist vor einer ernsten Schädigung.

Wichtig ist aber zu erfahren, daß im Ergänzungsbericht vom 15. 1. 1965 zum amerikanischen Gesundheitsbericht aus dem Jahre 1962 folgendes über das Kohlenmonoxid gesagt wird: „In einer neuen Untersuchung über die Wirkungen von 100 Kubikzentimeter Kohlenmonoxid in 1 Kubikmeter Luft auf gesunde Männer (unterschiedlich lange Einwirkungszeit) konnte festgestellt werden, daß Leistungsschwäche (funktionelle Störungen) bereits bei Kohlenmonoxid-Hämoglobingehalten unter fünf Prozent auftreten. Der Grad der Schädigung erhöht sich mit steigender Konzentration von Kohlenmonoxid-Hämoglobin im Blut.“

Beim Verbrennen von Kohle und Öl entstehen auch große Mengen von *Schwefeldioxid* (SO_2) und andere Schwefelverbindungen, die als Staub, Dämpfe oder Gase tief in die Luftwege und in die Lunge eindringen, dort krankhafte Veränderungen hervorrufen und zu Atembeschwerden führen. Sie richten auch schwere Schäden in der Pflanzenwelt an und gefährden den Waldbestand. Der zumutbare Grenzwert liegt bei 0,4 Milligramm pro Kubikmeter Luft. Im Ruhrgebiet werden häufig Werte von über 1 Milligramm Schwefeldioxid gemessen. Die neuerdings überall installierten Smog-Alarmsirenen heulen aber erst bei 2,5 Milligramm, ein Wert, der vom gesundheitlichen Standpunkt aus viel zu hoch angesetzt ist.

Die Gase *Fluor* und *Chlor* wirken schon bei einer Konzentration von einem Millionstel Gramm in einem Kubikmeter Luft schädigend auf Pflanzen und Tiere, insbesondere Rinder. Bei Lünen fielen Kühe plötzlich auf der Weide um. Ursache: Gelenkversteifung durch Fluorose. Mit dem Gras hatten die Kühe auch die Abbauprodukte einer nahen Aluminiumhütte vertilgt. In Iserlohn zerfraß Eisenstaub den Lack vieler Autos. An anderer Stelle lösten sich Regenschirme und Perlonwäsche einfach auf. Unter ungünstigen Wetterbedingungen hatte sich aus verbrannten Kunststoffen Salzsäure gebildet. Die Aufzählung ließe sich noch seitenlang fortsetzen. Es liegt wirklich was in der Luft!

Luft

Kohlenwasserstoffe und Spurengifte

Neben den Gasen (Kohlenmonoxid, Schwefeldioxid, Fluor und Chlor) finden wir in unserer Atemluft *Kohlenwasserstoffe* in verschiedenen Verbindungen. Sie stammen vor allem aus den Abgasen der Kraftfahrzeuge und der Ölheizungen. Unter ihnen befindet sich auch das berüchtigte *Benzpyren,* das Krebs hervorrufen kann. Eine Reihe von Ärzten hält die in unserer Atemluft vorhandenen, aus Industrie, Verkehr und Heizung stammenden Mengen krebserzeugender Stoffe (Karzinogene) für noch gefährlicher als die aus den Zigaretten stammenden Mengen, weil sie fanden, daß unter der Stadtbevölkerung der Bronchialkrebs häufiger vorkommt als unter der genauso stark rauchenden Landbevölkerung. Anderseits ist die Krebssterblichkeit in Venedig, einer Stadt mit nur wenig Industrie, nicht geringer als in der Industriestadt Mailand. Außerordentlich hoch sogar ist die Sterblichkeit an Bronchialkrebs auf den britischen Kanalinseln, wo es überhaupt keine Industrie gibt, wo aber stark geraucht wird. Nach Untersuchungen englischer Wissenschaftler kommen „nur" etwa 10—15 % der Todesfälle an Bronchialkrebs auf das Konto der Luftverschmutzung.

Das 3,4-Benzpyren selbst ist eine feste Substanz, die meist in Verbindung mit Öltröpfchen in die Lunge eindringt. Benzpyren konnte auch in menschlichen Lungen nachgewiesen werden. Bekannt ist ferner, daß Hautkrebse erzeugt werden können, wenn man Versuchstieren Extrakte von Großstadtstaub auf die Haut aufpinselt.

Als weiteren Kohlenwasserstoff finden wir *Benzol,* das ein Zellgift darstellt. Unter der Sonnenbestrahlung können sich die Kohlenwasserstoffe mit anderen Stoffen in der Luft zu sogenannten *Oxydantien* verbinden, die beim Menschen entzündliche Reaktionen an den Augen und den Atemwegen hervorrufen, zu einer Verringerung der Sichtweite führen und in der Pflanzenwelt großflächige Schäden verursachen.

Neben den Gefahren durch Staub und Oxide muß auch an die *Gefahren durch in der Luft befindliche Spurengifte* gedacht werden, die erst neuerdings wissenschaftlich besser erforscht sind und über die Ärzte vieler Länder eindrucksvolles Material zusammengetragen haben.

In den Qualmwolken der Stahlwerke vor allem findet sich *Mangan*, das zu Erkrankungen des Nervensystems führen kann, die der langsam fortschreitenden Lähmung, welche durch die multiple Sklerose verursacht wird, sehr ähnlich sehen. **Luftverschmutzung**

Phosphor kommt in den Abgasen der Konverter (birnenförmiger Stahlblechbehälter zur Stahlerzeugung) vor. Ein einziger Thomasstahlkonverter ließ monatlich bis zu 2000 Tonnen Staub ab, der chronische Mund- und Zahnfleischentzündungen, Abmagerung, Körperverfall und Leberschädigungen hervorzurufen vermag. Inzwischen sind diese Konverter nicht mehr in Betrieb.

Arsen kann schon in relativ geringen Dosen bei längerer Einwirkung eine Ursache des Leberkrebses sein.

Schleichende Bleivergiftung

Mit vielen anderen Giftstoffen gelangen täglich auch große Mengen *Blei* in unsere Atemluft. Seit der Jahrhundertwende, als man die Gefährlichkeit des Bleies für den Menschen entdeckte, setzte man rein erfahrungsgemäß die Verträglichkeitsgrenze (Toleranzgrenze) auf *1 mg Blei* fest, das täglich *verschluckt* werden könnte, ohne Vergiftungserscheinungen auszulösen. Später erst kam das aus den Autoabgasen stammende, von uns *eingeatmete* Blei hinzu. Man glaubte, mit einer Toleranzgrenze von 0,15 mg pro Kubikmeter Luft auch hierbei die Erträglichkeitsgrenze gefunden zu haben. Bei einem achtstündigen Arbeitstag in einer bleihaltigen Luft von 0,15 mg/m^3 würde allerdings die Grenze von 1 mg täglich überschritten werden.

Hinzu kommt, daß man erst viel später erkannte, daß das *eingeatmete Blei* (z. B. das mit dem Benzin zusammen verdampfende Bleitetraäthyl) 50—100mal giftiger wirkt als das verschluckte Blei. Die *beträchtliche Giftigkeit des eingeatmeten Bleies* hat mehrere Gründe. Einmal ist der *Verteilungsgrad* des in den Explosionsmotoren erzeugten Bleistaubs sehr groß, der Bleistaub also außerordentlich fein. Zum andern schafft die ungeheure *Feinheit* des Bleies eine riesige Oberflächenvergrößerung, die die biologische Aktivität des Bleies gewaltig heraufsetzt und die Aufnahme und Aufsaugung durch die Lungen stark erleichtert, was besonders für das hochgiftige, als Gas erscheinende Bleitetraäthyl gilt.

Im Laufe der Jahre erleiden wir eine mehr oder weniger starke *chronische Bleivergiftung*, die auch deshalb so gefährlich ist, weil sich Blei im Körper ansammelt, vor allem aber im Gehirn ablagert, was nach Ansicht vor allem amerikanischer Forscher ein Grund für den zunehmenden Intelligenzschwund sei. Auch psychisch-nervöse Störungen werden darauf zurückgeführt.

Luft

Rudzinski wies darauf hin, daß zu den Schäden der Bleivergiftung Verdauungsstörungen, Anämien, Koliken, Lähmungen, Kopfschmerzen, Krämpfe, Herz-, Kreislauf- und Nervenstörungen gehören und daß sich das Blei im Aortensystem und in den Knochen ablagert, wo es nach Jahrzehnten wieder mobilisiert werden kann. Wichtiger noch ist seine Feststellung, daß das *Blei ein Enzymgift* ist, das die in den Körperzellen wirksamen Atmungsfermente blockiert, wodurch der lebensnotwendige Aufbau der Eiweiße und der Nukleinsäuren (Zellkernsäuren) gehemmt wird. Nach seiner Mitteilung haben sowjetische Ärzte auch genetische Veränderungen der Keimdrüsen und des männlichen Samens (Sperma) im Tierversuch nachgewiesen. In der Sowjetunion wurde schon seit längerer Zeit der zulässige Bleigrenzwert ganz wesentlich niedriger festgelegt als bei uns.

Ein Bleigehalt der Luft von 2—10 Mikrogramm (μg) je Kubikmeter ist in unseren Großstädten keine Seltenheit mehr. Bei der ständig weiter ansteigenden Motorisierung wird auch der Bleigehalt unserer Atemluft zwangsläufig ansteigen und unsere ohnehin schon viel zu hoch angesetzte Toleranzgrenze noch weit übersteigen. Jede Tankfüllung von 40 Litern enthält etwa 6 Gramm Blei. Ein Kraftwagen, der für eine Fahrstrecke von 100 Kilometern 10 Liter Benzin verbraucht, gibt dabei bereits 1,5 Gramm Blei an die Luft ab. Es läßt sich leicht ausrechnen, wie bleihaltig die Luft in den Ballungszentren des Verkehrs ist.

Bei der Beurteilung dieser Vergiftungsquelle muß bedacht werden, daß gerade das feinstverteilte Blei aus dem Auspuff, das eine Partikelgröße von 0,01—0,02 μ aufweist, besonders leicht die Lunge passiert und daß aus der Lunge 50 % der Bleipartikel direkt in die Blutbahn gelangen.

Angesichts dieser nicht mehr wegzudiskutierenden Tatsachen ist es verständlich, daß Ärzte und Hygieniker die Forderung nach einem *generellen Verbot der Benzinverbleiung* erheben. Die zweimalige Herabsetzung des Bleigehalts im Benzin in den letzten Jahren hat gezeigt, daß eine solche Maßnahme vom technischen und wirtschaftlichen Standpunkt aus möglich wäre. *Rudzinski* verspricht sich vom gesetzlichen Verbot der Benzinverbleiung sogar nachhaltige Impulse für die motortechnische Entwicklung. Die Bundesregierung hat durch eine gesetzliche Verordnung den Bleianteil seit dem 1. 1. 1976 auf 0,15 g pro Liter begrenzt, so daß heute der Bleigehalt der Luft in Ballungsgebieten um 65 % gesunken ist.

Über die *schädlichen Folgen der Luftverschmutzung* liegen bereits zahlreiche Beobachtungen und Feststellungen vor.

So untersuchte Dr. *Pelech* von der „Abteilung für Entwicklungsphysiologie des Kindesalters“ am Hygiene-Institut Prag im Rahmen eines komplexen Forschungsprogramms die Bedeutung der Luftverunreinigung durch die chemische Industrie. An insgesamt 157 Knaben und 173 Mädchen im Alter von 10—11,5 Jahren, unterteilt in vier Gruppen entsprechend der Herkunft aus städtischen oder ländlichen Gebieten mit und ohne Luftverunreinigung, wurde gefunden, daß „sowohl in städtischen als auch in ländlichen Gebieten mit starker Luftverunreinigung eine statistisch signifikante Verspätung des Skelettalters (= Verzögerung der Knochenreifung) gegenüber den Kontrollgruppen aus Gebieten ohne Luftverunreinigung zu verzeichnen war". Nach Ansicht des tschechoslowakischen Forschers ist die Auswirkung der Luftverunreinigung auf die Skelettentwicklung des Kindes nach diesen Untersuchungen sehr viel besorgniserregender als der Einfluß durch die unterschiedliche soziale Umwelt in städtischen und ländlichen Bereichen.

Bleigehalt der Luft

Aus Zürich ist bekannt, daß die Fußgänger dort eine Luft einatmen, die jährlich mit 20 Tonnen Blei belastet ist. Philadelphia kann für sich den zweifelhaften Ruhm in Anspruch nehmen, eine Stadtluft zu haben, die *täglich* mit 0,5 Tonnen (jährlich also 180 Tonnen) Blei vergiftet wird.

Auch *akute Kohlenmonoxidvergiftungen* sind nach Dr. *Portheine* infolge des Eindringens von nicht genügend verdünntem Auspuffgas in Fahrzeuge nicht selten. Da hierbei die Giftigkeit des Kohlenmonoxids durch Sauerstoffmangel und Kohlensäureanreicherung noch erhöht wird, ist dadurch eine nicht genügend beachtete Verkehrsunfallgefährdung gegeben. Dr. *Portheine* meint dazu: „Die erstaunlich schnell eintretende Sauerstoffveränderung im geschlossenen Fahrzeug aber, insbesondere im Blut des Fahrers, wird leider nur verspätet wahrgenommen — besonders dann, wenn die ebenfalls an der Großhirnrinde angreifenden alkoholischen Getränke schon in kleinsten Mengen aufgenommen wurden. Manches Abkommen von der Autobahn und Einschlafen am Steuer dürfte auf eine derartige durch schlechte Innenluft hervorgerufene Kritikschwäche des Fahrers zurückzuführen sein."

Wir sind aber nicht nur direkt durch Einatmen von Blei bedroht, sondern auch indirekt über die pflanzlichen und tierischen Nahrungsmittel. Auf 1 Liter Benzin kommen heute etwa 150 Milligramm Blei. Dr. *Hans Otfried Leh* untersuchte in den Jahren 1963—1965, als der Bleigehalt des Benzins noch wesentlich höher lag, den *Bleigehalt von Gras und Gemüsen in Berlin*. Das Gras auf den Rasenflächen im Zentrum Berlins hatte einen mehrfach höheren Bleigehalt als das Gras in Außenbezirken. Das gleiche stellte man bei verschiedenen Gemüsen fest, die in der Nähe von Autobahnen wuchsen. Die Bleivermehrung ließ sich bis zu 100 Meter Entfernung von der Autobahn in den oberirdischen Pflanzenteilen nachweisen, während unterirdisch gewachsene Pflanzenteile (Kartoffeln, Sellerieknollen) einen gleichbleibend niedrigen Bleigehalt aufwiesen.

Viehfutter, das neben Autobahnen geerntet wurde, enthielt so hohe Bleimengen, daß es in der Milch der damit gefütterten Kühe nachgewiesen werden konnte. Kälber waren mit dieser Milch nicht aufzuziehen. Neben den Bleischädigungen weist die Pflanzenwelt auch Schäden durch Schwefeldioxid auf.

Selbstverständlich verschluckt das *Weidevieh* auch den oberflächlich anhaftenden Bleianteil mit. Auf die Dauer ist es dadurch entsprechenden Schädigungen ausgesetzt. Es wird gar nicht möglich sein, bleibedrohte Pflanzen straßen- und industrieferner anzubauen. Es bleibt wahrscheinlich nichts anderes übrig, als das Bleitetraäthyl als Benzinzusatz zu verbieten.

Luft

Die Pflanzenwelt leidet jedoch nicht nur unter dem Bleigehalt der Luft, sondern auch an den anderen Veränderungen, wie eine Untersuchung an Sträuchern ergab, die vor einigen Jahren an der Frankfurter Autobahn angepflanzt worden waren. Bei einer nach modernen atomtheoretischen Methoden durchgeführten Untersuchung wiesen die Kohlenstoffmoleküle eine Reaktion auf, als wären sie bereits 4000 Jahre alt. Wahrscheinlich liegt die Erklärung darin, daß sie nicht das normale Kohlendioxid der Luft zum Gewebsaufbau benutzen, sondern das Kohlendioxid, das aus der Verbrennung der Minerale stammt.

Bei fast fünfzigjährigen *Fichten, Eschen* und *Buchen* ließen sich *Rauch-Erkrankungen* nachweisen. Dipl.-Landwirt *Fortmann* (Bochum) konnte die Auswirkungen von Rauch- und Staubschäden auf Pflanzen und Landschaft in eindrucksvollen Lichtbildern zeigen.

Wenn die beschriebenen Giftstoffe oft auch nur in winzigen Dosen vorkommen, so summieren sie sich doch vielfach so stark, daß sie eine vergiftende Wirkung auf Pflanze, Tier und Mensch ausüben.

Trotz aller Anstrengungen, den Verschmutzungsgrad unserer Umwelt zu reduzieren, sind die Gefahren, die aus der Luft drohen, immer noch erheblich, wenn wir bedenken, daß wir an einem Tage nicht weniger als 6000 Liter Luft einatmen...

Folgende Krankheiten können durch verschmutzte Luft verursacht oder begünstigt werden:

Katarrhe der oberen Luftwege (Chronische Bronchitis)
Staublunge (Silikose)
Spastische Asthmaanfälle
Allergische Asthmaanfälle
Krebs (Bronchien, Leber, Haut)
Chronische Bleivergiftung
Psychisch-nervöse Störungen
Schädigungen und Erkrankungen der Tier- und Pflanzenwelt
Akute und chronische Kohlenmonoxidvergiftung

Maßnahmen zur Reinhaltung der Luft

Maßnahmen zur Reinhaltung

Wer über Luftreinhaltung schreibt oder spricht, faßt ein sogenanntes „heißes Eisen“ an. Es muß aber immer wieder aufgegriffen und besprochen werden, wenn man vor allem den arbeitenden und in der Großstadt wohnenden Menschen ihren Lebensraum erhalten will und die Gesundheit von Millionen Menschen nicht der bald alles beherrschenden Technik und Industrialisierung zum Opfer fallen soll. Ich sehe es als eine Notwendigkeit an, die Öffentlichkeit immer wieder zu informieren und gegebenenfalls auch zu alarmieren, bis eine allgemeine Beunruhigung um sich greift, die den Gesetzgeber zwingt, noch schärfere Maßnahmen zur Reinhaltung der Luft zu ergreifen, die vor allem den Strafverfolgungsbehörden die Möglichkeit geben, Umweltsünder mit drakonischen Strafen zur Verantwortung zu ziehen.

Was kann getan werden, um den fast unsichtbaren, fein verteilten und deshalb so gefährlichen Staub, den Tausende von Industrieschornsteinen Stunde um Stunde, Tag und Nacht in die Atmosphäre entweichen lassen, um die giftigen, direkt über dem Boden ausgestoßenen Abgase der Millionen Autos und um die Schmutzstoffe aus den Heizungsanlagen unserer Wohnhäuser abzufangen oder zu entgiften, damit wir uns nicht mit jedem Atemzug einer schweren gesundheitlichen Schädigung näherbringen, damit uns nicht die zunehmend dichter werdenden Staubwolken buchstäblich den Atem nehmen und sie nicht unsere Kinder tödlich bedrohen, wenn bestimmte Wetterverhältnisse den Abzug der verseuchten Luftmassen verhindern? Das ist z. B. bei dem sogenannten *Inversionswetter* der Fall, das eintritt, wenn sich über Großstädten in geringer Höhe eine Warmluftschicht bildet, die wie eine Glocke den Luftraum nach oben abschließt und die vergiftete Luft nicht abziehen läßt.

Gesetzliche Maßnahmen

Können *Gesetzesparagraphen gegen die Luftverpestung* helfen? Die Erfahrung hat gezeigt, daß man nicht auf den Zwang der Gesetze verzichten kann, um eine allgemeine Luftentstaubung zu erreichen. Rein technisch wäre das über Geräte möglich, wie die Industrie sie entwickelt hat. Die dazu notwendigen Investitionskosten sind nicht gering. Ist aber das Geld, das wir zur Erhaltung der Gesundheit und Arbeitskraft anlegen, auf die Dauer nicht die beste Geldanlage? Ein vergifteter, anfälliger, kranker oder vorzeitig invalider Mensch ist ja gar nicht in der Lage, die Annehmlichkeiten der Zivilisation, der geringeren Arbeitszeit, des Fernsehens, der Haushaltsmaschinen und der Fahrt im eigenen Wagen zu genießen.

Kaum zu begreifen ist die Tatsache, daß wirksamen gesetzlichen Maßnahmen immer noch größter Widerstand entgegengesetzt wird. Schon der ehemalige

Bundesinnenminister Lücke beklagte während seiner Amtszeit vor dem Bundesrat, daß die Gesetzgebungsbefugnis des Bundes zur Reinhaltung der Luft (und Luft des Wassers sowie zur Lärmbekämpfung) zu schwach sei, und er forderte, wie auch später die frühere Frau Bundesgesundheitsministerin Strobel, eine Erweiterung der Gesetzgebungskompetenz des Bundes auf diesem Gebiet. Erst seit einiger Zeit gibt es auf dem Gebiet der Bekämpfung der Umweltverschmutzung koordinierende Maßnahmen von Bund und Ländern. Auch wurde nunmehr dem Bund die Gesetzgebungskompetenz in wesentlichen Fragen des Umweltschutzes übertragen. Endlich, nachdem die Katastrophe fast nicht mehr zu verhindern ist, ist der Umweltschutz Thema Nr. 1 auf den Tagesordnungen der Parlamente und Regierungen geworden.

Seit 1967 wurde bereits durch die Deutsche Forschungsgemeinschaft eine umfassende Untersuchung der Atmosphäre über der Bundesrepublik vorgenommen, gewissermaßen eine Bestandsaufnahme der Luft. Mit einem Netz von sieben Meßstellen — fünf in sogenannten Reinluftgebieten, zwei in industriellen Ballungsräumen — wurden Ausgangswerte für eine ständige Überwachung und die Warnung vor Gefahrensituationen gesammelt. Gemessen wurden vor allem jene Werte, die auf eine Verunreinigung der Atmosphäre durch Verbrennungsprodukte und industrielle Emissionen hinwiesen, wie der Gehalt an Methan, Kohlendioxid, Chlor, Schwefeldioxid, Stickstoffdioxid und Fluor. Auch die Radioaktivität, die Staubkonzentration und der Staubniederschlag wurden überwacht.

Die Deutsche Forschungsgemeinschaft hat 1971 diese Messungen abgeschlossen und danach mit der grundlegenden Auswertung begonnen. Seit 1974 entsteht in der Bundesrepublik ein vollautomatisches überregionales Luftüberwachungsnetz, das auf telemetrischem Wege alle Meßdaten zur augenblicklichen Auswertung an einen Zentral-Computer übermittelt, so daß bei einem bedrohlichen Anstieg der Schadstoffkonzentration sofort Gegenmaßnahmen eingeleitet werden können.

Bisher mußte die Luft mehr oder weniger kontinuierlich, und leider oftmals nur beschränkt auf die Messung von Schwefeldioxid und Staubniederschlägen, von einer Vielzahl von Geräten überwacht werden, die zudem eine stattliche Zahl von Ingenieuren bediente. Das vollautomatische Meßstellennetz erfaßt neben Sonnenstrahlung, Luftdruck, Luftfeuchtigkeit, Windrichtung und Windgeschwindigkeit auch die Konzentrationen von Kohlenwasserstoffen, Kohlenmonoxid, Kohlendioxid, Schwefeldioxid, Stickoxid, Ozon, Fluorverbindungen und Staub. Besonderer Vorteil der Anlage: Die Geräte brauchen monatelang nicht gewartet zu werden, und für die Bedienung des ganzen örtlichen Netzes genügt ein einziger Mann. Dieses neue Meßverfahren trägt der Tatsache Rechnung, daß, wie bisher üblich, das Schwefeldioxid als „Indikator“ der Luftverschmutzung allein nicht mehr ausreicht.

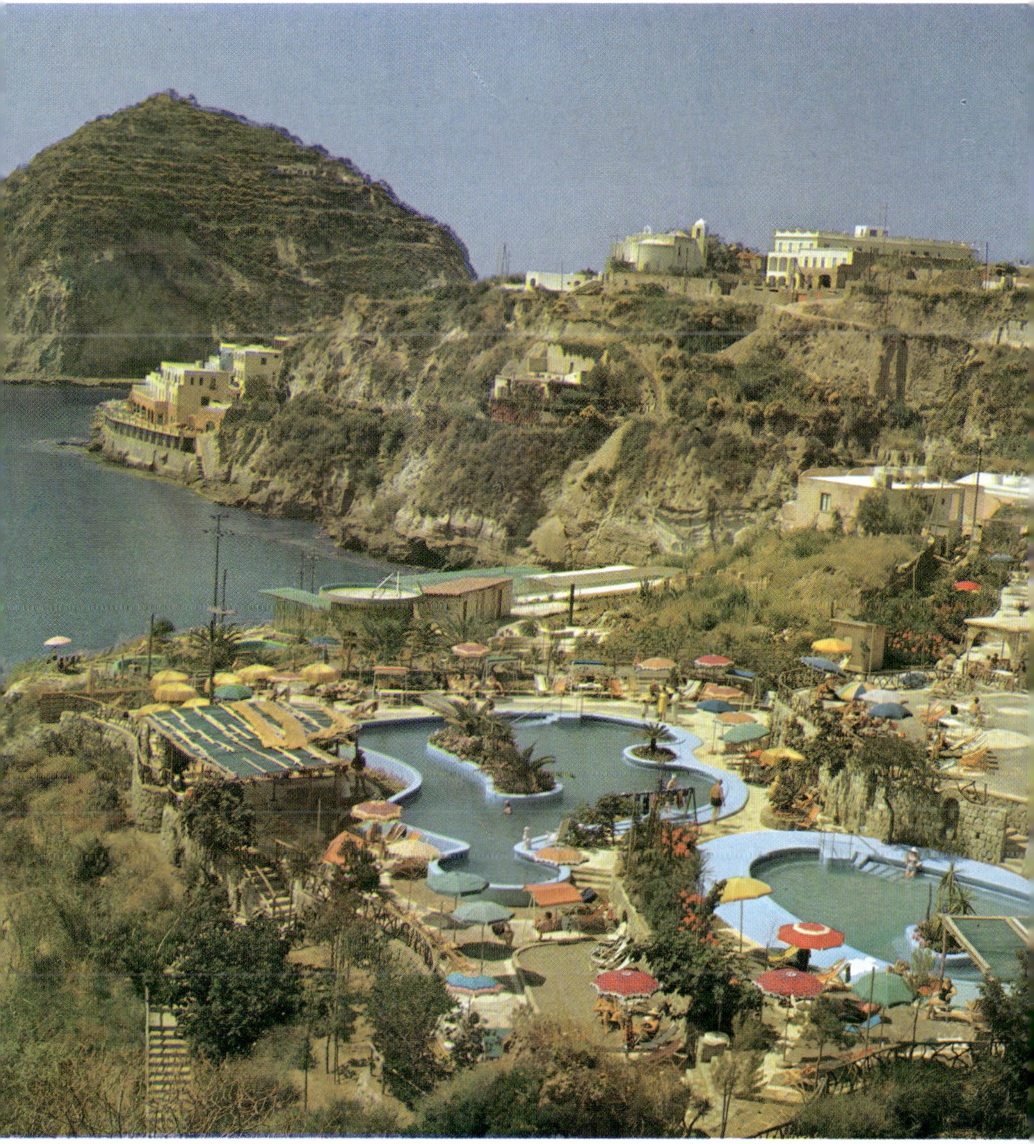

Eines der schönsten Thermalbäder befindet sich auf Ischia. Das Baden in dem radonhaltigen Wasser gehört zu den wichtigsten natürlichen Heilmitteln bei Arthrosen und chronischem Gelenkrheumatismus. In dem Thermalwasser wird allerdings nicht „gebadet", sondern hier muß sich aktiv bewegt werden.

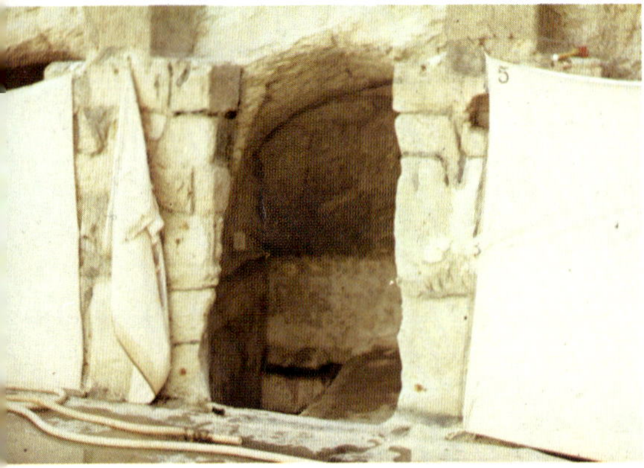

„Cava scura“ (dunkle Grube) heißt eine romantische Schlucht am Südufer Ischias. Hier badeten vor rund 2000 Jahren schon die alten Römer, die ihre Badewannen in die Felsen schlugen.

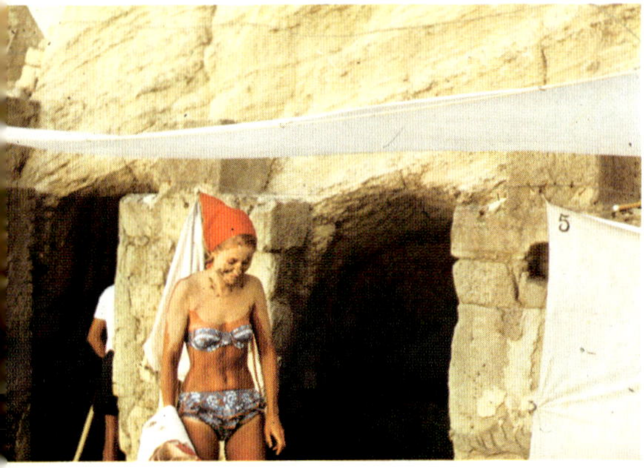

Das heilsame Wasser kommt direkt aus dem Felsen und hat an manchen Tagen eine Temperatur von 60 Grad Celsius und mehr. Vorhänge ersetzen die Kabinentür.

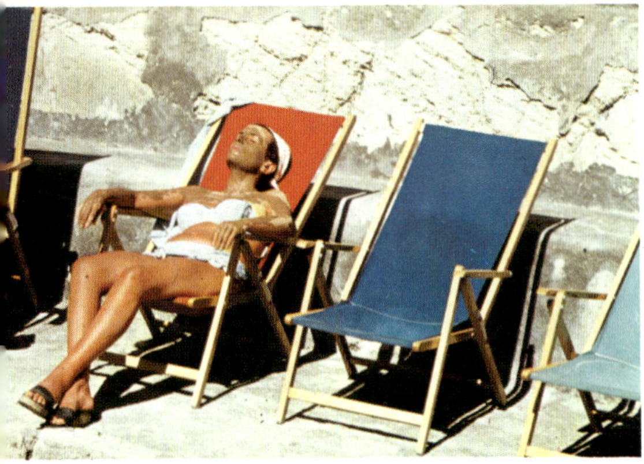

Die Damen lassen sich wie einst die Römerinnen Gesichtsmasken aus heilkräftigem Lehm auftragen; er strafft und verjüngt die Haut. Noch heute spielen sich die Prozeduren nicht wesentlich anders ab als in der Antike.

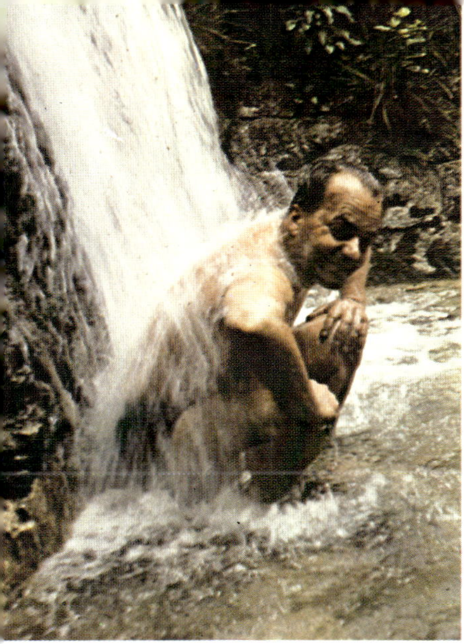

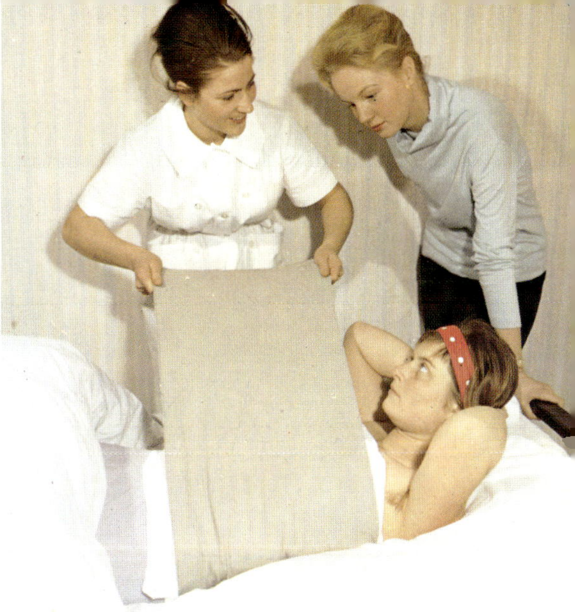

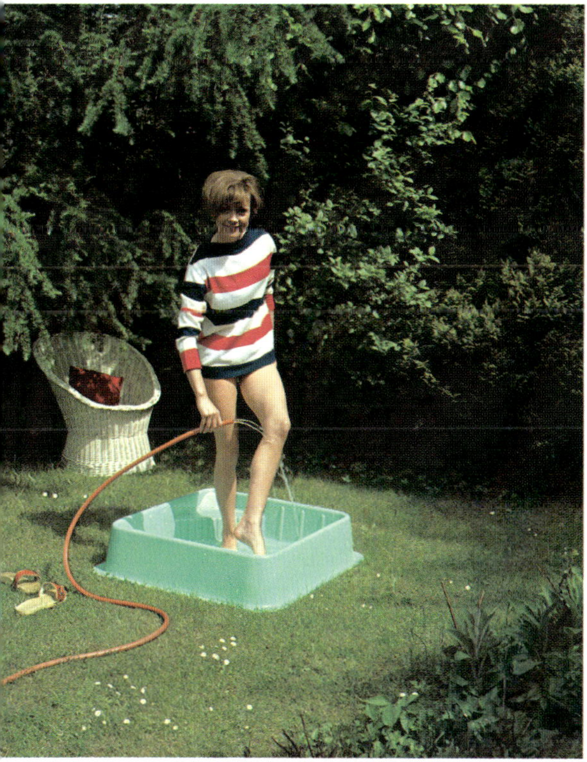

Links: Diese „Schocktherapie“ unter dem eisig-kalten Wasserfall ist eln Bestandtell der berühmten Ohlstädter Kuren. ■ Oben: Das Anlegen eines Wickels will gelernt sein. Wo Wickel angewandt werden, gehören sie zu den wertvollsten Maßnahmen der Hydrotherapie (siehe auch Seite 71 f.).

Wer die Möglichkeit dazu hat, kann sich seine Kneippanlage auch im eigenen Garten einrichten.

Die Überwachung der Organfunktionen und die Bestimmung des Grundumsatzes gehören zu den wichtigsten Voraussetzungen einer erfolgversprechenden Therapie.

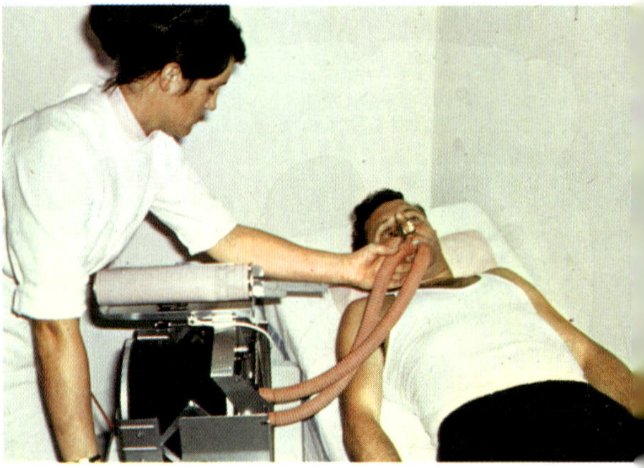

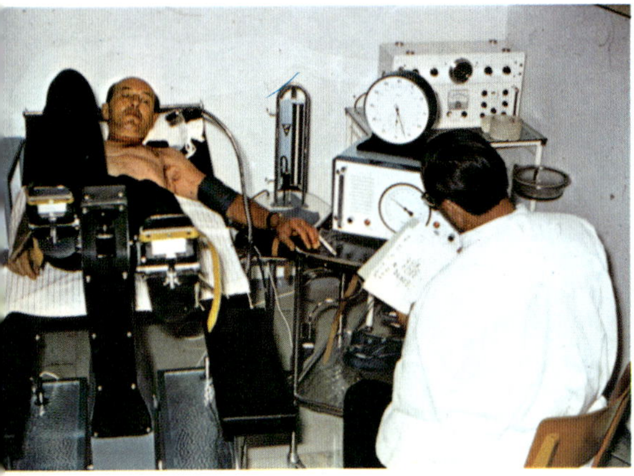

Belastungsproben geben dem Arzt Auskunft über den Stand der Rehabilitation seiner Patienten. ■ Auf dem Bild unten links: Dr. Beckmann, der „Erfinder" der Ohlstädter Kuren, bei der Gymnastik mit einem Patienten.

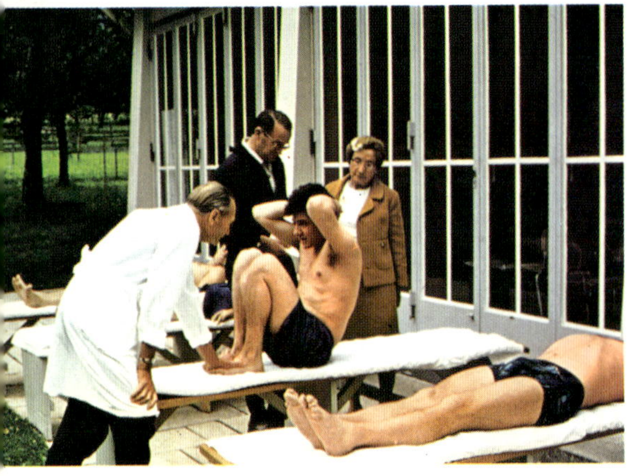

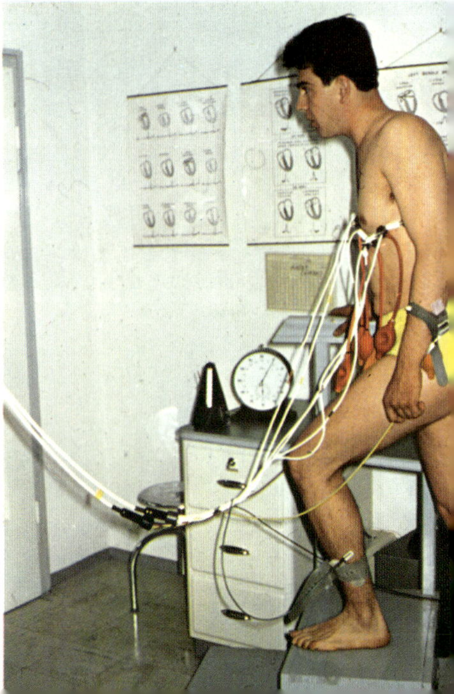

Immer mehr Anhänger findet das Wohnwagen-Camping, allerdings gibt es solche herrlichen, einsam gelegenen Plätze nur noch in südlichen Regionen. Unser Bild zeigt ein Strandgebiet auf Korsika.

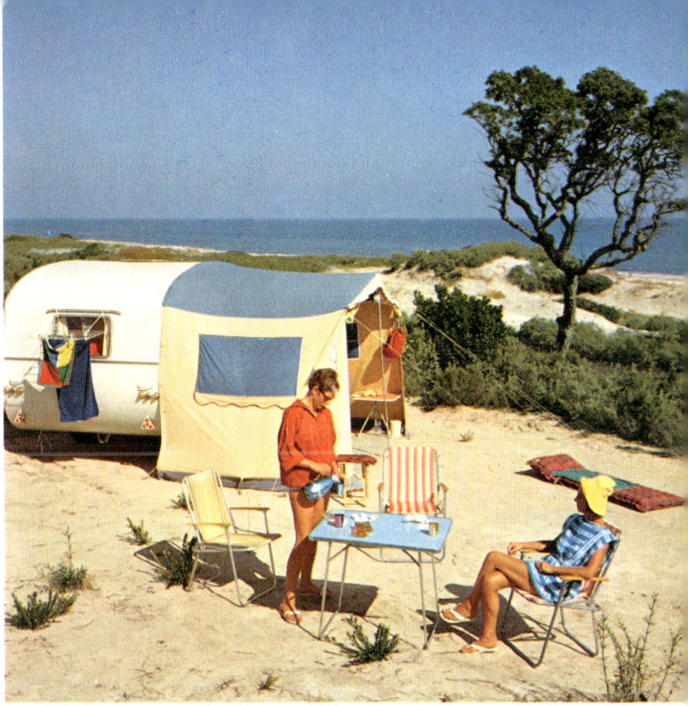

Hochdruckkranke und Personen mit einem labilen Kreislauf und leichter Übererregbarkeit sollten allerdings den sonnenreichen Süden meiden. Sie erholen sich besser in den waldreichen Mittelgebirgslagen.

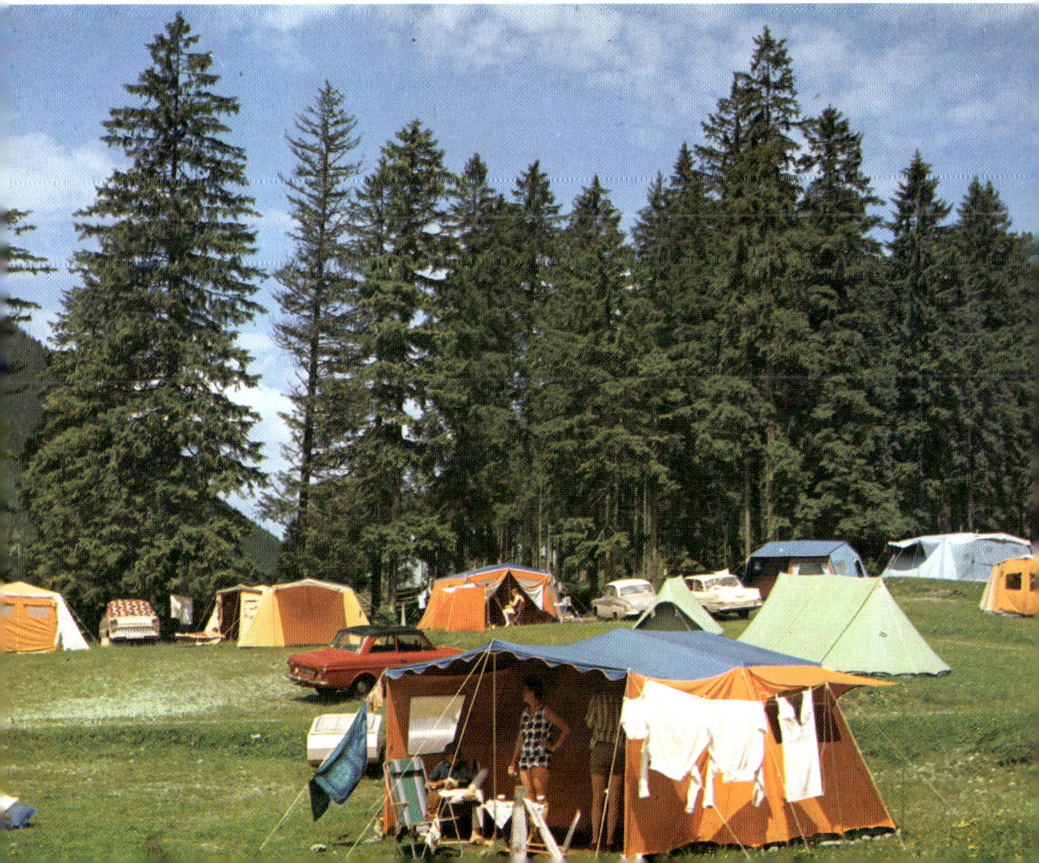

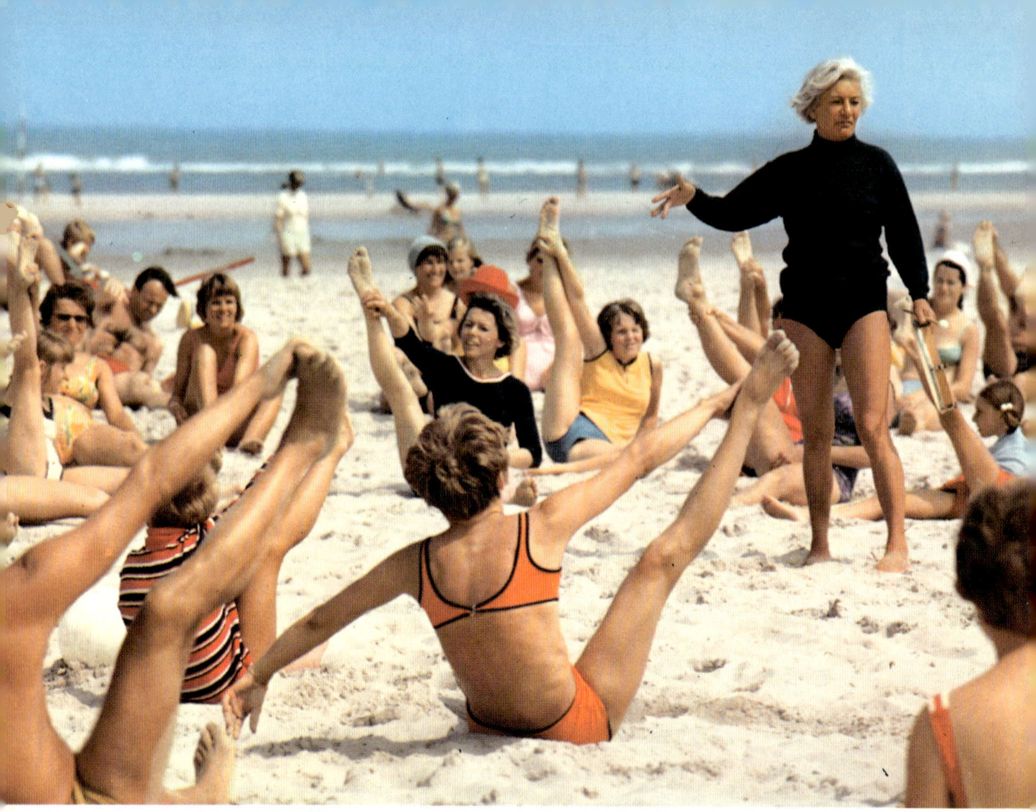

Auch am Strand ist es besser, nicht nur faul in der Sonne zu liegen, sondern den Bewegungsmangel durch körperliche Betätigung auszugleichen.

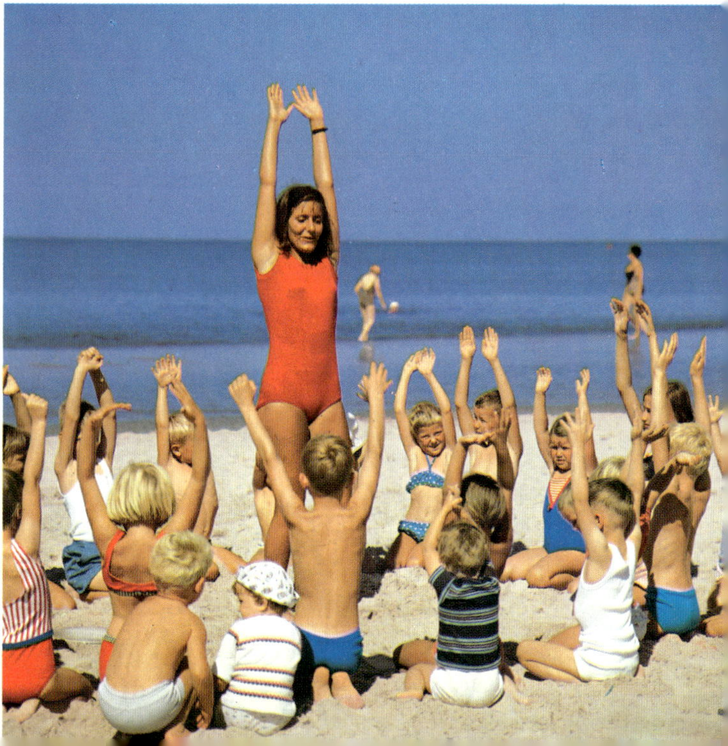

Kinder finden am Strand vielfältige Anregungen für ihren natürlichen Bewegungsdrang. Gesundheitspflege und Gymnastik gehören hier zum täglichen Spiel.

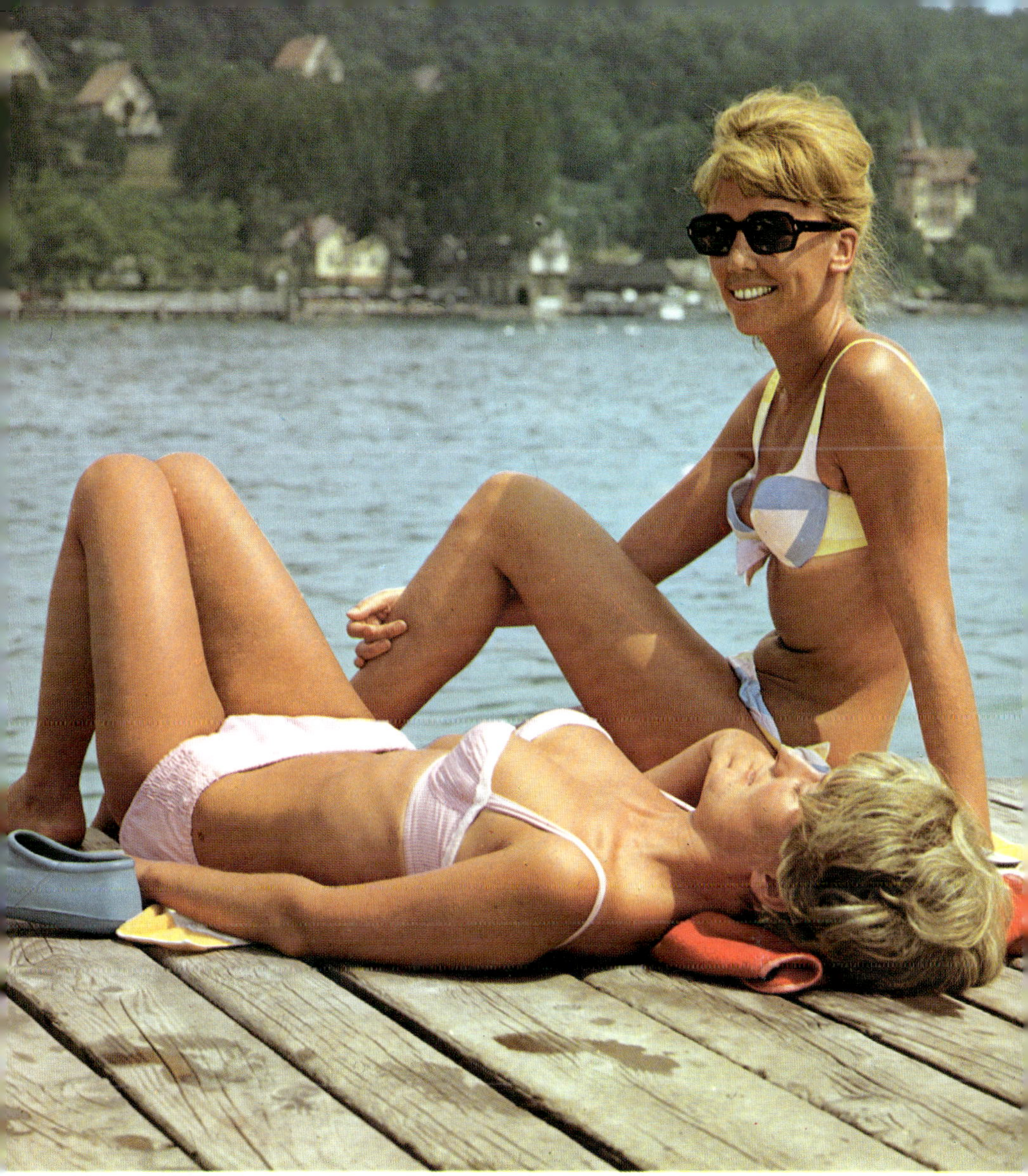

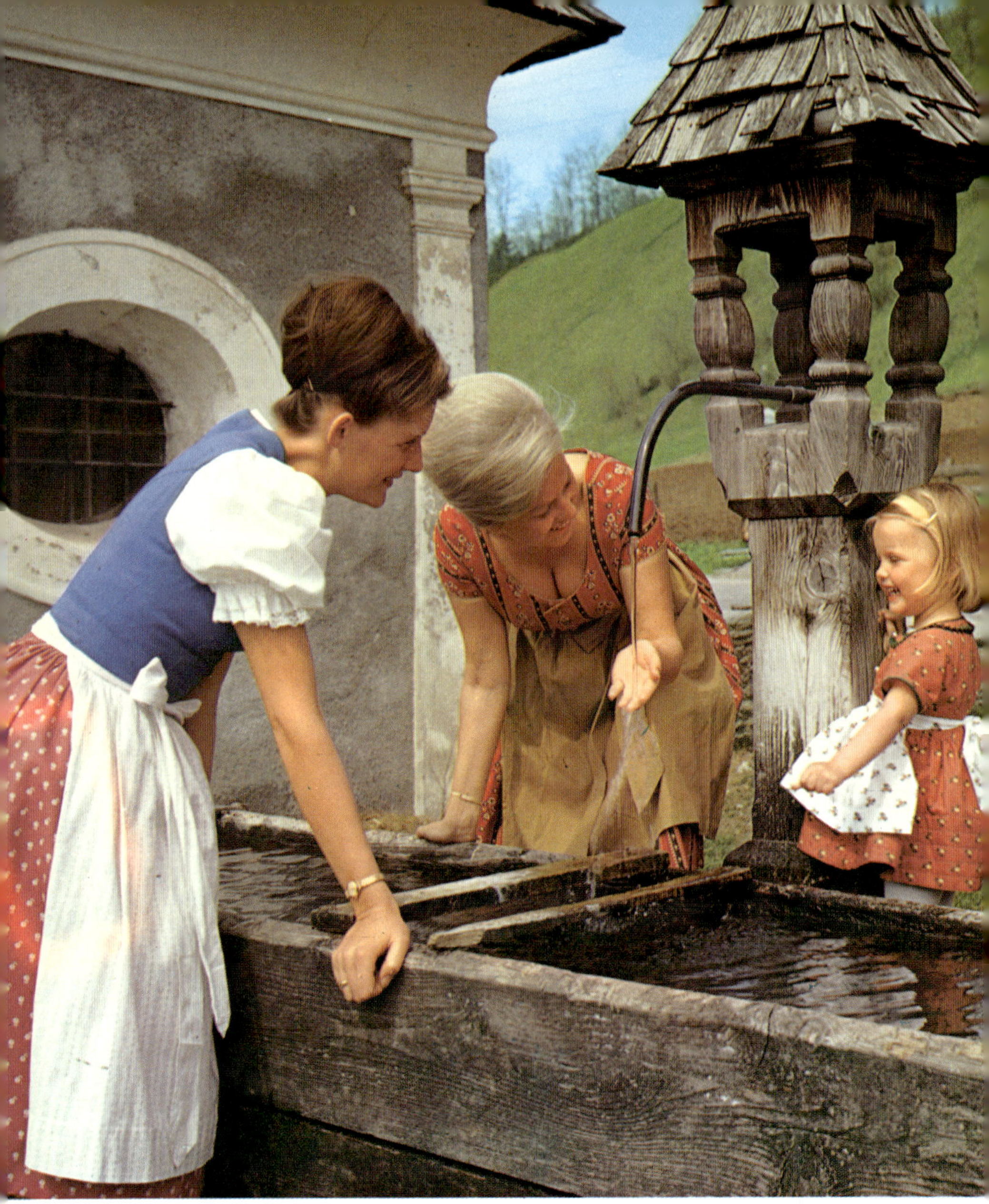

Die verdiente Erfrischungspause nach der Wanderung. Wer hätte vor 50 Jahren gedacht, daß frisches Quellwasser einmal zu einer ausgesprochenen Kostbarkeit werden würde!

Ferner hat die Bundesregierung durch eine Reihe von gesetzgeberischen Maßnahmen die Voraussetzung geschaffen, um das Ausmaß der Luftverunreinigungen zu begrenzen. So ist nach jahrelangem Tauziehen seit dem Frühjahr 1974 das Bundes-Immissionsschutzgesetz in Kraft, obwohl vor allem die Ölindustrie und die Kraftwerke die geplanten Vorschriften zu hintertreiben suchten. Dieses Gesetz ordnet das Recht der Luftreinhaltung und Lärmbekämpfung bundeseinheitlich neu. Das Gesetz bestimmt, daß industrielle Anlagen so errichtet und betrieben werden müssen, daß schädliche Umwelteinwirkungen nicht hervorgerufen werden können.

Maßnahmen zur Reinhaltung

Als Folge dieses Gesetzes erließ die Bundesregierung die Verwaltungsvorschrift zur Reinhaltung der Luft, kurz TA Luft (Technische Anleitung Luft) genannt. Die Vorschriften der TA Luft richten sich ausschließlich an die von den Ländern bestimmten Behörden, die mit dem Vollzug des Bundes-Immissionsschutzgesetzes beauftragt sind. Sie geben den in diesem Gesetz enthaltenen Rechtsbegriffen eine einheitliche Auslegung, damit die Gleichbehandlung der Verursacher gewährleistet ist, und legen auch die Toleranzgrenzen für die einzelnen Schadstoffemissionen fest.

Bereits vor der bundeseinheitlichen Regelung waren in einzelnen Ländern Immissionsschutzgesetze erlassen worden, die auch kleinere luftverschmutzende Anlagen erfaßten. So sind in Nordrhein-Westfalen mehrere Rechtsverordnungen zur Luftreinhaltung ergangen. Sie begrenzen den Rauchauswurf ganz allgemein, regeln die Errichtung und den Betrieb von Müllverbrennungsanlagen und begrenzen den Auswurf von Feuerungsanlagen mit Ölbrennern.

Um noch wirksamere Maßnahmen durchführen zu können, fordern Fachleute seit Jahren immer drängender vor allem eine Änderung der Hubraumbesteuerung, da die jetzige Regelung eine luftverunreinigende Motorleistung begünstigt.

Trotz aller bestehenden Schwierigkeiten wurden erhebliche Anstrengungen zur Luftreinhaltung unternommen. Die dafür aufgewandten Beträge gehen in die Milliarden. So stellt allein das Bundesgesundheitsministerium jedes Jahr Millionenbeträge für Forschungszwecke auf dem Gebiet der Luftreinhaltung zur Verfügung. Die Investitionen zur Luftreinhaltung betragen jedes Jahr mehrere hundert Millionen Mark. Diese ohnehin schon beträchtlichen Aufwendungen werden noch weiter zunehmen.

Freiwillige Maßnahmen der Industrie

Die *Industrie Nordrhein-Westfalens* hat nach Erhebungen der nordrhein-westfälischen Industrie- und Handelskammer mehr als zwei Milliarden Mark für die Reinhaltung der Luft aufgewendet. Der *Bergbau* hat seit 1964 die Maßnahmen zur Luftreinhaltung gegenüber früher vervielfacht, dabei ging die Zahl der fördernden Schachtanlagen ständig zurück.

Große Anstrengungen unternahmen auch die *Eisenhüttenwerke*. Bei der Umwandlung des aus dem Hochofen kommenden Eisens in Stahl entsteht der be-
Luft kannte rotbraune Rauch, der die Nachbarschaft in erheblichem Maße belästigt. Die technischen Möglichkeiten, um diese Dämpfe zu beseitigen, sind vorhanden. Die Reinigungsanlagen sind jedoch sehr teuer. Seit 1970 sind nunmehr keine Thomasstahl-Konverter mehr in Betrieb. Die Zahl der Siemens-Martin-Öfen verringerte sich um mehr als die Hälfte. Neubauten sind nicht vorgesehen. Allerdings geht der Abbau der Siemens-Martin-Öfen sehr viel langsamer vor sich, als man ursprünglich geplant hatte. An die Stelle dieser Verfahren sind die Oxygen- und die Elektrostahlerzeugung getreten. Auch hier mußten von der Industrie Millionenbeträge aufgebracht werden, die sich natürlich auf die Kosten der Erzeugnisse auswirkten. Die Luftreinhaltung ist also nicht nur ein gesundheitliches, sondern auch ein volkswirtschaftliches Problem. So betragen die Investitionen für den Umweltschutz bei den Oxygenstahlwerken 5—8 % der Gesamtkosten.

Bei der *chemischen Industrie* ist der Aufwand für die Luftreinhaltung besonders hoch. Sie mußte zur Schwefelsäuregewinnung ein neues System (Doppelkontaktsystem) einführen, das es erlaubt, den Schwefeldioxidgehalt der Abgase auf ein Zehntel zu verringern. Frankfurter Großunternehmen haben in den letzten Jahren Millionenbeträge für die Luftreinhaltung ausgegeben. Die Farbwerke Höchst haben von 1974—1979 an Investitionen und Betriebskosten für die Anlagen zum Umweltschutz rund 1,1 Milliarden DM ausgegeben. Etwa 1500 Anlagen zur Luftreinhaltung sind gegenwärtig in Betrieb. Nur Großbetriebe können die damit verbundenen hohen Kosten aufbringen, bei mittleren und kleinen Betrieben würden die erforderlichen Summen für Reinigungsmaßnahmen vielfach über das finanziell tragbare Maß hinausgehen. Bund und Länder helfen mit Darlehen. Seit die Bundesregierung im Jahr 1971 das erste Umweltschutzprogramm verabschiedete, hat die deutsche Industrie fast 85 Milliarden Mark für Umweltschutzmaßnahmen ausgegeben.

Bei den *Dampfkesseln der öffentlichen Kraftwerke* und der *industriellen Versorgung* gelang es, die staubförmigen Auswürfe in den letzten zehn Jahren um ein Drittel zu verringern, obwohl sich der Brennstoffverbrauch in der gleichen Zeit fast verdoppelte. Bis heute wurden bereits 130 *Heizkraftwerke* und fast 600 Heiz- und Blockheizwerke errichtet, die der Verbesserung der Luft in den Zentren der Großstädte dienen.

Nicht gelöst und nicht gelungen ist bis heute eine entscheidende Verringerung der *Schwefeldioxidauswürfe*. Hier wird erst eine Besserung eintreten, wenn mehr schwefelfreie Brennstoffe (z. B. Gas) verwendet werden. Bundesländer und Bundesregierung fördern langfristig entsprechende Entwicklungsvorhaben mit hohen Beträgen.

Während früher die Fabrikschornsteine durch *Staub, Rauch, Gas* und *unverbrannte Ölreste* die Stadt und ihre nähere Umgebung „einnebelten", muß heute gesagt werden, daß die Industrie durch vielerlei wirksame Maßnahmen zumindest gegen den Staub erhebliche Verbesserungen erreicht hat. So ist der Staubniederschlag in Nordrhein-Westfalen seit 1963 durch Emissionsschutzmaßnahmen um über 50 % zurückgegangen. Immer noch liegt aber in Duisburg, Oberhausen und Bottrop die auf die Flächeneinheit bezogene Staubbelastung über dem Durchschnitt des Ruhrgebietes. Das ist schon sehr wichtig, da ja bedacht werden muß, daß die Staub- und Rauchteilchen nicht nur als solche dem Menschen gefährlich werden können, sondern zum Teil auch die lebensnotwendige Ultraviolettstrahlung, über deren Bedeutung wir in dem Kapitel „Die Sonne als hochwirksames Heilmittel" nachlesen können, abfangen und damit unwirksam machen.

Maßnahmen zur Reinhaltung

Besonders große Schwierigkeiten treten auf bei dem Bemühen, die durch *Ölheizungen* verursachten Luftverunreinigungen zu vermindern. Bei mangelhaft eingestellten Ölheizungen können nämlich größere Mengen Flugkoks oder Ruß ausgeworfen werden. Häufig sind für Kohle oder Koks gebaute Öfen auf Ölheizung umgestellt worden, ohne Heizölsorte, Ölbrenner, Brennkammer und Kamin aufeinander abzustimmen, was zu einem vermehrten Ausstoß von Ruß und Rauch beiträgt. Während für die Industrie gesetzliche, nach Ansicht verschiedener Fachleute weit über das derzeit technisch Mögliche hinausgehende Vorschriften geschaffen wurden, um die Verunreinigung möglichst auszuschalten, qualmen die Auspuffrohre der Autos und die Heizungsanlagen der Haushaltungen lustig weiter, weil bisher fast nichts dagegen geschieht.

Was kann noch getan werden?

Um eine bessere Atemluft zu erreichen, sind noch folgende Maßnahmen möglich: Wiederholte Überprüfungen der Industrieverbrennungsanlagen, die bei normalen Verbrennungsverhältnissen nur ganz leichte Rauchfahnen auszustoßen brauchen. Die Ausstoßung schwarzen Rauches kann verboten werden. Die Dampflokomotiven können, wie im Personenverkehr bereits geschehen, nach und nach durch Dieselloks oder solche mit elektrischem Antrieb ersetzt werden. Beim Hausbrand und den Feuerungen des Klein- und Mittelgewerbes wird die Kohle ohnehin immer mehr durch Strom, Gas oder rauchloses Öl verdrängt. Noch besser wäre der stärkere Übergang zu *zentralen Städteheizungen*, wobei sich in jedem Stadtviertel nur eine Heizanlage mit bestmöglichen Entrußungs- und Entstaubungsanlagen in Betrieb befindet. Die Schornsteine könnten dann von den Häusern verschwinden. Der Fortschritt der atomaren Forschung wird auch auf diesem Gebiet neue Möglichkeiten eröffnen.

Da an den *Arbeitsstätten* der Staubgehalt der Luft am größten ist, sollte man ihrer Lüftung die größte Aufmerksamkeit schenken. Der Verein Deutscher Ingenieure (VDI) gab dazu folgende Richtlinien heraus:

Luft

VDI-Richtlinien zur Lüftung von Arbeitsräumen in Gewerbe- und Fabrikbetrieben,

VDI-Richtlinien zur Lüftung großer Küchen,

VDI-Lüftungsregeln zur Lüftung von Versammlungsräumen,

Lüftungsgrundsätze für Bauherren, Architekten und Lüftungsfachleute.

Für *Arbeitsräume*, in denen keine stauberzeugende oder luftverderbende Arbeit geleistet wird, genügt die einfache Fensterlüftung, wenn dazu Querlüftung, d. h. gleichzeitiges Öffnen gegenüberliegender Fenster oder Türen, möglich ist, damit Durchzug entsteht. Nur im Durchzug entweicht auch die ausgeatmete Kohlensäure, die sich wegen ihrer Schwere über dem Fußboden befindet. Natürlich ist diese Art der Lüftung im Winter ein Problem, da zugfreie Lüftung dann nur mit vorgewärmter Luft möglich ist.

Eine der wichtigsten Maßnahmen für die nächste Zukunft wäre die *Auspuffentgiftung* der Kraftwagen oder die Verbannung des Verbrennungsmotors wenigstens aus dem Stadtbezirk (Ersatz durch den *Elektromotor*). Solange aber der Elektromotor noch nicht für den praktischen Gebrauch geeignet ist, sollten die Autofirmen zum Einbau von Abgasfiltern für alle neu in den Verkehr kommenden Fahrzeugen verpflichtet sein. Bei allen in den Verkehr kommenden Fahrzeugen muß nach der Straßenverkehrs-Zulassungs-Ordnung der Ausstoß von Kohlenmonoxid im Leerlauf auf höchstens 4,5 Vol. Prozent begrenzt sein, was ohne Einbau zusätzlicher Einrichtungen durch genaue Motor- und Vergasereinstellung erreicht werden kann.

Als weitere Maßnahmen sind zu fordern:

Anlage von Grünflächen und Erholungsparks

Auflockerung der Stadtteile durch Hochhausbauten mit umgebenden Grünflächen

Ausstattung von Neubauten mit Nachtstromheizkörpern

Anlage von Umgehungsstraßen

Neuanlage von Industrien nur im „Windschatten" der Städte

Vorsorgemaßnahmen des einzelnen

Wie kann sich der einzelne gegen die Schäden der Luftverschmutzung schützen? Zunächst natürlich dadurch, daß er hinaus ins Freie fährt oder wandert, um dort tief und ruhig frische, unverbrauchte und saubere Luft einzuatmen. Besonders wohltuend ist die staubfreie, sauerstoffreiche und aromatische Luft im Wald. Im Freien erreicht uns auch noch die UV-Strahlung, die in der Stadt durch die riesige Dunstglocke weitgehend abgefangen wird.

Natürlich genügt es nicht, mit dem Wagen „durch die Gegend" zu fahren. Über den Straßen liegt meist ein Abgaskegel. Auch können bei entsprechendem

Fahrtwind die Abgase des eigenen Wagens ins Innere des Wagens dringen. Offene Fenster und Fahrpausen sind daher besonders wichtig. Im übrigen kann man durch eine gesunde Frischkost und durch Sauna-Bäder die Ausscheidung der aufgenommenen Giftstoffe begünstigen.

Maßnahmen zur Reinhaltung

Einen interessanten praktischen Beitrag zur Reinhaltung der Luft leistete der Bostoner Physiker *Timothy Fohl.* Er fand heraus, daß ein verhältnismäßig niedriger dicker Schornstein den Rauch bis in eine Höhe von 3000 Metern hinaufstößt, wenn er mit einer Verschlußvorrichtung und einem Pumpenmechanismus zur Erzeugung von Rauchringen ausgestattet ist. Selbst der höchste schmale Fabrikschornstein vermag den Rauch nur bis in eine Höhe von 800 Metern zu befördern.

Frischluftquellen und ihre Heilwirkung

Luft So wie wir in den vorangegangenen Abschnitten feststellen mußten, daß schlechte, verschmutzte Luft krank machen kann, so müssen wir aber auch wissen, daß frische, reine Luft einen Gesundheitsfaktor ersten Ranges darstellt. Wo finden wir aber diese Luft?

Da trotz aller Bemühungen die Stadtluft noch längst nicht als gesundheitsfördernd bezeichnet werden kann, bleibt uns keine andere Möglichkeit, als die Stadt bei jeder sich bietenden Gelegenheit zu verlassen und „gute" Luft im Freien, im Garten, in Parkanlagen, in Wäldern, im Gebirge oder am Seestrand zu suchen. Nur eine möglichst staubarme, bakterienarme, giftfreie, normal mit Sauerstoff, Kohlensäure und Stickstoff gesättigte Luft kann über die Atmung die Sauerstoffsättigung des Blutes und den Kohlensäureabtransport aus dem Blut bewirken und damit unser kompliziertes Stoffwechselgetriebe in Gang halten und wie jedes andere physikalisch-chemische Heilmittel auch über die Haut auf den Körper einwirken. Beide Einwirkungsmöglichkeiten der Luft wollen wir noch etwas näher erörtern.

Heilwirkungen der Luft über die Atmung

Sauerstoff- und Kohlensäuregehalt sowie die Abwesenheit der vielfältigen Luftverunreinigungen spielen für die Beurteilung der Zuträglichkeit und der heilenden Wirkung der Luft über die Atmung die allein ausschlaggebende Rolle. Gegenüber der stark verunreinigten Großstadtluft, die über den besonders betroffenen Industriegebieten bis zu 85 000 Staubteilchen pro Liter Luft enthält, gilt die Waldluft als besonders rein und heilkräftig. Sie enthält tatsächlich meist nur bis 500 Staubteilchen pro Liter, besitzt einen normalen bis leicht erhöhten Sauerstoff- und einen relativ niedrigen Kohlensäuregehalt.

Häufig schreibt man der Waldluft wegen ihres Ozongehaltes eine besondere desinfizierende und heilende Kraft zu. Ozon kommt in der freien Luft, besonders aber im Wald bis zu 100 Milligramm in einem Liter Luft vor, während er in der Großstadtluft meist völlig verschwunden ist. Ozon ist aktivierter Sauerstoff, über dessen gesundheitlichen Wert wir noch viel zuwenig wissen. Bekannt ist nur, daß größere Mengen künstlich erzeugten und der Luft beigemischten Ozons keineswegs erfrischen, wie immer angenommen wurde, sondern im Gegenteil einschläfernd, geradezu lähmend und auf die Schleimhäute reizend wirken. Nebenbei riecht Ozon dann auch widerlich chlorähnlich. Er ist kein Genuß, und nach unseren heutigen wissenschaftlichen Vorstellungen ist die behauptete heilende Wirkung noch umstritten. Die Aktivierung des Sauerstoffs zu Ozon geschieht in kleinen Mengen bei bestimmten Wetterformen wie Gewitter und Föhn. In großen

Mengen kommt Ozon weit oberhalb unserer Atemluft in einer 40—50 Kilometer hoch liegenden Luftschicht vor, die dort die Überfülle ultravioletter Strahlung verschluckt und so alle Lebewesen auf der Erde vor Schädigungen schützt.

Frischluftquellen und ihre Heilwirkung

Nicht zu Unrecht wird die Waldluft als würzig und aromatisch gepriesen. Duftstoffe und Terpene aus den ätherischen Ölen, die von den Harzdrüsen der Nadelhölzer abgesondert werden, verleihen der Waldluft diese angenehmen Eigenschaften. Sie wirken günstig und heilsam auf Katarrhe der Atemwege.

Wir können uns in der Bundesrepublik eines nicht unerheblichen Waldbestandes erfreuen, was seinen Gesundheitswert nur erhöht. Bewaldet sind noch 28,5 % der Fläche Westdeutschlands. Der Waldanteil in Frankreich beträgt 20,7, in Belgien 19,4, in Italien 18,9 und in Holland nur 7,9 %. Die Naturschutzverbände erwarten, daß künftig mehr Waldgebiete zu Naturparks erklärt werden, um sie als Erholungsstätten zu erhalten. Gerade hierin besteht in der Bundesrepublik ein erheblicher Nachholbedarf.

Wenn man bedenkt, daß eine Blattfläche von nur 25 Quadratmetern bei guter Belichtung bereits soviel Sauerstoff abgibt, wie ein Mensch in der gleichen Zeit verbraucht, und daß eine alte Buche ungefähr 1500 Quadratmeter Blattoberfläche besitzt, so geht daraus sehr deutlich die Funktion des Baumes als Sauerstofflieferant und damit sein gesundheitlicher Wert hervor. Es ist deshalb zu verstehen, daß in fast allen Bundesländern Gesetzentwürfe vorbereitet werden, die dem besonderen Schutz des Waldes mit seiner Nutz-, Schutz- und Erholungsfunktion dienen sollen.

Heilwirkungen der Luft über die Haut

Da die Luft ein physikalisch-chemisches Heilmittel darstellt, kann es wie jede andere physikalische Allgemeinbehandlung von der Haut, also von der Körperdecke aus, einwirken. Wissen wir doch, daß es möglich ist, durch eine Beeinflussung der Körperoberfläche eine heilende Umstimmung auf die inneren Organe des Körpers zu erzielen. Die Grundlage dafür bieten die Beziehungen, die zwischen der Körperdecke und den inneren Organen besonders über die sogenannten *Headschen Zonen* bestehen. Als Headsche Zonen bezeichnet man Felder der äußeren Körperhaut, deren sensible Fasern (Nerven) von den gleichen Rückenmarksabschnitten versorgt werden wie bestimmte innere Organe. Störungen der inneren Organe können auf dem Weg über das Rückenmark in dem zugehörigen Hautbezirk eine Steigerung der Schmerz- und Berührungsempfindlichkeit sowie eine erhöhte Ansprechbarkeit der Hautgefäße hervorrufen. Diese Hautbezirke sind dann das Projektionsfeld für die Störungen der inneren Organe. Umgekehrt können wir aber auch durch eine Behandlung der Hautbezirke mit den verschiedensten physikalischen Reizen (Wärme, Kälte, Luft) auf die inneren Organe wiederum über die zugehörigen sensiblen und sympathischen Nerven zurückwirken.

Luft

Ist also ein inneres Organ krankhaft gereizt oder gar entzündet, so wirkt sich dieser Zustand im gesamten zugehörigen Segment, also bis zur Hautoberfläche, aus. Diese Wirkung kann als Muskelhartspann, als Schmerz oder als sulzig verdickte Haut auftreten. Immer findet sich aber in den Hautgefäßen ein Spannungsverlust und eine gesteigerte Durchlässigkeit, die so weit gehen kann, daß die Haut völlig durchtränkt und aufgequollen ist. Durch eine entsprechende Behandlung der veränderten Körperoberfläche ist dann außer einer rein örtlichen Heilung auch die Heilung der zugehörigen inneren Organe zu erreichen.

Zu den Möglichkeiten einer heilenden Einwirkung auf die Körperoberfläche gehört auch die *Luft*.

Außer der Beeinflussung innerer Organe über die Hautoberfläche auf dem Wege der Nervensegmente kann man sich auch der in der Naturheilkunde entwickelten Methode der *Ableitung* bedienen. Man versteht unter *Ableitung* stets eine Verringerung der Blutmenge an einer Körperstelle, wo sie sich im Übermaß befindet, indem die Blutmenge an einer anderen Körperstelle vermehrt wird. Das geschieht durch ein bestimmtes Verfahren, das die Blutgefäße erweitert und dadurch eine ansaugende Wirkung ausübt *(Brauchle)*.

Bei der *Ableitung auf die Haut* führt man eine starke Durchblutung einzelner Hautbezirke oder der ganzen Körperhaut herbei, damit das im Körperinneren gestaute Blut auf die Körperoberfläche abgeleitet werden kann, um auf diesem Wege die inneren Organe zu entlasten und ihre Heilung zu fördern. So leitet z.B. ein *Senfmehlaufschlag* auf die Rückenhaut (Anwendung siehe Seite 76), durchgeführt bis zur intensiven Rötung, bei einem Stauungskatarrh der Lunge oder beim Lungenödem das im Lungenbereich stark gestaute Blut auf die Haut ab, was nicht nur eine subjektive Erleichterung bringt, sondern auch sofort die Atmungsfähigkeit verbessert. Eine Ableitung auf die Haut ist auch bei der Einwirkung der Luft auf einzelne Hautbezirke oder die ganze Körperhaut gegeben.

Die praktische Durchführung der Lufteinwirkung auf die Haut geschieht in Form der sogenannten *Luftbäder*. Sie stellen ein Heilmittel allgemeiner Art dar, das sowohl die Körperoberfläche, also die Haut und ihre Anhangsgebilde, als auch die inneren Organe beeinflußt, und zwar nicht nur im Sinne einer Ableitung, sondern auch einer Tonisierung, Entkrampfung, Entlastung und Normalisierung. Die Wirkungen können sich, wie schon gesagt wurde, auf dem Blutweg über die Ableitung von Blut aus den Kopf-, Brust- oder Bauchorganen wie auch über die vorwiegend nervöse Beeinflussung über die Segmente abspielen, je nachdem, wie stark der Hautreiz der Luft auftritt.

Im Gegensatz zu dem recht starken Hautreiz des kalten Wassers übt die Luft eine verhältnismäßig milde und daher auch für nervöse und leicht reizbare

Menschen bekömmliche Wirkung aus. Zum reinen Luftbad ist die gleichzeitige Sonneneinwirkung nicht erforderlich. Die beste Wirkung erzielt man natürlich bei *weitgehend unbedeckter Haut.* Nur so können ihre lebenswichtigen Funktionen als Atmungs- und Ausscheidungsorgan sowie als Drüse mit Wirkung auf die inneren Organe voll zur Geltung kommen. Man muß bei jedem Luftbad darauf achten, warm zu bleiben, was bei zu kühler Luft durch Umhergehen, Gymnastik, Ballspiele, Gartenarbeit und Reiben des Körpers mit der Hand, einem Sisalhandschuh oder einer Bürste erreicht wird. In diesen Fällen besteht allerdings keine reine Luftwirkung mehr, da dann die Bewegungsreize hinzukommen. Auch muß ja an die zusätzliche Licht- oder Sonnenwirkung gedacht werden, Wirkungen, die jedoch den Luftreiz in wünschenswerter Weise verstärken und ergänzen.

Frischluftquellen und ihre Heilwirkung

Das tägliche Luftbad (ohne starken Sonnenreiz) bildet ein ausgezeichnetes Nervenberuhigungs- und Abhärtungsmittel für besonders empfindliche Menschen. Das tägliche Luftbad gewöhnt die Haut daran, auf jede Luftveränderung (Temperatur, Druck) prompt zu reagieren und ihr somit gewachsen zu sein. Die Reaktion der Haut bezieht sich auf die nervöse Regulation der Durchblutung, die Wärmeabgabe, die Beseitigung von Stauungen, die Förderung des Kapillarkreislaufs und damit auch des Blutumlaufs und der Ausscheidungsfunktionen der Haut.

Einer ersten Gewöhnung an die Luft kann das *Zimmerluftbad* dienen. Wird es bei der morgendlichen Körperpflege durchgeführt, so nimmt es nicht einmal Zeit in Anspruch, von der wir ja meinen, keine zu haben. Später und bei entsprechender Jahreszeit sind dann Luftbäder im Freien wenigstens für die Dauer von 15 bis 20 Minuten täglich notwendig, um einen Heileffekt auf die Haut und über die Haut auf die inneren Organe zu erzielen.

Je nach Wohlbefinden steigert man die Luftbäder bis zu einer Stunde und länger. Sorgfältig zu vermeiden ist dabei jede Abkühlung oder gar Unterkühlung, was eher schädigend als heilend wirkt.

Bei speziellen Erkrankungen (z. B. Lungentuberkulose, Schilddrüsenerkrankungen) sollte auch das harmlos aussehende Luftbad nur nach Rücksprache mit dem behandelnden Arzt genommen werden.

Wie beim Licht- oder Sonnenbad wirkt auch das Luftbad im *Frühjahr,* vormittags und in Verbindung mit Körperbewegungen aller Art, am besten und nachhaltigsten.

Besonders zu empfehlen ist das tägliche Luftbad als Heilmittel bei nervöser und vegetativer Übererregbarkeit, bei Schlaflosigkeit, bei Stauungszuständen der inneren Organe, bei katarrhalischer und rheumatischer Veranlagung sowie bei Verkümmerungszuständen der Haut durch Stadtluft, Bewegungsmangel, Stubenhockerei und zu dichter und zu eng anliegender Kleidung.

Die Sonne als hochwirksames Heilmittel

Frage die Sonne, was sie davon hat,
Tag und Nacht um die Erde zu gehen.
Und siehe, sie geht . . .
Ihre Fußstapfen triefen vor Segen.

Matthias Claudius

Zur Geschichte der Sonnenlichtbehandlung

Geschichte der Sonnenlicht-behandlung

Daß der Sonne eine beträchtliche Heilkraft innewohnt, ist eine Erkenntnis, die sehr weit in die Geschichte zurückreicht. Die ersten schriftlichen Aufzeichnungen darüber haben uns die Griechen hinterlassen. So berichtete der älteste griechische Geschichtsschreiber und Schriftsteller *Herodot* (um 484 — um 424), dessen Genauigkeit in seinen Angaben durch neue Forschungen bestätigt wurden und den man bereits in der antiken Welt „Vater der Geschichte" nannte, von besonderen Sonnenterrassen, die die Ägypter und Assyrer zum Sonnenbaden benutzten. Die Griechen selbst besaßen in Epidaurus nach Süden geöffnete Galerien, die die Kranken unmittelbar von ihren Schlafräumen aus zu Luft- und Lichtbädern erreichen konnten. Natürlich finden wir auch bei *Hippokrates* (um 460—377) Angaben über die günstigen Wirkungen des Sonnenlichtes, ebenso bei den Römern, worüber besonders der Schriftsteller *Plinius der Ältere* (23—79) berichtet.

Von den alten Germanen ist uns bekannt, daß sie ihre Kranken zur Kur auf sonnige Höhen, sogenannte „Heilberge", brachten und die Wohltat des Lichtes und der Wärme sehr zu schätzen wußten.

In den ersten Jahrhunderten unserer Zeitrechnung werden die Angaben über die heilende Wirkung des Sonnenlichtes immer dürftiger, aber wir wissen, daß man noch im dritten Jahrhundert nach Christus Kranke zur Durchführung von Sonnenkuren in klimatisch günstige Orte schickte *(Brauchle)*.

Im übrigen bewirkte der Einfluß der Gnostiker* auf das noch junge Christentum ganz allgemein eine Vernachlässigung des leiblichen Wohles; es trat sogar eine ausgesprochene Leibfeindlichkeit auf. Der Leib wurde nur noch als „das sterbliche Gefäß der unsterblichen Seele" betrachtet. Er mußte als Sitz und Quelle schwerster Übel durch Askese und Kasteiung „abgetötet" werden, um dem Verlangen nach einem jenseitigen besseren Dasein nachzuhelfen. Da man auf diese Weise den Leib zum Hauptgegenstand der Selbstverleugnung machte, die bis zur Selbstaufgabe reichte, schwand das Interesse an natürlichen Heilmaßnahmen für den Leib und damit an einer Sonnenbehandlung der Kranken. Von Sonnenbädern für Gesunde, wobei man den „sündigen" Leib entblößen mußte, war erst recht keine Rede mehr.

Es ist in diesem Zusammenhang daran zu erinnern, daß man um das Jahr 200 tatsächlich eine Zeitlang mit allen christlichen Mitteln das Studium der Medizin,

* Gnostiker hießen jene Theologen und Philosophen der ersten nachchristlichen Jahrhunderte, die im Glauben verborgene Mysterien durch philosophische Spekulationen zu erkennen und durch eine Schau Gottes Einsicht in die Welt des Übersinnlichen zu gewinnen trachteten.

der Naturwissenschaften, der Philosophie und der Mathematik unterdrückte und in Rom alle jene exkommuniziert wurden, die sich mit dem Studium dieser Wissenschaften befaßten *(Löhr)*.

Aus dem Mittelalter ist uns bekannt, daß der arabische Arzt *Avicenna* (980—1037) in seinem umfangreichen Werk „Canon medicinae" die Meinung vertritt, daß die Menschen, die sich den Sonnenstrahlen aussetzen und sich dabei in der frischen Luft bewegen, vor Krankheit bewahrt bleiben. In der Folgezeit aber scheint man der stärkenden und heilenden Wirkung der Sonne keine wesentliche Aufmerksamkeit mehr geschenkt zu haben.

Die Erklärung dafür ist wohl darin zu suchen, daß zu jener Zeit das damalige Gesamtgut der Wissenschaften nahezu ausschließlich vom Ordensklerus verwaltet wurde. Der größte Teil der medizinischen und philosophischen Literatur war dadurch dem Studium entzogen. *Petrus Damiani*, der Kanzler Papst Gregors VII., bezeichnete die weltlichen Wissenschaften noch als „Torheiten" und „Possen".

Erst mit dem Ausgang des Mittelalters befaßten sich die hervorragendsten geistlichen Schriftsteller immer mehr mit der Medizin. Benediktinermönche, die sich die karitative Krankenpflege zur Pflicht gemacht hatten, waren es vor allem, die die überkommenen medizinischen Schriften studierten. Nebenher sammelte man aber auch alles, was die Volksmedizin an Heilmitteln verwendete. Es kam dabei zur besonderen Entwicklung der Heilpflanzenkultur und Heilpflanzenanwendung und zur Herausgabe von volkstümlichen Arzneibüchern, in denen jedoch von der Sonnenbestrahlung als natürlichem Heilmittel nichts berichtet wird.

Erst im 18. Jahrhundert finden wir wieder Hinweise auf die heilende Wirkung der Sonne. Zunächst ist der französische Arzt *Faure* zu nennen, der im Jahre 1747 für die Anwendung von Sonnenenergie bei der Behandlung chronischer Geschwüre und eiternder Hautdefekte eintrat, weil er eine schnelle Abheilung derartiger Schädigungen unter Sonnenbestrahlung beobachtet hatte. Heute wissen wir, daß die Sonne die Bakterien vernichtet, die Widerstandsfähigkeit der Gewebe und des Gesamtorganismus steigert.

Dann war es vor allem *Christoph Wilhelm Hufeland* (1762—1836), der die Verwendung der Sonnenstrahlen zur Vorbeugung und Heilung anrät und über sie in dem von ihm begründeten „Journal" berichtet. Im Jahre 1815 beschrieb und empfahl *Hufeland* sogar ein Kastenlichtbad, seinen „Heliothermus" oder „Sonnenwärmer".

Es ist hierbei daran zu erinnern, daß *Hufeland* die Dichter Wieland, Herder, Goethe und Schiller behandelte. Von nun an mehren sich die Stimmen, die wieder eine Sonnenlichtbehandlung befürworten, bis endlich im 19. Jahrhundert die Heilkraft der Sonne neu entdeckt wird und verschiedene Ärzte sie gegen Rachitis,

Skrofulose, langwierige Gelenkleiden sowie Knochen- und Gelenktuberkulose empfehlen.

Geschichte der Sonnenlichtbehandlung

Einen starken Impuls erhielt die Anwendung des natürlichen Sonnenlichtes durch den im Kanton Bern (Schweiz) geborenen *Arnold Rikli* (1823—1906). Er war der Sohn eines Färbereibesitzers, studierte Physik, war dann als Rotfärbereitechniker in Elberfeld tätig und arbeitete anschließend im elterlichen Geschäft. Neben der beruflichen Tätigkeit interessierte er sich vor allem für chemische und physikalische Zusammenhänge, und er besaß von Jugend auf eine besondere Neigung zum Schwimmen im Fluß und zum Baden in der Sonne. Als er schließlich während einer Reise auf die damals gerade aufkommenden volkstümlichen Bücher über die Wasserheilkunde (von *Munde, Cornaros, Prießnitz, Rausse)* stieß, galt diesen sein ganz besonderes Interesse. Er versuchte, alle empfohlenen Anwendungen an sich selbst auszuprobieren und lernte sehr bald nicht nur die Kaltwasserkuren, sondern auch die heißen Wasseranwendungen schätzen. Im Jahre 1847 konstruierte er das Bett-Dampfbad, von dem er bei akuten Krankheiten mit Erfolg Gebrauch machte. *Arnold Rikli* und *Johann Schroth* (1800 bis 1856) haben sich — jeder in seiner Art — große Verdienste um die Einführung der warmen Bäder und der Dampfanwendungen in die Naturheilkunde erworben. Und *Rikli* wiederum war es, der im Jahre 1855 die erste Sonnenbadeanstalt am Veldessee in Oberkrain eröffnete, die für alle derartigen Bestrebungen zum Vorbild wurde und der allmählich stärker werdenden Naturheilbewegung den Anstoß gab, überall Luft- und Sonnenbäder einzurichten. *Rikli* war zum Apostel der Licht- und Wärmebehandlung geworden. Viel zitiert wird heute noch sein Ausspruch: „Wasser tut's freilich, höher jedoch steht die Luft, am höchsten das Licht."

Aus dieser Zeit stammen vermutlich auch die Anfänge der wissenschaftlichen Lehre von den chemischen Wirkungen des Sonnenlichtes. Jedenfalls begann im Jahre 1816 der Jenaer Chemiker *Johann Wolfgang Döbereiner* (1780—1849) seine Forschungen über die chemischen Wirkungen der Sonnenstrahlen.

Leider nahmen die Ärzte des 19. Jahrhunderts die aufstrebende Naturheilbewegung nicht ernst. Sie schenkten den natürlichen Heilfaktoren weder die ihnen gebührende Aufmerksamkeit, noch erkannten sie, von wenigen Ausnahmen abgesehen, ihre wahre Bedeutung.

Zu den Ausnahmen gehörte *Heinrich Lahmann* (1860—1905), den wir heute als den ersten wissenschaftlichen Naturarzt bezeichnen. International bekannt wurde er durch das von ihm gegründete und geleitete Sanatorium „Weißer Hirsch" in Dresden. Er versuchte durch sein im Jahre 1898 herausgegebenes Buch „Das Luftbad als Heil- und Abhärtungsmittel" das Interesse der Ärzte für das Licht-Luft-Bad zu wecken. Zwar stieß er nur bei wenigen Ärzten auf das nötige Verständnis, immerhin wurden aber durch seine rege Tätigkeit die vegetarische

Kost, eine gesunde Bekleidung und das Luft-Licht-Bad zu Bestandteilen ärztlicher Empfehlungen.

Sonne — Licht und Wärme

Eine weitere Förderung erhielt die Sonnenbehandlung erst wieder durch die Mikrobenforschung. Die beiden Engländer *Sir Arthur Downes*, ein führender Beamter des englischen Gesundheitswesens, und der Chemiker *Thomas P. Blunt* untersuchten die Einwirkungen des Sonnenlichtes auf Bakterien und andere niedere Organismen und fanden die hemmende Wirkung des diffusen Lichtes und die vernichtende Wirkung des direkten Sonnenlichtes auf die Bakterien. Sie schrieben diese Wirkung den „aktinischen" oder „chemisch wirkenden" Strahlen des Spektrums zu. Heute wissen wir, daß die Wirkung besonders vom ultravioletten Anteil des Sonnenlichtspektrums ausgeht.

Es sind die gleichen Strahlen, die bei der Selbstreinigung der Flüsse eine große Rolle spielen, wie der deutsche Hygieniker *Hans Buchner* (1850—1902) im Jahre 1893 nachweisen konnte.

Zu Beginn unseres Jahrhunderts haben zwei Schweizer Ärzte die bis dahin gefundenen praktischen und wissenschaftlichen Erkenntnisse über die Sonnenlichtwirkung durch systematische Behandlung einer großen Zahl von Patienten studieren und kontrollieren können.

O. *Bernhard* kannte die Eigenart der Graubündner Bauern, ihr Ziegenfleisch an den Balkonen ihres Hauses luftig aufzuhängen und der Sonne auszusetzen, um es haltbar zu machen. Mit Recht schloß er aus dieser Beobachtung auf eine bakterientötende Wirkung der Sonnenstrahlung. Wenn das Fleisch haltbar blieb, mußten die sonst anhaftenden fäulniserregenden Bakterien abgetötet sein. Im Jahre 1902 begann er in Samaden (Engadin) schlecht heilende Wunden und später auch tuberkulöse Krankheitsherde an der Haut und den Knochen zu besonnen. Er erlebte glänzende Erfolge. Sogar bestimmte Fälle von Lungentuberkulose konnte er durch die Sonnenbehandlung günstig beeinflussen. Später entfaltete Dr. *Bernhard* seine Tätigkeit hauptsächlich in seinem 1856 Meter hoch gelegenen Sanatorium in St. Moritz. In dieser Höhenlage sind besonders die ultravioletten Strahlen des Sonnenspektrums reichlich vorhanden.

Bereits ein Jahr später gründete *Auguste Rollier*, angeregt durch die Erfolge *Bernhards*, im Winter 1903/04 in Leysin (Schweiz), 1263 Meter über der Meereshöhe gelegen, eine Heilstätte zur Behandlung der Drüsen-, Knochen- und Gelenktuberkulose mit Sonnenbestrahlungen. Während *Bernhard* nur die örtlichen Krankheitsherde bestrahlte, ließ *Rollier* die Sonnenstrahlen auf die ganze Körperoberfläche einwirken. Er ging dabei von der Überlegung aus, daß die Tuberkulose, unabhängig vom Sitz der Krankheitsherde, keine lokale Erscheinung sei, sondern eine den ganzen Körper in Mitleidenschaft ziehende Erkrankung. Er benutzte daher nicht nur die lokale keimtötende Wirkung der Sonnenstrahlen, sondern auch ihren Einfluß auf den Gesamtkörper, der sich durch die

Bestrahlung kräftigt und der tuberkulösen Infektion einen größeren Widerstand entgegensetzt.

Diese Annahme war berechtigt; denn wir wissen heute, daß durch die Einwirkung der Sonnenstrahlen die Lipoidsubstanzen (Vorstufen des Vitamins D) eine Umformung erfahren und Vitamin D entsteht, das für den Knochenaufbau unentbehrlich ist. Man nimmt heute weiterhin an, daß das von der Sonne in der Haut hervorgerufene Pigment (Hautbräune) an der Umformung der Lichtenergie in Lebensenergie beteiligt ist.

Rollier ist der „Sonnendoktor" unserer Zeit geworden. Wir verdanken ihm das ausgezeichnete Buch „Die Heliotherapie", in dem er seine fünfundvierzigjährigen Erfahrungen mit der Sonnenkur, insbesondere bei der chirurgischen Tuberkulose, niedergelegt hat.

Rollier hat nachgewiesen, daß die großen Hoffnungen, die die alten Naturärzte auf die Sonnenkuren setzten, vollauf berechtigt waren. Mit ihm ist die Sonnenlichtbehandlung endlich für eine Reihe von Krankheiten zu einem wichtigen Bestandteil der klinischen Behandlungsmethoden geworden.

Wir können dies heute tatsächlich „für eine Reihe von Krankheiten" sagen, da sich inzwischen herausgestellt hat, daß die Hochgebirgssonne nicht nur bei schlecht heilenden Wunden und den verschiedenen Erkrankungen der sogenannten chirurgischen Tuberkulose heilkräftig wirkt, sondern auch ein ausgezeichnetes Mittel zur Behandlung des chronischen Gelenkrheumatismus darstellt. Die weiteren Ausführungen werden das verständlich machen.

Die Sonne als Licht- und Wärmespender

Sonne — Licht und Wärme

Der uns am nächsten gelegene Fixstern ist die Sonne. Die Entfernung der Erde von der Sonne beträgt „nur“ 150 Millionen Kilometer. Wir reisen jährlich mit unserer kleinen Erde, die 1 300 000mal in die Sonne hineinpaßt, auf einer Ellipsenbahn von 940 Millionen Kilometer Länge um die Sonne. Dabei drehen wir uns täglich einmal gegen den Uhrzeigersinn um uns selbst. Von der gewaltigen Energieabstrahlung der Sonne, die in eineinhalb Sekunden einer Masse von sechs Millionen Tonnen entspricht, gelangt weniger als ein Zweimilliardstel bis zur Erdoberfläche. Wäre die Strahlung nur etwas stärker, dann würde die Erdoberfläche ein Flammenmeer sein, und die Weltmeere gingen in Dampf auf. Schwächte sie sich dagegen nur etwas ab, würde die Erdoberfläche vereisen und das Meer erstarren.

Die Sonne selbst, die diese gewaltigen Energiemengen abstrahlt, welche für unser Dasein auf der Erde von ausschlaggebender Bedeutung sind, stellt nur e i n e n Stern dar unter Milliarden anderen Sternen. Sie gleicht einem riesigen, sich selbständig regulierenden Atomreaktor, der die aus dem Ofen kommende Energie sehr gleichmäßig in Form von Licht in den Raum strahlt.

Für alle Lebensvorgänge auf der Erde ist die Licht- und Wärmestrahlung der Sonne unerläßlich. Ohne den im Grunde genommen dünnen Sonnenstrahl, der unsere kleine Erde trifft, gäbe es keinen Wind und kein Wetter, keine lebendigen Pflanzen, Tiere und Menschen. Die Erde wäre tot oder, wie es im Schöpfungsbericht heißt, „wüst und leer“.

Die Sonnenstrahlen bestehen aus einem Wellengemisch, aus Wellen verschiedener Länge oder ganz einfach gesagt aus Licht und Wärme. An sich sind die Wellen farblos. Lassen wir sie jedoch durch ein Glasprisma fallen, so trennen sich die Wellenarten voneinander und fächern sich zu dem bekannten *Farbspektrum* auf, und unser Auge kann dann in dem für uns sichtbaren Bereich vom Rot bis zum Violett etwa 160 Farbtöne unterscheiden.

Das für uns sichtbare Licht wärmt auch zugleich. Viel stärker geschieht das aber durch den unsichtbaren ultraroten Bereich der Sonnenstrahlen. Diese Wellen sind jedoch weder farbig noch sichtbar und selbst auch nicht warm. Aber sie „erregen“ die Wärme, weil sie sozusagen die in aller Materie steckende Energie „aufwecken“, indem sie kleinste Materieteilchen in ungeordnete Bewegung versetzen, wie es auch durch mechanische Reibung geschieht. Die Strahlen wandeln ruhende Energie in bewegte Energie um und bringen sie damit in einen Spannungszustand, der allem Lebendigen eigen ist.

In unserer Haut wird der Unruhezustand der Teilchen durch besondere Sinneszellen wahrgenommen und dem Gehirn weitergeleitet, das uns die Empfindung „Wärme“ vermittelt. Wo die Sonnenstrahlen nicht auf Materie stoßen, deren Teilchen in Unruhe versetzt werden können, entsteht auch keine Wärme, auch nichts Helles und nichts Farbiges. Daher herrschen in dem Raum zwischen Sonne und Erde, dem sogenannten Weltraum, dessen Entfernung von 150 Millionen Kilometern die Sonne in 8 1/3 Minuten durchmißt, nur Kälte und Schwärze. Erst im Erdbereich treffen die Wellen der Sonnenstrahlung auf Materieteilchen und Gegenstände, die sie dann erregen und damit erhellen und erwärmen. Die Empfindung Licht und Wärme können natürlich nur Lebewesen entwickeln, die die Erregungszustände der Materie in Sinnesempfindungen umwandeln können, also ein Sinnesnervensystem besitzen.

Sonne als Licht- und Wärmespender

Das für uns sichtbare Licht, das die Regenbogenfarben enthält, besitzt Wellenlängen zwischen 400 und 700 mμ (Millimikron = millionstel Millimeter). Die Wellenlängen des auf die Erde gelangenden ultraroten Lichtes reichen bis ungefähr 3000 mμ. Das ultraviolette Licht liegt mit seinen Wellenlängen auf der kürzeren Seite des Wellenbandes und bricht bei ungefähr 300 mμ ab.

Interessant ist die eigenartige Verteilung der Energie auf die drei Wellenlängenbereiche: 60 % entfällt auf das ultrarote, 40 % auf das sichtbare und nur ein sehr kleiner Teil von noch nicht 1 % entfällt auf die ultraviolette Strahlung. Das Intensitätsmaximum wird im Gelborange erreicht. Wir wissen heute, daß die Sonne bei ihrer hohen Temperatur von 6000° C nach der infraroten wie nach der ultravioletten Seite einen noch wesentlich ausgedehnteren Wellenlängenbereich aussendet, daß aber nur eine sehr begrenzte Strahlung bis auf die Erdoberfläche gelangt. Die Ursache liegt in der Aufsaugung (Absorption) dieser Strahlen in der Atmosphäre. Die langwelligen ultraroten Strahlen werden besonders durch den Wasserdampf der Atmosphäre, die kurzwelligen ultravioletten Strahlen durch das in großen Höhen gebildete Ozon absorbiert.

Neben dem eigentlichen direkten Sonnenlicht ist auch die *Strahlung des Himmels* als Lichtquelle nicht zu unterschätzen. In den Sommermonaten erreicht die Himmelsstrahlung — die gestreutes Sonnenlicht darstellt — im kurzwelligen Teil ungefähr die gleiche Stärke wie die der direkten Sonnenstrahlung, in den Wintermonaten mit tiefem Sonnenstand ein Mehrfaches der Sonnenstrahlung.

Wie das Sonnenlicht auf den menschlichen Körper wirkt

Sonne — Licht und Wärme

Die Sonnenstrahlen entfalten eine vielfache Wirkung auf den menschlichen Körper. Am sinnfälligsten und am meisten begehrt ist ihre *Einwirkung auf die Haut,* scheint doch eine schöne braune Haut, ohne die kaum noch jemand aus dem Urlaub zurückzukehren wagt, das sichtbarste Zeichen einer „guten Erholung" zu sein. Aber diese Wirkung, die im Grunde genommen nur anzeigt, daß sich die Haut vor zu starker Sonneneinwirkung zu schützen versuchte, und die auch etwas mit der Eitelkeit der Menschen zu tun hat, ist hier am wenigsten gemeint. Neuere Forschungen in den letzten Jahrzehnten haben uns eine Reihe wertvoller Aufschlüsse über die Einwirkung der Sonnenstrahlen auf die Haut gebracht. Ganz allgemein müßte jeder wissen, daß ein Zuwenig an Sonneneinwirkung auf die Haut genauso falsch und schädlich ist wie ein Zuviel. Wir sind heute der Meinung, daß es eine wichtige Aufgabe der Haut ist, aus der Sonnen- und Himmelsstrahlung lebenswichtige und entwicklungsfördernde Energien aufzunehmen. Es darf aber nicht so weit gehen, daß die Haut gezwungen ist, sich durch einen dichten braunen Farbstoffmantel gegen weitere Sonneneinwirkungen abzuschließen.

Durch das sichtbare Licht, vor allem aber auch durch die UV-Strahlen, werden bei angemessener Dosierung alle Lebensvorgänge angeregt. Im einzelnen konnte man feststellen:

- Anregung der Hormondrüsentätigkeit und des Wachstums im Kindesalter,
- Steigerung der Immunität der Körperzellen und dadurch eine Erhöhung der Anpassungs- und Abwehrbereitschaft besonders gegen Infektionen,
- Anregung des Gesamtstoffwechsels einschließlich der Fermentbildung und damit auch des Grundumsatzes und der Sauerstoffausnutzung im Gewebe,
- Anregung der Funktionen der blutbildenden Organe und eine Erhöhung des Stoffwechsels in der Haut.

Spezielle Wirkungen auf die Haut

1. Hautrötung: Sie ist abhängig von der Belichtungsstärke und der Belichtungsdauer und erscheint gewöhnlich erst mehrere Stunden nach der Bestrahlung. Die Rötung tritt meist gleichmäßig und hellrot auf. Am wirksamsten sind die UV-Strahlen mit den Wellenlängen im Bereich zwischen 315—280 mμ.

Die Rötung durch UV-Strahlen kommt auf photochemischem Wege zustande. So soll z. B. durch die Strahlung aus der Aminosäure Histidin (Imidazolalanin) das Histamin (β-Imidazolyläthylamin) entstehen, ein Gewebshormon, das eine Gefäßerweiterung und Durchblutungssteigerung auch der feinen Haargefäße (Kapillaren) in der Haut hervorruft.

Die Durchblutung ultraviolett bestrahlter Haut nimmt bis zu 120 % zu und erreicht diesen Höchstwert 24 Stunden nach der Bestrahlung. Bereits drei bis vier Stunden nach der Bestrahlung ist die Durchblutung um 43 % gesteigert (*Berlescu* u. a.); 72 Stunden danach beträgt die Durchblutungssteigerung noch 65 %.

Sonnenwirkungen auf den Organismus

Bei zu starker Bestrahlung — das gilt sowohl für die Sonnen- wie auch für die alleinige UV-Lichtbestrahlung — entstehen schwere Entzündungs- und Verbrennungserscheinungen an der Haut. Besondere Vorsicht ist bei der Bestrahlung der Augenbindehaut erforderlich, die sehr schnell mit einer quälenden Bindegewebsentzündung (Konjunktivitis) reagiert. Meist müssen die Augen durch eine Sonnenbrille geschützt werden.

2. Bräunung (Pigmentierung): Im Anschluß an die Rötung der Haut (Erythemerzeugung) tritt besonders bei mehrmaliger Bestrahlung (vor allem mit Strahlen der Wellenlänge um 300 mμ) eine Bräunung der Haut auf. Sie kann auch ohne vorherige Rötung zustande kommen, wenn Strahlen vorwiegend der Wellenlänge um 300—400 mμ einwirken. Wie jeder weiß, reagieren die verschiedenen Menschentypen verschieden schnell und auch verschieden stark auf die bräunenden Strahlen. Brünette Typen reagieren schneller und intensiver als blonde. Albinos können gar keinen Hautfarbstoff bilden. Chemisch spielt bei der Bräunung die Aminosäure Dioxyphenylalanin (Dopa) eine besondere Rolle, doch ist der Gesamtvorgang noch nicht eindeutig geklärt. Die Hautbräunung schützt die Haut vor einer zu starken Wärmebelastung durch die Infrarotstrahlen *(Dinculescu)*.

3. Verdickung der Haut: Nach mehrfacher Bestrahlung verdicken und verhärten sich die obersten Hautschichten. Man spricht dann von einer Lichtschwiele (oder auch Hyperkeratose). Ihr kommt vermutlich eine Schutzfunktion gegen zu starke Bestrahlung (Ultraviolett- und Infrarot-Strahlung) zu. Durch die Lichtschwielenbildung muß zur Erzielung weiterer Hautrötung die Bestrahlungsdauer immer mehr erhöht werden, manchmal bis zum zehnfachen.

4. Vitamin-D-Bildung: Sowohl das Sonnenlicht als auch die UV-Strahlen vermögen in der Haut die Vorstufe des Vitamins D (Provitamin D = Ergosterin, Dehydrocholesterin) in das Vitamin D_2 und D_3 zu überführen. Das gleiche geschieht auch, wenn Milch bestrahlt und damit „aktiviert" wird. Das Vitamin D besitzt eine rachitisverhütende und heilende Wirkung, da es den Kalzium-Phosphor-Stoffwechsel reguliert und entscheidend am Aufbau des Knochens mitwirkt. Es ist heute selbstverständlich geworden, die Nahrung der Säuglinge mit Vitamin D anzureichern und alles zu tun, damit durch eine ausreichende Sonneneinwirkung die Rachitis verhütet wird.

5. Vernichtung von Bakterien (bakterizide Wirkung): Trotz der geringen Eindringtiefe (bis etwa 0,1 mm) besitzen die UV-Strahlen (mit Wellenlängen um

265 mμ) eine bakterientötende Kraft, die sich wahrscheinlich in einer Denaturierung des Bakterieneiweißes äußert. Am Menschen läßt sich das nur bei oberflächlichen Wunden ausnutzen, wobei jedoch die bakterientötende Wirkung durch die allgemeine Steigerung der Abwehrkraft unterstützt wird.

In Operationssälen, auf Säuglingsstationen und in Laboratorien wird auch heute noch vielfach die Luft durch UV-Strahlung entkeimt.

6. **Fluoreszenzerregung:** Die UV-Strahlung läßt die menschliche Haut in besonderer Weise aufleuchten (fluoreszieren). Diese Tatsache kann man zur diagnostischen Klärung einiger Hautkrankheiten ausnutzen. Krankheitsherde oder veränderte Hautpartien heben sich unter der Analysenlampe deutlich von der gesunden Umgebung ab, so z. B. bei Narben, Pigmentierungen und nach Röntgenbestrahlungen.

Zusammenfassend kann über die Wirkung der Sonnenstrahlen auf die Haut gesagt werden: Sie bewirken eine Erweiterung der kleinen Arterien und der Haargefäße der Haut. Die Blutzirkulation in der Haut wird durch die Einstrahlung angeregt, verstärkt oder gar erst wiederhergestellt. Dadurch wird die allgemeine Blutzirkulation gefördert und der Stoffwechsel günstig beeinflußt. Je stärker die Durchblutung der Oberfläche, um so geringer ist die Gefahr der Blutstauung in den Brust- und Bauchorganen. Gleichzeitig wird auch das dichte Nervennetz der Haut durch die Einstrahlung erregt.

Rollier sagt über diese Wirkung: „Dieses ausgedehnte und verknüpfte nervöse Netz bildet eine Art ungeheurer Klaviatur, auf der die Sonnenstrahlen spielen können. Hier rufen sie Resonanzen hervor, die zu den Nervenzentren weitergeleitet werden; dort machen sie verborgene Energie frei und bewirken Reaktionen, die geeignet sind, die Funktion aller Organe anzuregen. Aber die Art dieser Reaktionen hängt vor allem von dem Geschick und dem Maß ab, mit dem die Sonneneinstrahlung auf dieser sensiblen Klaviatur angewandt wird."

Wirkungen auf die Bewegungsorgane (Knochen, Gelenke, Muskulatur)

Ganz allgemein begünstigt das Sonnenlicht die Gesunderhaltung und Wiederherstellung des Skelettsystems, was sich besonders in seiner Wiederverfestigung und erneuten Kalkanreicherung zeigt. Dieser Vorgang hängt wesentlich mit der durch die Sonnenstrahlen angeregten Vitamin-D-Bildung in der Haut, mit der Anregung der Hormondrüsentätigkeit, vor allem auch der Nebenschilddrüsen, die den Kalkstoffwechsel regulieren, und der Verbesserung des Mineralstoffwechsels zusammen, wobei die Versäuerung des Gewebes bekämpft und die Mineralverarmung verhindert wird.

Nach *Rollier* erlangen die Lipoide pflanzlicher und tierischer Herkunft (Phytosterine und Cholesterine) unter der Wirkung der Sonnenstrahlen dank eines photochemischen, sich in den Molekülen abspielenden Prozesses regulierende Eigenschaften auf den Mineralstoffwechsel und auf die Erscheinungen, die davon abhängen. Da aber die *Mineralsalzverarmung* eines der Hauptkennzeichen der *Knochentuberkulose* ist, gehört die Sonnenbestrahlung — sie bewirkt eine Einlagerung von Mineralien in die Knochen — unbedingt zu einer ausreichenden Behandlung dieser Krankheit, da die modernen chemotherapeutischen Mittel lediglich die Entwicklung der Bazillen hemmen. Die Sonnenlichtbehandlung gilt daher immer noch uneingeschränkt als Grundbehandlung der Knochentuberkulose, die allerdings durch die modernen tuberkulosehemmenden Mittel verkürzt wird.

Sonnenwirkungen auf den Organismus

Die *Muskulatur* des Erwachsenen wie auch die des Kindes wird durch das Sonnenbaden in harmonischer Weise entwickelt. Diese Beobachtung machte *Rollier* an Kranken mit Knochentuberkulose, die völlig ruhiggestellt waren und trotzdem die festesten und bestentwickelten Muskeln aufwiesen. Die Zunahme der Brustmuskulatur begünstigt das Spiel der Atmung und damit die Sauerstoffversorgung des Organismus. Die Entwicklung der Bauchmuskulatur stellt den natürlichen Bauchgurt wieder her, der für die normale Funktion der Baucheingeweide so unentbehrlich ist, über den aber fast kein Mensch mit sitzender Lebensweise jenseits des vierzigsten Lebensjahres mehr verfügt. Statt Bauchbinden zu benutzen, führe man Sonnenbestrahlungen durch — das ist der natürliche Heilreiz!

Die Beobachtungen *Rolliers* sind heute vielfach bestätigt, und wir wissen, daß die Sonne eine ernährende und regenerierende Wirkung auf die Muskulatur ausübt, weil sie die ernährenden (trophischen) Nerven erregt, die Muskelzellen besser durchblutet und die physiologisch-chemischen Prozesse im Muskel fördert.

Wirkungen auf Blut und Stoffwechsel

Zahlreiche chemische Reihenuntersuchungen haben erwiesen, daß die Bestrahlung der gesamten Körperoberfläche eine starke Beeinflussung des Stoffwechsels zur Folge hat. So ließ sich ermitteln, daß die Sonnenstrahlen den Kalk- und Phosphorgehalt des Blutes normalisieren, das Säure-Basen-Gleichgewicht herstellen und das Knochenmark zur Neubildung roter Blutkörperchen anregen.

Bei übertriebenem Sonnenbaden kann sich das Blut in gefährlicher Weise verändern. So vermag sich der rote Blutfarbstoff, das Hämoglobin, in Methämoglobin zu verwandeln, das seine Fähigkeit, Sauerstoff zu übertragen, verloren hat. Diese Veränderung kann zum Tode führen.

Unter Sonnenlichteinfluß verändert sich ferner in nicht unerheblicher Weise der *Kohlenhydratstoffwechsel*. Dazu gehört auch die Herabsetzung des Blutzuckerspiegels und eine daraus folgende erhöhte Verträglichkeit für Kohlenhydrate sowie die Wiederherstellung des Säure-Basen-Gleichgewichts. Diese Tatsache sollte eine Anregung für alle Zuckerkranken sein, sich neben der sonstigen Behandlung einer systematischen und ärztlich überwachten Sonnenkur zu unterziehen.

Die Untersuchungen über den Lichteinfluß auf den *Fettstoffwechsel* haben noch zu keinen befriedigenden Ergebnissen geführt.

Über die Beeinflussung des *Eiweißstoffwechsels* ist mehr bekannt. Bei einer mäßigen Belichtung ist die Stickstoffausscheidung vermindert, während sie bei großer Dosis erhöht ist. Der Purinstoffwechsel ist ebenso lichtabhängig wie der Mineralstoffwechsel, wo besonders der Kalzium- und Phosphorstoffwechsel im Zusammenhang mit dem Vitamin D und der Rachitis praktisch wichtig geworden sind.

Wirkungen auf die Hormondrüsen

Abgesehen von der anregenden Wirkung der Sonne auf die innersekretorischen Funktionen der Haut, vermag sie auch, insbesondere mit ihrem ultravioletten und infraroten Strahlenanteil, einen deutlich regulierenden und harmonisierenden Einfluß auf die Schilddrüse und die Hypophyse auszuüben. Diese wirken als übergeordnete Organe wiederum auf die gesamte innere Sekretion ein *(Kohler)*.

Auch die Haut beeinflußt mit ihren Vitaminen und Hormonen die Hormondrüsen günstig und wird wiederum durch sie stark beeinflußt. So lassen sich über die Haut auf natürlichste Weise sonst schwer angreifbare Hormondrüsenstörungen bessern und heilen.

Ein Versuch mit der systematischen Sonnenbehandlung lohnt sich immer beim Ausbleiben der Menstruation (Amenorrhoe), bei Entwicklungsstörungen, bei einigen Formen von Basedow und endokriner Fettsucht.

Wirkungen auf das vegetative Nervensystem

Die Sonne übt insbesondere mit ihren ultravioletten und ultraroten Strahlen einen regulierenden und normalisierenden Einfluß auf verschiedene Regulationsstörungen aus, wie es schon *Rollier* beschrieb und später auch vor allem von *Amelung* und *Giersberg* erneut gezeigt werden konnte.

Kurmäßig angewandte Bestrahlungen üben eine meßbare und damit leicht kontrollierbare Wirkung auf Blutdruck, Puls und Atmung aus. Die Reaktion verläuft meist deutlich in zwei Phasen. Nach den ersten Bestrahlungen treten mit der Hautrötung (Erythembildung) zugleich die Anzeichen einer Reizung des sympathischen Nervensystems auf, die einhergeht mit einer *Steigerung* des Blutdrucks, der Puls- und Atemzahl pro Minute, mit einer Erhöhung des Grundumsatzes und des Sauerstoffverbrauches. Diese im Anfang der Bestrahlungen auftretende Sympathikusreizphase ist der Grund, weshalb sich Menschen mit Schilddrüsenüberfunktion in See- oder Hochgebirgsklima oder nach starker Sonneneinwirkung auch im Flachland schlechter fühlen. Diese Primärreaktion geht aber allmählich, und zwar mit Beginn der Hautbräunung, in die Sekundärreaktion über, bei der sich ein Absinken des Blutdrucks, der Puls- und Atemfrequenz sowie eine Herabsetzung des Grundumsatzes und des Sauerstoffverbrauches feststellen läßt. Diese Sekundärphase, auch vagotone Phase genannt, weil jetzt der Einfluß der Vagusnervenimpulse vorherrscht, stellt die erwünschte Heilphase dar, die an der Hautbräunung (Pigmentation) oder sogar an der Hautverdickung (Lichtschwielenbildung) auch für jeden Laien erkennbar ist.

Sonnenwirkungen auf den Organismus

Die erste (sympathikotone), in den meisten Fällen unerwünschte Reizphase kann fast völlig verhindert und ein unbemerkter Übergang in die vagotone Heilphase dadurch erreicht werden, indem man die ersten Bestrahlungen so kurz und vorsichtig durchführt, daß es kaum zu einer Hautrötung kommt (unterschwellige Bestrahlung). Dieses Vorgehen ist besonders für lichtempfindliche blond- und rothaarige Personen zu empfehlen, da diese schon ihrer Konstitution entsprechend „sympathikoton" gestimmt sind, also sehr viel leichter mit Sympathikusreizerscheinungen reagieren als dunkelhaarige und dunkelhäutige Menschen.

Die Änderungen des Verhaltens von Puls, Blutdruck, Atmung, Grundumsatz und Sauerstoffverbrauch sind Anzeichen für eine Entspannung (Vagotonisierung) der vegetativen Regulationen, wodurch zugleich auch die Kreislauffunktion „wirtschaftlicher" wird.

Man darf aber nicht in den Fehler verfallen, anzunehmen, daß durch eine möglichst intensive Hautbräunung eine ebenso intensive Umstimmung erfolgt. Es muß vielmehr beachtet werden, daß eine zu starke Hautbräunung die Hautfunktionen hemmt. Also ist auch hierbei wieder das rechte Maß unbedingt einzuhalten. Die Hemmung der Hautfunktionen durch zu starke Sonneneinstrahlung würde nur die Alterungsprozesse beschleunigen, während eine wohl dosierte Bestrahlung die Lebensfunktionen der Haut anregt. Wichtig zu wissen ist in diesem Zusammenhang, daß die erwünschte Hautbräunung auch im Schatten entsteht, da jene die Bräune hervorrufenden längeren UV-Strahlen nicht nur in den direkten Sonnenstrahlen, sondern auch vom diffusen Himmelslicht abgestrahlt werden. Die kürzeren UV-Strahlen werden ohnehin von den obersten Hautschichten (Hornschicht) abgefangen. Der braune Farbstoff, Melanin genannt, befindet sich in der tiefsten Schicht der Haut und gelangt durch die Bestrahlung nach oben bis unter die Hornschicht und wird damit als braune Färbung oder „Schminke des Sommers" sichtbar.

Eine ziemlich rasche *Blutdrucksenkung* kann man — unter Vermeidung der anfänglichen Reizphase — durch Bestrahlen großer Körperpartien vor allem dann erzielen, wenn die Bestrahlung besonders mit stark infrarothaltigen Strahlen (vormittags und nachmittags) erfolgt. Die Infrarotstrahlen erweitern die Haargefäße (Kapillaren) in einer ungeheuren Anzahl bis in die Muskelschichten hinein, so daß die Haut, das Unterhautgewebe und die obersten Muskelschichten von einer großen Blutmenge durchströmt werden, was eine erhebliche Blutdrucksenkung, aber auch eine Steigerung des gesamten Stoff- und Energieumsatzes von langer Dauer zur Folge hat *(Kunze)*.

Menschen mit höherem Blutdruck ohne fortgeschrittenere Arteriosklerose können daraus großen Nutzen ziehen, wobei der Kopf jedoch sorgfältig vor einer direkten Bestrahlung geschützt bleiben muß und vorherige ärztliche Beratung und spätere Kontrolle nötig sind.

Menschen mit niedrigem Blutdruck sollten diese Reaktion auf jeden Fall vermeiden, indem sie nur kurzdauernde Bestrahlungen durchführen und sich dabei am besten an der Luft bewegen oder zwischendurch kurze kalte Seebäder nehmen.

Eine überraschende Wirkung hat das Sonnenbad auch auf das *seelische Befinden*. Eine individuell und richtig dosierte Lichtbehandlung regt nicht nur die vitalen Funktionen des Organismus an, sondern sie ruft auch beim Kranken sehr bald ein ausgezeichnetes Wohlbefinden hervor. Diese Hochstimmung wiederum wirkt günstig auf die Organfunktionen und vor allem auf das heute meist übermäßig strapazierte Nervensystem.

Spezielle Wirkungen auf die Netzhaut des Auges

Ganz überraschende Wirkungen übt das Licht auf unsere Netzhaut aus, wie Forschungen von Prof. Dr. *F. Hollwich* (Jena) ergeben haben. Lichtreize (Lichtenergie) werden von der Netzhaut des Auges aufgenommen und auf besonderen Nervenbahnen der in der Schädelbasis gelegenen wichtigsten Hormondrüse, der Hypophyse, weitergeleitet. Die Hypophyse stellt die zentrale Steuerungsstelle des gesamten Hormondrüsensystems dar und hat unter anderem auch den Wasser- und Kohlenhydratstoffwechsel im Gleichgewicht zu halten. Die Hormonbildung wie auch die Regulierung des Wasser- und Kohlenhydrathaushaltes werden wesentlich von der Lichteinwirkung beeinflußt. Diesen Schluß zog Prof. *Hollwich*, als er bei der systematischen Untersuchung von Blinden feststellen mußte, daß deren Wasser- und Kohlenhydrathaushalt mit großer Regelmäßigkeit von einer normalen Regulierung abwich *(Venzmer)*.

Auch bei Star-Patienten, bei denen wegen der undurchsichtig gewordenen Linse die Lichtreize nicht mehr auf die Netzhaut gelangen können, ließ sich vor allem eine Wasseransammlung (Ödembildung) feststellen, so daß die Patienten gedunsen aussahen. Wurde durch eine Staroperation die undurchsichtige Linse entfernt und durch eine Starbrille ersetzt, so schwemmten die Wasseransammlungen aus, und das gedunsene Gesicht nahm wieder normale, straffe Züge an. Die Lichtreize konnten nun wieder über die Netzhaut das Wasserregulationszentrum der Hypophyse aktivieren und somit ihren regulierenden Einfluß ausüben.

Sonnenwirkungen auf den Organismus

Bei Blindgeborenen oder früh Erblindeten fand Prof. *Hollwich* bei Röntgenuntersuchungen eine Oberflächenverminderung der knöchernen Umgebung (Sella) der Hirnanhangsdrüse (Hypophyse), was auf eine Unterentwicklung der Hypophyse durch Ausbleiben des Lichtreizes schließen läßt.

In interessanten biologischen Versuchen ließ sich nachweisen, daß die mit der Netzhaut aufgenommene Lichtenergie eine ganze Reihe von Hormonbildungsvorgängen beeinflußt, wobei die verschiedenen Wellenlängen sogar verschiedene Wirkungen auslösen.

Belichtet man z. B. bei jungen männlichen Enten (Erpeln) isoliert die Augenregion, so wird die Entwicklung der Keimdrüsen beschleunigt. Dabei ist zu betonen, daß diese Wirkung nur von dem langwelligen (rot-orangefarbenen) Anteil des Sonnenspektrums ausgeht, während das kurzwellige Licht keinen Einfluß auf die Entwicklung der Keimdrüsen hat.

Auch aus anderen biologischen Beobachtungen und Experimenten *(Venzmer)* geht zwingend hervor, daß der Lichtreiz über die Netzhaut des Auges eine hormonanregende Wirkung entfaltet (z. B. bei der Gehörnbildung der Rehböcke, beim Farbwechsel der Frösche).

Durch Versuche an jungen Hähnchen ließ sich nachweisen, daß der Lichtreiz auch die Blutbildungszentren anregt. Man hielt sieben Wochen alte Hähnchen zehn Wochen lang in einem verdunkelten Stall. Während dieser Zeit sank die Blutfarbstoffbildung (Hämoglobin) auf die Hälfte ab. Es bestand also eine schwere Blutarmut. Nun teilte man die Hähnchen in zwei Gruppen. Einer Gruppe verschloß man durch eine Naht die Augenlider, der anderen nicht. Dann setzte man beide Gruppen morgens und nachmittags jeweils für zwei Stunden der Sonne aus. Die danach wiederholte Untersuchung der Blutfarbstoffwerte ergab, daß nur bei der Hähnchengruppe mit den geöffneten Augenlidern, bei denen also der Lichtreiz die Netzhaut treffen konnte, ein schneller Wiederanstieg des roten Blutfarbstoffs erfolgte.

Das Licht übt aber nicht nur einen wesentlichen Einfluß auf die Hormondrüsen und das vegetative Nervensystem aus, es spielt auch eine Rolle in der Tagesrhythmik der Körperfunktionen, wie die von *Radnot* (Budapest) ausgeführten Versuche ergaben. Die Autorin legte Patienten abends Augenverbände an, zählte am nächsten Morgen die Eosinophilen-Zellen im Blutbild (eine bestimmte Art der weißen Blutkörperchen), nahm dann die Verbände ab und zählte nach zwei bis vier Stunden — in denen also Licht einwirken konnte — abermals die Eosinophilen-Zellen. Die Zahl der Eosinophilen war gesunken.

Bei einem weiteren Experiment beließ sie den Patienten die Augenverbände bis zur zweiten Zählung, bei der dann die Verminderung der Eosinophilen im Blut ausblieb. Die morgendliche Schwankung der Zahl der Eosinophilen ist gesetzmäßig und ein Zeichen für die Anregung des Hypophysen-Nebennierenrinden-Systems durch die periodische Lichteinwirkung.

Aus all den genannten Beobachtungen und Versuchen geht einwandfrei hervor, daß das Licht einen wichtigen, ja, unentbehrlichen Umweltfaktor für die Steuerung des Organismus, insbesondere der vegetativ-hormonalen Funktionen, darstellt. Allein aus den Wirkungen auf die Netzhaut läßt sich schon zeigen, daß Licht- und Sonnenbäder bei vegetativer Dystonie, Unterfunktion der Hormondrüsen (Hypophyse, Nebennierenrinde, Keimdrüse) und Anämie (besonders bei hypochromer Anämie) als hervorragende Mittel zur Gesunderhaltung und Heilung zu gebrauchen sind.

Wirkungen der getrennten Strahlenbereiche

Betrachtet man die Wirkungen der einzelnen getrennten Wellenbereiche des Sonnenlichtes gesondert, also die Wirkungen der infraroten, der ultravioletten und der eigentlichen Lichtstrahlen, so ergibt sich das folgende Bild:

Reine Infrarotstrahlung: Die infraroten *(ultraroten)* Strahlen werden von den obersten Hautschichten aufgenommen (absorbiert) und rufen dort eine starke Erwärmung hervor. Während man früher annahm, daß die Tiefenwirkung der Infrarotstrahlen sehr gering sei und ihnen neben der oberflächlichen Wärmewirkung keine besondere biologische Wirkung zukomme, wissen wir heute, daß durch sie eine starke Erweiterung in den (papillären und subpapillären) Gefäßnetzen der Haut erfolgt und dadurch eine erhebliche Blutfülle eintritt, also die Blutströmung vom Körperinneren in die Oberfläche gesteigert wird. Diese außerordentlich wichtige Sofortwirkung der Infrarotstrahlung in die Haut geht der Wirkung der Ultraviolettstrahlung zeitlich voraus.

Darüber hinaus hat *Lippross* mit Hilfe von Temperaturmessungen in den verschiedenen Körpergeweben gefunden, daß durch die sichtbaren Strahlen (dem langwellig-sichtbaren Bereich des Spektrums) und die Infrarotstrahlen eine Zunahme der Hauttemperatur nicht nur in der direkt bestrahlten Haut, sondern auch — als Fernwirkung — in nicht bestrahlten Körperbezirken eintritt. Auch beschränkt sich die Temperatursteigerung nicht auf die Haut allein, sondern sie erstreckt sich vielmehr bis zu einer Tiefe von 4 cm in die Muskulatur. Bei reiner Ultraviolettbestrahlung tritt diese Sofortreaktion weder in der Haut noch in der Muskulatur ein. Ultraviolettstrahlen führen erst längere Zeit *nach* der Bestrahlung (45 Minuten und mehr) zu einem Temperaturanstieg nur in der Muskelschicht. Die Haut zeigt keine oder nur geringfügige Reaktionen, die zudem sofort nach dem Ende der Bestrahlung verschwinden. Im Gegensatz dazu hält die Gefäßerweiterung der Haargefäße (Kapillarisierung) und die damit zusammenhängende Steigerung der Durchblutungsgröße nach Infrarotbestrahlung auch nach Absetzen der Bestrahlung noch längere Zeit (Stunden) an.

Strahlenbereiche des Sonnenlichtes

Knapp zusammengefaßt, lösen die infraroten Strahlen folgende Wirkungen auf den Organismus aus:

1. Zunahme des Strömungsvolumens in der Körperoberfläche bis in die Muskelschichten hinein.
2. Steigerung der gesamten Stoff- und Energieumsetzung im besser durchströmten Gewebe.
3. Mobilisierung der „Kapillarraumreserve" und bessere Sauerstoffausnutzung im örtlichen Stoffwechsel mit Beginn der Bestrahlung.
4. Schnellere Aufnahme und Verteilung der nachfolgend von den Ultraviolettstrahlen photochemisch gebildeten Wirkstoffe auf dem Lymph-Blutweg. Diese Wirkung ist wichtig, weil sonst unter der reinen Ultraviolettstrahlung ein Wirkstoffstau in den Geweben erfolgen würde.

Die *sichtbaren Strahlen,* besonders die roten, dringen etwas tiefer in die Haut ein und werden hier auch größtenteils in Wärme umgewandelt. Eine intensive Rotlichtbestrahlung z. B. kann mehrere Zentimeter tief ins Gewebe eindringen und die Temperatur des Gewebes sowie des durchfließenden Blutes um mehrere Grade erhöhen und damit eine wesentliche Durchblutungssteigerung und Hautrötung hervorrufen. Für den gesunden Körper ist das vielleicht ohne wesentliche Bedeutung. Beim kranken Organismus jedoch kann die tiefere Wärmewirkung des langwelligen sichtbaren Lichtes vor allem über die erhöhte Temperatur des Blutes zu einer *Steigerung der Abwehrkraft des Blutes* gegen Infektionen und zur Zerstörung von Bakterien und ihren Giften führen.

Auch für die *Knochenbruchheilung* spielt anscheinend allein schon die Wärme eine erhebliche Rolle, wie amerikanische Forscher vor einiger Zeit im Tierexperiment feststellen konnten. Bei Hunden mit Brüchen beider Schienbeine heilten die Brüche wesentlich schneller, wenn die gebrochenen Knochen acht Tage lang einer 3,5—5,5° C höheren Temperatur ausgesetzt waren. Der Nachweis konnte durch Lichtbilder, Röntgenaufnahmen und mikroskopische Schnitte erbracht werden.

Am besten bekannt und wohl auch am wichtigsten sind die biologischen und chemischen Wirkungen der *ultravioletten Strahlen.* Sie vermögen chemische Verbindungen zu lösen und herzustellen, eine Eigenschaft, die die sichtbaren Strahlen nur in geringem Umfang, die ultraroten gar nicht besitzen. Auch dringen die ultravioletten Strahlen nur sehr wenig in die Haut ein. Die von ihnen ausgelösten Prozesse spielen sich daher in den obersten Hautschichten ab, so vor allem die Entwicklung von Vitamin D aus Ergosterin, einem Begleitstoff des pflanzlichen

Cholesterins, zu Vitamin D_2 sowie von Dehydrocholesterin zu dem am meisten vorkommenden Vitamin D_3. Die Ultraviolettstrahlen aktivieren ferner das Vitamin C und die für den Energiehaushalt der Körperzellen so wichtigen *Red*uktions-Oxydations-Systeme (Redoxsysteme).

Interessant und von großer praktischer Bedeutung ist die Tatsache, daß die Steigerung der Durchströmung und die Aktivierung des Stoffwechsels durch die Infraroteinwirkung vorangehen muß, damit die durch die Ultraviolettstrahlung aufgebauten Wirkstoffe beschleunigt aufgenommen und verteilt werden und so ein Stauen dieser Stoffe in der Haut ausbleibt. Reine Ultraviolettstrahlen würden besonders bei lichtempfindlichen Menschen (Sympathikotonikern) zu einem Wirkstoffstau und einer Hautentzündung (Erythembildung) führen.

Schädliche Wirkungen der Sonnenstrahlung

Es kann kaum noch daran gezweifelt werden, daß es neben den heilsamen auch schädliche Sonneneinflüsse auf den menschlichen Körper gibt, die vorwiegend von der jeweiligen *Aktivität auf der Sonnenoberfläche* abhängig sind. Diese Erkenntnis ist das Ergebnis zahlreicher Beobachtungen an den medizin-meteorologischen Beobachtungsstationen bei uns wie auch im Ausland.

So weist z. B. der Leiter des medizin-meteorologischen Beratungsdienstes in Königstein, Dr. *Friedrich Becker,* darauf hin, daß man in unserer wechselhaften Westwetter-Klimazone Tage verzeichnen kann, an denen sich das Befinden zahlreicher Patienten auffallend verschlechtert, an denen sich die Zahl der Todesfälle überdurchschnittlich häuft oder Komplikationen nach Operationen auftreten. Auch im Straßenverkehr ist an solchen Tagen eine besonders nervöse und schlechte Fahrweise und in den Betrieben eine erhöhte Unfallziffer zu beobachten. Schon lange glaubt man, daß hieran Einflüsse aus unserer Umwelt, hauptsächlich aber *biosphärische Schwankungen,* maßgeblich beteiligt sind.

Die Biosphäre ist die sich direkt über der Erde befindende, von Lebewesen bevölkerte Atmosphäre, über der sich in einer Höhe von 60—600 Kilometern vier Schichten maximaler Elektronenkonzentration, nämlich die Ionosphäre, ausbreiten.

Die Ionosphäre bildet normalerweise einen zuverlässigen Schutz gegen eine zu starke Sonneneinstrahlung. Diese Schutzfunktion der Ionosphäre wird jedoch in Zeiten steigender Sonnenaktivität (zu erkennen durch zunehmende „Sonnenflecken") gestört. Es dringen dann kosmische Strahlen und Ströme verstärkt und tiefer in die unteren Schichten der Atmosphäre, nämlich in unsere Biosphäre, ein, die uns in negativer Weise beeinflussen.

Dafür einige Beispiele: Eine internationale Arbeitsgruppe kam nach zehnjähriger Registrierung und Auswertung von 4000 Fällen bei der Frage, wie sich die Ionosphäre auf die allgemeine Sterblichkeit auswirkt, zu dem Ergebnis, daß die allgemeine Sterblichkeit um das Eineinhalbfache zunimmt, wenn die Ionosphäre nicht in der Lage ist, die anstürmende Sonnenstrahlung genügend zu reflektieren, wenn also eine stärkere Strahlung die Ionosphäre durchbricht und damit in unsere Lebenssphäre (Biosphäre) eindringt. Es nehmen dann zu: Herzinfarkt, Krämpfe der Herzkranzgefäße bei Bluthochdruck und Arterienverkalkung sowie Schlaganfälle. Die Beobachtungen ergaben ferner, daß die Zahl der Totgeburten genau der jährlichen Ionosphärenkurve folgte.

Schädliche Strahlenwirkungen

Zu den Beziehungen zwischen Wetter und Mensch beobachtete Dr. *Bo Lundquist* (Malmö), daß die Selbstmordrate besonders bei einem Sonnenfleckenmaximum (vermehrte Sonnenflecken zeigen vermehrte Strahlenausbrüche an!) schnell ansteigt. Den gleichen Zusammenhang deckte er auch für die zeitweilige Häufigkeit von Flugzeugkatastrophen auf.

Nach der Untersuchung von 150 000 Verkehrsunfällen stellte Dr. *R. Reiter* (München) fest, daß sich zu Zeiten heftiger Gasstürme und Gasexplosionen auf der Sonnenoberfläche das Reaktionsvermögen der Menschen auf Signale um fast das Vierfache verlangsamt!

Die Ionen sind höchstwahrscheinlich ein wesentlicher Faktor zur Beeinflussung der vegetativen Funktionen und Verhaltensweisen. Ionen sind elektrisch geladene Teilchen, die in der Atmosphäre in riesigen Mengen auftreten und die dadurch entstehen, daß Atome oder Moleküle unter der Einwirkung starker Energieströme negative Elektronen aufnehmen oder verlieren. Die Energieströme stammen aus verschiedenen Quellen (Sonnenstrahlung, kosmische Strahlung, radioaktive Elemente im Gestein, Gewitterstürme, Wind).

Reichert sich dabei die Luft überwiegend mit positiven Ionen an, wie das bei fallendem Luftdruck und Föhn (warmer Fallwind im Gebirge) geschieht, so treten bei vielen Menschen, deren Reaktions- und Anpassungsfähigkeit vermindert ist, eine Reihe von Beschwerden auf, wie Müdigkeit, Benommenheit, Arbeitsunlust, innere Unruhe, Reizbarkeit, Schwindel, Konzentrationsstörungen, migräneartige Kopfschmerzen oder sogar Migräneanfälle (sogenannte Föhnbeschwerden).

Reichert sich die Luft dagegen mit negativen Ionen an, so erscheint sie uns würzig-frisch, und wir fühlen uns wohl, ausgeglichen und arbeitsfreudig.

Neben diesen biosphärischen Störungen unseres Befindens und unserer Gesundheit gibt es aber auch unabhängig davon direkte Schädigungen des menschlichen Körpers durch die Sonnenstrahlen. Wie bei jedem anderen wirksamen Heilmittel kennen wir auch bei der nicht vorsichtig und richtig angewandten Sonnenbehandlung zahlreiche Schädigungsmöglichkeiten. So wohltuend die Sonne sein kann, so gefährlich kann sie auch werden. Ihre unkontrollierte Einwirkung kann sogar den Tod zur Folge haben.

Sonne — Licht und Wärme

Eingehende Untersuchungen, die die amerikanische Armee und Marine durchführten, ergaben, daß nach einem Aufenthalt am Badestrand oder nach zu langen Sonnenbädern eine vorübergehende Verschlechterung des Sehvermögens in der Dämmerung und bei Nacht von 50—90 % eintritt. Nach einem nur einwöchigen Aufenthalt in der hellen Sonne ohne Sonnenbrille benötigen die Augen etwa zwei Monate Zeit, um wieder eine normale Nachtempfindlichkeit zu erreichen. Allein aus Sicherheitsgründen ist daher das Tragen einer Sonnenschutzbrille besonders für Kraftfahrer unerläßlich.

Bei Menschen, die eine besondere Veranlagung zur Arterienverkalkung haben, dazu noch rauchen und sich lipoidreich ernähren (Fleischfett, Butter, Eidotter), kann eine zu starke Sonnenbestrahlung durch Überlastung der Nebennieren die *Arterienverkalkung begünstigen* und beschleunigen.

Der amerikanische Strahlenforscher Dr. *Emil Culshousen* unterscheidet bei dem Ultraviolettgehalt der Sonnenstrahlen einen 4,8 %igen Gehalt an Alpha-Strahlen, daneben Beta-, Gamma- und Delta-Strahlen. Der Anteil an Alpha-Strahlen wird um so größer, je höher die Sonne im Sommer am wolkenlosen Himmel steht. Gemeinsam mit einer der anderen Strahlengruppen beschleunigen sie den Altersprozeß und den Gewebeabbau aller lebendigen ungeschützten Zellen, Zellbauteile und Gewebe. Man erreicht damit also das genaue Gegenteil von dem gewünschten Effekt einer Anregung der Zellfunktionen bei richtig angewandter Sonnenbestrahlung. Wer sich mehrfach einem heftigen Sonnenbrand aussetzt, muß auch mit schädlichen Alpha-Tiefenstrahlenwirkungen auf innere Organe, besonders auf Herz und Leber, rechnen, was unter Umständen eine Einbuße an Lebensjahren bedeuten kann.

Der Forscher *Culshousen* schuldigt einen Alpha-Beta-Strahlen-Schock auch für den bekannten *Sonnenstich* an, der manchmal tödlich verläuft. Bekannt ist ja das schnellere Gewebealtern im Gesicht bei winterlichem Schneesonnenbrand, da im Hochgebirge und bei Schnee besonders häufig die Alpha-Beta-Sonnenstrahlenmischung auftritt. Bei längerer Sonneneinwirkung, als sie zu Heil- und Kurzwecken notwendig ist, kann man einen Hautschutz mit entsprechenden Hautschutzmitteln nicht umgehen.

Prof. Dr. *Hans Götz* weist darauf hin, daß man sich durch zu langes Herumliegen in der Sonne auch echten *Hautkrebs* heranzüchten kann. Die gefährlichen Ultraviolettstrahlen (UV-Strahlen) führen zunächst zu einer vorzeitigen Alterung der Haut, die dann zu Verhornungen neigt, aus denen sich schließlich Hautkrebs entwickeln kann. Es konnte bereits nachgewiesen werden, daß die Krebshäufigkeit mit der Intensität der Sonnenstrahlung steigt. Menschen mit fehlender oder schwacher Pigmentbildung (Bräunung) sind dabei besonders gefährdet. Jedes plötzliche Übermaß an Sonne schadet der Haut fast immer, während langsame Gewöhnung den Heileffekt hervorbringt.

Überempfindliche Menschen reagieren auf das Sonnenlicht oder die UV-Strahlung mit krankhaften Veränderungen, den sogenannten *Lichtdermatosen.* Besonders empfindlich sind auch Menschen, die an Pellagra oder an einer Stoffwechselerkrankung leiden, die Porphyrie genannt wird. Aber auch Pflanzenstoffe (z. B. Hamamelissalbe und das Hypericin aus dem Johanniskraut), Vaselinöl und Hormone können eine besondere Lichtempfindlichkeit hervorrufen.

Schädliche Strahlenwirkungen

Bekannt ist auch die krankhafte Lichtempfindlichkeit der Basedow-Kranken und jener Menschen, die an einer Überfunktion der Schilddrüse (Hyperthyreose) leiden.

Der Wellenlängenanteil 315—250 μ (= Dorno-Strahlung) kann auch eine krebserzeugende Wirkung entfalten, wenn er zu lange und zu häufig einwirkt. Die als *Lichtkrebs* bezeichnete Veränderung kommt vor allem bei Menschen vor, die dauernd einer stärkeren UV-Strahlung ausgesetzt sind (Seeleute, Landbewohner).

Wie bei jedem Heilmittel, so kann es auch beim Sonnenlicht zu Unverträglichkeitserscheinungen oder gar Schädigungen kommen, wenn es überdosiert wird. Dabei ist zu bemerken, daß die heilende, verträgliche oder schädliche Dosis für die verschiedensten Menschen recht unterschiedlich sein kann. Es müssen je nach Empfindlichkeit kürzere oder längere Bestrahlungszeiten gewählt werden.

Anzeichen der *Unverträglichkeit* oder *Schädlichkeit* sind Nervosität, Appetit- und Schlaflosigkeit, Kopfschmerzen, Herzklopfen und Temperaturerhöhung.

Die auf der Haut auftretende Hautrötung kann für verschiedene Wirkungen erwünscht sein, bei manchen Menschen aber, vor allem hellblonden und rotblonden, schon eine Überdosierung bedeuten. Daß Blasenbildung und das anschließende Abstoßen der Haut bereits eine eindeutige Schädigung, ja, eine echte Verbrennung bedeuten, bedarf keiner Frage.

Praktische Durchführung der Sonnenlichtbehandlung (Heliotherapie)

Bevor von der praktischen Durchführung des Sonnenbades die Rede sein kann, muß klargestellt werden, daß es sinnlos ist anzunehmen, innerhalb des Häusermeeres einer Großstadt, etwa am Feierabend auf dem Balkon, auf einer Terrasse hinter dem Haus oder in einem kleinen „Hof"-Garten könnte man ein Sonnenbad nehmen, von dem eine Heilwirkung zu erwarten wäre. Die Großstadt hat ihr besonderes „Klima", das heute weniger denn je als gesund bezeichnet werden kann. Das wird jedem beobachtenden Menschen deutlich, wenn er weit außerhalb des Stadtgebietes, am besten von einer Anhöhe aus, den riesigen Dunstkegel sieht, der die Stadt einhüllt und der eine ausreichende Einstrahlung des Sonnenlichtes, insbesondere seines heilend wirkenden ultravioletten Anteils, verhindert. Wir wissen aus dem Kapitel über die Luft (Seite 160 ff.), daß eine Vielzahl von Ursachen an der Entstehung dieses ungesunden, zeitweise sogar lebensgefährlichen Dunstkegels beteiligt ist. Die Abgase der Industrie, der Millionen Autos und des privaten Bereichs, die Tag für Tag in die Luft geblasen werden, sorgen dafür, daß der Himmel auch bei schönstem Sonnenschein meist weißlichtrüb, grau oder bestenfalls schwachblau erscheint.

Zur praktischen Durchführung einer Sonnenkur benötigen wir die Sonne auf dem freien Lande, an der See oder im Gebirge, dort also, wo der Himmel noch hell und klar, die Luft noch frisch und sauber ist und der Wind die Luftmassen immer wieder erneuern kann.

Sonnenbaden ist vorbeugende Gesundheitspflege

Die zahlreichen gesundheitsfördernden Wirkungen des Sonnenlichtes auf den menschlichen Körper lassen es natürlich geraten erscheinen, durch Sonnenbaden die Gesundheit zu kräftigen, die Abwehrleistungen gegen krankmachende Einflüsse aller Art zu steigern und das allgemeine körperliche und seelische Wohlbefinden zu verbessern. In der Tat ist das Sonnenlicht dafür gut geeignet, wenn man die immer wieder zu betonenden Vorsichtsmaßnahmen in derselben Weise beachtet wie bei der systematischen Sonnenbestrahlung zu Heilzwecken. Dabei darf die Bestrahlung nicht zu schematisch und vor allem nicht ohne Rücksicht auf die individuelle Regulationsfähigkeit (Vagotoniker, Sympathikotoniker) durchgeführt werden.

Die notwendigen Vorsichtsmaßnahmen sehen in kurzen Sätzen zusammengefaßt so aus:

1. Eine individuelle Dosierung ist erste Voraussetzung, da die *Verträglichkeit* der Sonnenstrahlung bei Dunkelhaarigen und Dunkelhäutigen besser ist als bei

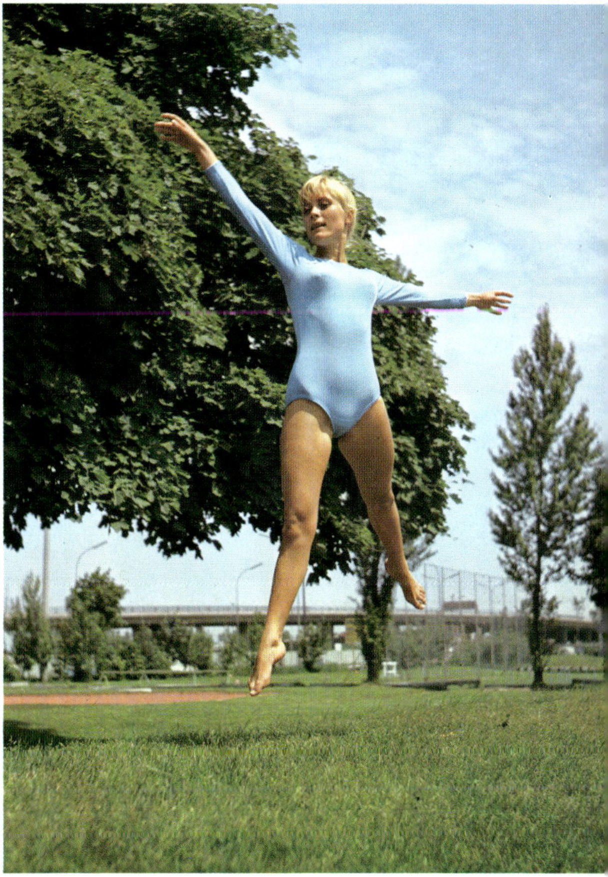

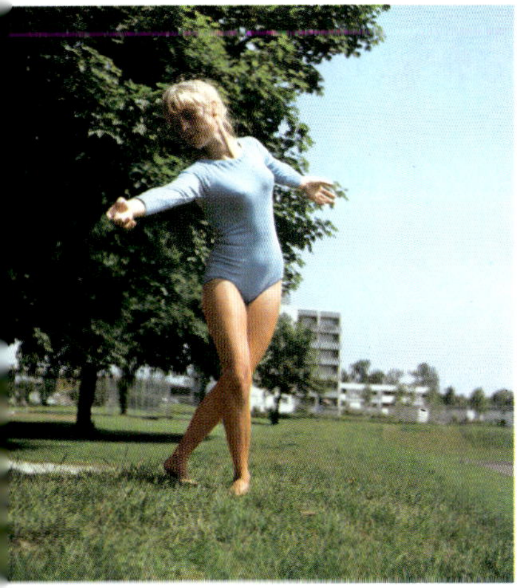

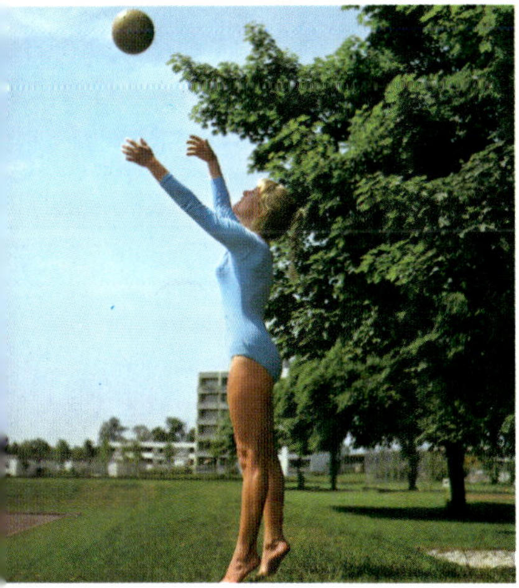

Bewegungsmangel zählt heute zu den wesentlichen Mitverursachern zahlreicher Zivilisationskrankheiten. Es sollte nicht übersehen werden, daß die Freude an der Bewegung selbst und das Bewußtsein körperlicher Leistungsfähigkeit auch Rückwirkungen auf die Psyche des Menschen hat.

Nach den Aussagen der Kinderärzte leiden zu einem hohen Prozentsatz schon unsere Kleinsten unter Haltungsstörungen, die, wenn sie nicht rechtzeitig bekämpft werden, leicht chronisch werden können.

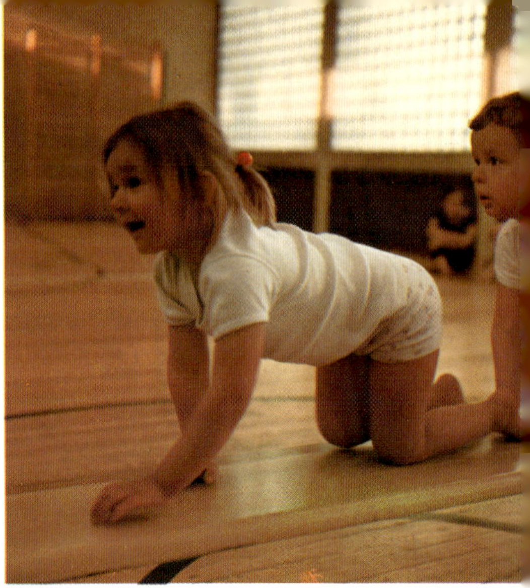

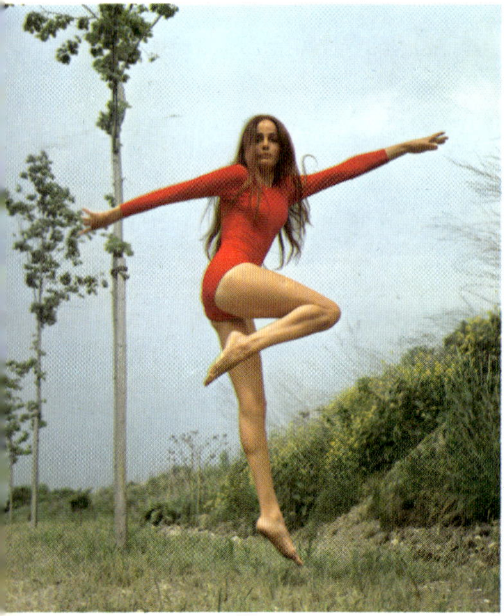

Bewegung ist nicht nur das beste Vorbeugungsmittel gegen Zivilisationskrankheiten; sie kann in Form bestimmter Übungen auch ein ausgezeichnetes Schönheitsmittel sein.

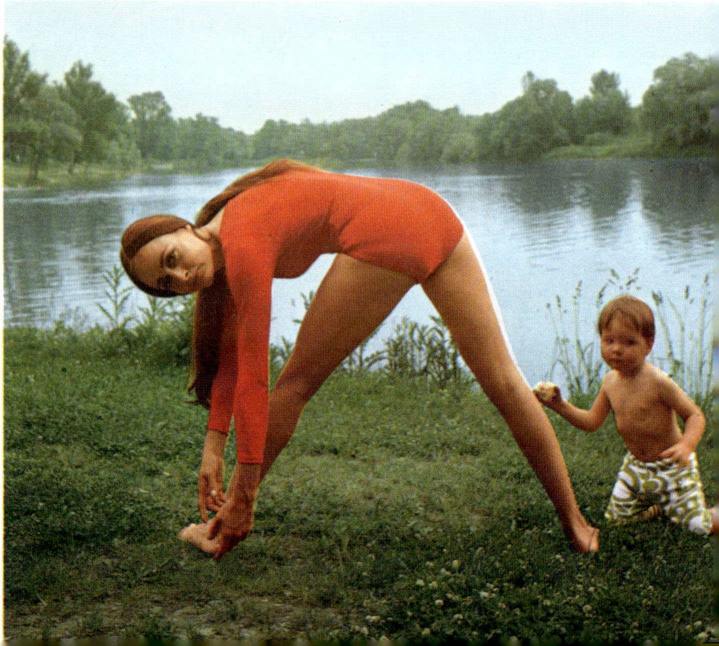

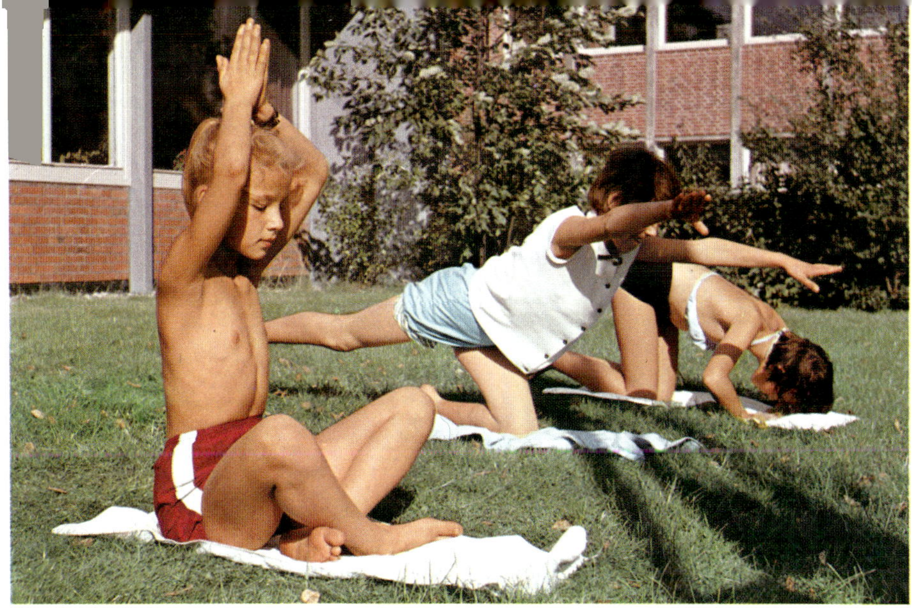

Mit dem Eintritt in das Schulalter werden Kinder gezwungen, stundenlang auf meist sehr unphysiologischem Gestühl stillzusitzen. Eltern und Lehrer sollten dafür sorgen, daß dem natürlichen Bewegungsdrang der Kinder Gelegenheit zur Betätigung verschafft wird.

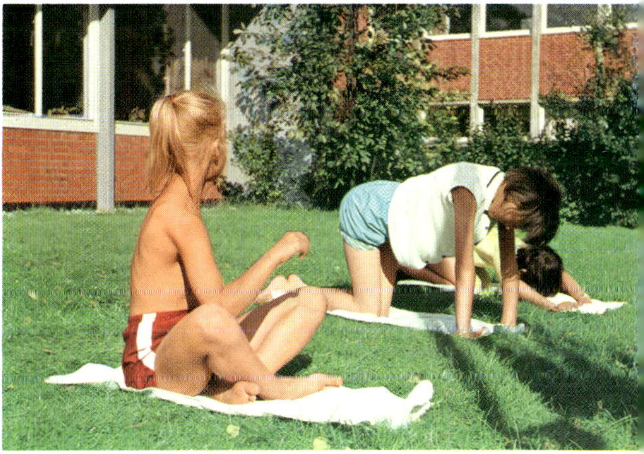

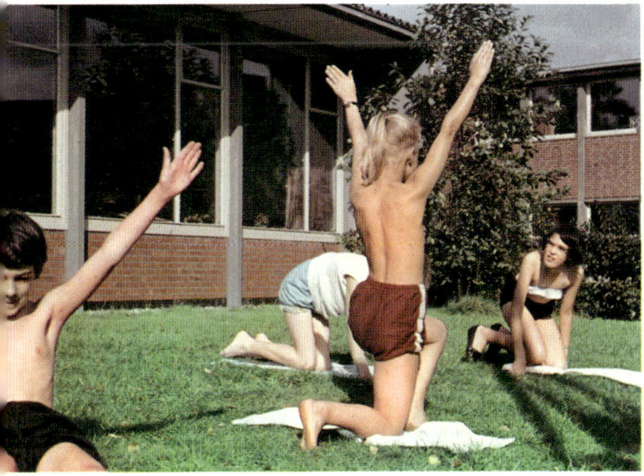

Mehr als ein Drittel unserer Jugendlichen leiden an Haltungsschwächen, die vornehmlich auf den heute allgemeinen Bewegungsmangel zurückzuführen sind. In den bundesdeutschen Schulen ist der Schulsport sitzengeblieben.

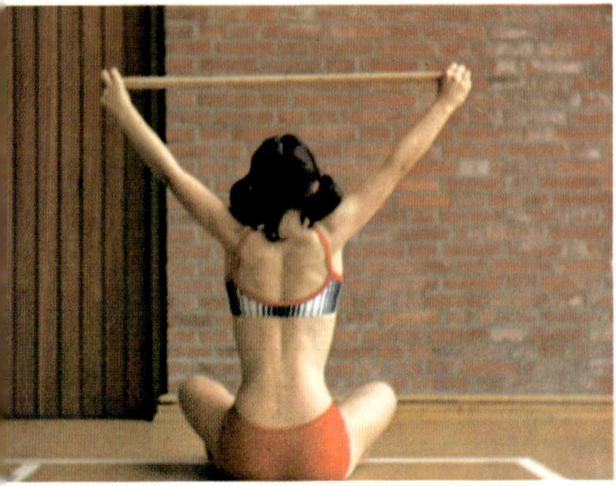

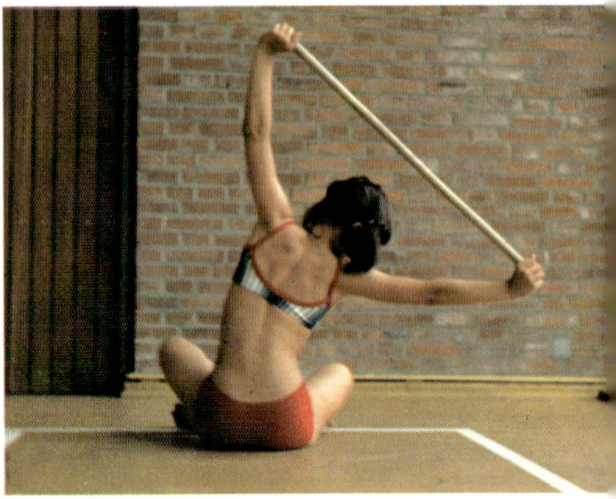

Diese Stabübung ist eine ausgezeichnete Möglichkeit, die Muskeln der Brustwirbelsäule zu kräftigen und den Brustkorb zu weiten.

Durch diese Übung wird der Rücken geschmeidig. Das Vorfedern des flachgestreckten Oberkörpers bewirkt eine tüchtige Kräftigung der Oberschenkelmuskulatur.

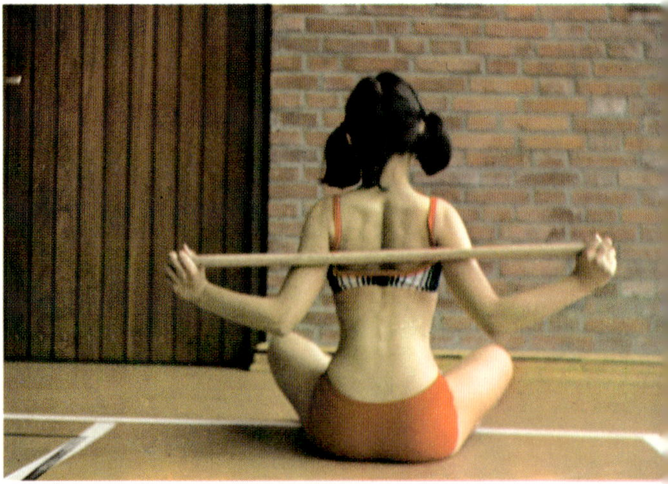

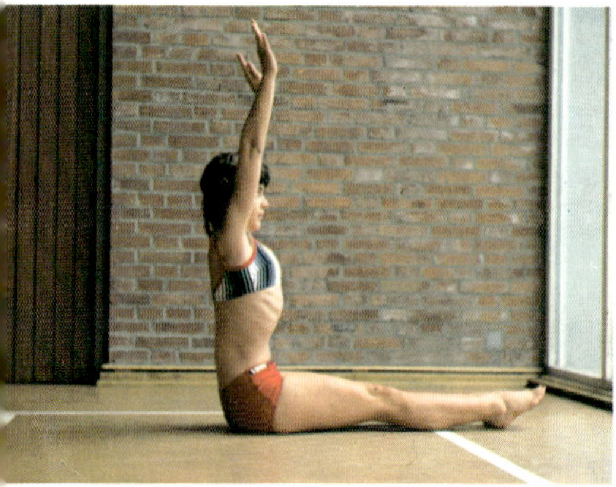

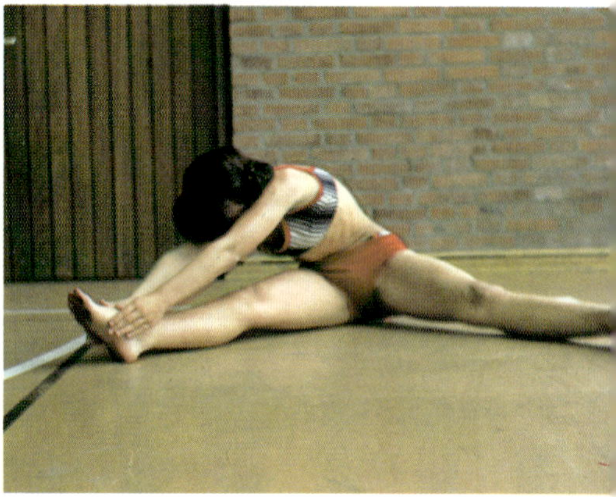

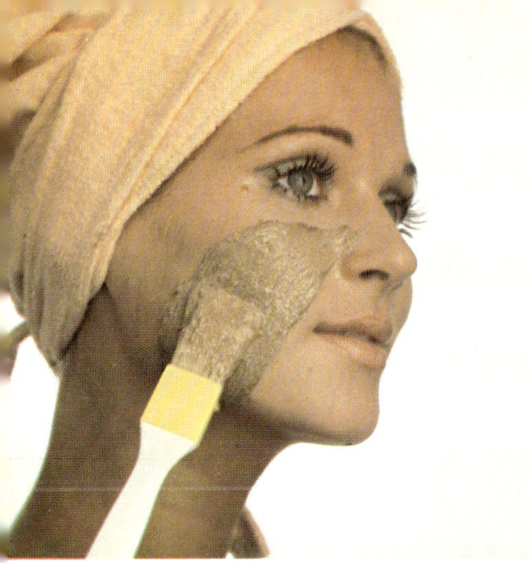

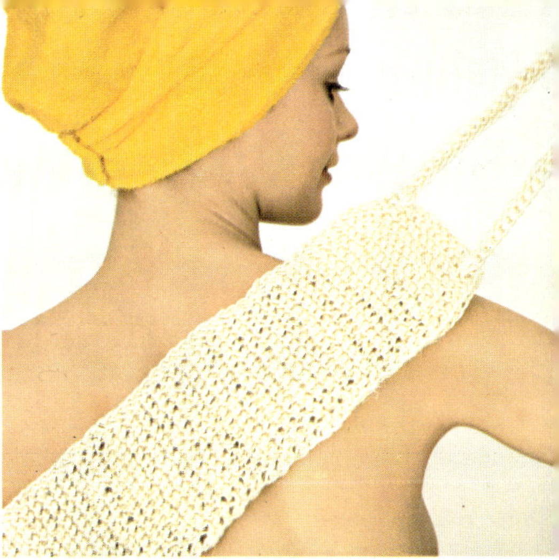

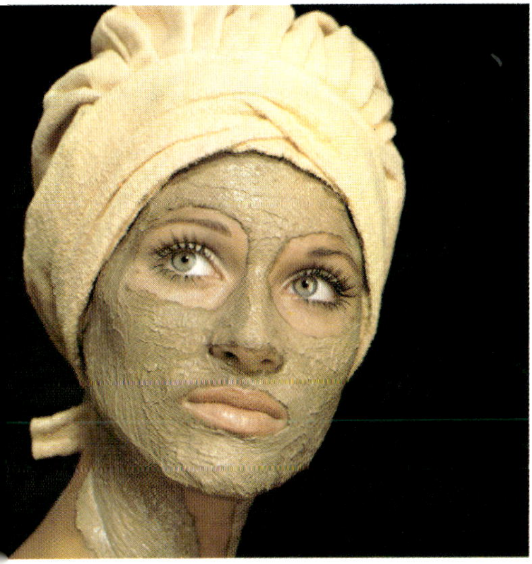

Die Gesichtshaut ist heute vielen Belastungen ausgesetzt. Um die Haut dennoch spannkräftig und funktionsfähig zu erhalten, ist das Auftragen einer Kräuter-, Ichthyol- oder Kleiemaske sehr wirksam.

Oben: Rückenmassage mit einem Sisalband verhilft zu einer stärkeren Blutzirkulation. ■ Unten: Das Gesichtsdampfbad gilt als erfolgreichstes natürliches Schönheitsmittel. Frauen im mittleren Alter sollten es wöchentlich einmal anwenden, damit die Gesichtshaut nicht vorzeitig erschlafft.

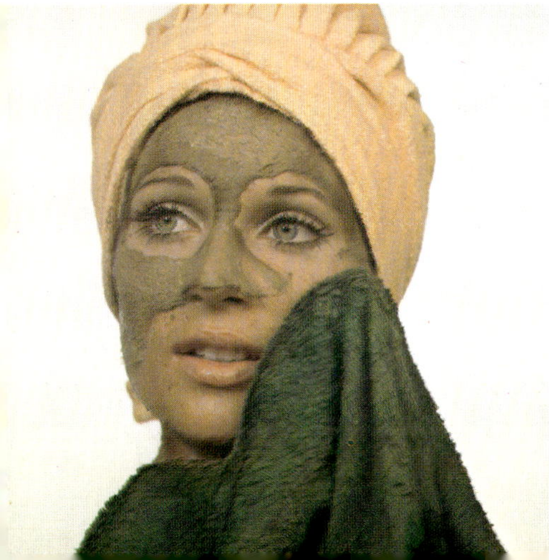

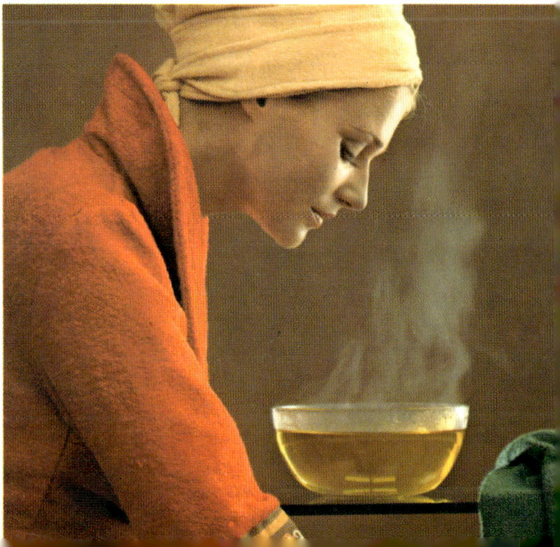

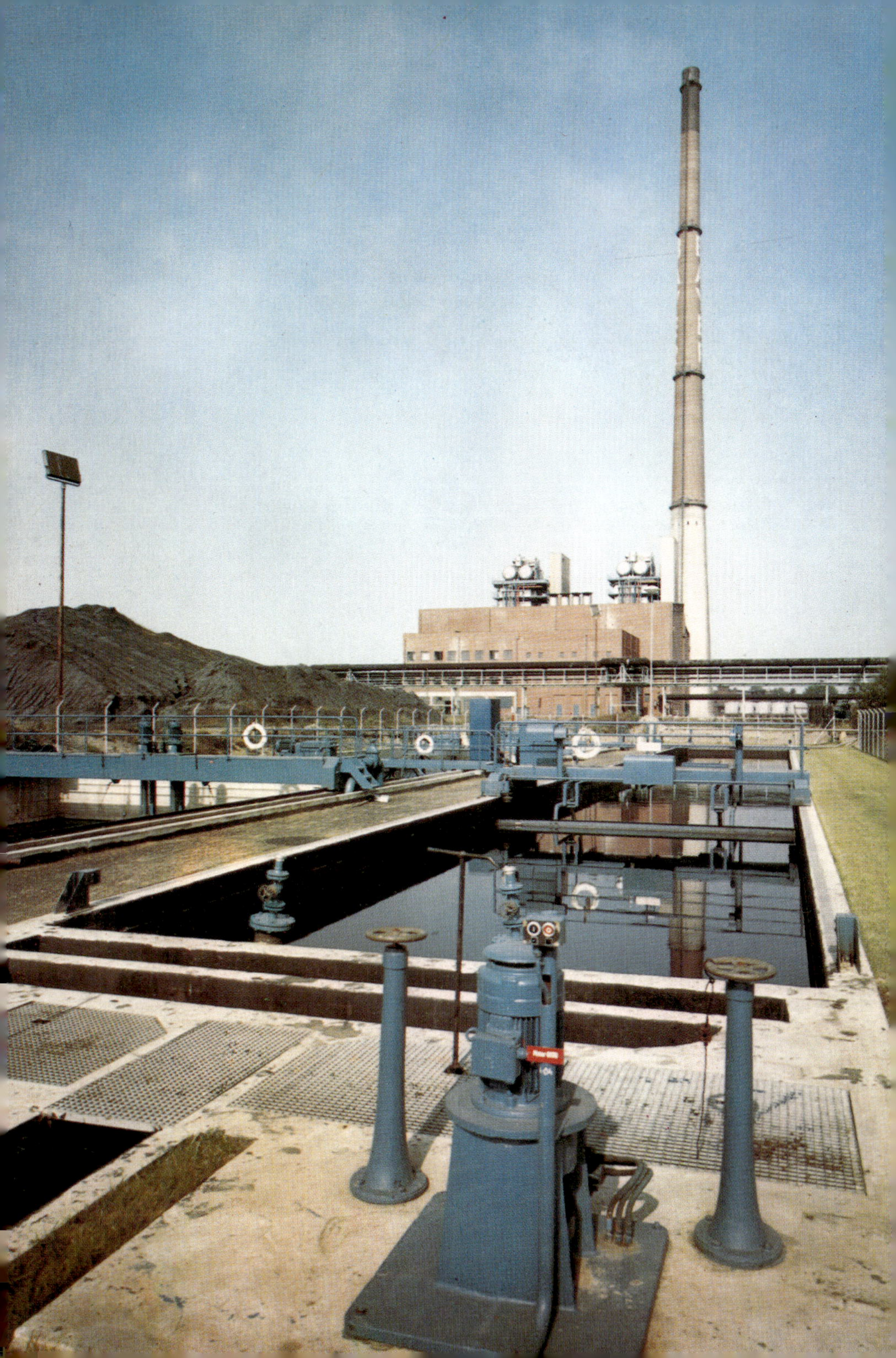

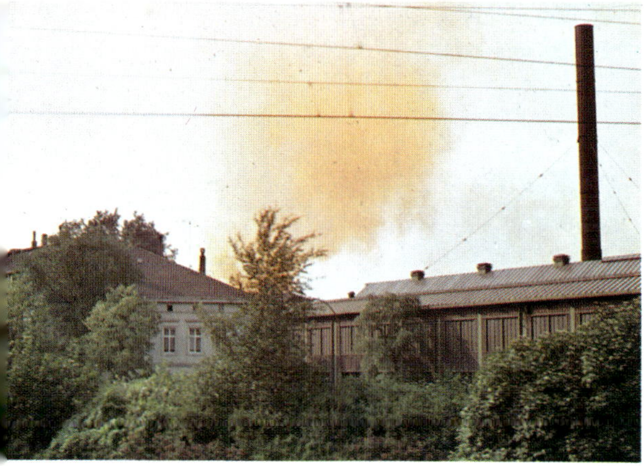

Schwefelwolke über Wohngebieten. Jährlich regnen über 20 Millionen Tonnen Abgase, darunter 2 Millionen Tonnen schwefliger Rauchpartikelchen, auf die Bundesrepublik herab.

Die Verunreinigung des Wassers hat gigantische Ausmaße angenommen, so daß unsere Gewässer langsam absterben. Neue Gesetze verpflichten die Industrie, beträchtliche Investitionen zur Abwasserbeseitigung vorzunehmen. Links Teil einer Kläranlage des Bayer-Werkes.

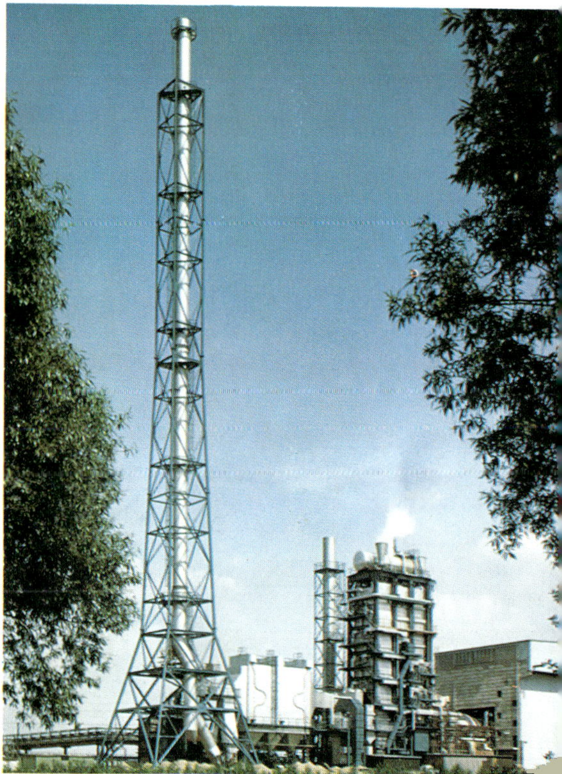

Moderne Verbrennungsanlage in einem Industriewerk. Die Abgaseinrichtungen stehen unter ständiger Fernsehkontrolle. Sobald sich auf dem Bildschirm eine Rauchfahne zeigt (Bild unten), können sofort Gegenmaßnahmen eingeleitet werden.

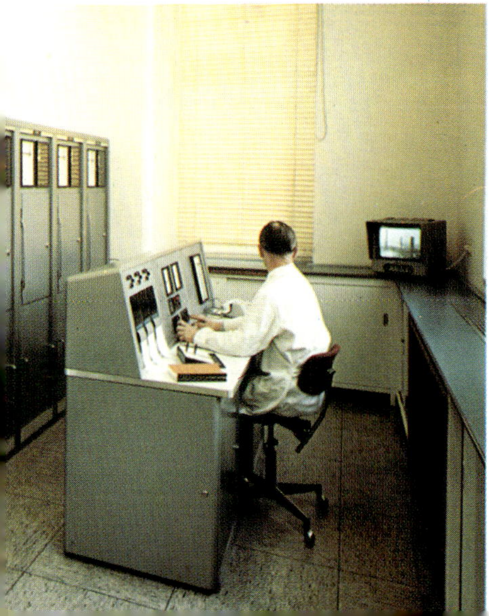

Rückseite: Falsche Ernährung ist verantwortlich für zahlreiche Krankheiten. In jeder Jahreszeit muß daher für eine ausreichende Versorgung mit den lebensnotwendigen Nährstoffen und Vitaminen gesorgt werden.

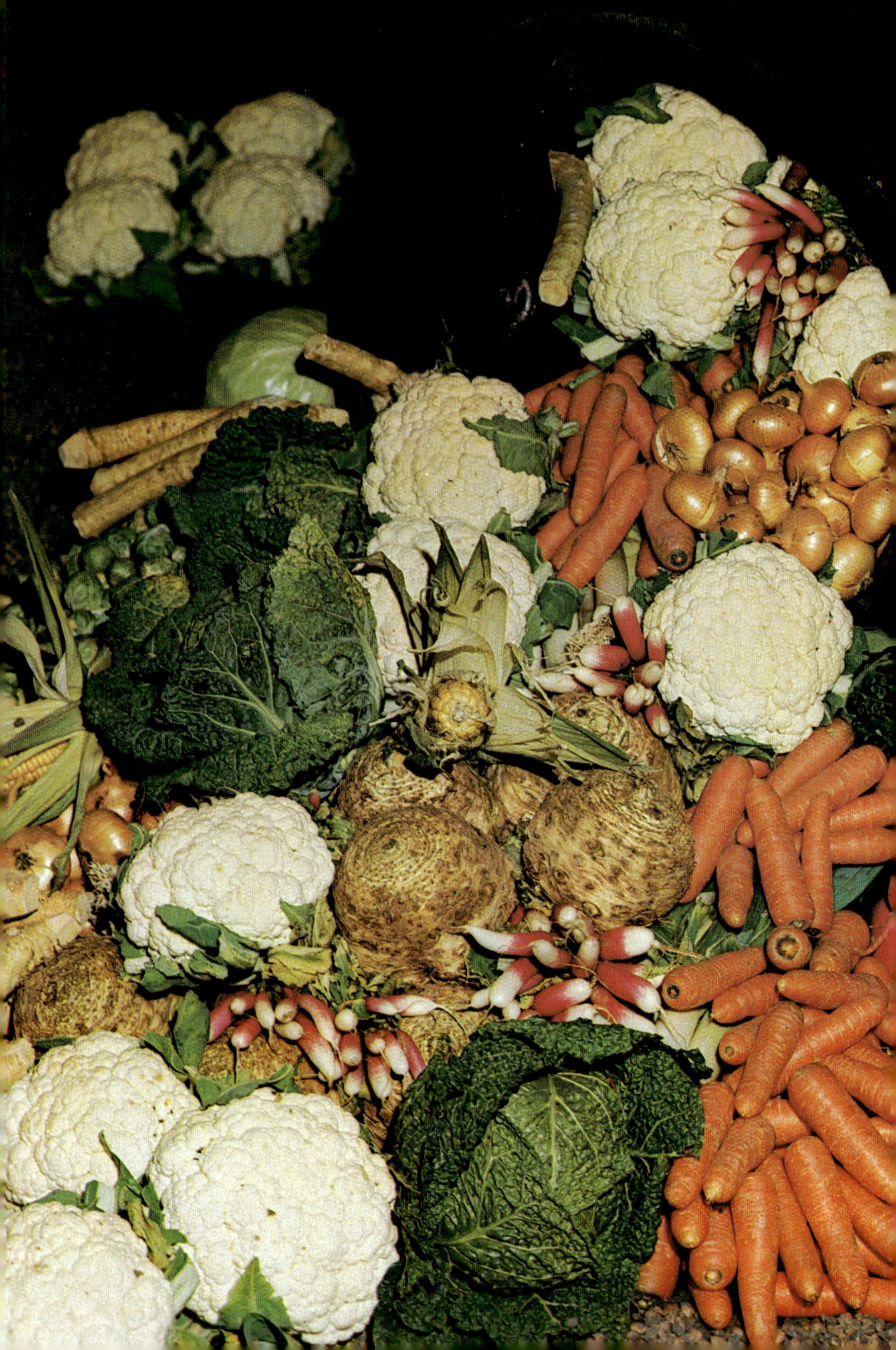

Hellhaarigen. Die Bestrahlungszeiten müssen daher dieser verschiedenen Verträglichkeit angepaßt werden.

Sonnenlicht-behandlung

2. Für die *Bestrahlungszeit* kann man wegen der verschiedenen Verträglichkeit nur Durchschnittswerte angeben. Die tatsächliche Bestrahlungszeit muß also, je nach Verträglichkeit, kürzer oder länger sein. Man kann mit fünf bis zehn Minuten Besonnungsdauer beginnen und bei täglicher Steigerung die Zeit bis auf mehrere Stunden ausdehnen.

Meist läßt die wechselnde Witterung eine systematische Steigerung nicht zu. Man muß dann öfter von vorn anfangen. Auf das tägliche Luftbad sollte man — besonders in den Ferien — trotzdem nicht verzichten. Die Bestrahlungszeit läßt sich dadurch schneller steigern.

Schema der Bestrahlungsdauer für die einzelnen Körperabschnitte

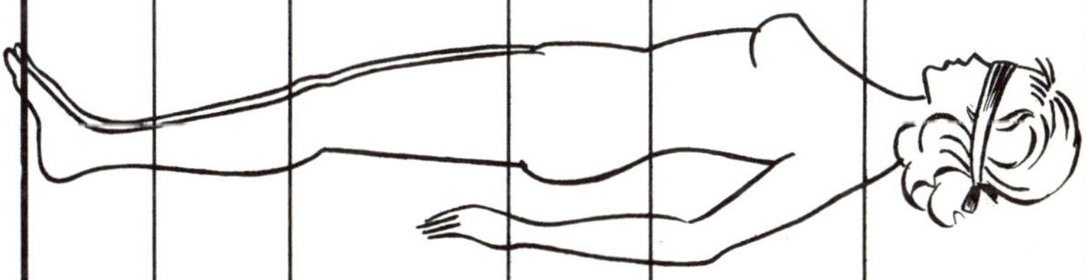

Tage						
1.	5					
2.	10	5				
3.	15	10	5			
4.	20	15	10	5		
5.	25	20	15	10	5	
6.	30	25	20	15	10	—
7.	35	30	25	20	15	—
8.	40	35	30	25	20	—

Minuten

3. Der *Ort der Bestrahlung* ist sehr wichtig. Eine Bestrahlung auf dem Balkon einer Großstadtwohnung ist wesentlich schwächer als eine solche am Seestrand oder im Hochgebirge. In einer Industriestadt ist die Einstrahlung manchmal auf ein Viertel herabgesetzt. Der Großstädter hat die Bestrahlung am nötigsten, er muß aber zugleich am vorsichtigsten sein.

4. Die *richtige Wirkung des Sonnenbades* ist schwer meßbar und oft nur rein subjektiv daran festzustellen, ob sich Wohlbefinden, Stimmung und Leistungsfähigkeit nach dem Sonnenbaden erhöht haben.

5. Die *Überschreitung der heilsamen Besonnungsdauer* kann besonders bei Kindern sehr schnell eintreten und zu mehr oder weniger ernsten Gesundheitsstörungen führen, nämlich zu Unruhe, Nervosität, gesteigerter Erregbarkeit, Durst, intensiver Hautrötung, Fieber, Sonnenstich und Hitzschlag.

6. Kinder sollten besonders am Seestrand und im Hochgebirge beim Spielen in der Sonne eine leichte *Kopfbedeckung* mit Rand tragen.

7. Langes *Herumliegen in der Sonne* kann lebensgefährliche Folgen haben! Niemals dient es der Gesundheit. Bewegung ist am besten.

8. Für *Säuglinge* und *Kleinkinder* vermittelt das „Sonnenbad" neben entsprechender Ernährung und Vigantolgaben (nach ärztlicher Vorschrift) den besten Schutz gegen die Rachitis.

9. In der sonnenarmen Jahreszeit kann bei Kindern und Erwachsenen zur Sicherung des vegetativen Gleichgewichtes und zur Abhärtung der Haut die natürliche Sonneneinwirkung auch durch *künstliche, sonnenähnliche Strahlen* (Bestrahlungsgeräte) ersetzt werden. Dabei kann man *direkt* bestrahlen, indem man nach den Bestrahlungsvorschriften der Geräte kurzzeitige Bestrahlungen durchführt, oder indirekt, das soll heißen aus größerer Entfernung (über zwei Meter) und längerdauernd (bis zu einer Stunde täglich).

Die indirekte Bestrahlungsform, die man von der Zimmerdecke aus durchführen kann und bei der auch keine Dunkelbrille nötig ist, eignet sich besonders für das Kinderzimmer, aber ebenso für die Prophylaxe bei Erwachsenen und als Lichtenergie-Ersatz in sonnenarmen Wintern.

Bei einer strahlenungewohnten Haut, wie es unter unseren Lebensverhältnissen in der Großstadt besonders nach dem Winter fast immer der Fall sein wird, ist es sehr zu empfehlen, vor allem vor einem Urlaubsaufenthalt an der See, die Haut kurz mit künstlichen, sonnenähnlichen Strahlen vorzubehandeln, damit die Natursonne schneller und wirkungsvoller ausgenutzt werden kann und die Gefahren der plötzlichen Sonneneinwirkung in den ersten Urlaubstagen verhütet werden. Die Vorbehandlung ist am besten gelungen, wenn es zu einer leichten *Bräunung* der Haut gekommen ist.

Die erste Phase der Strahlenwirkung, die *Hautrötung* (Erythembildung), ist dann schon kaum noch zu befürchten, die zweite, eigentliche Heilphase hat schon begonnen und kann in den Ferien nun schnell verbessert und vertieft werden, bis es zu einer vollständigen Strahlengewöhnung gekommen ist, die man an der eingetretenen Bräunung (Pigmentation) der Haut erkennt.

Sonnenlicht-
behandlung

Die schließlich einsetzende *Verdickung* der Haut wird auch manchmal als die dritte Phase der Sonneneinwirkung bezeichnet.

Sonnenlichtbehandlung zu Heilzwecken

Bei der Durchführung der Sonnenlichtbehandlung hält man sich heute noch an die Grundzüge einer rationellen Sonnenbehandlung, wie sie Prof. Dr. *Rollier* bereits 1903 aufgestellt hatte. Man läßt dabei das vollständige, unfiltrierte Sonnenlicht einwirken, das die sichtbaren und unsichtbaren Strahlen der Sonne umfaßt.

Wo wird bestrahlt?

Am besten läßt sich die Sonnenlichtbehandlung natürlich im Hochgebirge und im Seeklima durchführen. An der See stören allerdings öfter die manchmal starken Winde und die länger anhaltende Bewölkung eine systematische Behandlung. Das Mittelgebirge ist ebenfalls geeignet, wenn die Luft nicht zu feucht ist und eine häufige Nebelbildung fehlt. Das Klima der Tiefebene eignet sich nicht zur Besonnung, weil die Luft meist unrein, feucht und neblig ist und auch große Temperaturschwankungen sowie stärkere Winde auftreten.

Wann wird bestrahlt?

Im Gebirge wie auch an der See führt man die Sonnenbäder am besten in den Mittagsstunden durch, weil die Strahlen um so stärker wirken, je steiler sie einfallen. Für viele krankhafte Zustände und bei lichtempfindlichen Menschen sind aber auch die frühen Vormittags- und die Nachmittagsstunden wegen der zu diesen Zeiten stärkeren Infrarotstrahlung nicht zu entbehren.

Wie wird bestrahlt?

Jede Sonnenlichtbehandlung muß vorsichtig und richtig dosiert und der individuellen Reaktionslage angepaßt werden, wenn sie nicht mehr schaden als nützen, sondern optimal wirksam sein soll. Sie ist für in der Durchführung Erfahrene ein hochwirksames Heilmittel. Das gilt für die Natursonne wie für die modernen sonnenähnlichen künstlichen Strahler.

Bei Herz-, Lungen-, Nerven- und Nierenkrankheiten darf die Sonnenlichtkur nur nach vorangegangenen Luftbädern (ausschließlich im Schatten) und genauer ärztlicher Vorschrift durchgeführt werden. Erst danach, wenn eine Gewöhnung an Klima und Luft eingetreten ist, beginnt die eigentliche Sonnenlichtbehandlung.

Wie lange wird bestrahlt? (Dosierung)

Die Sonnenbestrahlung soll langsam über den ganzen Körper ausgedehnt werden und ableitend sein. Man beginnt mit Bestrahlungen der Füße von zunächst 3mal 5 Minuten Dauer mit Zwischenpausen von zehn Minuten, dann steigert man die Bestrahlungszeit von Tag zu Tag um 3mal 5 Minuten, bis eine Bestrahlungsdauer von ungefähr zwei Stunden erreicht ist, eine Zeit, die den Sommer über beibehalten wird. In den Wintermonaten verdoppelt man alle Zeiten.

Beim Sonnenvollbad ist weiterhin zu beachten, daß der Kopf im Schatten bleibt und bei empfindlichen Patienten vorsorglich auch das Herz beschattet wird. Damit die Behandlung ableitend wirken kann, beginnt und beendet man sie zweckmäßigerweise bei den Beinen.

Neuerdings wird auch eine *Intervallbehandlung* vorgeschlagen, das heißt, daß die Sonnenlichtbehandlung, besonders der fistelnden und eiternden Drüsenschwellungen, nach einigen Bestrahlungstagen von einer etwa vierzehntägigen Pause mit Aufenthalt im Schatten unterbrochen wird. Von einem bestimmten Grad der Hautbräunung an beobachtete man nämlich häufig keinen Fortschritt der Heilung mehr, auch nicht, wenn man die Bestrahlungen intensivierte. Wenn die Haut aber nach einer Pause von 14 Tagen wieder lichtempfindlich geworden war, schritt die Heilung unter den weiteren Bestrahlungen rascher fort.

Überprüfung der Strahlenwirkung

Eine individuelle Dosierung ist nur möglich, wenn vor jeder Heilbehandlung die *Strahlenempfindlichkeit* des einzelnen Patienten geprüft wird. Am besten läßt sich die Grenzdosis für die Hautrötung mit Hilfe der von *R. Schulze* vorgeschlagenen „Sektorentreppe“ bestimmen. Dabei stellt man durch eine Probebestrahlung fest, in welcher Zeit eine leichte Rötung hervorgerufen wird. Sollen unterschwellige Bestrahlungen durchgeführt werden, wie sie vor allem bei lichtempfindlichen Personen und bei einer Reihe von Krankheiten notwendig sind, so beginnt man mit 60—70 % der festgestellten Erythemgrenzdosis. Beträgt diese Dosis z. B. sechs Minuten, so beginnt man mit vier Minuten und steigert die Bestrahlungsdauer täglich um eine halbe Minute. Auf diese besonders vorsichtige Weise gelingt es, ohne Hautentzündung eine langsame Bräunung (Pigmentation) und sogar eine Verdickung der Haut (bis zur sogenannten Lichtschwiele) zu entwickeln.

Will man jedoch die Erythembildung erzielen, wie es für verschiedene Krankheiten erforderlich ist (z. B. Schuppenflechte), so wählt man die gefundene Erythemgrenzdosis und steigert von diesem Wert aus täglich um eine halbe bis eine Minute.

Bei Krankheiten, die eine längere Behandlungszeit erfordern, müssen weitere ärztliche Kontrollen vorgenommen werden, einmal der sogenannte *hämodyna-*

mische Kurztest, mit dem die Leistungsfähigkeit des Herzmuskels (systolische Leistung) festgestellt wird, weil diese einen Maßstab für den Umstimmungserfolg abgibt; außerdem ist während der Behandlungszeit wöchentlich einmal der *Blutfarbstoffwert* (Hämoglobinwert) zu ermitteln, der bei zu starker Ultraviolettwirkung absinken kann. Die Bestrahlung muß in diesem Fall abgesetzt und sollte dann nur in Intervallen durchgeführt werden (siehe Seite 212).

Heilanzeigen der Sonnenlichtbehandlung

Heilanzeigen für die Sonnenlichtbehandlung

Eine Heilwirkung der Sonnenlichtbehandlung ist, wenn sie systematisch durchgeführt wird, bei folgenden Krankheiten zu erwarten:

1. *Hautkrankheiten*
   Akne
   Hautentzündung
   Hautausschlag (auch Pilzekzeme)
   Entzündliche Rötung der Haut
   Furunkulose
   Hauttuberkulose
   Fischschuppenkrankheit
   Flache Knötchenflechte
   Kleieförmige Schuppung der Haut
   Schuppenflechte
   Wundabszesse (infizierte)

2. *Stoffwechselkrankheiten*
   Zuckerkrankheit

3. *Erkrankungen der Bewegungsorgane (Knochen, Gelenke, Muskulatur)*
   Wirbelsäulenverkrümmung bei Heranwachsenden
   Knochenbrüche (schlecht heilende)
   Knochenentkalkung
   Knochenerweichung
   Knochenmarkeiterungen
   Hüftgelenkserkrankung im Wachstumsalter
   Rachitis
   Rheumatische Erkrankungen
   Scheuermannsche Krankheit
   Skrofulose
   Tuberkulose der Knochen und Gelenke

4. Erkrankungen der Harn- und Geschlechtsorgane
Tuberkulose der Harn- und Geschlechtsorgane
Eierstockentzündungen besonders tuberkulöser Art

5. Nervenkrankheiten
Vegetativ-nervös bedingter Bluthochdruck
Vegetative Dystonie (neurovegetative Störungen)
Zustände mit gesteigertem Sympathikotonus

6. Hormondrüsenstörungen
Entwicklungsstörungen
Fettsucht auf Grund hormoneller Störungen
Schilddrüsenüberfunktion — hier nur nach ärztlicher Anweisung mit zuerst unterschwelliger Bestrahlung

7. Erkrankungen des Blutbildungs- und Lymphsystems
Blutarmut (auch Eisenmangelanämien)
Lymphknotentuberkulose
Rotblütigkeit

8. Erkrankungen der Sinnesorgane
Augentuberkulose

9. Verschiedene Erkrankungen (Zivilisationskrankheiten)
Muskelschwäche (Schwächezustände konstitutioneller Art)
Rekonvaleszenz (Schwächezustände nach Krankheiten)
Vorbeugung

Gegenanzeigen zur Sonnenlichtbehandlung

Bei folgenden Krankheiten ist die Sonnenbehandlung (sowohl mit Natursonne wie auch mit künstlichen Strahlen) zu unterlassen, weil sie sich in diesen Fällen ungünstig auswirkt oder sogar schwere gesundheitliche Schäden zur Folge haben kann:

Addisonsche Krankheit
Bauchfellentzündung
Blutdruckerhöhung bei Arteriosklerose
Depressionen
Fieberhafte Erkrankungen
Gelenkerkrankungen mit Erguß
Harnvergiftung
Herzkrankheiten schwerer Art
Lichtpocken

Lungentuberkulose (exsudative)
Magen-Darm-Geschwüre
Nierenentzündungen
Pellagra
Perniziöse Anämie
Rippenfellentzündung, feuchte
Schilddrüsenerkrankungen mit Überfunktionszuständen
Schlaflosigkeit
Schwitzbläschen

Heilanzeigen der Sonnenlichtbehandlung

Die Sonnenstrahlen schenken uns nicht nur Licht und Wärme, sie können auch Wunder der Heilung vollbringen, wenn sie richtig und vorsichtig angewandt werden, aber auch nur dann!

Die Sonne erhellt nicht nur den Tag, sie erhellt und erwärmt auch Geist und Gemüt des Menschen. Dieser wird die Dinge der Welt nicht nur besser sehen, sondern auch besser verstehen. Die Wärme seines Herzens und seines Gemütes wird auf andere Menschen ausstrahlen und in ihnen wieder Lebensmut und Freude erwecken.

In der Sonne ist Leben, Gesundheit, Freude, Glücklichsein, und täglich geschieht das Wunder der Heilung.

Ich möchte dieses Kapitel nicht beenden ohne ein Zitat von Dr. *Auguste Rollier*, des Sonnendoktors von Leysin, das den Schluß seines Buches „Die Heliotherapie" bildet und nun auch meinen Beitrag über die Heilkraft der Sonne beschließen soll:

„Die Heilung der Krankheit wie ihre Vorbeugung hängt ebensosehr von dem Geist des Menschen wie von seinem Körper ab. Damit die Hygiene die Schildwache der gesamten Gesundheit sein kann, muß sie ebensosehr auf die Seelen wie auf die Körper hinzielen, muß sie ihnen auch das Licht auszuteilen wissen, das für sie unentbehrlich ist.

Aber diese Erleuchtung der Seelen wird nur wahrhaft wirken können, wenn sie, aus der Quelle geschöpft, von dem herrührt, der sie personifiziert, der gesagt hat: ‚Ich bin das Licht der Welt . . . ohne mich könnt ihr nichts vollbringen.' Die Welt, die ihn mißverstanden hat und die den Schatten vorzog, hat ihre harten Lehren daraus ziehen müssen. Sie muß zu ihm zurückkehren, wenn sie von ihren Trümmern wieder aufstehen und zum ewigen Leben gelangen will. Nur so verwirklicht sich die großartige Weissagung des Propheten Maleachi, das leuchtende Bild der Heliotherapie des Leibes und der Seele, die beide hienieden untrennbar sind: ‚Auf diejenigen, die seinen Namen fürchten, wird sich die Sonne der Gerechtigkeit erheben und in ihren Strahlen wird die Heilung sein!' "

Bewegung – Schwungrad des Lebens

Die Wirkung der Ersteigung von Bergen bis zu 1000 m Höhe über der Talsohle und darüber ist eine so gewaltige auf das Herz und die Lungen, wie wir keine gleichwertige durch andere Mittel erzielen können. Eine so vollständige Ausgleichung von Zirkulationsstörungen so hochgradiger Art wie in den vorliegenden Fällen ist bis jetzt noch niemals geglückt, und sie zeigt so recht, wie gewaltige Eingriffe in den Organismus und wie weitgehende Rekonstruktionen auf physiologischem Wege möglich sind.

M. J. Oertel

Bewegung als Vorbeugungs- und Heilmittel

Bewegung als Gesundheitsfaktor

Es ist für den Arzt in der Praxis in höchstem Grade beunruhigend, ja beklemmend, immer wieder feststellen zu müssen, daß ein großer Teil der täglich in die Sprechstunde kommenden Patienten ihre Leiden in der einfachsten Weise selbst heilen könnten, wenn sie sich jeden Tag die unbedingt nötige körperliche Bewegung — möglichst in der frischen Luft — verschafften. Wenn man dieses uralte, einfache Rezept verordnet, stößt man aber meist auf ein mitleidiges Lächeln. Fast alle denken sie: „Dazu bin ich nicht in die Sprechstunde gekommen, das weiß ich selbst; dafür habe ich aber keine Zeit. Ich möchte ein Rezept, das mir ermöglicht, ein Heilmittel auf bequemste Weise in der Apotheke kaufen und einnehmen zu können."

Jeder weiß zwar, daß schwach und krank wird, wer seine Muskeln einrosten läßt, aber nur selten ist jemand bereit, daraus die Konsequenzen zu ziehen. Niemand will hören, daß man durch vielerlei Bewegung, also durch aktives Muskeltraining, vielen Krankheiten vorbeugen und manche sogar heilen kann. Leider wird diese Tatsache auch von zahlreichen Ärzten erst heute in ihrer ganzen Tragweite erkannt, obwohl unsere Sportärzte schon lange darauf aufmerksam machen.

Es gibt eine ganze Reihe von Krankheiten, die der üblichen medikamentösen Behandlung trotzen, aber durch systematisch betriebene Bewegungsübungen erstaunlich gut gebessert oder geheilt werden können. Das gilt für viele Fälle von Gelenkrheumatismus, Schleimbeutelerkrankungen, Asthma, Atmungskrankheiten, Fettleibigkeit, Herz- und Kreislaufleiden.

Wir müssen die Bewegung als Medizin für viele Krankheiten erst wieder neu entdecken, weil wir in unserer von der modernen Zivilisation geprägten Umwelt dieses natürliche, früher so selbstverständlich funktionierende „Schwungrad des Lebens" vergessen haben.

Warum kann und muß die Bewegung ein ausgesprochener Gesundheits- und Heilfaktor sein? Alte, aber immer wieder neu anzustellende Beobachtungen führen zu dieser Einsicht.

Zunächst bemerkte man, daß unter den Schreibtisch- und Büroberufen weit mehr Herz- und Kreislaufkranke zu finden waren als bei den Berufstätigen, die vorwiegend körperliche Arbeiten ausführen. Das bestätigte sehr nachdrücklich eine wissenschaftliche Erhebung aus Großbritannien, die zwei Millionen Menschen erfaßte.

Bei den Mitarbeitern der Post fand man den gleichen Unterschied zwischen den Schalterbeamten und den Briefträgern, bei den Verkehrsgesellschaften zwischen den während ihrer ganzen Dienstzeit sitzenden Fahrern und den sich ständig in Bewegung befindenden Kontrolleuren.

Es bestehen also innige Zusammenhänge zwischen Bewegung und Herz-Kreislauf-Funktion beziehungsweise zwischen Bewegungsmangel und Erkrankungen der Herz- und Kreislauforgane.

Bewegung

Zu keiner Zeit ist es so notwendig gewesen wie heute, diesen Zusammenhängen intensiver nachzugehen, haben doch die Errungenschaften der modernen Technik, der Mechanisierung und Automatisierung zahlloser, früher von Menschenhand ausgeführter Arbeitsvorgänge dazu geführt, uns die Arbeit der Bewegung, die uns von Natur aus zugedacht ist, abzunehmen. Wir sind dadurch zu Bewegungskrüppeln geworden. Es ist daher nicht verwunderlich, wenn immer wieder Ärzte mahnend darauf hinweisen, daß die Bewegung eine unserer wichtigsten Körperfunktionen ist, ohne die wir uns nicht gesund und leistungsfähig erhalten können.

Man hat mit Recht heute erkannt, daß der mangelhafte Gebrauch und das fehlende Training unserer Muskulatur ein Heer von Krankheitserscheinungen zur Folge hat. Funktionsminderung und Verkümmerung der Muskulatur sind mitschuldig an den häufigsten Krankheitserscheinungen vor allem der Geistesarbeiter, nämlich an Kopfschmerzen, Lustlosigkeit, Mattigkeit, Stuhlverstopfung, Schlaflosigkeit, Herz- und Kreislaufstörungen, Rheuma und Stoffwechselleiden. Systematische Bewegung ist in all diesen Fällen als Grundbehandlung zu fordern.

Dabei muß man sich jedoch klarmachen, daß ein gelegentlicher Spaziergang, Küchenarbeit oder ein paar Atemübungen am offenen Fenster keinesfalls ausreichen, um unser Bewegungssystem — Muskeln, Knochen, Sehnen, Bänder und Gelenke — in Form zu erhalten. Es bedarf einer Vielzahl von Bewegungen, Spannungs- und Entspannungsübungen sämtlicher Muskeln, zumal die einzelnen Muskelpartien wiederum die Funktion der inneren Organe anregen. Ohne kräftige Brustmuskeln kann die Atmung nicht ausreichend funktionieren, können die Atmungsorgane also nicht gesund sein. Ohne gute Bauchmuskulatur erfüllen die Verdauungsorgane nicht ihre Aufgabe, ohne starke Rückenmuskulatur bleibt die Nierenfunktion ungenügend.

Wer eine vorwiegend geistige Tätigkeit ausübt, den ganzen Tag am Schreibtisch, im Büro oder an einem anderen Arbeitsplatz sitzt, hat zuwenig Bewegung, vergißt, tief einzuatmen und entwickelt keinen gesunden Appetit. Kommen noch eine falsche Ernährung und das Rauchen hinzu, sind bereits mehrere Voraussetzungen zur Entstehung krankhafter Veränderungen im Organismus gegeben. *Unter diesen Krankheitsbedingungen aber spielt die mangelhafte Bewegung eine besondere Rolle.*

Die *Funktionen der Muskeln*, die hauptsächlich die Bewegungen ausführen, sind trotz zahlreicher wissenschaftlicher Arbeiten über dieses Problem bis heute noch nicht völlig geklärt.

Die elementare Funktion jeder einzelnen Muskelfaser ist die *Muskelzuckung*. Man versteht darunter eine Verkürzung des Muskels mit darauf folgender Erschlaffung, auch Arbeitszyklus der Muskelfaser genannt. Dieser Zyklus vollzieht sich nach dem „Alles-oder-nichts-Gesetz", d. h. auf einen überschwelligen Reiz folgt immer eine Erregung mit nachfolgender maximaler Verkürzung. Die eine Muskelzuckung begleitenden chemischen Vorgänge sind äußerst kompliziert und laufen gesetzmäßig ab, sind aber für uns noch nicht völlig durchschaubar. Wir kennen zwar die Vorgänge, die die Energie für die Muskelkontraktion liefern, doch über den Mechanismus, der schließlich die chemische Energie in mechanische, also in Bewegung, umsetzt, bestehen noch viele Unklarheiten. Über die feinere Struktur der sich zusammenziehenden Muskelelemente wissen wir im wesentlichen Bescheid.

Bewegung als Gesundheitsfaktor

Wir wissen auch, daß im arbeitenden Muskel vorwiegend Kohlenhydrate (Zucker, Stärke) oxydiert werden. Zucker (Glukose) und tierische Stärke (Muskelglykogen) sind die unmittelbare Quelle der Muskelenergie. Ferner ist bekannt, daß der Muskel bei fehlendem Sauerstoff (unter anaeroben Bedingungen) arbeiten kann. Das ist auch notwendig, weil bei intensiver Arbeit im Muskelgewebe Sauerstoffmangel auftritt, da die Muskeltätigkeit in kurzer Zeit einen hohen Energieaufwand erfordert. Die Sauerstoffversorgung und mit ihr die Geschwindigkeit der Verbrennungsvorgänge *(Oxydation)* ist durch die Zeit begrenzt, die der Sauerstoff braucht, um aus den feinen Endgefäßen (Kapillaren) auszutreten und in die Muskelzellen zu gelangen.

Der Umfang der auf dem Wege der Verbrennung bereitzustellenden Energie hängt von der Sauerstoffaufnahme in der Lunge (Übergang des Sauerstoffs aus den Lungenbläschen in die Lungengefäße) und sehr wesentlich von der Durchtrittsgeschwindigkeit des Sauerstoffs aus den kleinen Endgefäßen bis in die Muskelzellen ab. Diese Durchtrittsgeschwindigkeit reicht nicht aus, um bei starker Arbeit genügend Energie zu gewinnen. Der Muskel gewinnt deshalb seine Energie auf einem Wege, der von der Sauerstoffversorgung unabhängig ist. Diese sauerstofflose Energiegewinnung geschieht über die sogenannte Glykolyse, d. h. durch die Zerlegung von Zucker (Glukose) mit Hilfe einiger Fermente, wobei Milchsäure (rechtsdrehende Fleischmilchsäure) entsteht.

Die Muskulatur besitzt also die Fähigkeit, auf zwei verschiedenen Wegen die für ihre Arbeit benötigte Energie zu gewinnen, einmal durch Zucker*verbrennung*, also durch eine Reaktion unter Verbrauch von Sauerstoff, und zweitens durch Zucker*spaltung*, die durch Fermente (Enzyme) ohne Sauerstoffverbrauch ermöglicht wird. Bei der fermentativen Spaltung zerfällt der Zucker oder das Glykogen in Milchsäure. Bei der Verbrennung wird aber nicht nur Energie gewonnen, sondern ein Teil der Milchsäure wieder in Stärke (Glykogen) zurückverwandelt, die somit erneut als Energiereserve zur Verfügung steht.

Bewegung

Als *Antriebsquelle* für die entscheidenden Vorgänge des Muskelstoffwechsels erkannte der Nobelpreisträger *A. Szent-Györgyi* eine *Phosphorverbindung*, nämlich die *Adenosintriphosphorsäure* (ATP). Sie vermag die beim Abbau der Nahrungsstoffe gewonnene Energie zu speichern und auf Eiweißstoffe zu übertragen, die die Fähigkeit besitzen, sich zusammenzuziehen. Man nennt diese Stoffe auch die „kontraktilen Proteine". Es handelt sich dabei um *Actin* und *Myosin*, die sich als kettenförmige chemische Gebilde teleskopartig gegeneinander verschieben können, was zu einer Muskelzusammenziehung führt. Die Fähigkeit der Muskeln, sich zusammenzuziehen, ist also an das Vorhandensein besonderer Eiweißkörper (Proteine) gebunden.

Man weiß, daß sich das Myosin mit dem Actin vorübergehend (reversibel) zu einem Komplex, nämlich dem *Actomyosin*, verbinden kann. *Szent-Györgyi* und andere Forscher konnten zeigen, daß sich in geeigneter Weise aus Actomyosin hergestellte Fäden (auch „Fadenmodell" der Muskelfaser genannt) auf Zusatz von ATP unter Spannungsentwicklung verkürzen, was als Modell für die Verkürzung der Muskelfasern angesehen wird. Wir wissen ferner, daß noch eine Reihe anderer Stoffe sowie chemische Umwandlungen bei der Muskelarbeit eine wesentliche Rolle spielen, deren Natur aber noch nicht erkannt ist.

Prof. *A. Szent-Györgyi* schrieb dazu: „Die Muskeln gehören zu den merkwürdigsten Dingen im Zauberkasten der Natur, aber eines Tages wird auch dieses Rätsel gelöst werden. Die Ursache der allermeisten Krankheiten und Todesfälle ist irgendein Versagen der Muskelfunktion. Ist dieser Mechanismus erst einmal gründlich erforscht, werden wir am Beginn einer neuen Medizin stehen."

Wenn wir auch über die Chemie des Muskelstoffwechsels noch längst nicht genügend informiert sind, so wissen wir bis heute doch allein schon aus der täglichen Erfahrung, daß die Zellen der Muskeln, die nicht bewegt werden, sich mehr und mehr zurückbilden, verkümmern und schließlich absterben. Auch die zahllosen feinen Haargefäße, die die Muskelfasern umspinnen und eine große Anzahl von Nährstoffen heranführen sowie Abfallprodukte abtransportieren sollen, schließen sich und verkümmern, wenn keine ausreichende Muskeltätigkeit erfolgt.

Eine gesunde Entwicklung und Leistungsfähigkeit hängt von unentbehrlichen Reizen ab. *Der natürliche Reiz für unsere Muskulatur aber ist die Bewegung*, der Wechsel von Spannung und Entspannung. Der Gebrauch entwickelt und erhält ein Organ in seiner Form und Leistungsfähigkeit, Nichtgebrauch läßt es verkümmern. Derselbe funktionelle Reiz bewirkt nach dem Gesetz von *Ranke* auch die Ernährung des Organs: „Nur das arbeitende Organ wird ernährt."

Die Bewegung hat aber nicht nur für die Muskulatur ihre besondere Bedeutung, sondern auch für eine Reihe anderer lebenswichtiger Funktionen in unserem Organismus, die kurz erwähnt werden sollen.

Mäßige körperliche Bewegung verstärkt die fibrinolytische Aktivität; sie hemmt die Gerinnung, was bei einer eventuell vorhandenen Neigung zu Blutgerinnung, Thrombose und Infarkt von besonderer Bedeutung ist. Bewegung hat also eine Schutzwirkung vor diesen schweren krankhaften Vorgängen.

Bewegung und Organwirkungen

Bei Bewegung erweitern sich nach dem *Weberschen Gesetz* zunächst die Blutgefäße in den tätigen Muskeln selbst. Durch die dabei einsetzende allgemeine Belebung des Blutumlaufs und das kräftigere Schlagen des Herzens folgt eine bessere Durchblutung auch der nicht tätigen Muskeln, der inneren Organe und sogar des Gehirns. Körperliche Bewegung fördert daher auch die Denkleistung, was bereits die alten Griechen wußten, die im Umhergehen philosophierten (Peripatetiker).

Aber nicht nur die *Zufuhr* frischen Blutes zu den Geweben und Organen hängt von der Bewegung ab, auch die Schlackenabfuhr mit dem in den Blutadern (Venen) rücklaufenden Blut ist nur bei ausreichender Bewegung möglich. Das Herz pumpt das Blut nur bis in die feinsten Verzweigungen des Gefäßsystems, also bis in die Haargefäße (Kapillaren). Das sich nach Abgabe des Sauerstoffs und der Nährstoffe an die Zellen wieder in den feinen Venen sammelnde Blut muß nun zum Teil gegen die Schwerkraft zum Herzen zurückgeschafft werden. Da die Blutadern, die die Hauptmenge des rücklaufenden Blutes (80 %) zu befördern haben, zwischen den Muskelgruppen verlaufen, ist ein Transport besonders aus den herabhängenden Armen und Beinen gegen die Schwerkraft nur durch kräftige Muskelbewegungen möglich, wobei sie durch ihr Verdicken und Erschlaffen eine Pumpwirkung auf die Venen ausüben, die mit Klappen versehen sind, welche sich nur zum Herzen hin öffnen und dabei das Blut von Klappe zu Klappe befördern, wie man Wasser von Staustufe zu Staustufe hochpumpt.

Die Bewegung übt also nicht nur eine Wirkung auf einzelne Kreislaufabschnitte, sondern auf den Gesamtkreislauf aus, was auch von wissenschaftlicher Seite bestätigt wird, die von einer Ökonomisierung der Herz-Kreislauf-Funktionen spricht.

Die Bewegung bildet auch den *notwendigen Entwicklungsreiz für unsere Kinder*. Vor der Schulzeit ist ihr Körper kaum einem Zwang unterworfen, und sie bewegen und tummeln sich, wie es ihnen in den Sinn kommt, teils bewußt, teils unbewußt. Ein gesundes Kind liebt die Bewegung, braucht sie auch als Entwicklungsreiz wie die Nahrung und die Luft. Das ungezwungene körperliche Bewegungsspiel wird dann plötzlich mit dem Beginn der Schulzeit erheblich eingeschränkt. Das Kind muß nun lernen, stundenlang stillzusitzen. Hier fängt schon der Bewegungsmangel an, falls sich der natürliche und gesunde Bewegungsdrang nicht noch nach der Schule „austoben“ kann. Wir wissen alle, wie schwierig es ist, den Kindern das Stillsitzen beizubringen. Manche werden durch den auf

Bewegung

sie ausgeübten Zwang körperlich und seelisch unlustig oder sogar krank. In diesen Fällen ist von Eltern und Lehrern besonders darauf zu achten, daß man dem kindlichen Bewegungsdrang Gelegenheit zur Betätigung verschafft, damit die körperlich-seelische Entwicklung nicht gestört wird. Geeignet dazu sind Spiele im Freien mit und ohne Ball, Schulturnen, Gymnastik und frühes Schwimmenlernen.

Die Bewegung ist auch das beste *Vorbeugungsmittel gegen Zivilisationskrankheiten,* die hauptsächlich aus einem Mangel an Bewegung entstehen, immer chronische Krankheiten darstellen und die Leistungsfähigkeit des Menschen erheblich beeinträchtigen. Die Bewegungsarmut durch eine verminderte körperliche Arbeitsleistung läßt es gar nicht zu einer gesunden Ermüdung und damit auch nicht zu einem gesunden, erholsamen Tiefschlaf und der notwendigen tiefen Entspannung in der Nacht kommen. Man wacht morgens nicht erfrischt und entspannt auf, sondern die mit in die Nacht hineingenommene Dauerspannung bleibt bestehen und wird am nächsten Tag durch die meist erregende Umwelt noch verstärkt, bis man sich nur noch durch den Griff zur Schlaftablette zu helfen weiß. Ausreichende, das heißt anstrengende körperliche Betätigung am Tage macht in den meisten Fällen die Schlaftablette, die die Gefahr der Gewöhnung oder sogar der Sucht in sich birgt, überflüssig.

Ich möchte auch daran erinnern, daß Bewegung in Form spezieller Bewegungsübungen durchaus ein *Schönheitsmittel* sein kann. Häufig sieht man Frauen, die eigentlich schlank zu nennen wären, wenn sie nicht einen mehr oder weniger stark hervortretenden Bauch aufwiesen. Bei genauerer Untersuchung stellt man dann oft ein Hohlkreuz fest, wodurch die Eingeweide nicht mehr in der senkrechten Achse auf dem Beckenboden ruhen, sondern sich nach vorn verlagert haben und gegen die Bauchdecke drücken. Meist können diese — durch unsere sitzende Lebensweise geschwächt — dem Druck auf die Dauer nicht widerstehen. Sie geben nach, und der Bauch tritt hervor. Jede Frau, die es nicht fertigbringt, auf dem Boden liegend, ohne die Hände zu benutzen, den Oberkörper zum Sitz aufzurichten, hat zu schwache Bauchmuskeln. Hierbei helfen weder Diät noch der breite Hüftgürtel, sondern nur spezielle Bewegungsübungen zur Kräftigung der Bauchmuskulatur. Nur so kann der häßliche Bauch verschwinden und Bewegung ein Heil- und Schönheitsmittel sein.

Nicht zu unterschätzen ist auch der *seelische Einfluß* durch systematische Bewegungsübungen. Er zeigt sich nicht nur als Freude an der Bewegung selbst, sondern auch an der Wiedererlangung körperlicher Leistungsfähigkeit und der beschleunigten Heilung krankhafter Veränderungen.

Die Bewegungen eines Menschen sind häufig Ausdruck seiner Gesundheit oder Krankheit. Seine Beweglichkeit und seine unbewußt ablaufenden Bewegungen verraten dem Kundigen vieles von seinem Wesen und seiner Persönlichkeit, ist doch die Bewegung vielfach auch ein Ersatz für sonst gestaute und verdrängte Gefühle. Sie löst Spannungen, die sich über vegetative Reaktionen (auch krankhafter Art) entladen würden. So kommt der Bewegung eine beinahe unmittelbare psychohygienische Bedeutung zu. Sie wird in ihrem Wert noch wesentlich gesteigert, wenn sie, wie in heiterer Gruppengymnastik, lustbetont ist oder wenn sie, wie in der Arbeitstherapie, mit einem bestimmten Sinn und Zweck verbunden ist.

Bewegung — Schwungrad unseres Lebens

Nur bei täglich ausreichender Bewegung normalisieren sich als Reaktion darauf die durch unser zivilisatorisches Dasein meist erheblich gestörten *vegetativen Rhythmen* (Puls, Blutdruck, Schlafrhythmus, Atemrhythmus). Erst dadurch stellen sich Entspannung und innere Ruhe ein, und nur aus dieser Entspannung und Ruhe heraus kann wiederum die nötige Spannung entstehen, die zu erneuter Leistung befähigt.

Wer selbst gesund bleiben oder wieder werden will, wer sich um die Gesundheit seiner Kinder bemüht, wer für die gesunde Entwicklung und Leistungsfähigkeit unserer Jugend verantwortlich ist, der sorge vor allem für tägliche, vielseitige und kräftige Bewegung. *Bewegung ist das Schwungrad unseres Lebens.*

Wie dringend notwendig diese Mahnung ist, erkennt jeder, der sich einmal deutlich macht, daß wir von Kindesbeinen an täglich viele Stunden sitzen und uns zuwenig bewegen: als Kleinkind am Spieltisch im Kindergarten, in der Schule, im Beruf, im Auto auf dem Wege zur Berufsarbeit, beim Essen, während des Feierabends am Fernsehgerät, in Vorträgen, im Kino, im Konzertsaal oder sogar während einer Erholungsreise. Wir sitzen und sitzen und sitzen und leiden unser Leben lang an Bewegungsarmut und merken dabei nicht, daß sie unsere erste große Krankheitsursache bildet. Darum sei es nochmals gesagt: Bewegung schenkt Leben und Gesundheit; denn sie ist das „Schwungrad unseres Lebens"!

Arbeit schenkt Freude und Gesundheit

Bewegung

In einem sehr beachtenswerten Aufsatz („Von dem verlorengegangenen Gleichgewicht zwischen Spiel und Arbeit“) bringt der Theologe Prof. *A. Köberle* die Tatsache, daß Arbeit als Last, aber auch als Segen empfunden werden kann, sehr treffend zum Ausdruck, wenn er sagt: „Es gibt eine Stimmung, die sich heutzutage immer weiter ausbreitet. Man betrachtet die Arbeit als eine leider unvermeidliche Sache, die um des täglichen Broterwerbs willen nötig ist. Das eigentliche Leben aber, um dessentwillen sich das Dasein überhaupt erst lohnt, wird nach der Arbeit, außerhalb der Arbeit gesucht. Man ersehnt ihr Ende an jedem Tag, bei jedem Wochenschluß, dann erst meint man mit dem wahren Erleben beginnen zu können.

Dennoch gilt: Arbeit bleibt trotz aller Fragwürdigkeit, Einseitigkeit und Ungerechtigkeit, die ihr anhaften mag, göttlicher Auftrag an den Menschen. Durch die Arbeit werden wir vor der Auflösung unseres Charakters in Weichlichkeit, Genußsucht und unordentliches Wesen bewahrt.“

Über Sinn und Wert menschlicher Arbeit

Die zunehmende *Mechanisierung der Arbeit* hat uns zwar wachsenden Wohlstand gebracht, gleichzeitig verlieren wir aber an Persönlichkeit, an Individualität und an beruflicher Befriedigung. Der Mensch kann jedoch nur existieren und an Leib und Seele gesund bleiben, wenn er sich durch das, *was er schafft,* in die Außenwelt projiziert, wenn sich in seiner Arbeit auch seine Möglichkeiten entfalten und erfüllen.

Doch nicht nur das Wohlbefinden des einzelnen, auch das der Gesellschaft ist wesentlich davon abhängig, daß die jeweiligen Arbeiten von Menschen ausgeführt werden, die sich nach Fähigkeit und Neigung dafür eignen. Im anderen Fall treten sehr bald vorzeitige Ermüdung, körperliche und seelische Konflikte sowie eine erhöhte Unfallgefährdung auf.

Wenn früher die althergebrachten Berufe frei und mehr instinktiv gewählt wurden, so ist das heute bei der fortschreitenden Industrialisierung, die immer neue „Berufe“ hervorbringt, zu denen eigentlich auch eine entsprechende „Berufung“ gehören müßte, gar nicht mehr möglich. Um die Schwierigkeiten bei der heutigen „Berufswahl“ zu überbrücken, schuf man Berufsberatungsstellen, die unter Mithilfe von Psychologen und Pädagogen den für den einzelnen Jugendlichen geeigneten Beruf zu ermitteln trachten. So nützlich diese Beratung auch sein mag, es stellt sich jedoch immer wieder heraus, daß es in den durch unsere Zivilisation und Industrialisierung geschaffenen Berufen und der in ihnen geforderten Tätigkeit zahlreiche und wohl auch tiefgründige Faktoren vorwiegend psychologischer Art gibt, die sich vorerst noch einer Analyse und damit auch einer Berücksichtigung bei der Beratung entziehen.

Sinn und Wert der Arbeit

So bleibt sowohl die instinktive Berufswahl wie auch die Berufsberatung mit zahlreichen Unsicherheitsfaktoren behaftet. Worauf kommt es aber im Grunde genommen bei der Wahl der Tätigkeit, die den größten Teil unseres Lebens ausmacht, die uns erfüllen und begeistern soll, an? Um wirklich als Mensch leben zu können, müßte er schöpferisch tätig sein und an der vorgefundenen Schöpfung mitgestalten können.

Das soll etwas näher erläutert werden. Gestaltung nennen wir das schöpferische Tun des Menschen, das im Endergebnis zu einer von ihm schließlich losgelösten Leistung, zu einem Werk, zu einer „Gestalt" wird. Das Gestaltete wiederum übt durch seinen geistigen Gehalt eine eigene Wirkung sowohl auf den Gestalter selbst wie auch auf andere Menschen aus. Es „spricht" so von seinem „Schöpfer" zum anderen Menschen und hat hierin schließlich seine letzte Bedeutung.

Die Gestalt und ihr Werden, die Gestaltung, sind heute nicht nur zentrale Aufgaben der Lebensforschung. Gestaltung und Gestalten sind für jeden Menschen existentielle Bedürfnisse, Lebensnotwendigkeiten, Faktoren zur Erhaltung oder Wiederherstellung der Gesundheit. Sie sind damit auch von entscheidender Bedeutung für unser tägliches Tun — für unsere *Arbeit.*

Es gehört zu den Grundwahrheiten des Lebens, daß der erste Zweck all unserer Arbeit die Unterhaltsbeschaffung bzw. die Existenzsicherung ist. Das gilt nicht nur für den Menschen, sondern auch für das Tier wie für die niederste Pflanze. Natürlich besteht zwischen der pflanzlichen und tierischen Nahrungssuche und der des Menschen ein grundlegender Unterschied. Während Pflanze und Tier die ihnen von der Natur gebotene Nahrung nur zu suchen brauchen, muß der Mensch dafür *bewußt* seine körperlichen und geistigen Kräfte einsetzen; denn er findet in der Natur nicht ohne weiteres genügend Nahrung. Er muß sie erst schaffen, meist auch bearbeiten und zubereiten, um sie genießen zu können. Wir sagen auch, er muß seine Nahrung erst „produzieren", was eigentlich nur „aus der Natur behutsam herausführen" heißt und nicht, wie man oft meint, „erzeugen". Hierzu gehört eine lebendige, nämlich die zeugende Kraft.

Dieses Nachdenken über die notwendige (Not abwendende) Arbeit, dieses Mitschaffen an der Natur, damit sie die von uns benötigte Nahrung hervorbringt, ist der erste Akt der Kultur. Wir nennen diese Arbeit sogar Kultivieren des Bodens oder der Natur und haben damit Teil an der Schöpfung Gottes. Unsere Arbeit sollte schöpferisch sein; wir alle sollten uns als Mitschöpfer betätigen.

Schöpfen kann man natürlich nur dort, wo etwas zum Schöpfen vorhanden ist, aus einer Quelle etwa. Eine solche Quelle ist die ganze uns umgebende

Natur und die uns mit dem Leben geschenkte seelisch-geistige Kraft. Eine Arbeit, die nicht aus dieser Quelle gespeist ist und an der unsere Seele nicht teilhat, ist seelenlos und damit freudlos. Meist ist sie dann auch wenig „produktiv" und wirkt nicht gestaltend auf die Umwelt.

Bewegung

Das Problem Mensch und Arbeit wird sicher nicht durch wachsenden Wohlstand, Arbeitszeitverkürzung, Mitbestimmung, Freizeitgestaltung und Hobbys gelöst. Es wird weiterhin viel Nachdenken von Ärzten, Psychologen, Soziologen und Wirtschaftswissenschaftlern fordern. Sie alle werden uns Hilfen und Leitlinien geben können. Letztlich muß aber jeder einzelne damit fertig werden, und es wird für seine seelische und körperliche Gesundheit viel davon abhängen, ob er sich „ganz der Arbeit" oder „ganz dem Nichtstun" verschreibt oder aber sich dem gesunden Rhythmus von Arbeit und Entspannung, von Anstrengung und Erholung, von Tätigkeit und Untätigkeit überläßt. Sehr treffend haben das schon die alten Lateiner ausgedrückt mit dem Wort: Bete und arbeite!

Heute werden in unserer modernen Gesellschaft in zunehmendem Maße Bestrebungen sichtbar, der Arbeit als einzige Alternative die Freizeit gegenüberzustellen. Man sieht in einer allmählichen Verringerung der Arbeitszeit zugunsten der Freizeit das Heil für den Menschen. Man glaubt, den Gewinn an Freude aus dem Bereich der Arbeit in einen außerhalb der Arbeitswelt liegenden Bereich, nämlich den der Freizeit, verlagern zu können und durch eine organisierte Vergnügungsindustrie zu speisen. Hier liegt jedoch ein gefährlicher Irrtum vor! *Jean Lacroix* warnte bereits: „Jede Gesellschaft, die der Arbeit die Freude nimmt, das Werk vom ‚Werker' trennt und damit die Freude von der Mühe, ist im Innersten eine böse Gesellschaft, die dem Untergang entgegentreibt."

Wenn wir als Menschen existieren wollen, dann können wir nicht an einer der grundlegenden Bedingungen menschlicher Existenz vorbeisehen, nämlich an der Tatsache, daß der Mensch arbeiten muß, um leben zu können. Erfüllt er diese Bedingung nicht mehr, so wird er auch nicht mehr in der Lage sein, eine Zivilisation aufzubauen und zu erhalten, die die Aufgabe hat, dem Menschen zur Verwirklichung seines Menschseins zu verhelfen und ihn vor den Einflüssen einer ihm feindlichen Umwelt zu schützen *(Bernanos)*.

Die Höhe einer Zivilisation, die der Mensch zu seinem eigenen Nutzen schafft und die erst die Voraussetzung zu einem kultivierten Dasein bildet, hängt in allererster Linie von der Arbeit des Menschen, von seiner Einstellung zur Arbeit und seiner Arbeitsfreude ab.

Rein körperlich gesehen ist die Arbeit eine kostenlose Bewegungsübung. Sie bringt den Blutkreislauf in Bewegung und facht den Stoffwechsel an. Wenn sie außerdem noch Freude und seelische Befriedigung hervorruft, wird sie in jeder Hinsicht zu einem Gesundheitsfaktor allerersten Ranges und damit zum Segen.

Arbeit als Krankheitsursache

Arbeit als Krankheitsursache

Die Arbeit, insbesondere die Berufsarbeit, kann natürlich auch schädigende Wirkungen auf den Menschen haben. Sie kann — wie ein Medikament — heilen oder Schaden stiften. Heilen, wenn sie richtig gewählt und richtig dosiert ist; Schaden stiften, wenn sie am falschen Arbeitsplatz auch noch überdosiert wird. Der Arzt wird seine Patienten immer wieder nach der Art ihrer Arbeit und auch nach ihrem Arbeitsplatz fragen, da er arbeits- oder berufsbedingte Schädigungen einkalkuliert. Er denkt hierbei vornehmlich an die gesetzlich festgelegten Berufskrankheiten, wie z. B. an Hautentzündungen durch ständigen Kontakt mit hautschädigenden Substanzen, aber er denkt bei der steigenden Zahl funktioneller Krankheiten auch daran, daß der Arbeitsplatz des Menschen und sein Verhältnis zu seiner Tätigkeit ursächlich für die Entstehung von Krankheiten eine entscheidende Rolle spielen kann. Da wir einen großen Teil des Tages bei unserer Tätigkeit verbringen, ist sie für unser Wohlbefinden und die Leistungsfähigkeit von wesentlicher Bedeutung. Ein ganzer Wissenschaftszweig, die *Arbeitsmedizin,* befaßt sich speziell mit der Anpassung des Menschen an seine Arbeit, mit dem Problem der Vorbeugung gegen Arbeitsschäden, also mit der Verhinderung von Berufserkrankungen. Leider besteht bis heute nur ein geringer Kontakt zwischen den Arbeitsmedizinern und den Ärzten in der Praxis, obwohl manche Fragen in gemeinsamer Tätigkeit wesentlich besser zu lösen wären; denn der Arzt in der freien Praxis kennt häufig weder die Arbeitsplätze, noch kann er sich ein ausreichendes Bild von der eigentlichen Arbeitsbelastung besonders in den Betrieben und bei der Arbeit am Fließband machen.

Einseitige Arbeit ist schädlich

Wenn die Bewegung als Gesundheitsfaktor wirken soll, ist die Art und Weise der Bewegung nicht gleichgültig. Jahrelange Untersuchungen der „Board of British Life Insurance Companies“ haben nämlich ergeben, daß von hundert arbeitenden Menschen mehr als sechzig bei ihrer Tätigkeit eine *ständig einseitig bestimmte Haltung* einnehmen. Einseitige Belastungen gibt es bei folgenden Berufsgruppen: Büroarbeitern, besonders Stenotypistinnen, Berufskraftfahrern, Kranführern, Schneidern, Schuhmachern, Fließbandarbeitern, überhaupt allen Angehörigen der sitzenden Berufe, darüber hinaus aber auch bei denen der stehenden Berufe, z. B. Verkäuferinnen, sogar Be- und Entladern, Kellnern, Friseuren, Zahnärzten u. a.

Wenn eine Tätigkeit immer die gleichen Bewegungen erfordert, wird sie zu einer einseitigen Belastung, die selbst dann keinen Gesundheitsfaktor darstellt, wenn man diese Tätigkeit ihrem zeitlichen und kräftemäßigen Aufwand nach als ausreichend ansieht. Sie kann auf die Dauer eher eine Schädigung bedeuten. Hier sind ausgleichende Bewegungen (Ausgleichsgymnastik) erforderlich, die alle Muskeln, Sehnen und Bänder der Bewegungsorgane beanspruchen. So müßte

Bewegung

z. B. einem Berufskraftfahrer als Ausgleich Radfahren empfohlen oder sogar verordnet werden oder allen Sitzberufen Schwimmen oder leichter Bewegungssport.

Eine Untersuchung der „American General Insurance Associations" ergab aus mehr als einer Million Einzelfällen, daß Personen, die einer Berufstätigkeit mit einseitiger Bewegung nachgingen, überwiegend eine *vorzeitige Sterblichkeit* aufwiesen.

Andere umfassende Untersuchungen an nordamerikanischen Universitäten zeigten, daß Frauen, die eine vielseitige Tätigkeit ausüben, wozu z. B. auch die Arbeit im Haushalt gehört, eine höhere Lebenserwartung haben als Männer mit einseitiger Arbeit im Sitzen oder Stehen.

Alle diese Untersuchungen belehren uns eindeutig darüber, daß *längere Zeit ausgeführte einseitige Bewegungen schädlich* werden können und eine ausgleichende Bewegungstherapie (Gymnastik, Sport) erfordern. Die zweckmäßigsten Möglichkeiten dafür werden in den nächsten Kapiteln besprochen.

Das einfachste Programm zu einer allseitigen Bewegung für ältere Menschen besteht in Spaziergängen (mit Atemübungen), bei denen möglichst auch Steigungen überwunden werden sollen, in kleinen Läufen, unterbrochen von sportlichem Gehen über einige hundert Meter, und ein- bis zweimaligem wöchentlichem Schwimmen. Gerade für den alternden Menschen sind diese Möglichkeiten die natürlichsten Mittel, um Erkrankungen vorzubeugen und sich frisch, gesund und leistungsfähig zu erhalten.

Wenn sich bereits Schäden aus einer einseitigen Arbeits- und Lebensweise ergeben haben, muß die Bewegungstherapie natürlich mit dem behandelnden Arzt besprochen werden, der für eine individuelle Dosierung der Maßnahmen sorgt und die Körperfunktionen, insbesondere die Herz-Kreislauf-Funktionen, überwacht. Er wird hierbei ähnlich vorgehen wie bei der individuell angelegten Rehabilitation nach einem Herzinfarkt oder nach einer Herzoperation.

Eine gesundheitliche Schädigung des Menschen durch die Arbeit ist natürlich auch dadurch möglich, daß der Arbeitsvorgang, die Maschine, das Werkzeug oder der Arbeitsplatz nicht oder nicht genug an den Menschen angepaßt sind und nicht als „menschengerecht" bezeichnet werden können. Inzwischen gibt es aber eine „Arbeitswissenschaft" (Ergonomie), die sich eine menschengerechte Arbeitsgestaltung, also eine Anpassung der Arbeit an den Menschen, zum Ziel gesetzt hat. Sie berücksichtigt auch die Umweltbedingungen und das Arbeitsklima; denn nicht nur die Arbeit selbst, auch das Klima, die Atmosphäre, in der die Arbeit geleistet werden muß, kann die körperliche wie die geistige Arbeit erschweren oder erleichtern, die Arbeit zum Gesundheits-, aber auch zum Krankheitsfaktor werden lassen. Erleidet der Mensch am Arbeitsplatz, sei es in einer Fabrik oder in einem Büro, eine Kränkung z. B. durch Nichtbeachtung oder ungerechte Behandlung, so kränkelt er immer wieder, bis er schließlich auch körperlich krank wird. Das Gesundbleiben am Arbeitsplatz hängt ganz entscheidend vom körperlichen und *seelischen Wohlbefinden* ab.

Gesundheit am Arbeitsplatz

Besonders jungen Menschen wird am meisten geschadet, wenn man sie körperlich überfordert oder ihnen nicht hilft, sich zu entwickeln, sich zu steigern. Es gibt keine schlimmere Kränkung für einen aufstrebenden jungen Menschen, als „abgeschoben" zu werden, und es gibt keinen besseren Anreiz zu einer gesunden Entwicklung, als ihn unmerklich dadurch zu führen, daß man ihm etwas zeigt, vormacht und ihn in seinen Bemühungen anerkennt, statt ihn — wie es oft geschieht — abzuwerten.

Die Beziehungen zwischen Arbeit, Gesundheit und Krankheit untersucht besonders der bei uns noch recht junge Wissenschaftszweig *Arbeitsmedizin.* Leider erfährt dieses medizinische Sonderfach in unserem Lande noch nicht die nötige Anerkennung, obwohl es für unsere stark verzweigte, arbeitsteilige Wirtschaft zweifellos von Vorteil wäre, wenn ihre in den einzelnen Wirtschaftszweigen völlig unterschiedlichen Arbeitsbedingungen näher auf ihre gesund- oder krankmachende Wirkung erforscht würden. Das wird um so notwendiger sein, weil die technische Entwicklung dazu führt, daß immer neue Tätigkeiten entstehen und dadurch alte Berufe aussterben. Eine Berufsausbildung im alten Sinne wird es künftig für die meisten Berufe nicht mehr geben. Die enge Berufsausbildung wird einer breiten Grundausbildung weichen, die für viele Berufe gleich ist und die durch immer neue Fertigkeiten und Spezialkenntnisse ergänzt werden muß. Der kommende Berufstätige wird sich zeit seines Berufslebens in einer ständigen Fortbildung befinden, er wird mobil sein müssen, will er den Anforderungen der modernen Arbeitswelt gewachsen sein.

Am Schluß dieses Kapitels muß jedoch noch darauf aufmerksam gemacht werden, daß nicht nur Arbeitsvorgänge, die den Körper einseitig beanspruchen, gesundheitsschädlich sein können, sondern auch eine *einseitige Einstellung zur Arbeit,* bei der alle Kraft, Ruhe, Freude und Menschlichkeit in die Leistung hineingesteckt wird, bei der es zu einer modernen Arbeitsaskese, zu Hektik am Arbeitsplatz und zu Leistungszwang kommt, kann der Gesundheit außerordentlich abträglich sein.

Durch die sich ständig steigernde Aktivierung des Menschen unserer Zeit wird das besinnliche, kontemplative Element immer mehr eingeschränkt und geschwächt, bis der Mensch schließlich seinem eigenen Werk, der modernen Arbeitswelt, verfällt und damit ins körperliche und seelische Ungleichgewicht gerät, das wiederum vegetative Neurosen, echte seelische, körperliche oder psychosomatische Erkrankungen zur Folge hat.

Bewegung

Menschen, die völlig in ihrer Arbeit aufgehen und dadurch für die tausendfältigen Reize des Lebens abstumpfen, werden früher oder später geistig veröden und seelisch verkrüppeln, wogegen dann auch ein sogenanntes „Hobby“ nicht mehr hilft.

Das Heilmittel für Schädigungen durch die Arbeit sind nicht die Möglichkeiten der Psychotechnik, bei der die modernen „Seelen-Ingenieure“ versuchen, die Haltung und Stimmung der Arbeitenden zu beeinflussen, um ihre Leistung zu erhalten oder noch zu steigern, sondern sind Ruhe, Sammlung, Zu-sich-selbst-Kommen, Abstandgewinnen, um innerlich und äußerlich Ordnung und Freiheit wiederzuerlangen, die eines Tages zu der Erkenntnis führen müssen, daß alles Menschenwerk nur Sinn hat, wenn es ins „Werk Gottes“ eingefügt ist.

Romano Guardini machte einmal den Vorschlag, jeder Vielbeschäftigte möge versuchen, ob er nicht täglich eine Viertelstunde der Stille heraussparen könne. Der sonst immer Tätige brauchte in dieser Viertelstunde gar nichts Besonderes zu unternehmen. Nur die Gedanken, die mit seiner Arbeit zusammenhängen, hinaustun, sich lösen und in sich selbst stille werden und dann — je nach persönlicher Veranlagung und nach eigenem Geschmack — etwas Gutes aufnehmen: ein einziges Kunstblatt betrachten, ein Gedicht lesen, einen Satz aus dem „Tao-te-king“, aus Schopenhauers „Aphorismen zur Lebensweisheit“ oder den „Betrachtungen zur Lebensführung“ von Alexis Carrel oder Goethes „Maximen und Reflexionen“ oder ein Wort aus der Heiligen Schrift. *Guardini* ist davon überzeugt, und es entspricht meiner eigenen Erfahrung, daß von dieser Übung eine leise, aber sehr reale Wirkung auf die folgende Zeit ausgeht, die irgendwann, auch bei nicht damit zusammenhängenden Gelegenheiten, zur Geltung kommt.

Arbeit als Heilmittel (Arbeitstherapie)

Die Erkenntnis, daß Arbeiten nicht ein notwendiges Übel oder eine Last zu sein braucht, hat manche Ärzte dazu angeregt, sie in Krankheitsfällen besonderer Art als Heilmittel einzusetzen. Dabei hat man die Erfahrung machen können, daß vor allem Unfallverletzte schneller oder überhaupt erst wieder gesund werden, wenn man sie, oft schon in der Zeit, in der sie noch ans Bett gefesselt sind, arbeiten läßt. In manchen Kliniken verordnet man Kranken, die zur Heilung ihres Leidens viele Monate oder sogar Jahre brauchen, eine *Arbeitstherapie.* Ein langes Krankenlager bringt nämlich die Gefahr mit sich, daß der Kranke nach anfänglicher Auflehnung gegen die Krankheit schließlich apathisch wird, sich an die Krankheit gewöhnt und keinen eigenen Willen zur Gesundung mehr aufbringt. Diese Gefahr ist besonders groß bei Patienten, die als Folge der Erkrankung oder des Unfalls ihren bisherigen Beruf aufgeben müssen und sich nun von sozialem Abstieg bedroht sehen.

Selbstverständlich bedeutet es eine große Schwierigkeit, wenn durch Krankheit oder Unfall ein Organ funktionsschwach geworden, ein Glied verlorengegangen oder im Gelenk versteift ist. Die Erkenntnis der Lage kann durchaus dazu führen, daß der Patient verzweifelt und jeden Lebensmut verliert. In diesem Augenblick sollte die Arbeitstherapie einsetzen. Es muß schon im Krankenhaus ausfindig gemacht werden, zu welcher Beschäftigung der Patient noch fähig ist, zu welchem Beruf er umgeschult werden kann. Bereits im Krankenhaus muß sich der Kranke oder Unfallgeschädigte davon überzeugen können, daß er noch etwas taugt, daß noch Fähigkeiten in ihm stecken, die der Entwicklung harren, daß Fertigkeiten erlernt werden können, die später zum Erwerb des Lebensunterhaltes dienen oder sogar die Versorgung der ganzen Familie sicherstellen. Wird dem Patienten bewußt, daß er noch etwas leisten kann, so stellt sich der Wille zum Leben und zur Gesundung von selbst wieder ein. Von diesem Augenblick an haben dann die ärztlichen Bemühungen erst den rechten Erfolg. Die Heilung macht Fortschritte, die Entlassung aus dem Krankenhaus und die Wiedereingliederung in die Familie und in den Arbeitsprozeß kann viel früher erfolgen.

Arbeit als Therapie

Manche Unfallkrankenhäuser haben für ihre Patienten, die bereits aufstehen können, sogar Beschäftigungsräume und Werkstätten eingerichtet, in denen Metall-, Holz- oder Stoffarbeiten ausgeführt werden. Auch Malen, Schreinern, Schnitzen und Maschineschreiben kann hier unter fachkundiger Anleitung geübt werden. Bettlägerigen Patienten wird ein Webstuhl oder ein Arbeitstisch übers Bett gestellt oder über dem Bett in bequemer Entfernung aufgehängt.

Die fachkundige Anleitung geschieht durch „Beschäftigungstherapeuten". Das ist ein völlig neuer, aber außerordentlich dankbarer und vielseitiger Frauenberuf, zu dem eine ebenso vielseitige Ausbildung gehört, da zu diesem Beruf medizinische, psychologische und technische Kenntnisse und nicht zuletzt ein einfühlsames Wesen gehören, um das Vertrauen der Patienten zu gewinnen.

Häufig regt man die Kranken zuerst zu kunstgewerblichen Arbeiten an, weil es meist große Freude bereitet, einen Gegenstand von Anfang bis zum Ende selbst herzustellen, z. B. einen Schal zu weben, einen Leuchter aus Holz zu schnitzen, aus Metall zu treiben oder ein Buch einzubinden. Es ist erstaunlich, wie oft es gelingt, völlig berufsfremde Arbeiten ausführen zu lassen, und wieviel Interesse und Begeisterung dabei entwickelt wird. Hierbei erweist sich im wahrsten Sinne des Wortes, daß Arbeit eine wunderbare Medizin sein kann.

Gartenarbeit als „grüne Medizin"

Dem Arzt *Daniel Gottlieb Moritz Schreber* (1808—1861) ist es wohl letztlich zu danken, daß wir heute, besonders in der Umgebung der großen Städte, nicht nur Schrebergärten, sondern auch zahlreiche Kinderspielplätze besitzen.

Bewegung

Dr. *Schreber,* Privatdozent an der Leipziger Universität, hatte sich als Facharzt für Orthopädie niedergelassen. Als jungen Arzt erschütterten ihn die vielen Kinder, die mit Gebrechen in seine Praxis kamen, welche auf schlechte soziale Verhältnisse zurückzuführen waren. Er sah in der *Anlage von Spielplätzen* eine wesentliche Hilfe, um die Gesundheit der Jugendlichen zu verbessern. Die Pläne, die er den Gemeinden vorlegte, wurden zu seinen Lebzeiten nicht verwirklicht, doch nahm sein Schwiegersohn, Schuldirektor Dr. *Ernst Hauschild,* die Idee auf und gründete 1864 einen Schreberverein, der die Anlage von Spielplätzen betrieb. In den folgenden Jahren entstanden auch in anderen deutschen Städten Schrebervereine und damit Spielplätze, die nach einer Idee des Oberlehrers *Heinrich Karl Gesell* am Rande mit Blumenbeeten ausgestattet wurden. Bald darauf wandelten sich die Plätze in reine Gärten — heute noch *Schrebergärten* genannt —, die sich überall großer Beliebtheit erfreuen.

Wenn heute in allen neuen Wohnvierteln auch Kinderspielplätze gebaut werden müssen, so können wir dabei des Arztes Dr. *Schreber* gedenken, der hierzu die ersten Anregungen gab. Leider haben sich seine Pläne erst heute in größerem Umfang durchgesetzt, da man auch der Psychologie des Kindes mehr Beachtung schenkt.

Für sehr viele Menschen, besonders für die „Sitzberufler", ist Gartenarbeit in frischer Luft und mit vielseitiger Bewegung sehr zu empfehlen, wenn dabei beachtet wird, daß nicht zuviel im Bücken gearbeitet wird, da sonst kein genügender Ausgleich gegen das Sitzen zu erreichen ist. Zu beachten ist auch, daß die Arbeit nicht in schwerer Kleidung erledigt werden sollte, damit sie nicht unnötig anstrengt, zum Schwitzen führt und damit auch leicht zu Erkältungen. Am besten eignet sich für die Gartenarbeit leichte Sportkleidung.

Soweit sich Gelegenheit bietet, im Sommer bei der Gartenarbeit auf dem Rasen barfuß zu laufen, sollte man das nicht versäumen. Die Füße fühlen sich dabei besonders wohl.

Sonnenbrand läßt sich durch eine geeignete Kopfbedeckung, am besten einen Strohhut, vermeiden. Nylonblusen sind als Sonnenschutz völlig ungeeignet, da sie die ultravioletten Strahlen durchlassen, was trotz der Bedeckung zu Hautverbrennungen führen kann.

Um ein zu häufiges Bücken zu verhindern, benutzt man Gartengeräte mit langem Stiel. Das „zu häufige Bücken" deutet schon an, daß Gartenarbeit auch ungünstige Wirkungen haben kann, wenn man sie nicht mit Vernunft betreibt.

Ihre gesundheitliche Bedeutung verdankt die Gartenarbeit nicht nur ihrer belebenden Wirkung auf die körperlichen Funktionen. Der Garten selbst wirkt auch wohltuend auf Seele und Geist, da er uns den Kreislauf des Lebens mit Blühen, Reifen, Ernten, mit fallendem Laub, Regen, Wind, Sonne, Schnee, Nacht und Sternenhimmel erleben läßt. Der Garten schenkt uns ein Erlebnis, das wegen seiner wechselhaften Fülle und Mannigfaltigkeit Geist und Seele anspricht, beschäftigt und zur tätigen Mitarbeit anregt.

Gartenarbeit als „grüne Medizin"

Die Tätigkeit im Garten ist eine ganz persönliche Arbeit, die ein wunderbares Gegengewicht bildet gegen die Entpersönlichung unseres Lebens durch die auf die Spitze getriebene Arbeitsteilung in der modernen Industrie. Jeder kann der Arbeit im Garten seine ganz persönliche Note geben. Immer bleibt die Arbeit ein Ganzes, immer sieht man Anfang und Ende, sieht man Saat und Ernte, Werden und Vergehen, und nie bestimmt eine Maschine das Tempo der Arbeit. Im Gegenteil: Gartenarbeit lehrt Geduld haben; sie ist ein Heilmittel gegen die Mechanisierung des Lebens und die Automatisierung der Arbeit, die immer häufiger zu *nervösen Störungen* und *Arbeitsneurosen* (Fehlhaltungen und Fehlregulationen) unter den Arbeitern und Angestellten der Industrie führen (man rechnet mit einem Anteil bis zu 30 % an der Gesamtmorbidität).

Gartenarbeit heilt auch *Ermüdungserkrankungen* oder *Erschöpfungszustände*, da es sich hierbei meist nicht um eine echte körperliche Ermüdung oder Erschöpfung handelt, sondern um Unlusterlebnisse, Abwehrreaktionen des Nervensystems gegenüber Arbeitsvorgängen, die zu schnell und zu gleichmäßig ablaufen, eine zu lange anhaltende Konzentration erfordern und dadurch das vegetative und psychische Gleichgewicht nachhaltig stören. Natürlich wird diese Störung durch den Verkehrslärm und die tägliche Hetze noch weiter gesteigert.

Wenn es stimmt, daß Gartenarbeit eine wohltuende oder gar heilende Wirkung auf Körper, Seele und Geist ausübt, so liegt es nahe, sie zur Behandlung seelisch kranker Menschen und sogar bei Depressionen einzusetzen. Das wird auch schon geraume Zeit praktiziert. In unseren Heil- und Pflegeanstalten (Landeskrankenhäusern) dient die Gartenarbeit bei psychisch Kranken mit gutem Erfolg als „Beschäftigungstherapie". Sie ist geeignet, seelische Spannungen und Verkrampfungen aufzulösen und die vielfach depressive Stimmung aufzuheitern.

Arbeit — Freizeit — Muße

Wenn in den vergangenen Abschnitten von den Vorzügen der Arbeit für Körper, Seele und Geist, also für den ganzen Menschen, die Rede war, habe ich dabei selbstverständlich ein *erträgliches Maß* an Arbeit vorausgesetzt. Wenn der Mensch gesund bleiben soll, so müssen Arbeit und Ruhe in einem vernünftigen Gleichgewicht stehen. Menschen, die nur noch leben, um zu arbeiten, sollten bedenken, daß sie damit allzuleicht am Sinn ihres Lebens vorbeigehen können. Es ist nicht damit getan, in Schlagworten zu reden, wie „Arbeit macht das Leben süß" oder „Müßiggang ist aller Laster Anfang" oder „Arbeit gräbt Segen aus dem Boden". Arbeit kann auch zu einem notwendigen Übel werden oder sogar eine Last sein, wenn sie *maßlos* übertrieben wird oder keine innere Befriedigung mehr vermittelt.

Bewegung

Das Ausspannen von der Arbeit, die Erholung ist genauso wichtig wie die Arbeit selbst. Zeiten der Ruhe gehören zu den Grundfunktionen allein schon des rein körperlichen Daseins. Der Wechsel von Anspannung und Entspannung, von Tätigkeit und Ruhe, von Aktion und Re-Aktion entspricht in seinem natürlichen Rhythmus dem Wechsel von Tag und Nacht, von Ebbe und Flut sowie anderen gesetzmäßigen Abläufen im Kosmos. Die körperliche und seelische Leistungsfähigkeit kann nur erhalten bleiben, wenn eine dem Ausmaß der jeweiligen Belastung (nach Schwere und Dauer) angemessene Erholungszeit folgt. Die Größe einer Belastung ist allerdings für die einzelnen Menschen recht verschieden. Eine optimale Leistungsdauer, bei der sich keine nachteiligen Folgen einstellen, sondern vielmehr eine Kräftigung erfolgt, sollte für jeden einzelnen erprobt sein und nicht überschritten werden.

Sorgen wegen einer körperlichen Überlastung bestehen bei unserer heutigen Arbeitssituation kaum noch. Von einem „Raubbau an unserer Gesundheit“ durch *körperliche* Überarbeitung kann keine Rede mehr sein. Der körperliche Aufwand bei unserer Tätigkeit ist heute wesentlich geringer als noch bei unseren Großeltern. Unsere Vorfahren haben zweifellos härter und länger gearbeitet, zumal sie längst nicht über so zahlreiche arbeitssparende und arbeitserleichternde Geräte verfügten wie wir heute. Geändert hat sich jedoch die Arbeitssituation und damit die Einstellung zur Arbeit, wovon bereits die Rede war. Geändert hat sich aber auch das Verhältnis zwischen Arbeit und wirklicher Erholung oder zwischen Arbeitszeit und Freizeit.

Wer in seiner Arbeit Befriedigung — im wahren Sinne des Wortes: Ruhe und Frieden — findet, sich in ihr und durch sie in seinem eigenen Wert und in seinen Fähigkeiten bestätigt sieht, wer einen biologisch richtigen Rhythmus von Arbeitszeit, Feierabendzeit und Nachtruhe einhält, strebt gewiß nicht nach zu viel Freizeit.

Der Berufstätige von heute findet in diesem Sinne häufig keine Befriedigung mehr in seiner Tätigkeit, und er muß damit meist auch auf eine Bestätigung seines Eigenwertes verzichten, weil er in der Regel in Arbeitsvorgänge verflochten ist, in denen er nicht, wie es dem Wesen des Menschen entspricht, in seiner Eigenverantwortlichkeit gebraucht wird, die ihn nicht bestätigen, sondern nur als Rädchen, als schnell austauschbares Maschinenelement benutzen. Der Mensch ist hier nur Teil eines Arbeitsvorganges und übt nur monotone Einzelfunktionen aus, die früher oder später im Zuge der Automation auch von einer photoelektrischen Zelle oder einem Computer übernommen werden können. Er wird hierbei in seinem Wesen *zutiefst gekränkt* (im echten Wortsinn: krank gemacht), weil er sich versklavt fühlt. Um der Kränkung, der Erkrankung oder Versklavung zu entgehen, sucht er seine Arbeitszeit zu verringern und seine Freizeit zu erweitern, eine Entwicklung, wie wir sie heute erleben.

Eine genügend lange Freizeit als Ausgleich für die unbiologischen Verhältnisse unserer Arbeitswelt ist heute eine Notwendigkeit. Die Gefahr einer zu langen Freizeit besteht jedoch darin, daß wir einen falschen Gebrauch von ihr machen. Gelingt es nicht, die sogenannte Freizeit sinnvoll zu nutzen, wird eine weitere Neurotisierung des Menschen die Folge sein, die schließlich zu Erschöpfung, inneren Spannungen und krankhaften Aggressionen führt, welche man häufig mit unvernünftiger Autoraserei abzureagieren sucht, obwohl Sport und Gartenarbeit dazu weit besser geeignet wären.

Arbeit
Freizeit
Muße

Die Freizeit nur mit kurzweiligen Abwechslungen „totzuschlagen", sich nur von außen gesteuerten Vergnügungen und „Freizeitgestaltungen" zu ergeben, ist kein Weg, um einen gesunden Ausgleich für unsere vielfach recht unglückliche Arbeitssituation zu finden. Freizeit muß echte *Mußezeit* werden.

Muße ist nicht nur eine von Erwerbsarbeit freie Zeit, sondern eine Zeit, die mit einer sinnvollen, meist geistigen Tätigkeit angefüllt ist, die uns von jeder Oberflächlichkeit loslöst und über die Vordergrundkulisse des Alltags hinwegsehen läßt; sie ist eine Zeit des Nachdenkens, Insichgehens, Betrachtens.

Üben wir solche Muße, so wird es uns möglich sein, eine Überbewertung von Technik, Zivilisation und alles dessen, was man heute Fortschritt nennt, zu vermeiden und auch der Unterwerfung unter die Herrschaft der Berufs- und Arbeitswelt zu begegnen. Wir werden uns wieder einer „Ordnung" nähern, die uns den Sinn unseres Lebens erschließt.

Vielleicht gibt es einen tieferen Grund für unsere Unrast und die fehlende Muße. Wir sind irre geworden an den Ordnungen und herausgerissen aus den Bindungen, die unseren Eltern und Großeltern noch heilig waren — Staat, Kirche, Gesellschaft. Wir anerkennen keine „höhere Ordnung" mehr und meinen, daß der Mensch allein durch Veranderung der Arbeits- und gesellschaftlichen Verhältnisse paradiesische Zustände schaffen könnte. Wir bekennen nicht, daß wir aufgehört haben, an göttliche Ordnungen zu glauben, sondern wir sprechen von „Grundlagenkrisen". Dennoch fühlen wir zutiefst, daß es eine „höhere Ordnung" und ein „Ewiges" geben muß, auch wenn diese Begriffe aus unserem Sprachschatz fast verdrängt scheinen. Wir müssen wieder bedenken lernen, daß der Mensch ganz im Sinne der göttlichen Schöpfungsordnung nach sechs Tagen Arbeit einen Tag der Ruhe, der Begegnung auch mit seinem Schöpfer, folgen lassen sollte.

Wie vermögen wir uns aber diesen „Ordnungen" wieder zu nähern? Ich kann nur ganz einfach und klar sagen, daß wir zeitweilig aus dem Alltag heraustreten, immer mal wieder aus einem Prozeß ausscheren müssen, der zur Selbstentfremdung führt und uns innerlich aushöhlt. Wir müssen Distanz gewinnen, und das geschieht nur durch echte Muße.

Bewegung

Empfänden wir keine Sehnsucht mehr nach Wahrheit, Glück, Tugend, Reinheit, Ruhe und Stille, dann wären wir erdgebunden wie die Kreatur. Gerade die Sehnsucht nach Welten, für die sich nur in der Muße unser geistiges Auge vielleicht für wenige Augenblicke öffnet, auf die wir aber blicken wie einst Mose auf das Gelobte Land, läßt uns wirklich Mensch sein und macht uns bereit, in unserem Schweigen die Stimme des Ewigen zu vernehmen.

Nur in der Muße wird es uns gelingen, eine Zeitlang aus der Inanspruchnahme durch den Alltag herausgenommen zu sein, den vollkommen nach außen gerichteten Willen, der das Menschliche im Menschen vernichtet, aufzugeben und die Funktion des Konsumenten, die uns alle zu Typen und Zielgruppen erniedrigt, abzuschütteln. Nur so bleiben wir in dem Zeitalter der Masse und des Massigen noch Einzelwesen, nur so retten wir uns selbst vor den Gefahren unserer Arbeitswelt.

Gehen und Wandern heilen Leib und Seele

Spazierengehen als Heilmittel

Prof. *B. Schomburg* hat die Quintessenz des Wanderns auf einen kurzen Nenner gebracht, wenn er sagt: „Wandern ist ein bewährtes Mittel, um den Menschen von heute an eine einfache, naturgemäße Lebensweise zu gewöhnen und gegen die Zivilisationskrankheiten widerstandsfähig zu machen. Es ist für alle Altersstufen von heilsamem Wert, für das Kind in der Form des Spielausflugs, für den Jugendlichen als Erprobung der Leistung, für den Erwachsenen als eine allseitige Bereicherung des Wissens und der Einsatzfreudigkeit, für den alternden Menschen aber die versöhnende Rückschau und der Einklang mit allem Lebendigen, für alle aber als Kraftquell für die Seele!" Auf den folgenden Seiten wird etwas von diesen gesundheitsfördernden Möglichkeiten des Wanderns und Spazierengehens sichtbar werden.

Spazierengehen — das einfachste Heilmittel

Nicht zu Unrecht führt man heute die ständig zunehmenden Aufbrauch- oder Abnutzungskrankheiten, die vorzeitige Alterung und die Zivilisationsleiden auf das *zu viele Sitzen* und das viel *zu wenige Gehen* zurück. Zu den erwähnten Leiden gehören degenerative Veränderungen (Arthrosen) der Extremitäten- und Wirbelsäulengelenke, Bandscheibenschäden, Kreislaufstörungen, Herzleiden, nervöse Fehlschaltungen (vegetative Dystonie), nervöse Magen-, Darm- und Nierenleiden. Das Durchschnittsalter der Frühinvaliden liegt heute bereits, wie die Statistiken der Rentenversicherungen zeigen, bei 54 Jahren.

Der Mensch ist von Natur aus mit wohlgeformten Beinen ausgestattet, die ihn als ein Laufwesen ausweisen. Die wunderbar ausgebildeten Muskelgruppen an den Unter- und Oberschenkeln (die Beine enthalten 56 % der Gesamtmuskulatur) verkümmern jedoch, wenn man sie nicht betätigt, zu Leistungen anregt und immer wieder übt. Es ist heute längst bekannt, daß sich durch ein langsam gesteigertes Training die Muskelkraft und damit die Leistungsfähigkeit ungeheuer steigern läßt. Darüber hinaus wissen wir aber auch, daß gesunde und kräftig gebrauchte Muskeln einen lebhaften Stoffwechsel zur Folge haben und die gesunde Tätigkeit der Haut, aller Drüsen, des Nervensystems und der Kreislauforgane zunimmt, wie auch umgekehrt ein gesunder Kreislauf und ein normaler Stoffwechsel die Voraussetzung zum Aufbau kräftiger Muskeln liefern.

Ungeachtet der Kenntnis dieser Zusammenhänge müssen wir allgemein feststellen: Man geht nicht mehr, man fährt lieber. Selbst beim Golfspiel läßt man sich von einem Abschlag zum anderen mit einem Golfmobile transportieren. Bei manchen Banken kann man mit dem Wagen direkt an den Kassenschalter heranfahren und sich bedienen lassen, ohne den Wagen verlassen zu müssen. Nicht viel anders ist es in den beliebten Autokinos und in den Freilichtkirchen, wo man während der ganzen Veranstaltung im Auto sitzen bleibt. Wir sind auf dem besten Wege, ein Volk von Autofahrern zu werden. Wir bewegen uns nicht mehr selbst fort, wir lassen uns fortbewegen. Gehen, Spazierengehen muß einem heute schon ärztlich verordnet werden. Das geschieht auch, seit der Arzt Dr. *L. Oertel* bei seinen Herzleidenden durch täglich an Länge und Steigung sich ausdehnende Spaziergänge ausgezeichnete Erfolge erzielte. Bei seinen *Terrainkuren* zwingen die Beine das Herz zur Kräftigung und zur Leistungssteigerung.

Bewegung

Auch in der Erholungsphase (Rekonvaleszenz) nach schwerer Erkrankung und längerer Bettruhe muß die durch den Bewegungsmangel stark zurückgebildete Muskulatur durch richtig dosierte Bewegung wieder gekräftigt und trainiert werden. Dieses Muskeltraining durch Gehübungen in Form der Terrainkur ist die einzig richtige Behandlung, die durch kein Medikament ersetzt werden kann. Sie gibt die Möglichkeit, durch einen Wechsel der Steigungen, durch die Länge und Führung der Wege verschiedene Belastungsstufen anzuordnen, wie es für eine aktive Bewegungstherapie nötig ist. Der Spaziergang mit verschiedenen Belastungsstufen hat gegenüber den Belastungen an Geräten (Radfahrgerät, Trockenrudergerät) den psychologischen Vorteil der wechselnden Landschaft und der Bewegung in frischer Luft.

Auch läßt sich der Schwierigkeitsgrad durch Wechsel des Schrittempos beliebig verändern. Der eigene Wille zur Leistungssteigerung und einiges Durchhaltevermögen sind natürlich erforderlich, um die Muskel- und Kreislauffunktion wiederherzustellen.

Die etwas erweiterte Form der Terrainkur, wie sie Dr. *Peter Beckmann* als *Ohlstädter Kur* empfiehlt, wirkt auch meßbar auf die Zusammensetzung des Blutes, nämlich auf seinen Gehalt an Cholesterin und Fett-Eiweiß-Verbindungen (β-Lipoproteide). Bei 24 männlichen Patienten wurden die erwähnten Blutwerte vor und nach einer Terrainkur gemessen. Bei 22 von ihnen ergab sich eine Senkung des ursprünglich erhöhten Cholesterinspiegels um durchschnittlich 58 %; bei sämtlichen Patienten war der β-Lipoproteidspiegel um durchschnittlich 95 mg% niedriger. Der untersuchende Arzt Dr. *L. Diekmeier* zog daraus den Schluß, daß die Terrainkur den überhöhten Anteil von Cholesterin und β-Lipoproteiden im Blutserum selbst bei Normalkost senken kann.

Abgesehen von den Wirkungen der Terrainkur auf die Blutfettwerte, ist sie auch das geeignete Mittel, um die bereits muskelschwachen „Fernsehbeine“, das „Faulenzerherz“ und das Übergewicht günstig, also im heilenden Sinne, zu beeinflussen. Vorbedingungen sind auch hierbei ein vernünftiges Training und das Vermeiden jeglicher Überanstrengung. Nur durch langsames Steigern der körperlichen Leistungen tritt ein wirklicher Heilerfolg ein. Wie jedes Heilmittel muß auch die Terrainkur ärztlich verordnet und richtig dosiert sein.

Meistens fällt es den „Muß-Spaziergängern" außerordentlich schwer, ihr Auto einmal vor der Haustüre stehenzulassen. Es bedarf oft einer langen, geduldigen Erziehung, bis sie das Spazierengehen wieder lernen und am eigenen Leibe erfahren, wie entspannend und erholsam es ist, bis sie entdecken, daß man sich mit Auge und Ohr an der Natur erfreuen kann, bis sie in der Lage sind, sich einmal aller beruflichen, politischen und wirtschaftlichen Fragen zu entschlagen, und nicht blindlings durch die Gegend rennen, nur um die verordnete Zeit „abgelaufen" zu haben. Oft ist eine lange Trainingszeit nötig, bis die Verkrampfung von Körper, Seele und Geist überwunden ist und der Spaziergang wirklich zu einem erholsamen Naturgenuß wird.

Spazierengehen als Heilmittel

Wer das gesunde, geruhsame Spazierengehen, das zeitweiliges kräftiges Ausschreiten nicht ausschließt, wieder gelernt hat, wird dann auch auf seine *Atmung* achten können. Wer fünf Schritte lang tief durch die Nase einatmet und dann fünf Schritte lang langsam durch Mund oder Nase ausatmet (und das in frischer, nicht von Auspuffgasen geschwängerter Luft), wird bald eine echte Auffrischung empfinden, die ihn wieder unternehmungslustig und tatenfreudig macht. Es sollte heute zum selbstverständlichen Wissen jedes Menschen gehören, daß unser Körper und insbesondere auch unser Herz ein gehöriges Maß an Bewegung brauchen, um gesund und leistungsfähig zu bleiben. Dabei ist das Gehen eine einfache, selbstverständliche und natürliche Form der Bewegung, auf die man auch im Winter und bei sogenanntem schlechtem Wetter nicht verzichten sollte.

Damit ist nicht gesagt, daß Menschen, die im Stadtkern wohnen, sich nicht auch des Autos bedienen sollen, um schnell und bequem in die freie Natur zu gelangen. Doch dann sollte der Wagen stehenbleiben und das Gehen auf eigenen Beinen beginnen. Wer viel zu Fuß geht, sieht und erlebt mehr als der Autofahrer, der nur noch die Straße, Verkehrsschilder und rotes und grünes Licht im Auge behält. Nur beim Spaziergang abseits der Autostraßen knüpft sich wieder die Verbindung zur Natur, sieht man das Lebendige in seiner ganzen Vielfalt, kommt man zur Besinnung und erkennt, was wichtig und was unwichtig, was wesentlich und was unwesentlich, was ewig und was vergänglich ist.

Barfußlaufen schützt vor Fußerkrankungen

Besonders gesund ist auch das Barfußgehen. Leider glauben viele Erwachsene und auch Kinder, Barfußlaufen sei unter ihrer Würde, sei ein Zeichen von Armut oder Unkultur und könne allzuleicht zu Erkältungen oder Verletzungen der Füße führen. Wir müssen tatsächlich wieder lernen, daß das Barfußlaufen vor allem im taufrischen Gras (Taulaufen) eine Gesundheitsmaßnahme ersten Ranges ist. In den Kneipp-Badeorten und an der See schätzt man es neuerdings ganz besonders. Es ist ein wohltuendes Gefühl, einmal ohne Schuhe laufen zu können und die Fußsohlen von Gräserspitzen, Sand und kleinen Steinchen massieren zu lassen. Fußverletzungen sind bei einiger Vorsicht höchst selten und stehen in keinem Verhältnis zu den zahlreichen deformierten und verkrüppelten Füßen, die sich durch unzweckmäßiges und ständig getragenes Schuhwerk herausgebildet haben. Man sollte in erster Linie den Kindern das Barfußlaufen so oft wie möglich gestatten, wobei natürlicher Boden bevorzugt wird, kalter Steinboden aber vermieden werden muß. Barfußlaufen ist der beste Ausgleich gegen das beengende Einzwängen des wachsenden Fußes in den Schuh.

Es ist ein Glück zu sehen, daß das Barfußlaufen bei der Gymnastik, beim Sport, an der See, im Garten und auch im Haus immer mehr Anhänger findet. Es ist für Kinder und Erwachsene eine Erholung vom Laufen auf Stein-, Asphalt-, Parkett- und Fliesenböden.

Nach ärztlichen Untersuchungen erhöht sich durch das Barfußlaufen ganz wesentlich der Funktionszustand der Füße. Die Bewegungsmöglichkeiten nehmen zu, Schiefzehen bessern sich, die Kraft der Zehen wird verdoppelt, der Beugungswinkel des Fußes vergrößert sich nach oben, und eingesunkene Fußgewölbe gewinnen wieder mehr Spannkraft. Durch längeres Barfußlaufen wird die Haut fester und dicker und die Schmerzempfindlichkeit wird stark herabgesetzt, so daß auch rauher Boden keine Beschwerden mehr bereitet.

Besonders häufig kommt der kindliche Knick-Senk-Spreizfuß vor, dem eine Anlageschwäche zugrunde liegt. Wird dazu ungesundes, beengendes Schuhwerk getragen, so verkümmert dabei leicht die außerordentlich vielgliedrige Fußmuskulatur. Der Knick-Senk-Spreizfuß wirkt sich als ausgesprochene Fußfehlform ungünstig auf die Beinachse aus, wodurch die Leistungsfähigkeit herabgesetzt wird. Treten bei einem ausgeprägten Platt-Spreizfuß zusätzlich Schmerzen auf, so spricht man von einem „schmerzhaft kontrakten Plattfuß" oder auch einem „entzündlichen Spreizfuß". Diese Zustände beeinträchtigen nicht nur ganz erheblich das Allgemeinbefinden, sondern haben als Folge des notgedrungen eintretenden Bewegungsmangels auch weitere Leiden im Gefolge. Zu den Fußdeformierungen gesellen sich häufig Umlaufstörungen in den Blut- und Lymphgefäßen, Krampfaderbildungen und Venenentzündungen.

Das Barfußlaufen auf natürlichem Boden ist eine wichtige Übung zur Wiedergesundung, Kräftigung und Anregung der Blutzirkulation der Füße. Außerdem wirkt es als Abhärtungsmaßnahme gegen Nässe, Kälte und Schweiß.

Wandern als Quelle der Kraft

Trotz erheblicher Bemühungen zahlreicher Wanderklubs wird heute das Wandern ebensowenig geschätzt wie das Gehen oder Spazierengehen. Es ist mehr und mehr aus der Mode gekommen. Selbst die Sonntagswanderung gerät langsam in

Vergessenheit. Dafür sind die Ausfallstraßen der Städte häufig von Fahrzeugen verstopft, deren Insassen entweder verärgert sind, weil sie ihre meist weitgesteckten Ziele nicht mehr in der errechneten Zeit erreichen können, oder gähnend in den Polstern hängen, weil sie der erhöhte Kohlenmonoxid- und Kohlendioxidgehalt der Luft in der Umgebung der Autoschlangen und im Inneren des Wagens vorzeitig ermüdet. Von Erholung kann hier nicht mehr die Rede sein.

Wandern als Quelle der Kraft

Reizbarkeit und Unzufriedenheit angesichts dieser verunglückten Sonntagsausflüge sind meist noch am folgenden Tag zu spüren. Dabei könnte eine *kurze* Autofahrt uns auf dem schnellsten Wege in die freie Natur bringen, um von da aus einen wirklichen Fußmarsch oder eine längere Wanderung anzutreten. Vielen Menschen würde dabei wieder bewußt werden, wie viele Schönheiten sich nur mit Hilfe unserer beiden Beine erwandern lassen. Sie würden wieder das erfrischende, den ganzen Menschen belebende und beglückende Gefühl empfinden, das sich nach einer solchen Wanderung unseres Körpers und unserer Seele bemächtigt. Oder sie würden am Abend jene wohlige Müdigkeit spüren, die sich nach körperlicher Anstrengung einstellt und uns leicht in einen erquickenden Schlaf hinübergleiten läßt. Wer kennt überhaupt noch die meist zahlreichen Sehenswürdigkeiten und landschaftlich reizvollen Flecken seiner näheren Umgebung? Es können reine Entdeckungsfahrten werden, wenn man erst wieder gelernt hat, richtig zu sehen und zu hören. Auf diesen Wanderungen wird man Menschen begegnen, die nicht von Automarken, Kilometergeld und Benzinpreisen sprechen, sondern die, angeregt von der Fülle der Natur, vielleicht über den Sinn ihres Daseins nachdenken.

Wer zu Fuß wandert, hat plötzlich Zeit, und gerade Zeit braucht man, um seine kleinen, beglückenden Entdeckungen zu machen eine Anhöhe, die einen weiten Blick ins Land gestattet, eine versteckte Quelle im Wald, aus der munter ein Bächlein hervorspringt, eine von rotem Fingerhut umstandene Waldlichtung oder auch eine alte sagenumwobene Schloßruine, über die man im nächstgelegenen Gasthof viel Interessantes erfahren kann. Man befindet sich plötzlich in einer anderen Welt.

Sicher ist das Wandern zunächst anstrengend, sofern man nicht vorher ein wenig trainiert hat und sofern es nicht in der richtigen Ausrüstung geschieht. Zweckmäßig ist es, leichtere Kleidung und nicht zu feste und zu schwere Schuhe mit breitem Absatz zu tragen (leichten Regenschutz nicht vergessen!).

Um zu verstehen, warum das Wandern tatsächlich nicht nur ein seelischer, sondern auch ein körperlicher Kraftquell ist, muß man etwas über die Wirkungen des Wanderns auf den menschlichen Körper wissen.

Unsere Beine sind von Natur aus zum rhythmisch wandernden Schreiten vorzüglich geeignet. Die Längs- und Quergewölbe der Füße fangen den Druck des Körpergewichtes auf und begünstigen ein elastisches, leichtes Schreiten unter

Abrollen des Fußes von der Ferse bis zu den Zehen. Die langen Ober- und Unterschenkelknochen sind dank ihrer wunderbaren Struktur außerordentlich tragfähig und ermöglichen die nötige Schrittlänge, während die Beuge- und Streckmuskeln der Beine und des Bauches für die Bewegung und Spannkraft sorgen, sofern ihnen der nötige Anreiz dazu gegeben wird, d. h., wenn sie zur aktiven Bewegung in ausreichendem Maße gebraucht werden. Aber gerade daran fehlt es uns am allermeisten. Dabei ist das bekannte Wort: „Es ginge alles besser, wenn wir mehr gingen", nur allzuwahr.

Bewegung

Wandern könnte man als ein längerdauerndes und im Tempo etwas gesteigertes Spazierengehen bezeichnen. Bei einem *rüstigen Wandertempo legt man* etwa 114—120 Schritte in der Minute (Schrittlänge etwa 80 Zentimeter) zurück. Nimmt man eine Schrittdauer von 0,5 Sekunden an, so läuft man in einer Stunde 5,5 Kilometer. Für Dauerleistungen ist das ein kraftsparendes Tempo.

Als *natürlichen Gang* bezeichnet man eine Gangart mit dem geringsten Kraftaufwand, die, je nach dem Körperbau des Wandernden, individuell verschieden ist. Das Tempo einer natürlichen Gangart liegt etwa bei vier Kilometern in der Stunde, wobei gewöhnlich in einer Minute 100 Schritte von je 66 Zentimeter Länge und 0,6 Sekunden Dauer ausgeführt werden. Gegenüber der Ruhe werden beim natürlichen Gehen 38,5 Kalorien für 70 Kilogramm Körpergewicht und 1 Kilometer Gehstrecke verbraucht (0,55 Kalorien für 1 Kilometer Weg und 1 Kilogramm Körpergewicht). Dieser Wert ändert sich in dem Bereich von zwei bis fünf Kilometern in der Stunde nur wenig, am wenigsten, je natürlicher und je geübter die Gehbewegung ist.

Für alle, die unter dem ständigen Ansturm schädlicher Zivilisationseinflüsse leben, denen sich vor allem die Großstädter nicht entziehen können (z. B. verunreinigte Luft, zuwenig Bewegung, schlechte Haut- und Atemfunktionen, wenig wirksame Sonnenstrahlen, wenig oder gar keine Leibesübungen, intensive und anhaltende Lärmstörungen, Durchbrechung des natürlichen Schlaf-Wach-Rhythmus, hoher Konsum an Genuß- und Suchtmitteln und vieles andere mehr), ist das Wandern in mancher Hinsicht ein sich immer wieder erneuernder Kraftquell für Körper, Seele und Geist. Man muß sich nur einmal zu dem festen Entschluß durchringen, mit der Bewegungsträgheit und einigen anderen eingefahrenen Gewohnheiten radikal zu brechen. Dann wird es nicht mehr schwerfallen, sich das Erlebnis einer uns weitgehend unbekannten Natur zu erwandern (auch im Winter!).

Hofmiller schrieb einmal treffend über das Wandern: „Fürs Wandern kann man keine Regel aufstellen, das ist das Schönste daran. Wandern ist der Inbegriff von Unabhängigkeit. Gibt es einen spannenderen Umweg, um durch ein reines Verhältnis zu den Dingen zu sich selbst zu kommen? Und gibt es eine zauberhaftere Möglichkeit, aus der Zeit, in der wir im Alltag leben, in die Zeitlosigkeit des Eichendorffischen Taugenichts hinüberzuschlendern? Wie langsam wanderte und reiste man in der guten alten Zeit! Aber was hindert uns, sie für unseren persönlichen Gebrauch jederzeit wiederherzustellen? Es kostet uns nichts als ein klein wenig Mut zur Selbständigkeit, und wir leben wirklich in ihr."

Wandern als Heilmittel

Wandern als Heilmittel

Dr. *Jean Mayer,* ehemals Chef des Ernährungswissenschaftlichen Instituts der Harvard-Universität, sagte über den Einfluß der Bewegung auf das Essen: „Man kann ruhig alles essen, was man mag, man muß seinem Körper nur immer die nötige Bewegung zukommen lassen."

Daß das Wandern gerade im mittleren Lebensalter wesentlich dazu beiträgt, das normale Körpergewicht zu erhalten, wissen wir schon länger. Das ist wichtig genug, denn *Übergewicht* verkürzt — wie die großen Lebensversicherungsgesellschaften immer wieder statistisch belegen — die Lebenszeit. Bei einem Übergewicht bis zu 15 % erhöht sich die Sterblichkeit durchschnittlich um 25 %, bei 16—25 % Übergewicht liegt sie bereits um 45 % höher als bei Normalgewichtigen. Bei noch höherem Übergewicht steigt die Sterblichkeit rapide an bis zu 75 %. Bei einer Wanderung von einer Stunde werden 200—400 Kalorien verbraucht.

Wesentlichen Einfluß übt das Wandern auch auf die *Herz- und Kreislauffunktion* aus. Es erzeugt in den Beinen und Armen einen ausgeglichenen Muskeltonus, der die Blutzirkulation, vor allem den venösen Rückfluß zum Herzen, fördert. Schlaffe und kümmerlich entwickelte Muskeln leisten in Verbindung mit einem erhöhten Gehalt des Blutes an Fettbestandteilen der Thrombose, Embolie und Infarktentstehung Vorschub. Eine längere Wanderung dagegen erzeugt einen vermehrten Blut- und Nahrungsstrom und erhöht den Zustrom von Blut und Sauerstoff zum Herzen. Das Herz verstärkt seine Pumpleistung, und die Blutgefäße (Arterien bis zu den Haargefäßen) erweitern sich, was zu einem angenehmen Wärmegefühl auch in den oft kalten Händen und Füßen führt und eine frischrote Gesichtsfarbe hervorruft. Damit überwindet man also schon eine ganze Reihe von sonst sehr lästigen Durchblutungsstörungen (kalte Hände und Füße, Neigung zu Erkältungen, Gesichtsblässe, Frostbeulen).

Der Rückstrom des Blutes wird durch eine ständige Massage der zwischen den Muskeln verlaufenden tiefen Venen gefördert, wodurch die Neigung zu Blutstauungen und Venenentzündungen verhütet wird. Die vermehrte Herzarbeit erfordert und erzwingt auch eine vermehrte Durchblutung des Herzmuskels, indem sich die Herzkranzgefäße, soweit sie noch funktionsfähig sind, erweitern. Die verbesserte Herzmuskelversorgung und die vermehrte Herzarbeit führen zu einer Verdickung und damit Stärkung der Herzmuskelfasern. Das Wandern ist somit das einfachste, natürlichste und beste Mittel, einer *Herzkranzgefäßverengung* (Angina pectoris) und einer Herzmuskelschwäche entgegenzuwirken oder die Heilung bereits erkrankter Herzen wesentlich zu fördern (siehe auch Terrainkur). Es kommt allerdings auf die richtige Dosierung an.

Außerordentlich verbessert wird durch das Wandern auch die *Atmung*, also die Lungen- und Zwerchfellfunktion. Je länger wir wandern, um so mehr vertieft sich unmerklich die Atmung, da Lunge und Zwerchfell eine vermehrte Leistung zu erbringen haben, nämlich mehr Sauerstoff aufzunehmen und entsprechend mehr Kohlensäure abzugeben. Dadurch entfalten sich alle Lungenlappen bis in die Spitzen und seitlichen Winkel viel intensiver. Auch werden sie besser durchblutet und wirksamer gegen Krankheitserreger gefeit.

Zugleich mit der vertieften Atmung setzt auch eine größere Auf- und Abwärtsbewegung der Zwerchfellpumpe ein, die nun über Pfortader und Leber mehr Blut zum Herzen zurückbefördert und in vorzüglicher Weise eine sonst nicht mögliche Massage auf die *Bauchorgane* ausübt, nämlich auf die Leber, den Magen und die Därme. Die bessere Magen-Darm-Funktion äußert sich in einer besseren Verarbeitung der Nahrungsmittel und einer rascheren Ausscheidung der Schlackenstoffe. Gut funktionierende Verdauungsorgane und eine gut durchblutete Leber bilden einen hervorragenden Schutz vor Erkrankungen dieser Organe, sie verbessern den Stoffwechsel und die Entgiftungsfunktionen der Leber und gewährleisten einen normalen Stuhlgang, der bei den meisten Menschen — in der Regel wegen ihres Bewegungsmangels — sehr zu wünschen übrigläßt.

Wandern trägt somit wesentlich dazu bei, Herz- und Kreislaufstörungen, Lungenfunktionsstörungen, Stauungen im Magen-Darm-Bereich und in der Leber zu überwinden sowie Stuhlträgheit zu beseitigen.

Eine besondere Wirkung kommt dem Wandern auch in der *Nachbehandlung Operierter* zu, da es die Heilung durchschnittener Gewebe, vor allem der Muskulatur, fördert. Natürlich bestimmt der Arzt den Zeitpunkt des Aufstehens nach einer Operation, dann müssen aber sofort die Gehübungen einsetzen und von Tag zu Tag erweitert werden, damit die Muskulatur wieder gekräftigt und das Wandern bald wieder möglich wird.

Dem außerordentlich wertvollen und anregenden Buch „Gesunde Schwangerschaft, glückliche Geburt“ von Frau Dr. med. *D. Liechti-v. Brasch* verdanke ich den Hinweis auf die große Bedeutung des Wanderns und der Gymnastik in der *Schwangerschaft* und im *Wochenbett.* Die bekannte Ärztin weist darauf hin, daß sich das Wandern besonders auf die Stärkung gedehnter und verlagerter Muskeln auswirkt, die sich zurückbilden und ihre Spannkraft wiederfinden müssen, und sie erinnert mit Recht daran, daß die Eingeweide und Unterleibsorgane nach der starken Verlagerung vor einem dauernden Absinken, dem sogenannten Vorfall, geschützt werden müssen und daß dies durch Wandern besser möglich ist als durch alle künstlichen Stützen.

Wandern als Heilmittel

Einen wohltuenden Einfluß übt das Wandern auch auf die *Nerven* aus, wenn es außerhalb der Städte und abseits der Autostraßen geschieht, wo jeder Lärm und jede Hetze entfallen. Die dort ganz von selbst auftretende Entspannung und die bessere Durchblutung aller Organe und Gewebe einschließlich des Gehirns und der Nerven beseitigen einen elektrischen Spannungsunterschied, der für das Eintreten des akuten Herztodes mitverantwortlich ist.

Ich möchte dieses Kapitel nicht beenden, ohne den Bericht über einen bemerkenswerten Fall von schleppender Tuberkulose aufgegriffen zu haben, der durch Wandern geheilt wurde. Der Krankheitsbericht stammt von dem englischen Arzt Dr. *Muthu.* Der Schweizer Arzt Dr. *Max Edwin Bircher* schreibt darüber:

„Eine junge Frau war in den ersten Jahren ihrer Ehe an einer leichten Form der Lungenschwindsucht, welche mehrere Kuren im Hochgebirge nötig machte, erkrankt. Sie blieb zu Katarrhen geneigt, war immer zart, leicht ermüdbar und sehr ruhebedürftig. Da sie ihren Zustand so gut wie möglich verheimlichte, wurde sie von ihrem unternehmungslustigen Ehemann in jeder freien Zeit auf Wanderungen mitgeschleppt. Jahrelang ertrug sie die Strapazen mit Aufbringung letzter Willenskraft. Nach Jahr und Tag war die Tuberkulose ausgeheilt und nur an der großen Zahl der Vernarbungen erkennbar. Die ungewollte „Kur" hatte offenbar auf alle Gewebe belebend und durchblutend gewirkt, so daß von ihr ein neuer Lebensreiz ausging und die Stoffwechselgifte rasch ausgeschieden worden waren. Auf Grund dieser Erfahrung änderte Dr. Muthu die Tuberkulosebehandlung im Mendip-Hills-Sanatorium in dem Sinne, daß er die Mastkuren abstellte und dafür neben der Liegekur eine dem Zustand des Patienten angemessene Wanderkur in frischer Luft bei einfacher, nicht zu reichlicher Ernährung mit viel Obst und Gemüse einführte. Das Wandern setzte ein, sobald der Patient fieberfrei und Husten und Auswurf bis auf Spuren verschwunden waren. Die Wanderungen wurden bis zu vielen Stunden ausgedehnt, worauf eine Ruhezeit folgte, und der Arzt wanderte selbst mit, um die Weggefährten zu ermuntern und auf jede Weise ihr Vergnügen am Wandern zu steigern. Dr. Muthu zeigte, daß langes, gleichmäßiges Wandern ohne Ermüdungsgefühl den Lungenprozeß endgültig zum Stillstand bringen kann."

Frau Dr. *D. Liechti-v. Brasch* ist der Meinung, daß das tüchtige Wandern, daß Marsch und Dauerlauf sowie jede starke Muskelarbeit ein einzigartiges *Vorbeugungs-* und *Schutzmittel gegen die Grippe* und ganz allgemein bei Infektionsgefahren darstellen, weil beim kräftigen Wandern die Körpertemperatur erhöht und damit die Infektabwehr gesteigert wird. Es ist aus zahlreichen Überwärmungsversuchen bekannt, daß bei einer Temperaturerhöhung von 1—2° C über die Normaltemperatur des Menschen viele Bakterien nicht mehr lebensfähig oder zumindest stark geschwächt sind und daß die Bakteriengifte schneller abgebaut werden.

Bewegung

In Grippezeiten sollte jeder, der es ermöglichen kann, täglich mindestens eine Stunde tüchtig marschieren oder steigen, bis eine intensive Durchwärmung des ganzen Körpers eingetreten ist. Auch wenn ein Erkältungs- oder Grippeinfekt mit Kratzen und Wundgefühl im Hals und in der Luftröhre beginnt, wenn bereits Kopfschmerzen, Niesen, Frösteln und das allgemeine Gefühl des Unbehagens eintreten, kann man oft noch durch einen kräftigen Fußmarsch oder durch Wandern in den Bergen den Infekt im Keime ersticken und damit die Gesundheit wiederherstellen.

Sport steigert die Lebenskraft

Die Leistung, deren Vollendung dem menschlichen Sinn des Sportes entspricht, wird immer einen Sieg des Geistes über die Materie zeigen. Von einem solchen Sieg kann nur dort die Rede sein, wo die Leistung spielend gelingt und der Mensch als Zeuge des Geistes, der das Gesetz der Schwere überwindet, in größter Freiheit der Bewegung, das Unwahrscheinliche mühelos und lächelnd vollbringt, indem er die Schwere in Leichtigkeit, die Anstrengung in Spiel und das willentliche Tun in ein heiter-gelassenes Zulassen des Gekonnten verwandelt.

Sport steigert die Lebenskraft

Wir treiben zuwenig Sport

Man ist sich allseits darüber einig, daß der aktiv betriebene Sport besonders junge Menschen zu Selbstzucht, Fairneß und Ritterlichkeit erzieht, daß er dazu beiträgt, unsere Triebe zu beherrschen, daß er zur unbedingt notwendigen körperlichen Bewegung zumeist in frischer Luft führt und daß er, nicht im Übermaß betrieben, sondern sportärztlich überwacht, eine Quelle der körperlichen und seelischen Gesundheit ist. Wir erleben auch, daß aktiver Sport Tag für Tag, fern von Zuschauern, jenseits aller materiellen Interessen, allein aus Freude an der körperlichen Bewegung und am Training ausgeübt wird.

Dieser völlig positiven Meinung über den Sport steht aber die bemerkenswerte Tatsache gegenüber, daß sich heute nur noch zehn Prozent unserer Bevölkerung *aktiv* am Sport beteiligen und daß auch unsere Schuljugend viel zuwenig Sport betreibt. Der weitaus überwiegende Teil unseres Volkes steht dem aktiven Sport mehr oder weniger fern, er interessiert sich nur als Zuschauer auf dem Fußballplatz oder vor dem Fernsehschirm dafür.

Aktive Sportler findet man noch in den Turn- und Sportvereinen. Wenig trägt die Schule und noch weniger die Universität zur sportlichen Betätigung bei. Dabei herrscht bei allen durchaus die Überzeugung vor, daß die volle Gesundheit nur erhalten werden kann, wenn Körper und Geist gleichmäßig gebildet werden, wenn eine körperlich und geistig harmonische Erziehung und Entwicklung angestrebt wird. Hat die heutige Elterngeneration keine Zeit mehr, über Erziehungsfragen so weitreichender und ernster Art nachzudenken?

Die Intellektuellen in Deutschland schätzen offenbar den Wert des Sportes nicht richtig ein. Es werden Bannflüche gegen den Leistungssport geschleudert, die um so mehr verwundern, da hier meist Leute sprechen, deren Urteil von keinerlei Sachkenntnis getrübt ist. Wir dürfen uns nicht wundern, wenn einerseits unkanalisierte jugendliche Kräfte zerstörerisch wirksam werden und anderseits ein Heer von körperlichen Schwächlingen heranwächst, denen jede körperliche Betätigung lästig wird.

Körperliche Ertüchtigung und geistige Leistung sind aber nicht zu trennen! Es ist daher hohe Zeit, daß sich die führenden Schichten unseres Volkes dem Sport zuwenden und ihn als das erkennen, was er tatsächlich ist: das wertvollste Mittel, *ganze* Menschen zu erziehen. Nur so läßt sich verhindern, daß in unserer technischen Umwelt der rein geistige Mensch aus körperlicher Schwäche zugrunde geht und der nur körperlich orientierte versagt, weil ihm die geistige Kraft zur Beherrschung der Technik fehlt. Der Sport kann seine hohe Aufgabe aber nur erfüllen, wenn er keinen anderen Zweck verfolgt, als dem Menschen körperlich und geistig zu dienen.

Bewegung

Wir brauchen den Sport als Ausgleich

Wir wissen alle, daß derjenige, der jeden Tag an der Maschine steht, am Fließband arbeitet oder hinter dem Schreibtisch hockt, eines Tages eine Störung des elementaren Körpergefühls erlebt und sein Wohlbefinden verliert. Es wird sich bei ihm das dumpfe Gefühl einstellen, daß der Körper nicht zu seinem Recht kommt und die einseitige Arbeit ihn deformiert. Wer auch nur noch einen Funken gesunden Empfindens aufweist, wird mit allen Mitteln nach einem Ausgleich suchen und sich die notwendige körperliche Bewegung in irgendeiner Form verschaffen. Neben den bereits besprochenen Möglichkeiten des Spazierengehens, des Wanderns und der Gartenarbeit eignet sich dazu vor allem der Sport mit seinen vielfältigen Möglichkeiten.

Es ist interessant festzustellen, daß sich früher parallel zur Entwicklung unserer industriellen Gesellschaft auch die Kleingärtnerbewegung und der Sport entwickelten. Beides sind Bewegungen, in denen dem jedem Menschen angeborenen Drang zu gestaltender, schöpferischer Betätigung kaum Grenzen gesetzt sind. Jeder, der in einen industriellen Produktionsprozeß eingespannt ist oder eine automatisierte Arbeit leisten muß, träumt davon, einmal er selbst zu sein und kein schnell auswechselbares Rädchen in einem Getriebe, sich entfalten und aufsteigen zu können aus der namenlosen Masse, bekannt, geehrt oder umjubelt zu werden, sich somit bestätigt zu fühlen, also ein *Individuum* zu sein. Wo wäre das besser möglich als im Sport, der die persönliche Leistung wertet und bei dem sich alle aufgestaute Energie entladen kann? Der Sport ist also auch ein Mittel der Selbstbestätigung und ein Ventil zur Entspannung aufgestauter Energien.

Die sportliche Betätigung Jugendlicher in den USA ist sehr viel intensiver als bei uns. Der Grund dafür ist im amerikanischen Schulsystem zu sehen. Wer Amerikas Schulen nicht kennt, kann auch ihren Sport nicht verstehen. Schon bis zum sechsten Lebensjahr treiben die amerikanischen Kinder vielerlei Sport. In der Grundschule, die das sechste bis zwölfte Lebensjahr umfaßt, beginnt dann eine planmäßige körperliche Erziehung.

In der anschließenden Unterstufe der Oberschule (13.—15. Lebensjahr) sieht der Stundenplan täglich 45 Minuten, also eine volle Unterrichtsstunde, für die körperliche Erziehung vor. Die tägliche Sportstunde wird dann auch auf der Oberstufe, die bis ins 18. Lebensjahr reicht, beibehalten. Wer dann weiterhin eine Volks- oder Gemeindehochschule besucht, behält seine tägliche Sportstunde bei. Wer auf ein College oder eine Universität geht, bleibt in ständigem Training, da sich hier der Sportbetrieb auf zwei bis drei Stunden täglich erweitert.

Schulsport

Die amerikanischen Jugendlichen werden also wesentlich sportlicher erzogen als unsere Jugend. Sie legen auf die körperliche Ausbildung ebenso großen Wert wie auf die geistige, was selbstverständlich nicht unwesentlich zu ihren olympischen Erfolgen beiträgt. Unser Schul- und Erziehungssystem ist vorwiegend auf ein Großhirntraining abgestellt; es beruht auf einer Überschätzung der intellektuellen Fähigkeiten. Wir übersehen dabei geflissentlich, daß Geist und Gefühl nur eine Seite des menschlichen Lebens darstellen, eine ebenso wichtige aber der Leib ist. Ihn zu fördern und zu stärken, dazu dient in hervorragender Weise der Sport, der darüber hinaus auch ein Mittel der Charakterbildung ist. Diese hohe Aufgabe kann er jedoch nur erfüllen, wenn er in unseren Schulen und Hochschulen nicht mehr eine untergeordnete Rolle spielt, sondern ein wesentlicher Bestandteil des täglichen Schullebens wird. Insbesondere sollten unsere Hochschulen den Sport nicht mehr als Stiefkind behandeln, sondern jeden Studenten ohne Ausnahme ernsthaft Sport treiben lassen.

Wir sollen und müssen nicht das amerikanische Erziehungssystem nachahmen, aber die drei Grundsätze, nämlich Bildung, gleiche Chancen und körperliche Erziehung für alle, müßten auch bei uns uneingeschränkt Geltung besitzen. Sportlich trainierte Menschen werden besser und leichter mit unseren zivilisierten Lebensbedingungen fertig. Sie geben den Sport auch mit steigendem Alter nicht völlig auf und bewahren sich ihr Leben lang eine „Sportgesinnung", das heißt Fairneß und Kameradschaftlichkeit.

Nun muß an dieser Stelle vermerkt werden, daß der Sport auch mißbraucht werden kann. Es gibt viele Menschen, denen es nicht gelingt, sich in ihrer Freizeit eine private Sphäre aufzubauen, die es nicht vermögen, auch einmal zwecklosen oder nutzlosen Beschäftigungen nachzugehen, die sich zwar aus der Arbeit herauslösen, aber in den Sport hinein fliehen. Da hier vielfach das gleiche „Leistungsprinzip" gilt wie während ihrer beruflichen Tätigkeit, geraten sie aus einer Spannung in die andere mit dem einen Unterschied, daß beim Sport selbstgewählte Schwierigkeiten nach bestimmten Regeln zu überwinden sind. Eine sportliche Betätigung unter solchen Vorbedingungen verfehlt allerdings völlig ihren Sinn.

Schon die Tatsache, daß die industrielle Gesellschaft, die den Sport als Massenbewegung zum Ausgleich einseitiger Arbeitsbelastungen hervorbrachte, ihm heute häufig den Stempel des Leistungsprinzips aufdrückt, kann Anlaß sein, daß der Sport seine gesundheitliche Funktion verliert.

Bewegung

Das gilt auch für die Olympischen Spiele, die mit „Spielen" oft nichts mehr zu tun haben.

Die Olympiade im mexikanischen Hochland 1968, bei der die Leistungen unter den besonderen Bedingungen des Höhenklimas erbracht werden mußten, hat der Sportmedizin in der Forschung wie in der Praxis zu einer Reihe neuer Erkenntnisse verholfen. So erhielt man größere Einblicke in die *Akklimatisation des Stoffwechsels* und in die *Anpassungsvorgänge des Kreislaufs.* Man hat auch feststellen können, daß die Trainierbarkeit des Organismus, vor allem in bezug auf die Sauerstoffaufnahme und die maximal erreichbare Sauerstoffschuld, alle bisherigen Annahmen übertrifft.

Da bei jeder maximalen Anstrengung der mit der Atmung aufgenommene Sauerstoff nicht ausreicht, erfolgt die sportliche Leistung unter Sauerstoffmangel. Die willensmäßig zu erzwingende, maximal erreichbare Sauerstoffschuld (= anaerobe Kapazität) ist ein Ausdruck für das *Stehvermögen.* Dieses Stehvermögen oder das willensmäßige Durchhalten einer maximalen Leistung hatte man bisher mit einer Dauer von 60 Sekunden angenommen. Die Olympischen Spiele in Mexiko haben gezeigt, daß es sich bis auf fast zwei Minuten verlängern läßt, wobei allerdings die Gefahr bedrohlicher Zusammenbrüche besteht, zumindest aber eine bedeutend verlängerte Erholungszeit notwendig ist. Auch ist die Erholungsfähigkeit deutlich verschlechtert. Die Zusammenbrüche beziehen sich auf die Kreislauffunktionen wie auch auf die nervös-vegetativen Regel- und Leistungsfunktionen und können selbst noch nach Erreichen des Zieles und damit nach dem plötzlichen Wegfall der Anforderungen auftreten. Bei den Olympischen Spielen waren solche Zusammenbrüche oder Erschöpfungszustände meist mit Sauerstoffgaben zu überwinden.

Entartungserscheinungen, wie wir sie von Zeit zu Zeit in manchen Sportarten erleben, sind allerdings nicht dem Sport selbst zum Vorwurf zu machen. *Peter Leining* analysierte z. B. das Fußballfieber, seine Ursachen und seine Auswüchse in der Bundesrepublik und kam zu dem Ergebnis: „Es ist töricht, wegen des exzessiven Verhaltens der Menge dem Sport einen Vorwurf zu machen. Freilich ist es dumm, wenn Bierflaschen geworfen werden, freilich ist es fatal, wenn geprügelt wird, und freilich ist es bedenklich, wenn die Menge einen Sieg zum Anlaß nimmt, ein zweites Mal in diesem Jahr Karneval zu feiern. Der angewiderte und sich belästigt fühlende Zeitgenosse schleudert seine Empörung jedoch in die falsche Richtung, wenn er voller Zorn schimpft: ‚Dieser dumme Sport!' Nein, dumm ist nicht der Sport, dumm ist der Mißbrauch der Masse mit dem Sport, dumm ist der törichte Hang unserer Massengesellschaft zur Götzenverehrung. Sie zerreißen sich heute für Uwe Seeler, morgen für Juri Gagarin, übermorgen für den ersten Mondfahrer. Gefährlich ist nicht so sehr der Geist, der in die Waden rutscht, gefährlich ist jener Geist, der in Verzückung für ein läppisches Tagesidol sein Leben aushaucht."

Leistungssteigerung durch Doping

Doping gefährdet den Menschen

Von einer direkten *Gefährdung* des Menschen muß man sprechen, wenn er versucht, die körperliche (und auch geistige) Leistungsfähigkeit durch Einnehmen von Drogen zu steigern. Es handelt sich hierbei um das aktuelle Problem des *Dopings,* um die Leistungssteigerung im sportlichen Wettkampf mit Hilfe von Medikamenten.

Zahlreiche Länder haben sich im Komitee für außerschulische Erziehung des Europarates auf folgende Definition des Dopings geeinigt: „Doping ist die Verabreichung oder der Gebrauch körperfremder Substanzen in jeder Form und physiologischer Substanzen in anomaler Form oder auf anomalem Wege an gesunde Personen mit dem einzigen Ziel der künstlichen und unfairen Steigerung der Leistung für den Wettkampf. Außerdem müssen verschiedene psychologische Maßnahmen zur Leistungssteigerung des Sportlers als Doping angesehen werden."

Der Deutsche Sportärztebund formulierte den Begriff des Dopings kürzer wie folgt: „Die Einnahme eines jeden Medikamentes — ob es wirksam ist oder nicht — mit der Absicht der Leistungssteigerung während des Wettkampfes ist als Doping zu bezeichnen."

Dr. *D. Clasing* berichtete auf einer Tagung in Freiburg, die sich mit der „Gefährdung des Menschen durch Doping" befaßte, über eine Vielzahl von leistungsphysiologischen Untersuchungen, um die Wirkung der sogenannten Weckamine objektiv zu erfassen. Pervitin-Einwirkung — das bekannteste Mittel aus der Gruppe der Weckamine, die für Doping-Zwecke benutzt werden — steigerte bei Dauerbelastungen bis zum Abbruch der Belastung ganz erheblich die Gesamtleistung, wobei keine Beeinflussung der Atmung, der Pulsfrequenz oder des Blutdrucks auftrat. Es wurde vor allem keine verbesserte Herz-Kreislauf-Arbeit nachgewiesen. Die tatsächlich erhöhte Leistung wurde lediglich durch eine mit Hilfe der Droge ermöglichte verlängerte Arbeitszeit erreicht. Bei trainierten Kugelstoßern und Läufern sowie bei untrainierten und trainierten Schwimmern stellte er bei 75 % der Versuchspersonen unter dem Einfluß von Amphetamin eine Leistungssteigerung fest. In allen Fällen muß aber die verlängerte oder erhöhte Leistungsfähigkeit durch eine entsprechend verlängerte Erholungszeit und im nachhinein auftretende Allgemeinbeschwerden erkauft werden.

Das ist auch verständlich, weil durch die medikamentös erzwungene Mehrleistung — durch Enthemmung und Antriebssteigerung einerseits und durch Abschwächung lebenswichtiger Schutzfunktionen anderseits (wie Ermüdungs- und Erschöpfungsgefühl, Schmerzempfindung und Schlafbedürfnis zum Beispiel) — die körperlichen und seelischen Reserven erschöpft werden und eine lange Erholungszeit erforderlich ist, falls nicht bereits Schädigungen eingetreten sind.

Trainer und Sportärzte lehnen für Sportler jedes Doping ab. Dr. med. *J. Keul* vom Bundesinstitut für Sportwissenschaft in Köln erklärte auf der Freiburger Tagung, daß der Gebrauch leistungssteigernder Mittel beim Sportler nicht bejaht werden könne, weil sich der Athlet damit 1. in unfairer Weise einen Vorteil gegenüber den anderen zu verschaffen sucht, 2. es bei wiederholter Einnahme zu einem Persönlichkeitszerfall kommt und das Training als natürliche Wettkampfvorbereitung vernachlässigt wird und 3. die Gefahr einer körperlichen Schädigung besteht.

Keul ist darüber hinaus der Meinung, daß es kein Mittel gibt, das dem Menschen die Leistungsfähigkeit vermitteln kann, die er durch systematisches Training, gezielte Ernährung, ausreichenden Schlaf und natürliche Entspannung erreicht.

Sport als Vorbeugungs- und Heilmittel

Es gehört zu den wichtigsten Aufgaben der Sportmedizin, die Bevölkerung und damit auch den einzelnen gesund zu erhalten sowie gesundheitlichen Schäden und Krankheiten vorzubeugen. Hierbei müssen sich praktische Erfahrungen und medizinische Erkenntnisse ergänzen, damit der Sport wirklich zu einem großen Vorbeugungsmittel werden kann.

Sobald es sich jedoch darum handelt, krankhafte Zustände und Krankheiten zu beeinflussen, den Sport also als Heilmittel zu gebrauchen (Gesundheitsturnen, Heilgymnastik), kann das nur Sache der Ärzte und der sie unterstützenden ärztlichen Hilfsberufe sein.

In welcher Weise kann der Sport nun vorbeugend wirken? Da der größte Gesundheitsschaden, den unsere hochindustrialisierte Gesellschaft ihren Mitgliedern zufügt, vor allem die Bewegungsarmut und der Mangel an echter körperlicher muskulärer Beanspruchung ist, entfaltet hier der Sport, sofern er aktiv betrieben wird, eine ausgleichende Wirkung und erhält damit das körperlich-seelische Gleichgewicht. Darin besteht seine unbestrittene gesundheitliche Bedeutung.

Die Anfänge des Sports reichen bis in die Antike zurück, nämlich bis zur Mitte des zweiten Jahrtausends vor Christus und damit bis in die Anfänge der Olympischen Spiele (wenn auch die Zählung der Olympischen Spiele erst mit dem Jahre 776 v. Chr. beginnt). Die Griechen haben damals schon der körperlichen Tüchtigkeit große Bedeutung zugemessen und sie als eine wichtige Voraussetzung der Gesundheit des ganzen Menschen angesehen. Sehr schön kommt das in dem Wort des *Sophokles* zum Ausdruck: „Das Schönste von allem ist, gerecht zu sein — das Beste, ohne Siechtum zu leben.“

Sport und Haltungsschäden

Sport verhindert Haltungsschäden

Die immer wieder beklagten, zunehmenden Haltungsschäden unserer Jugendlichen stehen in einem engen Zusammenhang mit ihrer mangelhaften sportlichen Erziehung in allen Schulen bis zur Hochschule und Universität. Offenbar überhört man dabei die Feststellung der Orthopäden, daß es bei der Haltungserziehung keine andere und keine bessere Maßnahme gibt als die *aktive körperliche Betätigung*, bei der Muskelkraft, Ausdauer, Gelenkigkeit, Schnelligkeit und Geschicklichkeit besonders geschult werden müssen. Dabei müßte die Schule die Leibeserziehung als eine ihr obliegende und grundlegende Aufgabe erkennen und im notwendigen Umfang wahrnehmen.

Schwimmen verbessert die Körperverfassung

Der schon mehrfach erwähnte Bewegungsmangel ist in erheblichem Maße mitschuldig daran, daß die Hälfte unserer Jugend haltungsgeschwächt ist, daß 75 % aller Invalidenrenten schon durchschnittlich zwölf Jahre vor dem 65. Lebensjahr gewährt werden müssen, daß sich 88 % aller Unfälle aus Ungeschicklichkeit ereignen und fast 50 % aller Todesfälle sich auf vorzeitige Herz- und Kreislaufschäden zurückführen lassen. Diese wenigen Zahlen zeigen schon den erschütternden Einbruch in die Lebenskraft unseres Volkes, den unser zivilisiertes Dasein mit sich gebracht hat; sie zeigen uns die Schattenseiten der Zivilisation.

Um hier die dringend notwendige Abhilfe zu schaffen, können wir dem natürlichen und noch nicht völlig abgetöteten Bewegungsbedürfnis auch durch das Schwimmen voll entsprechen, weil es zugleich zur Tiefatmung zwingt, den Kreislauf anregt, die Brust weitet und die Wirbelsäule geschmeidig macht. Das Schwimmen mit seiner allseitigen Muskelarbeit ist von solch großer gesunderhaltender und sogar heilender Bedeutung für uns Zivilisationsmenschen, daß sich jeder — gleich welchen Alters — mit diesem Sport, der zugleich Freude und Genuß bringt, beschäftigen sollte. Schwimmen ist das natürlichste und wirkungsvollste Mittel, um den zahlreichen Schäden des gedrosselten Bewegungslebens zu entgehen.

Der Altmeister des deutschen Sports, Prof. *Carl Diem* (1882 bis 1962), sagte über das Schwimmen: „Ohne regelmäßiges Schwimmen eines hohen Teiles unseres Volkes werden wir den Gesundheitsrückgang nicht stoppen, geschweige denn ausgleichen können.“ Und ferner: „Wenn die Schulsysteme nicht in nächster Nähe irgendeine Schwimmhalle erreichen können, sollen sie ihr eigenes Schwimmlehrbecken erhalten, wie sie ihren eigenen Physikraum und ihren eigenen Zeichenraum haben. Das Schwimmlehrbecken gehört zur Turnhalle und zum Gymnastikraum; diese drei bilden jene Einheit, mittels der das kommende Geschlecht dem Wettbewerb künftigen Lebens mit seiner steigenden Mechanisierung gewachsen bleibt."

Bewegung

Sicher ist die ideale Stätte zur Ausübung dieses Sportes das Freischwimmbad oder das Seebad. Diese stehen uns aber nur in kurzen Sommermonaten und als besondere Anlagen in völlig unzureichender Zahl zur Verfügung. Aber gerade im Winter ist das Schwimmen am notwendigsten, damit wir uns an Kältereize gewöhnen und die Durcharbeitung der Muskulatur nicht unterbleibt. Wir brauchen daher Hallenschwimmbäder. Schwimmen im kalten Wasser belebt die Haut und wirkt von daher über die Blutbahnen anregend auf die Tätigkeit aller inneren Organe. Es kommt dadurch zu einer erhöhten Stoffwechseltätigkeit, was sich schnell in einem kräftigen Hungergefühl bemerkbar macht, das sich nach dem Schwimmen einstellt.

Das Schwimmen erfordert eine so umfassende Bewegung aller Gelenke, Glieder, Muskeln und Knochen bei idealer Bewegungsfreiheit nach allen Richtungen, wie es bei keiner Übung sonst der Fall ist. Die rhythmischen Schwimmbewegungen gleichen alle einseitigen Belastungen der Berufsarbeit aus. Sie lösen, lockern und straffen wiederum die Muskulatur in einem Bewegungsspiel, dem sich jeder nach Herzenslust hingeben kann.

Eine ungewöhnlich starke Anregung erfahren natürlich die Atmungsorgane, da das Schwimmen eine rhythmische Tiefatmung erfordert, die die meisten Menschen nicht mehr kennen, da das Sitzleben und die Bewegungsarmut die Flachatmung und damit den mangelhaften Luftaustausch begünstigen. Es gibt keine bessere Atemgymnastik als das Brustschwimmen. Tiefatmung führt zu besserer Sauerstoffaufnahme und damit zur Belebung aller Körperzellen, die es uns mit neuer Kraftentfaltung danken, was nicht zuletzt außerordentlich stärkend auf unser Selbstbewußtsein und die Kräfte unseres Gemütes wirkt.

Bei einer ausgedehnten wissenschaftlichen Untersuchung, bei der das Alter der Versuchspersonen durchschnittlich 16 Jahre betrug, zeigte sich, daß das Körpergewicht und die Körpergröße bei den Schwimmern größer war als bei den Nichtschwimmern. Das gleiche Ergebnis ergab auch die Untersuchung der Vitalkapazität, darunter versteht man die Luftmenge, die nach tiefster Einatmung durch stärkste Ausatmung aus der Lunge entweicht, und den maximalen Ausatmungsdruck. Beides war bei Schwimmern größer als bei Nichtschwimmern.

Schwimmen gehen heißt zum Jungborn der Lebensfreude gehen, sich vor Haltungsverfall, Atem- und Kreislaufschäden sowie vorzeitiger Alterung bewahren. Schwimmen muß zum Volkssport werden.

Lebt länger, wer Sport treibt?

Sport und Organwirkungen

Die Frage, ob der *Sport das menschliche Leben zu verlängern vermag,* wird von verschiedenen ärztlichen Gremien leider noch nicht einheitlich beurteilt.

Der bekannte Herzspezialist Prof. *Max Halhuber* teilte auf dem IX. Internationalen Seminar für ärztliche Fortbildung in Westerland/Sylt mit, daß Sportler nach den neuesten Erkenntnissen der medizinischen Wissenschaft eine dreimal so große Chance haben, einen Herzinfarkt zu überstehen wie Nichtsportler oder körperlich Inaktive. Er befürwortete daher stark Heilsport oder eine Terrainkur gerade bei Erkrankungen der Herzgefäße. Einmal werde durch Training die Kreislauffunktion „ökonomisiert", wodurch man der gefürchteten Kranzgefäßverkalkung entgegenwirke, und zweitens stelle sich ein mittelbarer Effekt in erzieherischer und psychotherapeutischer Hinsicht ein im Sinne einer Entkrampfung und eines neuen Leistungsgefühls.

Im Gegensatz zu Prof. *Halhuber* steht das Ergebnis eines Kolloquiums deutscher und französischer Sportärzte, die feststellten: Der Sport garantiere keine Langlebigkeit, er verhelfe aber dazu, auf angenehme Weise zu altern. Bei diesem Kolloquium, das nach den Olympischen Spielen in Mexiko stattfand, wurde von deutscher Seite darauf hingewiesen, daß dort ein „Wind des Todes" geweht hätte. Ich bin der Auffassung, daß man die Antwort auf die Frage, ob der Sport das Leben verlängern kann oder nicht, keineswegs so summarisch geben sollte, sondern im Einzelfall sehr wohl unterscheiden muß, ob es sich um Sport handelt, der nur aus Lust an der Bewegung ausgeübt wird, oder um übertriebenen Leistungssport, der eher schadet als nützt.

Für eine echt lebensverlängernde Wirkung spricht jedenfalls die Mitteilung des Finnen Prof. *Martti J. Karvonen,* der als Physiologe am Institut für Arbeitsphysiologie in Helsinki ermittelte, daß finnische Skilangläufer sieben Jahre länger leben als der Durchschnitt ihrer Landsleute.

Die Bewegungsarmut des modernen Stadtmenschen hat nicht nur eine allgemeine körperliche Leistungsschwäche zur Folge, sondern sie führt vor allem auch zu einer *Leistungsschwäche des Herzens* (Herzinsuffizienz). Das zeigt sich zunächst an einer Verringerung des Herzvolumens, die bereits vegetative Herz- und Kreislaufbeschwerden zur Folge haben kann. Diese Tatsache allein genügt schon, um zu erkennen, daß gerade in diesem Stadium der verringerten Herz- und Kreislauffunktion eine Aktivierung der Körpertätigkeit (Muskulatur und Kreislauforgane) ein echtes und zudem viel besseres Heilmittel darstellt, als es irgendwelche Medikamente sein können.

Prof. Dr. *Reindell* (Freiburg), einer unserer besten Kreislaufspezialisten und Kenner der Einwirkungen von Sport und Training auf die Kreislauforgane, stellte fest, daß beim Gesunden wie beim Kranken eine sportliche Betätigung zu meßbaren Veränderungen am Herzen und am Gefäßsystem führt, nämlich zu einem Absinken der Pulsfrequenz und des Blutdrucks. Das bedeutet zunächst einmal, daß die Herztätigkeit *in der Ruhe ökonomischer* wird. Bei fortgesetztem Training tritt dann auch unter der Belastung eine Leistungssteigerung ein, die sich bald durch eine Vergrößerung des Herzvolumens objektivieren läßt. Eine bestimmte Leistung wird nun mit einer verringerten Herzschlagfolge und mit geringerem Sauerstoffbedarf bewältigt.

Eine weiter gesteigerte körperliche Belastung führt schließlich zur Bildung zahlreicher Nebengefäße (eines sogenannten Kollateral-Kreislaufs), die den Herzmuskel zusätzlich mit Blut versorgen und sogar die Versorgung sichern können, wenn die Hauptkranzgefäße erkrankt sind (Koronarsklerose) oder durch Verschluß (wenn er sich langsam entwickelt) völlig für die Versorgung des Herzmuskels ausfallen. Ohne den Kollateral-Kreislauf wäre ein Herzinfarkt die Folge.

Die Einflüsse des sportlichen Trainings auf die Herz-Kreislauf-Funktionen, insbesondere aber auch auf den Herzmuskel selbst, werden noch durch einige zusätzliche Wirkungen wesentlich unterstützt.

Fettleibige sind für einen Herzinfarkt besonders anfällig, wenn sie zugleich einen erhöhten Blutdruck und einen erhöhten Fettspiegel im Blutserum aufweisen. Diese Risikofaktoren werden durch den Sport verringert. Das beim Übergewichtigen und Fettleibigen zugunsten der Nahrungszufuhr verschobene Gleichgewicht zwischen Kalorienverbrauch und Kalorienzufuhr wird durch erhöhte körperliche Aktivität reguliert, da sie den Kalorienverbrauch steigert und die Blutfettwerte senkt, wenn die weitere Fettzufuhr biologisch hochwertig ist (d. h. genügend ungesättigte und hochungesättigte Fettsäuren aufweist).

Auch die *Zunahme der Gerinnbarkeit des Blutes* gehört nach heutiger Anschauung zu den Faktoren, die einen Herzinfarkt begünstigen können. Prof. *Reindell* und seine Mitarbeiter konnten nachweisen, daß dieses System bei einem sportlich Trainierten wesentlich stabiler ist als beim Untrainierten. Dr. *Winter* teilte sogar mit, daß das körperliche Training die Auflösung der Gerinnungsfäden (Fibrinfäden) deutlich aktiviert.

Wir müssen also feststellen, daß der Sport mehrere Risikofaktoren für das Herz verringert und daß das Herz eines sportlich trainierten Menschen weniger von Störungen des Herz-Kreislauf-Systems und vor allem weniger vom Herzinfarkt bedroht ist als das Herz eines Untrainierten.

Nun ist für die Praxis noch die Frage zu beantworten, welche Sportarten die günstigste Wirkung auf Herz und Kreislauf ausüben. Die Antwort ergab sich aus einer großen Zahl von Untersuchungen an Hochleistungssportlern. Am besten sind dazu die *Dauersportarten* wie Langstreckenlauf, Radfahren, Schwimmen und Skilanglauf geeignet.

Bisher konnte noch nicht eindeutig geklärt werden, ob der eigentliche Prozeß der Kranzgefäßverkalkung durch körperliche Aktivierung günstig beeinflußt wird. Für diese Erkrankung ist die Ausbildung eines Kollateral-Kreislaufs allerdings oft lebenswichtig. Wenn eine erbliche Belastung vorhanden ist, gilt das gleiche auch für die *Blutdruckerhöhung*, die mit der Koronarsklerose in enger Beziehung steht.

Sport und Organwirkungen

Man darf also die immer wieder betonte Zunahme der körperlichen Trägheit nicht ohne weiteres für die steigende Anzahl der Herzkranzgefäßerkrankungen verantwortlich machen. Die Frage ist aber deshalb so schwierig zu beantworten, weil es kaum noch möglich ist, Untersuchungsgruppen mit stärkerer körperlicher Tätigkeit zu finden, um sie mit einer Gruppe körperlich Untätiger zu vergleichen. Es gibt nur noch ganz wenige Berufe, die ein so hohes Maß an körperlicher Betätigung erfordern, daß sie auf Kreislauf und Stoffwechsel wirksam wird. Der Münchener Herzspezialist Dr. *Hans Schwalb* stellte fest, daß die Arbeitsintensität bei den meisten körperlich Tätigen keinen ausreichenden Trainingsreiz mehr setzt. Das alles rechtfertigt eine vermehrte sportliche Betätigung.

Überraschende Erfolge mit der Bewegungstherapie lassen sich bei *Angina pectoris* (Herzenge, Herzangst) erzielen. Herzspezialisten an der Universität von Kalifornien berichteten über eine „dramatische Besserung" und in einigen Fällen sogar von völligem Verschwinden der Symptome bei Angina-pectoris-Kranken, die mit Bewegungsübungen behandelt wurden. Natürlich können solche Behandlungen nur nach eingehenden ärztlichen Untersuchungen, Tests am Fahrrad-Ergometer und elektrokardiographischen Messungen durchgeführt werden.

Außer den amerikanischen Ärzten betont auch Prof. *Reindell*, daß neben den zu kleinen, leistungsschwachen Herzen auch Durchblutungsstörungen des Herzens, die mit den Anzeichen einer Angina pectoris auftreten, und ausgeheilte Infarktpatienten für die Bewegungsbehandlung in Frage kommen. Er ist wie die amerikanischen Ärzte der Auffassung, daß die Angina pectoris und damit die Durchblutung des Herzmuskels durch kein Medikament so günstig beeinflußt werden kann wie durch eine sorgfältig gesteigerte, wohl dosierte und ärztlich überwachte Bewegungsbehandlung.

Praktisch sehr wichtig ist die Einwirkung eines dosierten und gezielten Muskeltrainings bei *arteriellen Durchblutungsstörungen* und *Verschlußleiden*. In der Praxis unterscheidet man zwei große Durchblutungsgebiete, nämlich die Haut und die Muskulatur. Der Durchblutungsmangel der Haut ist an der Kälte, Blässe, Blaufärbung und an der Geschwürsbildung zu erkennen, während sich eine Durchblutungsnot der Muskulatur als intermittierendes Hinken (Stehenbleiben nach kurzer Gehstrecke) oder als Ruheschmerz in der Muskulatur verrät.

Prof. *Ulrich Gottstein*, der Kieler Angiologe, betont, daß sich die Hautdurchblutungsstörungen auf medikamentösem Wege (mit Nikotinsäurepräparaten,

Complamin und Dilatol) zwar recht gut verbessern lassen, die Durchblutungsstörungen der Muskulatur jedoch nur sehr mäßig und unsicher beeinflußt werden.

Bewegung

Er empfiehlt dagegen neben den Medikamenten eine dosierte Muskeltätigkeit als das beste Mittel, nämlich Spazierengehen, Zehenstandsübungen, Fußrollen und bei Störungen der Arm-Arterien das Schließen der Faust.

Durch diese Übungen wird der Muskelstoffwechsel erhöht. Das aber ist gerade der notwendige Anreiz zur Erweiterung der kleinen Arterien (Arteriolen). Durch fortgesetzte Übung gewöhnt sich die Muskulatur an die Belastung, die Reaktion der Gefäßerweiterung tritt schneller ein, und die Gehstrecke (bei Claudicatio intermittens) verlängert sich.

Auf der 41. ärztlichen Fortbildungstagung empfahl Prof. *Gottstein* bei allen arteriellen Durchblutungsstörungen folgende Behandlung: striktes Rauchverbot; langsam gesteigerte (dosierte) Muskeltätigkeit bis zur Schmerzempfindung; warme, nicht drückende Kleidung; Nikotinsäurepräparate; Diät; Behandlung bestehender Blutdruckerhöhung (mit Reserpin und Alpha-Methyldopa); gerinnungshemmende Mittel in chronischen Fällen; zusätzlich Prednisonpräparate bei allergisch-entzündlichen Arterienleiden.

Dieses ganze Behandlungsprogramm habe ich aufgeführt, um zu zeigen, daß das außerordentlich wichtige Muskeltraining bei Arterienleiden nicht allein ausschlaggebend ist, sondern nur einen, wenn auch sehr wichtigen Faktor in der Behandlung dieser sehr ernsten Erkrankung bildet. Selbstverständlich gehört die Behandlung dieser Leiden immer in ärztliche Hände.

Wer darauf bedacht ist, Herz und Kreislauf leistungsstark zu machen und zu erhalten, um dadurch das Erkrankungsrisiko an Herzmuskelschwäche, Gefäßschwäche oder Herzinfarkt zu verringern, muß sich dem Sport zuwenden. Das gilt besonders für alle diejenigen, die nicht durch ihren Beruf zu stärkerer körperlicher Arbeit gezwungen sind. Für ein echtes Kreislauftraining sind Turnen, Gymnastik oder „Body-building“ unzureichend. Am besten sind dazu die Dauersportarten wie Laufen, Radfahren, Schwimmen und Skilanglauf geeignet.

Sport im vorgerückten Alter

Hat es einen Sinn, mit sportlicher Betätigung auch noch in mittleren Jahren zu beginnen? Kann der Sport hier nicht mehr Schaden als Nutzen stiften? Diesen Fragen sind einige Ärzte an der Medizinischen Klinik der Berufsgenossenschaftlichen Krankenanstalten Bergmannsheil in Bochum nachgegangen. Man verglich die Kreislauffunktionen und die Dauerleistungsfähigkeit von vierzig- bis sechzigjährigen Sportlern mit gleichaltrigen gesunden, aber sportlich untrainierten Männern sowie mit jungen Leistungssportlern. Die Untersuchungen führten zu folgenden Ergebnissen:

1. Bei Trainierten war das Herzvolumen absolut und im Verhältnis zum Körpergewicht größer und die Dauerleistungsfähigkeit erheblich besser als bei den Untrainierten.

2. Bei trainierten älteren Männern stieg der Blutdruck bei Belastung (systolisch und diastolisch) weniger stark an als bei untrainierten. Gegenüber den jüngeren trainierten Männern wurden aber höhere Blutdruckwerte festgestellt. Dafür lagen die Pulswerte bei den jüngeren Sportlern höher als bei den älteren.

Die Untersuchungen zeigen zunächst eindeutig den Wert des körperlichen Trainings auch für Menschen jenseits des vierten Lebensjahrzehnts. Die sportliche und organische Leistungsfähigkeit des Menschen kann dadurch bis zum sechsten Lebensjahrzehnt erhalten bleiben.

Wenn ältere Menschen mit einem sportlichen Training beginnen wollen, sollten sie aber zunächst im Rahmen einer allgemeinen körperlichen Untersuchung den Blutdruck vor und nach einer bestimmten körperlichen Anstrengung messen lassen, da der Blutdruck in Ruhestellung häufig eine Tendenz zur krankhaften Erhöhung nicht erkennen läßt. Ein durch körperliche Belastung erkennbarer, krankhaft erhöhter Blutdruck schränkt die körperliche Leistungsfähigkeit und daher die Belastbarkeit im Sport auch dann schon ein, wenn das Herz selbst noch eine gute Leistungsreserve und Anpassungsfähigkeit aufweist. Die sportlichen Anforderungen dürfen dann nur langsam gesteigert werden.

Selbstverständlich sollten ältere Menschen von jedem ausgesprochenen Leistungssport und von Wettkämpfen absehen, da Untersuchungen an Hochleistungssportlern, die an der Medizinischen Universitätsklinik Freiburg/Brs. mit Hilfe von Langzeit-EKG-Aufnahmen durchgeführt wurden, ergaben, daß bei Dauersportarten die Herzfrequenzen in Training und Wettkampf schon zu Beginn einer sportlichen Übung sehr hoch ansteigen und auch im weiteren Verlauf meist hoch bleiben. Interessanterweise wurden sehr hohe Schlagfolgen sowohl bei Übungen mit vorwiegend gleichbleibender Muskelbelastung als auch bei Übungen mit geringer körperlicher Belastung, aber hoher psychischer Anspannung festgestellt.

Herzgrößenbestimmungen und ergometrische Leistungsprüfungen an 172 Hochleistungssportlern verschiedener Sportdisziplinen im Vergleich mit untrainierten Normalpersonen ließen erkennen, daß eine entscheidende Verbesserung der Herz- und Kreislauffunktion nur mit Sportarten zu erreichen ist, die ein Ausdauertraining erfordern, wobei die Ausdauerbelastung sowohl fortlaufend wie auch nach dem Intervallprinzip erfolgen kann.

Für ältere Menschen (zwischen dem 40. bis 60. Lebensjahr) sind also nicht die Sportarten mit großen kurzdauernden Kraftleistungen (Gewichtheben, Turnen, Ringen), sondern diejenigen mit längerdauernden mäßigeren Belastungen (längere Spaziergänge, Wandern, Laufen, Schwimmen, Radfahren, Skilaufen,

Rudern) als Ausdauersport am besten geeignet. Als letztes bleibt immer noch *Golf*. Für ein Training zu Hause eignet sich auch das *Rudergerät* oder als einfachste Übung der *Lauf auf der Stelle* (fünf Minuten auf elastischer Unterlage).

Bewegung

Frauen altern, soweit es sich um die Herz- und Lungenfunktion handelt, langsamer als Männer. Bei Untrainierten nimmt die Lungenfunktion schon vom 20. Lebensjahr an, bei Trainierten erst vom 40. Lebensjahr an ab. Bei untrainierten Männern ändern sich die Stoffwechselverhältnisse vom 40. Lebensjahr, bei der Frau vom 50. Lebensjahr an.

Auch Prof. Dr. *Reindell* prüfte die Trainierbarkeit im höheren Alter. Er fand ebenfalls, daß bei Fünfzig- bis Sechzigjährigen noch durch ein vierwöchiges Training eine Leistungssteigerung zu erzielen ist, wenn auch nicht in dem Maße wie bei jüngeren Menschen. Prof. *Reindell* schließt wie die Bochumer Ärzte für Menschen über 50 Jahre den Wettkampfsport aus. Nach seiner Meinung kommt es nicht auf die insgesamt erreichte Leistungsmenge an, sondern auf kurze Spitzenbelastungen, bei denen Pulsfrequenzsteigerungen bis zu 150 Schlägen pro Minute erreicht werden. Er hält eine Leistungssteigerung um 20 % auch in den höheren Altersstufen noch für erreichbar.

Durch körperliches Training kann man also vorbeugen und wiederherstellen (rehabilitieren). Trainierbarkeit besteht bis zum 50. und 60. Lebensjahr, später sind nur noch selten Leistungssteigerungen zu erzielen.

Bevor man als älterer Mensch ein Training beginnt, sollte durch eine ärztliche Untersuchung ausgeschlossen werden, ob ein Infekt (Herdinfekt) oder eine Herzschädigung besteht, ob Herzklappengeräusche vorhanden sind, ob der Blutdruck in Ruhe und nach Belastung normal ist und ein anzufertigendes Elektrokardiogramm keine wesentlichen krankhaften Veränderungen aufweist.

Sport auch um der Seele willen

Der Sport hat nicht zuletzt auch eine wichtige psychologische Funktion. Je weiter unsere Industrialisierung und die Automation der Arbeit voranschreiten, um so stärker wird das Verlangen sein, sich aus der Enge und Beschränkung seines persönlichen Wirkungsbereiches zu befreien. Im Sport kann das Streben nach individueller Entfaltung, nach Höchstleistung verwirklicht werden. Der Mensch will als einzelner gewertet werden, und er hat seine Freude daran, seine Kräfte mit anderen zu messen und das Beste aus sich herauszuholen. Der englische Arzt und Olympionike Dr. *Roger Bannister*, der im Jahre 1954 als erster die Meile in weniger als vier Minuten lief, bezeichnete den Sport als eine Entladungsmöglichkeit für die menschliche Sehnsucht nach Freiheit, eine Sehnsucht, die in unserer immer mehr eingeschränkten, künstlichen und automatisierten Arbeit und Gesellschaft zunehmend an Bedeutung gewinnt.

Wir machen immer wieder die Erfahrung, daß wir uns freuen, daß wir gelöst und entspannt reagieren, wenn wir eine besondere Leistung vollbracht haben. Das ist natürlich vor allem dann der Fall, wenn diese Leistung in einem kleinen oder größeren Kreis oder gar in der breiten Öffentlichkeit Anerkennung findet. Das gilt auch für den Sport. Jede Leistung, auch jede durch Training gesteigerte Leistung, schenkt ein Gefühl innerer Befriedigung. So ist der Sport in des Wortes bester Bedeutung ein Gesundheitsmittel für Körper und Seele.

Sport und seine psychologische Funktion

Es ist nur zu wünschen, daß möglichst viele Menschen, statt nur zuzuschauen, selbst Freude und Entspannung in irgendeiner sportlichen Betätigung finden und so zu ihrer eigenen Gesundung aktiv beitragen.

Kurztraining für Sitzberufler

Kurztraining für Sitzberufler

Viele Berufstätige sind zwar schnell „abgehetzt" (auch wenn sie keiner jagt), doch nur, weil sie völlig untrainiert sind. Schon nach dem Frühstück fühlen sie sich wieder müde. Das beweist nur, daß diese Menschen ein richtiges Muskel-, Gelenk- und Atemtraining nötig haben.

Wer auch nur eine Viertelstunde für seine Gesundheit zu opfern bereit ist, sollte täglich wenigstens die folgenden Übungen und Maßnahmen durchführen. Er wird bald spüren, wie sehr sie der Gesundheit, der Schönheit und der Lebenslust dienen:

1. Zehnmal gründlich ausatmen, das kräftige Einatmen stellt sich dann ganz von selbst ein.
2. Kniebeugen, Rumpfdrehen, Armschwingen und Zehenwippen zur Anregung der gesamten Muskulatur, der Sehnen, Bänder und Gelenke.
3. Rotierende Klopfmassage mit geballter Faust am Bauch im Kreise herum von rechts nach links, dem Dickdarmverlauf entsprechend. Sie mobilisiert den Bauchspeck und regt die Darmtätigkeit an.
4. Einige Übungen speziell für die Brustmuskulatur: Hände vor der Brust locker falten und die Handinnenflächen dann ruckartig gegeneinanderklatschen. — Die Arme seitwärts ausstrecken und dann im Schultergelenk einmal nach hinten und dann nach vorn rotieren lassen.
5. Zungengrundübung zur Aktivierung oder Verhinderung eines Doppelkinns: Zehnmal so weit wie möglich die Zunge nach vorn oben herausstrecken. Am besten läßt man sich dabei nicht beobachten.
6. In Rückenlage führt man die „Fahrradübung" aus. Das Treten in der Luft stärkt vor allem die Bauchmuskulatur.
7. Im Stehen oder Liegen zwei Sekunden lang alle Muskeln maximal anspannen. Das stärkt und bildet die Muskulatur.
8. Zum Abschluß eine kurze Bürstenmassage sowie warm und kalt duschen.

Ruhe, Stille und Entspannung – die großen Nervenheilmittel

Der Mensch braucht Ruhe, nicht nur um Kräfte zu sammeln für seine Arbeit, sondern auch um Mensch zu sein.

Johannes Müller

Ruhe und Entspannung als Lebensnotwendigkeit

Lärmwirkungen

Es wurde schon im Kapitel über die Arbeit betont, daß das Ausspannen von der Arbeit, die Erholung also, genauso wichtig ist wie die Arbeit selbst und daß der Wechsel zwischen Arbeit und Entspannung einem natürlichen Rhythmus entspricht, der nicht dauernd gestört werden kann, ohne gesundheitliche Schäden zu hinterlassen. Richtige Erholung und Entspannung ist nur bei äußerer und innerer Ruhe möglich. Leider leben wir aber inmitten einer Umwelt, die es uns immer schwerer werden läßt, äußere und innere Ruhe zu finden.

Die *äußere* Ruhe wird vor allem im Bereich der großen Städte durch den Lärm verjagt, der Tag und Nacht nicht abreißt und uns des besten Nervenregenerationsmittels beraubt, das wir überhaupt haben können, nämlich des ungebrochenen, erquickenden Schlafes. Jeder zweite Bundesbürger fühlt sich heute durch den Tageslärm gestört. 17 % aller Bundesrepublikaner finden Tag und Nacht keine Ruhe und sind oft schon lärmkrank, ohne es zu wissen. Die Zahl der Lärmkranken steigt ständig. Der uns dauernd belästigende Lärm vermindert nach Meinung einer Sachverständigenkommission die Arbeitsleistung der Menschen besonders in lärmungeschützten Bauten, Betrieben und Büros um ungefähr die Hälfte. Das hat neben den Gesundheitsschäden auch beträchtliche volkswirtschaftliche Folgen.

Wir kennen heute die Lärmwirkungen am vegetativen Nervensystem. Sie führen kurz zusammengefaßt zu einer vermehrten Ausschüttung des Hormons Adrenalin aus dem Nebennierenmark. Durch eine übermäßige Reizung des Gleichgewichtsorgans kommt es zu Gleichgewichtsstörungen, Schwindel und Erbrechen. Die Muskelspannung wird erhöht, was eine starke Ermüdung und eine Veränderung der Schlaftiefe zur Folge hat, wodurch natürlich auch die Erholungswerte der Nachtruhe herabgesetzt werden. Es können dann auch Veränderungen in der Hirnstromkurve (EEG) auftreten. Selbst die verschiedensten Kreislaufstörungen hängen von der Lautstärke und der Dauer der Lärmeinwirkung ab. Es können Unregelmäßigkeiten am Blutdruck, insbesondere Blutdrucksteigerungen, auftreten, ferner Rhythmusstörungen und Veränderungen der Pumpleistung des Herzmuskels. Darüber hinaus wird der Energieverbrauch bei der Arbeit gesteigert, während gleichzeitig die Magenbewegungen schwächer und unregelmäßiger ausfallen.

In einer Großstadtbevölkerung wie Düsseldorf rechnet Dr. *Plester* (HNO-Klinik der Universität Düsseldorf) mit einer ganz erheblichen vorzeitigen Abnutzung des Gehörs durch eine Lärmschädigung des Innenohrs, zumal nur 15 % der über Sechzigjährigen noch Schallfrequenzen von 12 000 Hz wahrnehmen.

Abgesehen von den Hörschäden durch Lärm gibt es in der Bundesrepublik bereits über 1 Million Lärmkranke (nach Prof. *Fischer* von der Universität

Gießen). Prof. *Fischer* fand, daß viele moderne „Wohnsilos“ wahre Lärmhöllen darstellen.

Ruhe, Stille, Entspannung

Der Deutsche Arbeitsring für Lärmbekämpfung stellte in seinen „Leitsätzen für die ärztliche Begutachtung“ fest, daß eine Lärmbelastung mit Geräuschen von 30—65 Dezibel (dB) (Stufe I) zu psychischen Störungen führt, 65—90 Dezibel seelische und vegetative Wirkungen hervorrufen (Stufe II) und 90—120 Dezibel zu Störungen im seelischen Bereich, im vegetativen Bereich des Nervensystems und im Hörbereich führen (Stufe III).

Wenn Lärm in der Nacht die Aufweckbarkeitsgrenze überschreitet, sind Schlafunterbrechungen oder längerer Schlafentzug die Folge. Länger dauernder Schlafentzug bewirkt schließlich ernste Gesundheitsschädigungen, insbesondere eine Schädigung der seelisch-körperlichen Widerstandskraft, die wiederum andere Erkrankungen nach sich ziehen kann.

Lautstärkentabelle (in dB)

Hörschwelle	0 =	Ton mit 1000 Hz wird noch gehört
	10 =	Ticken einer Taschenuhr
	20 =	Sprechen im Nebenraum, leises Blätterrauschen
	30 =	Flüstern
Lärmgrenze für Tiefschlaf	40 =	Zerreißen von Papier, leises Sprechen
	50 =	normales Sprechen
	60 =	Staubsauger, lautes Sprechen, Tageslärm
Schwelle für berufliche	70 =	mittlerer Straßenlärm mit PKW-Verkehr
Hörschädigung	80 =	sehr laute Rundfunkmusik
	90 =	elektrische Hupe in 4 m Abstand, Kreissäge
	100 =	Motorrad ohne Schalldämpfer
	110 =	Preßlufthammer
Unbehaglichkeitsgrenze	120 =	Flugzeugmotoren in 4 m Abstand
Schmerzgrenze	130 =	Kesselschmiede, Luftschutzsirene
	140 =	Düsentriebwerk

Es gilt heute als gesichert, daß bereits von einer Geräuscheinwirkung ab 60 Dezibel, das ist etwa der normale Tageslärm, der uns umgibt, eine Beeinträchtigung der menschlichen Persönlichkeit erfolgen kann, was natürlich nicht in jedem Einzelfall zutreffen muß, da es ja besonders geräusch- und lärmempfindliche, aber auch besonders geräuschunempfindliche Menschen gibt.

Abgesehen von der fehlenden äußeren Ruhe mangelt es zahllosen Menschen heute auch an der ebenso notwendigen *inneren* Ruhe, wenn ein gesundes körperliches und seelisch-geistiges Leben aufrechterhalten oder wiederhergestellt werden soll.

Zweifellos ist an der fehlenden inneren Ruhe der unaufhörliche Umweltlärm mitschuldig. Aber er hat einen unerbittlichen Spießgesellen: die *Unrast*. Unser

Leben spielt sich meist in einem unheimlichen Tempo ab. Wir sind rastlos, immer „auf dem Sprung“ und haben niemals Zeit für uns selbst. Wir verlangen bald, daß immer „etwas los“ sein muß. Schließlich haben wir Angst vor der Ruhe oder der Einsamkeit. Ist es die Angst, die uns nicht zur inneren Ruhe kommen läßt? Angst vor dem Leben, der Arbeit, Existenzangst, Angst vor dem Älterwerden, vor einer drohenden wirtschaftlichen oder politischen Katastrophe oder gar vor dem Sinn unseres Lebens? Stürzen wir uns dann nicht oftmals geradezu in den Lärm, und benutzen wir dann nicht den Lärm und die damit verbundene zwangsläufige Unruhe, um uns zu betäuben? Wie Opium unsere Sinne, so können Lärm und Unruhe unser Gewissen betäuben, unsere seelischen Qualitäten verkümmern lassen und uns schließlich zu Nervenkrüppeln machen.

Unrast und Unruhe

Zahlreiche wissenschaftliche Untersuchungen haben nachgewiesen, daß Lärm und Ruhelosigkeit das menschliche Nervensystem schwer strapazieren und zu organischen Erkrankungen des Herzens, der Blutgefäße und der Verdauungsorgane führen.

Es ist selbstverständlich nicht der Sinn dieses Kapitels, nur festzustellen, welche Schäden an Leib und Seele durch Lärm sowie äußere und innere Unruhe entstehen. Das wäre, medizinisch gesehen, nur eine Diagnose. Damit können wir uns nicht begnügen. Auf die Diagnose muß die Therapie folgen, d. h., es sind Maßnahmen einzuleiten, die die festgestellten Übel zu verhindern, zu bekämpfen, ja möglichst zu heilen vermögen.

Diese Maßnahmen scheinen auf der Hand zu liegen: Dem Lärm haben wir die *Stille*, der Unruhe die *Ruhe* und der täglichen und oft nächtlichen Dauerspannung die *Entspannung* entgegenzusetzen. Das ist natürlich leichter gesagt als getan. Es ist auch schon viel Lärm um eine Anti-Lärm-Propaganda gemacht worden. Große Erfolge sind jedoch noch nicht zu sehen. Eine eindeutige Gesetzgebung müßte diese Probleme allerdings lösen können. Trotzdem wird es für jeden einzelnen notwendig bleiben, sich in seiner Wohnung, in seinem Garten oder in einem kleinen Häuschen im Freien eine Insel der äußeren Ruhe zu schaffen.

Wie man *innerlich* Ruhe findet, ist schon schwerer zu beantworten, insbesondere dann, wenn man die Lebensumstände des einzelnen Menschen nicht kennt. Dennoch sind einige Grundregeln festzuhalten. Sicher ist die erste Voraussetzung zur inneren Ruhe, zu einem Sich-selbst-Finden zunächst die Schaffung äußerer Ruhe und die Einhaltung eines Ruhetages in der Woche. Bei richtiger, planmäßiger Arbeitseinteilung müßten sechs Arbeitstage in der Woche vollauf reichen. An diesem einen Tag sollte man die Arbeit vergessen, sollten ungelöste Probleme ruhen, was einer späteren Lösung zugute kommt, sollte man entspannen, entkrampfen, sich lösen von vielen Dingen, Umständen und Zwängen.

Auch das ist leicht gesagt. Selbst wenn vielen Menschen die Notwendigkeit dazu bewußt würde, könnten sie trotzdem kaum die erhoffte Ruhe finden, weil

Ruhe, Stille, Entspannung

die Nerven von den Tagesereignissen aufgepeitscht sind und auch am Abend nur schwer zur Ruhe kommen. Sie suchen dann die Ablenkung und Zerstreuung vor dem Fernsehschirm, am Radio, im Kino oder bei aufreizender, sensationeller Lektüre. Die Hast der Arbeit, ja des ganzen Tages hat sich dann in die Hast des „Ausruhens“ verwandelt. Unruhe bliebe der durchgehende Lebensstil unserer Tage, zuerst erzwungen, dann freiwillig übernommen, weil man von ihr nicht mehr loskommt.

Wie kann man Ruhe finden? Bei einem Gang durch die Buchhandlungen findet man zur Zeit neben sensationellen, aufregenden, modernen Romanen immer häufiger Bücher über indische Weisheit, Buddhismus, den japanischen Zen-Buddhismus, Yoga und PSI. Ist diese Lektüre „Mode“ geworden? Sicher reizt das Fremdartige dieser Geisteswelt. Doch es steckt mehr dahinter. Eine kaum verhüllte Sehnsucht wird hier offenbar, die Sehnsucht nämlich, Ruhe zu finden.

Wer einmal eine Buddha-Figur oder auch einen buddhistischen Mönch mit geschlossenen Augen unbewegt in der Meditation (Versenkung) verharren sah, wurde sich gewiß des ungeheuren Gegensatzes zur eigenen Unruhe bewußt, und er mag gedacht haben: Könnte ich doch Ruhe finden wie diese. Man betrachte einmal das Bild der Riesenstatue des Buddha-Amida zu Kamakura in Japan. Hier kann durchaus der Wunsch aufkommen: Könnte man doch sein wie dieser, der alle Unrast überwunden hat — in einer überwältigenden, schweigenden Ruhe.

An all diesen Büchern, Texten, Bildern, die ihm den Spiegel des eigenen, zerfahrenen Daseins vor Augen halten, entzündet sich eine Sehnsucht des modernen Menschen. Für kurze Zeit träumt er sich hinüber in diese ihm so fremde östliche Ruhe, die zu stören sich nunmehr der moderne Tourismus anschickt.

Das Interesse ist erklärlich. Aber warum schweifen wir dabei so weit in die Ferne? Weil das Fremde reizt — aber auch, weil das Dargebotene für den Europäer trotz allem „unverbindlich“ bleibt. Er verliert sich wie in einem gaukelnden Traum darin, aber Ruhe, seelisches Gleichgewicht, findet er nicht.

Jeder von uns kennt die Sehnsucht nach Ruhe und Frieden, oder er lernt sie zumindest dann kennen, wenn das stürmische, drängende und bedrängte Jugendalter vorüber ist und sich das unabwendbare Bewußtsein des Alterns einstellt. Zahlreiche Dichterworte geben dieser echten Sehnsucht nach Ruhe und Frieden Ausdruck.

Die Notwendigkeit der Ruhe, Stille und Entspannung ist gerade in unserem modernen Leben unbestritten. Es soll hier aber nicht bei allgemeinen Betrachtungen bleiben, sondern auch noch eine rein praktische Möglichkeit gezeigt werden, zur heilsamen Entspannung und damit auch zur Ruhe zu kommen, wenn man aus guten und vielfach berechtigten Gründen chemische Beruhigungs- und Entspannungsmittel (Tranquilizer) ablehnt, deren Nebenwirkungen eine Verstärkung der Krankheitssymptome zur Folge haben können. Gemeint ist das autogene Training.

Das autogene Training

Was versteht man unter autogenem Training? Was vermag es zu leisten? Welche Möglichkeiten bietet es? Wo sind seine Grenzen, und wie wird es praktisch durchgeführt? Diese Fragen sollen uns noch kurz beschäftigen.

Das autogene Training

Der Berliner Nervenarzt Prof. *J. H. Schultz* schuf im Jahre 1920 das Verfahren des „autogenen Trainings", der konzentrierten Selbstentspannung.

Wenn man der hier gebotenen Kürze wegen die Methode auf eine möglichst knappe Formel bringen will, so muß man sagen: das autogene Training ist eine Methode der körperlich-seelischen Umschulung über die Muskelentspannung. Beim autogenen Training ist die Selbstentspannung *frei von jeder Ideologie*; sie verfolgt das einfache Ziel, für jeden Kranken eine erlernbare Methode der Entspannung zu finden, und das mit einem Minimum an Zeitverlust. Für Patienten mit einer positiven Einstellung zu diesen Übungen sind diese leicht erlernbar und erfolgversprechender als die Anwendung von Tranquilizern.

Allerdings weisen alle im autogenen Training erfahrenen Ärzte und Psychologen immer wieder darauf hin, daß niemand zuverlässig das autogene Training im Selbstunterricht erlernen kann. Bei genügend Bereitschaft dazu kann man es sich aber mit Hilfe eines Lehrers aneignen.

J. H. Schultz ging es darum, durch bestimmte physiologisch-rationale Übungen eine allgemeine Umschaltung der Versuchsperson herbeizuführen. Diese allgemeine Umschaltung ist, anders ausgedrückt, der zu erreichende Entspannungszustand, der als überaus wohltuend empfunden wird, das Gefühl der Geborgenheit und Ruhe vermittelt, wobei eine Schwere des Körpers und ein „strömendes Wohlgefühl" eintreten.

Wie werden die Übungen des autogenen Trainings durchgeführt?

Zunächst sollte man versuchen, die Übungen (auch Einstellungen oder Selbsteinstellungen genannt) in einem ruhigen, nicht zu hellen Raum auszuführen, in dem keinerlei Reizüberflutungen zu befürchten sind, weil diese immer zu nervlichen Belastungen und damit zu Spannungszuständen führen. Die Kleidung muß bequem und darf nicht zu eng sein oder gar einschnüren, weil dadurch die erstrebte Entspannung erschwert wird.

Man kann die Übungen im *Sitzen oder Liegen* ausführen. Für die Sitzhaltung genügt schon ein Schemel, auf dem man die „Droschkenkutscherhaltung" einnimmt, das heißt, die Unterarme locker auf den gespreizten Unterschenkeln ruhen läßt bei leichter Beugung des Oberkörpers und des Kopfes nach vorn. In dieser Haltung weist die Stützmuskulatur die geringste Spannung auf. Auch ein bequemer Lehnstuhl ist fast ebenso zweckmäßig wie das ausgestreckte Liegen auf einem Teppichboden. Um Licht und andere Umweltreize auszuschalten, schließt man die Augen, ohne sie zuzukneifen.

Ruhe, Stille, Entspannung

Allein schon durch die Ausschaltung von Außenreizen und die eingenommene Haltung wird eine weitgehende Muskelentspannung erreicht. Dazu kommen nun die *suggestiven Formeln.*

Die Ruhetönung

Zunächst versucht man eine „Ruhetönung" zu erreichen, wobei man sich immer wieder die Formel in Gedanken vorsagt: *„Ich bin ganz ruhig."* Die Haltung, die geschlossenen Augen und die Suggestivformel führen nach einiger Übung sehr bald zu einer nun gedämpften Wahrnehmung der Umweltgeräusche, z. B. des Straßenverkehrs. Man überhört die Geräusche, sie dringen nicht mehr störend in unser Bewußtsein.

Das Schwere-Erlebnis

Um die erreichte „Ruhetönung" zu vertiefen und eine völlige Muskelentspannung herbeizuführen, bedarf es nunmehr der *Schwereübung.* Diese besteht lediglich in der Vorstellung: *Mein rechter Arm ist ganz schwer.* Sobald sich das Schweregefühl im rechten Arm, auf den man sich zuerst konzentriert, eingestellt hat, dehnt man die Vorstellung auch auf die anderen Gliedmaßen aus, bis man sich schließlich die Suggestivformel vorstellt: *„Mein ganzer Körper ist schwer wie Blei."* Das, was man sich zunächst vorgestellt, im wahrsten Sinne des Wortes ein-ge-bildet hat, tritt tatsächlich ein: die Muskulatur entspannt sich, sie wird schlaff. Die Suggestion ist — wie es auch *Gödan* beschreibt — die bewußte und zielgerechte Einbringung gesundmachender Bilder oder Vorstellungen.

Wenn man weiß, daß unser Körper auch im Bereich der Funktionen und Organe, die wir nicht oder kaum durch unseren Willen beeinflussen können, auf (positive wie auch negative) Vorstellungen (Suggestionen) reagiert, kann man verstehen, daß die Muskelentspannung einen großen heilenden Wert zum Beispiel bei Migräne oder bei Asthmakranken haben kann, da bei diesen Leiden eine Verkrampfung der Skelett- und Gefäßmuskulatur eine große Rolle spielt.

Ruhetönung und Schweregefühl mit der entsprechenden Entspannung sind bei vielen Menschen allein schon in der Lage, Einschlafstörungen zu überwinden.

Bequem im Lehnsessel sitzend, benutze ich oft eine kurze Mittagspause dazu, durch die Ruhe- und Schwereformel in den Zustand der Entspannung zu kommen, den ich durch den weiteren Vorsatz „Ich bin ganz müde" soweit vertiefen kann, daß ein etwa zehn Minuten anhaltender Schlaf eintritt, der genügt, um mich wieder für die Nachmittagstätigkeit frisch zu machen (besser als Kaffee!).

Bereits aus diesen wenigen, fast primitiv anmutenden Vorgängen — sie sind es auch im wahrsten Sinne — ist zu schließen, daß es dabei zu einer Veränderung oder Umschaltung des vegetativen Nervensystems kommt, die bei längerer Übung eine echte Heilwirkung darstellt.

Die Zurücknahme der Suggestion

Hier ist gleich ein Wort darüber zu sagen, wie die Übungen beendet — man sagt im Fachschrifttum auch „zurückgenommen" — werden. *Rosa,* ein Schüler von *J. H. Schultz,* macht darauf aufmerksam, daß das Zurücknehmen der Suggestion sehr häufig nicht beachtet oder unkorrekt ausgeführt wird. Er verlangt wie *J. H. Schultz* selbst im Übungsheft seines Lehrbuches die Zurücknahme in folgender Weise:

1. Der Arm wird ein paarmal energisch gebeugt und gestreckt,
2. es wird tief ein- und ausgeatmet,
3. die Augen werden geöffnet.

Auf eine kurze Formel gebracht, heißt dies: Arme fest! Tief atmen! Augen auf!

Rosa selbst differenziert die Zurücknahme-Anweisung, weil er — meines Erachtens mit Recht — sagt, daß das völlig entspannte und erschlaffte Nerven-Muskel-System über einige Stufen zu einer ruhigen und innerlich kräftigen Ausgangslage in angenehm erlebter Erfrischung zurückfinden soll. Er läßt deshalb zunächst kräftig die Fäuste ballen, weiterhin die Unterarme anziehen, wobei sich dann die Oberarmmuskeln kräftig anspannen. Dann erst werden die Arme langsam und kräftig gestreckt. Mit der Durchblutung der Arme hebt sich von selbst der Brustkorb, was Anlaß zum vertieften Einatmen und beim Senken der Arme zum vertieften Ausatmen ist. Das Öffnen der Augen beendet dann die Zurücknahme. Die Muskelanspannung bildet den notwendigen Kontrast zu der vorhergegangenen Entspannung. Die ganze Zurücknahme muß langsam und bedächtig erfolgen. Heftige Bewegungen und schnelles Aufspringen sind sinnlos.

Das Wärme-Erlebnis

Wenn man das Schwere-Erlebnis beherrscht, kann man die nächste Übung, nämlich die *Wärmeübung,* beginnen. Die Wärmeempfindungspunkte stehen in der Hand besonders dicht, viel dichter als am ganzen übrigen Arm. Deshalb beschränkt man die Wärmeübung anfänglich auf die Hand.

Auch das Wärme-Erlebnis ist keine bloße Einbildung, sondern Ausdruck einer durch die Suggestivformel „Rechte (linke) Hand warm" oder „Rechte (linke) Hand angenehm warm" hervorgerufenen besseren und meßbaren Durchblutungssteigerung (der Hände und später auch der Füße). Bessere Durchblutung schafft aber nicht nur ein subjektiv angenehmes Wohlgefühl, sondern auch bessere Voraussetzungen für eine Heilung von Geweben und Organen. Die anfangs nur subjektiv vorgestellte Wärme bewirkt eine tatsächliche Umschaltung der vegetativen Nervenversorgung der Blutgefäße, die sich daraufhin öffnen, was eine bessere Durchströmung zur Folge hat. Was zunächst an einer Hand, dann an beiden Händen und schließlich auch an den Füßen geübt wird, läßt sich später auf den ganzen Körper ausdehnen.

Obwohl man immer in der Reihenfolge Ruhetönung, Schweregefühl, Wärmegefühl übt, kann es vorkommen, daß sich *vor* dem Schweregefühl bereits das Wärmegefühl einstellt und das Schweregefühl später eintritt. Das hat für den gesamten Übungsverlauf keine Bedeutung. Wer die Ruhetönung, das Schweregefühl und das Wärmegefühl beherrscht, hat die ersten beiden Stufen des autogenen Trainings absolviert.

Die Herzübung

Der nächste Schritt wäre der Übergang zur Beeinflussung des Tempos der *Herztätigkeit* durch das autogene Training. Die inneren, vegetativen, unserem Willen weitgehend entzogenen Organe reagieren nämlich ebenfalls auf Suggestionen. Es ist ja eigentlich altbekannt, daß unser Herz von allerlei Gemütsbewegungen beeinflußbar ist. So sagt schon der Volksmund: „Vor Freude hüpft mir das Herz im Leib“, „Es tut mir herzlich leid“, „Es drückt mir das Herz ab“, „Mein Herz ist erfreut“, „Mein Herz rast vor Angst“ usw. Genauso ist es auch positiven Suggestionen zugänglich, etwa nach der Formel: *„Mein Herz schlägt ganz ruhig.“* Daß diese trainierte Vorstellung das Herz tatsächlich beruhigt, kann man durch Messen des Pulses leicht feststellen. Die sogenannten nervösen (vegetativen) Herzstörungen lassen sich also durch das autogene Training günstig und auch andauernd beeinflussen. Vor allem bei der Herzübung ist die Anleitung durch einen Übungsleiter oder einen entsprechend geschulten Arzt unbedingt erforderlich.

Die Beeinflussung des Atmens

Die Wahrnehmung des Herz- und Pulsschlages sowie des Atems bringt uns mit den großen inneren Lebensrhythmen in Verbindung. Im Zustand der Ruhe, Entspannung und wohligen Wärme nimmt man diese Rhythmen schon ganz unwillkürlich wahr. Stellt man sich nun auf diese biologischen Rhythmen (Pulsschlag und Atemrhythmus) besonders ein, so vertiefen sie noch das Ruhe- und Wärme-Erlebnis.

Eine besondere Einstellung auf die Atmung ist eigentlich nicht erforderlich. Die aufeinander folgenden Körpererfahrungen Ruhe, Schwere und Wärme führen zu einer so guten Entspannung, daß der Trainierende längst ruhig und gleichmäßig atmet, ohne daß er es wahrnimmt. Erst wenn er sich auf den Atemrhythmus besonders einstellt, wenn er seiner Atmung durch die nach innen gewandte Aufmerksamkeit inne wird, kann er durch die Atemformel *„Atem ruhig und gleichmäßig“* auch die Selbstwahrnehmung im Atem als wohltuend und beruhigend und damit entspannungsvertiefend erleben.

Eigentliche Atemübungen gibt es im autogenen Training nicht. Das rhythmische Ein- und Ausatmen, sein harmonisches Schwingen, gesteuert durch das Atemzentrum im verlängerten Rückenmark, wird vom Trainierenden ganz einfach als Körpererfahrung erlebt. Der in der Anfangszeit noch unruhige Atem kann allerdings durch die Vorsatzformel „Atem ruhig und gleichmäßig“ völlig beruhigt und normalisiert werden, sofern nicht organische Erkrankungen der Atemorgane (Lungenemphysem, chronische Bronchitis u. a.) vorliegen.

Den ganzen Menschen erfassen

Das autogene Training soll den ganzen Menschen erfassen und beeinflussen. So gehört auch der Leib dazu. In der großen Leibeshöhle finden sich zahlreiche Organe verschiedenster Bauart und Funktion. Alle besitzen sie ihre eigenen Nervenzentren, die ihrerseits wiederum durch nur *eine* übergeordnete Schaltstelle gesteuert werden. Das ist das sogenannte Sonnengeflecht (Plexus solaris), das in der Mitte des oberen Bauchraumes liegt. Auch dieses ist einer Suggestion, etwa mit der Formel *„Mein Sonnengeflecht ist strömend warm“*, zugänglich.

Da das Sonnengeflecht eine überragende Bedeutung für die (mittelbare oder unmittelbare) Steuerung aller Bauchorgane besitzt, ist es verständlich, daß es von großem Nutzen sein kann, wenn dieses Nervengeflecht durch das autogene Training angesprochen und belebt wird, indem es eine größere Durchblutung erfährt, was durch die Vorsatzformel „Plexus strömend warm“ möglich ist. Mehr Wärme bedeutet mehr Durchblutung und damit Belebung oder Vitalisierung. Es können dadurch Schmerzen, Stauungen, Krämpfe, Spannungen, träge Ruhe oder übermäßige Erregung beseitigt werden. Oft machen sich als Zeichen dieser Beeinflussung Darmbewegungen, Magenknurren oder Darmgeräusche bemerkbar.

Wenn als Abschluß der Unterstufe des autogenen Trainings noch der Kopf genannt wird, so sind dann alle Körperteile erfaßt und die Ganzheit des Menschen hergestellt. Das denkende Gehirn wird mit der sechsten und zunächst letzten Übung *„Stirn angenehm kühl“* nicht angesprochen. Der denkende Kopf soll unbeteiligt bleiben. Gedankentätigkeit, Vernunftsübungen und Willensanstrengungen werden ausgeschaltet. Es soll durch die genannte Formel eine Kühlung der Stirn bewirkt werden. Gelingt dies, so wird sie die Wärme in den Füßen zu einem wohligen Durchströmungsgefühl steigern.

Damit ist die Unterstufe des autogenen Trainings vollendet und das erreicht, was der Volksmund vorahnend ausdrückt: „Den Kopf halt kühl, die Füße warm, das macht den besten Doktor arm.“

Bei welchen Krankheiten hilft das autogene Training?

Ruhe, Stille, Entspannung

1. Nervenstörungen im Bereich der sogenannten vegetativen Nerven (siehe auch Seite 395 ff.), manche nervlich bedingten Kopfschmerz- und Migräneformen. Kopfschmerzen werden häufig durch Blutstauungen und Blutandrang zum Kopf verursacht. Bei Migräne liegen zuweilen Gefäßkrämpfe zugrunde. Die bessere Blutverteilung und nervliche Entspannung im autogenen Training läßt beide Erscheinungen verschwinden.

2. Seelische Spannungs- und Übererregungszustände, ob sie nun bewußt oder auch völlig unbewußt auftreten, finden im autogenen Training eine Auflösung. Ebenso lassen sich auch depressive Zustände leichterer Art durch das autogene Training aufhellen, so daß wieder ein größeres Selbstbewußtsein und eine Hinwendung zur Außenwelt möglich wird.

3. Schlafstörungen, soweit nicht echte organische Erkrankungen zugrunde liegen, die eigentlich nur bei wenigen vorkommen. Die meisten Schlafstörungen sind funktioneller Art und durch seelische Ursachen veranlaßt. Häufig führt z. B. der Drang zur Selbstentfaltung und zum Selbst-gestalten-Wollen, der aber nicht die nötigen Realisierungsmöglichkeiten findet, zu Unruhezuständen und Schlafstörungen. Im autogenen Training, das den „Weg zu sich selbst" bahnt, fallen einem buchstäblich Lösungsmöglichkeiten ein, die das seelische Gleichgewicht wiederherstellen und damit auch den normalen Schlaf.

4. Asthma bronchiale, das häufig auf einem nervös oder rein seelisch bedingten Krampf der Luftwege basiert (siehe auch Seite 374), kann sich im autogenen Training rasch lösen. Natürlich müssen auch andere Therapiemöglichkeiten herangezogen werden, wenn allergische oder bakterielle Faktoren im Spiele sind oder eine vom Herzen ausgehende Lungenstauung (kardiale Stauungslunge) besteht. Die hierfür ärztlich verordneten Herzmittel sind unbedingt weiter einzunehmen. Aber auch hierbei ist das autogene Training eine ausgezeichnete zusätzliche Hilfe.

5. Chronische Verstopfung, die meist mit einer Verkrampfung des Darmes vergesellschaftet ist. Die Bauchübung des autogenen Trainings, direkt im Anschluß an die Ruhetönung und das Schwere-Wärme-Erlebnis, normalisiert über Entspannung des vegetativen Nervensystems fast schlagartig die Darmfunktion. Das setzt allerdings voraus, daß noch keine chronische Dickdarmentzündung (Colitis) vorhanden ist, wie sie nach Abführmittelmißbrauch häufig entsteht. Hierbei sollte baldmöglichst eine fachärztliche Untersuchung und Behandlung erfolgen.

6. Vorzeitige Ermüdungserscheinungen lassen sich mit dem autogenen Training oft gut beeinflussen, weil durch die Nerven-, Muskel- und Gefäßentspannung die Erholungs- und Aufbauprozesse im Stoffwechsel gefördert und vertieft werden, so daß sich wieder Kraftreserven bilden und damit eine neue Leistungsbereitschaft besteht.

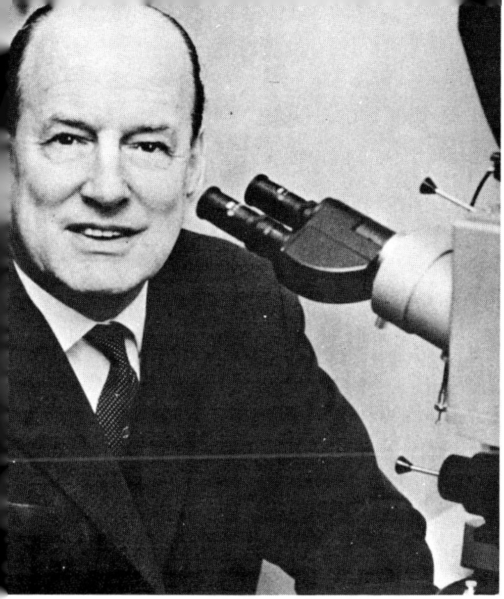

Prof. Manfred von Ardenne, der geniale Forscher und Erfinder, entwickelte in den letzten Jahren die Krebs-Mehrschritt-Therapie, eine Kombinationsbehandlung von Überwärmungsbad und Chemotherapie. Das untere Bild zeigt die von Ardenne geschaffene Zweikammer-Hyperthermiewanne.

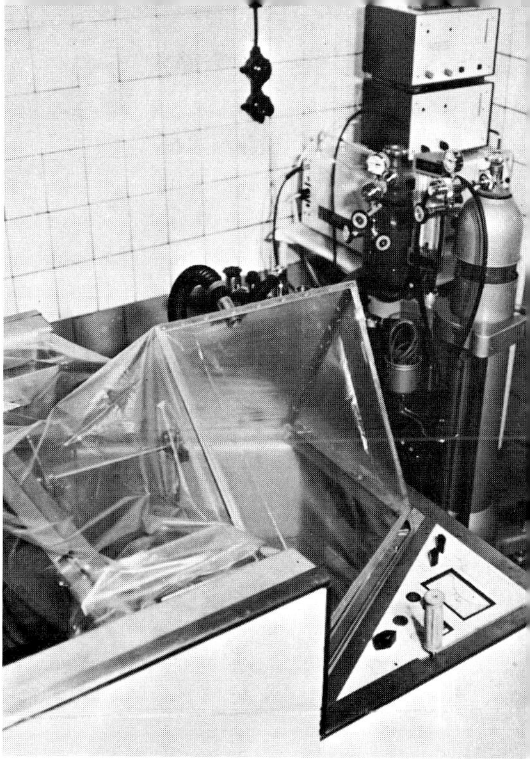

Die Kopfkammer der Zweikammer-Hyperthermiewanne mit aufgesetztem Zelt.

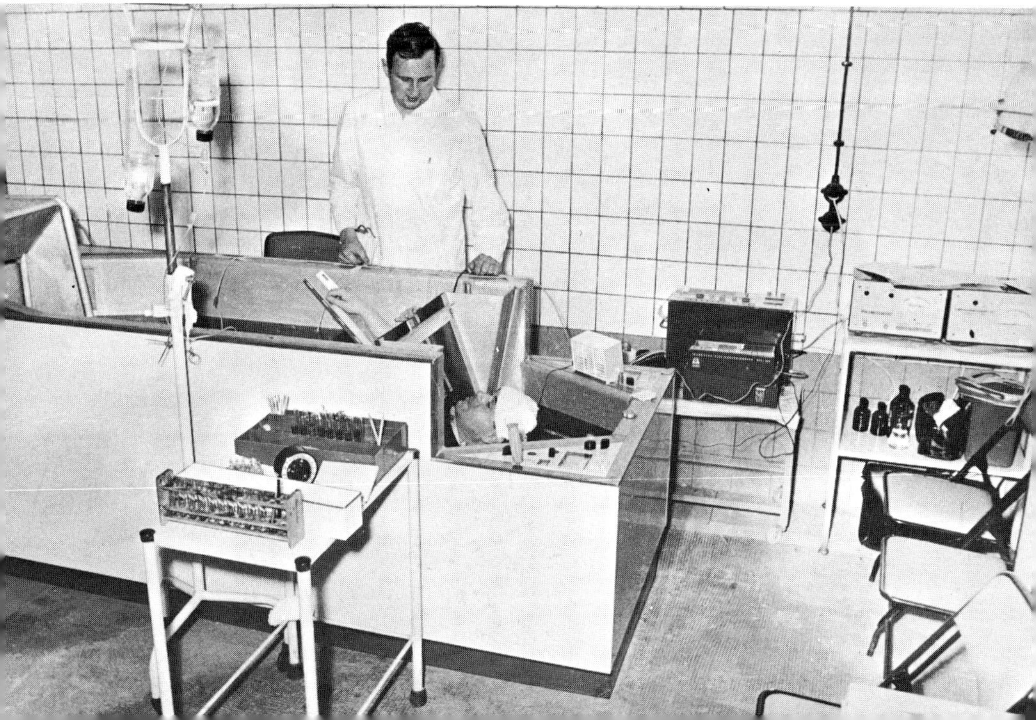

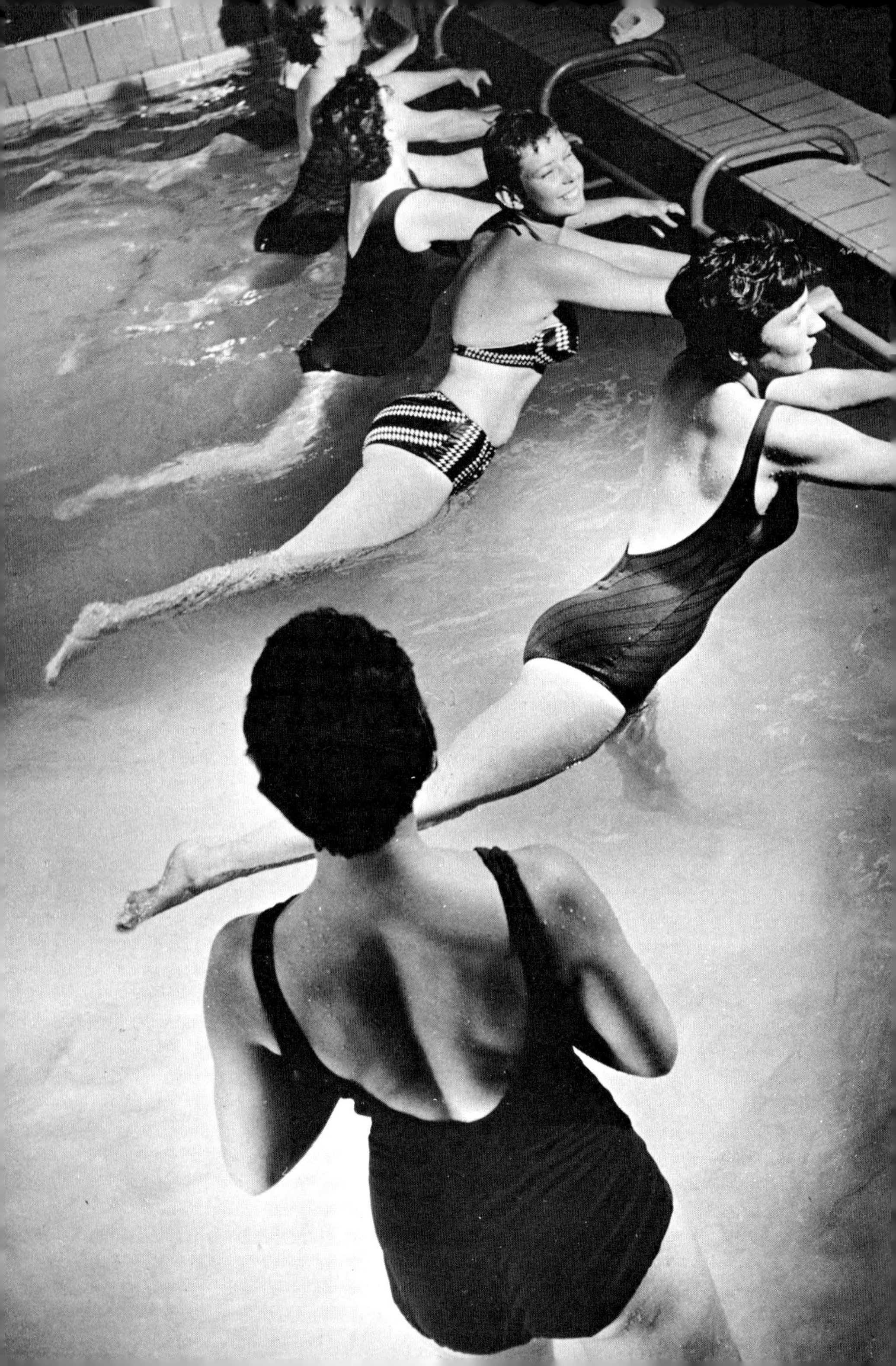

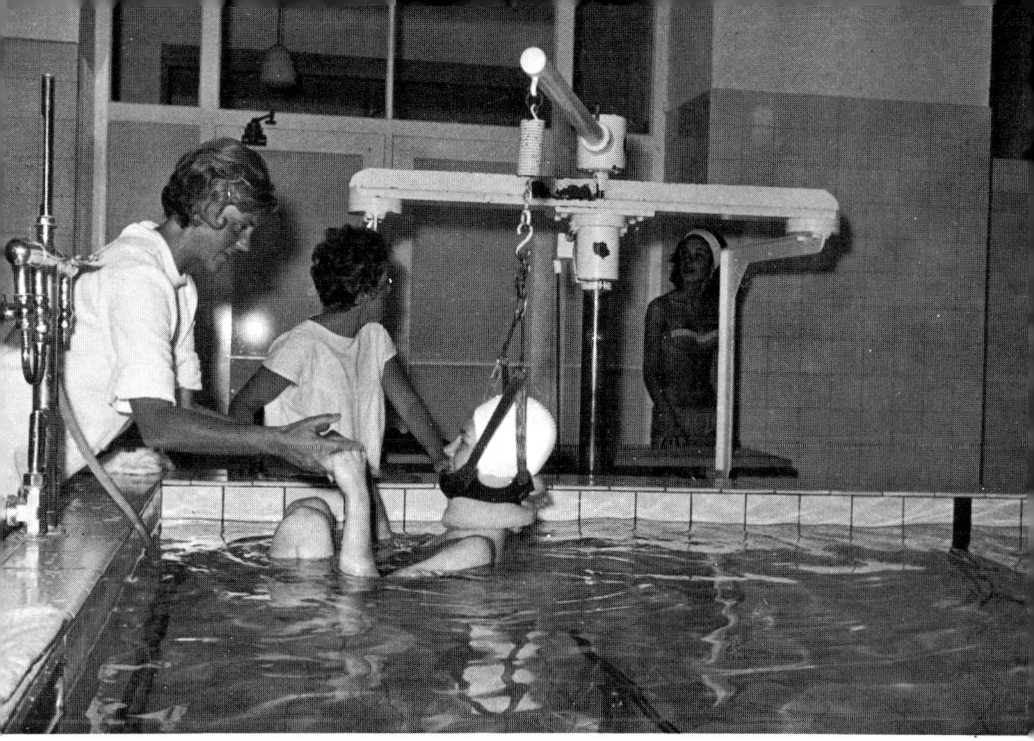

Wasser-Heilgymnastik: Durch die Übungsbehandlung im Thermalwasser werden Gelähmte wieder bewegungsfähig. Auch Gelenk- und Muskelrheumatismus, Gicht, Nervenentzündungen, Migräne und Schlaflosigkeit lassen sich damit beeinflussen.

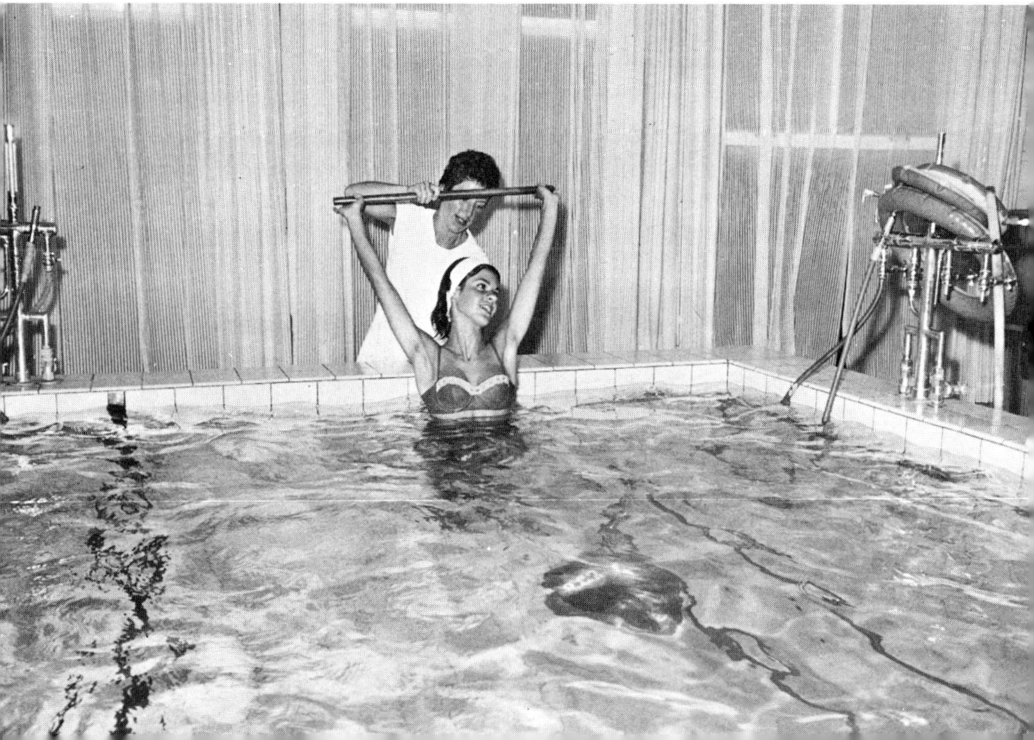

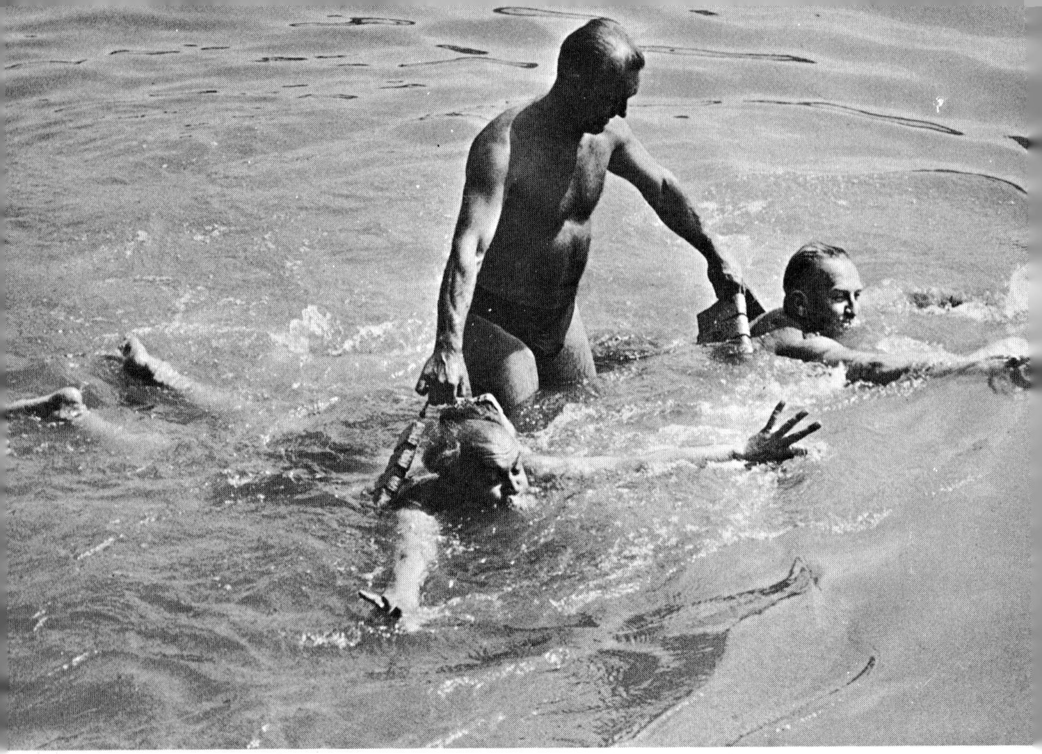

Auch für ältere Menschen ist es noch nicht zu spät, Schwimmen zu lernen.

Durch leichtsinniges Spiel gibt es jedes Jahr an den Küsten zahlreiche Todesfälle.

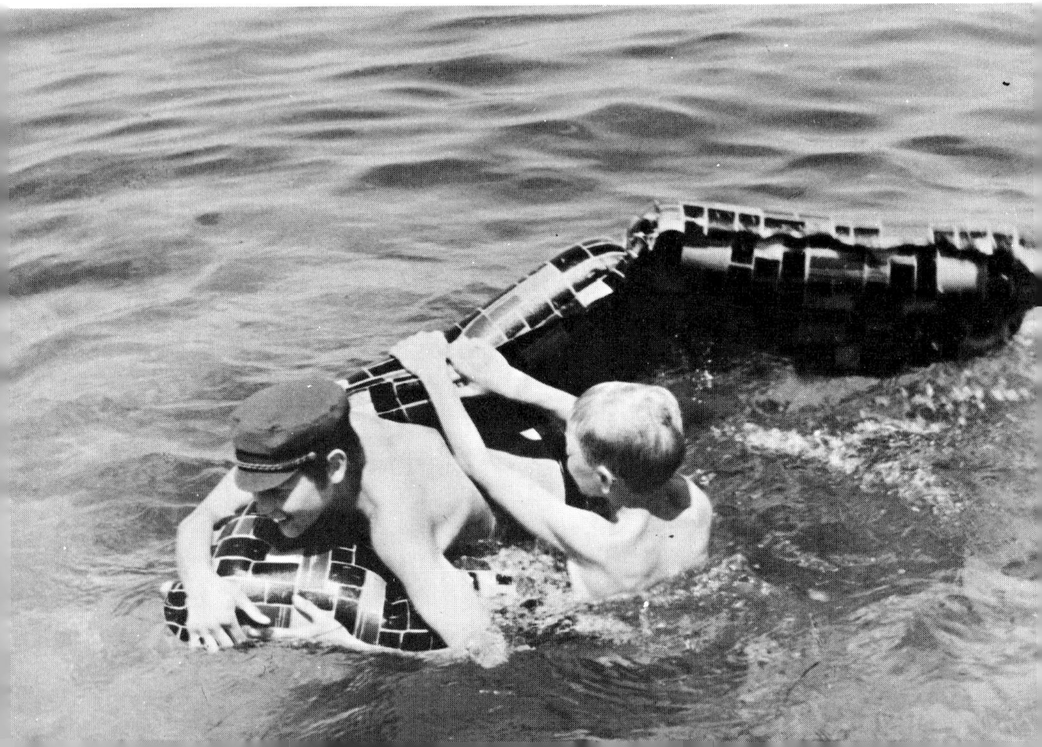

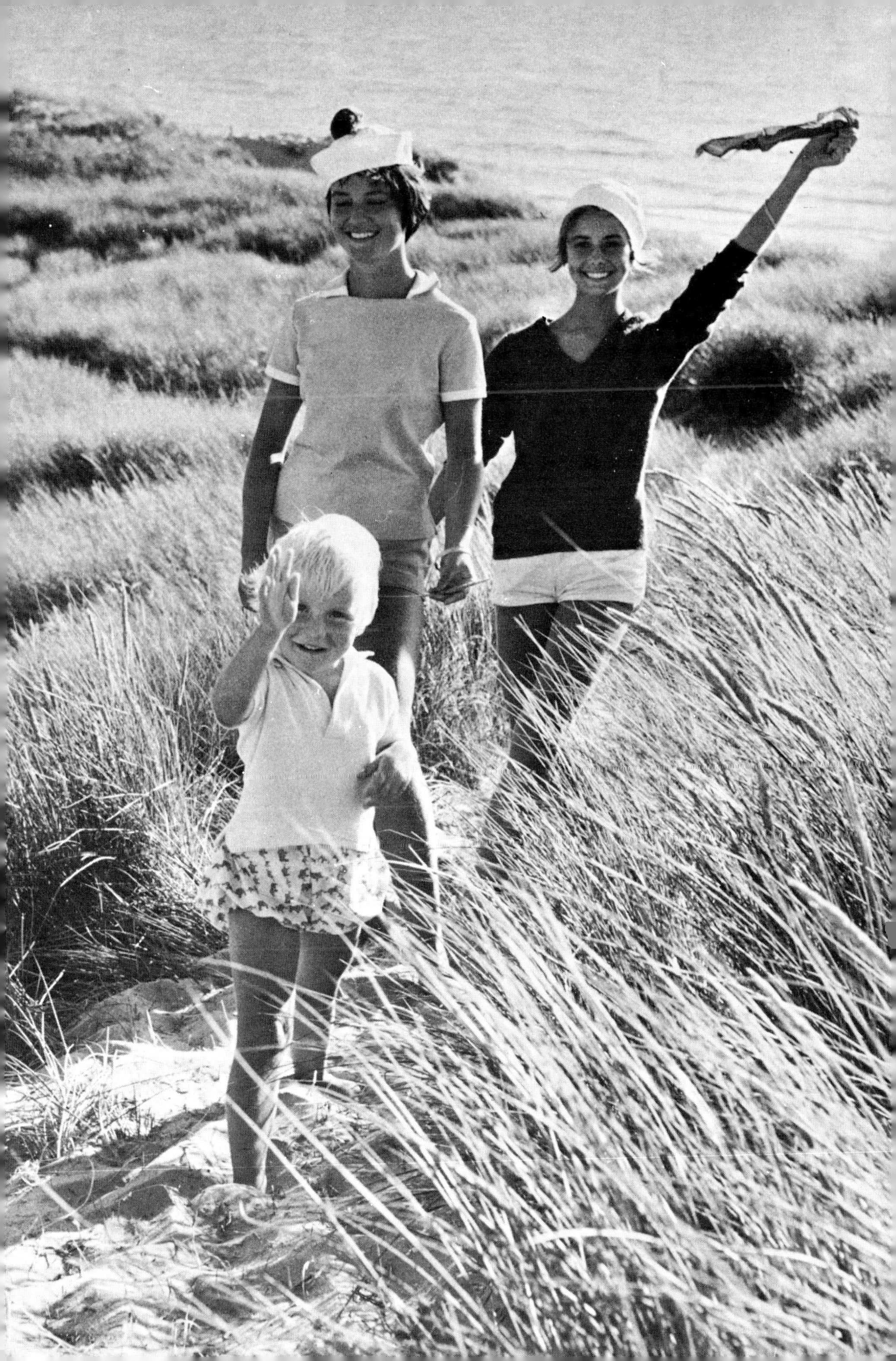

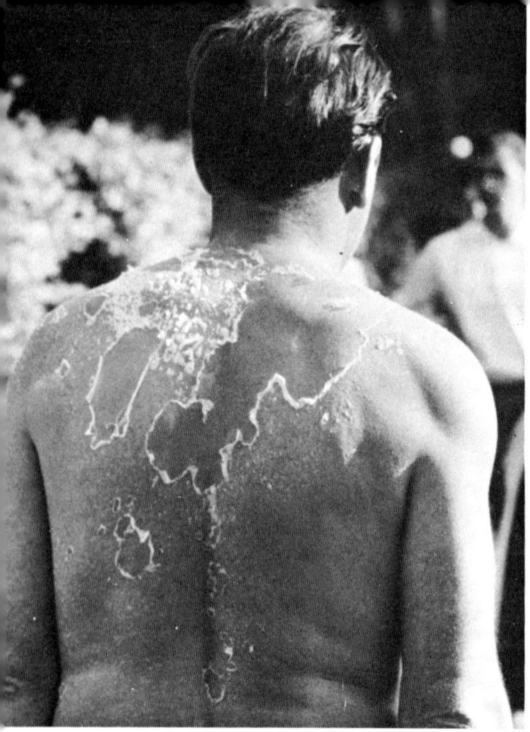

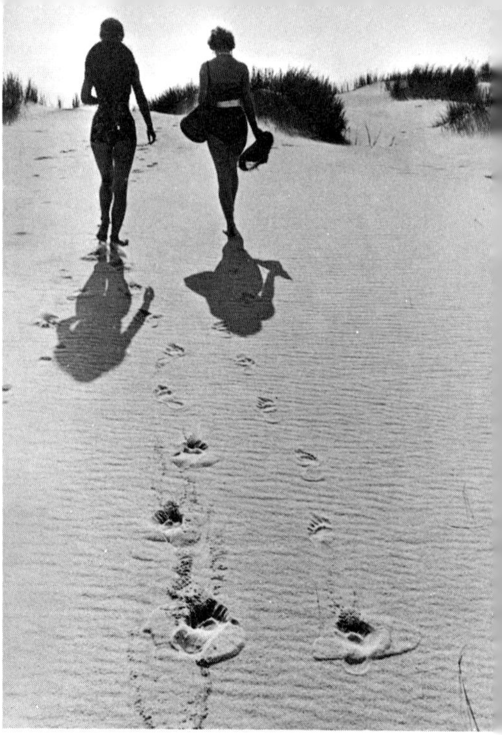

Das war des Guten zuviel!

Auf den Wanderdünen Sylts.

Bewegung am Strand ist besser, als in der Sonne zu braten.

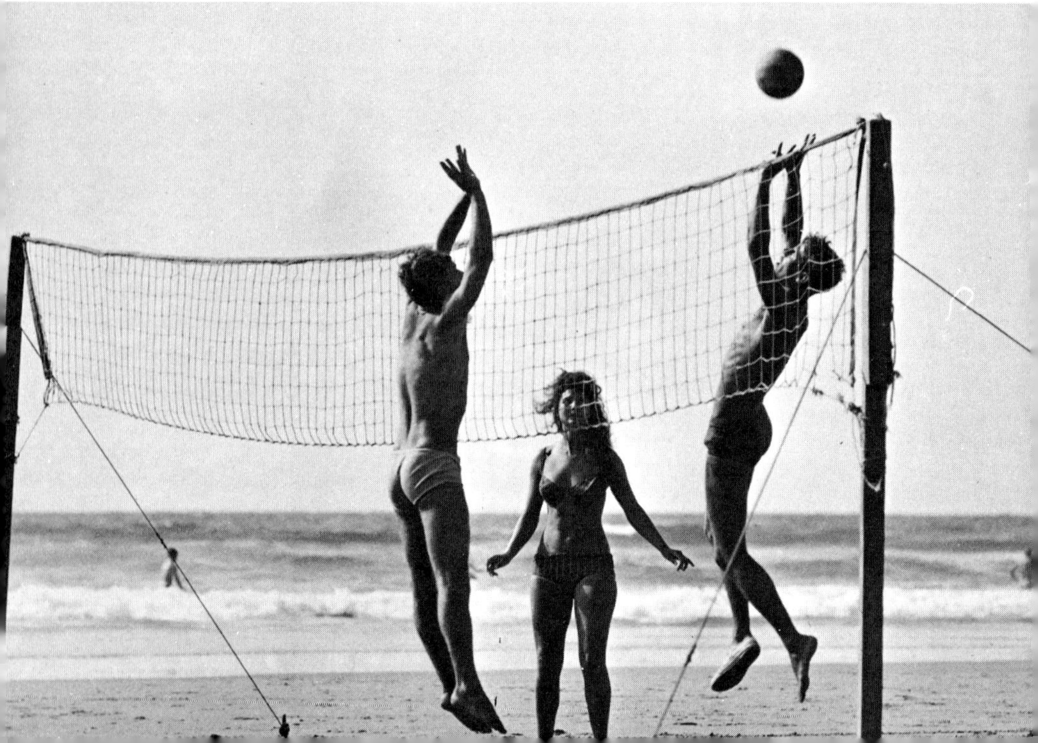

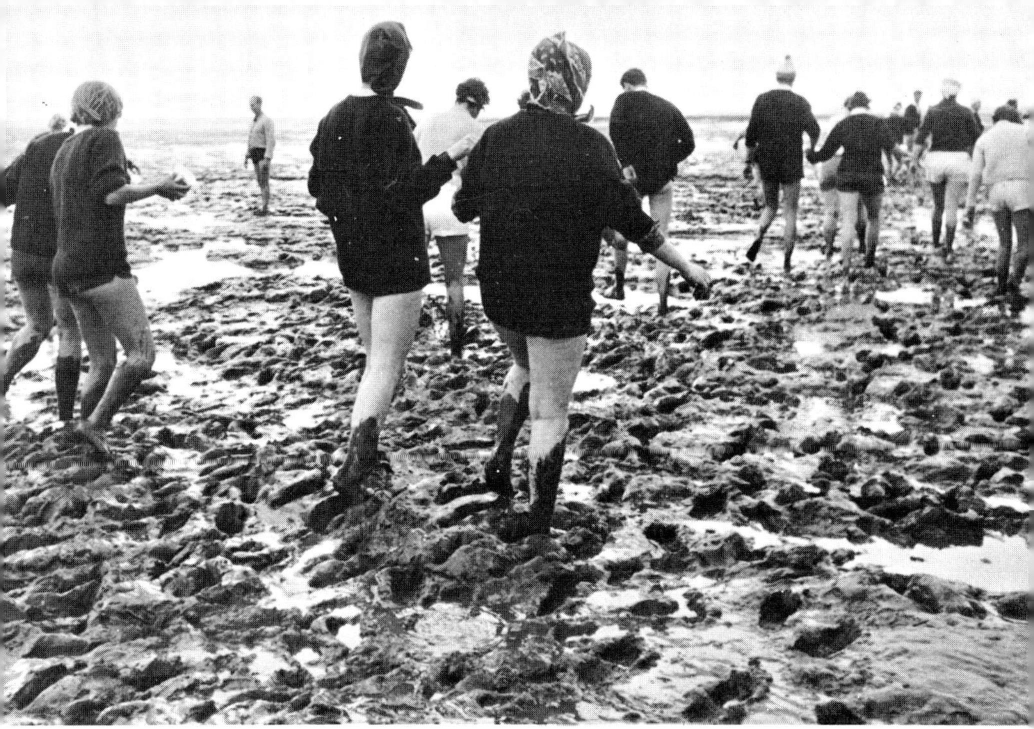

Wer an der Nordseeküste Urlaub macht, sollte es sich nicht entgehen lassen, tüchtig in dem heilkräftigen Schlick herumzuwaten. ■ Unten: Wie unser Bild zeigt, ist Gymnastik nicht nur etwas für junge Menschen.

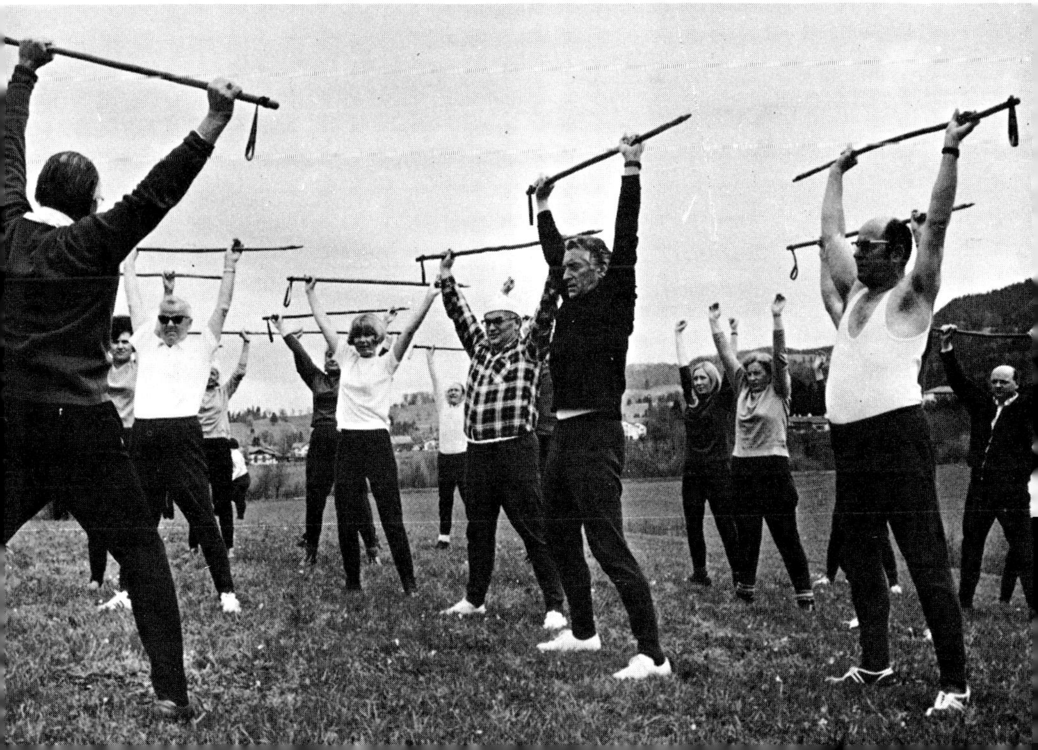

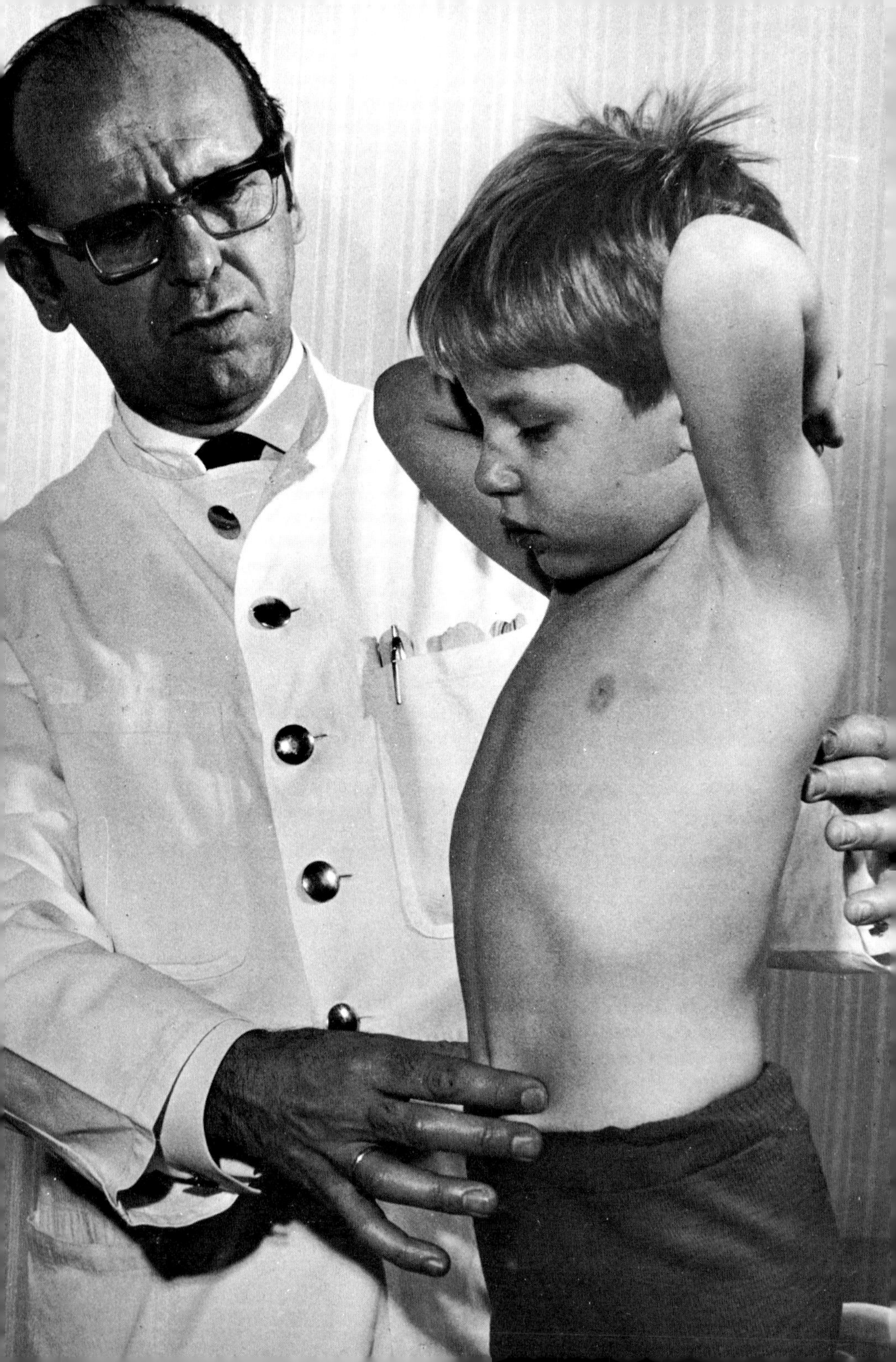

7. Kreislaufstörungen, die in vielerlei Form auftreten, lassen sich im allgemeinen durch das autogene Training gut beeinflussen. Die durch Gefäßkrämpfe verursachte Migräne wurde schon genannt. Viel wichtiger ist noch die Beeinflussung des hohen Blutdrucks (Hypertonie), soweit verkrampfte und dadurch verengte Gefäße meist mittleren Durchmessers bis zu den sehr dünnen Haargefäßen (Kapillaren) eine Rolle spielen. Durch die Gefäßentspannung im autogenen Training normalisiert sich der Blutdruck auch häufig ohne Medikamente. Gleichzeitiger Kochsalzentzug (kochsalzarme Diät) verstärkt den Effekt. Die Behandlung muß so lange fortgesetzt oder immer mal wiederholt werden, bis der Blutdruck dauerhaft normalisiert bleibt.

Das autogene Training führt nicht nur zu einer besseren Selbstkontrolle, es rührt auch an unsere Innenwelt, an das Unter- und Unbewußte und damit an unseren uns mehr und besser bewußt werdenden Charakter. Es stärkt unser Vertrauen zu den körperlichen und seelischen Selbstheilkräften und erlaubt uns einen Einblick in die Selbststeuerungsvorgänge der Seele.

Das Unbewußte bewahrt nicht nur Verdrängtes, wie mancherlei Begierden, Begehren, Ressentiments, Haß und vieles andere. Es umfaßt auch viel von den Vorfahren Übernommenes, nie Bewußtgewordenes, das zu seiner Zeit und bei entsprechenden äußeren Anlässen und Anreizen aktuell wird, durchbricht und vielleicht einen Heilprozeß oder eine neue Entwicklung einleiten kann oder zu schöpferischen Einfällen oder Tätigkeiten führt.

Eine bewahrende und kanalisierende Wirkung für die uns im autogenen Training vielleicht begegnenden, uns geheimnisvoll oder sogar bewußt bedrohlich erscheinenden Kräfte des Unbewußten geht von einem alten Bibelwort aus. Es lautet: „Erforsche mich, Gott, und erkenne mein Herz [Herz als Symbol des Unbewußten]; prüfe mich und erkenne, wie ich's meine. Und sieh, ob ich auf bösem Wege bin, und leite mich auf ewigem Wege." (Psalm 139, 23. 24.) In diesem Text klingt es schon an, und es sei hier auch mit aller Deutlichkeit gesagt: Das autogene Training ist niemals irgendeine Art von Weltanschauungs- oder Religionsersatz, und das kann es auch nicht sein, weil uns die Beruhigung und Entspannung nicht von Schuld befreien kann und uns damit auch keine Erlösung zu bringen vermag.

Wenn wir durch das autogene Training die innigen Wechselbeziehungen zwischen dem Bewußten und dem Unbewußten erkennen und erleben, so ist das, wie *Carl Gustav Carus,* der Freund *Goethes,* sagte, ein Abglanz der Ewigkeit und Gottes und die Heimstätte der Seele.

Auch die Worte *Heraklits* muß man sich dabei ins Gedächtnis rufen: „Der Seele Grenzen kannst du nicht auffinden, und ob du jegliche Straße abschrittest: so tiefen Grund hat sie."

Heilerde – Wirkung und Anwendung

Der allgütige Schöpfer hat in unscheinbarsten Dingen, an welchen der moderne Mensch gleichgültig vorübergeht und die er sogar verachtet, Heilmittel für Mensch und Tiere geschaffen. Eines der vorzüglichsten ist der Lehm.

Sebastian Kneipp

Aus der Geschichte der Heilerdebehandlung

Geschichte der Heilerdebehandlung

Wie die Wasseranwendungen, die Licht(Wärme)-Behandlungen und die Einwirkungen der Luft, so hat auch die Verwendung der Heilerde in der Medizin eine lange Vorgeschichte. Da aus der Geschichte das Wesen und die Bedeutung der Erde als Heilmittel recht deutlich hervorgeht, möchte ich auf einen kurzen Rückblick nicht verzichten.

Man kann natürlich vermuten, daß die Erde das älteste Heilmittel überhaupt ist. Behandlungen mit Erden haben wahrscheinlich stattgefunden, seit es Menschen gibt.

Die arabische Medizin kannte das Eingraben von Rheumakranken in weißem Sand und die Behandlung von Malaria-Anfällen mit feuchtem Lehm. Im alten China stellte das Erdeessen ein amtliches medizinisches Heilverfahren besonders bei gestörtem Stuhlgang dar. Man verwendete auch lehmige Erden in Form von Packungen bei Entzündungen. Die Assyrer, Babylonier und Ägypter benutzten schwarze Erden (Schlamm) zu verschiedenen Behandlungen vor allem in Form von Schlammpackungen. Auch in Indien waren Schlammpackungen bekannt. Sie wurden in eigens für diesen Zweck hergerichteten Räumen, sogenannten Packungssälen, verabfolgt. Die Skythen gar trieben am Schwarzen Meer eine ausgedehnte Schlicktherapie.

Es mag nicht unerwähnt bleiben, daß man auch in der alten indianischen Medizin das Lehmessen kannte und daß in Bolivien Heiligenfiguren aus Ton verzehrt wurden, um die Gesundheit zu erhalten oder wiederzuerlangen.

Zur Zeit *Homers* verwendete man die sogenannte *Lemnische Erde,* die von einem Hügel auf der Insel Lemnos gewonnen wurde. Es handelte sich hierbei um gebrannte Erde, da auf dem Hügel Mosychlos ein Erdfeuer brannte. Zur Zeit des *Hippokrates* (um 460—377) benutzte man verschiedene Erden sowohl äußerlich zu kühlenden Kompressen als auch innerlich mit Wasser verdünnt als „Reinigungsmittel". *Hippokrates* erwähnte die Lemnische Erde jedoch nicht.

In Agrigent auf Sizilien bediente sich der griechische Arzt und Naturphilosoph *Empedokles* (490—430) der *Selinusischen Erde* (Terra Selinusia), die bei der Stadt Selinus (heute Selinunte) gefunden wurde.

In der Zeit um Christi Geburt faßte *Plinius der Ältere* das Wissen seiner Zeit über die Heilerden in seiner „Naturalis historia" zusammen, wobei er besondere Anwendungsgebiete der Heilerde, die damals schon als eine „herrliche Sache" galt, erwähnt, wie Tränenflüsse, Triefen der Augenwinkelgeschwülste, Blutauswurf, Schäden an der Milz und an den Nieren, zu starke „Reinigung" (Menstruation) der Frauen, Vergiftungen und Verletzungen durch Land- und Seeschlangen. Auch die *Sinopische* (nach der antiken Stadt Sinope, der heutigen türkischen Hafenstadt Sinop am Schwarzen Meer) und die *Eretrische Erde* (nach der altgriechischen Stadt Eretria auf Euböa) erwähnte er vor allem als äußerliches Heilmittel bei Wunden und Geschwülsten.

Heilerde

Bemerkenswert ist immerhin, daß *Christus* Erde mit Speichel mischte und zur Behandlung und Heilung eines Blindgeborenen (Johannes 9,6) benutzte, obwohl hierbei der Glaubensakt sicherlich überwog.

Dioskurides (1. Jahrhundert n. Chr.), ein griechischer Arzt und Naturforscher zur Zeit Neros, beschrieb im fünften Buch seiner Arzneimittellehre „De materia medica" die zu seiner Zeit angewandten Heilerden. Die Lemnische Erde bezeichnete er als besonders wirksam gegen die Folgen der Bisse und Stiche giftiger Tiere, als Brechmittel gegen tödliche Gifte und als Heilmittel bei Durchfällen (Dysenterie).

Mit *Galenos*, dem bedeutendsten Arzt und Naturforscher des Altertums, gewinnt die Heilerdenanwendung ihre größte Verbreitung. Er unterschied und beschrieb sehr genau die einzelnen Erden, stellte ihre Wirkungsweise dar und erwähnte ihre hauptsächlichsten Anwendungsweisen und Heilanzeigen, so vor allem von der Lemnischen, der Samischen und der Armenischen Erde.

Wie bei der Wasserheilkunde, so ging im Mittelalter auch das Wissen über die Heilwirkungen der Erden verloren. Sie wurden lediglich noch erwähnt bei *Oribasius* (325 — um 400), dem Leibarzt des Kaisers Julian Apostata, bei dem griechischen Arzt *Alexander von Tralles* (525—605), bei den Byzantinern *Aetios von Amida* (6. Jh. n. Chr.) und *Paulus von Ägina* (625—690) sowie bei dem berühmten Philosophen und Arzt *Avicenna* (siehe auch Seite 24).

Während im Oströmischen Reich die Heilerden weiter Verwendung fanden, spielten sie im übrigen Europa lange Zeit nur noch eine untergeordnete Rolle, bis sie gegen Ende des Mittelalters als Mittel gegen die Pest wieder große Bedeutung erlangten, unter ihnen besonders die Lemnische Erde, die als beste und seltenste galt und wie Gold geschätzt wurde. Nach der Besetzung der Insel Lemnos durch die Türken kontrollierten diese Gewinnung und Vertrieb der Heilerde.

Während die Anwendung der Lemnischen Erde lange Zeit an einen griechischen Mythos gebunden war, wurden gegen Ende des Mittelalters zwei Erden besonders geschätzt, die mit der christlichen Religion im Zusammenhang standen, nämlich die *Marienmilch* (Terra sigillata hierosolymittica) und die von der Insel Malta stammende *Paulusmilch* (Terra sigillata Melitensis).

Die *Marienmilch* wurde in einer Höhle bei Bethlehem gegraben. Der Name leitet sich von einer Legende her, nach der Maria auf der Flucht vor Herodes in einer Höhle Unterschlupf gesucht hatte, in der beim Säugen ihres Kindes Milch auf die Erde getropft sei.

Die *Pauluserde* verdankt ihren Namen wohl ebenfalls einer Legende, die sich um den Bericht der Apostelgeschichte über den Schiffbruch des Apostels Paulus im Jahre 56 vor der Insel Malta, seine Rettung auf die Insel und den dort erlittenen Otternbiß in die Hand gerankt hat. Nach dem Wortlaut des Berichtes schleuderte Paulus das Tier ins Feuer und blieb unverletzt. Die Einheimischen warteten darauf, daß seine Hand anschwellen und er plötzlich tot umfallen würde, aber nichts Ungewöhnliches geschah. Nach der Legende hätte Paulus eine besonders gegen Schlangengift wirksame Heilerde benutzt. Die Erde wurde später aus einer Grotte gewonnen, in der Paulus gepredigt haben soll.

Geschichte der Heilerdebehandlung

So berühmt und begehrt die verschiedenen Heilerden auch wurden, für westliche Länder waren sie kaum zu beschaffen. Immerhin enthielt die berühmte Augsburger Pharmakopoe (1567) auch die Lemnische und die Armenische Erde. Bei der in Braunschweig um 1600 herrschenden Pest lobte der Arzt *L. Giessler* in einem Bericht die Siegelerde (Heilerde) besonders als Heilmittel gegen diese verheerende Seuche.

Da die ausländischen Erden so schwer zu beschaffen waren, erwuchs aus dieser Not schließlich eine Tugend. Man suchte im eigenen Land nach Heilerden und fand sie auch in Schlesien und Sachsen, was wohl besonders den beiden berühmten deutschen Ärzten *Agricola* und *Paracelsus* zu verdanken ist, die die Erdtherapie wieder zur Geltung brachten.

Georg Agricola (um 1494—1555), „Vater der Mineralogie" genannt, beschäftigte sich als Stadtarzt in Joachimsthal unter vielem anderen auch mit den Erden. Der Gebrauch der Erden als Heilmittel war zu seiner Zeit, also zu Beginn des 16. Jahrhunderts, kaum noch bekannt. *Agricola* unterschied, beschrieb und verwandte eine ganze Reihe von ihnen.

Paracelsus (1493—1541) war durch seine zahlreichen Reisen ein ausgezeichneter Kenner der Volksheilmittel, so auch der Heilerden, die er aber anscheinend nur zur Zubereitung von Arzneien verwendet hat. Einer seiner Schüler, der schlesische Arzt *Johannes Schulz* (genannt Montanus), führte die in seiner Heimat (Striegau) aufgefundene Strigische Erde als Heilmittel ein. Diese wurde sogar eine Zeitlang zum Objekt finanzieller Spekulationen, rief aber bald eine Reihe von „Konkurrenten" auf den Plan.

Jedenfalls gab es in der Folgezeit zahlreiche Arten von Erden, die mit Siegeln und Stadtwappen versehen gehandelt wurden (Sächsische Siegelerden). Auch erschien ein Buch über diese Siegelerden, das von *D. Ludwig* (1709—1773) unter dem Titel „Tractatus de Terris sigillatis" herausgegeben wurde.

Von den zahlreichen sächsischen Siegelerden gewann nur das Eisensteinmark von Planitz, die Sächsische Wundererde (Terra miraculosa Saxonia), größere Bedeutung. Sie wurde 1831 in Jena zum ersten Mal chemisch analysiert.

Es blieb nicht aus, daß man auch in anderen Gegenden nach medizinisch verwendbaren Erden suchte, so in der Mark Brandenburg, in Westfalen, Oberhessen und Schwaben. Leider blieb aber auch nicht aus, daß sie vielfach völlig kritiklos angewendet wurden und man ihnen Heilwirkungen zuschrieb, die sie niemals hatten, was ihrem Ruf außerordentlich schadete. Erst der Hygieniker *Max von Pettenkofer* (1818—1901) rehabilitierte die Lehm-Erd-Therapie in seinem Buch über den Boden und dessen Zusammenhang mit der Gesundheit des Menschen (1882).

Heilerde

Einen begeisterten Fürsprecher fand die Behandlung mit Lehm oder Heilerde in *Sebastian Kneipp* (1821—1897), der zunächst an Tieren und später auch am Menschen neben seinen Wasserkuren immer häufiger äußerlich und innerlich den Lehm zu Heilzwecken anwandte. Er benutzte ihn nicht nur als trockenes Pulver oder mit verdünntem Essig angerührt als Brei, von ihm stammt vielmehr auch die Anwendung als Lehmwasser und als Lehmhemd. Die Zubereitung und Anwendungsweise wurde bereits im Kapitel über die Wasseranwendungen (Seite 84) beschrieben.

Kneipp gab den Lehm in den verschiedenen Zubereitungen bei einer Reihe von Krankheiten, nämlich bei Entzündungen aller Art (Halsentzündungen, Rippenfellentzündungen), bei alten und frischen Wunden, Insektenstichen, Unterschenkelgeschwüren, Hautausschlägen und Drüsenschwellungen in Form von Umschlägen und Pflastern, bei Blutandrang zum Kopf und Herzklopfen in Form von Beinwickeln mit Lehmwasser und Kompressen mit Lehmwasser in der Herzgegend.

Noch zu Lebzeiten Kneipps, aber unabhängig von ihm, machte Prof. Dr. *Julius Stumpf* (1856—1932) im Laufe seiner Tätigkeit als Gerichtsmediziner bei einer Exhumierung eine Beobachtung, die ihm zu denken gab: Bei der Ausgrabung einer vor mehr als drei Jahren bestatteten weiblichen Leiche fand man diese in einem ungewöhnlich gut erhaltenen Zustand, ebenso die Kleidungsstücke. Die Ursache für dieses Phänomen sah Prof. *Stumpf* im Erdreich, das aus reinem Lehm bestand. Er vermutete, daß der Lehm eine besonders gute fäulnis- und bakterienwidrige Wirkung besitzen und sich daher auch zur Wundbehandlung eignen müsse. Im Jahre 1886 erstmals durchgeführte praktische Versuche — zunächst bei einem ausgedehnten Unterschenkelgeschwür, bei dem eine Amputation des Unterschenkels vorgesehen war, die aber von dem Patienten strikt abgelehnt wurde — bestätigten seine Überlegungen. Die Wunde verlor sofort den fauligen Geruch, reinigte sich und heilte. In der Folgezeit verwendete Prof. *Stumpf* (leider) nicht mehr den Lehm, sondern das käufliche Kaolin *(Bolus alba)*, eine Tonerde, die er dann auch noch auf 150° C erhitzte, um die Möglichkeit einer Infektion auszuschließen. Auch hiermit erzielte er besonders bei Geschwüren, Hautausschlägen und schließlich auch frischen Wunden viele gute Erfolge, die er auch eingehend beschrieb. Die Hauptwirkung der Tonerde glaubte Prof. *Stumpf* in ihrer stark austrocknenden und aufsaugenden Kraft sehen zu müssen.

Nach einigen Eigenversuchen wandte er seit dem Jahre 1900 Bolus auch innerlich an, vor allem bei Magen-Darm-Störungen, bei der asiatischen Cholera und schließlich bei der Diphtherie, und erlebte dabei zahlreiche gute Erfolge. Bei der Diphtherie wurde der Bolus mit der doppelten Menge Wasser angerührt und der Rachenraum alle paar Minuten mit dieser Aufschwemmung in Berührung gebracht, was bei ununterbrochener Anwendung in eineinhalb bis zwei Tagen zur Heilung führte.

Geschichte der Heilerdebehandlung

Es ist bekannt, daß wiederum unabhängig von Prof. *Stumpf* auch andere Ärzte zu seiner Zeit Lehm anwendeten, so der Oberstabsarzt *Katz* (in den Jahren 1890—1894) und seit 1893 der Arzt *von Scheele*, der ihn besonders bei Zellgewebsentzündungen (Phlegmonen) schätzte.

Auch mehrere Schüler von Prof. *Stumpf* übernahmen mit der weißen Tonerde *(Bolus alba)* seine Behandlung. Schließlich erschien an der Freiburger Universität eine Doktorarbeit über Bolus von *W. Levy* unter dem Titel „Die Bolustherapie, ihre Geschichte und Begründung durch Empirie und Experiment". Nach den Erfahrungsberichten und experimentellen Untersuchungen von *Stumpf* und seinen Schülern, durch die diese Behandlung „hoffähig" gemacht wurde, erschienen besonders im und nach dem ersten Weltkrieg zahlreiche weitere Erfahrungsberichte verschiedener Ärzte, vor allem über die Wirkung der Tonerde bei Cholera und Ruhr.

Merkwürdigerweise beschränkten sich die Arbeiten aus der Zeit von *Stumpf* und seinen Schülern oder Nachfolgern fast völlig auf die Anwendung der weißen Tonerde *(Bolus alba)*, bis schließlich noch während des ersten Weltkrieges im Jahre 1916 der Löß (Lehm) durch *Adolf Just* (1859—1936) wiederentdeckt wurde. *Just* erkannte, daß der Löß eine größere Heilwirkung entfaltete als der Bolus, und er fand auch eine hervorragende Quelle bei Blankenburg im Harz.

Wie wir heute wissen, war seine Auffassung richtig, weil der Löß nicht nur ein größeres Aufsaugungs- und Giftbindungsvermögen besitzt, sondern weil im Magen-Darm-Kanal aus dem Lehm auch etwa 6 % lebenswichtiger Stoffe (Eisen, Kupfer, Kalk, Kieselsäure, Magnesium, Mangan u. a.) herausgelöst und in den Körper aufgenommen werden.

Just gründete im Jahre 1896 eine Kuranstalt für naturgemäße Heilweise, „Jungborn" genannt, in der äußerliche und innerliche Lehmanwendungen eine große Rolle spielten. Er verwendete den Lehm zunächst äußerlich bei Entzündungen, Geschwüren, Wunden, Verbrennungen, Hautleiden und Vergiftungen, um ihn schließlich auch bei einer Reihe innerer Leiden einzusetzen.

Die Wirkung des Lehms auf innere Leiden richtig zu beurteilen, entzog sich aber wohl doch seiner Kritikfähigkeit. Seine Erfahrungen legte *Just* bereits 1908 in seiner Schrift „Die Heilerde, das alte Natur- und Volksheilmittel" nieder.

Im Jahre 1898 empfing *Just* den Besuch des Pfarrers *Felke* (1856—1926), der sich in der Folgezeit stark für die Verbreitung der Lehmanwendungen einsetzte und bereits 1899 eine Kuranstalt nach dem Vorbild Justs gründete. Die neben seiner seelsorgerlichen Tätigkeit ausgedehnte Krankenbehandlung ließ ihn sehr schnell als den „Lehmpastor“ bekannt werden.

Heilerde

Die von *Just* propagierte und über die von ihm 1918 gegründete Luvos-Heilerde-Gesellschaft vertriebene Heilerde wurde 1927 von *W. Peyer* in Zusammenarbeit mit dem Geologen *W. Röpke* erstmals wissenschaftlich untersucht, was der Anwendung von Heilerde durch eine größere Anzahl von Ärzten einen wesentlichen Aufschwung brachte, worüber auch entsprechende Berichte vorliegen.

Eine weitere wissenschaftliche Bearbeitung der Heilerde erfolgte dann durch *M. Vogel* (Dresden) und seinen Mitarbeiter *R. Kunze.* Sie fanden u. a., daß die Hauptwirkung bei den Anwendungen der Heilerde in ihrem Aufsaugungsvermögen (Sorptionsvermögen) und in der starken Bindung von Darmgiften, Alkaloiden und Farbstoffen (Methylenblau) besteht, daß aber auch erhebliche Mengen an Kieselsäure und Basen, Eisen- und Aluminiumoxid, Kalk, Magnesia, Kali und Natron gelöst und vom Organismus aufgenommen werden können.

Wichtig erscheint mir auch noch eine Arbeit von *L. Walcker,* die im Jahre 1935 erschien und sich mit der Aufsaugung von Koffein und Nikotin beschäftigt.

In jüngster Zeit haben mineralogische und chemische Untersuchungen verschiedener Heilerden durch *H. Jung* vom Mineralogischen Institut der Universität Jena die bereits vorliegenden Ergebnisse ergänzt.

Die Wirkstoffe der Heilerden

Alle Heilerden stellen Verwitterungsprodukte der Gesteine dar. Gesteine sind immer Mineralgemenge. Mit dem Ausdruck Mineral bezeichnen wir auf natürlichem Wege entstandene, homogene Substanzen, die sich durch eine chemische Formel ausdrücken lassen, z. B. das Kochsalz durch die Formel $NaCl$ (Natriumchlorid) oder den Quarz durch die Formel SiO_2 (Siliziumdioxid).

Wirkstoffe der Heilerden

Während also Mineralien einheitliche Substanzen bilden, sind Gesteine uneinheitlich, ein Gemenge mehrerer Mineralarten. Die aus den Mineralien durch Verwitterung entstandenen oder entstehenden Erden sind ebenso uneinheitlich. Die Eigenschaften der Gesteine und Erden hängen daher von den in ihnen enthaltenen Mineralien, von ihrer Form, Größe, räumlichen Anordnung und ihren Verbindungen ab. Granit ist z. B. ein festes, hartes Gestein, Lößlehm dagegen eine plastische Masse.

Die einzelnen Mineralien findet man meist in kristallisierter Form vor. Sie besitzen also eine bestimmte Gestalt und einen gesetzmäßigen inneren Aufbau (aus Molekülen, Atomen und Ionen), der für die physikalischen und chemischen Eigenschaften bestimmend ist.

Mineralien, die auf den ersten Blick nicht in kristallisierter Form erscheinen, erweisen sich bei der Untersuchung mit dem Mikroskop, dem Elektronenmikroskop oder mit Röntgenstrahlen dennoch als kristallin. Das ist gerade bei der Untersuchung der mineralischen Zusammensetzung von Heilerden eminent wichtig. Manche Mineralien werden bis heute noch als gestaltlos (amorph) bezeichnet, d. h. sie sind ohne erkennbaren gesetzmäßigen inneren Aufbau.

Die Geologen unterscheiden grundsätzlich nach ihrer Entstehung Eruptiv-, Sediment- und metamorphe Gesteine. Die *Eruptivgesteine* entstammen der Schmelzzone des Erdinneren, die bei ihrem Hervorquellen, z. B. aus Vulkanen, durch Abkühlen in den obersten Erdschichten oder an der Erdoberfläche selbst auskristallisiert sind.

Die *Schicht-* oder *Sedimentgesteine* sind aus anderen Gesteinen durch Verwitterung hervorgegangen und weisen eine schichtweise Ablagerung auf. Beide Arten kann man zum Beispiel auf der Insel Sylt sehr gut sehen. Die als *metamorph* bezeichneten Gesteine haben sich aus anderen Gesteinen, z. B. Sedimentgesteinen, dort gebildet, wo sich die Erdkruste in größere Tiefen gesenkt hat und unter hohem Druck und hoher Temperatur eine Umkristallisation stattfand.

Sowohl die Eruptivgesteine wie auch die metamorphen Gesteine sind in der Erdtiefe durch hohen Druck und hohe Temperaturen sehr hart geworden. Die Sedimentgesteine dagegen weisen ein wesentlich lockereres Gefüge auf, verwittern daher leichter und bilden deshalb fast ausschließlich das Material der Erden, die wir zu Heilzwecken verwenden.

Welche Mineralien sind nun hauptsächlich an der Zusammensetzung der Heilerden beteiligt? Im Grunde genommen ergibt sich das bereits sehr deutlich aus einer Übersicht über die *Häufigkeit der in der obersten Erdschicht vorkommenden Elemente:*

Heilerde

Sauerstoff	49,4 %	Wasserstoff	0,88 %
Silizium	25,8 %	Titan	0,58 %
Aluminium	7,5 %	Chlor	0,19 %
Eisen	4,7 %	Phosphor	0,12 %
Kalzium	3,4 %	Kohlenstoff	0,09 %
Natrium	2,6 %	Mangan	0,08 %
Kalium	2,4 %	Schwefel	0,05 %
Magnesium	1,9 %		

Man sieht, daß Silizium neben dem Sauerstoff das in der obersten Erdschicht am häufigsten vorkommende Element ist. So verwundert es auch nicht, daß die Sauerstoffverbindungen des Siliziums, die *Siliziumoxide* — z. B. die natürlich als Siliziumdioxid vorkommenden Quarze und Opale und ihre Verbindungen mit anderen Oxiden, auch *Silikate* (oder Salze der Kieselsäure) genannt — am Aufbau der Erdrinde und damit auch an unseren Heilerden entscheidend beteiligt sind.

Der Geologe *H. Jung* betont, daß es trotz der Vielzahl der auf der Erde vorkommenden Mineralien im Grunde genommen nur wenige sind, aus denen die Heilerde besteht. Außer den genannten Siliziumdioxiden Quarz und Opal sind es

Silikate: Feldspat, Glimmer (Muskovit, Biotit), Talk, Chlorit, Tonmineralien (Kaolinit, Montmorillonit), Augit, Hornblende und Olivin;

Kalzium- und Magnesiumkarbonate (Karbonate sind die Salze der Kohlensäure): Kalkspat, Dolomit;

Eisen- und Aluminiumhydroxide (Hydroxide entstehen durch Einwirkung von Wasser auf Metalle): Eisenhydroxid, Diaspor, Hydrargillit;

Mineralien, die nur in geringen Mengen vorkommen: Magneteisen, Apatit, Zirkon und Titanit.

Um die *Wirkungsweise dieser Mineralien* auf den menschlichen Organismus verstehen zu können, müssen wir zuvor etwas über die physikalischen und chemischen Eigenschaften wenigstens der wichtigsten Mineralien wissen.

Der *Quarz* ist allgemein als das härteste der in den Heilerden vorkommenden Mineralien bekannt. Er wird aber sowohl von Laugen als auch von Säuren stark angegriffen. Wichtig ist jedoch nur, daß auch verdünnte Salzsäure bei einer Temperatur von 37° C, wie es im Magensaft der Fall ist, feinstes Quarzpulver bis zu 20 % auflöst.

Der *Opal* löst sich im Körper nicht. Er wird nur von heißen Laugen vollständig aufgelöst.

Die *Feldspate* sind weniger hart als der Quarz. Sie enthalten außer Silizium-Ionen auch Aluminium-Ionen und sind durch Wasser, noch stärker durch Laugen und Säuren zersetzbar.

Wirkstoffe der Heilerden

Bei den *Glimmern* (Muskovit und Biotit) sind die Strukturelemente netzförmig in übereinanderliegenden Ebenen angeordnet, wodurch sie in einer Ebene spaltbar sind. Während Biotit durch verdünnte Säure (Magensäure) lösbar ist, läßt sich Muskovit kaum angreifen.

Eine ähnliche Struktur wie der Glimmer weisen auch die Mineralien *Talk* (es enthält außer Silizium auch Magnesium) und *Chlorit* (ein wasserhaltiges Magnesium-Eisen-Aluminium-Silikat) auf. Talk ist durch Säuren kaum löslich, eisenreiches Chlorit wird bereits von verdünnten Säuren erheblich zersetzt.

Die *Tonmineralien* (Kaolinit, Montmorillonit) enthalten neben dem Silizium im wesentlichen Aluminium. Interessanterweise sind die Grundstrukturen des Montmorillonits so angeordnet, daß es elastisch aus- und aufweitbar ist und so zwischen seinen Molekülschichten (Schichtengitter) Wasser, Ionen und organische Moleküle einlagern kann. Der Gehalt einer Heilerde an Montmorillonit ist daher wichtig für ihre Wasser- und Giftbindungsfähigkeit.

Da die Tonmineralien in verdünnten Säuren nicht zersetzbar sind (wohl aber von einprozentiger Natronlauge bei gewöhnlicher Temperatur), ist kaum anzunehmen, daß im Magen-Darm-Kanal wesentliche Mengen herausgelöst werden.

Die übrigen Silikate *Augit, Hornblende* und *Olivin* spielen für die Heilerdenwirkung nur eine unwesentliche Rolle, zumal sie für die Magen-Darm-Säfte kaum angreifbar und für die Aufsaugfähigkeit anscheinend ohne Bedeutung sind.

Kalkspat (kohlensaures Kalzium) und *Dolomit* (ein Doppelsalz aus kohlensaurem Kalzium und Magnesium) sind in verdünnter Salzsäure lösbar (Kalkspat mehr, Dolomit weniger) und damit für unsere Verdauungssäfte angreifbar.

Auch das *Eisenhydroxid* ist von Säuren gut zu zersetzen. Es färbt je nach Gehalt die Erden rot, braun oder gelb. Die *Aluminiumhydroxide* (Diaspor, Hydrargillit) sind dagegen nur in heißen Säuren und Laugen löslich.

Von den nur in geringen Mengen in den Heilerden vorkommenden Mineralien *Magneteisen, Apatit, Zirkon* und *Titanit* sind Magneteisen und Apatit in verdünnten Säuren löslich, Zirkon und Titanit dagegen nicht. Da Zirkon aber häufig Spuren von Uran (Thorium) enthält, ist er zum Teil die Ursache der Radioaktivität der Heilerden. Apatit liefert bei seiner Zersetzung aufnehmbare Phosphorsäure.

Aus dieser kleinen Übersicht ergibt sich bereits, daß die chemische Struktur einzelner Mineralien die Aufsaugfähigkeit (Sorptionsfähigkeit) der Heilerden bedingt, die mehr oder weniger große Löslichkeit anderer Mineralien in den Magen-Darm-Säften aber ihre Aufnahme über den Magen-Darm-Kanal in die Blutbahn möglich macht.

Eigenschaften und Wirkungsweise der Heilerden

Heilerde

Abgesehen von den Eigenschaften und Wirkungen der Einzelbestandteile der Heilerden ist es wesentlich, sie als ganzes natürliches Mineralgemisch zu betrachten. Selbstverständlich beeinflussen dabei die Einzelmineralien je nach ihrem prozentualen Anteil die Eigenschaften und Wirkungen dieser Erden. Die Heilerden als Ganzes weisen einige wichtige, insbesondere physikalische Eigenschaften auf, die für ihre Heilwirkung von besonderer Bedeutung sind. Diese sollen nun einzeln besprochen werden.

Das *Wasserbindungs-* oder *Quellvermögen der Heilerden* hängt vor allem von der Teilchen- oder Korngröße der die Erde bildenden Mineralien ab. Je nach Teilchengröße hat man sich auf folgende Bezeichnungen geeinigt:

Ton	bei Teilchengrößen von 0,002 mm und kleiner (2 μ) (1 μ = 1/1000 mm)
Schluff	bei Teilchengrößen von 0,002—0,02 mm (2—20 μ)
Feinsand	bei Teilchengrößen von 0,02—0,2 mm (20—200 μ)
Grobsand	bei Teilchengrößen von 0,2—2 mm
Kies und Steine	bei Teilchengrößen von 2 mm und größer.

Die Heilerden sollten Kies und Steine überhaupt nicht und Grobsand kaum enthalten, also in der Hauptsache aus Feinsand, Schluff und Ton bestehen. Schluff und Ton lassen sich aus der Erde abschlämmen. Man bezeichnet die Erden auch je nach ihrem Gehalt an abschlämmbaren Teilen wie folgt:

Erde mit 0—10 % Abschlämmbarem	=	Sand
Erde mit 10—20 % Abschlämmbarem	=	Lehmiger Sand
Erde mit 20—30 % Abschlämmbarem	=	Sandiger Lehm
Erde mit 30—50 % Abschlämmbarem	=	Lehm
Erde mit 50—75 % Abschlämmbarem	=	Lehmiger Ton
Erde mit über 75 % Abschlämmbarem	=	Ton

Sowohl die Teilchengrößen wie auch die Art der Teilchen bestimmen das Verhalten der Erden zum Wasser. Je kleiner die Teilchen, um so größer die Wasserbindung. Das Wasserbindungs- und Quellvermögen der Erden hängt aber auch von der inneren Anordnung der Atome und Atomgruppen (Gitterstruktur der Kristalle) ab. Es gibt Mineralien mit elastischen, aufweitbaren Gitterstrukturen (z. B. der Montmorillonit), bei denen das Wasser in das Kristallgitter eindringt, und es gibt andere Mineralien, die ein starres Gitter besitzen (z. B. das Kaolinit), aber dennoch Wasser binden, weil sie das Wasser an der Oberfläche anzulagern vermögen, was allerdings von der chemischen Natur der dort befindlichen Ionen abhängt.

Um ein Maß für das Quell- und Wasserbindungsvermögen einer Erde zu haben, bestimmt man die *Wasserkapazität,* das ist die Wassermenge, die eine

Erde halten kann, wenn man sie mit einem Überschuß an Wasser versetzt. Bei Erden ist sie verhältnismäßig klein, wesentlich größer bei Schlick und Torf.

Wirkungsweise der Heilerden

Die Feinkörnigkeit der Erden ist auch für das (kapillare) Steigungsvermögen von Wasser in trockener Heilerde entscheidend. Es ist um so größer, je kleiner die feinsten Hohlräume (Kapillaren) in der Erde sind, also je feiner die Erde ist. Aber je feiner die Erde ist, je dünner die Kapillaren sind, um so länger dauert der Wasseraufstieg; die Durchlässigkeit für Wasser verringert sich.

Wenn es also darum geht, aus einer Wunde wäßrige Absonderungen möglichst rasch aufzusaugen, verwendet man zweckmäßigerweise keine allzu tonige, sondern besser lehmige oder lehmig-sandige Erde, was sich in der Praxis auch sehr bewährt hat.

Von besonderer Bedeutung ist die Fähigkeit der Heilerden, *Wärme zu speichern und wieder abzugeben.* Der Grad der Wärmespeicherung und Wärmeabgabe ist wiederum von der Teilchengröße abhängig. Als Maß benutzt man die *Wärmeleitzahl.* Sie gibt die Wärmemenge in Kalorien an, die in einer Sekunde durch einen Quadratzentimeter hindurchfließt. Je höher die Wärmeleitzahl, desto geringer ist die Isolierfähigkeit. Die Wärmeleitzahl der Heilerde (Lehm) ist sehr hoch. Danach würde die Erde (Lehm) sehr schlecht isolieren oder auch sehr schnell abkühlen. Wird bei entzündlichen Prozessen eine *schnelle Wärmeabfuhr* angestrebt, ist der Lehmumschlag dafür außerordentlich gut geeignet, wenn man darauf achtet, daß der Umschlag gewechselt werden muß, sobald er antrocknet. Die Praxis zeigt nämlich, daß eine Schicht bis zur Dicke von 1,5 Zentimetern die Wärme vom Körper aufnimmt und dann bald einen Wärmemantel von 29° C bildet. Danach erfolgt keine große Wärmeabgabe mehr. Nur dadurch ist es auch zu erklären, daß wenige Minuten nach dem Einsteigen ins Lehmbad kein Kältegefühl mehr besteht (siehe auch Seite 290).

Praktisch wichtig ist auch die Fähigkeit der Heilerden, *Luft und andere gasförmige Bestandteile anzulagern.* Die Stärke des Luftbindungsvermögens hängt von der Art des Materials (Sand, Lehm und Tongehalt) ab. Je toniger oder feinkörniger die Erde, desto mehr Gase, Dämpfe und Gerüche aller Art werden angelagert. Diese Fähigkeit der Heilerden ist für die Wirkung auf den Darminhalt (giftige Gase) sehr wesentlich.

Die Frage der *Radioaktivität der Heilerden* wurde grundsätzlich schon von *Kunze* und *Vogel* in ihrer Arbeit „Über Wesen und Wirkungen von Heilerden“ aus dem Jahre 1936 geklärt. Es heißt dort: „Tatsächlich liegt die Radioaktivität *aller* in Betracht kommenden Erden unterhalb der biologisch in Betracht kommenden Grenzen. Es handelt sich nicht um eine primäre, sondern um eine sekundäre Strahlung, wie sie in der ganzen Erdrinde zu finden ist.“ Auch neue Messungen, die *Schulz* an Heilerden aus dem Sobernheimer Gebiet durchführte, ergaben Werte, die unterhalb der Toleranzgrenze lagen.

Nach wie vor wird also der Radioaktivität der Heilerden kein nachweisbarer Anteil an der Heilwirkung des Lehms zugesprochen.

Heilerde

Eine sehr interessante und praktisch nutzbare Wirkung tritt auf, wenn Strahlen (z. B. Mikrowellen) auf eine Sand- oder eine trockene Lehmschicht (auch eine Lehmkompresse) auftreffen: Sie werden polarisiert und gebündelt und weisen dann eine größere Intensität und Tiefenwirkung auf. Der Effekt tritt bei einer Schichtdicke von 1,2 Zentimetern oder einem Vielfachen davon auf. Setzt man den Strahlungskopf eines Mikrowellenapparates über einer Lehmkompresse an, so werden die Strahlen im Bereich der ganzen Kompresse wirksam.

Die Zwischenschaltung einer Sandschicht zwischen Mikrowellenapparat und bestrahltem Körper oder Körperteil wird in der Praxis als Mikrowellen-Sandapplikationsmethode mit bestem Erfolg ausgeübt. Die Technik der verschiedenen Anwendungsformen ist allerdings der ärztlichen Sprechstunde vorbehalten.

Da die Heilerden Bestandteile mit sehr geringer Teilchengröße, aber sehr großer Oberfläche enthalten, haben sie auch *kolloidchemische Eigenschaften.* Als Kolloid bezeichnet man einen Stoff in einem bestimmten Zerteilungszustand. Jeder Stoff kann, wenn er einen bestimmten Zerteilungsgrad erreicht hat, in den „kolloidalen" Zustand geraten, in dem er besondere Eigenschaften bekommt. Wann und wie wird dieser Zustand erreicht?

Wenn man einen festen Stoff mechanisch zerreibt, entsteht ein gröberes oder feineres *Pulver.* In einem Gasraum (Luft) kann sich dieses Pulver kürzere oder längere Zeit als *Staub* oder in einer Flüssigkeit (Wasser) als *Suspension* (Aufschwemmung) schwebend erhalten. Ein flüssiger Stoff kann zu einem *Nebel* zerstäubt oder in einer anderen mit ihm nicht mischbaren Flüssigkeit zu einer *Emulsion* zerteilt werden. Löst man einen Stoff ohne Verteilungsmittel durch Verdampfen in seine Moleküle auf, so bildet er ein *Gas;* zerfällt er in einem Lösungsmittel in seine Moleküle, so entsteht eine *Lösung.* Zwischen den sichtbaren Zerteilungsformen (Staub, Nebel, Suspension, Emulsion) bis hin zu den unsichtbaren, molekularen Zerteilungsformen (Gas, Lösung) gibt es alle Übergänge. Von einem *kolloidalen Zustand* spricht man, wenn die Teilchen einen Zerteilungsgrad erreicht haben, bei dem sie mit einem normalen Mikroskop nicht mehr sichtbar sind.

Das Siliziumdioxid z. B. findet man in der Natur in kristallisierter Form als Quarz oder Bergkristall, der sehr fest ist, erst bei 1700° C schmilzt und nach dem Erkalten nicht wieder kristallisiert, sondern dann Quarzglas bildet, das für ultraviolettes Licht durchlässig ist und eine große chemische Widerstandsfähigkeit besitzt. Das Siliziumdioxid kommt aber auch in feinster Verteilung als kolloidale Kieselsäure vor. Nimmt man gleiche Gewichtsmengen, so besitzen die kompakten Kristalle eine *kleine* Oberfläche gegenüber der feinverteilten, kolloidalen Form der Kieselsäure, die eine relativ sehr große Oberfläche aufweist.

Der Physiologe *F. Leuthardt* gibt uns mit folgender Darstellung (in seinem „Lehrbuch der Physiologischen Chemie“) einen Begriff von der Änderung der Oberfläche, wenn man einen festen Kristall in den kolloidalen Zustand überführt: „Man denke sich einen Würfel von 1 cm Seitenlänge. Sein Volumen ist 1 cm^3, seine Oberfläche 6 cm^2. Man teile nun durch Scharen paralleler Schnittebenen den Würfel in kleine Würfelchen von 1 mm Seitenlänge. Das Volumen bleibt natürlich gleich, die gesamte Oberfläche der entstandenen Würfelchen ist aber auf $1000 \times 6\ mm^2 = 60\ cm^2$ angestiegen. Teilt man weiter in Würfelchen von nur 0,1 mm Seitenlänge, so wächst die Oberfläche auf 600 cm^2 an usw. Je feiner also die Aufteilung eines Stoffes ist, desto größer wird seine gesamte Oberfläche; dieselbe nimmt für Teilchengrößen, wie sie bei kolloidalen Systemen vorkommt, recht hohe Werte an. Wenn zum Beispiel nur 1 cm^3 eines Stoffes in Kügelchen von 0,1 μ Durchmesser zerteilt wird, so mißt deren gesamte Oberfläche 60 m^2. Es ist daher verständlich, daß bei kolloidalen Systemen, Solen und Gelen, die Vorgänge in Erscheinung treten, die sich an der Grenzfläche zwischen zwei verschiedenen Phasen abspielen. Diese Vorgänge erlangen bei kolloidalen Systemen große Bedeutung, weil hier die Grenzfläche, an denen die Phasen zusammenstoßen, sehr ausgedehnt ist.“

Wirkungsweise der Heilerden

Die wichtigste Eigenschaft der sich im kolloidalen Zustand befindenden Stoffteilchen, z. B. der kolloidalen Heilerdeteilchen, ist ihre Fähigkeit, andere Stoffe aus einem Lösungsmittel an ihren ausgedehnten Oberflächen anzureichern. Man nennt diesen Vorgang *Adsorption,* das anreichernde Mittel *Adsorptionsmittel* oder *Adsorbens.* Stoffe, die sich an der Oberfläche oder Grenzfläche eines anderen Stoffes anreichern lassen, heißen Adsorptive und sind oberflächenaktiv. Man weiß noch nicht genau, durch welche physikalischen oder chemischen Kräfte die Adsorption erfolgt. Jedenfalls sind es lockere Bindungen, so daß die Stoffe aufgenommen, aber auch wieder abgegeben werden können. Man vermutet, daß es sich um eine Anziehung zwischen Ionen, Kristallgitterkräften oder ähnlichen handelt.

Die Menge des aus einer Lösung adsorbierten Stoffes hängt nicht nur von seiner Konzentration im Lösungsmittel ab, sondern auch von der Natur des Lösungsmittels (Wasser, Alkohol o. a.), von der des Adsorptionsmittels und besonders von seiner Oberflächengröße. Es hat sich erwiesen, daß bei niedriger Konzentration des aufzunehmenden Stoffes verhältnismäßig mehr adsorbiert wird als bei höherer Konzentration. Sobald aber die Oberfläche des Adsorptionsmittels „gesättigt“ ist, wird auch bei weiter steigender Konzentration des zu adsorbierenden Stoffes in der Lösung nichts mehr aufgenommen.

Bekannte und viel verwendete Adsorptionsmittel sind Bleicherden (Aluminiumsilikate), Tonerden und ihre Präparate (Heilerden), Kaolin, Kieselgur (Skelettreste von Kieselalgen, die aus wasserhaltigem Siliziumdioxid bestehen und besonders in der Lüneburger Heide in mächtigen Schichten aufgehäuft vorkommen), Pflanzen- und Tierkohle.

Heilerde

Die verschiedenen Adsorptionsmittel haben oft besondere Eigenschaften und deshalb auch besondere Anwendungsgebiete. So vermögen einige dieser Mittel bestimmte Stoffe aufzunehmen und andere unberührt zu lassen, oder Stoffe (Ionen) aufzunehmen und dafür andere Stoffe (Ionen) abzugeben, also auszutauschen. Man nennt solche Adsorptionsmittel auch Ionenaustauscher, die in der modernen Medizin zunehmend an Bedeutung gewinnen. Die auswählende oder trennende Funktion der Adsorptionsmittel spielt auch in der neueren medizinischen Diagnostik (Chromatographie) eine große Rolle.

Sobald ein Adsorptionsmittel (meist auch Adsorbens genannt) mit einem Stoff „beladen", „gesättigt" oder seine Oberfläche besetzt ist, bezeichnet man das Ganze als Adsorbat. Löst sich der adsorbierte Stoff vom Adsorbens, so spricht man von einer *Elution.*

Die *Eigenschaft der Heilerden, als Adsorptionsmittel* oder Adsorbens zu wirken, ist für die praktische Anwendung in der Heilkunde sehr bedeutsam, zumal sich herausgestellt hat, daß die Adsorptionskraft, also die Kraft, mit der andere Stoffe an der riesigen Oberfläche der kleinen Teilchen festgehalten werden, außerordentlich groß ist. So nehmen sie z. B., äußerlich angewandt, Gifte und andere Absonderungen aus Wunden, Geschwüren und entzündeten Haut- oder Schleimhautflächen oder, innerlich angewandt, aus dem Magen- oder Darminhalt auf, woraus sich auch die gute Wirkung bei zahlreichen äußeren oder inneren Erkrankungen erklärt.

Je kleiner die Teilchen sind, in die der Stoff (die Heilerde-Mineralien) zerfällt, desto größer ist ihre Oberfläche und damit auch die Adsorptionskraft. Eingehende mechanische Analysen von Heilerden besonders durch *Kunze* und *Vogel* ergaben bereits im Jahre 1936, daß sämtliche Heilerden kleinste Teilchen bis zur kolloidalen Größenordnung von 0,001 mm enthalten. Sie betonen aber, daß ihre Wirkung nicht auf die Adsorptionskraft beschränkt ist, sondern auch andere, und zwar mechanische Wirkungen ihren Heilwert wesentlich mitbestimmen dürften.

Praktisch wichtige Ergebnisse erzielten sie bei der Untersuchung des Verhaltens der Heilerde gegenüber der Salzsäurekonzentration, wie sie im menschlichen Magen vorkommt. Dabei zeigte sich, daß Heilerde 57mal mehr Salzsäure adsorbiert als Kaolin, aber im Gegensatz zu den üblichen säurebindenden chemischen Mitteln die Salzsäurebindung nie bis zur völligen Erschöpfung erfolgt, sondern nur der freie Überschuß gebunden wird und ein gewisser Prozentsatz der Säure stets frei bleibt. Dieser ist für die normale Eiweißspaltung im Magen unbedingt notwendig.

So wichtig wie interessant ist auch die Feststellung, daß die Adsorptionsmengen bei Körpertemperatur höher sind als bei normaler Zimmertemperatur.

Zum *Nachweis der Adsorptionskraft gegenüber Giften und Farbstoffen* wurde auch die Adsorption von Phenol und Methylenblau durch Heilerde geprüft und bestätigt gefunden.

Wirkungsweise der Heilerden

Der Nachweis der Adsorption von Darmgiften, wie sie bei einer Reihe von Darmkrankheiten, zum Beispiel bei chronischer Verstopfung, entstehen, ist besonders beachtlich, da diese Gifte, die sich vor allem bei der Eiweißzersetzung bilden (z. B. Phenol, Indol, Kresol, Skatol, Kadaverin, Tyramin und Histamin) nach der Aufsaugung durch den Darm zu schweren Stoffwechsel- und Nervenstörungen führen können, wie vor allem *Becker* nachwies.

Der kolloidale Zustand zahlreicher Heilerdebestandteile bedingt auch die *katalytischen Wirkungen der Heilerde.* Katalysatoren nennt man Stoffe, die einen chemischen Vorgang beschleunigen (oder verlangsamen), ohne sich selbst dabei nachweislich zu verändern. Weil man sich vorstellt, daß die Katalysatoren bereits durch Berührung oder Kontakt wirken, heißen sie auch Kontaktstoffe und die von ihnen beeinflußten chemischen Vorgänge Kontaktprozesse. In der chemischen Großindustrie sind solche Kontaktstoffe heute unentbehrliche Hilfsmittel, ja, ohne ihre Mitwirkung wären zahlreiche chemische Umsetzungen gar nicht möglich (z. B. Luftstickstoff in Stickstoffdüngemittel überzuführen oder die Herstellung von Kautschuk). Katalytische Prozesse kommen aber auch vielfältig in der belebten und unbelebten Natur vor.

Wie *Eisensack* zeigen konnte, übt auch der tonige Anteil der Heilerde katalytische Wirkungen aus.

Aromatische Amine werden adsorbiert und sogar in Farbstoffe und farblose Nebenprodukte zerlegt. Ätherische Öle verändern sich nach der Anlagerung an Ton; die Zersetzungsgeschwindigkeit von Wasserstoffsuperoxid wird durch Ton beschleunigt, ein Vorgang, der zugleich einen Maßstab für die katalytische Aktivität der Tone abgibt. Die Adsorptionswirkung der Heilerde wird also durch die katalytische Wirkung noch wesentlich unterstützt.

Jung macht noch darauf aufmerksam, daß in Heilerde auch Mikroorganismen vorhanden sein können, die durch ihre Fermente ebenfalls katalytisch zu wirken vermögen. Solche katalytischen Fermentwirkungen kommen aber für hitzebehandelte Heilerden nicht in Frage.

Anwendungsformen und Heilanzeigen

Heilerde

Wenn hier von den einzelnen Anwendungsformen der Heilerde die Rede ist, darf dabei nicht vergessen werden, daß diese eigentlich immer nur einen Teil der Felke-Kur darstellen, die ja eine Ganzheitskur ist. Immer mehr Ärzte sehen heute ein, daß die Felke-Kur den ganzen Menschen anspricht, seine Mitarbeit und sein Verständnis benötigt, ihn körperlich und seelisch herausfordert und für alle zivilisationsgeplagten und -geschädigten Menschen die richtige Medizin und damit ein wahrer Segen ist. Allein das neue, ungewohnte Milieu, der Aufenthalt in der freien Natur und das Wohnen in kleinen Bungalows oder in Felke-Kurheimen bedeuten schon eine seelische Umstimmung. Sie wird nicht unwesentlich unterstützt durch den bewußten Verzicht auf übertriebenen Komfort und gesellschaftliche Verpflichtungen, so daß es zu einer wirklichen Entspannung und einem „Sich-selber-Finden" kommen kann.

Die einzelnen Anwendungen mit ihren speziellen Wirkungen müssen also je nach Individualität des Kranken in den Kurplan eingesetzt werden, den der Felke-Kurarzt aufstellt.

Das Lehmbad

Das *Lehmbad* gehört unter den Anhängern der Felke-Heilweise zu den häufigsten natürlichen Anwendungen und stellt sozusagen ein Charakteristikum dieser Heilmethode dar. Das Felke-Lehmbad trägt zwar den Namen Felkes, die Idee, im Lehmbrei zu baden, stammt jedoch nicht von ihm, sondern von einem seiner treuen und begeisterten Anhänger, nämlich von *J. C. van Masken*. Er führte unter Felkes Aufsicht im Jungborn Repelen im Sommer des Jahres 1912 an zwei aufeinanderfolgenden Tagen ein mehrstündiges Lehmbad durch, das ihm auch gut bekam. *Felke* empfahl aber dennoch, die Dauer eines Lehmbades im allgemeinen nicht über eine Stunde auszudehnen. Dieses Lehmbad hat sehr schnell die bis dahin durchgeführten *Erdbäder* verdrängt und sich in der damaligen Form im wesentlichen bis heute erhalten. Wegen der beschwerlichen Vorbereitungen blieb dieses Bad fast nur auf die Felke-Heilstätten beschränkt, wo es aber mit großer Sachkenntnis und mit gutem Erfolg angewandt wird (z. B. in Sobernheim und in Diez a. d. Lahn).

Um ein Lehmbad anzulegen, gräbt man im Freien an einem möglichst von der Sonne beschienenen, geeigneten Platz eine badewannenförmige Vertiefung von etwa 130—160 cm Länge, 65 cm Breite und 40—60 cm Tiefe. Am besten wählt man für die Anlage die Nordsüdrichtung, so daß sich der Kopf am Nordende befindet, die Füße in Südrichtung zeigen, damit das Lehmbad möglichst gut von der Sonne beschienen werden kann.

Die Vertiefung wird dann bis ungefähr 10 cm unterhalb des Randes mit frischem Lehm gefüllt, der mit nicht zu kaltem Wasser zu einem anschmiegsamen Brei angerührt ist.

Lehmanwendungen

Die abgeschrägte Rückwand des Bades wird durch ein schräggestelltes Brett nach oben verlängert, so daß man sich nach dem Einsteigen ins Bad, das bis über den Bauchnabel (bis zu den Rippen) reichen soll, auch bequem mit dem Rücken anlehnen kann. Kopf, Hals und Nacken müssen vor direkter Sonnenbestrahlung geschützt werden (Hut, Lehmanstrich). Die *Dauer des Bades* beträgt in der Regel bei warmem Wetter eine halbe, bei kühlem Wetter eine Viertelstunde. Das Lehmbad kann vom gleichen Patienten vier bis sechs Wochen lang immer wieder benutzt werden, wenn der Lehm jedesmal mit frischem Wasser neu verrührt wird und er mit dem Mutterboden verbunden bleibt.

Bei Patientenwechsel hebt man die Lehmgrube aus und füllt sie mit frischem, unbenutztem Lehmbrei.

Sobald man in dem bis zu den Rippen reichenden Lehmbrei sitzt, bewegt man die Beine so lange, bis der Brei überall gleichmäßig anliegt und der ganze Bauch sowie die Gliedmaßen vom Lehmbrei bedeckt sind.

Die *Badedauer* ist individuell anzupassen. Sie kann je nach Alter, Konstitution, Empfindlichkeit, Gewöhnung an Wasser und Luft sowie Reaktionsweise von zehn bis 60 Minuten reichen. Auch die jeweilige Luft- und Erdtemperatur spielen dabei eine Rolle. Bei starker Luftkühle und großer Kälteempfindlichkeit empfiehlt es sich, den Brei zunächst mit etwas warmem Wasser anzurühren. Grundsätzlich sollte aber sonst das Lehmbad in kalter Form verabreicht werden.

Manche Jungborn-Kuranstalten sind dazu übergegangen, für die kühleren Jahreszeiten und zur Überbrückung naßkalter Sommertage *geheizte Badehallen* zu errichten. Hier kann man die Temperatur des Lehmbades und der Luft regulieren und dadurch besonders empfindlichen und reaktionsschwachen Kranken überhaupt erst eine ihrem Zustand individuell angepaßte Kur ermöglichen. Doch auch hier soll das Bad selbst grundsätzlich kühl genommen werden.

Es ist wohl selbstverständlich, daß der aus dem Bad herausragende Oberkörper bei kühlem Wetter oder stärkerem Wind durch ein Badetuch, eine Decke oder eine Wolljacke geschützt werden muß. Bei starker Besonnung ist ein Sonnenschutz erforderlich, um einen Sonnenbrand zu vermeiden.

Nach dem Lehmbad streift der Patient selbst den Lehm so gut es geht mit den Händen oder einem hölzernen Schaber ab. Den Rest kann man bei trockenwarmem Wetter auf der Haut trocknen lassen und dann kräftig abreiben. Damit läßt sich zugleich eine Hautmassage verbinden. Dann in einer Wanne oder unter der Brause gründlich reinigen. Das Abtrocknen geschieht durch Massieren und Klatschen. Die ganze Prozedur wird beendet, indem man den Körper mit Hamamelis-Essig abreibt und danach mit etwas Hautfunktionsöl einreibt, um die starke Entfettung der obersten Hautschichten durch die Lehmanwendung auszugleichen.

Heilerde

Besonders wichtig ist es, sofort anschließend für *aktive Bewegung* (Gymnastik, Laufen, Gehen) zu sorgen, bis ein wohliges Wärmegefühl eintritt. Dann ist es Zeit, eine Stunde warm eingepackt, nach Möglichkeit im Freien, zu ruhen, wobei sich meistens ein Gefühl der Entspannung und Frische zugleich einstellt.

Wie wirkt nun das kühle Lehmbad auf den Körper? Es wurde schon festgestellt, daß die Wärmeleitzahl des Lehms sehr hoch ist, der Lehm daher nur sehr schlecht isoliert und dem Körper fortlaufend Wärme entzieht. Tatsächlich tritt aber keine erhebliche Wärmeabgabe ein. Es besteht vielmehr wenige Minuten nach dem Einsteigen ins Lehmbad kein Kältegefühl mehr. Eine Schicht bis zu 1,5 cm Dicke nimmt zunächst die Körperwärme auf, bildet dann aber einen Wärmemantel von 29° C und verhindert somit den weiteren Abfluß von Wärmeenergien.

Wichtig ist die starke *Druckwirkung des nassen Lehms* auf den Körper. Gewöhnlich wird bei 30 cm Sitztiefe etwa 1 m^2 Körperoberfläche von dem Lehm erfaßt, wobei der Druck (nach *Schulz*) 570 kg/m^2 beträgt. Das entspricht einer außerordentlich kräftigen balneotherapeutischen Maßnahme, die auch starke Wirkungen zeigt: Mit dem Eintauchen ins Lehmbad

beginnen erhebliche Veränderungen des Blutvolumens,
steigt der Hämatokrit-Wert von 39,5 % auf 45 %,
steigt der Blutfarbstoffgehalt an,
erhöht sich die Zahl der roten Blutkörperchen,
fällt der Blutzucker ab.

Das Ansteigen der verschiedenen Blutwerte wird mit der starken Verschiebung großer Blutmengen aus den unteren Extremitäten und Blutdepots (Milz usw.) zur oberen Hälfte des Körpers hin erklärt. Das Absinken des Blutzuckers hat seine Ursache in dem enormen Kalorienverbrauch im kalten Lehmbad (Streß-Situation). Als Gegenregulation wird Wärme und Energie durch Oxydation und Verbrennung erzeugt. Hierbei sinkt der Zuckergehalt des peripheren Blutes vorübergehend ab. Das dem Patienten bemerkbare heftige Hungergefühl nach dem Lehmbad bestätigt den im Körper abgelaufenen Vorgang.

Lehmbäder sind also für das Vorstadium der Zuckerkrankheit geeignet. Bei Diabetikern, die in der Gefahr stehen, an Unterzuckerungszuständen (Hypoglykämie) zu leiden, sind sorgfältige Kontrollen erforderlich. Bei Menschen, die ohnehin zu hypoglykämischen Zuständen neigen, sind Lehmbäder nur dann angebracht, wenn nach den Bädern ein Überschuß an kohlenhydratreicher Kost zugeführt wird. Durch die streßbedingten Reaktionen der Nebennierenrinde wird bei kurmäßiger Anwendung die Ausschüttung der der Steuerung dienenden Hormone begünstigt. Dadurch werden Erkrankungen dieses Formenkreises (z. B.

durch Nebennierenrindenüberfunktion bedingte Blutdruckerniedrigungen [Hypotonie]) heilend beeinflußt. Weitere langfristige exakte Untersuchungen über diese interessante Stoffwechselwirkung des Lehmbades sind im Gange.

Lehmanwendungen

Die durch das Lehmbad herbeigeführte starke Blutverschiebung in den Oberkörper erzeugt einen *Überdruck im venösen Kreislaufbereich*, was aber zur Folge hat, daß man bei Stauungen im kleinen Kreislauf (Lunge) auf Lehmbäder so lange verzichten muß, bis die schon vorhandenen Stauungen durch eine entsprechende medikamentöse Herz-Kreislauf-Behandlung überwunden sind. Danach ist ärztliche Aufsicht noch erforderlich.

Auch die *Pulszahl* (Pulsfrequenz) reagiert auf das kühle Lehmbad. In den ersten vier Minuten schnellt der Puls bis auf 110 Schläge pro Minute empor, nach zehn Minuten ist die Schlagzahl in der Regel auf den Ausgangswert zurückgekehrt. Nach insgesamt 30 Minuten folgt eine Beruhigung, die nach dem Abreiben wieder von einem Anstieg und danach von einer abermaligen Beruhigung abgelöst wird.

Nach Untersuchungen von Dr. *Schulz* (Bad Kreuznach) ergab die *fortlaufende Registrierung der Körpertemperatur im Lehmbad* in einer Tiefe von 50 mm (Kerntemperatur) ein anfängliches Absinken um sieben Zehntel Grad und nach 30 Minuten nochmals um ein Zehntel Grad, in einer Tiefe von 22 mm (in der Gesäßmuskulatur) eine Abkühlung um sieben Grad. Das beweist natürlich einen hohen Kalorienverbrauch und eine Streß-Situation für den Wärmehaushalt.

Dr. med. *H. Dhonau* (Sobernheim) erhielt bei *Messungen der Vitalkapazität* (das ist die Luftmenge, die nach stärkster Ein- und Ausatmung aus der Lunge entweicht) des Menschen unter dem Einfluß des Lehmbades einen mit der Dauer des Lehmbades fortschreitenden Abfall dieser Vitalkapazität bis zu 33 % des Ausgangswertes, was auch verständlich ist, da der vermehrte Zustrom des Blutes in die Lunge eine Einschränkung des Luftraums bewirkt. Es ist auch ein vorübergehender Druckanstieg in der Lungenarterie (die das Blut aus dem rechten Herzen in die Lunge führt) möglich. Die Einschränkung des Luftraums hat natürlich einen verringerten Sauerstoffgehalt des Blutes (Hypoxämie) zur Folge. Es fehlen noch Untersuchungen darüber, wie lange diese Belastungen des Kreislaufs und der Lunge nach dem Bade andauern und wann eine reaktive Entlastung eintritt. Zunächst ist nur festzuhalten, daß bei Erkrankungen, die mit Strombahnbehinderung im Lungenkreislauf (Schädigungen des rechten Herzanteils, stärkerer Blählunge [Emphysem]) und organischen, den Lungenraum einengenden Prozessen (Lungenentzündung, Lungentumor) einhergehen, Zurückhaltung mit Lehmsitzbädern geboten ist.

Selbstverständlich ist auch das Verhalten des *Blutdrucks während des Lehmbades* von großer Wichtigkeit. Dr. *Schlau* (Diez a. d. Lahn) kam bei seinen Untersuchungen über dieses Thema zu folgenden Ergebnissen:

Der *normale Blutdruck* wird — von mäßigen Schwankungen abgesehen — nicht beeinflußt.

Beim *erhöhten Blutdruck* (nicht fixierten, labilen Hochdruck) tritt kurz nach dem Einstieg und kurz nach dem Ausstieg eine geringe Blutdruckerhöhung auf.

Beim *Hochdruck mit Nierenerkrankung* (nephrogener Hochdruck) tritt kein gefährlicher Anstieg des Blutdrucks ein. Erhöhter Blutdruck wäre danach kein Grund, das Lehmbad zu vermeiden. Dr. *Gottmann* (Sobernheim) rät aber vom Lehmbad ab, wenn der Hochdruck durch eine Arteriosklerose der Nierengefäße (nephrosklerotischer Hochdruck) bedingt ist.

Die Erfahrung der Felke-Ärzte geht dahin, daß der (labile) erhöhte Blutdruck im allgemeinen nivelliert und normalisiert wird, wenn nicht nur eine Komponente der Felkekur, nämlich das Lehmbad, angewandt, sondern eine regelrechte Kur durchgeführt wird, zu der auch eine entsprechende Ernährung, die Licht-, Luft- und Wasseranwendungen sowie eine psychische Führung gehören.

Die starke an- und aufsaugende Kraft des Lehms, Ad- und Absorptionskraft genannt, wirkt sich im Lehmbad auch auf die äußere Haut besonders in dem Augenblick aus, da der Lehmbrei durch die Außenluft und die Hautwärme trocknet. Der Haut wird dabei Flüssigkeit entzogen, wodurch wassersüchtige und entzündliche Anschwellungen der Haut und des Unterhautzellgewebes abgeleitet und die Ausscheidungsfunktion der Haut angeregt wird. So ist es verständlich, daß übelriechende Hautausscheidungen, Hautentzündungen und Ekzeme, infizierte Wunden und Unterschenkelgeschwüre unter sachgerechter Lehmbehandlung gebessert und geheilt werden.

Erheblich durch das Lehmbad beeinflußt wird auch das riesige, dicht unter den Hautschichten verlaufende Haargefäßnetz, auch Kapillarsystem genannt. Die Druck- und Saugwirkung des Lehms führt zu einer besseren Funktion und Beschaffenheit der Kapillaren. Das ist deshalb wichtig, weil von einer normalen Kapillarfunktion die Durchblutung und damit die gesamte Ernährung des von den Kapillaren durchzogenen Gewebes abhängt. Leider müssen wir heute bei mikroskopischen Untersuchungen der Lippen- und Nagelfalzkapillaren bei zahlreichen Menschen schwere Kapillarveränderungen als Ausdruck krankhafter Vorgänge in den Geweben beobachten. Hier sind Lehmbäder und Lehmkompressen von großer Heilkraft.

Lehmbäder haben sich bei folgenden Krankheitszuständen und Leiden besonders bewährt: Eingeweidesenkungen, Hauterkrankungen, Herz- und Kreislauferkrankungen, Hormondrüsenstörungen, nervösen Erschöpfungszuständen, Neurasthenie, Nierenerkrankungen (nicht akute), Stoffwechselerkrankungen, Unterleibserkrankungen, Verbrennungen, Verstopfung und anderen Erkrankungen der Verdauungsorgane sowie zur Verkürzung der Rekonvaleszenz nach schweren Erkrankungen und Operationen.

Lehmbreianwendungen (Lehmkompressen, Teilbäder)

Lehmbreianwendungen erfreuen sich besonderer Beliebtheit, weil sie auch im häuslichen Milieu mit Hilfe der käuflich zu erwerbenden Heilerde leicht durchzuführen sind. Man verwendet für die Packung oder die Kompressen entweder frischen, sauberen Lehm, der mindestens 50 cm unterhalb der Erdoberfläche gegraben wurde, oder die in Apotheken und Reformhäusern erhältliche Heilerde.

Lehm-
anwendungen

Zur Anfertigung einer *Kompresse* rührt man Heilerde mit kaltem Wasser, Essigwasser oder einer Kräuterabkochung zu einem gut streichbaren, salbenartigen Brei an, den man dann als 1—2 cm dicke Schicht direkt auf die Haut der erkrankten Körperteile streicht. Während man Geschwüre, Unterschenkelgeschwüre, Furunkel und Hautausschläge mit nicht sterilisiertem Lehm belegen kann, darf man frische Schnitt- und Rißwunden nur mit *sterilisiertem Lehm* bedecken. Zu diesem Zweck muß man dünnen Lehmbrei zum Kochen bringen. Über die Lehmschicht breitet man ein Baumwoll- oder Leinentuch und deckt die Kompresse oder den Verband mit einem Wolltuch oder einer elastischen Binde, nicht jedoch mit einer Plastikfolie, ab. Sobald der Lehmbrei getrocknet und entsprechend verhärtet ist, was nach ein bis zwei Stunden, bei dickeren Lehmschichten nach mehreren Stunden eintritt, muß er entfernt und eventuell erneuert werden. Nach der Entfernung der Lehmkompresse wäscht man die Haut warm ab und reibt sie mit etwas Hautöl ein.

Der *Lehmwickel* sollte immer kühl angelegt werden, muß sich aber durch die Reaktion der Haut auf die Abkühlung bald erwärmen und darf nicht mehr unangenehm wirken. Es muß vielmehr eine feuchtwarme Atmosphäre unter dem Wickel entstehen. Tritt diese Erwärmung unter der Lehmpackung nicht ein, sondern bleibt ein Kältegefühl bestehen, so sorgt man mit Wärmflaschen und Heizkissen für die notwendige Erwärmung. Bei allzu schlechter Körperdurchblutung verzichtet man wegen der fehlenden Reaktion besser auf die Anwendung einer kalten Kompresse oder eines kalten Lehmwickels. Tritt nach der anfänglichen Abkühlung durch den kalten Lehmbrei bald eine behagliche Wärme und eine angenehme Entspannung auf, verläuft die Anwendung richtig und ordnungsgemäß. Einmal gebrauchter Lehm wird weggeworfen.

Lehmpackungen und *Lehmwickel* können als Ganz- oder als Teilpackungen auf einzelnen Körperteilen durchgeführt werden. Sie eignen sich besonders für eiternde Wunden und schmierige Geschwüre, auch für Unterschenkelgeschwüre und Furunkel, ferner zur Nachbehandlung von Knochenbrüchen, bei Zerrungen, Quetschungen, Prellungen, Blutergüssen und Verrenkungen, Gelenkentzündungen, Venenstauungen und Venenentzündungen, Insektenstichen und Akne vulgaris. Thrombosen mit Emboliegefahr sollten jedoch nicht mit den spezifisch schweren Lehmkompressen behandelt werden, um Komplikationen zu vermeiden.

In einigen Fällen sind auch *Lehmwasserwickel* zweckmäßig und heilsam. Hierzu taucht man ein Lein- oder Frottiertuch in Lehmwasser (ganz verdünnten Lehmbrei), wringt es mäßig aus und legt es auf oder wickelt es um die erkrankte Körperstelle. Wie bei den reinen Wasserwickeln, muß auch der Lehmwickel zunächst mit einem dünnen Flanelltuch abgedeckt und abgedichtet werden, damit die reaktive Erwärmung auftreten kann.

Der Lehmbreiwickel und die Lehmbreikompresse sind häufig der einfachen nassen Kompresse und dem nassen Wickel vorzuziehen, weil die Lehmbreianwendung sehr lange feucht bleibt, eine tiefergehende, nachhaltigere Wirkung erzielt und nicht so oft gewechselt werden muß.

Lehmtreten

Ähnlich wie beim Kneippschen Wassertreten verfährt man auch beim *Lehmtreten.* In einer Lehmtrete, das ist eine Lehmgrube ähnlich der Lehmbadegrube, nur etwas flacher, rührt man einen mäßig dicken Lehmbrei an und stapft darin barfuß fünf bis zehn Minuten oder länger herum. Der Lehm soll möglichst bis zur Mitte der Wade reichen, obwohl das Herumstapfen darin ziemlich anstrengend ist.

Lehmtreten eignet sich vorzüglich zur Fuß- und Beingymnastik bei Fußdeformitäten, wie Senk-, Spreiz- und Knickfuß, bei Durchblutungsstörungen funktioneller Art, bei venösen Stauungen und Krampfaderbildungen, jedoch nicht bei Thrombosen.

Nicht geeignet ist das Lehmtreten bei arteriellen Durchblutungsstörungen, bei denen die Behandlung in jedem Fall speziell an die jeweils vorliegenden Bedingungen angepaßt werden muß, was nur unter sorgfältiger ärztlicher Leitung geschehen kann. Gefährlich und sogar schädlich ist jede Kaltanwendung, und damit auch jede kalte Lehmanwendung, bei arteriellen Verschlußkrankheiten, weil die Kälteeinwirkung und die Kompression die Endstromgebiete verschließt und dadurch Nekrosen (Absterben des Gewebes) herbeigeführt werden, anstatt die wohltätige Reaktion einer gesteigerten Durchblutung auszulösen.

Das gleiche gilt auch für arteriosklerotische und diabetische Durchblutungsstörungen, weil auch hierbei zunächst der Gewebestoffwechsel herabgesetzt und durch Verengung der noch reaktionsfähigen Gefäße die Durchblutung vermindert wird und die unbedingt notwendige Reaktion der vermehrten und damit heilenden Durchblutung ausbleibt.

Trockenanwendung der Heilerde

Getrocknete, feinpulverisierte Heilerde kann unbedenklich auf eiternde Wunden, Unterschenkelgeschwüre, nässende Hautausschläge, Schleimhautentzündungen (Nasen-, Mund- und Scheidenschleimhaut), Zahnfleischentzündungen und Mandelentzündungen aufgestreut werden.

Die feingepulverte Heilerde saugt die Absonderungen der Haut und der Wundflächen auf, wirkt geruchsbindend (desodorisierend), juckreizstillend und fördert so die Heilung. Sobald der Puder stark durchfeuchtet ist und dann wieder einzutrocknen beginnt, muß er erneuert werden. Wenn man vor dem Einpudern Sofratüll unterlegt, kann man beim Wechseln des Verbandes die ganze Masse meist vollständig abheben.

Lehm-anwendungen

Innerliche Lehmanwendungen

Bei der Besprechung der Inhaltsstoffe, der Eigenschaften und der Wirkungen der Heilerden wurde bereits betont, daß die Heilerde ein starkes Bindungsvermögen an eine ganze Reihe von Stoffen, insbesondere auch an Bakterien und deren Stoffwechselprodukte, besitzt. Im Magensaft geht ein Teil der Heilerdebestandteile, vor allem der Basen und der Kieselsäure, in Lösung. Kalzium, Magnesium, Eisen, Kupfer, Mangan und Aluminium treten als freie Ionen auf und werden somit als wichtige Spurenelemente vom Körper aufgenommen. Voraussetzung dafür ist aber das Vorhandensein normaler Magensäure.

Über die *Beeinflussung der Magensäureverhältnisse* durch Heilerde liegen Untersuchungen von *Vogel* vor, wonach Heilerde überschüssige Magensäure bindet, aber auch bei Salzsäuremangel günstig wirken kann. Durch die Magensäure werden die Tonteilchen der Heilerde wieder von bereits in der Mundhöhle aufgenommenen Bakterien und Giften „gereinigt", so daß sie im Dünndarm erneut aktiv werden können.

Mit den sich bereits im Darm befindenden Nährstoffen reagiert die Heilerde recht unterschiedlich. Die *Kohlenhydrate* (Zucker) werden von der Heilerde kaum gebunden, für *Fette* besteht jedoch ein recht erhebliches Aufnahmevermögen. Reichliche Einnahme von Erde (Erdeessen) kann daher zum Fettentzug und damit auch zur Abmagerung führen, eine Wirkung, die bei den verschiedensten Völkern (z. B. den Indianern, den Spaniern, Chinesen u. a.) zu diesem Zweck ausgenutzt wurde.

Wieweit die Heilerde *Eiweißkörper* oder einzelne Eiweißbausteine zu binden vermag, ist noch nicht genauer bekannt. Wir wissen wohl, daß Kohle vor allem die Eiweißbausteine (Aminosäuren) Tryptophan und Tyrosin aufsaugen und Quarz wenig Alanin und Arginin absorbieren kann, weitergehende Untersuchungen fehlen jedoch noch. *Jung* empfiehlt vorsichtshalber, die Heilerde zwischen den Mahlzeiten zu geben, damit keine lebenswichtigen Aminosäuren oder Fermente gebunden werden und dadurch eventuell für den Gewebsaufbau verlorengehen.

Heilerde

Näher untersucht wurde die *Wirkung der Heilerde auf Eiweißfäulnisprodukte*, wie sie bei reichlicher Eiweißernährung durch bakterielle Zersetzung leicht entstehen. *Vogel* bewies, daß giftige Eiweißabbauprodukte im Darm (Fäulnisprodukte) durch die Heilerde gebunden und mit den Darmentleerungen, durch die Heilerde völlig geruchlos geworden (durch Bindung des stinkenden Skatols), ausgeschieden werden. So wird der Darm durch die Heilerde entlastet. Die Selbstvergiftung vom Darm aus oder die intestinale Autointoxikation, wie *Becker* sie nannte, mit ihren zahlreichen schädlichen Folgen wird vermieden und eine wesentliche Verbesserung des Gesundheitszustandes auf natürliche und einfachste Weise herbeigeführt. Auch andere Giftstoffe, die mit der Nahrung oder auf andere Weise in den Magen oder Darm gelangt sind, werden von der Heilerde gebunden und unschädlich gemacht. Ob und wieweit sich diese Wirkung auch auf Coffein und Nikotin erstreckt, läßt sich nicht sagen. Entsprechende Untersuchungen darüber liegen noch nicht vor.

Was die Wirkung der Heilerde auf die Vitamine und Fermente im Darm betrifft, so sind hier noch viele Fragen zu klären. Da man mit Hilfe von Erden als Sorbentien auch äußerst geringe Mengen von Vitaminen aus großen Mengen von Ausgangsmaterial abscheiden kann, muß man damit rechnen, daß die eingenommene Heilerde im Magen-Darm-Kanal auch Vitamine adsorbiert. Das Vitamin C wird von der Heilerde praktisch nicht aufgesaugt. Das gleiche vermutet man auch bei allen anderen wasserlöslichen Vitaminen.

Wie steht es aber mit den fettlöslichen Vitaminen, zumal das Fett von der Heilerde schon entzogen wird? Diese Frage ist leider noch nicht zu beantworten.

Bis jetzt wird ein nachteiliger Einfluß von Heilerde auf die Wirksamkeit der Darmfermente nicht angenommen, während bei ausgesprochen fettarmer Ernährung das Einnehmen von Heilerde über längere Zeit (Wochen bis Monate) zu vermeiden ist, da mit einem weiteren Entzug von Fett durch die Heilerde auch die wichtigen fettlöslichen Vitamine verlorengehen können.

Durch Untersuchungen, die vor allem *Baumgärtel* durchführte, ist die *Wirkung der Heilerde auf die Darmbakterien* gut bekannt. Er wies nach, daß die Heilerde sowohl die schädlichen wie auch die normalen Darmbakterien in erheblichem Umfang aufsaugt. Der trotzdem günstige Einfluß der Heilerde beruht aber nicht nur auf der Wirkung gegenüber den schädlichen Keimen selbst, sondern darauf, daß sie vor allem die giftigen Stoffwechselprodukte der krankhaften Darmkeime bindet. Diese Gifte wirken nämlich auf die normalen Colibakterien des Darmes schädigend und entartend. So vermögen sich die für eine normale Darmfunktion notwendigen normalen Colibakterien ungehindert zu entwickeln und uns als Vitamin-Lieferanten zu dienen.

Es muß ferner erwähnt werden, daß *in manchen Heilerden bodeneigene Mikroorganismen* vorhanden sind, wenn auch die Zahl der Mikroorganismen unterhalb einer Erdbodentiefe von 30 Zentimetern stark abnimmt. Prof. *Jung* berichtet jedoch, daß der Löß auch in großer Tiefe noch sehr viele bodeneigene Bakterien enthält. So hätten in einem Urallöß in 17 Meter Tiefe noch drei Millionen Bakterien je Gramm Boden gezählt werden können.

Lehmanwendungen

Wir wissen heute aus der Antibiotika-Forschung, daß im Erdboden eine große Anzahl von Schimmelpilzen vorhanden ist, aus denen die bekannten modernen Arzneimittel Aureomycin, Streptomycin, Terramycin und Chloromycetin gewonnen werden. Prof. *Jung* gibt zu bedenken, daß möglicherweise ein Teil der günstigen Heilwirkungen der Löß-Erden im Darm auf der Wirksamkeit der Bodenorganismen beruhen könnte, die sich im feuchtwarmen Darmklima unter günstigen Bedingungen leichter vermehren. Die Frage der Bakteriologie der Heilerden bedarf aber noch weiterer Klärung.

Der *innerliche Gebrauch der Heilerde* ist sehr einfach: Man schwemmt morgens und abends je 1 Teelöffel Heilerde in einem halben Glas Wasser auf und trinkt sie vor den Mahlzeiten. Bei akuten Magen-Darm-Erkrankungen nimmt man die doppelte bis dreifache Menge ebenfalls dreimal täglich.

Für den innerlichen Gebrauch haben sich aus der Erfahrung heraus folgende *Heilanzeigen* ergeben: Entzündungen des Magens und Darmes, Störungen der Magensaftfunktion (vor allem Übersäuerung, aber auch mangelhafte Säurebildung), Magen- und Zwölffingerdarmgeschwüre, Fäulnis- und Gärungsdyspepsie, Erbrechen, Durchfälle, chronische Verstopfung, Hautleiden, Vergiftungen, Würmer (bei Madenwürmern z. B. eingestäubten Wattepfropfen vor dem Schlafengehen in den After drücken), Stoffwechselleiden (nach Behebung der Selbstvergiftung vom Darm aus).

Bei Erkrankungen der Mundhöhle, der Nase und der Scheide sind *Trockeneinblasungen* der Heilerde häufig von bestem Erfolg, so bei Mandelentzündung, Mundschleimhautentzündung, Zahnfleischentzündung, Entzündungen und Geschwüren in den Nasengängen, Scheidenentzündung und Ausfluß.

Die *Verträglichkeit* ist ausgezeichnet, *Gegenindikationen* bestehen eigentlich nicht, wenn man nicht längere Zeit eine sehr fettarme Kost zu sich genommen hat (siehe auch Seite 298).

Übersicht der Heilanzeigen und Anwendungsformen der Heilerde

Krankheiten	Form der Lehmanwendungen
Allgemeinstörungen mit Beziehungen zu den Verdauungsorganen (Allergien, Furunkulose, Heuschnupfen, Migräne, Nesselsucht)	Aufschwemmung
Angina tonsillaris (Mandelentzündung)	Trockeneinstäubung, Halslehmwickel, Aufschwemmung als Gurgelmittel
Ausfluß (Fluor albus)	Trockeneinblasungen, Spülungen
Autointoxikation (Selbstvergiftung vom Darm aus)	Aufschwemmung
Blähungen (Meteorismus)	Aufschwemmung
Bluterguß (Hämatom)	Packungen
Blutstauungen	Aufschwemmung, Wickel
Darmgeschwüre	Aufschwemmung
Darmvergiftung	Aufschwemmung
Dickdarmentzündung	Aufschwemmung
Diphtherie	Aufschwemmung als Gurgelmittel, Halslehmwickel
Drüsenschwellungen	Kompressen, Wickel
Dünndarmentzündung (Enteritis, akute, chronische, infektiöse und nichtinfektiöse)	Aufschwemmung
Durchfall (Diarrhoe)	Aufschwemmung
Eingeweidesenkungen	Lehmbäder
Erbrechen	Aufschwemmung
Fäulnisdyspepsie	Aufschwemmung
Furunkel	Aufschwemmung, Kompressen
Fußbeschwerden	Lehmtreten, Kompressen

Krankheiten	Form der Lehmanwendungen
Gärungsdyspepsie	Aufschwemmung
Gelenkentzündung	Kompressen
Gelenkschwellung	Kompressen
Gicht	Kompressen
Hämorrhoiden	Aufschwemmung, Kompressen mit T-Binde
Hauterkrankungen (Entzündungen, akute und chronische Ekzeme)	Lehmbäder, Kompressen, Aufschwemmung, Wickel
Herz- und Kreislauferkrankungen (einige Formen)	Lehmbäder
Hormondrüsenstörungen (nicht Basedow)	Lehmbäder
Insektenstiche	Kompressen
Karbunkel	Kompressen, Aufschwemmung
Krampfadern (Varizen)	Wickel
Lymphdrüsen- und Lymphgefäßentzündung	Halslehmwickel, Aufschwemmung als Gurgelmittel, Kompressen, Wickel
Magengeschwür (Ulcus ventriculi)	Aufschwemmung
Magenschleimhautentzündung (Gastritis)	Aufschwemmung
Magenübersäuerung	Aufschwemmung
Mandelentzündung (Angina tonsillaris)	Halslehmwickel, Aufschwemmung als Gurgelmittel, Trockeneinstäubung
Mundfäule	Aufschwemmung als Gurgelmittel
Mundgeruch, übler	Aufschwemmung als Gurgelmittel, Trockeneinnahme
Mundschleimhautentzündung	Aufschwemmung als Gurgelmittel, Trockeneinnahme
Nasenschleimhautentzündung	Trockeneinblasung
Nervenschwäche (Neurasthenie)	Lehmbäder

Krankheiten	Form der Lehmanwendungen
Nervöse Erschöpfung	Lehmbäder
Parodontose	Aufschwemmung als Gurgelmittel, Trockeneinnahme
Quetschungen	Wickel, Kompressen
Rheumatische Erkrankungen (nicht alle Formen)	Bäder, Packungen
Rippenfellentzündung	Brustlehmwickel
Schilddrüsenstörungen	Kompressen
Schweißdrüsenabszesse	Kompressen
Sehnenscheidenentzündungen	Packungen
Schlaflosigkeit	Nackenkompressen
Stoffwechselstörungen (allgemeine, wie Nervosität, Schlaflosigkeit, Rheuma, Leber-Gallen-Leiden, Zuckerkrankheit)	Lehmbäder, Aufschwemmung
Stuhlträgheit (Obstipation)	Lehmbäder, Aufschwemmung
Unterleibserkrankungen (nichtentzündlicher Art)	Lehmbäder
Unterschenkelgeschwüre (Ulcus cruris)	Aufstäubungen, Packungen
Venenentzündungen	Bäder, Packungen, Kompressen, Wickel, Aufschwemmung
Verätzungen	Kompressen, Wickel
Verbrennungen	Kompressen, Wickel
Vergiftungen	Spülungen, Auswaschungen, Packungen, Aufschwemmung
Verletzungen	Kompressen, Wickel
Verstauchungen	Kompressen, Wickel
Verstopfung (Obstipation, chronisch, auch spastisch)	Lehmbäder, Aufschwemmung

Krankheiten	Form der Lehmanwendungen
Wunden (infizierte)	Wickel, Kompressen
Würmer (Madenwürmer)	Aufschwemmung, eingestäubter Wattetampon in den After
Zahnfleischentzündung (Parodontitis)	Trockeneinstäubung, Aufschwemmung zu Spülungen
Zellgewebsentzündung (Panaritium)	Kompressen
Zwölffingerdarmgeschwür (Ulcus duodeni)	Aufschwemmung

Heilanzeigen und Anwendungsformen

Wetter - Klima - Mensch

Ein schwüler Sommermorgen – man ist reizbar, niedergedrückt und erschöpft, bevor der Tag richtig begonnen hat. Noch vor dem Frühstück färbt und formt das Wetter das physische Wohlbefinden, die Stimmung, die Einstellung des Menschen zum Leben. Jeden Tag muß man es berücksichtigen, jeder Tag hängt gewissermaßen auch von seiner Laune – der Laune des Wetters – ab.

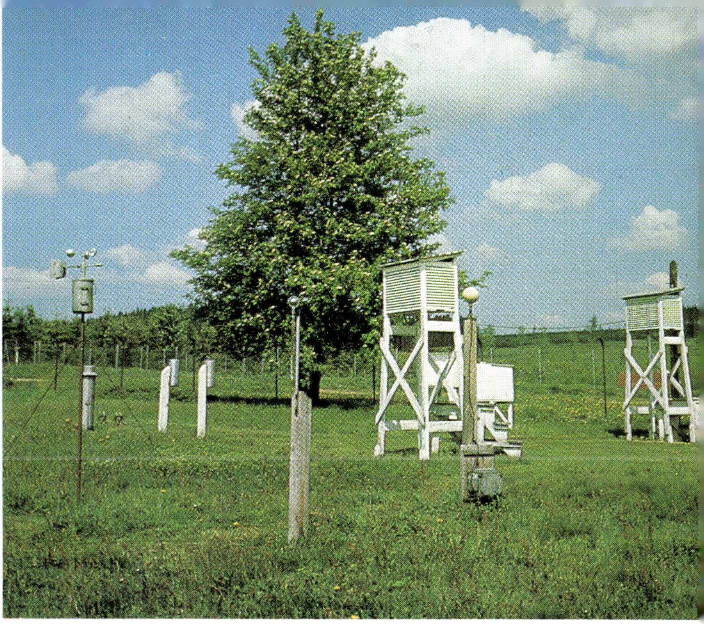

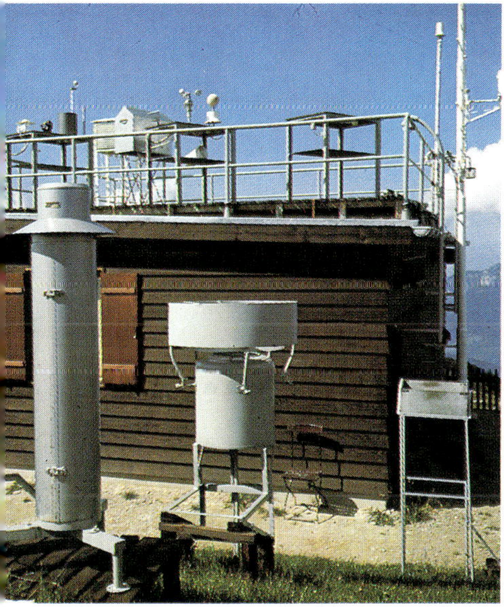

Seit urdenklichen Zeiten haben die Menschen versucht, das Wetter vorherzusehen oder sogar vorherzubestimmen. Bauernregeln und Bittprozessionen sind noch Ausdruck dieser Versuche. Mittlerweile ist aber überlegte Beobachtung an die Stelle abergläubischer Vorstellungen getreten.

Hunderte von Wetterstationen, die über den ganzen Erdball verteilt sind, liefern die Informationen, die über Fernschreiber an eine zentrale Sammelstelle übermittelt werden. In der Bundesrepublik ist es das Zentralamt des Deutschen Wetterdienstes in Offenbach.

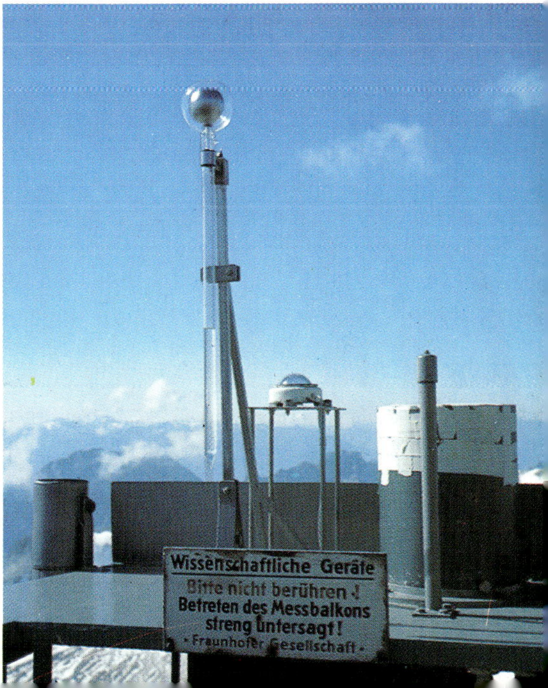
Wissenschaftliche Geräte
Bitte nicht berühren!
Betreten des Messbalkons
streng untersagt!
Fraunhofer Gesellschaft

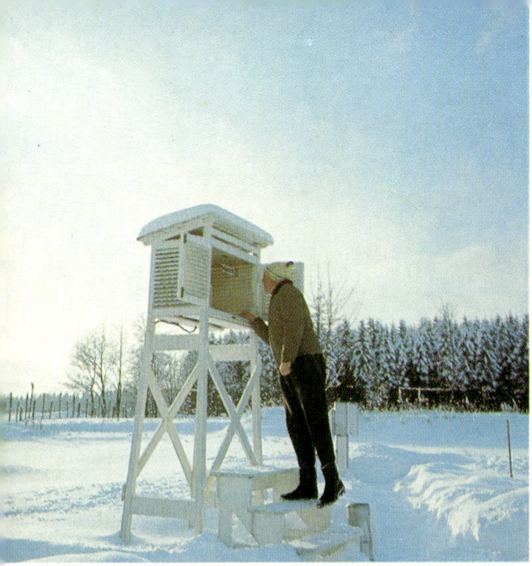

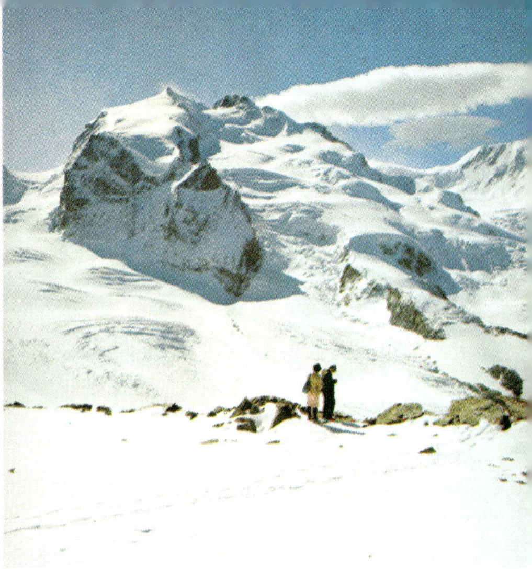

Eine Wetterhütte. Alle Wetterhütten auf der Erde sind in ihrer Ausstattung standardisiert: weißgestrichene Jalousiewände, allseits luftdurchlässig, zwei Meter hoch über dem Boden. In ihnen werden Temperatur und Feuchtigkeit gemessen.

Linsenförmige Wolken zeigen Föhn an. Nicht selten sind Linsenbänke in regelmäßigen Abständen angeordnet. Diese Erscheinung deutet auf Wellenvorgänge in der Atmosphäre. ■ Unten: Düsenflugzeug über Altocumulus-Wolken, eine mittelhohe Bewölkung.

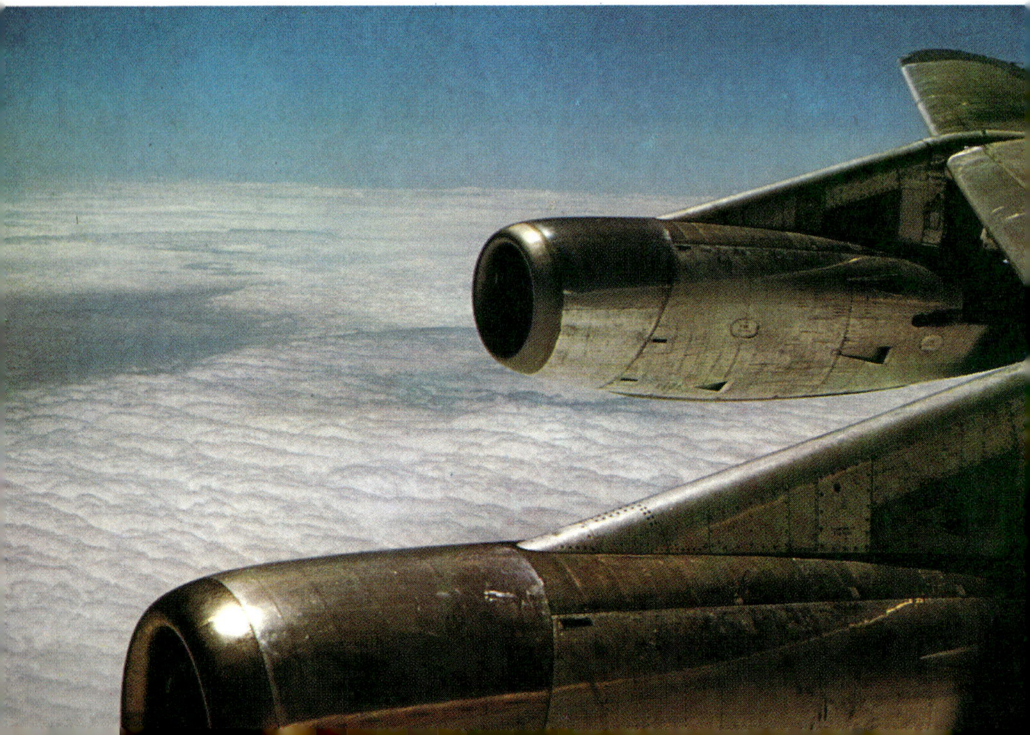

Drei verschiedene Wolkenformen übereinander. Unten die mächtig aufgetürmten Quellwolken (Cumulus), darüber flockenartige Schichtwolken (Altocumulus), darüber faserige Federwolken (Cirrus).

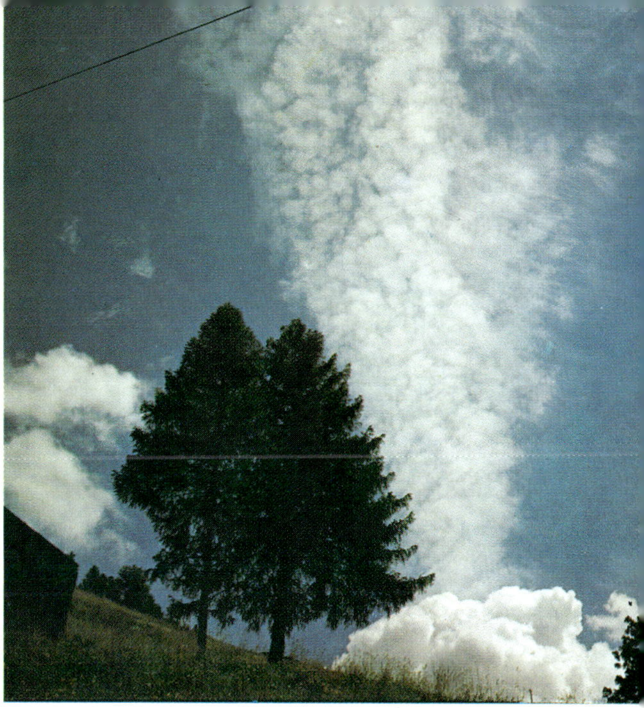

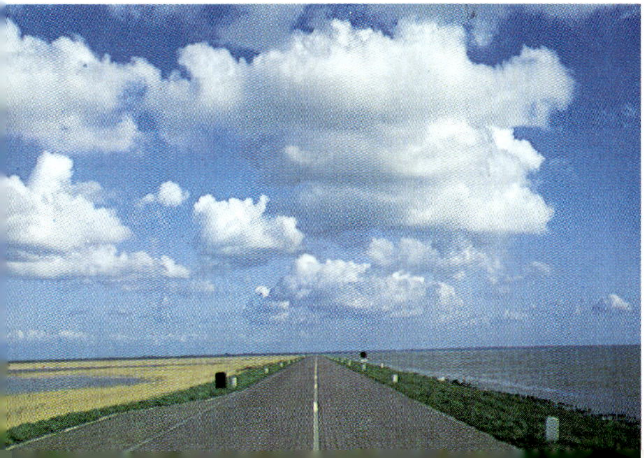

Beide Bilder zeigen eine sogenannte tiefe Bewölkung. Oben flache und gebrochene Cumulus-Wolken, unten vertikal ausgedehnte Cumulus-Wolken. Cumulus-Wolken sind Wasser-Wolken, während die mittelhohe Bewölkung aus Mischwolken (teils Wasser, teils Eis) und die hohe Bewölkung (Cirrus) aus Eiswolken besteht.

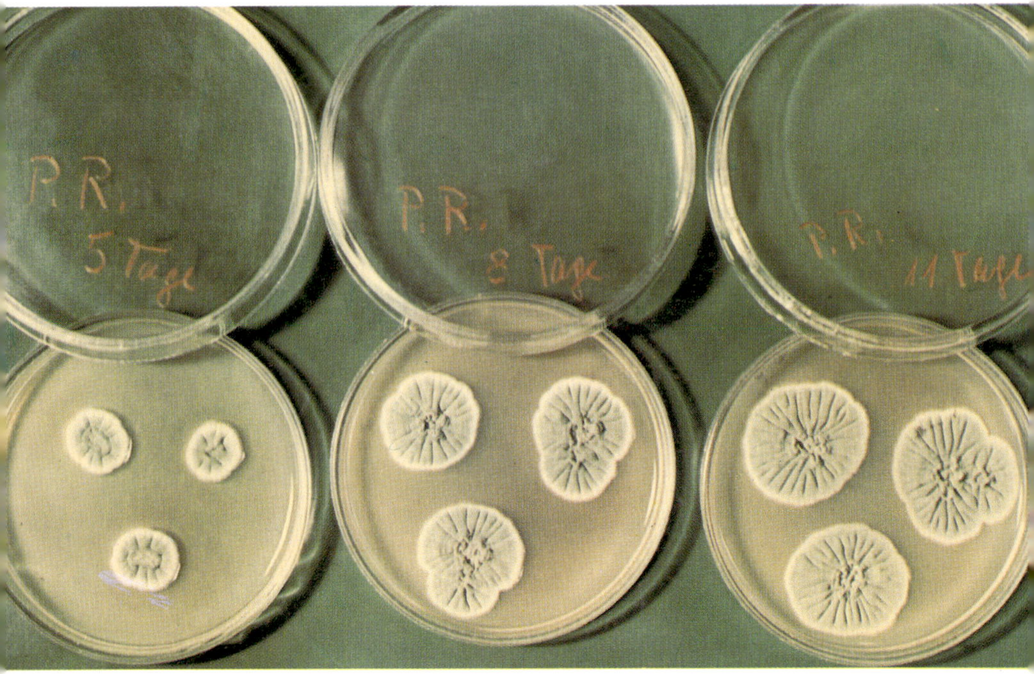

So sieht eine Penicillin-Kultur nach 5, 8 und 11 Tagen aus. ■
Unten: Penicillin-Kristall.

Hemmwirkung des Staphylokokkenwachstums durch Penicillin. Man sieht sehr gut die Zone, in der im Umkreis der Pilzkolonie das Wachstum der Staphylokokken gehemmt worden ist.

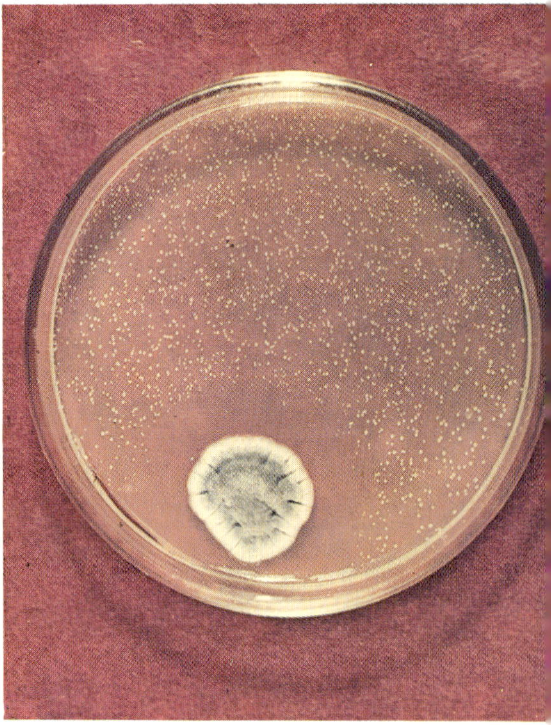

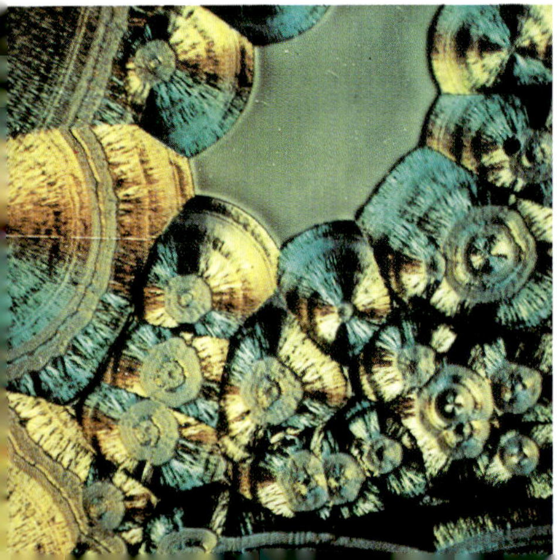

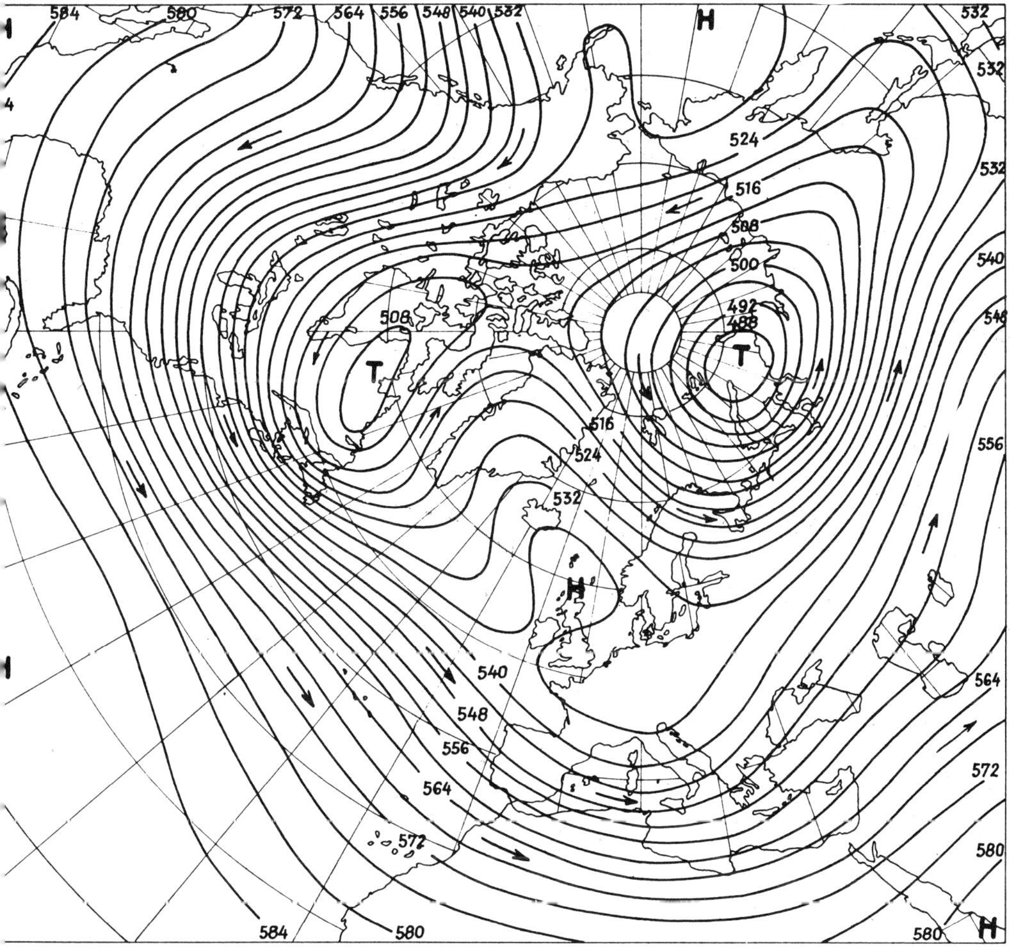

Null-Wetterlage

(Wetterlage ohne Verlagerung und Austausch von Luftmassen über dem deutschen Raum)

Naturparks in der Bundesrepublik

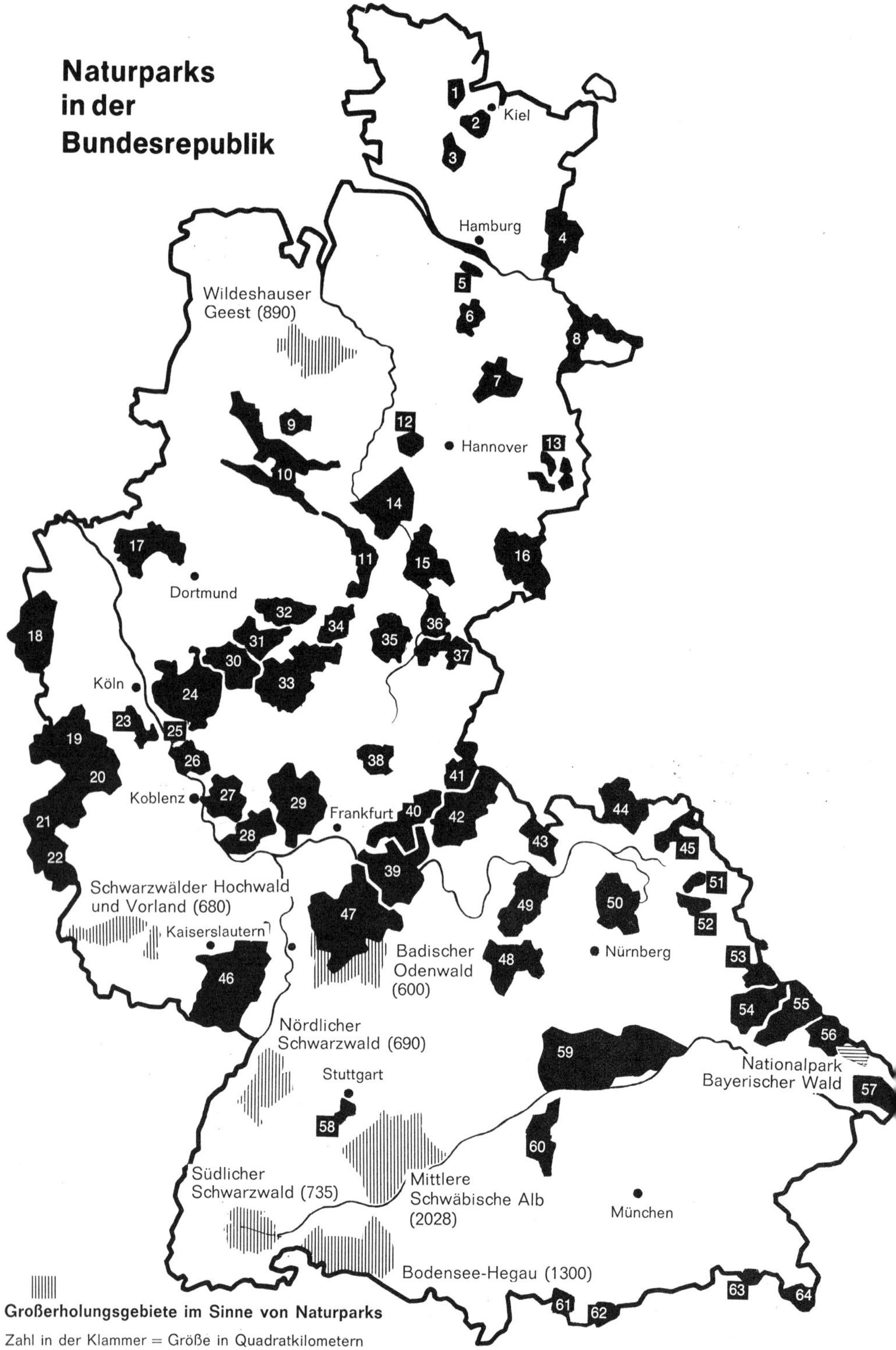

Großerholungsgebiete im Sinne von Naturparks

Zahl in der Klammer = Größe in Quadratkilometern

NATURPARKS IN DER BUNDESREPUBLIK

1 Hüttener Berge (220)
2 Westensee (250)
3 Aukrug (350)
4 Lauenburgische Seen (400)
5 Harburger Berge/ Fischbeker Heide (38)
6 Lüneburger Heide (200)
7 Südheide (500)
8 Elbufer/Drawehn (750)
9 Dümmer (396)
10 Nördlicher Teutoburger Wald/ Wiehengebirge (1112)
11 Eggegebirge/Südlicher Teutoburger Wald (527)
12 Steinhuder Meer (310)
13 Elm-Lappwald (370)
14 Weserbergland/Schaumburg/ Hameln (980)
15 Solling/Vogler (520)
16 Harz (840)
17 Hohe Mark (1010)
18 Schwalmnette (414)/ Deutsch-Niederländischer Naturpark (710)
19 Deutsch-Belgischer Naturpark (2300)
20 Nordeifel (1742)
21 Deutsch-Luxemburgischer Naturpark (783)
22 Südeifel (426)
23 Kottenforst/Ville (190)
24 Bergisches Land und Königsforst (2000)
25 Siebengebirge (42)
26 Rhein/Westerwald (370)
27 Nassau (550)
28 Rhein/Taunus (684)
29 Hochtaunus (1275)
30 Ebbegebirge (658)
31 Homert (400)
32 Arnsberger Wald (447)
33 Rothaargebirge (1130)
34 Diemelsee (334)
35 Habichtswald (470)
36 Münden (200)
37 Meißner/Kaufunger Wald (420)
38 Hoher Vogelsberg (385)
39 Bayerischer Spessart (1300)
40 Hessischer Spessart (710)
41 Hessische Rhön (384)
42 Bayerische Rhön (1090)
43 Haßberge (678)
44 Frankenwald (1116)
45 Fichtelgebirge (557)
46 Pfälzerwald (1793)
47 Bergstraße/Odenwald (2320)
48 Frankenhöhe (970)
49 Steigerwald (1280)
50 Fränkische Schweiz/ Veldensteiner Forst (2240)
51 Steinwald (250)
52 Hessenreuther und Mantler Wald (270)
53 Nördlicher Oberpfälzer Wald (640)
54 Oberpfälzer Wald (1150)
55 Oberer Bayerischer Wald (1431)
56 Bayerischer Wald/Zwiesel (632)
57 Adalbert-Stifter-Naturpark (1000)
58 Schönbuch (156)
59 Altmühltal/Südliche Frankenalb (3000)
60 Augsburg/Westliche Wälder (1100)
61 Ammergebirge (205)
62 Karwendelgebirge (270)
63 Chiemgauer Alpen (150)
64 Königssee (275)

Windschreiber, der Windrichtung, Windstärke und Böen registriert (Anemograph).

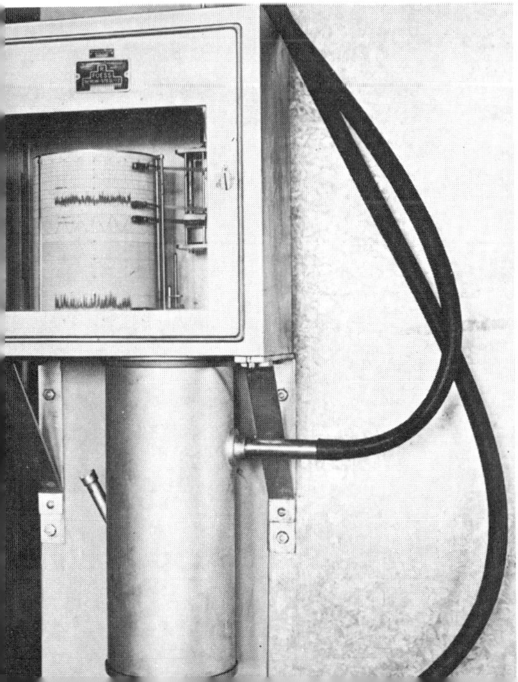

Mit diesem Regentopf wird die Niederschlagsmenge gemessen. Ein Schwimmer bewegt den Trommelschreiber.

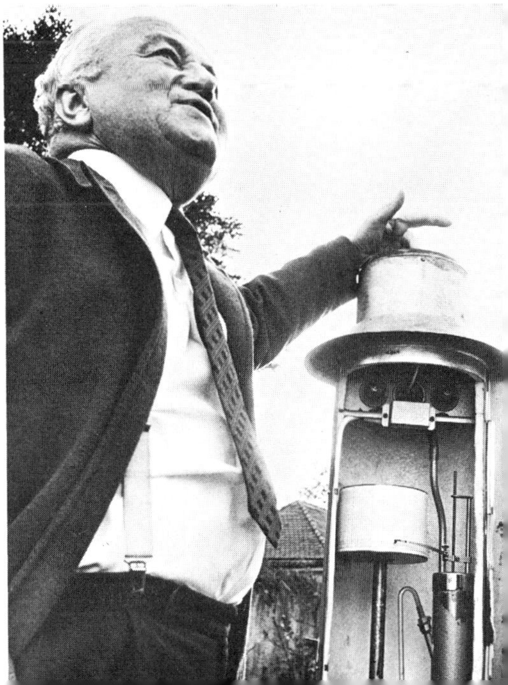

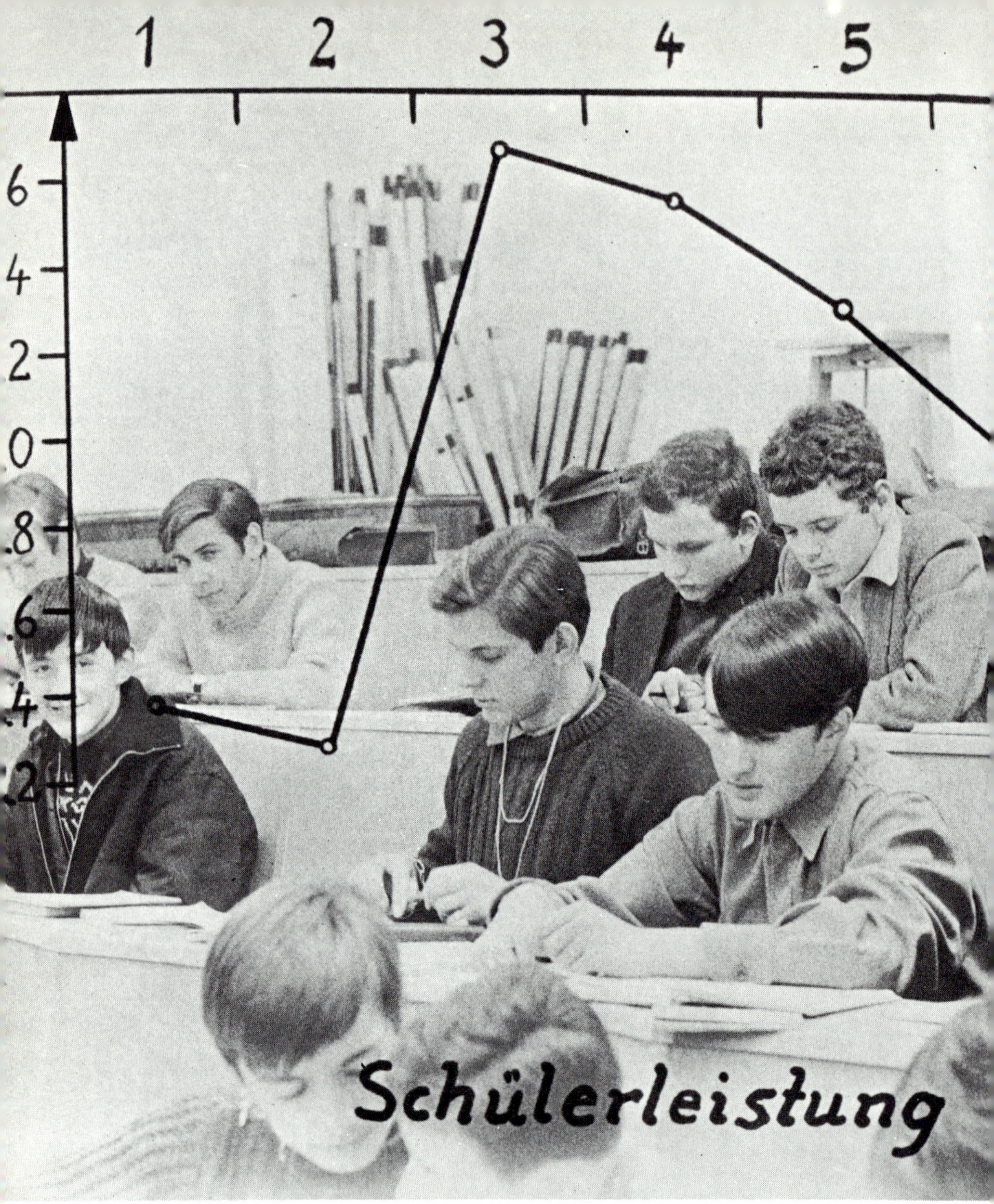

Keine Klassenarbeiten mehr bei Sonnenschein. Die obere Zahlenreihe 1–6 bezeichnet die einzelnen Wetterphasen: mittleres Schönwetter (1), gesteigertes Schönwetter (2), übersteigertes Schönwetter (3), aufkommender Wetterumschlag (4), vollzogener Wetterumschlag (5), Wetterberuhigung (6). Die von der medizin-meteorologischen Beratungsstelle in Bad Tölz errechneten Kurven zeigen deutlich, daß die Zahlen 3–5 in der oberen Reihe nicht nur für akute Herztodesfälle, für den Blutdruck oder die Schmerzempfindung von besonderer Bedeutung zu sein scheinen, sondern auch für die Leistungen der Schüler in der Schule.

Wetter und Wetterelemente

Die Meteorologie oder die Wissenschaft von Wetter und Klima bezeichnet mit dem Begriff *Wetter* den jeweiligen Zustand der Lufthülle unserer Erde (der Atmosphäre) an einem bestimmten Ort und zu einem bestimmten Zeitpunkt. Eine ganze Reihe einzelner Faktoren wirken bei der „Gestaltung" des Wetters mit, nämlich Lufttemperatur, Luftdruck, Luftfeuchtigkeit, Wind, Sonneneinstrahlung, Luftelektrizität, Wolken, Regen, Schnee, Hagel, Frost, Nebel und Gewitter. Die vielfältigen Kombinationen, in denen diese Wetterfaktoren vorkommen, nennen wir das „augenblickliche Wetter". Das Wetter ist damit als eine örtliche und vorübergehende Erscheinung gekennzeichnet. Nicht umsonst wird ein Mensch mit schnell wechselnden Ansichten und Meinungen „wetterwendisch" genannt. Vielleicht müßte man auch noch die Einflüsse des Erdkörpers auf die Lufthülle bei der Wetterbildung berücksichtigen, weiß man doch, daß die Witterung einer Gegend durch Entwaldung, Versandung, Verkrustung und Versumpfung oder Aufforstung entscheidend verändert werden kann und daß erdmagnetische Felder eine besondere Rolle spielen können. **Wetter-elemente**

Die Witterung Westeuropas ist durch ständigen Wechsel charakterisiert, der meist von Kalt- oder Warmlufteinbrüchen verursacht wird. Die Begrenzung verschiedener Luftmassen, die häufig in einer Breite von mehreren hundert Kilometern vorstoßen, nennt man *Front*. Von Wetter*strömungen* spricht man bei Föhn, Nebel und Gewitter, während *Inversionen* eine plötzliche Umkehr des Wärmezustandes der Atmosphäre darstellen.

Unter den Kombinationsmöglichkeiten der aufgezählten Wetterfaktoren (Wetterelemente) kann man bestimmte Grundtypen des Wetters unterscheiden, wie Schönwetter, Regenwetter, Frostwetter, Gewitter. Sie werden auch als *Wetterformen* bezeichnet. Bevor wir uns jedoch mit den Einflüssen der verschiedenen Wetterformen auf den Menschen beschäftigen, muß noch einiges von den einzelnen Wetterfaktoren oder Wetterelementen gesagt werden, wenn auch kein Einzelelement allein das Wetter bestimmt.

Es ist ohne weiteres ersichtlich, daß die *Lufttemperatur* ein wichtiger wetterbildender Faktor ist. Schon bald nach dem morgendlichen Aufstehen spüren wir, ob „es" warm oder kalt ist. Die Temperatur hängt natürlich weitgehend von der Sonneneinstrahlung, also der Strahlungswärme, ab. Darüber hinaus aber auch von der Wärmeabgabe der stofflichen Körper, z. B. der Erde oder des Meeres, an die Luft. Die von uns registrierte Temperatur ist das Ergebnis von Erwärmung, Bestrahlung oder Zuleitung und Entwärmung, Ausstrahlung oder Fortleitung stofflicher Wärme. Entscheidend für die Wetterbildung ist die Wärme durch unmittelbare Besonnung und die aus der Besonnung zurückbehaltene oder durch den Einbruch von kalten oder warmen Luftmassen veränderte

Luftwärme. Wir sprechen von Hitze, wenn die Temperatur im Schatten 25° C und mehr beträgt, von strenger Kälte bei einer Temperatur von —10° C abwärts.

Einen wichtigen Wetterfaktor stellt die *Luftfeuchtigkeit* dar. Im allgemeinen ist von feuchter Luft die Rede, wenn alles regennaß ist oder sich aus dem in der Luft vorhandenen Wasserdampf Nebel bildet. In der Wetterkunde spricht man bei jedem Grad von Wasserdampfgehalt der Luft von Luftfeuchtigkeit, auch wenn diese unsichtbar und nicht spürbar ist. Wissenschaftlich wird vor allem eine relative und eine absolute Luftfeuchtigkeit unterschieden. Diese notwendige Unterscheidung hängt mit der Lufttemperatur zusammen. Warme Luft vermag nämlich bis zu ihrer Sättigung wesentlich mehr Wasserdampf in sich aufzunehmen als kalte.

Die *relative Luftfeuchtigkeit* sagt aus, wieviel Wasserdampf die Luft noch bis zu ihrer Sättigung aufnehmen kann. Die *absolute Luftfeuchtigkeit* stellt die Menge von Wasserdampf dar, die in jeder Raumeinheit Luft gerade vorhanden ist. Wasserdampfgesättigte kalte Luft ist wasserdampfärmer und daher viel trockener als wasserdampfgesättigte heiße Luft. Schwüle Luft tritt daher meist nur bei warmer Luft auf, weil nur sie eine sehr hohe absolute und relative Feuchtigkeit aufweisen kann.

Die Wirkung der Luftfeuchtigkeit auf den menschlichen Körper ist vielseitig und außerordentlich wichtig, unter extremen Bedingungen sogar lebenswichtig. Da unser Körper im gewissen Sinne eine „Wärmekraftmaschine" darstellt, in der eine große Wärmemenge und ein eigener physiologischer Dampfdruck erzeugt wird, muß stets für eine Ableitung der überschüssigen Wärme gesorgt sein. Eine ständige Entwärmung gehört zu unseren Lebensbedürfnissen. Ohne sie kann es kein Wohlbefinden und auch keine Lebensfähigkeit geben. Damit der Körper aber Wasser verdampfen kann, muß ein „Wärmegefälle" bestehen, d. h. der physiologische Dampfdruck muß den atmosphärischen Dampfdruck übersteigen.

Kalte Luft ist rasch mit Wasserdampf gesättigt, erreicht aber nur verhältnismäßig geringfügige absolute Dampfdruckwerte und kann daher immer noch vom menschlichen Körper Wasserdampf aufnehmen, solange sie überhaupt noch aufnahmefähig ist.

Bei kalter Luft ist die Entwärmung des Körpers durch Verdampfen von Körperwasser erst dann erforderlich, wenn die unmittelbare Wärmeleitung vom Körper an die Luft nicht ausreichen sollte. Je kälter aber die Luft, desto mehr geschieht die Entwärmung durch direkte Wärmeleitung, so daß das Abdampfen von Körperwasser gar nicht in Anspruch genommen wird. Das entspricht der alltäglichen Erfahrung, daß man in der Kälte nicht schwitzt, der Körper vielmehr durch eine Zusammenziehung der Gefäße versucht, eine zu rasche Wärmeabgabe zu verhindern. Wenn dennoch die „trockene Wärmefortleitung" zu stark wird, d. h. wenn wir frieren, versuchen wir durch Bewegung und Arbeit die Wärmeproduktion zu steigern.

Bei zunehmender Wärme wird die Möglichkeit der Körperentwärmung durch trockene Wärmeleitung immer geringer. Hat die Außentemperatur die Körpertemperatur erreicht oder sogar überstiegen, dann ist die trockene Wärmeableitung nicht mehr möglich. Dafür tritt jetzt die Wasserabgabe in Form von Wasserdampf ein. Sie funktioniert jedoch nur, wenn der Dampfdruck der Außenluft so niedrig ist, daß zwischen ihm und dem physiologischen Dampfdruck ein Gefälle besteht. Das ist allerdings nur bei verhältnismäßig geringer absoluter Luftfeuchtigkeit der Fall. **Wetterelemente**

Wenn nun warme Luft nahezu gesättigt ist, kann sie keinen Wasserdampf mehr vom Organismus aufnehmen. Der hohe atmosphärische Druck übt dann vielmehr einen sehr hohen Dampfdruck gegen die Abdunstung des Körpers aus.

Je heißer die Luft, um so mehr Wasserdampf kann sie aufnehmen, bevor sie gesättigt ist. Bei trockener Hitze ist daher die Abdampfungsmöglichkeit und damit die Entwärmung des Körpers besonders groß, so daß es zum Schweißausbruch kommt. Diese „feuchte" Entwärmung ist notwendig, weil bei hoher Außentemperatur der Körper keine Möglichkeit zur „trockenen" Wärmeabgabe hat. Steigt bei anhaltender Hitze der atmosphärische Druck so stark an, daß der Körper kein Wasser mehr abdampfen kann (weil der physiologische Dampfdruck gegen den Außendruck nicht mehr ankommt), dann bleibt der Schweiß auf der Haut stehen, ohne zu verdampfen. Die Entwässerung und damit die Entwärmung stockt, es tritt ein „Wärmestau" ein. Steigt dann auch noch die relative Luftfeuchtigkeit weiter an (also der Sättigungsgrad), dann empfinden wir diesen Zustand als Schwüle, bei der „alles an uns klebt". *Schwüle* tritt also bei hoher Außentemperatur mit hoher relativer Luftfeuchtigkeit ein. Schwüle kann auch schon bei mäßiger Wärme auftreten, wenn der Sättigungsgrad der Luft (die relative Luftfeuchtigkeit) *und* die absolute Luftfeuchtigkeit hoch sind.

Hellpach hat die Beziehungen zwischen Luftfeuchtigkeit und Temperatur folgendermaßen ausgedrückt: „Die Luftfeuchtigkeitswirkung ist um so reiner eine Wirkung der relativen Feuchtigkeit (also der Aufnahmefähigkeit der Luft für Wasserdampf, des sogenannten Sättigungsdefizits), je niedriger die Temperatur liegt. Dazu gesellt sich immer stärker die Wirkung der absoluten Luftfeuchtigkeit (des übermächtigen atmosphärischen Dampfdrucks), je höher die Lufttemperatur steigt."

Als Feuchtigkeitsoptimum gilt nach dem Physiologen *Rubner* bei Körperruhe und einer Außentemperatur von 18° C der Wert von 30—40 %. Bei einer Temperatur von 24° C wird eine relative Luftfeuchtigkeit von 80 % als schwül empfunden, wobei als Wirkungen der Schwüle Mattigkeit, Beklommenheit, Unruhe und Bangigkeit auftreten können.

Kalte und dabei sehr feuchte (neblige) Luft wird „naßkalt" empfunden und mit Frösteln und Kälteschauern beantwortet. Bei naßkaltem Wetter gibt der Körper besonders viel Wärme ab, weil nasse Luft einen besseren Wärmeleiter darstellt als trockene Luft. Die immer wieder zu hörende Mahnung, sich bei naßkaltem Wetter besonders warm anzuziehen, um einem Wärmeverlust vorzubeugen, ist vollauf berechtigt.

Sowohl feuchtwarme, schwüle Luft wie auch feuchtkalte Luft beeinträchtigt die Atemtätigkeit, wie wir es alle aus Treibhäusern, Dampfbädern, Waschküchen und feuchten Kellern kennen. Man glaubt in solchen Räumen zu ersticken. Wir dürfen nicht vergessen, daß wir auch durch die Atemluft eine erhebliche Menge an Wasser verlieren, und zwar ist der Wasserverlust um so (relativ) größer, je kälter die Luft ist. Um über den Umfang der Wasserabgabe eine Vorstellung zu gewinnen, muß gesagt werden, daß zum Beispiel bei 15° C fast die doppelte Wassermenge in Dampfform von der Lunge abgegeben wird als von der Haut.

Neben der Lufttemperatur und der Luftfeuchtigkeit spielt auch der *Luftdruck* bei der Wetterbildung und der Wetterwirkung auf den Menschen eine wesentliche Rolle. Normalerweise spürt der Mensch den Luftdruck, also das Gewicht der auf ihm lastenden Atmosphäre, nicht. Merkwürdigerweise wird der auf unseren Barometern abzulesende „Tiefdruck", d. h. das abnehmende Gewicht der auf uns „drückenden" Luft, als etwas „Schweres", „Lastendes" oder gar „Beklemmendes" empfunden, während wir den „Hochdruck", also das zunehmende Luftgewicht, wie es gewöhnlich bei Schönwetter auftritt, als „angenehm" und „erleichternd" empfinden. Anderseits kann man die Beobachtung machen, daß der abnehmende Luftdruck im Hochgebirge „Leichtigkeit" und „Gelöstheit" besonders in den Gelenken bewirken kann. Sinkt allerdings der Luftdruck in größerer Höhe weiter ab, kann sich eine ausgesprochene Schlaffheit bemerkbar machen, die schon zu den Zeichen der „Bergkrankheit" zu rechnen ist.

Luftdruckwirkungen können heute mit großer Zuverlässigkeit in „pneumatischen Kammern" experimentell erforscht werden. Diese Forschungen haben sich für die Tiefseeforschung, die Aeronautik und Astronautik als äußerst notwendig erwiesen. In den pneumatischen Kammern kann man Luftdrucke von beliebiger Höhe erzeugen und dabei das Verhalten des menschlichen Körpers beobachten und zahlreiche Messungen von Regulationsvorgängen vornehmen (Blutdruck, Puls, Herzaktion, Atmung, Stoffwechselvorgänge, Nervenreaktionen und psychisches Verhalten). Neben den Luftdruckverhältnissen lassen sich auch gleichzeitig beliebige Temperaturen und Feuchtigkeitsgrade herstellen, so daß auch das Zusammenwirken dieser drei Wetterelemente erforscht werden kann.

Die Forschungen über die Luftdruckwirkungen in der Druckkammer haben, kurz zusammengefaßt, folgendes ergeben:

1. Eine mäßige Luftdruckerhöhung, wie sie meistens bei Schönwetter eintritt, führt bei den meisten Menschen zu einer angenehmen, oft sogar „euphorischen" Stimmungslage, zu einer guten Leistungsbereitschaft, zu Unternehmungslust und körperlicher Frische.

Wetter-
elemente

2. Luftdruckerhöhungen, die über das aus der freien Natur gewohnte Maß hinausgehen, führen zu Beklemmung auf der Brust, Ohrensausen, Klingeln in den Ohren, Sprengungsempfindungen in den Ohren und rufen Angstgefühle hervor.

3. Verringerung des Luftdrucks in der Kammer bis zu den Drucksenkungen, die den mittleren Gebirgshöhen entsprechen, lassen keine körperlichen oder seelischen Veränderungen erkennen.

4. Drucksenkungen um etwa ein Drittel des atmosphärischen Drucks (was etwa 500 mm Barometerstand entspricht) führt zu einer Herabsetzung der Leistungsfähigkeit und Leistungslust und lähmt die Körper- und Willenskraft. Die gleichen Erscheinungen treten bei der Luftverdünnung auf, die einer Höhenlage von etwa 3000 Metern entspricht; sie ergeben das Bild der Bergkrankheit. Auch hierbei steht die sich immer stärker bemerkbar machende Erschlaffung des Körpers und des Willens im Vordergrund, die bis zu einem überwältigenden Zustand des Versagens gehen kann. Die Wirkung der stärkeren Luftverdünnung (über 1/4 der Atmosphäre) ist die sich schnell steigernde körperlich-seelische Erschlaffung.

5. Mäßige Druckverminderung zeigt in der Druckkammer keine körperlichen oder seelischen Veränderungen. Mäßiger Druckabfall bei Wetterwechsel bedrückt und verstimmt. Mäßiger Druckabfall in mittlerer Höhe (unter 3000 m) führt zu körperlicher und psychischer Anregung.

In diesen drei Beobachtungen liegt ein Widerspruch, der zu dem Schluß führen muß, daß die Druckverminderung *allein* nicht Ursache der Veränderungen sein kann. Außerdem wird daran deutlich, daß eine von anderen Faktoren isolierte Beobachtung der Luftdruckwirkungen allzuleicht zu Fehlschlüssen führt.

Eindeutige, vorwiegend auf der Druckwirkung beruhende körperliche und seelische Veränderungen treten erst bei sehr hohem und sehr tiefem Kammer- und Freiluftdruck auf. Wahrscheinlich läßt sich sogar die Bergkrankheit nicht durch die Druckverminderung und den Sauerstoffmangel in großer Höhe erklären; es wird vermutet, daß dabei auch Bodenstrahlungen eine Rolle spielen. Mäßiger Druckabfall in den mittleren Gebirgshöhen (unter 3000 m) stellt im Verein mit anderen Wetter- und Klimafaktoren ein ausgesprochenes Erholungs- und Heilklima dar (siehe unter Höhenklima).

Bei der Betrachtung der Wetterelemente darf der *Wind*, von dem wir wissen, daß er die Wirkung aller anderen Elemente verstärkt und beschleunigt, nicht fehlen. Die vom Wind bewegte Luft wirkt immer erfrischend, selbst bei großer

Hitze oder Schwüle. Jedoch wird durch den Wind auch die Kälte verstärkt, so daß unter Umständen der Wärmeentzug des Körpers stärker ist als die Wärmeneubildung. Das bedeutet aber eine Unterkühlung oder Auskühlung; es besteht dann sogar Erfrierungsgefahr.

Bei einer Zunahme der Windgeschwindigkeit um 1 m pro Sekunde nimmt die Entwärmung bereits um mehr als 30 % des bisherigen Betrages zu. Schwacher Wind entspricht in seiner Entwärmungskraft bereits einer Senkung der Lufttemperatur um etwa 20° C. Die große praktische Bedeutung zeigt sich in der Häufung von Erfrierungen und Kältetodesfällen bei Kältestürmen. Gesellt sich noch Schneetreiben hinzu, so wirkt auch die Schneenässe auf der Haut noch vermehrt wärmeentziehend.

Luftbewegung oder Wind wirkt aber nicht nur wärmeentziehend, sondern zunächst anregend, erfrischend, belebend, aber auch erregend und später vor allem stark ermüdend. Jede junge Mutter lernt diese Tatsache kennen, wenn sie ihren Säugling im Kinderwagen „an die frische Luft" stellt. Nach einer anfänglichen Munterkeit schläft das Kind bald ruhig ein. In stärkerem Maße macht sich die Wirkung des Windes im Gebirge oder am Seestrand bemerkbar. Nach einer anfangs vermehrten Bewegungs- und Unternehmungslust macht sich eine mehr oder weniger starke Erregung und Schlaflosigkeit bemerkbar, wenn man zuviel des Guten tun will. Auch eine unmittelbare Beeinflussung der Haut, die als intensive Rötung oder Blässe sichtbar wird, also auf das Blutgefäßsystem wirkt, kann mit in Rechnung gestellt werden, soweit dafür nicht die reine Licht- und UV-Strahlungswirkung ursächlich in Frage kommt.

Als weitere Luftwirkung muß auch die stärkere Anspannung zahlreicher Muskelgruppen erwähnt werden, hier besonders die Muskulatur des Gesichtes, des Nackens und der Schultern. Aber auch alle anderen Muskeln werden stärker angespannt, z. B. beim Gehen gegen den Wind. Jeder weiß, daß dazu manchmal ein erheblicher Kraftaufwand erforderlich ist. Natürlich folgt auf eine längere Anspannung eine typische Abspannung und Ermüdung. Eine übertriebene Anstrengung bei Wind kann sogar zur Übermüdung und Erschöpfung führen.

Wollen wir die nützlichen Wirkungen des Windes ausnutzen, so muß man darauf bedacht sein, sich besonders im Urlaub an der See oder im Gebirge langsam an den Wind zu gewöhnen, also den Aufenthalt im Wind täglich langsam zu steigern. Auch der Wind ist ein Wetterelement, das richtig und individuell dosiert sein will.

Nach unserem heutigen Wissen scheint der *Luftelektrizität* wahrscheinlich die bedeutendste Rolle sowohl bei der Wetterbildung als auch bei der Einwirkung des Wetters auf den Körper und die Seele des Menschen zuzufallen. Um die Wirkungen der Luftelektrizität verstehen zu können, müssen zunächst einige Begriffe aus dem Gebiet der Elektrizitätslehre erläutert werden.

Sowohl die Erde als Ganzes wie auch die unsere Erde umgebende Atmosphäre (Biosphäre) sind elektrisch geladen (die Erde negativ, die Atmosphäre positiv), haben also entsprechende elektrische Eigenschaften. Ladungen entgegengesetzter Art ziehen sich an und heben sich auf. Ladungen gleicher Art (oder gleichen Vorzeichens) stoßen sich gegenseitig ab. Der Träger der kleinsten negativen elektrischen Elementarladung wird *Elektron* genannt, der Träger der kleinsten positiven Elementarladung heißt *Proton*.

Wetter-
elemente

Geladene Körper verbreiten um sich ein sogenanntes *elektrisches* oder *elektrostatisches Feld*, das wie ein Magnetfeld durch Kraftlinien gekennzeichnet werden kann. Man nennt diese auch *elektrische Kraftlinien*.

Sobald man einen leitfähigen neutralen Körper (der Mensch z. B. ist wegen seines hohen Wassergehaltes gut leitfähig) in ein elektrisches Feld bringt, so wird er dadurch, daß die Elektronen (die Träger der Elektrizität) den Kraftlinien entsprechend geordnet werden, aufgeladen.

Man nennt die Aufladung *Influenz* oder *Influenzladung*, die jedoch nur für die Dauer der Einwirkung des Kraftfeldes vorhanden ist, so lange also, wie sich der Körper im Wirkungsbereich des Kraftfeldes befindet. Der Mensch befindet sich ständig in dem natürlichen Kraftfeld (elektrischen oder elektrostatischen Feld), das zwischen der Atmosphäre (positive Ladung) und der Erde (negative Ladung) besteht.

Zwischen Körpern verschiedener elektrischer Ladung gibt es wegen der Neigung zum Ladungsausgleich ein Gefälle, das auch als *elektrische Spannung* bezeichnet wird, deren Einheit das Volt ist.

Verbindet man nun Punkte verschiedener Ladung, zwischen denen ein Gefälle bzw. eine Spannungsdifferenz besteht, durch einen Leiter, so beginnt die Elektrizität zu fließen, d. h. die elektrischen Ladungen werden von den elektrischen Elementarteilchen, den Elektronen, vom Ort höherer Spannung zum Ort niederer Spannung transportiert. Sobald der Spannungsausgleich erreicht ist, hört der Elektronenfluß auf. Die bewegte Ladung wird *Strom* genannt; die in der Zeiteinheit (Sekunde) durch den Leiterquerschnitt fließende Strommenge heißt *Stromstärke*. Die Einheit der elektrischen Stromstärke ist das *Ampère*.

Nach diesen Vorbemerkungen sollen nun einige uns bisher bekannte elektrische oder magnetische Strahlungsarten kurz erläutert werden.

Bei Sonneneruptionen werden (neben solaren Röntgenstrahlen) *Korpuskularstrahlen* ausgesandt, die mit einer Geschwindigkeit von 1600 km/sec (in etwa 24 Stunden) in die Erdatmosphäre eindringen, in der Regel an einer Stelle, an der ein Tiefdruckgebiet entsteht. Die Strahlen sind sehr energiereich, lassen sich nicht abschwächen und erzeugen in bodennahen Schichten der Erde und in Innenräumen die Ionen. Die Ionen sollen beim Menschen über die Atmung wirksam werden.

Solare (von der Sonne ausgehende) *Röntgenstrahlen* treten im Gefolge einer Sonneneruption auf und stören den transatlantischen Kurzwellenempfang. Über ihre biologische Bedeutung ist noch nicht viel bekannt.

Weiterhin ist eine *Radiofrequenzstrahlung der Sonne* (Hochfrequenzstrahlung) bekannt, eine elektromagnetische Wellenstrahlung von geringer Feldstärke. Die Feldstärke kann bei Sonneneruptionen bis zum 10 000fachen des Normalwertes ansteigen. Eine Abschirmung dagegen ist durch dünnste Metallfolien möglich, geschieht aber auch durch unsere Stahlbetonbauten. Eine biologische Bedeutung dieser Strahlung konnte bisher nicht nachgewiesen werden. Die Untersuchungen darüber sind noch im Gange.

Ebensowenig ist eine biologische Bedeutung der von Wetterfronten ausgelösten *Infralangwellen* bekannt, die sich in normalen Gebäuden einwandfrei nachweisen lassen.

Nun gibt es in der freien Luft zwei Hauptarten von elektrischen Ladungsträgern, auch Ionen genannt, die leichten Gas-Ionen oder Luftmoleküle und die schweren Ionen, das sind geladene Staub- und Wasserteilchen. Beide Ionen-Arten können positiv oder negativ elektrisch geladen sein, wobei die positiven und negativen Ladungsträger etwa in gleich großer Zahl vorkommen. In Gebieten größerer Staubdichte (Großstädte, Industriegebiete) sind die schweren Ionen zahlreicher.

Die Ladungsträger selbst befinden sich in ständiger Bewegung, wobei sich die leichten schnell, die schweren wesentlich langsamer bewegen. Beeinflußt wird die Bewegung auch durch das *elektrische Feld der Erde*, das gegenüber der Atmosphäre negativ geladen ist. Zwischen der negativ geladenen Erdoberfläche und der positiv geladenen Atmosphäre besteht eine ständige Spannung von wechselnder Intensität. Der auf der Erde lebende Mensch bewegt sich also in einem wechselnd starken elektrischen Spannungsfeld und weist, obwohl er als guter Leiter (mit entsprechend guter Leitfähigkeit) gilt, doch wesentliche Spannungsunterschiede zwischen Scheitel und Fußsohle auf. Nicht wenige Menschen erfahren ihre elektrische Ladung an sich selbst, wenn bei der Berührung von Metall oder beim Ausziehen von wollenen, seidenen oder aus Nylon gefertigten Kleidungsstücken Knister- und Funkenentladungen entstehen.

Leider sind wir über die elektrischen Vorgänge in der Luft und zwischen Luft und Erde noch nicht genügend orientiert. Einige besondere Strahlungen, die elektromagnetische Längstwellenstrahlung und die erdmagnetische Strahlung, mögen jedoch ihrer praktischen Bedeutung wegen besonders erwähnt werden.

Die *Impulsstrahlung* ist eine diskontinuierliche elektromagnetische Längstwellenstrahlung mit bis zu kilometerlangen Wellen. Diese auch Atmospherics genannten Strahlen entstehen bei Blitzentladungen in der Atmosphäre, breiten sich zwischen Erde und Ionosphäre aus und erreichen jeden Punkt der Erde. Sie besitzen eine starke Eindringtiefe und durchdringen Wasser und Felsgestein bis zu einer Tiefe von mehreren hundert Metern und weisen bei jeder Wetterlage einen bestimmten Energiewert auf. Ihre Frequenzen haben große Ähnlichkeit mit den Nervenimpulsen und liegen in einem Bereich, in dem eine Energieaufnahme aus dieser Strahlung durch die elektrischen Vorgänge an den Übergangs- und Schaltstellen von Nerv zu Nerv (den Synapsen) möglich sein muß.

Wetterelemente

Die Größenordnung der Energieaufnahme einer Synapsenfläche aus der Impulsstrahlung entspricht der Mindestenergie, durch die an der Synapse ein Nervenreiz übertragen werden kann.

Es handelt sich hier noch um eine Hypothese, die zwar physikalisch-rechnerisch begründet, im Experiment jedoch noch nicht bekräftigt ist. Es scheint aber eine ursächliche Beziehung zwischen der Impulsstrahlung und den sich im gleichen Rhythmus abspielenden physiologischen Prozessen zu bestehen. Fachleute nehmen an, daß die Impulsstrahlung für die praktische Heilkunde wahrscheinlich die nachweisbare und meßbare „Wetterkraft" darstellt und die Grundlage einer künftigen „Elektroklimatologie" abgibt.

Wenn man elektromagnetische Impulse in einer Stärke, wie sie in der Natur vorkommen, auf Goldhamster einwirken läßt, so ändern sie prompt ihr Verhalten in bezug auf ihre Bewegungen. Es kann zu einer schweren motorischen Unruhe bis zum Bewegungssturm oder auch zu einer Inaktivierung kommen. Wir kennen beim Menschen ein ähnliches Verhalten bei Gewittern, das wir mit Gewitterangst bezeichnen. Sie äußert sich nicht nur in Angst, sondern auch in nervöser Unruhe, großer Reizbarkeit und vermehrtem Umherlaufen, Erscheinungen, die sich bis zur Gewitterpanik (Verkriechen in einer Ecke oder unter der Bettdecke) steigern können.

Wenn die Impulsstrahlung einwandfrei als biologisch wirksam und notwendig anerkannt ist, erhebt sich die seit Jahren immer wieder diskutierte Frage, ob diese Strahlung eine gesundheitsabträgliche Abschirmung durch unsere metallarmierten Betonhäuser und unsere Metallhäuser erfährt, ob diese Häuser also wie Faradaysche Käfige wirken.

Nach Feststellungen der Freiburger Forscher *Ludwig* und *Ranscht-Froemersdorff* wird die Intensität der Impulsstrahlung innerhalb der Ganzmetallhäuser auf $^1/_6$ bis $^1/_{10}$ des Außenwertes und bei metallarmierten Betonhäusern auf etwa die Hälfte des Außenwertes reduziert. Nach Ansicht der Freiburger Wissenschaftler benötigen unsere Nervenzellen den Einstrom der wetterbedingten Impulsenergien. In Metallhäusern sind daher die gleichen Beschwerden zu erwarten, wie sie bei einer „Null-Wetterlage" oder bei Föhn auftreten.

Die Abschirmung intensiver Impulsstrahlung wäre lediglich günstig bei Krankheiten, die durch die intensive Strahlung hervorgerufen oder begünstigt werden, wie Verkrampfungen, rheumatische Beschwerden, Embolien u. a.

Als *Ausgleich für eine unerwünschte Abschirmung* der Impulsstrahlung müßten in Metallhäusern künstlich optimale Strahlungsbedingungen geschaffen, außerdem müßte die in modernen Bauten bisher durchgeführte Klimatisierung durch ein Impulsstrahlungsprogramm wirkungsvoll ergänzt werden. Geräte solcher Art sind bereits konstruiert und werden auf ihre Eignung geprüft.

Es ist dabei natürlich die Frage zu klären, welche Intensität und welcher Rhythmus der Impulsstrahlung auf den menschlichen Körper am günstigsten wirkt. Man wird sich dabei weitgehend von den natürlichen Verhältnissen leiten lassen müssen.

Technisch gesehen bestehen keine großen Schwierigkeiten für den Aufbau eines künstlichen elektrischen Feldes. An der Decke der Räume werden offen oder verkleidet Elektroden angebracht, die über eine gut isolierte Leitung bis zu einem Generator führen, der mehrere tausend Volt (bei einem Verbrauch von etwa 15 Watt) erzeugt.

Wie wirkt nun ein durch die Elektroden erzeugtes „luftelektrisches Feld"? Fast alle in der Luft schwebenden Teilchen (Rauch, Staub, Bakterien) tragen elektrisch geladene Teilchen und heißen dann Ionen. Diese elektrisch geladenen Teilchen werden von den Elektroden angezogen oder in steriler Form auf den Fußboden gedrückt, wo sie beim Reinigen der Räume beseitigt werden.

Die keimvernichtende Wirkung eines künstlich hergestellten luftelektrischen Feldes konnte mit dem „Tomatentest" in einfacher Weise nachgewiesen werden: Bewahrt man Tomaten in einem Kühlschrank in einem künstlich erzeugten luftelektrischen Feld auf, so wachsen ihnen keinerlei Keime. Bewahrt man sie unter sonst gleichen Bedingungen, jedoch ohne das elektrische Feld auf, so schimmeln sie sehr bald.

Manche Wissenschaftler halten den Einfluß der Luftelektrizität auf den Menschen für wichtiger und wesentlicher als die Klimafaktoren Wind, Temperatur, Luftdruck und Sonneneinstrahlung. Die natürlich erzeugten elektrischen Felder sind nicht gleichmäßig. Bei Gewittern, Föhn und Tiefdrucklagen bilden sich sehr wechselnde elektrische Felder (elektrische Wechselfelder), die auf den Menschen günstig, aber auch ungünstig wirken, Wohlbehagen oder auch Unbehagen erzeugen können. Es ist heute mit Hilfe der elektronischen Mikroampère-Meßtechnik möglich, die verschiedenen Arten der Luftelektrizität genau zu bestimmen. Je nach Wetterlage und Höhe des Standortes lassen sich die einzelnen Bedingungen festlegen, unter denen die günstigen und ungünstigen elektrischen Felder zustande kommen.

Nach den bisherigen Erkenntnissen ist man schon in der Lage, die schlechten Wirkungen auszuschalten und die günstigen künstlich herzustellen. Praktische Versuche mit *Klimadecken,* die aus 99prozentigem reinem Aluminium bestehen und mit Hilfe von Spezialgleichrichtern bis zu einer Spannung von 6000 Volt aufgeladen werden, um eine „Schönwetterlage" zu erzeugen, sind bereits durchgeführt.

Wetterelemente

Folgende Erfahrungen über die Wirkung eines künstlich hergestellten elektrischen Feldes, wie es in der freien Natur vorkommt, beschrieb *Thomas Stahl:* „Ein Kindergarten blieb trotz häufiger Säuberung immer etwas staubig. Ausgesprochen lästig waren auch die Stechmücken, die man wegen der Kinder nicht mit chemischen Mitteln vertreiben konnte. Nach längerer Benutzung des Raumes durch die Kinder trat Geruch auf wie immer, wenn viele Menschen zusammen sind. Nach dem Aufbau eines elektrischen Feldes wurde die Luft völlig staubfrei und geruchlos, und Insekten waren nicht mehr feststellbar."

Aus einem Krankenhaus berichtete er, daß die Zahl der feststellbaren Bakterien pro Tag und Räumlichkeit nach dem Errichten eines natürlichen elektrischen Feldes sehr stark zurückging, die Räume praktisch bakterienfrei wurden.

Die bisherigen Erfahrungen zeigen jedenfalls, welche große Bedeutung der Erhaltung und auch der Wiederherstellung des natürlichen luftelektrischen Feldes zukommt. Wir müssen also unsere Lebens- und Wohnweise danach einrichten, uns möglichst viel im Freien aufhalten und in Häusern, in denen das luftelektrische Feld gestört oder völlig vernichtet ist, den Impulsmangel durch ein steuerbares Elektroklima ausgleichen. Um gesund zu bleiben, dürfen wir, nach Prof. *H. H. Kritzinger* (ehemaliger Leiter eines Instituts für Klimaforschung in Karlsruhe), nicht in „elektrisch neutralen Käfigen" leben.

Wahrscheinlich haben auch *erdmagnetische Felder* Einfluß auf den Menschen. Die ganze Erde stellt gegenüber der die Erde umgebenden positiv geladenen Atmosphäre ein riesiges negativ geladenes Feld dar. Das Ausgleichsbestreben zwischen diesen beiden entgegengesetzt elektrisch geladenen Feldern führt zu einem dauernden, aber nach Stärke und Art wechselnden Ausgleichsstrom, der an der Erdoberfläche 1500 Ampère beträgt. Warum die Erde trotzdem negativ geladen bleibt, ist bisher unbekannt. Man nimmt einen vielleicht aus dem Weltall oder nur aus den Wolken stammenden Gegenstrom an, der dem Erdkörper immer wieder eine negative Ladung zuführt.

Die elektrischen Verhältnisse an der Erdoberfläche sind vielfältig, und der Mensch steht als Teil der Erde wegen seines hohen Wassergehaltes als relativ guter elektrischer Leiter in diesem elektrischen Feld. Ich erwähnte schon die Glimm- und Knisterentladungen zwischen Haut und Unterwäsche oder Pullovern oder beim Anfassen von metallenen Türklinken. Sie sind Ausdruck der Auseinandersetzung mit der Erdelektrizität.

Wieweit diese Ladungen und Entladungen durch die besonders in Bodennähe rasch wechselnden Ionengeschwindigkeiten und Stromstärken den menschlichen Körper beeinflussen, wissen wir noch nicht. Wir wissen nur, daß das bodennahe Klima als Lebensbedingung recht verschieden ist von der hohen Freiluft und daß die Überlagerung des Bodenklimas durch Luftmassen nicht die günstigste Lebensbedingung darstellt.

Wetter Klima Mensch

Über die *Einwirkungen der elektromagnetischen Stromschwankungen im Erdinnern auf den Menschen* ist auch noch nichts Sicheres bekannt. Wir vermuten, daß sie ursächlich an den „magnetischen Strömen“ und auch am Zustandekommen des Nordlichtes beteiligt sind.

Über die Energieproduktion im Erdinnern und ihre Entladungen unter der Erdoberfläche besteht noch weitgehende Unklarheit. Man kann nur annehmen, daß die Polarität der Erde (magnetischer Nord- und Südpol) bei der Entstehung spür- und meßbarer Erdstrahlenfelder eine Rolle spielt.

Die „Internationale Kommission für Strahlenschutz“ (Abteilung „Natürliche Feldstrahlungen“) nimmt das Vorhandensein von Erdstrahlungsfeldern in verschiedenen Erdtiefen an, die wechselseitig Entladungsimpulse auslösen. Die Entladungs-, nicht aber die Aufladungsvorgänge sollen dabei von unterirdischen Wasseradern und Formationen bestimmt werden.

Die „Erdstrahlenforschung“ vermutet, daß die plötzliche Entlastung angestauter Erdstrahlenenergie, die sich wie ein Blitz bei einem Gewitter, aber eben unterirdisch vollzieht, die magnetisch-zirkuläre Erdstrahlung erzeugt, die beim Menschen eine Konzentrationsminderung und Unwohlsein erzeugt, wenn er ein Strahlenfeld durchfährt. Man hat in Mittelengland solche plötzlichen Energieentladungen unter der Erdoberfläche im Jahre 1964 als Ursache von sechs Unfällen angenommen, wobei aus sonst unerklärlichen Gründen die Autos von der Fahrbahn abkamen. Bei erdstrahlenbeeinflußten Unfällen soll es sich um Folgen von Konzentrationsstörungen mit Fehlreaktionen und einem plötzlichen Depressionsschock handeln.

Nach der Erläuterung der hauptsächlichen Wetterelemente und der Erwähnung ihrer möglichen Einzelwirkungen möchte ich betonen, daß man sich hüten muß, Wetterwirkungen *nur aus einem* der Elemente zu erklären. Jedes dieser Elemente hat seinen Anteil an der Wirkung des Wetters, sei dieser Anteil nun wärmedynamischer, druckmechanischer oder elektrischer Art. Die Wetterwirkungen auf den Organismus sind zahlreich, verwickelt und oft unübersichtlich. Wir wissen, daß die elektrische Spannung im Körper ebenso beeinflußt wird wie auch der Spannungszustand der Gefäße und des vegetativen Nervensystems. Wir kennen auch Wirkungen auf das Hormondrüsensystem und den Stoffwechsel. Welche der Wirkungen besonders zur Geltung kommen, hängt vom Zustand des einzelnen Menschen, von der Stärke seines Drüsen- und Nervensystems, von seiner Regulationsfähigkeit und auch von seiner seelischen Struktur ab.

Um überhaupt eine Übersicht über die Wetterwirkungen zu gewinnen, geht man am besten von der Wirkung *einiger typischer Wetterformen* oder von Wetterphasen aus, über die im nächsten Kapitel berichtet werden soll.

Wetter- und Klimawirkungen auf den Menschen

Wie anfangs schon gesagt, entsteht jedes Wetter durch das vielfältige Zusammenwirken der einzelnen Wetterelemente. Aus allen Kombinationsmöglichkeiten lassen sich aber einige typische *Wetterformen*, wie Schönwetter, Regenwetter, Nebelwetter, Frostwetter, Gewitter u. a., erkennen, deren Wirkung auf den Menschen nicht unbeträchtlich ist.

Bioklimatologie

Erst relativ kurze Zeit wird die Meteorologie in großem Umfang wissenschaftlich betrieben und finden über große Räume hinweg exakte Wetterbeobachtungen mit entsprechenden Angaben über Temperatur, Luftfeuchtigkeit, Luftdruck, Windrichtung, Bewölkung und Niederschläge statt. Sie ermöglichen erstmals, unsere Abhängigkeit vom Wetter genauer zu studieren. Der daraus entstandene Forschungszweig heißt *Biometeorologie* oder *Bioklimatologie*.

In diesem Forschungszweig hat sich die Unterscheidung folgender Witterungsformen oder Wetterphasen weitgehend durchgesetzt:

1. *Freundliches Wetter:* Wolkig bis heiter. Es ist trocken und warm, leichter Dunst liegt über der Landschaft. Im Sommer besteht tagsüber leichte Bewölkung ohne Gewitterneigung, im Winter meist blauer Himmel.

2. *Ruhige Schönwetterlage:* Es herrscht mildes bis warm-trockenes Wetter. Dabei besteht hoher Luftdruck. Man könnte diese Wetterphase noch zum *freundlichen Wetter* rechnen.

3. *Extremes Schönwetter:* Es weist noch wolkenlosen Himmel oder schon Zirruswolkenbildung auf. Klare Sicht in die Ferne, sehr trocken, überdurchschnittlich warm. Am Alpennordrand herrscht *Föhnwetter*.

4. *Heranziehendes Tief:* Mit Warmluftzufuhr an der Vorderseite. Es ist mild bis warm-feucht. Mit zunehmender Bewölkung bahnt sich der Wetterumschlag an. Im Sommer wird es schnell schwül; es drohen Gewitter. Im Winter setzt Tauwetter ein. Der Luftdruck zeigt einen Übergang vom Hoch zum Tief.

5. *Tief mit Kaltluftzufuhr:* Das Tief bringt bedeckten Himmel und meist Regen mit sich. Im Sommer wird es oft kühl bis feuchtkalt, im Winter zuweilen feuchtwarm.

6. *Aufklaren mit Wetterberuhigung:* Noch ziehen starke Wolken über den Himmel, aber es klärt sich auf. Nach einem kurzen Übergang herrscht wieder die Wetterphase 1.

Die Biometeorologie hat festgestellt, daß zwischen dem Wetterrhythmus und dem menschlichen Lebensrhythmus eindeutige Beziehungen bestehen, daß jeder Phasenwechsel, besonders bei empfindlichen Menschen, mehr oder weniger spürbare Störungen hervorruft.

Der etwas enger gefaßte Zweig der medizin-meteorologischen Forschung sieht seine Aufgabe darin, die Einflüsse des Wetters und des Klimas (mit Klima bezeichnet man die typische Wetterabfolge in einer bestimmten Gegend) auf den Menschen, speziell auf seine Erkrankungen und seinen Gesundheitszustand zu klären und festzustellen, wie Wetter und Klima zu vorbeugenden und heilenden Maßnahmen (Abhärtung, Klimakuren) einzusetzen sind. Viele Zusammenhänge sind hierbei noch ungeklärt, manche aber bereits zu übersehen.

Wetter Klima Mensch

So wissen wir z. B., daß der Einbruch bestimmter Wetterfronten die Wetterfühligen empfindlich, überempfindlich oder gar krank werden läßt. Bei Wetterströmungen (Föhn, Gewitter, Nebel) treten Unfälle, Anfälle (grüner Star, Epilepsie) und Todesfälle vermehrt auf, und es brechen bestimmte Krankheiten erstmals hervor oder sie verschlimmern sich. Wir sprechen heute bei Krankheiten, die von Witterungseinflüssen ausgelöst oder beeinflußt werden, von *meteorotropen Krankheiten*, darunter fallen im einzelnen:

Anfälle von grünem Star	Angina
Krampfanfälle bei Schwangeren	Thrombosen
Epileptische Anfälle	Embolien
Diphtherie	Kreislaufkrisen.

Diese Krankheiten treten deutlich häufiger beim Durchgang einer Wetterfront auf.

Folgende Krankheiten sind gegen Wettereinflüsse besonders *empfindlich:*

Juckende Hautkrankheiten, Erkrankungen des rheumatischen Formenkreises, Gicht, Bronchialasthma, Narbenschmerzen und Erkrankungen des vegetativen Nervensystems.

Wenn man den Wettereinfluß, stark vereinfacht, schematisch darstellt, so ergibt sich folgendes Bild:

1. *Freundliches Wetter und ruhiges Schönwetter:* Biologisch und medizinisch günstig.

2. *Extremes Schönwetter:* Geringe Vermehrung der Infarktneigung, der Koliken, der Herzkrämpfe und auch der Verkehrsunfälle.

3. *Heranziehendes Tief:* Anstieg der Herzinfarkte, Verkehrsunfälle, Embolien, Asthmaanfälle und Schmerzattacken.

4. *Tief mit Kaltluftzufuhr:* Anstieg der Koliken und der Herzkrämpfe.

Abgesehen von freundlichem Wetter und ruhigem Schönwetter sind die anderen Wetterphasen als biologisch ungünstig zu bezeichnen. Eine Reihe von Krankheiten wird durch diese Wetterphasen nicht unerheblich beeinflußt. Je besser und schneller sich unser Körper an den Wechsel der Wetterphasen anzupassen vermag, um so gesünder ist er. Es ist ja nicht das Wetter selbst, das „krank“ macht, es deckt nur Anpassungsschwächen auf, die sich uns unter dem Wetterphaseneinfluß als psychische Fehlleistungen und vegetative Fehlsteuerungen bis zu regelrechten Krankheitszuständen kundtun. Das erste sichere Zeichen dafür, daß Gesundheitsstörungen vorliegen, ist die übermäßige Wetterfühligkeit.

Der *Föhn* und die *Null-Wetterlage* müssen als besondere Wetterlagen noch etwas näher betrachtet werden. **Föhn**

Föhn nennt man eine bei uns nur im nördlichen Alpenvorland auftretende besondere Wetterphase, bei der feuchte, tropische Luftmassen am Rande eines Tiefs (Südströmung) durch ein hohes Gebirgshindernis aufwärts gedrückt werden, wobei ihre Feuchtigkeit kondensiert und als Regen oder Schnee noch auf der Südseite herabfällt. Sobald die nun trockenen und dünnen Luftmassen die Berggipfel überquert haben, gleiten sie auf der Nordseite des Gebirges als Fallwind herab. Dieser Fallwind oder Föhn bringt keinen Regen mit sich. Er erwärmt die Luft vielmehr, zugleich trocknet er sie aber auch erheblich aus, wobei dem Boden viel Feuchtigkeit entzogen wird. Dieser Vorgang ist praktisch abgeschlossen, wenn der Föhn das Alpenvorland erreicht hat. Föhn tritt am nördlichen Alpenrand nicht allzuhäufig, aber dennoch an 18—36 Tagen im Jahr auf. Er führt (entweder selbst oder durch den meist folgenden Einbruch maritimer Luftmassen mit entsprechendem Wetterumschlag) immer wieder zu Störungen im Befinden mancher Patienten, nämlich zu Kreislaufstörungen, Unruhezuständen, Kopfschmerzen, Atembeschwerden und bei entsprechend vorbelasteten Menschen zu Schmerzattacken (Narben-, Stumpf-, Phantomschmerzen).

Interessant ist die Ansicht der Freiburger Forscher, daß hinter Metallwänden die gleichen Krankheitserscheinungen (Syndrome) zu erwarten wären wie bei Föhn oder der „Wetterlage Null". Sie vertreten die Auffassung, daß durch die Metallwände der Einstrom der wetterbedingten Impulsenergien (Atmospherics), die die Nervenzellen benötigen, gehemmt würde.

Praktisch wichtig kann die vielfach beobachtete Tatsache sein, daß die menschliche *Haut an Föhntagen durchlässiger und ausscheidungsfähiger* ist als an Tagen mit ruhiger Wetterlage.

Bekannt ist ferner die Tatsache, daß bei Föhn elektromagnetische Wellen auftreten, die die *Gerinnung des Blutes* beeinflussen. In den besonders häufig von Föhn heimgesuchten Städten München und Innsbruck wird an solchen Tagen möglichst nicht operiert, um die Gefahr der Thrombosenbildung und der Embolie zu verringern.

Wenn man von *„Föhnkrankheiten"* spricht, meint man damit ein Krankheitsbild, bei dem starke Kopfschmerzen, Schlaflosigkeit, Durst und Pulsbeschleunigung auftreten. Gleichzeitig kann dabei der Blutdruck so stark absinken, daß für Herzkranke Lebensgefahr besteht. Ob man für das ganze Krankheitsbild eine an Föhntagen veränderte elektrische Leitungsfähigkeit des Menschen verantwortlich machen kann, ist noch nicht genügend geklärt. Das vegetative Nervensystem ist jedenfalls an solchen Tagen erhöhten Spannungen unterworfen, wodurch es zu *veränderten Reaktionsabläufen* und *nervösen Fehlsteuerungen* kommt.

Wetter
Klima
Mensch

Die *Null-Wetterlage* (nach dem Hamburger Meteorologen Dr. *Kuhnke)* ist eigentlich „gar kein Wetter". Sie herrscht in Regionen außerhalb der aktiven Wetterzentren, wo „abgelagerte", alternde Luftmassen ohne Windbewegung ruhig verbleiben, so daß die Impulsstrahlung fehlt, wo eine hohe Wolkendecke die Temperatureinstrahlung abschirmt, so daß keine großen Tag-Nacht-Temperaturdifferenzen auftreten. Dabei wird in bodennahen Schichten die Luft stark verschmutzt, weil sie nicht zirkuliert.

Null-Wetterlagen sind biologisch negativ oder ungünstig wirksam. Ein krasses Beispiel war der Februar 1963, in dem während einer lang anhaltenden Frostperiode über Westdeutschland eine extreme Null-Wetterlage bestand und zugleich die *höchste Sterblichkeit* auftrat, die in Friedenszeiten je aufgetreten war. Sie lag im Ruhrgebiet 86 %, in Frankfurt a. M. 60 % über der Sterblichkeit im vergleichbaren Zeitraum des Vorjahres. Mit der Verschiebung der Null-Wetterlage über Westdeutschland verschob sich auch der hohe Stand der Sterbefälle.

Die negative Wirksamkeit der Null-Wetterlage oder „reizarmen Wetterlage" (geringe oder fehlende Impulsstrahlung) bezieht sich besonders auch auf das Auftreten eines *Herzinfarktes,* wie Dr. *Brezowsky* (Bad Tölz) und Dr. *Ranscht-Froemersdorff* (Freiburg) nachwiesen. Sie hatten bei 117 auf die Stunde genau festgelegten Herzinfarkten die zu dieser Zeit bestehende Intensität der Impulsstrahlung ermittelt, wobei sich ergab, daß bei 80 % der Infarktfälle die Impulsstrahlungsintensität unter dem Tagesdurchschnitt, bei 49 % sogar unter dem halben Tagesdurchschnitt lag. Natürlich mag dabei außerdem der hohe Grad der Luftverschmutzung während Null-Wetterlagen (keine Zirkulation) und die Reizlosigkeit (fehlende Impulsstrahlung) eine Rolle spielen.

Ob neben den bisher bekannten biologisch wirksamen Faktoren (Impulsstrahlung, Luftbewegung, Luftverschmutzung) nicht auch noch andere, unbekannte Faktoren wirksam sind, läßt sich heute noch nicht abschließend beantworten.

Null-Wetterlagen tragen schließlich auch dazu bei, daß sich *das Befinden von Krankenhauspatienten verschlechtert,* wie Dr. *Daubert* (Stuttgart) berichtete. Zusammenhänge ergaben sich auch zwischen „reizarmen Wetterlagen" (Null-Wetterlage) und der Zahl der Verkehrsunfälle.

Wettereinfluß auf spezielle Krankheiten

Wir freuen uns immer, wenn „gutes" Wetter eintritt. Es muß aber gesagt werden, daß das „gute Wetter" für die meisten Menschen keineswegs das gesündeste Wetter ist. Alle Wetterzustände können durch ihre starken physikalischen Vorgänge vielseitige Wirkungen auf alle Lebensvorgänge ausüben, und zwar — vom menschlichen Standpunkt aus gesehen — gute und schlechte oder Wirkungen, die krankheits- oder gesundheitsfördernd sind. Das gilt ganz besonders, wenn irgendeine Wetterform lange anhält. Auch lange anhaltendes „schönes" Wetter kann schließlich durch seine Gleichförmigkeit seelisch deprimieren und rein körperlich die Anpassungsfähigkeit herabsetzen, so daß der Körper bei einem plötzlichen Wetterumschwung schneller einer Infektion oder „Erkältung" anheimfällt. Anderseits kann auch zu häufig wechselndes Wetter die vegetativen Funktionen irritieren und seelisch verwirren. In großangelegten Untersuchungsreihen werden gegenwärtig die Wettereinwirkungen auf einzelne Krankheiten näher erforscht.

Wetterfühligkeit

Wetterfühligkeit

Viele Menschen, keineswegs aber alle in gleicher Weise und Intensität, spüren das Wetter. Man nennt sie gewöhnlich wetterfühlig oder wetterempfindlich. Im Grunde genommen gibt es zwischen Menschen, die gar nichts vom Wetter spüren und denen auch ein wechselhaftes Klima völlig gleichgültig ist, wenn es ihre Vorhaben und Unternehmungen nicht stört, und Menschen, die unter jedem Wetter stöhnen und über Beschwerden klagen, alle Übergänge. Manche Menschen sind in ihrem körperlichen und seelischen Wohlbefinden und in ihrer Leistungsfähigkeit in hohem Maße vom Wetter abhängig. Nicht wenige leiden unter bestimmten Wetterlagen, andere wieder fühlen sich sogar regelrecht krank. Häufig findet man in seinem Bekannten- oder Freundeskreis Menschen, die bei entsprechendem Befinden Wetterveränderungen „vorhersagen" können. Die Wetterempfindlichkeit, Wetterfühligkeit oder Vorfühligkeit ist tatsächlich ein medizinisches Problem. Nach Ansicht des schwedischen Nervenarztes und Meteorologen Prof. *Lindholm* reagieren 88 % aller Menschen auf Hochdruckwetter (Schönwetterlage) positiv, 76 % fühlen sich durch Tiefdruckgebiete nachteilig beeinflußt, fast alle Menschen leiden unter Nebel und tiefhängenden Regengebieten.

Manche Wetterforscher unterscheiden „Wetterfühligkeit" und „Wetterempfindlichkeit". „Wetterfühligkeit" nennt man die Reaktionsweise eines Menschen auf Wetteränderungen oder bestimmte Wettersituationen mit Störungen des allgemeinen Befindens, nämlich Kopfdruck, Kopfschmerzen, Müdigkeit, Mattigkeit, Konzentrationsschwäche, Arbeitsunlust oder auch Unruhe, Ängstlichkeit,

Beklommenheit, Reizbarkeit und Schwindel. Örtliche Reaktionen, meist Schmerzen an alten Narben, Brüchen, Amputationsstümpfen oder rheumatisch veränderten Gelenken, werden dagegen als „Wetterempfindlichkeit" bezeichnet. Vielleicht kann man die Wetterempfindlichkeit als eine Teilerscheinung der Wetterfühligkeit auffassen.

Wetterfühlige und wetterempfindliche Menschen haben besonders unter der Wetterlage zu leiden, die wir Föhn nennen. Die gleichen Beschwerden treten auch bei Tiefdruckwetterlagen, bei subtropischem Aufgleiten, Überlagerungen von Luftkörpern und Warm- und Kaltfronten auf. Das sind Wetterlagen, bei denen auch die Zahl der Sterbefälle, der Betriebs- und Verkehrsunfälle stark ansteigt.

Prof. *Lindholm* ist der Meinung, daß die Zahl der Menschen, die auf Wetteränderungen (positiv oder negativ) reagieren, von Jahr zu Jahr zunimmt und daß eine naturwidrige Lebensweise, zuwenig Schlaf und eine gehetzte Lebensführung weitgehend daran schuld sind, weil dadurch die großen Stränge des vegetativen Nervensystems überlastet werden.

Wetterfühlige und wetterempfindliche Menschen sind krank, jedoch nicht durch das Wetter oder durch einzelne Wetterfaktoren, sondern sie reagieren auf das Wetter übermäßig und in unangenehm fühlbarer Weise, *weil* sie krank sind. Die Naturentfremdung des zivilisierten Menschen hat wesentlich dazu beigetragen, daß er seine normale Reaktionsfähigkeit auf Wetterschwankungen verloren hat. Er versucht daher, die dadurch bedingten Störungen durch Anregungs- oder Beruhigungsmittel zu beseitigen oder zu überwinden. Besser wäre es, wenn sich insbesondere jüngere Menschen möglichst oft dem Wetter aussetzten, um dadurch ihre Anpassungsfähigkeit zu verbessern. Neben der Abhärtung eignen sich dafür auch Bäder und Massagen.

Leider wissen wir noch nicht genau, welche Veränderungen sich bei kritischen Wetterlagen im Körper abspielen. Eine aktive Vorbeugung kann aber die kritischen Situationen überwinden und so dazu beitragen, die Lebenszeit gerade im mittleren und höheren Alter zu verlängern.

Natürlich macht das Wetter allein nicht krank, es kann aber bei bereits bestehender Krankheit der zusätzliche ausschlaggebende Faktor sein, der dem Leben ein Ende setzt.

Einiges Licht in die Zusammenhänge zwischen Wetter und Krankheiten, insbesondere Herzkrankheiten, brachte der Nauheimer Internist Prof. *Udo Köhler*. Auf Grund exakter Beobachtungen kam er zu der Auffassung, daß bei vielen Menschen 24 Stunden oder noch länger *vor* einem Wetterwechsel, zu einer Zeit also, zu der noch keine sichtbaren Veränderungen der Wetterelemente stattgefunden haben, eine *Vorfühligkeit* der bevorstehenden Wetteränderung eintritt. Der gleiche zeitliche Abstand besteht auch zwischen einer sogenannten Sonneneruption und der davon ausgehenden *Korpuskularstrahlung*, deren kleine Partikel mit einer Geschwindigkeit von 1600 Kilometer in der Sekunde in die Erdatmosphäre eindringen, und zwar vorwiegend an Stellen, an denen gerade ein Tiefdruckgebiet entsteht. Gleichzeitig tritt eine solare Röntgenstrahlung auf, die eine erhebliche Störung der transatlantischen Kurzwellensendungen mit sich bringt. Das vegetative Nervensystem des Menschen empfängt wie eine Antenne alle von der Atmosphäre, aber auch von der Erde ausgehenden Impulse. Das ist besonders beim Durchzug von Wetterfronten der Fall. Hierbei reagieren Personen von starker Sensibilität sehr nachhaltig. Die Frage ist nur, ob man eine Art Antennenwirkung des Nervensystems annehmen darf. Allerdings ändert sich der normale Strahlungspegel lange vor dem Luftdruckfall des heranziehenden Tiefs.

Wetterfühligkeit

Prof. *Köhler* (Bad Nauheim) ist der Meinung, daß Wettervorfühligkeit eine Reaktion des Menschen auf Vorgänge ist, die sich auf der Sonne abspielen, noch bevor diese Vorgänge einen Wetterumschwung hervorgerufen haben.

Die Meteorologen haben inzwischen den Nachweis erbringen können, daß der Durchzug von Wetterfronten in der Erdatmosphäre immer mit Störungen des luftelektrischen Feldes einhergeht und der Ausbruch von Sonneneruptionen Störungen des erdmagnetischen Feldes zur Folge hat. Diese Störungen sind als Ursache anzusehen

1. für das Auftreten vermehrter Herzinfarkte,
2. für den sogenannten Wetterschmerz bei Amputierten, bei Nervenverletzungen und bei Narbenschmerzen,
3. für eine Veränderung der Reaktionszeit bei Gesunden, wodurch die Zahl der Verkehrsunfälle zunimmt und
4. für die Zunahme der Selbstmorde und Verbrechen.

Vorbeugende Maßnahmen sind also bei Durchzug von Wetterfronten in den genannten Fällen, insbesondere bei Herzkranken, nicht nur berechtigt, sondern notwendig, ja manchmal lebensrettend.

Andere Forscher sind der Auffassung, daß die Luftelektrizität für die Wetterempfindlichkeit und Wetterfühligkeit nicht, zumindest nicht allein, verantwortlich gemacht werden kann. Sie sehen in einer komplexen Wettererfassung die Möglichkeit, biologische Beobachtungen und Meßergebnisse erfolgversprechender bearbeiten zu können. Nach *Brezowsky* (Bad Tölz) ist die Hypothese widerlegt, daß es sich bei der Wetterempfindlichkeit um ein Vorfühlen einer bevorstehenden Änderung handle, die auf Grund einer Fernwirkung luftelektrischer Einflüsse zustande käme. Er zieht zwar die Einwirkungsmöglichkeiten luftelektrischer Vorgänge nicht in Zweifel, glaubt aber auf Grund neuer meteorologischer Analysenmethoden sagen zu können, daß die Vorderseite des Tiefs mit verschiedenen Formen der Warmluftzufuhr der Hauptsitz der Wetterwirkung auf Lebensvorgänge (der Biotropie des Wetters) ist. Nach seiner Meinung stimmt damit die vielfach bestätigte Beobachtung überein, daß die Störungen des Befindens bevorzugt *vor* einer Wetteränderung, d. h. an der Vorderseite des Tiefdruckgebietes *vor* der später folgenden Kaltfront, auftreten. Für *Brezowsky* ist die Wetterfühligkeit die Folge einer Änderung der physikalischen Umwelt durch die Zufuhr einer fremden Luftmasse beim Herannahen eines Tiefs. Die Erscheinung der Wetterfühligkeit ist in der Regel mit dem Eintreffen der labilen Kaltluft beendet, während die luftelektrischen Längstwellen als Rundumstrahler noch längere Zeit wirksam bleiben müßten.

Wie die Wetterfühligkeit auch zu erklären sein mag, wir müssen das Auftreten dieser sehr verbreiteten Erscheinung anerkennen und bei den davon betroffenen Menschen als Zeichen dafür werten, daß sie nicht mehr ganz gesund sind, daß eine vegetative Regulationsschwäche und damit eine mangelhafte Anpassungsfähigkeit besteht, die bei jüngeren Menschen durch ein entsprechendes Training wieder ausgeglichen werden kann, deren Folgen bei älteren Menschen jedoch nur noch medikamentös zu bekämpfen sind.

Herzkrankheiten

Ärzte und Meteorologen stellen übereinstimmend fest, daß das Wetter einen entscheidenden Einfluß auf Erkrankungen des Herzens hat. Bei bestimmten Wetterlagen ist die Gefahr des Herzinfarktes besonders groß. Der Hamburger Arzt Dr. *Beleke,* ehemals Chefarzt des Allgemeinen Krankenhauses in Hamburg-Wandsbek, fand, daß die meisten Infarkte (80 %) eintreten, wenn warme Luftmassen über kalte aufgleiten, wobei dann das Thermometer steigt, aber der Luftdruck fällt. Mit Hilfe des Deutschen Wetterdienstes ist es möglich, wie das z. T. schon mit den Krankenhäusern geschieht, auch die Ärzte über das Herannahen gefährlicher Wetterlagen zu unterrichten, damit gefährdete Patienten vorbeugend behandelt werden können.

Dieser Sonderdienst ist so organisiert worden, daß in Hamburg jeden Morgen eine medizin-meteorologisch-biologische Vorhersage für den norddeutschen und westdeutschen Raum entwickelt wird, eine zweite für den Mittelteil der Bundesrepublik, also für Rheinland-Pfalz, Hessen und Nordbayern, die das Zentralamt in Offenbach erarbeitet; im süddeutschen Raum hat die medizin-meteorologische Forschungsstelle Bad Tölz diese Aufgabe übernommen. Diese Vorhersagen werden spätestens 9.30 Uhr vormittags für die drei Gebiete in den Wetterdienstfernschreibkanal gegeben und laufen im Zentralamt zusammen. Von hier aus werden sie in einer Sammelschaltung an sämtliche Wetterdienststellen, die an das wetterdienstliche Fernschreibnetz angeschlossen sind, herausgegeben, so daß um 10 Uhr an allen deutschen Wetterdienststellen diese medizin-meteorologische Vorhersage vorliegt und dort abgerufen werden kann.

Jeder Bericht enthält:

1. Eine Aussage über die Wetterlage und deren voraussichtliche Entwicklung;

2. Angaben über die zu erwartende Intensität des Wettereinflusses auf den Menschen (Wetterbiotropie);

3. Hinweise über die Art des Wettereinflusses bei subjektiven Beschwerden und Krankheitserscheinungen.

Wetter und Organwirkungen

Gefährdet sind vor allem die sogenannten Manager, genauso aber auch alle Menschen, die wie Manager leben, d. h. ein gehetztes Dasein führen, niemals Zeit haben, nicht einmal für die physiologischen Bedürfnisse ihres Körpers, die nicht arbeiten, um zu leben, sondern nur leben, um zu arbeiten und dabei in beträchtliche nervöse und vegetative Spannungszustände hineingeraten. Diese Spannungszustände sind eine wesentliche Voraussetzung dafür, daß bestimmte äußere Einflüsse, so auch Witterungseinflüsse, die die nervöse Spannung übersteigern, zu einer Katastrophe führen, wie sie z. B. der Herzinfarkt darstellt.

Die Zusammenarbeit von Ärzten und Meteorologen kann zu sehr genauen Vorhersagen führen, wann im Durchschnitt die meisten Herzinfarkte zu erwarten sind. Beim Auftreten solcher todbringenden Wetterlagen läßt sich bei gefährdeten Patienten, bei denen ohnehin schon mehrere Risikofaktoren vorliegen (wie Herzkranzgefäßerkrankungen, hohe Cholesterinwerte im Blut oder hoher Blutdruck und höheres Alter), durch entspannende, beruhigende und blutgerinnungshemmende Mittel eine vorbeugende Wirkung erzielen, also der plötzliche Herztod verhindern.

Rheumatismus

Wird der Rheumatismus, insbesondere die rheumatische Gelenkentzündung (Arthritis), eine der hartnäckigsten und aufwendigsten Krankheiten der Welt, tatsächlich vom Wetter beeinflußt? Immer wieder versuchen Forscher diese Frage zu klären. So stellten Dr. *Joseph L. Holländer* und seine Mitarbeiter an der Pennsylvania-Universität in Philadelphia (USA) folgenden Versuch in einer Klimakammer an, in der jede beliebige Kombination von Temperatur, Luftdruck, Luftfeuchtigkeit und atmosphärischer Ionisierung erzeugt werden kann:

Sie suchten zehn Personen aus, die an so schwerem Rheuma litten, daß sie regelmäßig schmerzstillende Medikamente einnehmen mußten. Diese Personen klagten ferner darüber, daß sich ihre arthritischen Beschwerden bei jedem Wetterwechsel verschlimmerten. Die Forscher setzten diese Patienten vier Wochen lang in der Klimakammer wechselnden künstlichen Klimabedingungen aus, von denen die Patienten nichts wußten. In Tagebüchern mußten diese ihre Beschwerden und ihr Befinden aufzeichnen. Die Art und Zahl der eingenommenen Medikamente wurde kontrolliert, auch wurden Blutdruckmessungen sowie Leistungsprüfungen und Blutuntersuchungen durchgeführt. Das Ergebnis der Untersuchungen war eigentlich enttäuschend: eine Verschlimmerung der arthritischen Beschwerden und eine arthritische Wetterfühligkeit hat sich durch die künstlich herbeigeführten, als günstig oder schädlich angesehenen Wetter- und Klimabedingungen nicht nachweisen lassen. Alle Rheumatiker (Arthritiker) fühlten sich jedoch bei anhaltender trockener Wärme von 25° C am wohlsten.

Wenn uns trotzdem unsere Rheumatiker einen bevorstehenden Wetterumschlag „vorhersagen" können, müssen wir einsehen, daß die künstlich hervorgerufenen und beliebig manipulierbaren „Wetterbedingungen" doch nicht den natürlichen Verhältnissen entsprechen. Wahrscheinlich fehlen auch wesentliche und noch unerkannte Faktoren, die aber offensichtlich bei der Wirkung des Wetters auf Krankheiten eine wichtige Rolle spielen.

Harnsteinkoliken

Bei Untersuchungen von 795 Kolikanfällen in den Jahren 1961—1965 fanden die Urologen Dr. *Hans Sachse* und Dr. *M. Friedrich* in Zusammenarbeit mit dem inzwischen verstorbenen Dr. *H. Brezowsky* vom medizin-meteorologischen Dienst Bad Tölz, daß die Anzahl der *Harnsteinkoliken* bei Kaltluftzufuhr oder Übergang zu Tiefdruckphasen deutlich ansteigt. Sie beobachteten jedoch eine Verminderung der Zahl der Koliken bei allgemeiner Wetterberuhigung, bei Schönwetter- und Föhnlage.

Im allgemeinen fand sich ein Januar-Maximum und ein Juni-Minimum. In den Jahren, in denen diese Januar-Maxima und Juni-Minima nicht auftraten, gab es auch entsprechende meteorologische Abweichungen. Ganz untypisch verlief das Jahr 1961, in dem die Häufung der Kolikfälle im Juli auftrat. Es war aber auch ein Monat, der von Kaltluftzufuhr beherrscht war.

Auch bei den *Nierensteinkoliken* erfolgt der Wettereinfluß über das vegetative Nervensystem, wobei die Aktivität der glatten Muskulatur der Harnleiter und Nierenbecken erhöht ist, was vorhandene Steine in Bewegung bringen kann, wodurch wiederum die Gefahr der Einklemmung besteht. Natürlich kann diese größere Aktivität auch durch seelische Erregung und Ernährungsfehler zustande kommen.

Asthma

Die häufig vertretene Annahme, plötzliche Temperaturänderungen und hohe Luftfeuchtigkeit könnten Asthmaanfälle auslösen oder verschlimmern, besteht zu Unrecht.

Bei 19 Asthmakindern, die seit wenigstens drei Jahren krank waren, hielt man die sie umgebende Luft fünf Tage lang frei von Zigarettenrauch, Staub und anderen Substanzen, die bei asthmatischen Patienten gewöhnlich den Widerstand in den Luftwegen erhöhen. Bereits nach ein bis zwei Tagen trat eine deutliche Besserung ein. Bei mehreren Kindern hörte nach dem dritten Tag die erschwerte Atmung völlig auf. Änderte man dann die Temperatur und die Luftfeuchtigkeit, so traten dadurch keine Asthmaanfälle auf und auch die Lungenfunktion änderte sich nicht.

Dieses Beispiel zeigt, daß die Luftfeuchtigkeit und die Temperatur keinen wesentlichen Einfluß auf die Anfälle hatten, wohl aber die Luftverunreinigungen.

Wenn sich dennoch manche, vor allem ältere Asthmatiker als „Wetterfrösche“ erweisen, so ist anzunehmen, daß nicht allein die Änderung der Temperatur und der Luftfeuchtigkeit die auslösenden Faktoren für die asthmatischen Anfälle darstellen, sondern andere Wetterfaktoren dafür von größerer Bedeutung sind. Natürlich können es auch hier wieder Wetterelemente sein, die wir vielleicht noch gar nicht kennen.

Dessenungeachtet besteht ein Zusammenhang zwischen Wetter und Asthma. Zwar trägt der meist angeschuldigte Witterungsumschlag daran keine Schuld, aber in der dabei auftretenden milden, feuchten und dabei oft sehr stabilen Luftschicht können sich Industrie-, Hausbrand- und Autoabgase, Zigarettenrauch, Staub und andere Schmutzteilchen besonders gut ansammeln. Sie führen dann unter Umständen zu den quälenden Asthmaanfällen.

Die Krankheiten und ihre Behandlungsmöglichkeiten

Bei allen im folgenden aufgeführten Krankheiten — manchmal bedeutet der Name nur ein Krankheitszeichen — muß vor aller Behandlung die Ursache der Erkrankung ergründet und, falls möglich, beseitigt werden.

Die Krankheiten und ihre Behandlungsmöglichkeiten

Viele der angegebenen physikalischen Maßnahmen dienen der Vorbeugung von Krankheiten (Prophylaxe); häufig unterstützen sie auch nur die etwa notwendige Diät- und Arzneibehandlung oder einen operativen Eingriff. Sehr oft können sie aber auch als *alleinige Behandlung* besser heilen als jegliche Arzneitherapie. Die alten Empfehlungen der Naturheilkunde, wie geregeltes Leben, gesunde Kost, Bewegung, Abhärtung und Meiden von Giften jeder Art (Genußgifte, Suchtmittel, Nahrungsgifte, Gifte in unserer Umwelt), haben nicht nur nichts von ihrer Bedeutung verloren, sondern werden immer aktueller, weil wir in unserem bewegungsarmen, vielfältig übersättigten Zivilisationsdasein zahlreichen Schädigungen und Giften ausgesetzt sind, deren Bedeutung uns heute erst richtig aufgeht, nachdem unsere Umwelt mehr und mehr und immer schneller vergiftet und verpestet wird.

Bei vielen Maßnahmen der physikalischen Therapie spielen Temperaturreize eine entscheidende Rolle. Die Art der Temperaturreize, der Zufuhr von Wärme oder Kälte also, ist von Maßnahme zu Maßnahme verschieden. Auch die Mittel, deren man sich dabei bedient, die Reizmedien, sind sehr unterschiedlich, z. B. Luft, Wasser, Erde (Heilerde, Schlamm, Schlick, Moor) oder Strahlen. Alle diese Mittel lassen sich sehr gut den individuellen Bedürfnissen nach Intensität, Dauer und Größe der Angriffsfläche der Reize (z. B. Kompresse oder Ganzpackung, Teilbad oder Vollbad) anpassen. Entscheidend ist jedoch letztlich, daß unter dem Einfluß der physikalischen Reize Stoffe entstehen, die die Gefäßaktivität mobilisieren und die Durchblutung auch bei örtlich begrenzten Maßnahmen nicht nur am Ort der Anwendung, sondern auf Grund der konsensuellen (übereinstimmenden) Reaktionen auch im Bereich der gesamten Körperoberfläche, des Gehirns und der Nieren außerordentlich steigern.

Durch physikalische Reize auf einzelne Hautsegmente lassen sich ebenso die ihnen über den Nervenweg zugeordneten inneren Organe beeinflussen (z. B. Armbad — Herz, Brustwickel — Lunge, Lendenwickel — Bauchorgane).

Die vielen vorwiegend auf die Haut einwirkenden natürlichen Heilmaßnahmen wie Luft-, Licht- und Wasseranwendungen, Bestrahlungen, Massagen, Abreibungen und Trockenbürsten wären völlig überflüssig, wenn nicht zwischen Haut und Körperinnerem intensive Zusammenhänge bestünden. Darüber hinaus gibt es beim Menschen sehr wesentliche Möglichkeiten, von der Haut aus auf den ganzen Organismus einzuwirken. Die Vermittlerrolle zwischen der Haut und den inneren Organen übernimmt das Nervensystem. Dabei ist interessant zu wissen, daß das Nervensystem, das Gehirn und die Haut bei der Entwicklung der befruchteten Eizelle und des daraus entstehenden Embryos aus der gleichen

Keimschicht hervorgehen. Das ist die Erklärung für die starken Wechselbeziehungen zwischen Haut und Nervensystem.

Wir kennen diese Beziehungen übrigens auch beim Tier. Das Striegeln der Pferde wirkt sich auf ihre ganze Verfassung sehr wohltuend aus. Werden Kühe zweimal täglich mit Striegel und Bürste geputzt, so geben sie wesentlich mehr Milch, als wenn diese Pflegemaßnahme unterlassen wird. Es wurden Unterschiede bis zu elf Litern täglich festgestellt.

Wir wissen auch, daß es allein durch die physikalischen Hautreize (z. B. Seeklima, Seebäder) gelingt, die Hormonproduktion der Hypophyse und der Nebennieren anzuregen, wenn wir auch über die sich dabei im einzelnen abspielenden Vorgänge noch nicht genau unterrichtet sind.

Ernährung und Krankheit

Zweifellos hängt von der *richtigen Ernährung* des Menschen in jedem Lebensalter die Erhaltung der körperlichen und geistigen Leistungsfähigkeit und damit seine ganze Existenz ab. Im einzelnen kennen wir die gute Infektionsabwehr frauenmilchernährter Kinder gegenüber den künstlich ernährten Kindern. Wir wissen heute auch, daß eine gute Ernährung in der Schwangerschaft Mißbildungen bei Kindern verhüten kann und die besten Voraussetzungen für eine leichte Geburt schafft.

Immer klarer zeigen die Forschungsergebnisse, daß eine Nahrung, in der die Hauptnährstoffträger Eiweiß, Fett und Kohlenhydrate in einem wohlausgewogenen Verhältnis stehen, der Kaloriengehalt mäßig bleibt und die Ergänzungsstoffe (Vitamine, Mineralien, Spurenstoffe, Aromastoffe) lückenlos vorhanden sind, die frei von giftigen Beimengungen ist und einen Frischkostanteil von wenigstens 20 % aufweist, den besten Schutz gegen zahlreiche Krankheiten bietet.

Wir können mit Genugtuung feststellen, daß die Gesundheitsbehörden besonders der skandinavischen Länder einer zweckmäßigen Ernährung so große Bedeutung beimessen, daß sie Richtlinien für eine diätetische Herzinfarktvorbeugung erlassen, wobei ganz in unserem Sinne Eiweiß, Vitamine und Mineralien gegenüber Fett und Kohlenhydraten bevorzugt und ins richtige Verhältnis gebracht werden und die pflanzlichen Fette überwiegen.

Neu ist in diesem Zusammenhang auch die Erkenntnis, daß eine *Magnesium*anreicherung der Nahrung durch entsprechende Nahrungsmittel ebenfalls die Infarktanfälligkeit verringert, wahrscheinlich weil das Magnesium zu einer besseren Blutlöslichkeit des Cholesterins beiträgt.

Anderseits wissen wir auch, daß *falsche* Ernährung einen Krankheitsfaktor ersten Ranges darstellt. Der häufigste Fehler ist eine kalorische *Überernährung*. Natürlich wird die Überernährung in den hochentwickelten westlichen Industrieländern durch die verlockende Fülle der Nahrungsmittelangebote aus allen Ländern stark begünstigt. Als Folge treten Stoffwechselerkrankungen aller Art auf. Eine falsche Ernährungsweise ist allein- oder mitschuldig an Lebererkrankungen, Herz-Kreislauf-Versagen, Zuckerkrankheit, Zahnfäule und Kieferdeformationen, Mißbildungen bei Neugeborenen, Fehlgeburten, Bandscheiben- und Haltungsschäden und noch mancherlei anderen Erkrankungen. Die Überernährung muß als erste Ursache für das Übergewicht und die Fettsucht gelten. Neben den allein schon daraus resultierenden Stoffwechselstörungen ist die Fettsucht auch ein sehr ernsthafter Faktor für die Entstehung chronischer Lungenleiden, da sie eine ungenügende Atmungsfähigkeit (respiratorische Atmungsinsuffizienz) zur Folge haben kann.

Ernährung und Krankheit

Daß man bei ernsten Krankheiten mit einer Spezialdiät viel erreichen kann, zeigt das Beispiel der *Phenylketonurie*, einer angeborenen Fermentstoffwechselstörung, bei der es durch eine sofort eingeleitete (phenylalaninarme) Diät gelingt, den sonst unausweichlich eintretenden Schwachsinn zu verhindern.

Da Ernährungsfehler verschiedenster Art mit den sich daraus ergebenden Stoffwechselstörungen und Erkrankungen ein großes Problem vor allem in den Industrieländern darstellen, ist eine entsprechende Ernährung oder sogar eine spezielle Diät die Basis für die Behandlung zahlreicher Krankheitszustände.

Wenn bei den nachfolgend besprochenen Krankheiten die notwendigen Diätformen meist nur erwähnt wurden, so geschah das der notwendigen Kürze wegen und weil ich das große Gebiet der Ernährungsbehandlung in dem Buch „Nutze die Heilkraft unsrer Nahrung“ ausführlich behandelt habe.

Psychotherapeutische Maßnahmen

Psychotherapeutische Maßnahmen

Für eine erfolgreiche *seelische Behandlung* ist es von großem Wert zu wissen, mit welchen verstandesmäßigen Voraussetzungen man zu rechnen hat, ob der seelisch Kranke also intelligent ist oder nicht. Das Heilverfahren stellt nämlich an den Kranken sehr häufig hohe Anforderungen an Einsicht und das Erfassen von Beziehungen. Da der Weg der Heilung meist über die diagnostische Aufhellung des Charakters, der seelischen Eigenart und der seelisch-körperlichen Störungen führt, kann sich die Heilung zwangsläufig nur unter weitgehender Mitwirkung der Intelligenz vollziehen.

Es wird immer viele Fälle von seelischer Erkrankung geben, bei denen eine tiefgehendere Behandlung nicht möglich ist, und es wird genauso zahlreiche Fälle geben, die eine solche Behandlung auch gar nicht nötig haben.

Es muß dem Psychotherapeuten überlassen bleiben, auf welchem Weg (mit welchen psychodiagnostischen Maßnahmen) er eine Einsicht in die Wesensart eines Menschen und seine seelischen Störungen gewinnt, um einen Weg zur Heilung finden zu können. Dabei muß wohl bedacht werden, daß die seelische Analyse, die Aufdeckung der Eigenarten und Störungen in manchen Fällen allein schon eine Heilung einleiten kann, daß sie aber häufig nicht einmal zu einer Besserung genügt. Es besteht sogar die Gefahr, daß nur eine Erschütterung erfolgt, die ihrerseits neuen seelischen Schaden anrichtet.

Zu einer echten Heilung kann es kommen, wenn es dem Psychotherapeuten gelingt, im Kranken die Bereitschaft zu wecken, *mit sich selbst ins reine zu kommen.* Der Kranke muß die Ursachen und Zusammenhänge seiner seelischen Störungen wirklich erleben, erfassen, verstehen und verarbeiten. Was er selbst erkennt, was ihn selbst klärt, wozu er sich vielleicht nach großen Depressionen und Erschütterungen durchringt, bringt ihn auf den Weg der Heilung. Der Arzt kann ihm dabei sozusagen nur Geburtshelferdienste erweisen, ihm nur zur Seite stehen mit seinem Verständnis, seinem Wissen und seiner Bereitschaft, ihm auf den Weg zur Klärung zu helfen und ihm Rückendeckung zu gewähren.

In nicht wenigen Fällen wird auch die beste seelische Diagnostik und Therapie nicht helfen, wenn es sich um einsame, entmutigte Menschen handelt, die an sich selbst, an den Menschen ihrer Umgebung, an der Welt und an Gott irre geworden sind. Wer diesen Menschen helfen will, muß ihr Vertrauen gewinnen, muß ihnen mit wirklicher Anteilnahme und Liebe begegnen, bis sie „aus sich herausgehen“, das heißt aber, sich selbst, ihre Person, ihre Existenz dem anderen anvertrauen und damit ihre Liebebedürftigkeit zu erkennen geben. Hier sind Vertrauen und Liebe die erlösenden und heilenden Kräfte.

Bei den verschiedenen Krankheiten war es nur möglich, einzelne in Frage kommende Maßnahmen der seelischen Heilbehandlung (Psychotherapie) anzuführen. Der Arzt muß entscheiden, ob und wie er sie in seinen Behandlungsplan aufnehmen kann oder sogar muß. Jedes leichtfertige Experimentieren kann mehr schaden als nutzen, wenn auch diese Maßnahmen aus einer Behandlung, die den ganzen Menschen berücksichtigt, nicht mehr wegzudenken sind.

Arzneimittelbehandlung

Obwohl dieses Buch die Behandlung der Krankheiten mit natürlichen, insbesondere physikalischen Maßnahmen in den Vordergrund rückt, soll die zweifellos oft akut wirksame und in der ärztlichen Praxis am meisten und zuerst geübte *medikamentöse Behandlung* nicht zu kurz kommen. Da diese Behandlungsart in jüngster Zeit in der Allgemeinpresse, in Rundfunk und Fernsehen immer wieder besprochen und diskutiert wird, erscheint es mir angebracht, auch hierzu einiges zu sagen, da sowohl das rein pflanzliche als auch das sogenannte chemische Medikament in der modernen Krankenbehandlung seinen Platz hat. Seine Wirkungsmöglichkeiten und seine Grenzen müssen nur richtig gesehen werden, und sein Einsatz darf nicht ohne Notwendigkeit erfolgen.

Die Problematik der Arzneimitteltherapie kann am besten an dem Beispiel des allgemein bekannten Penicillins gezeigt werden.

Penicillin ist zur Bekämpfung einer Reihe akuter Infektionen bei Ärzten und Patienten sehr beliebt. Verschiedene Penicillinpräparate haben eine weite Verbreitung gefunden. Im allgemeinen ist Penicillin für den Menschen nicht giftig. Es werden Tagesdosen bis zu 6 g praktisch ohne Nebenwirkungen vertragen. In seltenen Fällen tritt allerdings als einzige Nebenwirkung eine *Allergie* auf.

Arzneimittelbehandlung

Man muß annehmen, daß sich eine Penicillinallergie dann entwickelt, wenn früher schon einmal Kontakt mit Penicillin oder einer ähnlichen Substanz bestand. Dabei muß es sich nicht um ärztlich verordnetes, eingenommenes oder eingespritztes Penicillin handeln, es kann vielmehr auch ein längerer unbemerkter Kontakt zu einer Sensibilisierung geführt haben. Solche *unbemerkten Kontakte* können z. B. über Milch und Milchprodukte zustande kommen, wenn die Milch von Kühen stammt, die mit Penicillin behandelt wurden. In den USA fand man bei Stichproben in 6 % der Fälle Penicillin in der Milch, in England bei 4,5 bis 5 %.

Im Auftrage der Deutschen Forschungsgemeinschaft untersuchten Prof. *Gieszke* und seine Mitarbeiter 1508 Kalbfleischproben und fanden in 67,3 % dieser Proben Hemmstoffe (Antibiotika), die den Tieren verabreicht worden sein müssen. Das zeigt, daß das Fleisch, das wir essen, in einem erschreckend hohen Maße Antibiotika enthält, die zur Überempfindlichkeit gegen diese Stoffe führen können, so daß dadurch in akuten Krankheitsfällen eine arzneiliche Behandlung unmöglich wird.

In England hat der Landwirtschaftsminister die Verwendung der bekanntesten Hemmstoffe (Penicillin, Chlortetracyclin und Oxytetracyclin) als Futtermittelzusatz verboten, weil ein Expertenausschuß die Gefährdung des menschlichen Organismus durch diese Substanzen als erwiesen ansah.

Auch mit Penicillin verunreinigte Luft oder damit verunreinigtes Sterilisationswasser kann zur Allergisierung beitragen. Selbst Pilze verschiedener Art sind in der Lage, Penicillin und penicillinähnliche Substanzen zu produzieren, die dann bei Pilzinfektionen zu einer unbemerkten Penicillinüberempfindlichkeit führen können. Grundsätzlich kann jedes eingenommene Penicillinpräparat auch in kleinen Mengen eine Überempfindlichkeitsreaktion oder sogar einmal einen Überempfindlichkeitsschock auslösen.

Wir unterscheiden heute streng die seltenen nichtallergischen schockartigen Zwischenfälle, die nur bei Verabreichung von Depot-Penicillinpräparaten durch Infektion auftreten, von der eigentlichen Penicillinallergie. In der Praxis bevorzugt der Arzt heute die sehr gut wirksamen, einzunehmenden Penicillinpräparate.

Die echte Penicillinallergie kann sich als Sofortreaktion innerhalb von Sekunden bis zu einer Stunde nach Verabreichung des Penicillins in schwachen bis starken Krankheitssymptomen zeigen. Zu den Sofortreaktionen zählen auch die nach Minuten bis zu zwei Tagen auftretenden nesselsuchtartigen Hautquaddeln. Zwischen dem fünften bis vierzehnten Tag nach Beginn einer Penicillinbehandlung kann eine allergische Spätreaktion erfolgen, die sich unter verschiedenen Bildern auf der Haut zeigt, wie generalisierte Urtikaria, Hautrötungen (Erytheme), masernähnliche Ausschläge und andere, die manchmal von Fieber und Gelenkschwellungen begleitet sein können.

Aus der Erfahrung ergibt sich, daß Patienten, die irgendwelche allergische Reaktionen aufwiesen oder noch aufweisen (z. B. Pollenallergien, meistens in Form von Heuschnupfen), von einer Penicillinbehandlung ausgeschlossen werden sollten, weil sie besonders penicillinempfindlich sind. Die Altersgruppe zwischen 20 und 50 Jahren ist am meisten betroffen, während Kinder unter zwölf Jahren selten überempfindlich auf Penicillin reagieren. Nach heutigem Wissen ist die *Penicillinallergie die häufigste Arzneimittelallergie.* Die Häufigkeit wird mit 0,7—10 % der behandelten Fälle angegeben. Sie hängt aber sehr von der Art des Medikamentes und der Anzahl der Injektionen ab.

Man sollte also jede nicht unbedingt notwendige Penicillinanwendung vermeiden, jede Anwendung auf der Haut und den Schleimhäuten unterlassen und vor jeder Anwendung nach einer möglichen Allergie in der Krankheitsvorgeschichte fahnden.

Auch zahlreiche andere hochwirksame Medikamente sind leider mit oft erheblichen Nebenwirkungen belastet, über die unter dem Stichwort *Arzneimittelvergiftungen* nachzulesen ist. Immer wieder tauchen neue Mitteilungen über unerwünschte Nebenwirkungen vielgebrauchter Medikamente auf. Es soll damit der große Wert der medikamentösen Behandlung keineswegs verkannt oder geschmälert werden. Sie muß aber vom behandelnden Arzt sehr wohl überlegt sein und überwacht werden, damit nicht mehr Schaden als Nutzen entsteht.

Mit Bedacht wurde die medikamentöse Behandlung jeweils an den Schluß der Therapie gestellt in dem Wunsch, daß man zunächst die diätetisch-physikalischen Behandlungsmaßnahmen und die seelischen Beeinflussungsmöglichkeiten in Betracht ziehen möge. Selbstverständlich kann auch oft genug ein nach diagnostischer Klärung gezielt und richtig dosiert eingesetztes Medikament die erstrebte Wendung im Krankheitsablauf herbeiführen.

Das Was, Wann, Wieviel und Wie lange ist aber in allen ernsthaften Fällen und bei allen hochwirksamen Medikamenten Sache des Arztes, weil er am besten den zu erwartenden Nutzen und die möglichen Risiken bei jedem einzelnen abschätzen kann.

Die Krankheiten

A

Abführmittel (Mißbrauch)

Durch länger dauernden Gebrauch von Abführmitteln, die wegen Darmträgheit sehr häufig genommen werden, verliert der Körper fortwährend zu große Mengen Kalium. Dieser Kaliumverlust hat eine zusätzliche Verschlechterung der Darmbewegungen zur Folge. Die Einnahme von Abführmitteln wird dann meist gesteigert, wodurch der Kaliumverlust und in seiner Folge die Darmträgheit zunimmt. Der steigende Kaliumverlust führt schließlich zu weiteren Organschädigungen vor allem an den Nieren und am Herzen. Nun aber ist die Niere das Hauptausscheidungsorgan für Kalium. Durch eine Schädigung der Nieren können sie die Fähigkeit verlieren, die Kaliumausscheidung den Bedürfnissen des Körpers anzupassen. Besonders starke Kaliumverluste sind die weitere Folge.

Bedeutsam ist, daß der Kaliummangel im Blut die Empfindlichkeit des Herzmuskels gegenüber Herzmitteln (vor allem Fingerhutpräparaten bzw. Digitalisglykosiden) beträchtlich erhöht. Schon geringe Digitalismengen, die sonst immer sehr gut vertragen wurden, führen dann schon zu Vergiftungserscheinungen. Die Situation verschlimmert sich, wenn auch noch wasserausscheidende Mittel verabreicht werden, die ebenfalls den Kaliumverlust durch die Nieren erhöhen.

Der Kaliummangel im Blut (Hypokaliämie) führt auch zu einer Reihe von allgemeinen Krankheitszeichen wie Blässe, Verwirrtheit, Gefühlsstörungen an Händen und Füßen, Muskelschwäche, aufsteigende schlaffe Lähmung, Herzverlangsamung, unregelmäßiger Herzschlag (Rhythmusstörungen), EKG-Veränderungen und schließlich Kollapserscheinungen, Magen-Darm-Störungen und Nierenschäden.

Am Anfang einer ursächlichen *Behandlung* muß selbstverständlich jede weitere Einnahme von Abführmitteln unterbleiben und zunächst der Kaliummangel beseitigt werden.

Diät: Kaliumreiche Ernährung durch viel Gemüse, Obstsäfte, Salate.

Medikamente: Je nach Ausmaß des Kaliummangels zusätzlich zur Kost 6—10 g Kalium pro Tag bis zur Normalisierung des Serum-Kaliumspiegels (vom Arzt leicht festzustellen). Die Zufuhr geschieht durch entsprechende Präparate wie Kalinor, Rekawan, KCl-retard Zyma u. a.

Wenn es gelingt, den Serum-Kaliummangel zu beheben, bilden sich in den meisten Fällen alle Krankheitserscheinungen zurück. Die ursprüngliche Darmträgheit muß mit diätetischen und physikalischen Maßnahmen beeinflußt werden.

Abmagerung (Magersucht)

Sie ist zunächst nur ein Krankheitssymptom, dessen Ursache aufgeklärt werden muß. Magen- und Darmkrankheiten, chronische Infektionen, Schilddrüsen- oder andere Hormondrüsenerkrankungen, z. B. Zuckerkrankheit, verschiedene Formen der Blutarmut, Suchtkrankheiten (Alkohol-, Nikotin-, Schlafmittel-, Halluzinogen- und Morphiumsucht) und Krebs können ihr zugrunde liegen.

Bei anhaltender Abmagerung muß auch an die *Whipplesche Erkrankung* gedacht werden, eine schwere Dünndarmerkrankung, bei der die Nahrungsstoffe nicht aufgesaugt werden können und es alsbald zu einer Entgleisung vor allem des Fettstoffwechsels kommt. Leibschmerzen, anhaltende, schwere Blähungen und Durchfälle führen den Patienten meist zum Arzt. Außer der Abmagerung tritt auch bald Blutarmut, Gelenkentzündung und Steatorrhoe (vermehrter Fettgehalt des Stuhls) auf.

Diät: Häufige, kleine, konzentrierte Mahlzeiten, anfänglich als Haferbrei, angereichert mit Weizenkeimen, Schlagsahne, Sanddornextrakt, Mandelmus, Obstsalate mit angerührtem Quark (Quark-Obst-Speisen), Südfrüchte und Säfte, möglichst viel Würzkräuter.

Physikalische Maßnahmen: Trockenbürsten, täglich zweimal längere Spaziergänge, Gymnastik, Schwimmen und Turnen.

Psychotherapeutische Maßnahmen: Wenn psychische Ursachen bei der Krankheit mitsprechen, sind Aussprachen in ruhiger Atmosphäre erforderlich, ferner autogenes Training.

Medikamente: Appetitanregende Heilpflanzenzubereitungen (z. B. Gastricholan, Wacholderextrakt, Bockshornkleesamen).

Abort: siehe Fehlgeburt

Abszeß

Bei Eiteransammlungen im Gewebe spricht man von einem Abszeß. Oberflächlich (unter der Haut) gelegene Abszesse kann man durch erweichende und ziehende Kompressen oder durch Salbenverbände nach außen durchbrechen lassen. Sie heilen nach der Eiterentleerung meist ab. Tieferliegende Abszesse müssen durch chirurgischen Eingriff geöffnet werden, damit der Eiter abfließen kann.

Diät: Normalkost.

Physikalische Maßnahmen: Bei oberflächlichen Abszessen legt man Ichthyol- oder Enelbinkompressen auf.

Medikamente: Antibiotische Mittel (Penicillin) und Sulfonamide, wenn eine Allgemeininfektion befürchtet werden muß.

Afterjucken

Kommt vor bei Hämorrhoiden, Hormonmangelzuständen, Altershaut, Zuckerkrankheit und Würmern.

Diät: Sie richtet sich nach dem zugrunde liegenden Leiden. Falls keines zu ermitteln ist, für leichten Stuhlgang sorgen durch Leinsamen, viel Obst (roh und gekocht), Gemüse, Salate, Quarkspeisen.

Physikalische Maßnahmen: Kalte oder auch wechselwarme Sitzbäder, Kuhne-Reibebäder, kalte und wechselwarme Afterduschen (auf dem Bidet oder mit der Badewannen-Handbrause).

Medikamente: Stuhlregulierende Mittel und Mittel zur Behandlung der zugrunde liegenden Krankheit (siehe dort), z. B. Wurmmittel, örtlich Hämorrhoidensalben (siehe unter Hämorrhoiden).

Afterrisse (Afterschrunde)

Es bestehen streifenförmige Geschwürchen am Übergang der Außenhaut zur Schleimhaut des Mastdarms. Durch Vernachlässigung kommt häufig eine Afterentzündung hinzu. Die Heilungstendenz ist besonders durch die mechanische Reizung und Verschmutzung beim Stuhlgang schlecht. In schweren Fällen kann es bis zu einer sehr schmerzhaften Zusammenziehung des Afterschließmuskels (Afterkrampf) kommen, der jeden Stuhlgang zur Qual werden läßt.

Grundsätzlich sollte bei allen anhaltenden Beschwerden in der Aftergegend eine fachärztliche Untersuchung mit einer Spiegelung des Enddarms erfolgen, um eine leicht zu übersehende, bösartige Erkrankung (Dickdarmkrebs) auszuschließen.

Diät: Reizlose Kost (Haferschleim- und Weizen-Gel-Tage).

Physikalische Maßnahmen: Kühle Sitzbäder, kühle Kompressen.

Psychotherapeutische Maßnahmen: Konzentrative Selbstentspannung.

Medikamente: Gallen- und stuhlfördernde Mittel (Cynarzym, Gallo sanol) sowie Hämorrhoidensalben.

Akne vulgaris

Erkrankung der Hauttalgdrüsen, die meist in den Entwicklungsjahren beginnt. Die eigentliche Ursache ist unbekannt. Man vermutet, daß die Akne durch ein

Überwiegen der Östrogene gegenüber den Gegenspielern, den Gestagenen bzw. Androgenen, entsteht. Dieses Mißverhältnis soll durch das rein pflanzliche Medikament Agnolyt (Madaus) ausgeglichen werden.

Diät: Salzarm, keine reinen Kohlenhydrate (Zucker, Weißmehl), keine tierischen Fette, keine Genußmittel.

Physikalische Maßnahmen: Höhensonne, Gesichtsdampfbäder mit Kamille oder Heublumen.

Medikamente: Agnolyt, manchmal können auch Östrogenpräparate wirksamer sein; Vitamin A, Repha-Akne-Mittel.

Alkoholismus

Der zunehmende Alkoholismus führt in steigendem Maße zu seelischen und organischen Folgekrankheiten. Auch rauscharme Alkoholismusformen haben häufig erhebliche zentralnervöse Ausfallerscheinungen zur Folge, wie Erinnerungs- und Gedächtnisstörungen, Störungen der Aufmerksamkeit und der Aufnahmefähigkeit, Einschränkung der Urteilsfähigkeit, Verlangsamung des Denkens, Haftenbleiben an gehörten und selbstgesprochenen Worten, aber auch Gereiztheit, leichte Erregbarkeit, Stimmungslabilität, Weinerlichkeit und Einengung der Interessensphäre.

Wenn auch alle diese Symptome auf eine organische Hirnschädigung hinweisen, so sind sie anfänglich doch noch rückbildungsfähig. Das ist jedoch nur bei strenger Abstinenz möglich und nimmt längere Zeit in Anspruch.

Die leichten bis mittelschweren organischen Hirnveränderungen können in das Bild der **Alkoholdemenz** (Verblödung) oder des **Delirium tremens** (Säuferwahnsinn) übergehen. Es ist dann nur noch eine klinische Behandlung in einer Spezialabteilung möglich.

Chronischer Alkoholismus kann bei Kindern zu schweren Entwicklungsstörungen führen, nämlich zu Fehlbildungen im Bereich des Gesichtsschädels, der Arme und Beine sowie der Kreislauforgane. Daneben treten vorgeburtliche Wachstums- und Entwicklungsverzögerungen auf.

In fast allen größeren Städten gibt es bei Behörden, Krankenkassen und den Wohlfahrtsverbänden Alkoholiker-Beratungsstellen.

Allergie, allergische Krankheiten

Bei allergischen Krankheiten besteht eine veränderte Reaktionsfähigkeit des Organismus gegenüber einer mehr oder minder großen Zahl von Substanzen, die aus der Umwelt, aus den Nahrungsmitteln oder dem eigenen Stoffwechsel stammen können. Darüber hinaus gibt es aber auch rein seelisch bedingte allergische

Krankheiten. Stoffe, die allergische Reaktionen oder Krankheiten auslösen, heißen *Allergene* oder auch *Antigene.*

Die Krankheiten und ihre Behandlungsmöglichkeiten

Zu den allergischen Krankheiten zählen Heuschnupfen, Nesselsucht, vasomotorischer Schnupfen, Bronchialasthma, Migräne, endogene Ekzeme, Hautjucken (ohne erkennbare äußere Ursache), bestimmte Blutungsleiden und Bindehautentzündung (falls sie nicht bakterieller Natur ist).

Falls durch Beobachtung oder einen Test die allergieauslösenden Stoffe erkannt werden, versucht man diese natürlich zu meiden oder auszuschalten. Oft genug gehört kriminalistischer Scharfsinn dazu, um die Allergene in der Umwelt, in Nahrungsmitteln oder Medikamenten zu entdecken. Die gemeinsame Grundlage aller Allergenwirkungen ist die Erweiterung und das Durchlässigwerden der Blutgefäße. Durchlässig werden die Gefäße durch das Gewebshormon Histamin. Normalerweise ist dieses in einer bestimmten Blutzellart (nämlich in der basophilen Granula der Mastzellen) gespeichert. Auf bestimmte Anreize hin entleeren sich die Histaminspeicher. Der Anreiz kann chemischer Natur (Nahrungsmittel oder Medikamente) oder physikalisch bedingt sein (Reibung, Druck, Kälte, Wärme, Licht, Überanstrengung), aber auch durch seelische Regungen ausgelöst werden. Manchmal besteht auch eine Allergie gegen Gummi.

Bei den akut verlaufenden allergischen Erkrankungen ist die Ursache meist zu ermitteln, bei den chronisch verlaufenden ist das sehr viel seltener der Fall. Als häufigste Ursache für die akute Form kommen Nahrungs- und Genußmittel, Salicylsäurepräparate, Penicillin- und Phenazonabkömmlinge in Frage. Bei den Nahrungsmitteln ist neben Milch, Eiern, Fisch und Muscheln auch an Kaffee, Tee und Kakao, ja selbst an Honig zu denken. Nicht selten wirken auch Hefe- und Schimmelpilze im Körper als Allergene.

Eine *ursächliche Behandlung* ist nur möglich, wenn man das Allergen (oder mehrere Allergene) ausfindig macht, es ausschaltet oder dagegen desensibilisiert. Die Allergensuche, der Allergentest und die Desensibilisierungsbehandlung sind nur mit ärztlicher Hilfe möglich. Lassen sich die Allergene nicht ermitteln, bleibt nur die *symptomatische Behandlung*. Dafür stehen zur Verfügung:

1. Antihistaminpräparate, wie Fenistil, Soventol, Avil und zahlreiche andere. Sie helfen in 25 bis 80 % der Fälle;
2. Rauwolfia-Präparate wie Rauwoplant;
3. Corticosteroide, wie Urbason, Volon u. a. (besonders bei Druck-Urtikaria);
4. Penicillinkur bei Kälte-Urtikaria;
5. Anti-Malaria-Mittel bei Licht-Urtikaria;
6. Äußerlich anzuwendende Lichtschutzmittel bei Ultraviolett-Urtikaria.

Die meisten Formen der physikalisch ausgelösten allergischen Erkrankungen sind für eine Cortisonbehandlung ungeeignet. Manchmal erfolgt eine gute Umstimmung durch Eigenblutinjektionen.

Diät: Eventuell zunächst Suchkost, d. h. man beginnt mit einem Teetag und legt dann Tag für Tag ein Nahrungsmittel zu, um herauszufinden, bei welchem Nahrungsmittel eine allergische Reaktion auftritt. Damit können Nahrungsmittel-Allergene aufgefunden werden. Andernfalls Rohkost, rein vegetarische Kost, lacto-vegetabile Kost oder zumindest salzarme Kost.

Physikalische Maßnahmen: Überwärmungsbäder, Wickel und Kneippgüsse, Bindegewebsmassage, Lehmbehandlungen.

Psychotherapeutische Maßnahmen: Psychoanalyse, autogenes Training.

Medikamente: In den akuten Stadien sind Antihistaminpräparate und Corticosteroide oder Kombinationen dieser beiden Stoffgruppen (z. B. Celestamine) nicht zu vermeiden. Sie müssen aber alle ärztlich verordnet werden.

Allgemeinschwäche (Schwächezustände)

Da die Allgemeinschwäche eigentlich keine Krankheit, sondern ein Symptom darstellt, muß zunächst nach der Ursache geforscht werden. Es kann sich um die verschiedensten Formen der Allgemeinschwäche handeln, nämlich um nervöse Erschöpfung, eine meist anlagebedingte Asthenie und Nervenschwäche (Neurasthenie), um Potenzschwäche der Männer oder Geschlechtskälte (Frigidität) der Frauen. Es kann auch eine versteckte Kreislaufschwäche, eine Blutarmut, ein chronischer Infekt (Herdinfekte, Tuberkulose) oder eine bösartige Geschwulst dahinterstecken.

Bleibt die Allgemeinschwäche trotz mehrfacher Behandlungsversuche hartnäckig bestehen und wird über zunehmende Müdigkeit, Unlust zur körperlichen Betätigung und überall auftretende rheumatische Beschwerden geklagt, so muß nach einer *Überfunktion der Nebenschilddrüsen* (Hyperparathyreoidismus) geforscht werden. Die Erkrankung läßt sich durch einige Serum-Kalzium-Bestimmungen erkennen. Meist besteht dann eine Vergrößerung der Nebenschilddrüsen (Epithelkörperchen), die *operativ* behandelt werden muß.

Die Behandlung richtet sich natürlich nach der eigentlichen Ursache der Allgemeinschwäche, die möglichst rasch zu ermitteln ist. Ein sorgfältiges Erforschen der Vorgeschichte ist notwendig.

Diät: Normalkost oder lacto-vegetabile Vollkost.

Physikalische Maßnahmen: Ruhe (1 Stunde Mittagsruhe), rechtzeitiger Schlaf, viel sauerstoffreiche Frischluft, Trockenbürstenbäder, Luftbäder, Sonnenbäder (ohne Übertreibung!), Abreibungen mit Franzbranntwein, Kneippkuren (nach ärztlicher Verordnung), Sauna (2- bis 3mal im Monat), Massagen und Atemtherapie, Gymnastik, Sport, insbesondere Schwimmen.

Psychotherapeutische Maßnahmen: Autogenes Training.

Medikamente: Möglichst nur pflanzliche Mittel und eventuell Multivitaminpräparate.

Pflanzliche Mittel: Arnika- und Baldrianpräparate, Berberitzensaft, Enzian-, Johanniskraut-, Melissen-, Tausendgüldenkraut- und Wermutzubereitungen.

Vitaminpräparate: BVK „Roche“, Multibionta, Mulgatol u. a.

Altern, vorzeitiges

Vorzeitiges und krankhaftes Altern läßt sich meist nach Ausmaß und Tempo beeinflussen. Eine erste Voraussetzung dafür ist allerdings geistige und seelische Ausgeglichenheit, die aber nur möglich ist, wenn der Betreffende einen gewissen Reifegrad erreicht hat.

Gegen die im Alter auftretenden körperlichen und seelischen Leistungsminderungen können folgende Mittel eingesetzt werden:

Diät: Eine angemessene Kostform, z. B. Altersdiät.

Physikalische Maßnahmen: Reichlich körperliche Bewegung in frischer Luft (Spazierengehen, Wandern, Schwimmen, dem Alter angemessene Bewegungsübungen und Sportarten), Kneippkuren und Sauna (nach ärztlicher Anweisung).

Medikamente: Kombinationen von gering dosierten Hormonpräparaten mit Vitaminen, Präparate aus echter Ginsengwurzel, Maiglöckchen- und Weißdornpräparate.

Altersbeschwerden

Das Altern kann eine ganze Reihe von Beschwerden mit sich bringen, so unter anderem Kreislaufstörungen, Sehstörungen, Steifigkeit und Schmerzen in den Bewegungsorganen, Beschwerden beim Wasserlassen, Darmträgheit, Kopfschmerzen, Herzbeschwerden, Atemnot, Anschwellen der Beine.

Die Anfangsursache für alle diese Beschwerden ist häufig die Verschlackung der Zwischengewebe (Bindegewebe), also der Gewebe, die die Organzellen mit Blut und dadurch mit Sauerstoff und Nährstoffen versorgen.

Eine sinnvolle Bekämpfung der Altersbeschwerden muß demnach auf eine „Entschlackung“ der Zwischengewebe gerichtet sein. Tatsächlich ist damit viel zu erreichen. Die Alternsforscher halten Vitaminkombinationen und Kaliumzufuhr zur Behebung von Altersbeschwerden für geeignet. Mit Recht weist Dr. *Heun* darauf hin, daß dies am besten durch Rohsäfte geschieht. Kombiniert man diese mit Mandelmilch, so hat man eine Fruchtsaft-Diät, die durch ihren Gehalt an Vitaminen, Kalium und anderen lebenswichtigen Mineralien sowie den ungesättigten Fettsäuren eine starke regenerierende Wirkung ausübt.

Diät: Altersdiät.

Physikalische Maßnahmen: Sie sollen die Durchblutung fördern, wie z. B. Kneippkuren, Darmbäder, Sauna, Meerwasserkuren, Schwimmen, alle Bewegungsübungen.

Medikamente: Kreislaufmittel und stoffwechselanregende Präparate.

Altersherz

Bei alternden Menschen spielt die ungenügende Herzleistung, und zwar die akute wie die chronische, eine ganz wesentliche Rolle, weil sie zu einer mangelhaften Hirndurchblutung und damit zu einem mangelhaften Gehirnstoffwechsel führt.

In 329 eingehenden Untersuchungen wies Prof. Dr. *Gottstein* (Kiel) auf die enge Beziehung zwischen Herz- und Hirnfunktion hin und unterstrich die Notwendigkeit, eine ungenügende Herzleistung gerade beim alternden Menschen zu behandeln, weil damit die Blutzirkulation des Gehirns deutlich ansteigt und die geistigen und körperlichen Leistungen verbessert werden und länger erhalten bleiben. Die ärztliche Praxis legt heute großen Wert darauf, daß das Leben auch für den alternden Menschen im vollen Sinne des Wortes lebenswert bleibt.

Neben der jeweils ärztlich festzusetzenden medikamentösen Behandlung des Altersherzens spielen zur Leistungssteigerung dem jeweiligen Alter und der entsprechenden Konstitution angepaßte Spaziergänge oder Wanderungen, Bewegungsübungen, Schwimmen, kalte und warme Halbbäder, Obergüsse und Oberschenkelgüsse eine hervorragende Rolle.

Altersirrsinn

Der Altersirrsinn (Altersdemenz) wird nicht selten durch Vitamin-B_{12}-Mangel im Blutserum hervorgerufen oder zumindest begünstigt. Im Anfangsstadium ist eine volle Wiederherstellung möglich, wenn Vitamin B_{12} zunächst in Form von Injektionen verabreicht wird.

Bei der Altersdemenz besteht eine körperliche und geistige Verlangsamung, eine herabgesetzte Vitalität, hochgradige Gedächtnisschwäche, Neigung zum Konfabulieren („Faseln“, Phantasieren). Neben zeitlicher und örtlicher Desorientierung treten auch Verwirrtheitszustände auf.

Diät: Altersdiät.

Physikalische Maßnahmen: Ansteigende Armbäder 1- bis 2mal täglich zur Steigerung der Durchblutung des Kopfes.

Psychotherapeutische Maßnahmen: Meist fehlt dazu die nötige geistige Ansprechbarkeit.

Medikamente: 1. Zur Herz-Kreislauf-Verbesserung: Anfänglich Strophanthin, später Digitalispräparate. 2. Zur Blutdruckregulierung: Sanft senkende oder steigernde Präparate. 3. Zur Verbesserung des Hirnstoffwechsels: Vitaminpräparate, Cerebrolysin, Actihaemyl, Sexualhormone.

Altersjucken

Für das Auftreten des Altersjuckens werden eine ganze Reihe von Ursachen angeschuldigt, wie Durchblutungsstörungen verschiedenster Art, Funktionsstörungen innerer Organe (Altersdiabetes, fehlende Magensäure, Leberleiden), Funktionsänderungen der Keimdrüsen (ungenügende Eierstockfunktion, Prostatavergrößerung, Nachlassen der Hodenfunktion), Genußmittel (Alkohol, Koffein), Veränderungen der gealterten Haut (Trockenheit, Fettarmut, Rückbildung der Talg- und Schweißdrüsen), auch Blut- und Nierenkrankheiten oder Krebs. Es ist schwer, die Ursache oder Ursachen im Einzelfall herauszufinden. Häufig ist das Altersjucken durch ein älteres Leberleiden oder das Vorstadium der Zuckerkrankheit bedingt, so daß der Ausdruck Altersjucken nicht immer gerechtfertigt ist.

Ebenso schwierig wie die ursächliche Aufklärung kann auch die Behandlung sein. Liegt ein inneres Leiden zugrunde, muß dieses behandelt und damit auch der Juckreiz beeinflußt werden. Dazu wird oft eine entsprechende *Diät* gehören, die durch *Medikamente* zu ergänzen ist.

Physikalische Maßnahmen: Ganzwaschungen (auch mit Essigwasser), Kneippsche Güsse, Haferstroh-, Heublumen-, Kamillen- und Zinnkrautbäder, ferner Kleie- und Schwefelbäder.

Altersstar (grauer Star)

„Star" wird eine im Alter auftretende Linsentrübung genannt, die zu Sehstörungen führt, wenn die Linse nicht mehr durchsichtig ist. Sobald der Star praktisch zur beiderseitigen Blindheit geführt hat, ist er „reif" zur Operation.

Eine wirksame *Diät* ist nicht bekannt, es sei denn, daß ein erhöhter Blutzuckerspiegel im Blutzuckertest gefunden wird. Dann ist eine Diabetes-Diät sinnvoll.

Medikamente: Lentinorm, Durajod-Augentonikum, Jod-Calcium POS Augentropfen/Augensalbe, Pherajod, Sanolent.

Alterswarzen

Die typisch ausgeprägten Alterswarzen sind Ausdruck einer Altersdegeneration der Haut. Sie werden von vielen Menschen als Anzeichen einer Lebererkrankung gewertet. Dafür gibt es jedoch keinerlei Anhaltspunkte. Sie können vom Hausarzt, falls gewünscht, gefahrlos beseitigt werden. Sie werden mit dem scharfen Löffel abgetragen, mit Kohlensäureschnee oder — besonders empfehlenswert — elektrolytisch behandelt.

Amenorrhoe (fehlende Menstruation)

Die Menstruation fehlt von ihrem erstmaligen Auftreten zwischen dem 12. und 14. Lebensjahr (Menarche genannt) und dem Aufhören der Monatsblutung um das 50. Lebensjahr herum (Klimakterium oder Wechseljahre) gewöhnlich nicht, außer es besteht eine Schwangerschaft. Wenn ohne Schwangerschaft in der geschlechtsreifen Phase der Frau die Menstruation ausbleibt, so ist das immer ein Zeichen einer funktionellen oder organischen Störung. Bleibt die Menstruation mehrmals aus, ohne daß schwere Krankheiten, Schwächegefühl, ein plötzlicher Milieu- oder Klimawechsel oder schwere seelische Verletzungen vorausgegangen sind, muß ein Frauenarzt zunächst klären, ob eine organische Krankheit vorliegt und welche Behandlung einzuschlagen ist (Hormone, Operation).

Falls bis zum 18. Lebensjahr die Menarche nicht von selbst auftritt, liegt eine primäre Amenorrhoe vor, deren meist organisch bedingte Ursache vom Gynäkologen zu klären ist.

Wenn es sich aber nur um eine oft vorkommende Funktionsschwäche der Eierstöcke handelt, ist eine Normalisierung meist sehr gut möglich (sekundäre Amenorrhoe). Sie tritt auch als „Sparmaßnahme des Organismus" bei Keimdrüsenschwäche in den Reifungsjahren auf.

Diät: Milcheiweißreiche Vollkost.

Physikalische Maßnahmen: Blitzgußmassagebäder (im Bereich der inneren weiblichen Geschlechtsorgane), Darmbäder, römisch-irische Bäder, Sauna.

Psychotherapeutische Maßnahmen: Seelische Faktoren spielen bei der sekundären Amenorrhoe eine weit häufigere und größere Rolle, als bisher angenommen wurde. Seelische Verletzungen, Konfliktsituationen oder wahnhafte Vorstellungen (z. B. auch schwanger zu sein) sind häufige Ursachen. Aussprachen, autogenes Training und Wachsuggestionen helfen dann besser als Medikamente.

Medikamente: Wenn einfache hormonfreie pflanzliche Mittel (Rosmarin, Rainfarn, Raute, Alant, Arnika, Johanniskraut, Kamille, Melisse, Schafgarbe und Wermut) oder entsprechende Fertigpräparate (Feminon, Phytoestrol) nicht zum Ziele führen, ist eine vom Arzt verordnete und überwachte Hormonbehandlung erforderlich.

Anämie: siehe Blutarmut

Angina pectoris (Herzenge, Herzkrampf)

Jede *Angina pectoris,* ob sie nun zeitweilig auftritt, länger anhält oder sogar dauernd besteht, ist ein Anzeichen für eine unzureichende Blutversorgung des Herzmuskels (Koronarinsuffizienz). Es ist oft nicht möglich, zwischen einer rein nervös bedingten und damit funktionellen und einer auf anatomischen Organveränderungen (z. B. Herzkranzgefäßverkalkung) beruhenden Angina pectoris zu unterscheiden. Wir müssen heute annehmen, daß Kranke mit zunächst funktionellen Störungen später organische Schäden an den Herzkranzgefäßen bekommen. Die Behandlung muß daher im Prinzip bei allen Stadien die gleiche sein und das Ziel verfolgen, das vorliegende Mißverhältnis zwischen Blutbedarf und Blutversorgung des Herzens zu beseitigen. Ein Anfall kann wenige Minuten bis zu mehreren Stunden dauern. Der Puls ist während des Anfalls meist klein und unregelmäßig.

Die Ursachen für eine Angina pectoris sind vielfältig. Zugrunde liegende Faktoren können sein: Blutarmut, Herzklappenfehler oder eine die Kranzgefäße einengende Verkalkung (Koronarsklerose). Mitverantwortlich sind Bluthochdruck, Zuckerkrankheit, überhöhter Blutfett- oder Blutcholesteringehalt, Nikotin oder auch bestimmte Nervenknotentumoren. Anfallsauslösend können wirken: Körperliche oder seelische Überlastung, Stuhlverstopfung, Kälte und starke Herzbeschleunigung. Schließlich spielen auch Alter, Geschlecht und Beruf eine Rolle.

In der Behandlung hat die Diät ihren festen Platz. Die physikalischen Maßnahmen sind in der Vorbeugung und auch in der Wiederherstellungsphase den medikamentösen Behandlungsmöglichkeiten weit überlegen, aber natürlich etwas zeitraubender und — da die Mitarbeit des Patienten verlangt werden muß — unbequemer. Man erreicht aber durch die physikalischen Maßnahmen auf völlig natürliche Weise und auf Dauer eine wirtschaftlichere Herzarbeit und die Entwicklung von Umweggefäßen (Kollateralen) und damit wieder eine bessere Blutversorgung des Herzens. Die medikamentöse Behandlung hat ihre Bedeutung hauptsächlich in der Anfallsphase.

Diät: Herz-Kreislauf-Diät. Alle erfahrungsgemäß Völlegefühl erzeugenden, blähenden oder schwer verträglichen Speisen sind zu meiden. Das subjektive Wohlbefinden muß dabei Richtschnur sein. Für regelmäßigen Stuhlgang ist zu sorgen. Alkohol und Nikotin müssen aus dem Leben eines Angina-pectoris-Kranken völlig verschwinden.

Physikalische Maßnahmen: Sie haben sich bei der Behandlung der Angina pectoris immer wieder bewährt. Wie bei der medikamentösen Behandlung ist es auch mit physikalischen Mitteln möglich, die Herzkranzgefäße zu erweitern und damit dem Herzen mehr Blut zuzuführen.

Die in der Praxis bewährten Maßnahmen sind

1. das ansteigende Armbad nach *Hauffe*,
2. Senfwickel des ganzen linken Armes, besonders bei übergewichtigen, kurzatmigen, zu Blutstauungen im Kopf neigenden Patienten, die das ansteigende Armbad schlecht vertragen,
3. wechselwarme Abwaschungen oder Güsse des Oberkörpers und des linken Armes mit vorhergehender Trockenbürstenmassage,
4. Kohlensäurebäder,
5. Bürstenbäder,
6. Bauchmassage besonders bei Übergewichtigen mit Blähsucht und Zwerchfellhochstand,
7. Atemgymnastik,
8. Selbstentspannung (autogenes Training),
9. Erholungsaufenthalt in mittlerer Höhenlage,
10. Kurzwellenbehandlung (nach ärztlicher Verordnung),
11. Sauna (bei ärztlicher Kontrolle).

Nach eingetretener Besserung können auch kühle Wasseranwendungen in Form von Güssen, Wickeln (Brust- oder Lendenwickel), Bürsten- und Wechselsitzbädern angebracht sein. Schließlich folgen dann noch das Wassertreten und — wenn möglich — Taulaufen sowie am Schluß Terrain- und Trainingskuren.

Medikamentöse Maßnahmen: Im akuten Anfall ist Nitroglyzerin (Nitrolingual) immer noch das beste Mittel. Gleichzeitig sind meist Beruhigungsmittel erforderlich. Sie sollen vor allen weiteren Anfällen vorbeugen. *Man muß aber wissen, daß sie die Aufmerksamkeit und damit die Sicherheit im Straßenverkehr verringern.* Es können auch die eigentlichen Herzglykoside gegeben werden. Für eine längere oder sogar eine Dauerbehandlung eignen sich neuere Mittel. Keines wirkt aber auf eine etwa zugrunde liegende Herzkranzgefäßverkalkung. Dennoch bedeuten diese Mittel einen Fortschritt in der medikamentösen Behandlung, weil sie das Herz vor zu großen Reizeinflüssen schützen, erhöhten Blutdruck senken oder bei entsprechender Dosierung Umweggefäße entwickeln und damit die Durchblutung fördern.

Diese neueren Mittel sind: Adalat, Dociton, Segontin, Isoptin, Persantin, Intensain, Ildamen, Dilcoran und Pentrium. Sie sollen hier lediglich genannt sein, da sie sämtlich der Rezeptpflicht unterliegen. Die Entscheidung über die gesamte medikamentöse Herzbehandlung ist allein Sache des Arztes.

Angstneurose

Die heute immer häufiger werdenden Angstschmerzen stellen eine echte seelische Erkrankung dar. Neben der Angst können auch häufig wechselnde

Organstörungen auftreten. Ursächlich kommen Wunsch- und Triebverdrängungen, auch aus der Umwelt stammende unverarbeitete Erlebnisse in Frage, die bis in die Kindheit zurückreichen können. Sie wurden ins Unbewußte abgedrängt, machen sich aber immer wieder als „neurotische Störungen" bemerkbar. In schweren Fällen ist nervenfachärztliche Behandlung notwendig.

Diät: Lacto-vegetabile Normalkost.

Physikalische Maßnahmen: Kneippkuren.

Psychotherapeutische Maßnahmen: Autogenes Training, Psychoanalyse, seelsorgerliche Gespräche.

Medikamentöse Behandlung: Hyperforat. Der Nervenarzt wird häufig seelisch entspannende Mittel (Psycholytika) verordnen müssen.

Appetitlosigkeit

Sie kommt bei verschiedenen Magenerkrankungen vor, so daß zunächst die eventuell zugrunde liegende Krankheit geklärt werden muß. Ist keine organische Krankheit zu finden, besteht meist eine mangelhafte Funktion der zahlreichen Drüsen der Verdauungsorgane, insbesondere der salzsäurebildenden Drüsen der Magenschleimhaut. Mangelhafte, fehlerhafte oder völlig fehlende Salzsäurebildung kann schon beim Kind auftreten.

Eine Anregung der Verdauungsdrüsen läßt sich durch zahlreiche pflanzliche Bitterstoffe erreichen (z. B. Andorn, Angelika, Berberitze, Enzian, Hopfen, Kalmus, Schafgarbe, Tausendgüldenkraut, Wegwarte, Wermut), aber auch durch *Trockenbürsten* der Magengegend, wodurch in der Haut ein Stoff (Histamin) entsteht, der die Magensaft- und Magensäurebildung fördert. Bei sehr empfindlichen Menschen genügen auch *feucht-warme Kompressen* auf die Magen- und Lebergegend.

In hartnäckigen und chronischen Fällen muß man zu jeder Mahlzeit ferment- und salzsäurehaltige Präparate verabreichen (z. B. Eupeptum, Pansan, Enzynorm, Citropepsin, Nutrizym u. a.).

Arterienerkrankung

Unter den arteriellen Gefäßerkrankungen kommt die Beinarterienverengung, die bis zum Verschluß der Arterie führen kann, am häufigsten vor. Gefühlsstörungen und Schmerzen, die beim Gehen auftreten und beim Stehenbleiben verschwinden, sind die ersten subjektiven Anzeichen. Wegen der immer wieder beim Gehen auftretenden Schmerzen spricht man auch vom intermittierenden Hinken (Claudicatio intermittens).

Neben der gewöhnlich chronisch verlaufenden Arterienerkrankung der Beine mit langsam zunehmenden Beschwerden kommt nicht selten auch ein akuter arterieller Verschluß vor. Dabei setzt der Schmerz plötzlich ein und hält an. Der Unterschenkel ist meist kalt und blaß, die Venen sind ganz schlaff oder verschwinden (Ischämie-Syndrom) in 70 % der Fälle. Schnelle ärztliche Hilfe, möglichst Krankenhausaufnahme, am besten in eine „Angiologische Abteilung", ist erforderlich.

Auch bei chronischem Verlauf ist ärztliche Behandlung dringend notwendig. Einige Behandlungsmaßnahmen sollen zur Orientierung angeführt werden.

Diät: Kalorienarme, fettarme, lacto-vegetabile Kost; eventuelles Übergewicht muß normalisiert werden. Völliges Nikotinverbot!

Physikalische Maßnahmen: Systematisches Gehtraining, um die Gehstrecke allmählich zu vergrößern. Bei Sitzberufen empfiehlt sich ein Berufswechsel. Morgens Trockenbürsten und Teilwaschungen, nachmittags warme Teilbäder von 37 bis 38° C oder ansteigende Teilbäder der erkrankten Extremität. Die Temperatur darf im Verlauf von 15 bis 20 Minuten nur langsam von 36 auf 38° C durch Zugießen von heißem Wasser gesteigert werden. Schnelle und höhere Temperaturanstiege werden meist schlecht vertragen. Durch Badezusätze läßt sich die Reizwirkung verstärken.

Weitere vom Arzt planmäßig vorzuschreibende Maßnahmen sind feuchtwarme Fuß- und Beinwickel, lauwarme bis warme Lehmwickel, zweimal jede Woche, Heublumenbäder von 38 bis 39° C, Rollübungen, leichte Massagen und schließlich auch Sauna und Überwärmungsbäder. Keine wechselwarmen Bäder!

Die ganzen physikalischen Heilmaßnahmen sind nur angebracht, solange das Erkrankungsstadium 1 und 2 nicht überschritten ist. Im Stadium 1 bestehen lediglich uncharakteristische Beschwerden und nur durch eine eingehende Untersuchung ist eine Einengung der Beinarterien nachzuweisen. Im Stadium 2 tritt schon das intermittierende Hinken auf. Wenn es möglich ist, noch längere Strecken schmerzfrei zu gehen, sind die ganzen Kurmaßnahmen angebracht und damit manchmal ein sehr guter Erfolg zu erzielen. Sobald Schmerzen auch in Ruhestellung auftreten, ist das Stadium 3 erreicht, das bereits stationäre Behandlung in einer Angiologischen Fachabteilung erfordert. Im Stadium 4 schließlich treten Störungen der Gewebsernährung mit eintrocknenden Stellen (Nekrosen) oder Brand (Gangrän) auf. Hierbei kommt höchstens noch eine operative Behandlung in Frage.

Psychotherapeutische Maßnahmen: Entspannungsübungen und autogenes Training insbesondere nach den Gehübungen.

Medikamente: Die Verordnung von gefäßerweiternden Mitteln und ihre Wirkungskontrolle ist eine ärztliche Aufgabe. In Frage kommen Hydergin,

Ilidar, ATP, Nikotinsäurepräparate (Ronicol, Complamin, Cosaldon u. a.), Papaverin, Lamuran, Vitamin E (Evion, Ephimed, E-Vicotrat forte), Depot-Padutin, Progresin, Venostasin.

Letzte Möglichkeiten sind operative Eingriffe am Gefäßsystem und am sympathischen Nervensystem (Grenzstrangresektion).

Arteriosklerose (Atherosklerose, Atheromatose)

Der eigentlichen Ursache dieser mit steigendem Alter fast unausweichlichen Krankheit ist man noch nicht auf die Spur gekommen. Wir kennen nur eine Reihe begünstigender Faktoren, nämlich einen hohen Blutcholesteringehalt (Hypercholesterinämie, die auch familiär vorkommt), hohen Blutdruck (Hypertonie), Übergewicht (Adipositas), Zuckerkrankheit (Diabetes mellitus), Gicht (Arthritis urica), infektiöse, toxische und allergische Prozesse sowie hormonelle Störungen (z. B. Myxödem). Genauso wirken aber auch Nikotin, Überernährung und Bewegungsmangel fördernd auf die Arteriosklerose.

Der Ablauf der Krankheit ist im Einzelfall nicht vorauszusagen. Es kann zu ausgedehnten Verkalkungsherden in der Aorta und in den Extremitätenarterien ohne wesentliche Funktionsausfälle kommen. Es kann aber auch schon ein kleiner Herd an einer engen Stelle der Herzkranzgefäße zum tödlich verlaufenden Herzinfarkt führen.

Die Arteriosklerose beginnt an der Innenhaut der Blutgefäßwand (Intima) mit Aufquellung, Geschwürsbildung und Thrombose. Erst später kommt es beim weiteren Wandumbau zur eigentlichen Verkalkung, die nicht mehr rückgängig zu machen ist. Es wäre also günstig, die Arterienerkrankung im frühesten Stadium zu erkennen oder ihr nach Möglichkeit vorzubeugen.

Das Gefährdungsalter beginnt mit 40 Jahren. Typischerweise tritt die Erkrankung etwa im 50. Lebensjahr in Erscheinung (Angina pectoris als Ausweis der Koronarsklerose und das intermittierende Hinken als Kriterium der Beinarterienerkrankung).

Ehe man mit einer zielgerichteten Behandlung beginnen kann, müssen zuerst die erwähnten begünstigenden Krankheitserscheinungen erkannt und nach Möglichkeit bekämpft werden.

Diät: Cholesterinarme, fettarme, kohlenhydratarme und an Kalorien knappe Kost. Diese Forderung läßt sich am besten durch eine lacto-vegetabile Kost erfüllen. Die zu verwendenden Fette müssen reich an ungesättigten Fettsäuren sein, was am besten durch die Verwendung pflanzlicher Öle (kaltgeschlagen) zu erzielen ist. Das Fett selbst darf nur 30% der Gesamtkalorienmenge (1600 bis 1800 Kalorien) ausmachen, also etwa 480 bis 520 Kalorien. Jedes Übergewicht muß vermieden werden. Völlige Nikotinabstinenz ist selbstverständlich.

Physikalische Maßnahmen: Kneippkuren und andere Wasseranwendungen (besonders warme) wie unter „Arterienerkrankung“ (siehe Seite 347 f.).

Psychotherapeutische Maßnahmen: Entspannungsübungen, systematisches Gehtraining, autogenes Training.

Medikamente: Encephabol (besonders bei Gehirngefäßsklerose), Complamin (Besserung des Herzstoffwechsels), Solvosterol, Lipostabil, Lipokapsul, Hepsan, Niconacid, Ronicol, Regelan (zur Senkung erhöhter Blutcholesterinwerte). Durch Lein-, Mais-, Sonnenblumen- und Sojaöl läßt sich wegen ihres hohen Gehaltes an mehrfach ungesättigten Fettsäuren ebenfalls der Cholesterinspiegel senken.

Da das Magnesium eine sklerosehemmende Wirkung ausübt, empfiehlt es sich, zur Vorbeugung oder zur Verhinderung des Fortschreitens einer bestehenden Arteriosklerose Magnesiumpräparate in die Behandlung aufzunehmen, z. B. Magnesium-Diasporal, Magnorbin oder Magnesium Verla.

Eine wesentliche Verbesserung des Allgemeinzustandes läßt sich (nach Erfahrungen an der „Johns Hopkins School of Medicine“ in Baltimore) auch erreichen mit täglichen Gaben von 100 mg Vitamin C, 100 I. E. Vitamin E und Spurenstoffgaben von Kupfer, Zink und Mangan, ferner alle vier Monate vier Wochen lang mit Gaben von 100 mg Vitamin B_6.

Arthritis: siehe Gelenkentzündung

Arzneimittelvergiftungen

Arzneimittelvergiftungen sind im allgemeinen nicht zu befürchten, wenn die unbedingt erforderlichen arzneilichen Substanzen nach Menge und Zeitdauer streng nach ärztlicher Verordnung angewendet werden. Wir müssen bei allen modernen, hochwirksamen Medikamenten mit Haupt- und Nebenwirkungen rechnen, die gut und schlecht, erwünscht oder unerwünscht sein können. Es muß einfach der Kenntnis und Erfahrung des behandelnden Arztes überlassen bleiben, den Nutzen oder möglichen Schaden eines Medikamentes abzuwägen und unter Umständen einen Nachteil in Kauf zu nehmen, wenn dadurch das Leben des Patienten erhalten werden kann. Es ist bei dieser Gelegenheit angebracht, erneut darauf hinzuweisen, daß es Arzneimittel ganz ohne Nebenwirkungen nicht geben kann. Bei Heilmitteln, die heilen sollen, gibt es immer auch gewisse Nebenwirkungen.

Daß Nebenwirkungen auch erwünscht sein können, hat das Beispiel der sogenannten Sulfonylharnstoffe gezeigt. Sie wurden im Rahmen der Sulfonamidforschung für die Bekämpfung von Krankheitserregern entwickelt. Bei der Prüfung stellte sich heraus, daß sie zunächst als „Nebenwirkung“ eine blutzuckersenkende Wirkung entfalteten, was sie dann aber sehr schnell zu einem Mittel zur Behandlung der Zuckerkrankheit machte.

Die moderne Arzneimittelbehandlung ist nicht frei von jedem Risiko, aber dieses Risiko muß „kalkulierbar" sein, was eine entsprechende Sachkenntnis voraussetzt. Jeder Arzt wird sich daher auf einen Arzneischatz einstellen, von dem er nicht nur alle Haupt-, sondern auch alle möglichen Nebenwirkungen kennt, um so Nutzen oder Schaden abwägen zu können. Jeder unkontrollierte Arzneimittelkonsum ist daher unsinnig.

Einige mögliche Arzneimittelschäden sollen erwähnt werden, um damit die Berechtigung der vorstehenden Zeilen zu belegen.

Es gibt Medikamente, die das *Knochenmark und damit die Blutneubildung* schädigen, z. B. Chloramphenicol, Phenylbutazon, Hydantoin, Gold, Tolbutamid-Tablinen und Meprobamat Saar.

Wahrscheinlich wird das Knochenmark auch durch Phenazetin, Chlorpromazin, Diamox, Streptomycin u. a. geschädigt.

Medikamente, die das Knochenmark schädigen können, dürfen also nur angewandt werden, wenn sie nach ärztlichem Ermessen unbedingt erforderlich sind.

Bei der Behandlung mit zellwachstumshemmenden Mitteln (Zytostatika) stellt sich nicht selten *Haarausfall*, manchmal sogar totaler Haarausfall ein. Die gleiche Wirkung fand sich auch bei Tierversuchen an Schafen, Angorakaninchen, Meerschweinchen und Hühnern. Äußerste Vorsicht ist mit dem Verschreiben dieser Mittel geboten!

Schädigungen der Gleichgewichtsorgane (Labyrinthschädigung) werden nach Behandlung mit Streptomycin berichtet. Oft kommt die Labyrinthschädigung erst Monate *nach* Beendigung der Streptomycinbehandlung zutage.

Noch nicht lange ist bekannt, daß eine langzeitige Behandlung mit Mitteln, die auf den seelischen Zustand wirken (Psychopharmaka), zu einer *Minderung der Herzleistung* (Belastungsinsuffizienz des Herzens) führen kann. Elektronenmikroskopisch konnte man Zellschäden nachweisen.

Auch *Blutungsneigungen* (hämorrhagische Diathesen) können medikamentös verursacht sein, wenn diese sonst hochwirksamen Präparate falsch dosiert werden. Es handelt sich um gerinnungshemmende Mittel (Antikoagulantien) wie Cumarin, Heparin und um fibrinauflösende Mittel (Fibrinolytika) wie Streptokinase und Urokinase.

Unter der Einwirkung von entzündungswidrigen Mitteln (Antiphlogistika) wie Salizylate, Phenylbutazon und Glucocorticoide können Schleimhautschäden, Magen-Darm-Blutungen und Blutungsanämien entstehen.

Nicht selten können Arzneimittel auf Leber und Nieren, die Entgiftungs- und Ausscheidungsorgane unseres Körpers, schädigend wirken. So kennen wir Stoffe, die in der zweiten bis dritten Woche nach Behandlungsbeginn ein Krankheitsbild erzeugen, das mit *Gelbsucht* einhergeht und an eine akute Leberentzündung denken läßt. Die Gelbsucht kann bis zu dreieinhalb Monaten nach Einnahme der Medikamente auftreten. Beispiele solcher Drogen sind Chloroform, Immunosuppressiva, Tetrachlorkohlenstoff, Zytostatika (zellwachstumshemmende Mittel) und Mykotoxine (Pilzgifte).

Andere Medikamente können Veränderungen der Leber hervorrufen, wie wir sie bei einer *Leberentzündung* durch Viren kennen. Zu diesen Mitteln gehören MAO-Hemmer (psychisch wirksame Mittel), langwirkende Sulfonamide (Bakterienhemmittel), Anästhetika (Betäubungsmittel), Paraaminosalicylsäure = PAS (Hemmittel gegen Tuberkulosebakterien) und Muskelrelaxantien (Muskelentspannungsmittel).

Die Ausbildung einer *Fettleber* ist möglich z. B. durch die Anwendung der Tetracycline, wobei Schwangere besonders empfindlich reagieren.

Auch bei den Anti-Baby-Pillen ist in vielen Fällen große Vorsicht am Platze, da unter der täglichen Einwirkung der Pille in 7 bis 48 % der Fälle Leberfunktionsproben und Fermentreaktionen Abweichungen von der Norm zeigen. Man wird bei der großen Zahl der Frauen, die die Pille nehmen, in zunehmendem Maße mit Leberstörungen rechnen müssen.

Die *Corticosteroid-Therapie* ist bei längerer Dauer mit zahlreichen Nebenwirkungen belastet, wie Appetit- und Gewichtszunahme, Wasser- und Kochsalzbindung im Gewebe, Kaliumverlust, Neigung zu Wassersucht, seelische Störungen, Muskelschwäche, Hautausschlag (Akne vulgaris), Blutdruckanstieg, Hemmungen der Infektabwehr, Nerven- und Kreislaufstörungen und vor allem auch Knochenentkalkung in 50 bis 85 % aller Fälle.

Nebenwirkungen am Zentralnervensystem können durch folgende Medikamente ausgelöst werden: zu hohe Penicillindosen, Isoniazid, langdauernde Steroidgaben und Ovulationshemmer (Anti-Baby-Pillen).

Verschiedene Bakterienhemmittel (die sogenannten Oligosaccharid-Antibiotika) können schädigend auf das Gehörorgan wirken. *Schwerhörigkeit* oder sogar *Ertaubung* kann die Folge sein. Zu diesen Mitteln zählen Streptomycin, Gentamycin, Kanamycin und Neomycin. Der schädigende Effekt verstärkt sich, wenn die Nierenfunktion eingeschränkt ist. Bevor solche Mittel verordnet werden, muß bekannt sein, ob eine normale Ausscheidungsfähigkeit der Nieren besteht. Auch wenn die Nierenausscheidung durch Herzschwäche bedingt ist, dürfen Antibiotika, die das Gehör- und Gleichgewichtsorgan schädigen können, nicht verabreicht werden.

Nur wenn die Präparate richtig dosiert und gefährdete Patienten (Herz-, Nieren-, Ohrenleidende) ausgeschlossen werden, lassen sich Hör- und Gleichgewichtsschäden weitgehend vermeiden.

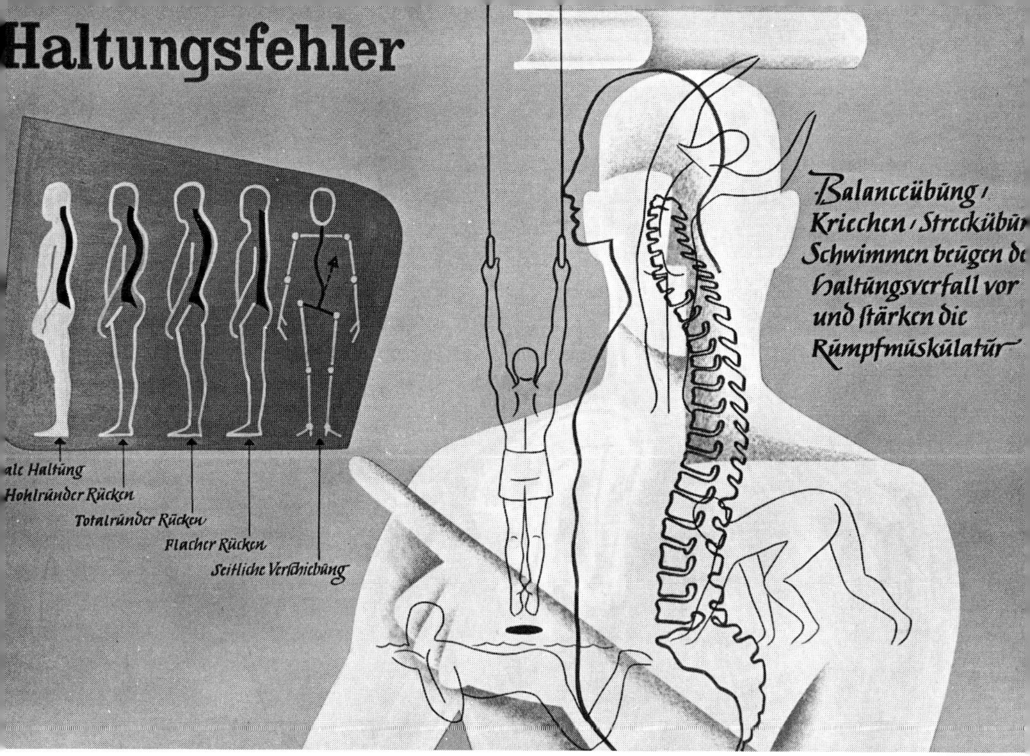

Ballgymnastik in der Turnhalle

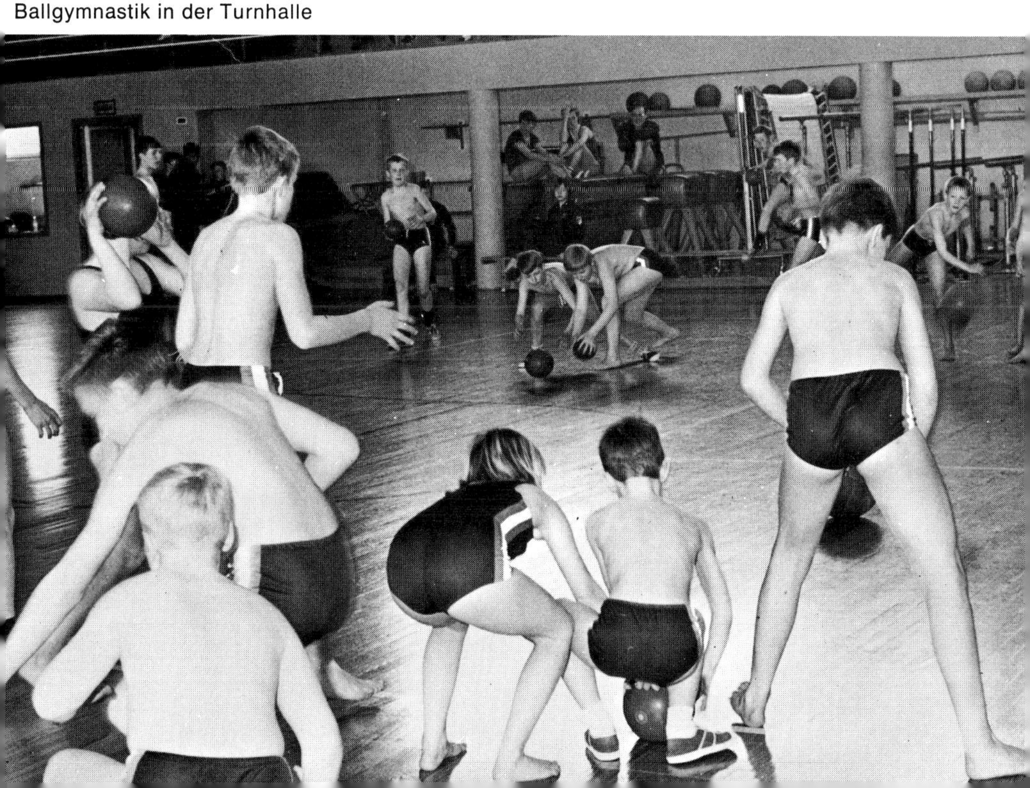

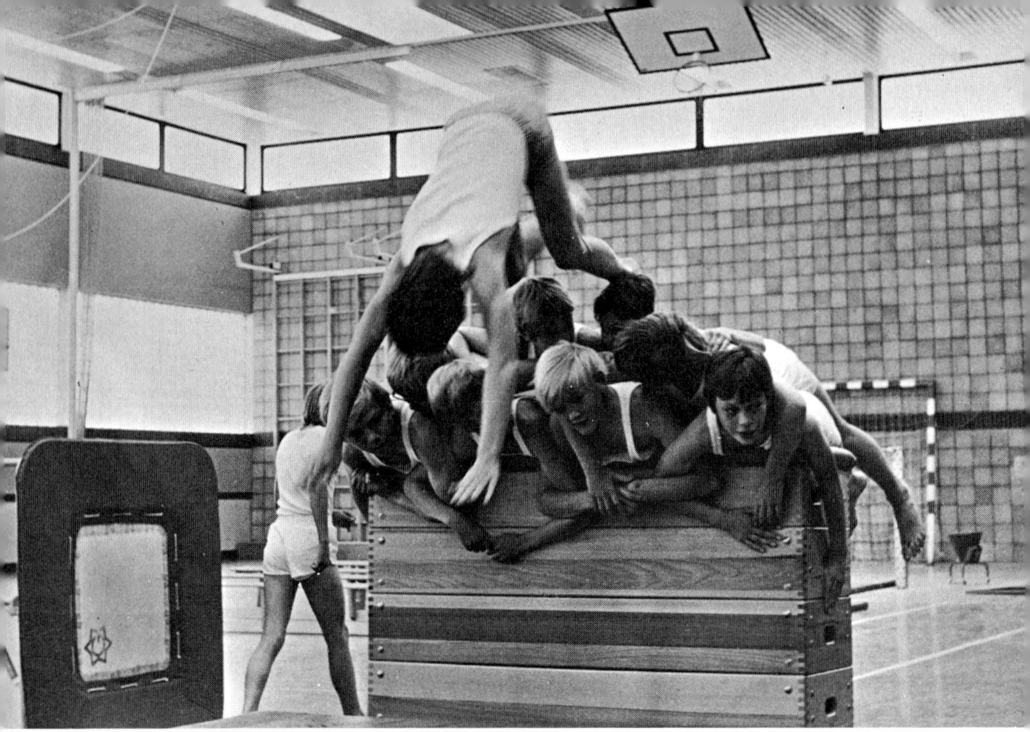

Noch immer gibt es nicht die tägliche Turnstunde in den bundesdeutschen Schulen. Wie Untersuchungen zeigen, verdoppeln sich im Laufe der Schulzeit die Zahl der Kinder, die an Flach- und Rundrücken, Fußschäden, Wirbelsäulenverkrümmungen und Brustverbildungen leiden.

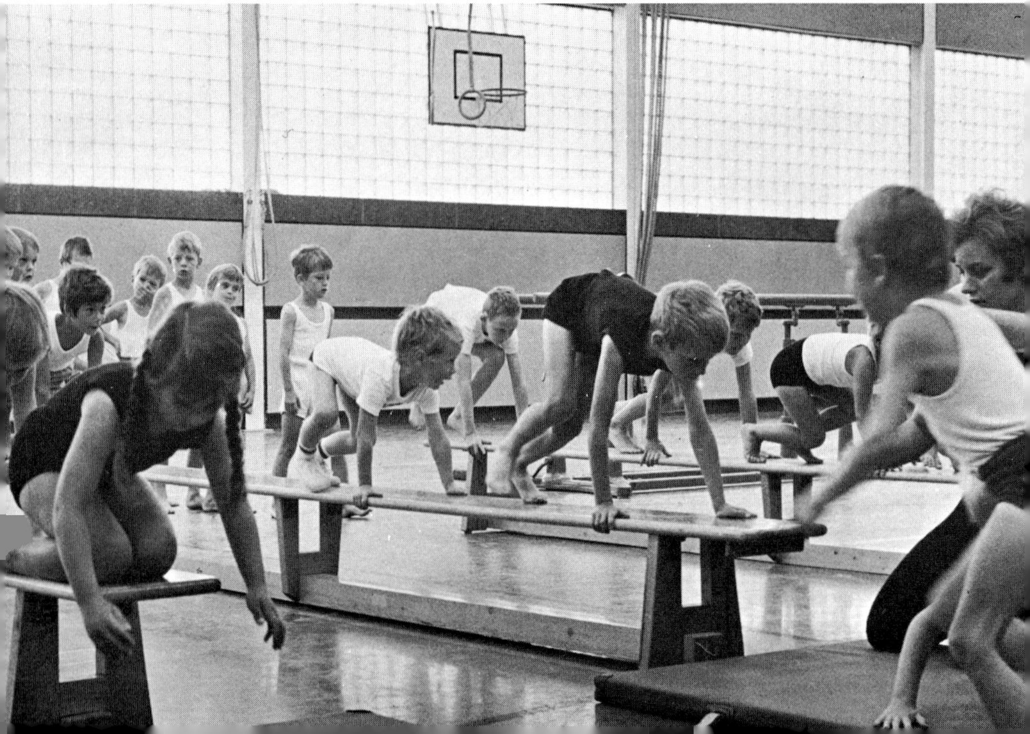

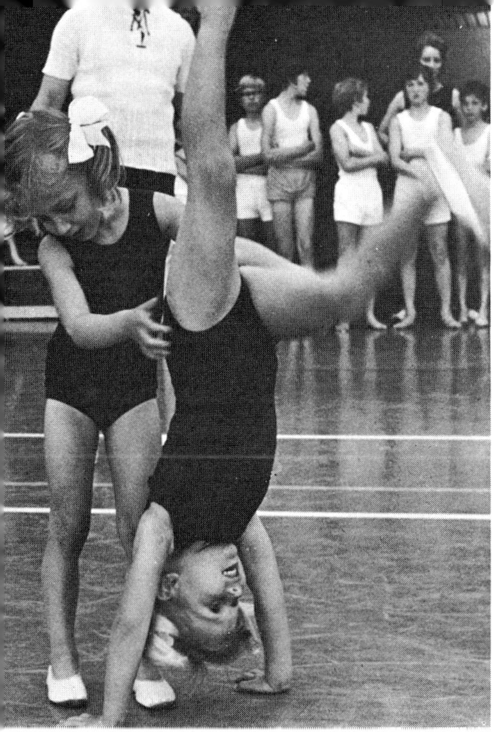

Turnen schon bei den Kleinsten.

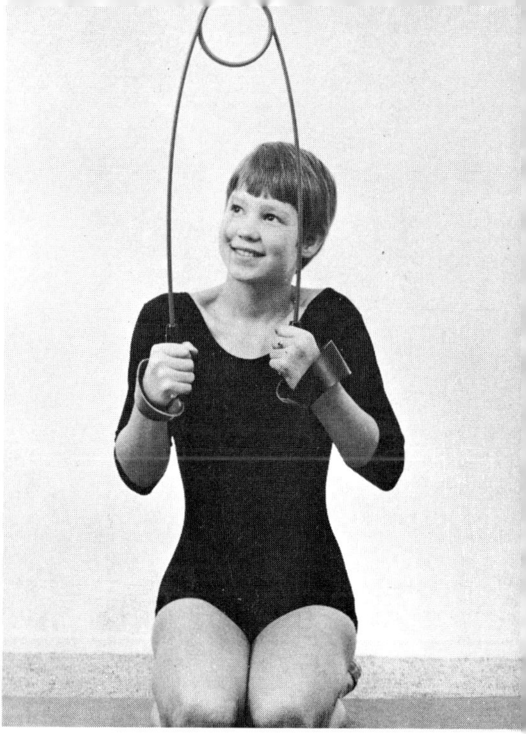

Vielseitig verwendbar: das Bali-Gerät

Das Heimtraining kann oftmals den späteren Krankenhausaufenthalt überflüssig machen.

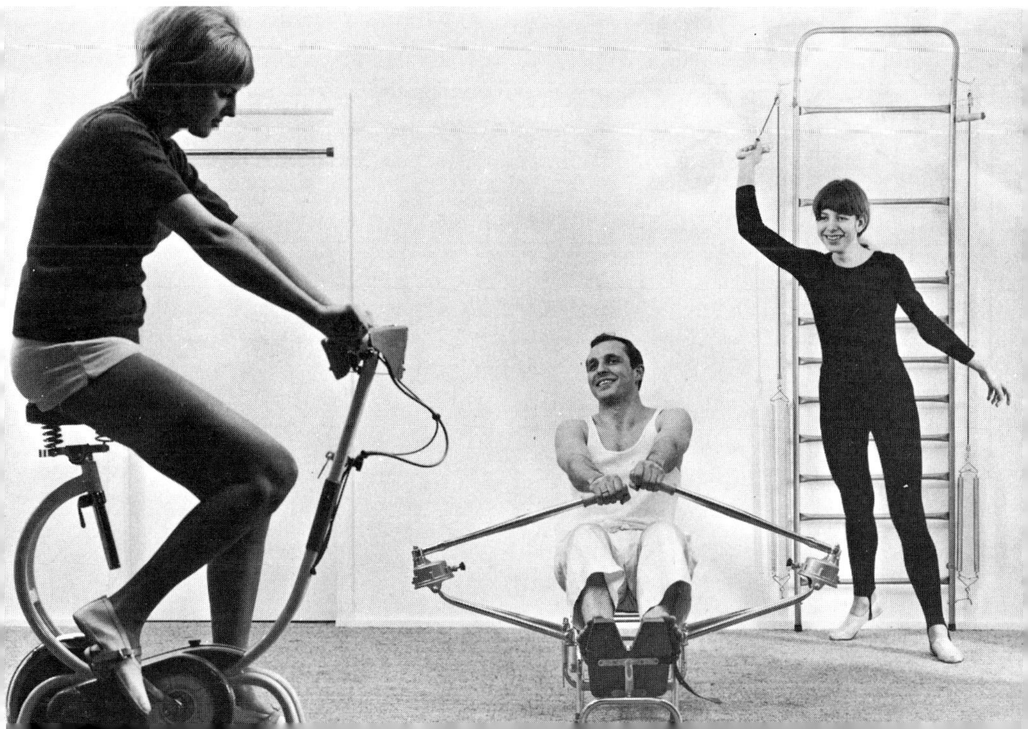

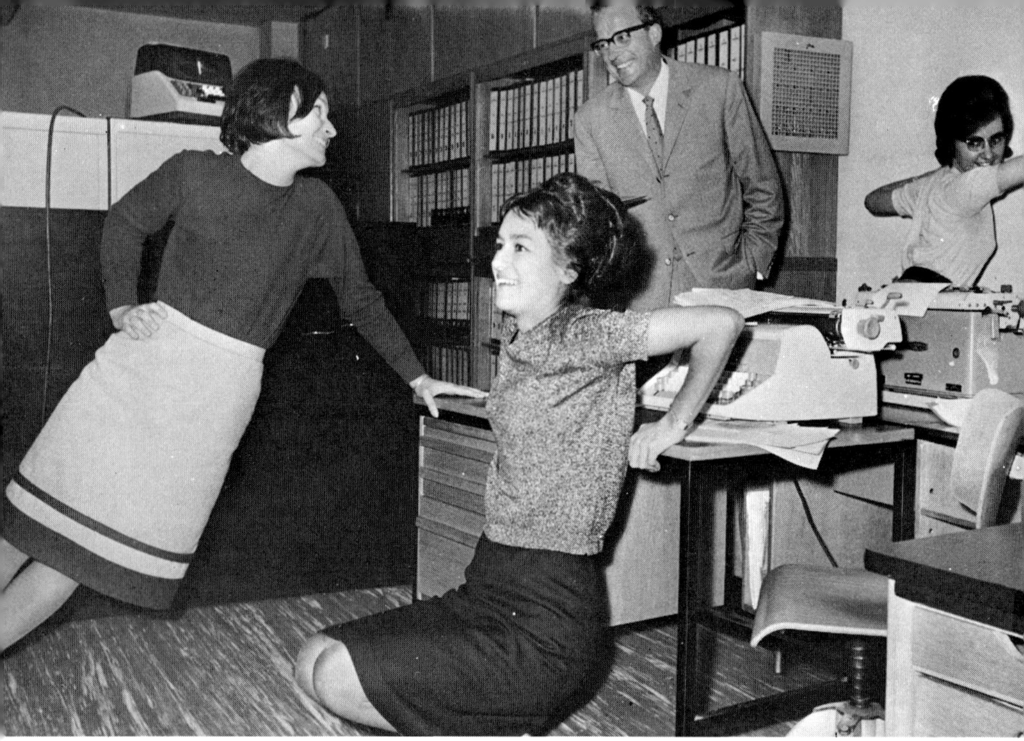

Gymnastik am Arbeitsplatz – kein Hobby, sondern notwendig zur Erhaltung der Leistungsfähigkeit und Schaffenskraft. In immer mehr Betrieben setzt sich die gemeinsame gymnastische Ruhepause durch.

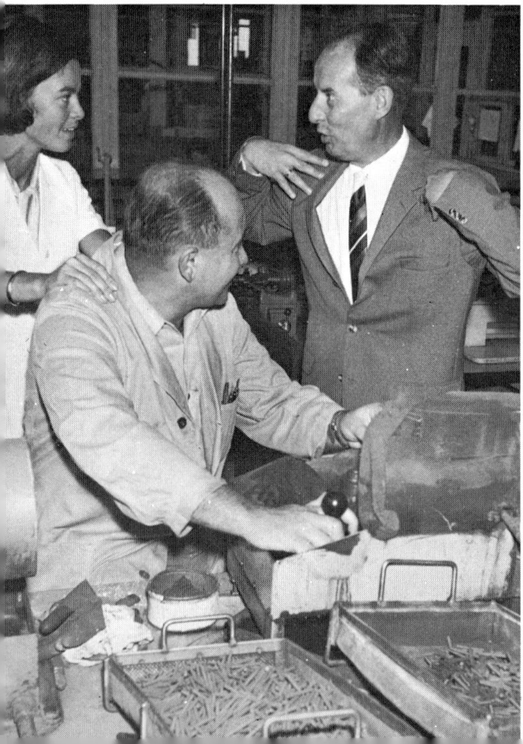

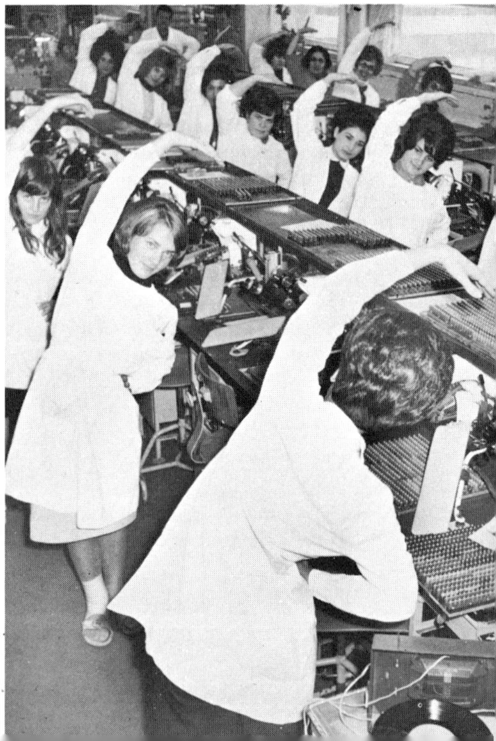

Urlaub – wann beginnt die Zeit der Erholung?

Das Schema Professor Hittmairs zeigt, daß die Phase einer kontinuierlichen Erholung erst am 23. Tage beginnt.

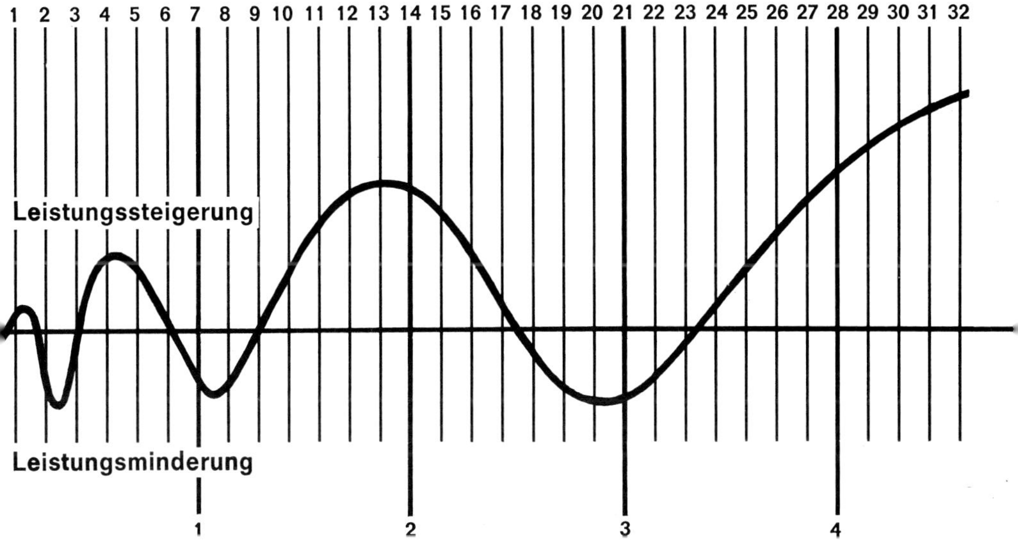

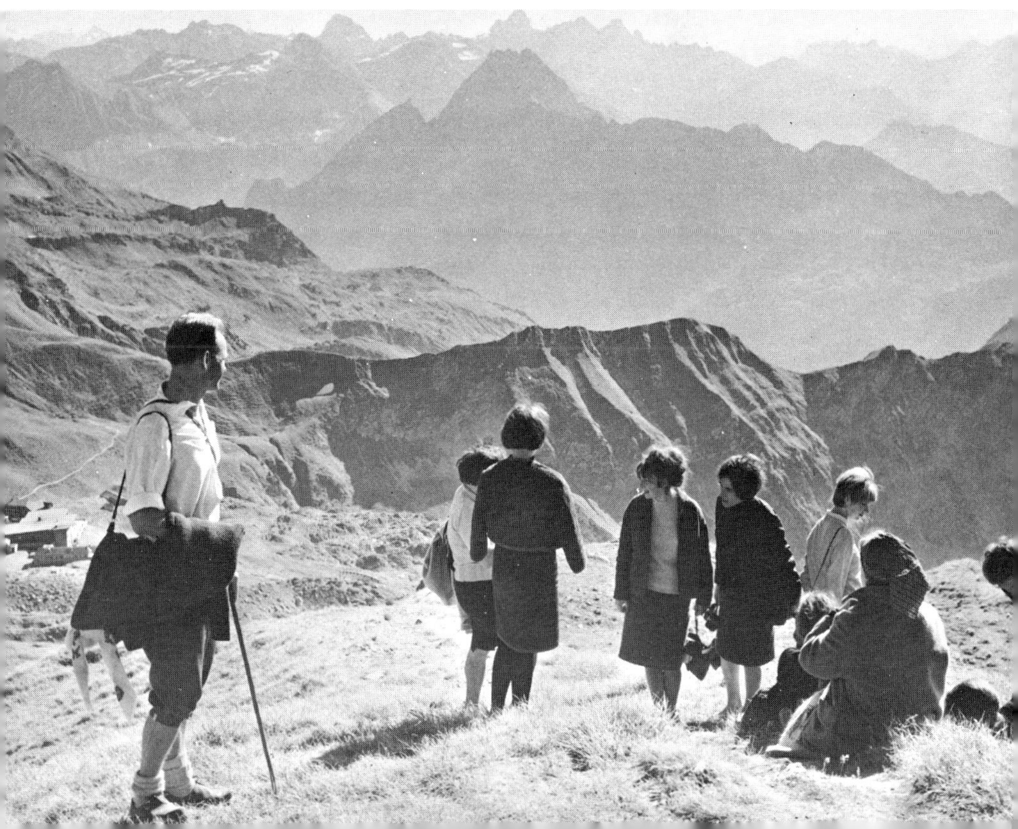

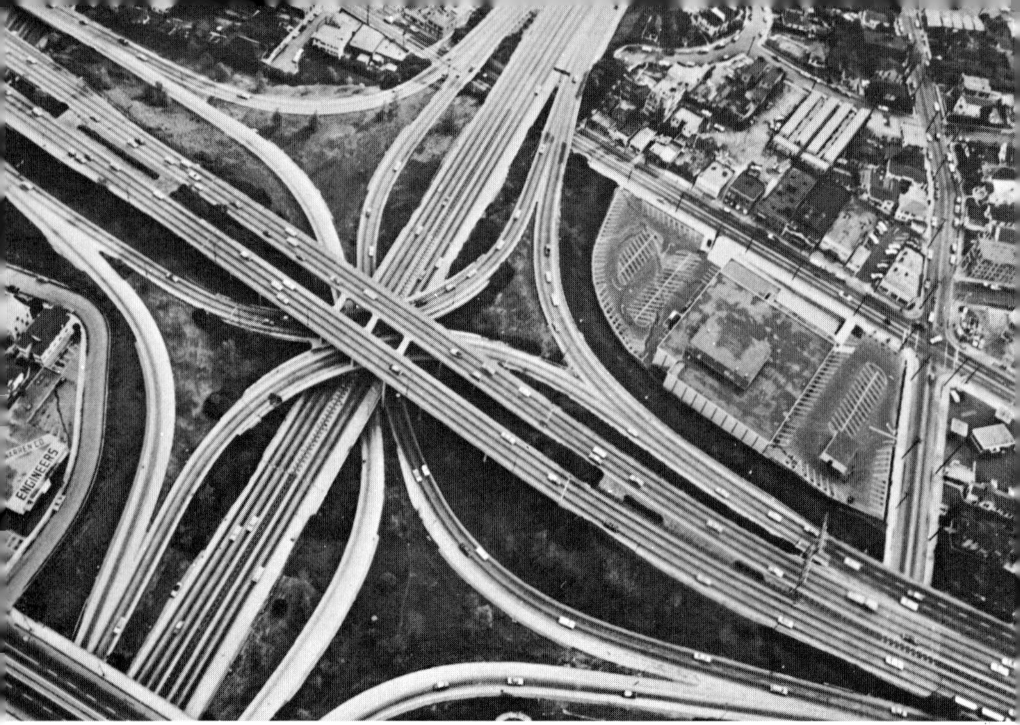

Zersiedelte Landschaften, gigantische Straßensysteme, Dunstglocken über und Müllhalden vor der Stadt – sieht so unsere Zukunft aus?

Beim Start entwickelt dieses Düsenflugzeug die Abgase von 6000 Volkswagen.

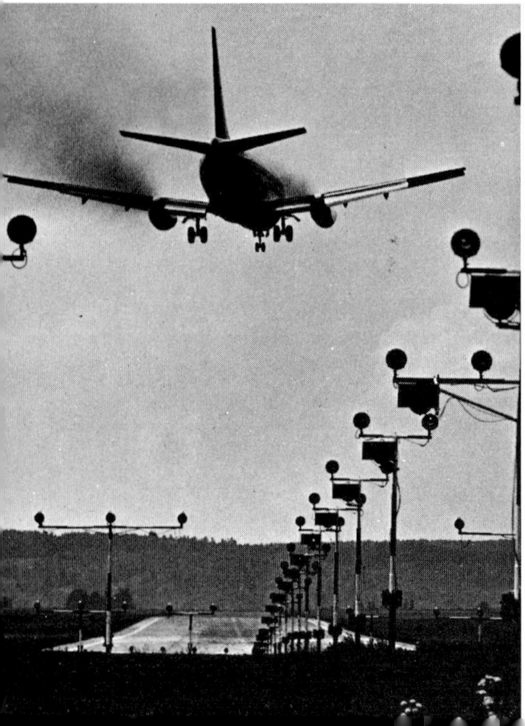

Wie lange noch werden solche Wolken über die Städte ziehen?

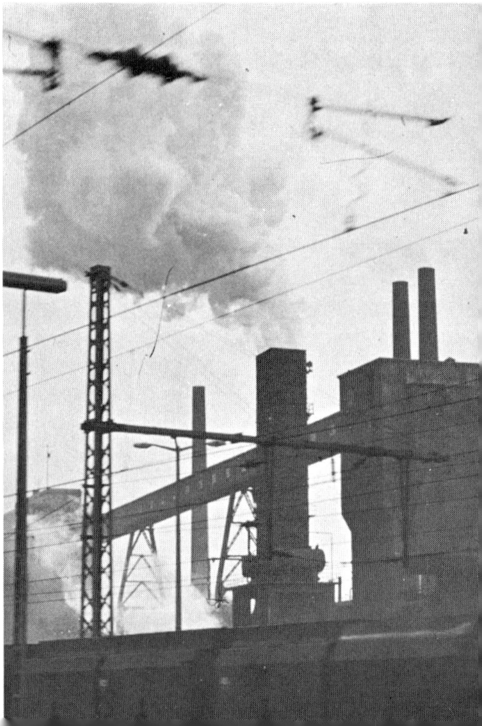

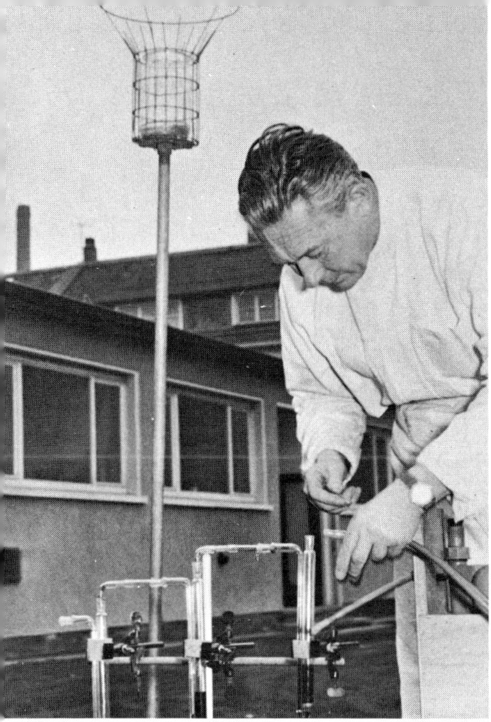

Schwefeldioxidmessung in der Großstadt.

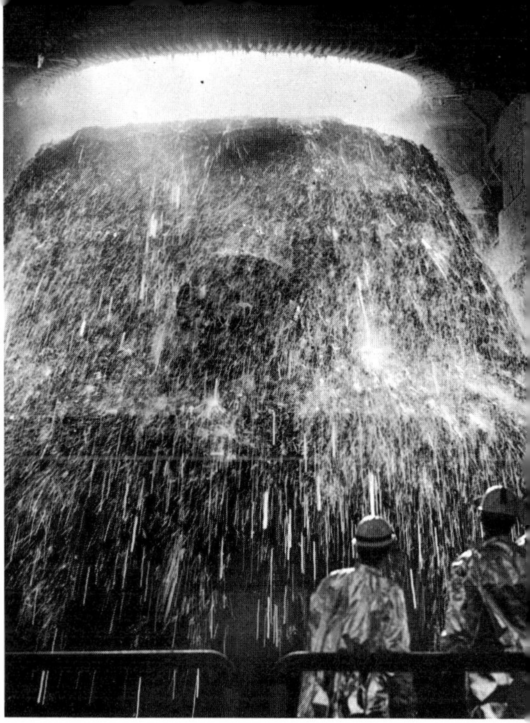

Einer der Hauptverursacher der Luftverschmutzung: die Stahlindustrie.

Teil einer biologischen Kläranlage der Farbwerke Hoechst.

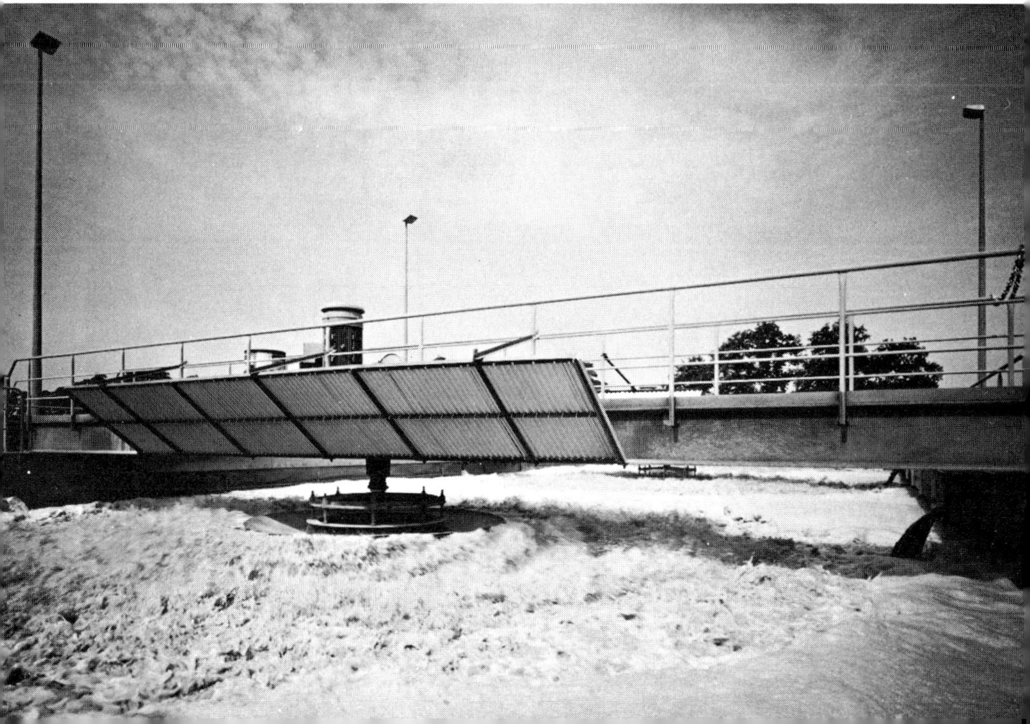

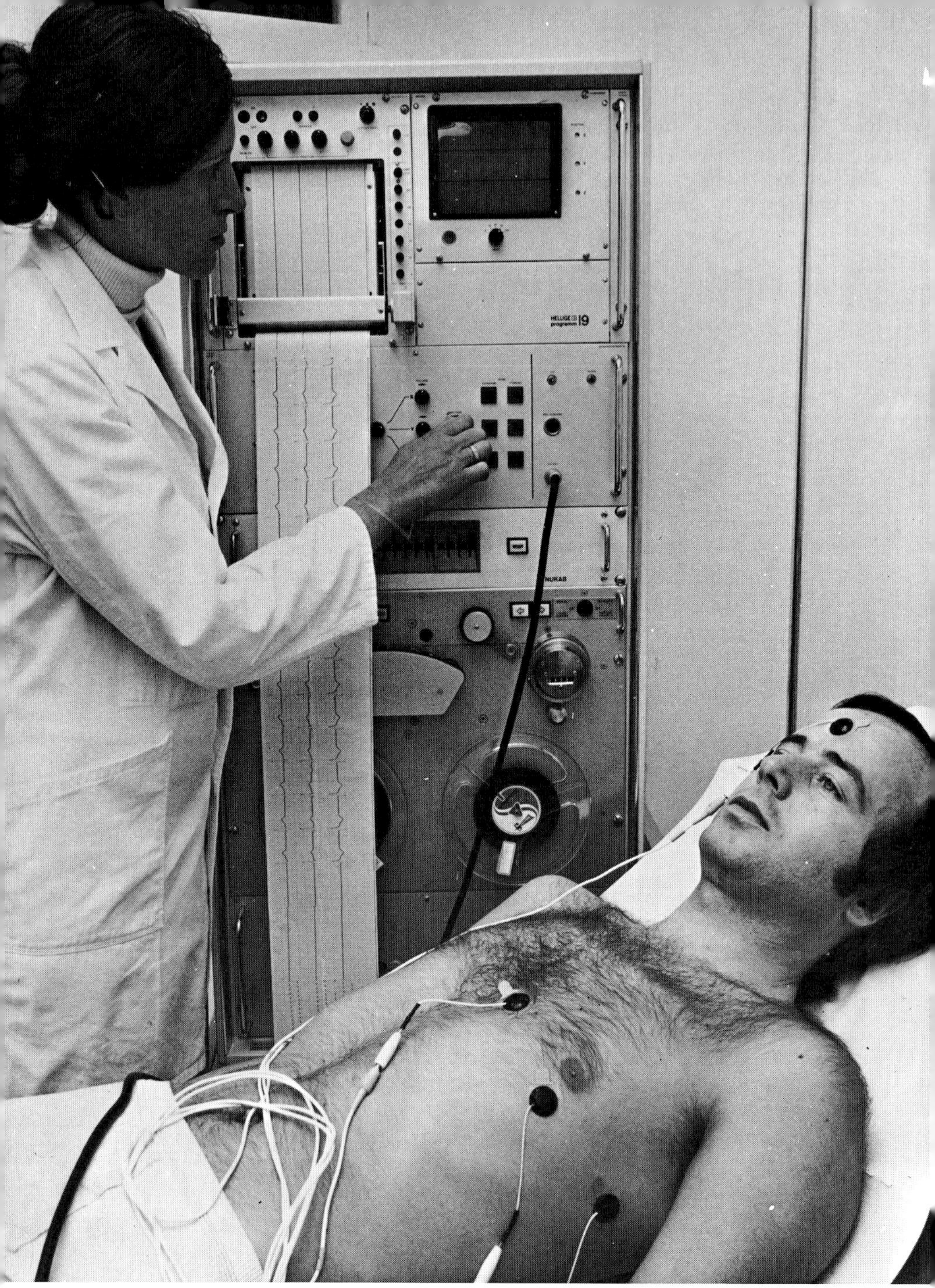

Vorsorgeuntersuchungen mit dem Computer. In den überall entstehenden Diagnose-Zentren werden die Einzelergebnisse der verschiedenen Untersuchungskomplexe direkt vom Untersuchungsobjekt in den Computer gegeben, so daß nach Beendigung der Testreihe das Ergebnis vorliegt.

Treten nach Medikamenteneinnahme in Wochen bis Monaten Leberstörungen auf, sind folgende Maßnahmen zu beachten und durchzuführen:

Diät: Leberschonkost, mäßig in der Menge (1800—2200 Kalorien), fettarm, reich an Milcheiweiß, frischem und gekochtem Obst (Vitamine und Mineralien), mäßig Kohlenhydrate (Getreideprodukte, Kartoffeln).

Physikalische Maßnahmen: Bettruhe bis zum völligen Abklingen der Gelbsucht und bis zur Normalisierung der Leberfunktionsproben, Heublumensack, Leib- oder Lendenwickel, Unterwasserdarmbäder, ansteigende Halbbäder, Kurzwellenbestrahlung, warme Bürstenbäder.

Medikamente: Alle Medikamente, die mit der Erkrankung im Zusammenhang stehen können, werden abgesetzt. Nur ärztlich verordnete, leberregenerierende und galletreibende Mittel pflanzlicher Natur können genommen werden.

Man muß sich bewußt sein, daß das griechische Wort Pharmakon nicht nur Heilmittel, sondern auch Gift bedeutet. Es ist nur eine Frage der richtigen Dosierung und Anwendung, ob das Medikament, das Pharmakon, giftig oder heilend wirkt. Man sollte soweit wie möglich versuchen, mit diätetischen und physikalischen Maßnahmen auszukommen, bevor man zum hochwirksamen Medikament greift. Wenn es aber erforderlich ist, dann auch in der richtigen, wohlabgewogenen Dosierung, d. h. weder unter- noch überdosiert, und ausschließlich nach Anweisung des Arztes.

Askariden: siehe Wurmerkrankungen

Asthenie

Sie ist häufig Ausdruck einer schwächlichen Körperverfassung. Dabei besteht neben dem Gefühl der Kraftlosigkeit auch Magerkeit, eine Schlaffheit der Verdauungsorgane, Verstopfung, leichte Ermüdbarkeit, Blutarmut und Muskelschwäche. Der körperlichen Schwäche entspricht häufig auch eine seelische Schwäche und Kindlichkeit (Infantilität).

Aus dieser körperlich-seelischen Schwäche ergeben sich oft Fehlhaltungen gegenüber den täglichen Anforderungen, was meist als Neurose oder neurotisches Verhalten gedeutet wird.

Die sogenannten Kräftigungsmittel helfen nur wenig, können aber trotzdem nützlich sein, wenn sie die meist geringe Eßlust anregen und zugleich eine psychotherapeutische und seelsorgerliche Beratung eingeleitet wird.

Die rein körperliche Verfassung läßt sich durch systematisch betriebenen Sport (vor allem Schwimmen) und durch heilgymnastische Behandlung wesentlich verbessern.

Asthma: siehe Bäckerasthma und Bronchialasthma

Atemnot

Sie ist ein Symptom für verschiedene funktionelle und auch schwere organische Störungen. Die Grundkrankheit, wie nervöse Übererregung, vegetative Dystonie, Bronchial- oder Herzasthma, Herzschwäche, Bluthochdruck, Lungenbläschenverödung (Emphysem) sowie eine Reihe anderer Herz- und Lungenerkrankungen oder auch Nierenkrankheiten, muß geklärt und diese dann behandelt werden.

Aufstoßen (siehe auch Schluckauf)

Der Schluckauf ist meist ein rein nervöses Symptom, er kann aber auch bei Gehirn- und Baucherkrankungen auftreten (epidemische Gehirnentzündung, Ruhr, Bauchfellentzündung). Der rein nervöse Schluckauf verschwindet durch kräftiges Niesen (z. B. durch Niespulver, Schnupftabak). Oft genügt es schon, recht kaltes Wasser zu trinken. Aufstoßen kann natürlich auch durch einen verdorbenen Magen hervorgerufen werden. Fasten ist dann die beste Medizin. Feucht-heiße Kompressen auf die Magen-Zwerchfell-Gegend beschleunigen die Heilung.

Augen, alternde

Bei zunehmendem Alter müssen die Augen öfter fachärztlich untersucht werden, damit Augenerkrankungen, z. B. der graue und der grüne Star, frühzeitig zu erkennen sind. Wie der grüne Star, so kann auch die Kurzsichtigkeit zur Erblindung führen. Chronischen Infektionen können Entzündungen der Ader-, Netz- und Regenbogenhaut folgen. Auch Augenschwäche und schnelle Ermüdbarkeit der Augen muß beachtet werden. Augenärztlicher Rat ist in allen Fällen unentbehrlich.

Augenlidrandentzündung

Am Lidrand können verschiedene entzündliche Erkrankungen auftreten, so zum Beispiel das *Hagelkorn* (Chalazion), wenn sich die am freien Lidrand mündenden Ausführungsgänge der Meibomschen Drüsen, die normalerweise den Lidrand einfetten, verstopfen. Verstopfen die den Wimpern zugehörigen Mollschen Drüsen, so entsteht das *Gerstenkorn* (Hordeolum). Das Hagelkorn muß operativ entfernt werden, das Gerstenkorn kann man durch Kamillen- oder Leinsamenkompressen erweichen, so daß es sich öffnet und entleert.

Auch bei einer *skrofulösen Bindehautentzündung* kommt es zur entzündlichen Miterkrankung des Lidrandes, der nicht nur gerötet aussieht, sondern auch mit

Krusten und Borken bedeckt ist. Diese werden mit Kamillen- oder Augentrostbädern aufgeweicht und abgelöst. Dann trägt man eine sulfonamid- oder cortisonhaltige Augensalbe auf.

Medikamente: Lymphozil, Gantrisin, Kanamytrex-Augensalbe und -Augentropfen.

Augenschäden

Zahlreiche Augenschäden können durch Medikamente entstehen, z. B. durch Resochin, ein Malaria-Mittel, das auch vielfach bei chronischem Rheumatismus gebraucht wird. Bei zu hoher Dosierung können Netzhautentzündungen auftreten, die das Sehvermögen verschlechtern und das Gesichtsfeld einschränken. Auch mit Hornhauteinlagerungen, die aber voll rückbildungsfähig sind, muß man rechnen. Auf jeden Fall ist der Augenarzt aufzusuchen.

Augenschmerzen

Bei Augenschmerzen ist zu unterscheiden, ob es sich um Schmerzen in der Umgebung des Auges, im Auge selbst oder beim Lesen handelt.

Bei Schmerzen in der Umgebung des Auges kann es sich um eine Lidrandentzündung, eventuell verbunden mit einer Bindehautentzündung, ein Gerstenkorn, ein Hagelkorn oder um eine Entzündung der Tränendrüsen handeln. Es kann aber auch eine Entzündung der Schläfenarterie, eine Riesenzellarteriitis Horton oder eine Gürtelrose im Bereich des ersten Gesichtsnervenastes bestehen.

Bei Schmerzen im Auge ist an eine Bindehautentzündung, eine Hornhautentzündung oder an einen akuten Glaukomanfall zu denken.

Treten die Schmerzen beim Lesen auf, so ist entweder ein Brechungsfehler der Augenlinse (Hyperopie, Astigmatismus, Presbyopie) die Ursache, oder es liegt eine Störung des beidäugigen Sehens (Heterophorie) durch eine Schwäche einzelner äußerer Augenmuskeln vor.

Da die Unterscheidung der einzelnen Erkrankungsformen schwierig ist, sollte man bei anhaltenden Augenschmerzen in jedem Falle den Augenarzt aufsuchen und keine Zeit mit unnützen Behandlungen verlieren.

Ausfluß (Weißfluß, Scheidenkatarrh)

Die Scheide wird nicht aus Schleimhaut gebildet, sondern aus einer Haut ohne drüsige Anteile, nämlich aus mehrschichtigem Plattenepithel. Beim Ausfluß handelt es sich immer um eine Ausschwitzung infolge einer Entzündung des unter der Haut liegenden Bindegewebes.

Die Krankheiten und ihre Behandlungsmöglichkeiten

Die Ausbildung der Scheidenhaut hängt von der Funktion der Eierstöcke ab. Die während der ersten Zyklushälfte gebildeten Hormone, die Östrogene, bauen die Scheidenhaut auf und lagern zugleich eine zuckerbildende Substanz (Glykogen) ein. Die Eierstockshormone der zweiten Zyklushälfte, die Gestagene, bewirken eine Abschilferung der oberflächlichen Zellschichten, die dann durch die normalen Scheidenbakterien aufgelöst werden, wobei das eingelagerte Glykogen frei wird und sich in Malz- und Traubenzucker umwandelt. Die Döderleinschen Scheidenbakterien leben von dem Zucker und vergären ihn dabei zu Milchsäure. Diese bewirkt normalerweise ein saueres Milieu in der Scheide.

Wird das sauere Milieu zur alkalischen Seite hin verschoben, beginnt sofort eine hemmungslose Vermehrung krankhafter Mikroorganismen (Trichomonaden, Soor-Erreger, Bakterien). Schon während der Menstruation wird die Vermehrung begünstigt, da das Menstrualblut alkalisch ist. Eine falsche Hygiene, so die Verwendung alkalischer, geruchsbindender Seifen und Intimsprays, kann zur Vermehrung der Keime führen. Beim Waschen ist peinlich darauf zu achten, daß mit dem Waschlappen nicht Keime (z. B. Colibakterien) vom After auf die Scheide übertragen werden.

Eine bei Entzündung vermehrte Absonderung aus dem sich in der Tiefe der Scheide befindenden Muttermund ist ebenfalls alkalisch und vermindert den Säureschutz. Die Entzündung am Muttermund kann allein schon durch eine Verlagerung des Muttermundes eintreten, eine Veränderung, die durch die modernen Schwangerschaftsverhütungsmittel anscheinend begünstigt wird.

Die Behandlung richtet sich in jedem Falle zunächst nach den vorhandenen und nachweisbaren Erregern. Diesen Nachweis kann jeder Arzt durchführen. Neben Spezialmitteln gegen die nachgewiesenen Erreger (z. B. Clont gegen Trichomonaden oder Moronal gegen Soor) benötigt man ein Mittel zur Wiederherstellung des normalen saueren Scheidenmilieus (Spuman). Eine Selbstbehandlung ist sinnlos; die örtliche und innerliche medikamentöse Behandlung ist Sache des Arztes, der auch in der Lage ist, die nötigen Erreger-Kontrollen durchzuführen.

Eine Verbesserung der allgemeinen Körperverfassung und der Hormondrüsentätigkeit (also auch der Eierstöcke, wovon die Scheidenhautfunktion abhängig ist) erreicht man durch viel körperliche Bewegung, Schwimmen, Meerwasser- und Saunabäder sowie Blitzgußmassagebäder (nach *Fey* und *Kaiser*).

Ausfluß nach Geburt

Bei Entbindungen kommt es nicht selten zu einem Riß am Gebärmutterhals. Häufig tritt danach eine chronische Entzündung und infolgedessen Ausfluß auf. Durch einen kleinen operativen Eingriff läßt sich das zerrissene Gewebe entfernen und die Wunde vernähen. Sie heilt fast völlig glatt ab, und der Ausfluß ist damit beseitigt.

Ausschlag: siehe Ekzem

B

Bäckerasthma (siehe auch Bronchialasthma)

Es ist ein regelrechtes Bronchialasthma, das durch eine Mehl- und Getreidestaub-Allergie hervorgerufen wird und von dem etwa jeder zehnte Bäcker betroffen ist. Meist tritt etwa um das zwölfte Berufsjahr zunächst ein allergischer Schnupfen (allergische Mehlrhinitis) auf, nach weiteren zwei bis fünf Jahren folgt das eigentliche Asthma, das später zu einer Lungenfibrose (bindegewebige Entartung) führt. Um diese Entwicklung zu verhindern, sind schon beim Mehlschnupfen Vorbeugungsmaßnahmen erforderlich, die fast immer einen Arbeitsplatz- oder gar einen Berufswechsel notwendig machen.

Weitere Vorbeugungs- und Heilmaßnahmen sind Atemübungen, Wandern, Schwimmen, eventuell ein Allergietest und eine entsprechende Desensibilisierung, die allerdings Sache des Arztes sind.

Bandscheibenschaden

Bandscheiben sind die elastischen „Kissen" zwischen den Wirbelkörpern. Sie bestehen in der Mitte aus einem weichen Gallertkern, der von einem festen Faserknorpelring (Anulus fibrosus) umgeben ist. Da sie keine Blutgefäße enthalten, erfolgt die Ernährung durch Aufsaugen der Stoffe aus den Wirbelkörpern.

Unter unseren zivilisierten Lebensverhältnissen (meist Sitzen, Stehen oder Fahren) unterliegen die Bandscheiben einer vorzeitigen und vermehrten Abnutzung. Nur bei wenigen älteren Menschen sind sie noch normal.

Der vorzeitige Bandscheibenverschleiß bewirkt meistens, aber nicht immer, erhebliche, zeitweilig auftretende oder auch anhaltende rheumatisch-neuralgische Schmerzen im Nacken, in den Armen, im Rücken oder in den Beinen. Bei Fortschreiten der Degeneration der Bandscheiben können die Schmerzen nachlassen oder gar verschwinden, weil die Stützfunktion allmählich durch knöcherne

Randzackenbildungen der Wirbelkörper übernommen wird, was aber zugleich die Elastizität und Beweglichkeit der Wirbelsäule verringert. Im Röntgenbild findet man dann an den mechanisch am stärksten beanspruchten Stellen der Wirbelsäule die bekannten „osteochondrotischen Veränderungen".

Es kann nun gelegentlich bei Überarbeitung, langem Bücken, „falschen", das heißt plötzlichen und ungewohnten Bewegungen oder auch bei heftigem Niesen zu Einrissen des Faserrings der degenerierten Bandscheibe kommen, wodurch akute Schmerzen ausgelöst werden, weil sich durch den Einriß die Bandscheibe in den Rückenmarkskanal vorwölbt. Man spricht dann meist von „Hexenschuß" oder „Ischias". Viel seltener kommt es zur Sprengung des Faserrings und damit zu einem Vorfall (Prolaps) der Bandscheibe in den Rückenmarkskanal. Tritt der Gallertkern völlig aus dem Faserring in den Rückenmarkskanal, so besteht ein Bandscheibenbruch (Diskushernie). Durch Vorfälle und Brüche entstehen Nervenwurzelreizungen, die bis zu vollständigen Lähmungen führen können. Die Behandlung richtet sich nach dem Stadium des Bandscheibenschadens und muß ärztlich geleitet werden.

Bei der am häufigsten vorkommenden Vorwölbung der Bandscheibe im unteren Lendenwirbelsäulenbereich kommen folgende Maßnahmen in Frage:

Diät: Anreicherung der Kost mit den Vitaminen der B-Gruppe und mit Vitamin E (Hefeextrakte, Nußmuse und Vollkornerzeugnisse).

Physikalische Maßnahmen: Chiropraktische Behandlungen können akute Schmerzzustände häufig schnell bessern. Sie bedeuten allerdings keinen Schutz vor Rückfällen. Auch Einreibungen (z. B. mit Pinimenthol, Finalgon-Salbe, Menthoneurin-Salbe oder -Liniment, Bayolin und Rubriment-Öl) bringen Linderung.

Sobald als möglich mit einer Übungsbehandlung beginnen, dazu Massage, Wärmeanwendung, Unterwassermassage, Stangerbäder, Bewegungsbäder. Später Badekuren in Schwefel-, Moor- und Thermalbädern sowie Gymnastik und systematisches Gehtraining.

Psychotherapeutische Maßnahmen: Entspannungsübungen, autogenes Training.

Medikamente: Beruhigungsmittel, Schmerzmittel und Muskelentspannungsmittel einzeln oder in Kombination (z. B. Atosil, Tomanol, Spondylon, Delta-Butazolidin, Sanoma, Cabral, Delta-Cabral u. a.).

Viele Ärzte werden auch örtliche Injektionen vornehmen mit Novocain, Impletol, Hostacain, auch in Verbindung mit Hydrocortison und Hyaluronidase. Bewährt haben sich Injektionen von Novalgin mit Zusätzen von Vitaminen der B-Gruppe (B_1, B_2, B_{12}) und Sigma-Elmedal-Injektionen.

Tritt eine akute Einklemmung mit Lähmung auf, muß sofort operiert werden. Je schneller dies möglich ist, um so vollständiger bilden sich die Lähmungen zurück. Von allen Bandscheibenerkrankten müssen etwa 10% früher oder später operiert werden.

Oft ist auch die operative Beseitigung von Zahnherden, insbesondere knochenauflösenden Herden im Kieferwinkel, Anlaß zum Verschwinden sämtlicher Beschwerden im Halswirbelbereich.

Bandwurm: siehe Wurmerkrankungen

Bauchprellung

Bei stumpfen Verletzungen des Bauches ist es sehr schwer zu entscheiden, ob wirklich nur eine Bauchprellung oder etwa eine wesentlich darüber hinausgehende Quetschung mit Verletzungen innerer Organe, z. B. Riß und Blutung von Bauchfell, Leber, Milz, Zwerchfell, Bauchspeicheldrüse oder Nieren, vorliegt.

Wenn es sich nur um eine Prellung handelt, kann sie im Hause mit Ruhe und feuchter Wärme behandelt werden. Das läßt sich aber bei der ersten Untersuchung in der Hälfte aller Fälle nicht sicher beurteilen. Risse in Milz, Leber, Bauchspeicheldrüse und den Nieren machen sich oft erst Stunden bis Tage nach der Verletzung bemerkbar. Auch ein Schock braucht nicht schon unmittelbar nach der Verletzung erkennbar zu sein. Jede stärkere Bauchverletzung bedarf daher klinischer Beobachtung. Ein Viertel aller mit einer stumpfen Bauchverletzung in die Klinik eingewiesenen Patienten muß operativ behandelt werden. Schon im Verdachtsfall ist daher die schnelle Einweisung in eine Chirurgische Klinik notwendig. Bei Schockzuständen muß unbedingt schnellstmöglich ein Unfallwagen bestellt werden, in dem ein Unfallarzt bereits auf dem Transport eine Infusion vornehmen kann. Siehe auch unter „Quetschung“.

Bauchspeicheldrüsenentzündung

Die Entzündung der Bauchspeicheldrüse (Pankreatitis) kann verschiedene Ursachen haben (mechanische, toxische, bakterielle, Stoffwechselstörungen). Am häufigsten kommt sie aber bei Erkrankungen der Gallenwege (chronische Entzündungen, Steine) und beim Alkoholismus vor.

Man unterscheidet zwar eine akute und eine chronische Bauchspeicheldrüsenentzündung, es handelt sich dabei aber um dasselbe Krankheitsbild, nur kann es einmal hochdramatisch schnell ablaufen, zum andern sich über Jahre hinziehen. Die *akute* Entzündung macht sich durch plötzlich auftretende Bauchschmerzen bemerkbar, die nach dem Rücken oder nach den Schultern ausstrahlen oder gürtelförmig empfunden werden. Fast regelmäßig tritt auch Erbrechen, Fieber und ein

Rippenfell-Erguß auf. Die Auslösung des Anfalls geschieht oft durch zu umfangreiche oder zu fettreiche Mahlzeiten oder auch durch Alkohol.

Die Krankheiten und ihre Behandlungsmöglichkeiten

Schon beim Verdacht auf eine akute Bauchspeicheldrüsenentzündung ist schnelle ärztliche Hilfe, am besten Krankenhausaufnahme, erforderlich, da sich das Krankheitsbild durch das Auftreten von Schocksymptomen mit beängstigender Atemnot dramatisch zuspitzen und die Erkrankung leicht mit akuter Blinddarmentzündung, Magendurchbruch, Darmverschlingung, Rippenfellentzündung, Lungenentzündung oder Herzinfarkt verwechselt werden kann. Der Verdacht ist bereits gegeben, wenn plötzlich heftige, anhaltende und ausstrahlende Oberbauchschmerzen auftreten. Der Arzt wird zunächst Trasylol injizieren, ein Medikament, das die Verdauungsfermente des Pankreas außer Gefecht setzt.

Die Ursache ist immer der Austritt von Bauchspeicheldrüsensaft aus der Drüse und dessen Eindringen in die anderen Bauchorgane, wo er das Gewebe zerstört und verdaut (Nekrosen). Außerdem wird der Saft von der Blutbahn aufgenommen. Die Folge ist eine Blutvergiftung.

Bei der weniger dramatisch ablaufenden *chronischen* Bauchspeicheldrüsenentzündung spielen sich diese Vorgänge langsamer, über Monate bis Jahre ab. Aber auch hierbei steht der Schmerz als Krankheitssymptom an erster Stelle. Dann kommen Verdauungsbeschwerden (Übelkeit, Blähungen, Erbrechen, Völlegefühl) und Alkoholunverträglichkeit hinzu. In der Folgezeit macht sich ein immer stärker werdender Gewichtsverlust bemerkbar. Außerdem tritt Durchfall auf mit umfangreichen, breiförmigen Fettstühlen.

Bauchspeicheldrüsenentzündungen (zum Teil mit Durchfällen) können auch als Nebenwirkung bei der Anwendung der modernen Wasserausscheidungsmittel (Diuretika) auftreten, und zwar als Folge eines Magnesiummangels.

Die Sicherung der Diagnose bleibt immer eine sehr schwierige ärztliche Aufgabe, die manchmal nur durch eingehende Untersuchungen im Krankenhaus gelöst werden kann.

Die ärztliche Behandlung der sicher nachgewiesenen chronischen Bauchspeicheldrüsenentzündung umfaßt 1. die Schmerzbekämpfung (meist Atropin und Papaverin), 2. die Beseitigung der auslösenden Ursachen (Leber-Gallenwegs-Infekte, Alkoholismus u. a.), 3. den Ersatz der fehlenden Bauchspeicheldrüsenfermente durch Präparate mit einem möglichst hohen Lipasegehalt (z. B. Cotazym forte Dragees) und 4. diätetische Maßnahmen, und zwar eine leichte Magen-Darm-Schonkost, auf fünf bis sechs kleine Mahlzeiten verteilt, unter Zugabe fettlöslicher Vitamine (A, D_2, E, K), die eventuell auch als Injektion gegeben werden können.

Eine Operation wird notwendig, wenn Abflußhindernisse in den Drüsenausführungsgängen bestehen, vegetative Schmerzleitungsbahnen auszuschalten sind oder das Vorhandensein eines Pankreaskrebses ausgeschlossen werden muß.

Bauchspeicheldrüsenschwäche

Die normale Bauchspeicheldrüsenfunktion ist weitgehend vom normalen Funktionszustand der anderen Verdauungsorgane abhängig. Gallenflußstörungen schränken auch die Absonderung der Bauchspeicheldrüsensäfte in den Zwölffingerdarm ein. Ebenso führen Leberveränderungen zu Störungen der Bauchspeicheldrüsenfunktion. Die Säureverhältnisse im Magen haben nur einen geringen Einfluß auf die Bauchspeicheldrüse.

Eine zu geringe Bauchspeicheldrüsenfunktion hat Störungen der Nahrungsverarbeitung mit entsprechenden Verdauungsbeschwerden zur Folge. Die Unterfunktion der Drüse kann im ärztlichen Labor festgestellt werden.

Physikalische Maßnahmen: Leibwickel, Blitzgußmassagebad, Kurzwellendurchflutungen des Oberbauchs, Heublumensack.

Medikamente: Funktionssteigernd wirken einige Bitterkräuter und senfölhaltige Pflanzen, wie Brennessel, Kardobenediktenkraut, Seifenkraut, Tausendgüldenkraut und Meerrettich. Pflanzliche Fertigpräparate sind Bilipeptal, Gastritol, Gastroplant, Harongan. Als Ersatz für fehlende Enzyme dienen Nutrizym, Pankreon, Pascopankreat, Pankreoflat u. a.

Beschäftigungskrampf

Bei ständiger Überarbeitung können Krämpfe in den Muskelgruppen der Hände oder der Unterarme eintreten (z. B. Schreibkrampf). Eine Unterbrechung der Tätigkeit ist für kurze Zeit erforderlich. Falls das nicht genügt, kommen folgende Behandlungsmöglichkeiten in Frage:

Physikalische Behandlung: Ansteigende Armbäder, kalter oder wechselwarmer Arm- und Oberkörperguß, Bindegewebsmassage, dann regelmäßig Bewegungsübungen.

Medikamente: Einreibungen mit „Rheumasalben", z. B. Finalgon, Menthoneurin und andere. Innerlich sind Vitamin-B-Komplex-Präparate von großem Nutzen.

Bindegewebsschwäche

Die Bindegewebsschwäche zeigt sich in erster Linie als Krampfaderleiden. Sie gehört aber auch zum Bild der Allgemeinschwäche (Asthenie) und ist oft mit einer Nervenschwäche (Neurasthenie) anzutreffen. Bindegewebsschwächlinge sind meist mager, blaß, schlank, haben überstreckbare Gelenke, weiße, kariesanfällige Zähne, neigen zu niedrigem Blutdruck und zu Senk-Spreiz-Füßen. Eine

Behandlung kann nur auf lange Sicht zu einer Besserung dieser Körperverfassung führen.

Diät: Milcheiweißhaltige, vitaminreiche Vollkost mit reichlich Obst, Salaten und Gemüse.

Physikalische Maßnahmen: Sie spielen über Jahre hinaus die Hauptrolle in der Behandlung und müssen vom Arzt regelrecht geplant werden. Nützlich sind Gymnastik, einschließlich Fußgymnastik, Taulaufen, Barfußgehen, Schwimmen, Radfahren, Seilspringen auf dem Rasen (weicher Boden).

Psychotherapeutische Maßnahmen: Bindegewebsschwache Menschen brauchen neben körperlicher und psychischer Anregung auch Anerkennung für ihre Leistungen, damit sich ihr Selbstbewußtsein erhöht.

Medikamente: Calcium fluoratum D_6—D_{12} (dreimal täglich 1 Tablette), Silicea D_{12}, Ackerschachtelhalm, Spitzwegerich, Tausendgüldenkraut.

Als *Fertigpräparate* stehen zur Verfügung Cefossin „Cefak", Silicea Oligoplex, Zinnkrautsaft.

Da die sogenannten *Glucocorticoide* zahlreiche chemische Veränderungen an der Grundsubstanz hervorrufen und die Reaktion des Bindegewebes auf Verletzungen verändern, ist bei Bindegewebsschwächlingen mit Glucocorticoidpräparaten (z. B. Cortison, Hydrocortison und Corticosteron) größte Vorsicht am Platze. Sie haben eine intensive Wirkung auf den Kohlenhydrat- und Eiweißstoffwechsel, wobei sie den Transport der Aminosäuren (der Eiweißbausteine) in die Zellen bremsen.

Bindehautentzündung

Die einfache Bindehautentzündung kommt häufig vor und wird durch Staub, Wind, Neigung zu Schleimhautkatarrhen oder Skrofulose hervorgerufen. Sie tritt auch in Begleitung zahlreicher anderer Krankheiten auf, z. B. bei chronischem Schnupfen, Nasenscheidewandverbiegungen und Polypen.

Wenn sich die einfache Bindehautentzündung nicht in wenigen Tagen zurückbildet (z. B. nach Kamillen- und Augentrostkompressen), ist der Augenarzt aufzusuchen, um eventuell vorhandene Erreger oder Herde feststellen zu lassen.

Blähungen

Viele, besonders ältere Menschen, leiden häufig an einer quälenden Aufblähung des Leibes, vor allem dann, wenn sie reichlich Rohkost zu sich nehmen. Der Bauch ist meist sogar bei normalem Stuhlgang gespannt, weil die Därme durch die sich bildenden Gase schmerzhaft überdehnt sind (Meteorismus).

Manchmal fehlt dann die Magensäure, oder sie ist nur in ungenügender Menge vorhanden. Ebenso kann die Produktion der Verdauungsfermente zu gering sein. Oft genug ist die Funktion der Bauchspeicheldrüse zu schwach. In diesen Fällen bringen Säure-, Ferment- oder Bauchspeicheldrüsenpräparate schnelle Hilfe.

Vielfach läßt sich die übermäßige Gasbildung auch durch Gaben von Heilerde, Moor-Trinkkuren und Leinsamenschrot beseitigen.

Allein durch Bauchdeckengymnastik lassen sich meist die Funktionen der Bauchorgane aktivieren und damit die Blähungen beseitigen. Versagen alle diese Möglichkeiten, muß durch eingehendere Untersuchungen (Röntgenkontrolle) geklärt werden, ob eine schwerere organische Erkrankung vorliegt.

Blasenkatarrh

Das normale Fassungsvermögen der Blase beträgt etwa $^1/_4$—$^1/_2$ Liter. Da täglich zwischen 1000—1600 ccm Harn (etwa 1—1$^1/_2$ Liter) ausgeschieden werden muß, ist 3—4mal täglich eine Entleerung notwendig. Nachts soll der Harndrang fehlen. Häufiges Wasserlassen mit Schmerzen am Schluß der Entleerung spricht bereits für eine *akute Blasenentzündung* (Cystitis).

Häufiges Wasserlassen ohne Schmerzen kann Ausdruck einer *Schrumpfblase* als Ergebnis häufiger Blasenentzündungen sein.

Auch *Harnleitersteine* können plötzlich auftretendes häufiges Wasserlassen verursachen.

Bei einer *chronischen Blasenentzündung* gibt es wenig Symptome, immerhin besteht auch dann alle zwei Stunden Harndrang bei nur mäßigen Schmerzen, und zwar auch nachts. Häufiges Wasserlassen nur am Tage und ohne Schmerzen kann ein rein nervöses Zeichen sein.

Treten die Anzeichen einer chronischen Blasenentzündung beim Mann auf, muß man zunächst an eine organische Krankheit wie Prostatavergrößerung, Blasensteine, Blasenpolypen oder Tumoren denken. Seelisch-nervös bedingt ist meist die Reizblase der Frau. Man findet dabei keinerlei Veränderungen im Harn.

Die *akute* Blasenentzündung heilt in den meisten Fällen durch Ruhe, Wärme, Bärentraubenblättertee oder Arctuvan ab. Stärker wirkt schon das pflanzliche Antibiotikum Tromacaps, ein Präparat aus der Kapuzinerkresse (3mal täglich 2 Kapseln).

Sollte dann immer noch keine Abheilung erfolgen, empfiehlt sich die Anwendung eines Nitrofurantoin-Präparats (z. B. Furadantin), das eine starke antibakterielle Wirksamkeit bei den vier häufigsten Erregern entfaltet.

Bei *chronischen* Blasenentzündungen muß zunächst eine Empfindlichkeitsprüfung in einer bakteriologischen Untersuchungsstelle vorgenommen werden, bevor ein Mittel eingesetzt werden kann, gegen das die vorhandenen Erreger empfindlich sind, damit sie abgetötet werden können.

Bei sehr hartnäckigen Fällen sieht sich der Arzt gezwungen, Blasenspülungen mit antibiotisch wirksamen Mitteln vorzunehmen, weil dadurch eine besonders intensive Beeinflussung der Erreger möglich ist.

Blasenkrämpfe

Sie treten vorwiegend bei Frauen im mittleren und höheren Alter auf, verbunden mit Harndrang, der nur zu geringen Entleerungen führt, aber brennende Schmerzen verursacht. Außer an eine Blasenentzündung oder Reizblase ist auch an eine Blasenschwäche zu denken, die besonders beim Husten oder Lachen zum Einnässen führt oder auch die Ursache des „Nachtröpfelns" sein kann. Neben einer Blasenschwäche liegt dann häufig noch eine Erschlaffung des Beckenbodens und eine Scheidensenkung vor.

Physikalische Maßnahmen: Ansteigende Fußbäder, Wechselfußbäder, Wechselsitz- oder -halbbäder mit Haferstroh oder Kamillenzusatz, Bindegewebsmassagen, Kurzwellen- oder Hochfrequenzbestrahlungen.

Medikamente: Hovaletten, Rhoival, Valdispert, Kamillosan, Urgenin, Buccotean-Tee. Auch *Heilpflanzen,* innerlich angewandt, können von großem Nutzen sein, z. B. Baldrian, Birke, Kamille, Melisse, Tormentill. Häufig sind allerdings Zäpfchen oder Injektionen nicht zu vermeiden.

Blasenlähmung

Eine Blasenlähmung kann akut oder subakut auftreten und mit einer totalen Harnsperre verbunden sein. Sie darf nicht auf die leichte Schulter genommen werden, da sie das Symptom eines sogenannten *medianen Bandscheibenschadens* sein kann, wenn zugleich ischiasartige Schmerzen bestehen.

Wird der frühestmögliche Zeitpunkt für eine Operation verpaßt (sie sollte möglichst schon nach Stunden geschehen), tritt fast immer eine nicht mehr rückgängig zu machende Schädigung der Blasenfunktion ein.

Blasensteine

Wenn nach dem Liegen klarer Urin entleert werden kann, nach dem Gehen aber blutiger Urin auftritt, muß man mit einem Blasenstein rechnen. Kleinere Steine können aus dem Nierenbecken stammen, größere sind meist in der Blase selbst entstanden. Oft besteht zugleich ein Hindernis am Blasenausgang (Prostatavergrößerung, narbige Verengung, Tumoren).

Kleinere Steine gehen meist von selbst ab, größere Steine müssen instrumentell in der Blase zerkleinert (eventuell durch Ultraschall) und der entstandene Grieß dann abgesaugt werden.

Neue Steinbildungen sucht man durch Uralyt (bei Oxalatsteinen) oder Uralyt-U (bei Harnsäuresteinen) zu verhüten.

Blasentumoren

Etwa 75 % aller Blasentumoren entfallen auf Männer nach dem 50. Lebensjahr. Wiederum in 75 % aller Fälle tritt als erstes Krankheitszeichen Blutharnen auf. Nicht selten kommt es auch zur Infektion mit Fieber und Schmerzen oberhalb des Schambeins.

Die diagnostische Klärung kann nur der Urologe vornehmen, da eine Blasenspiegelung, eventuell Probeentnahme von Gewebe und andere zusätzliche Untersuchungen notwendig sind. Bei Auftreten von blutigem Urin ist also in allen Fällen der Facharzt für Urologie aufzusuchen.

Wird ein Blasentumor einwandfrei festgestellt, kommt nur noch eine chirurgische Behandlung, manchmal eine Elektroresektion (elektrische Ausschneidung) oder Koagulation (elektrische Verkochung) in Frage.

Die reine Bestrahlungsbehandlung (Betatron) muß noch mit zu hohen Dosen (9000 Röntgen) vorgenommen werden, so daß Schäden am gesunden Gewebe nicht vermieden werden können. Sobald es technisch gelingt, den Tumor durch Vorbehandlung (Säuerung des Gewebes und Überwärmungsbäder mit 40° C und darüber) wesentlich strahlenempfindlicher zu machen, so daß die Strahlendosis stark vermindert werden kann, dürfte diese Behandlung sehr viel befriedigender durchzuführen sein.

Etwa 15—20 % der Erkrankten können geheilt werden, wenn der Tumor noch nicht auf die Umgebung der Blase oder auf die Lymphbahnen übergegriffen hat.

Krebshemmende chemische Mittel, die sogenannten Zytostatika, haben auf den Tumor keinen nennenswerten Einfluß; sie schädigen meist nur das blutbildende System.

Bleichsucht: siehe Blutarmut

Blinddarmentzündung

Die hauptsächlichen Krankheitszeichen sind größter Schmerz im rechten Unterbauch (im Bereich des sogenannten MacBurneyschen Punktes), Abwehrspannung der Bauchdecke, Zunahme des Schmerzes bei plötzlichem Loslassen der abtastenden Hand (positives Loslaßzeichen), etwas erhöhte Temperatur, Temperaturdifferenz von 1 Grad zwischen Achselhöhlen- und Darmmessung. Die Diagnose ist jedoch schwierig, da der Blinddarm häufig keine normale Lage aufweist, was sehr leicht zu Fehldiagnosen führen kann. Schmerzen im rechten Unterbauch können auch bei anderen Infekten, als Anfangssymptom z. B. auch bei Masern, Röteln, Scharlach und Typhus, entstehen.

Bei rechtsseitigen Unterbauchschmerzen sollte daher immer baldmöglichst der Arzt geholt werden.

Als *Behandlung* ist nur die frühzeitige *Operation* möglich, auch bei nicht eindeutiger Diagnose.

In der *Nachbehandlung* kommen Bewegungsübungen (Beingymnastik) und Atemübungen in Frage, die sobald wie möglich begonnen werden sollen, damit sich das Risiko von Folgekrankheiten (Venenentzündung, Thrombose, Embolie) verringert. Dem gleichen Zweck dient in dieser Zeit auch die Verabreichung von Kreislaufmitteln, Antibiotika und gerinnungshemmenden Substanzen besonders bei älteren Menschen.

Blutarmut (Anämie)

Es gibt verschiedene Formen der Blutarmut. Man unterscheidet sie am besten nach der Ursache. Die erste Gruppe bilden

1. *Blutungsanämien* durch übermäßigen Blutverlust, wobei wiederum eine akute Blutungsanämie von einer chronischen Blutungsanämie zu unterscheiden wäre;

2. *Anämien durch Blutzerfall* (hämolytische Anämien), der entweder akut auftreten kann durch Bakteriengifte, chemische Stoffe, Arzneimittel oder Autoagglutinine oder aber chronisch. In diesem Fall ist er familiär bedingt oder angeboren.

Eine zweite Gruppe bilden die Anämien infolge verminderter Blutbildung. Hierzu gehören

1. *Anämien bei mangelhaftem Kerneiweißaufbau* durch einen Mangel an Vitamin B_{12} (perniziöse Anämie und ähnliche Formen, wie sie auch bei rein vegetarischer Lebensweise auftreten), durch einen Mangel an Folsäure, wie er bei Magen-, Darm- und Leberkrankheiten sowie bei Alkoholismus und der Einnahme von Hydantoinpräparaten vorkommt;

2. *Anämien, die durch einen gestörten Blutfarbstoffaufbau* auftreten infolge Eisen- und Vitamin-B_6-Mangels (Pyridoxinmangel);

3. *Anämien infolge einer ungenügenden Ausschwemmung von Blutzellen,* wie es bei Entzündungen, chronischen Infekten, chronischen Nierenerkrankungen und bösartigen Tumorbildungen vorkommt;

4. *Anämien infolge einer Knochenmarksverdrängung* (z. B. bei schweren Erkrankungen der weißen Blutzellen);

5. *Anämien infolge von Schädigungen des Knochenmarks* durch Bakteriengifte und chemische Substanzen.

Eine Unterscheidung der vielen Anämieformen ist ohne ärztliche Hilfe nicht möglich.

Diät: Diätetische Maßnahmen unterstützen die meist im Vordergrund stehende medikamentöse Behandlung der Anämien. Bei den *Blutungsanämien* ist eine eiweiß- und vitaminreiche Vollkost notwendig. Die erschöpften Eisendepots füllt man am besten mit den heute gut verträglichen Eisenpräparaten auf. Heilpflanzen können nur unterstützende Wirkung haben. Eisenreiche Nahrungsmittel sind zu bevorzugen.

Bei den *Anämien durch Blutzerfall* ist von einer speziellen Diät nicht viel zu erwarten. Wenn die Ursache des Blutzerfalls beseitigt werden kann, stellt sich auch wieder Appetit ein. Vollkost ist dann die beste Diät.

Auch bei den *Anämien durch verminderte Blutbildung* ist nur eine eiweiß- und vitaminreiche Kost sinnvoll. Früher stand bei einer Form dieser Gruppe, nämlich der *perniziösen Anämie,* diätetisch die Leberbehandlung an erster Stelle. Der Genuß von täglich 500 g roher Kalbsleber oder von Leberpreßsaft war aber nicht nur kein Vergnügen, sondern auch sehr teuer. Heute stehen dafür zahlreiche gut einnehmbare und besser wirksame Leberpräparate zur Verfügung, so daß die Leber-Diät keine Bedeutung mehr hat.

Physikalische Maßnahmen: Sie können die anfängliche medikamentöse Behandlung wesentlich unterstützen. Das gilt vor allem für die sekundären Anämien nach Infektionskrankheiten und bei einem schlechten Allgemeinzustand des Körpers, weil in diesem Fall auch die blutbildenden Organe in ihrer Funktion gehemmt sind.

Eine Verbesserung der Blutneubildung ist zu erreichen durch Sonnen- und Höhensonnenbestrahlungen des ganzen Körpers, durch Trockenbürsten, wechselwarme Waschungen und Badeanwendungen sowie durch Radiumbäder (radioaktive Quellen).

Die als Folge der *perniziösen Anämie* auftretenden Nervenstrangstörungen des Rückenmarks (funikuläre Myelose) lassen sich gut behandeln mit Stangerbädern, faradischen Vierzellenbädern, Massagen und gymnastischen Übungen, wenn sie wochen-, manchmal sogar monatelang durchgeführt werden.

Medikamente: Die verschiedenen Anämieformen mit Eisen-, Leber-, Vitaminpräparaten, Bluttransfusionen, Blutersatzmitteln, Hemmitteln für die Blutgerinnung und Corticoiden zu behandeln, ist ganz und gar eine ärztliche Aufgabe. In manchen Fällen ist auch die operative Entfernung der Milz notwendig.

Blutdruckerhöhung, Bluthochdruck

Gesunde Menschen weisen auch im höheren Alter in Ruhestellung einen Blutdruck bis 140/90 mmHg (Millimeter Quecksilbersäule) auf. Alles, was darüber hinausgeht, muß als krankhaft angesehen werden, wenn auch eine geringe Blutdruckerhöhung bei älteren Menschen gewöhnlich nicht so schwerwiegend ist wie bei jüngeren.

Weitaus am häufigsten ist der konstitutionell bedingte (essentielle, genuine, primäre) Hochdruck, bei dem andere Krankheiten als Ursache nicht auszumachen sind.

Geht ein erhöhter Blutdruck mit Übergewicht einher, so ist unbedingt auf eine versteckte oder sich anbahnende *Zuckerkrankheit* zu untersuchen und nach einer *Fettleber* zu fahnden. Erhöhter Blutdruck kann auch bei noch normalem Gewicht schon eine verminderte Zuckerverwertung (verminderte Glukosetoleranz) mit sich bringen. Nach Glukosezufuhr reagieren alle Hypertoniker mit einer erhöhten Insulin-Ausschüttung ins Blut.

Recht häufig entsteht hoher Blutdruck durch eine Erkrankung der Nierenarterien (renaler Hochdruck). Der Verdacht auf eine solche Erkrankung ist gegeben, wenn insbesondere bei jüngeren Patienten ein erhöhter Blutdruck ohne erkennbare andere Ursachen festgestellt wird. Nur eine klinische Untersuchung kann den Sachverhalt klären, da eine Röntgenuntersuchung der Nierenarterien erforderlich ist (Nierenangiographie = Untersuchungsverfahren zum Sichtbarmachen der Blutgefäße im Röntgenbild). Ergibt sich dabei eine Einengung der Nierenarterien (Stenose), muß weiter geklärt werden, ob diese Einengung blutdrucksteigernd wirkt. In zahlreichen Fällen kann dann operativ noch eine Heilung erzielt werden. Allerdings können auch andere schwere Erkrankungen als Ursache des Hochdruckleidens in Frage kommen.

Während beim sekundären Hochdruck zunächst die Grundkrankheit (Blut, Nieren, Übergewicht) behandelt werden muß, bedarf der essentielle (primäre) Hochdruck einer vielseitigen Behandlung, wenn nicht schon Ruhe, Entspannung und Erholungskuren den Druck normalisieren.

Diät: Nach wie vor ist eine kochsalz-, fett- und kalorienarme Kost die vorteilhafteste. Die lacto-vegetabile Diät ist dazu am besten geeignet. Man schaltet 1—2mal wöchentlich einen Reis-Obst-Tag ein. Die Diät muß heute nicht mehr so streng gehandhabt werden, wenn man wassertreibende Mittel verabreicht, da diese zugleich eine vermehrte Kochsalzausscheidung bewirken. Die Diät muß mindestens drei Monate eingehalten werden.

Physikalische Maßnahmen: Ansteigende oder wechselwarme Unterschenkelbäder (täglich, mindestens jeden zweiten Tag), warme Bürstenbäder (34—36° C), warme, vorsichtig und individuell dosierte Kohlensäurebäder, Klimakur im

Mittelgebirge, später auch in größeren Höhen, Galvanisation des Kopfes, Blutegel im Nacken.

Psychotherapeutische Maßnahmen: Aussprachen, Bereinigung von Konfliktsituationen, Entspannungsübungen, autogenes Training.

Medikamente: Es gibt viele entspannende, beruhigende und blutdrucksenkende Medikamente. Sie sind aber schwer zu handhaben, einmal weil alle nur wirken, solange man sie einnimmt, und zum anderen weil fast alle auf die Dauer unerwünschte Nebenwirkungen haben. Die Verordnung kann daher nur vom Arzt geschehen, der auch die in regelmäßigen Abständen zu wiederholenden Blutdruckkontrollen vornimmt. Als Medikamente kommen Rauwolfia-Präparate (z. B. Raufuncton, Serpasil), die modernen Wasserausscheidungsmittel (z. B. Saltucin, Hygroton) oder Kombinationen aus beiden in Betracht (z. B. Modenol, Terbolan, Darebon).

Der Gefahr einer Kalium-Verarmung, die bei Einnahme der Saluretika (Wasserausscheidungsmittel) besteht, begegnet man durch tägliches Obstessen (besonders Grapefruit, Orangen, Bananen und Trockenfrüchte).

Bluterguß

Bei äußerer Gewalteinwirkung auf den Körper (Stoß, Schlag, Fall, Unfall) zerreißen häufig die Gefäße, wobei Blut auch in das Gewebe eindringt. Schwellungen — auch ohne Hautverfärbung — sind als Blutergüsse (Hämatome) zu werten. Unter größeren sichtbaren Hautverfärbungen muß immer ein Knochenbruch vermutet werden; eine Röntgenuntersuchung ist unerläßlich. Bei Verkalkung, krankhafter Durchlässigkeit der Gefäßwand, Mangel an Vitamin P und C kann es schon aus geringen Anlässen zum Bluterguß kommen. Die Verfärbung geht von bläulich über violett und grün zu gelb. Im Laufe von etwa einer Woche sollte der „blaue Fleck“ wieder verschwunden sein.

Physikalische Behandlung: Anfangs kalte Wickel, Kompressen, Heilerde- oder Quarkauflagen zur Schmerzstillung und Kühlung, später warme Kompressen oder Umschläge, um den Erguß aufzusaugen, auch warme Bäder mit kaltem Abguß sind dazu geeignet, noch später ansteigende heiße Teilbäder, Kneippgüsse, Rotlichtbestrahlungen und schließlich ableitende Massagen.

Medikamente: Zur Auflösung und zum Abbau sind viele Mittel geeignet. Äußerlich: Arniflor-Salbe, Arnikamill Wund- und Heilsalbe, Hametum-Salbe, Venoplant-Comp.-Salbe, Hyperforat-Salbe, Arnikatinktur, Weleda Massage- und Hautfunktionsöl.

Innerlich: Hametum-Extrakt, Hyperforat-Tropfen, Symphytum-Pentarkan. Nichtpflanzliche Mittel: Lasonil-Salbe, Thrombophob-Salbe.

Blutgefäßschwäche (Gefäßinsuffizienz, Blutunterdruck)

Der niedrige Blutdruck ist meist das Zeichen einer Blutgefäßschwäche, die wiederum Bestandteil der allgemeinen Körperschwäche ist (siehe Asthenie). Man spricht auch von einer hypotonen Kreislaufdysregulation. Eigentlich ist es ein harmloses Leiden, es können aber bei langem Stehen oder bei Überanstrengung Ohnmachten auftreten.

Nach Prof. *H. Venrath* (Köln) kann eine jahrelang bestehende, nicht erkannte Zwölffingerdarm-Schleimhautentzündung Ursache einer Blutdruckerniedrigung sein.

Falls der niedrige Blutdruck überhaupt Beschwerden macht, ist es mit blutdrucksteigernden Medikamenten nicht getan. Es müssen physikalische Maßnahmen hinzukommen.

Diät: Milcheiweißreiche Vollkost, ergänzt durch Hefepräparate und Nuß- oder Mandelmus. Nikotin und Alkohol sind streng zu meiden. Eine Meerwassertrinkkur ist sehr zu empfehlen.

Physikalische Maßnahmen: Armguß, Brustguß, Vollguß, Armbäder (kalt), Halbbäder (kalt), Seebäder, Luftbäder, Massage, vorsichtige Sonnenbestrahlung, Gehen, Terrainkur, Ohlstädter Kur, Barfußgehen, Wandern, Sport.

Vorzüglich normalisierend wirkt auch das Bürstenbad. Man beginnt bei 36° C und läßt, während man die Haut mit zwei Bürsten bearbeitet, kaltes Wasser zulaufen, bis die Temperatur auf 33—25° C abgesunken ist. Es muß dabei eine kräftige Hautrötung auftreten. Nach dem Bad eine Stunde Bettruhe. Das Bad wirkt tonisierend auf Herz und Kreislauf und regulierend auf das vegetative Nervensystem. Später viel Schwimmen. Manchmal sind Gummistrümpfe, Beinbandagen und Leibbinden sehr nützlich, um den venösen Rückfluß zu fördern.

Psychotherapeutische Maßnahmen: Es ist eine Stärkung des Selbstbewußtseins und des Leistungswillens erforderlich, damit der Zustand des Blutunterdrucks nicht überbewertet wird.

Medikamente: Es sollten möglichst wenig Medikamente gebraucht werden. Das beste Medikament ist viel körperliche Bewegung. Nur bei sehr niedrigem Blutdruck können kurzfristig eingesetzt werden: Akrinor, Cardiazol, Effortil, Peripherin, Sympatol, Novadral. Manchmal wirkt Dihydergot retard viel besser. In schweren Fällen kommen Nebennierenrindenpräparate (Cortison, Cortenil) in Frage.

Der Dauergebrauch von Schlaf-, Abführ-, Abmagerungs- und psychisch wirksamen Mitteln begünstigt die mangelhafte Gefäßfunktion und muß auf jeden Fall unterbleiben. Auch die blutdrucksteigernden Medikamente können zusätzlich die Kreislaufregulation belasten.

Blutharnen

Blut im Harn ist immer ernst zu bewerten. Die Herkunft des Blutes muß baldmöglichst geklärt werden. Das Aufhören der Blutung darf nicht beruhigen, weil es häufig das erste Anzeichen eines schon fortgeschrittenen Tumors sein kann. Da eine Vielzahl von Erkrankungen zum Blutharnen führt, muß zur Diagnostik und zur Behandlung fachärztliche Hilfe herangezogen werden. Sobald die zugrunde liegende Krankheit festgestellt ist, läßt sich eine entsprechende Behandlung durchführen.

Bluthochdruck: siehe Blutdruckerhöhung

Blutreinigung

Der alte Begriff „Blutreinigung“ soll hier als Stoffwechselanregung verstanden werden, Blutreinigungsmittel demnach als Mittel, die den Stoffumsatz und damit den Ablauf aller Auf- und Abbauvorgänge beschleunigen. Man kann auch etwas spezieller eine Normalisierung und Anregung der Drüsenabsonderungen und Ausscheidungen des Körpers darunter verstehen oder eine Anregung und Normalisierung der Grundfunktionen des Körpers. Neuerdings könnte man den Begriff auch noch weiter spezialisieren und von einer Mesenchymentlastung sprechen.

Mit Mesenchym wird ein System von Zellen bezeichnet, das in der Lage ist, Grundsubstanz und Fasern zu bilden, die für die Stützsysteme, das Wachsen und die Gestaltung der Organe von entscheidender Bedeutung sind. Dieses Zellsystem reagiert auf zahlreiche Reize und Schädigungen und hat eine besondere Bedeutung für den Stofftransport zwischen Blut und Geweben. Es bildet sozusagen die Transitstrecke. Wird es zu sehr gereizt, durch Gifte geschädigt oder durch ständig zu hohe Nahrungszufuhr belastet und blockiert, so sprechen wir von einer Mesenchymblockade, was eigentlich das gleiche besagt, wie die alten Ausdrücke „Blut- und Gewebsvergiftung oder -überlastung“. „Blutreinigung“ ist somit nichst anderes als eine Mesenchymbefreiung oder ein Mesenchymtraining, damit die lebenswichtigen Transitstrecken wieder ihre normale Stoffwechselfunktion erfüllen können. Welche Maßnahmen sind dazu geeignet?

Diät: Fasten, Saftfasten, Rohkost und streng vegetarische Kost sind die stärksten „Blockadebrecher“ für das Mesenchymzwischengewebe. Diese strengen Diätformen sind natürlich als Dauerkost nicht geeignet. Nach zwei bis vier Wochen strenger Diät (am besten unter ärztlicher Kontrolle oder in einem entsprechenden Sanatorium) geht man wieder auf lacto-vegetabile Kost oder normale Vollkost über.

Physikalische Maßnahmen: Praktisch alle Wasseranwendungen, nur sollte es planvoll und nach individueller Verträglichkeit geschehen. Vielfach genügen regelmäßig wiederholte Saunabäder oder römisch-irische Bäder. Überwärmungsbäder bilden den stärksten „Entschlackungsreiz".

Psychotherapeutische Maßnahmen: Entspannung, Entkrampfung und Lösung etwaiger Konfliktsituationen tragen wesentlich zur Stoffwechselumstimmung bei.

Medikamente: Falls nicht dringend geboten (z. B. Herzmittel), sollte jegliche Belastung durch Medikamente unterbleiben. Lediglich pflanzliche Mittel, die die Ausscheidungsorgane anregen, sind erwünscht, z. B. folgende Fertigpräparate: Bärlauchsaft, Brennesselsaft, Kneipp-Wacholder-Pflanzensaft, Salus-Schafgarben-Tropfen, Wörisetten, Depurativum vegetabile Nattermann.

Blutschwamm

Eine oft im Gesicht lokalisierte, entstellende Regelwidrigkeit (Anomalie) der Haut, die bei Neugeborenen oft das Erschrecken der Eltern hervorruft. Fast drei Viertel dieser „Blutschwämme" bilden sich jedoch spätestens bis zum zehnten Lebensjahr ohne jede Behandlung wieder zurück. Eine zu frühe Behandlung und Entfernung führt dagegen häufig zu auffälligen Narbenbildungen. Außer einer ständigen und sorgfältigen Kontrolle der Entwicklung des „Blutschwamms" durch den Hautarzt, sollte nichts unternommen werden, bis sich endgültig herausgestellt hat, daß sich diese Hautveränderung nicht von selbst zurückbildet.

Blutungen

Ganz grob sind natürlich äußere und innere Blutungen zu unterscheiden. Blutet es durch eine Verletzung aus den kleinsten Gefäßen (Kapillaren), spricht man von einer Sickerblutung, die man mit einem einfachen sterilen Verband stillen kann. Fließt das Blut aus einer Wunde, dann besteht eine Venenblutung. Spritzt es aus einer Wunde, ist eine Schlagader verletzt (Arterienblutung). Venen- und Arterienblutungen müssen unbedingt gestillt, am besten ärztlich versorgt werden. Bis dahin ist ein Druckverband anzulegen. Bei spritzenden Blutungen muß man versuchen, oberhalb der spritzenden Stelle die zuführende Arterie abzudrücken, bis ärztliche Hilfe möglich ist. Arterien dürfen nicht länger als eine Stunde abgedrückt oder abgebunden werden.

Auch bei *inneren* Blutungen kann es Sicker-, Venen- und Arterienblutungen geben. Die Blutungsursachen sind sehr verschieden und schwer zu erkennen, ebenso der Umfang einer Blutung. Blutergüsse und blaue Flecke (Haut, Unterhautgewebe) sind meist einfache Sickerblutungen, die von selbst aufhören.

Blutungen in der Brust- oder Bauchhöhle sowie in einzelnen Organen (Magen, Leber, Nieren, Milz) können lebensbedrohend werden. Bei jedem Verdacht auf innere Blutungen (der Verdacht ist nach jeder stärkeren Gewalteinwirkung und nach größeren Verkehrsunfällen gegeben) muß die Beobachtung im Krankenhaus erfolgen. Jedes Abwarten kann hier gefährlich sein.

Blutunterdruck: siehe Blutgefäßschwäche

Brandwunden

Leichte Brandwunden (Rötung und Blasenbildung entsprechen Brandverletzungen ersten und zweiten Grades) in kaltes Wasser stecken. Blasen nicht öffnen! Später steriler Verband.

Kleinere Brandwunden, wie sie öfter im Haushalt vorkommen und schlecht heilen, behandelt man mit Arnikamill, Cenat, Combudoron, Echinacin extern, Echinacin-Salbe, Hyperforat-Salbe.

Bei schweren Brandwunden besteht Schockgefahr. Den Verunglückten hinlegen und für raschen Transport ins Krankenhaus sorgen. Wenn der Verunglückte bei Bewußtsein ist, Tee verabreichen. Wunden vor dem Transport nicht behandeln, nur mit sterilen Tüchern oder Mull bedecken. Den Kranken durch Decken warmhalten, vor dem Transport eventuell ein Schmerzmittel geben.

Die Behandlung schwerer Brandwunden ist Sache des Krankenhauses.

Brechreiz (Erbrechen)

Es gibt ein nervöses Erbrechen, ein Erbrechen nach Überlastung des Magens, nach Vergiftungen oder als Zeichen einer Reihe von zum Teil ernsten Erkrankungen (Blinddarmentzündung, Bauchfellentzündung, Brucheinklemmung, Darmverschlingung, Magengeschwür, Magenkrebs, Gallensteine und chronische, oft alkoholische Gastritis). Ferner ist bei Frauen an eine Schwangerschaft zu denken. Darüber hinaus gibt es das sogenannte zentrale Erbrechen durch eine direkte Reizung des Brechzentrums im Gehirn infolge einer Hirnhautentzündung, einer Gehirnerschütterung, eines Glaukoms (grüner Star) oder eines Hirntumors.

Brechreiz und Erbrechen sind also keine Krankheit, sondern vielseitige Symptome, die ärztliche Klärung erforderlich machen.

Einfaches Erbrechen durch Magenüberreizung nach Genuß von Alkohol oder schweren Speisen kann mit einfachen Heilpflanzenzubereitungen nach einem Teefastentag behandelt werden.

Diät: Einen Tag fasten, einen Tag Haferschleim.

Physikalische Maßnahmen: Feuchtwarme Oberbauchkompressen.

Medikamente: Kamillosan, Melissengeist, nach einigen Tagen Gastricholan.

Bronchialasthma

Besonders bei Asthma (Asthma bronchiale) im Kindesalter muß versucht werden zu klären, ob es sich um ein allergisches, ein nichtallergisches oder ein seelisch bedingtes Asthma handelt.

Verschiedene neuere Tests zur Allergie-Diagnostik haben sich in den letzten Jahren praktisch bewährt. Sie können jedoch nicht während oder kurz nach einem Asthmaanfall durchgeführt werden. Sie verbieten sich auch bei akuten und chronischen Ekzemen, entzündlichen oder degenerativen Hauterkrankungen sowie übergroßer Empfindlichkeit der Haut schon bei mechanischer Reizung. Der Arzt muß entscheiden, wann ein Test möglich und welcher Test anwendbar ist. Durch die Allergietests können die das Asthma verursachenden Substanzen ausfindig gemacht werden.

Diät: Antiallergische Kost (fleischarm, salzarm, am besten vegetarisch), falls ein allergisches Ekzem vermutet werden muß, der die Allergie hervorrufende Stoff jedoch noch nicht erkannt ist. Nahrungsmittel, auf die beim Allergietest besonders heftig reagiert wurde, sind möglichst vollständig auszuschalten (z. B. Eier, Milch, Mehl- oder Fleischarten). Es liegt dann eine Nahrungsmittelallergie vor. Auch Rohkostperioden und Fastenkuren können umstimmend wirken.

Physikalische Maßnahmen: Atemschulung, autogenes Training, Psychagogik, Überwärmungsbäder (falls der Zustand der Kreislauforgane sie zuläßt), Klimakuren im Hochgebirge oder an der See.

Wenn man auch beim akuten Anfall medikamentöse Hilfe meist nicht entbehren kann, möchte ich doch darauf hinweisen, daß es oft mit *ansteigenden heißen Unterschenkelbädern* (von 36 auf 44°) gelingt, den Anfall zu kurieren. Man sollte dieses leicht zu Hause durchführbare Bad schon beginnen, wenn ein Anfall droht.

Man kann die ansteigenden Unterschenkelbäder (manchmal genügen auch ansteigende Armbäder) mit schnell fühlbarer Atmungserleichterung und verbessertem Schleimauswurf auch kurmäßig (jeden zweiten Tag) durchführen.

Abwechselnd mit den Bädern bilden auch *heiße Senfwickel* um die Brust ein hervorragendes Mittel, um eine zähe Asthmabronchitis zu lösen. Dem gleichen Zweck dienen auch Inhalationen von *Emser-Salz-Lösungen.*

Kreislaufgesunde Asthmakranke können nach einiger Zeit von Unterschenkelbädern auf ansteigende heiße Halbbäder übergehen und diesen Bädern ätherische

Öle (z. B. Fichtennadelextrakt) zusetzen, die während des Bades aus dem Wasser aufsteigen und eingeatmet werden. Heiße Halbbäder beendet man am besten durch einen kühlen Rückenguß.

Es gibt Asthmakranke, die alle Wasseranwendungen ablehnen, weil sie sie nicht vertrügen. In solchen (seltenen) Fällen ist man auf Klimakuren, Kurzwellen- und Hochfrequenzbehandlung sowie Atemgymnastik angewiesen.

Psychotherapeutische Maßnahmen: Sie sind meist sehr hilfreich. In Frage kommen Atemschulung (Atemgymnastik), autogenes Training und Psychagogik.

Medikamente: Mit den diätetischen, physikalischen und psychotherapeutischen Maßnahmen wird man in den meisten Fällen der Gefahr eines steigenden Medikamentenverbrauchs oder gar -mißbrauchs erfolgreich begegnen können. Dennoch wird man bei akuten Anfällen und im Anfang einer Behandlung ohne Medikamente nicht auskommen. Da es sich meist um stark wirksame Arzneimittel handelt, bedürfen sie der ärztlichen Verordnung und Überwachung.

Bronchialkatarrh (Bronchitis)

Die Diagnose „Bronchitis" ist so häufig, daß sie schon ein wichtiges sozialmedizinisches Problem darstellt, das besonders dann drängend wird, wenn eine Bronchitis nicht ausheilt und dann zu einer Lungenbläschenverödung (Emphysem) und zu einer Überlastung des rechten Herzens (Cor pulmonale) führt. Daraus ergibt sich zwangsläufig baldige Berufs- und Erwerbsunfähigkeit.

Für die Entstehung einer chronischen Bronchitis wird heute eine besondere Körperverfassung (konstitutionelle Disposition) angenommen. Die Weltgesundheitsorganisation (WHO) hat für die chronische Bronchitis folgende Beschreibung abgegeben: „Eine chronische Bronchitis ist eine überschießende Schleimproduktion in den Bronchien, die von chronischem oder ständig wiederkehrendem Husten begleitet ist. Dieser Husten muß wenigstens in zwei aufeinanderfolgenden Jahren mindestens während drei Monaten an den meisten Tagen der Woche vorhanden sein."

Die Behandlung einer hartnäckigen akuten, viel mehr noch einer chronischen Bronchitis ist oft sehr schwierig und langwierig. Mit einem Hustenmittel oder einem Hustensaft ist es meist nicht getan. In der Regel ist eine vielseitige Therapie notwendig, um die Atemwege freizumachen.

Diät: Viel Rohkost, sonst salzarme lacto-vegetabile Kost.

Physikalische Maßnahmen: Sauna, römisch-irische Bäder, ansteigende Halb- und Unterschenkelbäder mit anschließender Einpackung bis zum Schweißausbruch, Volldampfbäder, Schwitzpackungen unter dem Lichtbügel, Inhalationen von Kamillendampf (Bronchitiskessel), Emser Salz, Eukalyptus oder Menthol,

Brustwickel, Dampfkompresse, Senfwickel, Kurzwellendurchflutung, Klimakur (Nordsee), Moor-Fangopackungen, Bindegewebsmassagen, Atemgymnastik, systematisches Gehtraining.

Medikamente: Alle medikamentöse Behandlung der akuten und chronischen Bronchitis ist symptomatisch; sie führt allein oft nicht zum Ziel. Daher ist eine vielseitige physikalische Behandlung nicht zu entbehren.

Zunächst sucht man mit einfachen Mitteln auszukommen: Hustentees, Bronchicum-Elixir, Bronchicum-Tropfen, Bronchicum vegetabile Nattermann, Ephepect, Eupatal, Makatussin, Pinimenthol-Liquidum, Solubifix, Thymipin forte, Tussamag u. a.

Erst wenn diese keine Wirkung mehr entfalten, geht man zu stärkeren Mitteln über. Auch Brustbalsame und Brustsalben können nützlich, mindestens subjektiv sehr angenehm sein.

Antibiotika und Sulfonamide sind erst sinnvoll, wenn eine Mischinfektion mit eitrigem Auswurf besteht und die Gefahr einer Lungenentzündung droht.

Je stärker die Mittel sind, um so größer ist meistens auch die Gefahr unerwünschter Nebenwirkungen.

Bronchialkrebs

Der Bronchialkrebs steht mit rund 30 % aller Krebsformen bei Männern an der Spitze. Vor allem erkranken Männer nach dem 40. Lebensjahr, die seit 20 Jahren mehr als 20 Zigaretten pro Tag geraucht haben. Die Sterblichkeit nach Operationen ist außerordentlich hoch. Nicht einmal 5 % aller Operierten überleben die Operation länger als fünf Jahre. Natürlich wäre die Frühdiagnose die einzige Möglichkeit, die Überlebenschancen zu verbessern. Das heißt aber, daß die Diagnose schon in einem Stadium gestellt werden müßte, bevor überhaupt Krankheitszeichen wahrnehmbar sind. Das ist jedoch nur möglich, wenn nach dem 40. Lebensjahr jährlich zweimal eine gezielte Röntgenuntersuchung durchgeführt wird. Das müßte zumindest bei den Personen geschehen, die durch Alter und Lebensgewohnheiten besonders gefährdet sind. Wenn die hauptsächlichsten Krankheitszeichen, nämlich Husten, Atemnot, Blutauswurf und Leistungsabfall auftreten, sind das in der Mehrzahl der Fälle schon Spätsymptome.

Die Behandlung des Bronchialkrebses besteht bis heute immer noch in Operation und Bestrahlung. Diät, physikalische Maßnahmen und auch Medikamente haben nur vorbeugende Bedeutung oder kommen erst in der Nachbehandlungsperiode zum Zuge.

Die beste Vorbeugung ist selbstverständlich absolutes Nichtrauchen und eine naturgemäße Lebensweise. Der Durchschnittsraucher trägt ein zehnfach höheres Risiko, an einem Lungenkarzinom zu erkranken, als der Nichtraucher; das

Risiko des Kettenrauchers ist sogar zwanzigmal höher. Auch Umweltfaktoren spielen dabei eine wesentliche Rolle. Nach einer Statistik der WHO hat sich die Sterblichkeitsrate an Bronchialkrebs seit 1952 in Europa mehr als verdreifacht.

Diät: Eine spezielle Anti-Krebs-Diät kann zur Zeit noch nicht angegeben werden. Die sogenannte Sauerkost mit normalem Kalorien- und Eiweißgehalt ist noch am ehesten zu empfehlen. Da durch Operation, Bestrahlung und Chemotherapie erhebliche Stoffwechselstörungen und -belastungen auftreten, muß die Diät sich nach diesen Störungen richten und daher individuell gestaltet werden. Nach Magen- und Darmoperation sind besondere Diätformen erforderlich.

Physikalische Maßnahmen: Solange es der Zustand des Patienten erlaubt, sind alle Maßnahmen angebracht, die die unspezifische Abwehr mobilisieren, z. B. Waschungen, Güsse, warme Bäder, Heusack, heiße Kompressen auf die Leber oder Leibwickel.

Dem vielzitierten Überwärmungsbad kommt dann eine überragende Bedeutung zu, wenn vorher der Tumor nach der Methode von Prof. *von Ardenne* angesäuert werden kann. Nach einer solchen Vorbehandlung wird man mit größter Wahrscheinlichkeit die Bestrahlungsdosis entscheidend — d. h. auf einen Wert, der das gesunde Gewebe nicht gefährdet — herabsetzen können.

Psychotherapeutische Maßnahmen: Im Frühstadium der Erkrankung sollte der Kranke nach Möglichkeit über seine Krankheit aufgeklärt werden, um bei den zahlreichen eventuell notwendig werdenden Maßnahmen seine Mitarbeit zu gewinnen und seinen Lebenswillen zu mobilisieren. Meist geht er dann mit Eifer und Gewissenhaftigkeit auf alle Vorschläge ein. Früher oder später wird sich sowieso jedes Verschleiern der echten Diagnose rächen.

Wenn in einem fortgeschrittenen Stadium kein Informationsbedürfnis mehr besteht, sollte man den Patienten nicht mit Diskussionen über die Krankheit beunruhigen, aber versuchen, das meist eintretende Vereinsamungs- und Verlorenheitsgefühl nicht aufkommen zu lassen. In diesem Augenblick zeigt sich der unschätzbare Wert einer religiösen Lebenshaltung.

Medikamente: Nach heutigem Wissen sind nur wenige Medikamente sinnvoll: Vitamin A, Vitamin B_2 (= Riboflavin, viel in Hefe enthalten), Vitamin C, ferner Magnesium und Masterid.

Die eigentlichen krebshemmenden Mittel (Zytostatika) haben noch immer keine wesentliche Bedeutung, weil sie meist mit zu starken Nebenwirkungen belastet sind. Hier kann nur der Arzt entscheiden, welche Mittel im Einzelfall eingesetzt werden können.

Bronchitis: siehe Bronchialkatarrh

Bronchitis, chronische

Der Diagnose „chronische Bronchitis“ sollte man immer wieder mißtrauen. Sie ist oft eine Verdachts- und Verlegenheitsdiagnose. Stets muß zu klären versucht werden, ob sich hinter der chronischen Bronchitis nicht ein die Lungenbläschen zerstörendes Lungenemphysem, ein Bronchialkarzinom, eine Tuberkulose, eine Boecksche Sarkoidose oder eine Pilzinfektion verbirgt. Die chronische Bronchitis muß immer wieder das ganze diagnostische Können des Arztes herausfordern.

Brusterschlaffung

Einer Erschlaffung und Rückbildung der weiblichen Brust kann mit einzelnen Medikamenten, insbesondere mit Hormonpräparaten, nicht begegnet werden, da auf Form und Umfang der Brust eine ganze Reihe von Faktoren einwirken, nämlich die Elastizität und Spannung der Haut des Drüsenkörpers, des Fettgewebes, des Stützgewebes mit seinen bandartigen Verstärkungen, die Form des Brustkorbs und die Haltung der Wirbelsäule.

Für eine Erhaltung der weiblichen Brust ist daher nur eine Behandlung sinnvoll, die möglichst alle beteiligten Faktoren berücksichtigt.

Diät: Vollkost. — Sie soll enthalten: viel Obst, Gemüse, Salate, pflanzliche Gewürze, Milchprodukte, Nuß- und Mandelmus, Hefepräparate, Vollkornbrot, pflanzliche, kaltgeschlagene Öle.

Physikalische Maßnahmen: Schwimmen, Sauna, Gymnastik, viel Bewegung in frischer Luft (Wandern), Seebäder, Oberkörperwaschungen, Oberkörpergüsse, Blitzgüsse, Atemübungen, Massagen.

Psychotherapeutische Maßnahmen: Sie sind nicht erforderlich, falls nicht Verspannungen durch berufliche, eheliche oder familiäre Konfliktsituationen zu beseitigen sind.

Medikamente: Sie sind bei Durchführung der genannten Maßnahmen kaum erforderlich. Kräftigend und erhaltend auf das Stützgewebe wirken die kieselsäurehaltigen Heilpflanzen (Ackerschachtelhalm, Brennessel, Hauhechel, Lungenkraut, Quecke und Vogelknöterich).

Fertigpräparate: Anaemodoron, Brennesselsaft (Schoenenberger), Kneipp-Zinnkraut-Pflanzensaft, Salus-Zinnkraut-Tropfen.

Brustschmerzen der Frau

Treten in der zweiten Hälfte des Menstruationszyklus oder in der Woche vor der Menstruation Spannungsgefühl und Schmerzen in den Brustdrüsen sowie eine große Überempfindlichkeit der Brustwarzen auf, so spricht man von einer „schmerzenden Brust“ (Mastodynie). Oft bestehen vor der Menstruation auch noch andere Beschwerden wie Gereiztheit, Schlafstörungen, ein Gefühl der Gedunsenheit, migräneartige Kopfschmerzen, Ödemneigung und leichte depressive Verstimmung.

Alle diese Beschwerden verschwinden mit Eintritt der Menstruation. Ursache ist eine vermehrte Absonderung des follikelanregenden Hormons des Hypophysenvorderlappens.

Die Behandlung muß zu einer Normalisierung der Hypophysenfunktion führen, was durch die Heilpflanze Mönchspfeffer *(Vitex agnus-castus)* möglich ist. Am sichersten wirkt das daraus hergestellte Fertigpräparat Agnolyt, von dem man morgens nüchtern 40 Tropfen über mehrere Menstruationszyklen hinaus nimmt.

Eine Regularisierung auf die Hypophysenfunktion üben auch Kneippkuren und Seebäder aus.

Zu unterscheiden von der Mastodynie ist die Mastopathie, bei der es sich immer neben den Brustschmerzen auch um Knotenbildungen in der Brust handelt (Tumor-Verdacht!).

C

Chlorose (Form der Bleichsucht): siehe Blutarmut

Cholera

Im Jahre 1829 griff die Cholera, eine schwere infektiöse Darmerkrankung, aus Asien kommend, daher auch Cholera asiatica genannt, auf Europa über. Viele Menschen fielen ihr zum Opfer. Im Jahre 1854 kam es in München, 1892 in Hamburg zu Epidemien. In wenigen Wochen starben in Hamburg 8000 Menschen. *Robert Koch* entdeckte im Jahre 1883 den kommaförmigen Cholerabazillus (Vibrio cholerae), der im Stuhl nachgewiesen werden kann. Ein neuer Typ wurde erst 1962 entdeckt.

Seit einigen Jahren ist die Cholera wieder auf dem Vormarsch. Im ersten Halbjahr 1971 meldeten 27 Länder das Auftreten der Cholera. Inzwischen gab es auch in Europa schon Cholerafälle. Wir müssen damit rechnen, daß der moderne Massentourismus das Einschleppen der Seuche nach Europa fördert.

Die Übertragung erfolgt hauptsächlich durch verseuchtes Trinkwasser und infizierte Nahrungsmittel. Die Inkubationszeit beträgt wenige Stunden bis mehrere Tage. Die Erkrankung beginnt mit leichtem Fieber, Erbrechen, Bauchschmerzen und schweren Durchfällen, denen starkes Durstgefühl folgt. Da Flüssigkeiten nicht behalten werden, tritt schnell eine gefährliche Austrocknung des Körpers auf, so daß Haut und Schleimhäute faltig werden, die Urinabsonderung spärlich wird und sich Wadenkrämpfe einstellen.

Treten Cholera-Erkrankungen in unserer näheren oder weiteren Umgebung auf, sind folgende vorbeugende Maßnahmen anzuwenden:

1. Vor jeder Mahlzeit und nach jeder Toilettenbenutzung Hände waschen (desinfizieren).
2. Keine rohen Lebensmittel, keine ungekochte Milch genießen.
3. Kein ungekochtes Wasser benützen (auch nicht zum Spülen, Waschen oder Zähneputzen).
4. Nahrungsmittel vor Fliegen schützen.
5. Speisen warm essen, Reste nicht stehenlassen.
6. Dickschalige Früchte (Bananen, Apfelsinen) *vor* dem Schälen einige Minuten in kochend heißes Wasser tauchen und dann erst schälen.

Sofortige Krankenhausaufnahme ist erforderlich, damit dort durch Infusionen der Flüssigkeitsverlust ausgeglichen und die Infektion durch Antibiotika bekämpft werden kann.

Vorbeugung ist durch den Cholera-Impfstoff möglich. Der Impfung muß sich jeder unterziehen, der Gebiete mit endemisch auftretender Cholera besucht. Die Wirksamkeit der Impfung beträgt sechs Monate. Wiederholungsimpfungen sind daher erforderlich.

Cholesterinerhöhung im Blutserum

Da auch schon jüngere Menschen (20—40 Jahre) erhöhte Cholesterin- und Neutralfettwerte im Blut aufweisen können, sollte vermehrt daraufhin untersucht werden, weil diese Veränderungen Schrittmacher zu Herzkranzgefäßerkrankungen sein können. Durch rechtzeitige diätetische Behandlung mit cholesterinfreier und vegetarischer Kost sowie physikalische Maßnahmen (körperliche Bewegung, Sport, Sauna und Schwimmen) kann in zahlreichen Fällen das Entstehen von Kranzgefäßerkrankungen vermieden werden.

Cholezystopathie: siehe Gallenblasenentzündung

Colitis: siehe Dickdarmentzündung

Colpitis: siehe Ausfluß

Cystitis: siehe Blasenkatarrh

Cysto-Pyelitis: siehe Nierenbecken-Blasen-Entzündung

D

Darmerschlaffung: siehe Darmschwäche

Darmfäulnis: siehe Stuhlverstopfung und Dyspepsie

Darmkatarrh

Der akute Darmkatarrh wird meistens durch bakterielle Verunreinigungen der Nahrungsmittel hervorgerufen (Enterocolitis). An Erregern kommen hauptsächlich Salmonellen (600 Arten bekannt), Clostridien (spindelförmige Bakterien), Staphylokokken (traubenförmige Erreger), aber auch Viren in Frage. Die Sommerdiarrhoe der Kleinkinder und die Sommergrippe (Darmgrippe) der Erwachsenen ist meist eine Virusinfektion. Es sind sogar eine ganze Anzahl von Virusstämmen (die sogenannten Enteroviren) daran beteiligt.

Betrifft der Katarrh oder die Schleimhautentzündung nur den Dünndarm, bezeichnet man ihn mit Enteritis, spielt sich die Entzündung nur im Dickdarm ab, nennt man sie Colitis. Sind beide Darmabschnitte betroffen, so reden wir von Enterocolitis.

Der akute Darmkatarrh, gleich welcher Ursache, beginnt plötzlich mit Leibschmerzen, Durchfällen, Übelkeit und Erbrechen. Die Durchfälle bedingen einen starken Flüssigkeitsverlust, so daß Durst und Austrocknung auftreten. Daraus ergeben sich die ersten Maßnahmen.

Diät: Reiswasser (50 g Reis mit 1 l Wasser 10 Minuten kochen, dann abkühlen lassen, abseihen, 5 g Meersalz oder Kochsalz hinzufügen und teelöffelweise eingeben). Als erste Maßnahme altbewährt.

Meist kann am zweiten Tag schon zusätzlich ungesüßter Heidelbeermuttersaft verabreicht werden. Wenn er abgelehnt wird, versuche man dünnen schwarzen oder grünen Tee (Pfefferminztee) und einen Zwieback oder ein Stück Knäckebrot.

Wenn die Durchfälle nachgelassen haben, ist eine *Apfelkur* angebracht: 1500 g Äpfel auf fünf Mahlzeiten verteilt. Zu jeder Mahlzeit 300 g Äpfel, nachdem Schale und Kernhaus entfernt sind, auf einer Glasreibe reiben und sofort essen.

Eine Bereicherung der Kost ist die *Möhrensuppe:* 500 g Möhren fein schneiden, in Wasser weich kochen, durchseihen, mit heißem Wasser auf 1 Liter ergänzen, Meer- oder Kochsalz hinzufügen und diese Suppe als einzige Mahlzeit über den Tag verteilt verabreichen.

Nach Aufhören der Durchfälle gibt man Haferschleim, Reis, Zwieback, Toast, Grahambrot, Ei und geht dann langsam wieder auf Normalkost über.

Physikalische Maßnahmen: Ruhe, Wärme, feuchtwarme bis heiße Leibkompressen.

Medikamente: Bei strenger Durchführung der Diät meist nicht erforderlich. Wenn nötig, einfache Darm-Antiseptika wie Entero-Vioform oder das Sulfonamid Sulfuno oder Resulfon. Häufig genügen auch die pflanzlichen Mittel Kamillosan, Linusit, Salvysat Bürger, Veratrum-Pentarkan.

Darmkrämpfe (-spasmen, -koliken)

Darmkrämpfe sind ein Anzeichen verschiedener Darmerkrankungen, wie Ernährungsfehler, Erkältung, infektiöse Darmerkrankungen, Blinddarmentzündung, Bleivergiftung, Pilzvergiftung und Würmer. Sie können aber auch rein seelische Ursachen haben.

Um besser nach der Grundkrankheit fahnden zu können, bekämpft man die Schmerzen mit krampflösenden Mitteln.

Oft genügen heißfeuchte Leibkompressen (bei Verdacht auf Blinddarmentzündung jedoch nicht angebracht); in der Regel muß der Arzt aber starke krampflösende Injektionen verabreichen. Die weitere Behandlung richtet sich nach der die Krämpfe auslösenden Grundkrankheit.

Darmschwäche (Darmerschlaffung)

Die Darmerschlaffung findet sich häufig als Teilerscheinung bei Bindegewebsschäden, Muskelschwäche, Nerven- und Drüsenschwäche. Wie bei der Darmverkrampfung besteht auch bei der Darmschwäche eine meist sehr hartnäckige Stuhlverstopfung (schlaffe oder atonische Obstipation). Häufig wechselt die schlaffe mit der verkrampfenden (spastischen) Verstopfung ab. Die Darmerschlaffung ist viel besser durch eine diätetisch-physikalische Behandlung zu beheben als durch Medikamente.

Diät: Sie muß reichlich Schlackenstoffe (Zellulose) enthalten, damit die Darmschleimhaut den nötigen mechanischen Reiz erhält. Das läßt sich am besten durch Rohkost, lacto-vegetabile Vollkost mit Vollkornbrot und Knäckebrot erreichen. Auch Sauermilchprodukte, Kurpflaumen, Leinsamenschrot und etwas Honig gehören zu dieser Kost. Bei der Salatzubereitung sollte am besten Sonnenblumenöl verwendet werden. Eingeweichten Leinsamenschrot nimmt man morgens nüchtern.

Physikalische Maßnahmen: Subaquale Darmbäder (wenn keine narbigen Verengungen vorhanden sind und keine *Darmlähmung* besteht). Ferner sind Wasseranwendungen wie Wechselsitzbäder, kurze Halbbäder von 35° C mit abschließender kalter Übergießung des Bauches, absteigende kühle Bürstenbäder, kalte Ganzabreibungen, Blitzgußmassagebäder (nach *Fey-Kaiser*), Bauchmassage und Bauchgymnastik angezeigt.

Psychotherapeutische Maßnahmen: Entspannungsübungen, autogenes Training.

Medikamente: Sie sollten bei intensiver diätetisch-physikalischer Behandlung nur eine untergeordnete Rolle spielen. Anfangs sind die folgenden einfachen, pflanzlichen Mittel erlaubt: Agiolax, Cynarzym, Hepata, Kneipp-Pillen, Neda-Früchtewürfel.

Darmträgheit: siehe Stuhlverstopfung

Depressionen

Leider nimmt die Zahl der an einer Depression Erkrankten ständig zu. Bis zur Klärung der Diagnose vergehen häufig sechs Monate. Viele Fälle klären sich auch erst nach dem ersten Selbstmordversuch. Die Früherkennung einer Depression ist recht schwer, weil sich hinter ihr kein einheitliches Krankheitsgeschehen verbirgt. Es werden häufig einzelne Krankheitserscheinungen oder vermeintliche Organkrankheiten (z. B. chronische Gallenblasenerkrankung) behandelt und die Grundkrankheit dabei verkannt. Symptome, die an eine Depression denken lassen müssen, sind Antriebsschwäche, mangelnde Konzentration, Verlust der Fröhlichkeit, Gefühl der inneren Unrast, übergroße Ängstlichkeit, Frühmorgenängstlichkeit, Gedankenarmut, Störungen von Schlaf und Libido.

Jede erkannte Depression gehört in die Hand des Nervenarztes, da die Behandlung völlig individuell gestaltet werden muß, wozu eine große Erfahrung gehört.

Ein ungenügender Gehalt des Blutes an Vitamin B_{12} kann zuweilen eine Depression zur Folge haben. Im Alter fällt der notwendige Vitamin-B_{12}-Gehalt des Blutes oft ab und ruft dann eine senile Demenz (Geistesschwäche) hervor. Im Anfangsstadium ist mit einer Vitamin-B_{12}-Behandlung volle Erholung möglich.

Diabetes mellitus: siehe Zuckerkrankheit

Diarrhoe: siehe Darmkatarrh, Durchfall und Dyspepsie

Diathese (allergische, exsudative, lymphatische, hämorrhagische)

Man bezeichnet die individuellen Eigentümlichkeiten des Organismus, seine Körperverfassung, auch als Konstitution. Auf dem Boden einer Körperverfassung, die den Körperbau, die ganze äußere Erscheinung, aber auch seinen Stoffwechsel betrifft, können sich besondere Krankheitsbereitschaften bemerkbar machen, die wir Diathesen nennen. Man unterscheidet eine allergische, exsudative, lymphatische und hämorrhagische Diathese.

Die **allergische Diathese** spielt besonders bei Kindern eine Rolle. Sie wird vererbt und zeigt sich in einer angeborenen Überempfindlichkeit gegen die verschiedensten äußeren und inneren Reize, spezifische und unspezifische. Auf alle möglichen Reize reagieren die Kinder erst an der Haut mit Hautjucken, Quaddeln, Ekzemen, Hautrötung, an den Schleimhäuten mit Bindehautentzündung, Bronchitis, Asthma, Magen-Darm-Katarrhen, Schnupfen, Heufieber und am Gefäßsystem mit Migräne.

Später wirkt die allergische Diathese begünstigend auf die rheumatischen Infektionen. Nach einer Angina können diese Kinder mit Überempfindlichkeitserscheinungen an den Gelenken, an Muskeln oder Nerven reagieren oder auch an einer Herzinnenhaut- oder Herzbeutelentzündung erkranken. Menschen ohne allergische Diathese erkranken auch nach einer Reihe von Mandelentzündungen nicht an solchen Folgekrankheiten.

Die **exsudative Diathese,** nach Prof. *Czerny* eine angeborene Neigung zu gesteigerten Absonderungen auf der Haut und den Schleimhäuten, ist mit einer Vergrößerung der Mandeln (Gaumen und Rachen) und Lymphdrüsen verbunden. Sie kann sich auf verschiedenste Weise äußern. An der Haut als *Schuppenbildung* auf dem Kopf (Grieß), *Milchschorf* (rauhe, schuppende Rötungen auf den Wangen), *Wundsein* am Gesäß und in den Hautfalten (Intertrigo) und als *kindliche Flechte,* eine Sonderform der Nesselsucht. Tritt eine Infektion der Haut hinzu, entsteht meist ein Ekzem, eine Eiterflechte oder es kommt zu Abszessen.

An der Schleimhaut können Schwellungszustände auftreten, Katarrhe im Nasen-Rachen-Raum und im Magen-Darm-Kanal, Entzündungen an den Augen oder den Geschlechtsorganen. Meist bestehen gleichzeitig vergrößerte Gaumen- und Rachenmandeln und vergrößerte Lymphdrüsen am Hals oder in den Gelenkbeugen (besonders in den Leisten). Alle diese Prozesse sind besonders heftig wirksam, wenn das Kind zugleich ein von Anfang an nervöses (neuropathisches) Kind ist.

Der ganze Formenkreis der exsudativen Diathese wird heute zum großen Teil zur allergischen Diathese gerechnet.

Die **Diät** spielt bei der Bekämpfung der exsudativen Diathese eine wesentliche Rolle. Jede übermäßige, zu kalorienreiche und damit zu raschem Gewichtsanstieg und zu Übergewicht führende Kost wirkt verschlimmernd. Manche Nahrungsmittel und Nahrungsmittelgruppen können sogar schädlich sein. In vielen Fällen wirkt das Kochsalz, in manchen Fällen das eine oder andere Tierfett ungünstig. Auch Eier und Milch können sich ebenso schädlich auswirken wie die Mast mit Kohlenhydraten (besonders Süßigkeiten).

Dicke Kinder mit exsudativer Diathese benötigen eine fettarme, kochsalzarme und knappe Kost.

Bei mageren Säuglingen mit der Neigung zu seborrhoischer Hautentzündung verschwinden die Hauterscheinungen meist bei einer vitaminreichen Kost, bei der die Zufuhr von Vitamin-C-haltigen Fruchtsäften (Zitronen, Orangen, Tomatensaft) und Gemüsen vermehrt und so die Widerstandsfähigkeit des Kindes gesteigert wird. Auch die von Prof. *Czerny* angegebene langdauernde Zufuhr von Milchsäure (saure Milchprodukte, Sauerkrautsaft, milchsaure Gemüse) bewährt sich immer wieder.

Die **lymphatische Diathese** oder der Lymphatismus ist gekennzeichnet durch eine Vergrößerung oder sogar Wucherung der sogenannten lymphatischen Organe — Milz, Mandeln und Lymphdrüsen — besonders bei etwas dicken, aufgequollenen Kindern. Die lymphatische Diathese wird auch nicht mehr als eigenes Krankheitsbild aufgefaßt, sondern (seit *Czerny*) zur exsudativen Diathese gezählt. Man spricht dann von exsudativer Diathese in Form des Lymphatismus.

Auch hierbei kann eine Diätbehandlung wertvolle Dienste leisten. Bewährt haben sich kürzere (8—10 Tage) oder auch längere (2—3 Wochen) Rohsäfte-Fastenkuren oder eine Diät aus Rohsäften mit Mandelmilch drei- bis viermal jährlich oder auch öfter. Durch diese Diätmaßnahme wird das Lymphsystem entscheidend entlastet und dadurch wieder fähig, die Zwischen- und Abfallprodukte des Stoffwechsels aufzunehmen, abzubauen und auszuscheiden. Es kommt zu einer Stoffwechselbelebung und Selbstreinigung dieses Systems als notwendige Voraussetzung der Heilung und Regeneration.

Die **hämorrhagische Diathese** setzt sich scharf von dem ganzen Kreis der allergisch-exsudativ-lymphatischen Diathese ab. Bei ihr spielen konstitutionelle Fehler im Blutplättchenapparat eine wichtige Rolle. Weil dadurch die Blutgerinnung und Blutstillung gestört ist, kommt es zu Blutungen. Um Blutungen zu stillen, ist ein Zusammenspiel zwischen Blutgefäß, Blutplättchen und Gerinnungsvorgang nötig. Am Gerinnungsvorgang sind mindestens zehn Faktoren beteiligt; er ist kompliziert, daher gibt es viele Störungsmöglichkeiten.

Nach den Hauptursachen der hämorrhagischen Diathese unterscheidet man gefäßbedingte, blutplättchenbedingte und blutplasmabedingte Blutungsneigungen.

In einigen Fällen können Meerwassertrinkkuren trotz des hohen Kochsalzgehaltes eine Umstimmung hervorrufen, in anderen Fällen sind Heilerde-Aufschwemmungen besser.

Unter den **physikalischen Maßnahmen** stehen Solebäder, Seebäder, Schwefelbäder, Kräuterbäder und Kneippkuren an erster Stelle. Auch Schwimmen und römisch-irische oder Saunabäder gehören zur Behandlung.

Alle drei Arten können sich unter verschiedenen Formen (mit verschiedenen Krankheitsnamen) äußern, und es kann außerdem eine Kombination verschiedener Formen vorkommen. Darüber hinaus muß noch zwischen angeborenen und erworbenen hämorrhagischen Diathesen unterschieden werden.

Die Diagnose der jeweils vorliegenden Form der hämorrhagischen Diathese kann nur durch eine Reihe von Laboruntersuchungen geklärt werden, muß also dem Facharzt (Kinderarzt, Internist) überlassen bleiben.

Die Behandlung hat natürlich die Aufgabe, die Blutung zu stillen und die erkannte Blutungsneigung zu bekämpfen. Man verwendet dazu lokal wirksame Blutstillungsmittel (z. B. Thrombin-Präparate, Schlangengiftpräparate, gefäßzusammenziehende Substanzen u. a.) und innerlich wirksame Mittel (z. B. Bluttransfusion, gefäßabdichtende Mittel, Epsilon-Aminocapronsäure u. a.).

Bei Magen-Darm-Blutungen muß man auch daran denken, daß Medikamente (z. B. Acetylsalicylsäure, Cortison) die Ursache sein können.

Blutungen in die Gelenke hinein oder Muskelblutungen können zu Gelenk- und Muskelschäden führen, die besonderer Pflege bedürfen, wenn nicht Steifigkeit und Zusammenziehungen (Kontrakturen) die Folge sein sollen. In allen Fällen kommt nur eine klinische Behandlung in Frage.

Es ist natürlich sehr wichtig, beim Kind möglichst früh seine Konstitution und eventuelle Diathesen zu erkennen, weil Konstitution und Diathesen nicht immer durch Vererbung ohne weiteres festgelegt sind. Vielfach handelt es sich nur um Anlagen, deren Entfaltung verhindert werden kann. Eine der Konstitution mit ihren Diathesen angepaßte Diät spielt dabei eine wesentliche Rolle. Auch manche krankhaften Erscheinungen der Körperform (Habitus) lassen sich durch *Medikamente* (Hormonpräparate) günstig beeinflussen.

Dickdarmentzündung

Auf verschiedene Schädigungen der Darmschleimhaut, wie Ernährungsfehler, Bakteriengifte oder andere Toxine, kann der Dickdarm mit lange anhaltenden Durchfällen oder einem ständigen Wechsel zwischen Durchfall und Verstopfung reagieren (Colitis). Das ist besonders dann der Fall, wenn eine allergische oder familiäre Veranlagung besteht. Zuweilen kann ursächlich eine Kuhmilch-Unverträglichkeit beteiligt sein. Die Entleerung ist fast immer schmerzhaft, mit heftigen

Blähungen und üblem Geruch verbunden. Der Stuhl selbst ist mit Schleim in Körner-, Fetzen- oder Membranform vermischt. Kommt es zur Geschwürbildung, tritt auch Blut im Stuhl auf. Die Folgen sind natürlich Gewichtsverlust, Störungen des Wasser- und Mineralhaushalts, Temperatursteigerungen über 37,5° C und Blutarmut. Manchmal tritt auch Erbrechen auf.

Der Verlauf ist unberechenbar, eine Voraussage unmöglich. Die Dickdarmentzündung kann sehr akut und bedrohlich auftreten mit Vergiftungssymptomen und hohem Fieber, häufiger ist aber die andauernde oder immer wieder neu auftretende chronische Form. Darmdurchbrüche, Vernarbungen und bösartige Veränderungen kommen nur in wenigen Fällen vor.

Diät: Anfangs Magen-Darm-Schonkost, mit viel Vitaminen und Magerquark. Nach Aufhören der Durchfälle langsam zur Vollkost zurückkehren. Zeitweilig Apfel-Reis-Tage, viel Heidelbeermuttersaft (ungezuckert), Fastentage.

Physikalische Maßnahmen: Subaquale Darmbäder mit verringertem Einlaufdruck (alle 3—4 Tage), wobei Medikamente (z. B. Tannalbin) zugesetzt werden können. Nach dem Darmbad Bettruhe und heißer Leibwickel, Kurzwellendurchflutungen, Trockenbürsten, warme Bürstenbäder, Höhensonnenbestrahlungen, später Sauna und Schwimmen.

Psychotherapeutische Maßnahmen: Häufig werden seelische Ursachen als auslösendes Moment für die Colitis verantwortlich gemacht, z. B. ein Zustand der Hilflosigkeit oder Hoffnungslosigkeit oder bei Bewußtwerden, einer übertragenen Aufgabe nicht gewachsen zu sein. Es sind meist Menschen mit passiver Haltung gegenüber dem Leben, mit mangelndem Selbstgefühl, aber mit einem großen Bedürfnis nach Geborgenheit, Liebe und Mitgefühl. Eine Aussprache mit dem Psychotherapeuten und entsprechende Psychotherapie ist oft sehr wirksam; manchmal ist ein solches Gespräch allerdings besser mit einem Geistlichen zu führen.

Medikamente: Sie müssen individuell nach dem jeweiligen Zustand ärztlich verordnet werden. Sie können immer nur einen Faktor beeinflussen, sind daher von begrenztem Wert, aber doch auch notwendig (z. B. Prednison, Antibiotika).

In schweren chronischen Fällen kann auch eine Dickdarmoperation notwendig werden.

Dickdarmkrebs

Der Dickdarmkrebs ist die häufigste Geschwulsterkrankung vor allem des fortgeschrittenen Alters. Er ist in vielen, rechtzeitig entdeckten Fällen heilbar. Die einzelnen Dickdarmabschnitte werden verschieden häufig vom Krebs befallen. Am häufigsten ist der Endabschnitt, das Rektum, erkrankt, nämlich in 50% aller Fälle. Eine Routineuntersuchung des Enddarms (Rektoskopie) besonders bei männlichen Patienten über 40 Jahre könnte den hohen Anteil des Enddarmkrebses in der Todesstatistik erheblich senken.

Eine sich lange hinziehende geschwürige Dickdarmschleimhautentzündung (Colitis ulcerosa) neigt zur krebsigen Entartung. Tritt mehrmals Blut im Stuhl auf, so darf man sich nicht mit dem Vorhandensein von Hämorrhoiden beruhigen, sondern muß den Arzt aufsuchen, der auf verschiedene Weise die Blutungsquelle ermittelt. Nahezu drei Viertel aller Dickdarmkrebse lassen sich allein schon durch Austastung feststellen, weil 70—80 % im Bereich des tastenden Fingers liegen. Selbstverständlich können bei einem Teil der Patienten außer einem Krebs auch noch Hämorrhoiden vorhanden sein und umgekehrt. Nicht immer rufen Hämorrhoiden eine Blutung hervor, es kann auch ein dahinter liegender Krebs dafür verantwortlich sein.

Die Behandlung besteht bis heute noch in Operation und Bestrahlung (Elektronenschleuder). Für die Nachbehandlung gelten die Maßnahmen, die unter dem Stichwort „Krebs" genannt sind.

Dickdarmpolypen

Das Auftreten von Dickdarmpolypen scheint ebenso wie der Dickdarmkrebs immer häufiger zu werden. Die meisten Polypen finden sich im absteigenden Dickdarm. Die moderne Koloskopie (Besichtigung des Dickdarms mit einem Koloskop genannten Gerät) ist dem bisherigen Röntgenverfahren überlegen, zumal sie zugleich die Möglichkeit bietet, Polypen mit der elektrischen Schlinge ohne wesentliche Komplikationen zu entfernen. Nicht selten findet sich bei der feingeweblichen (histologischen) Untersuchung der abgetragenen Polypen im Kopfteil eine herdförmige krebsige Umwandlung der Zellen.

Das Entfernen der Polypen mit Hilfe der Koloskopie ist häufig dem chirurgischen Eingriff vorzuziehen, zumal das Risiko gering ist, die Kosten erheblich niedriger sind und der Krankenhausaufenthalt wesentlich kürzer wird.

Diät: Nach der Operation oder dem Entfernen der Polypen durch Koloskopie und elektrischer Abtragung sollte längere Zeit eine vegetarische Ernährung mit viel Ballaststoffen eingehalten und der Stuhl nur diätetisch, also ohne Dickdarmreizmittel und insbesondere phenisatinhaltige Abführmittel, reguliert werden.

Physikalische Maßnahmen: Sollte der Stuhlgang diätetisch nicht zu regulieren sein, so sind Darmbäder (siehe unter diesem Stichwort) anzuwenden.

Psychotherapeutische Maßnahmen: Spannungszustände (durch Arbeit, Beruf und Familie) müssen möglichst abgebaut werden, da sie die regelmäßige Stuhlentleerung verzögern oder gar verhindern. Geeignete Maßnahmen sind Atemtherapie, psychotherapeutische Behandlung, autogenes Training.

Medikamente: Wenn nicht zu vermeiden, dann nur Agiolax, Aristochol-Granulat oder vom Arzt verordnete, dem Einzelfall entsprechende homöopathische Medikamente.

Drüsenschwellungen (Hals)

Sie finden sich vor allem bei lymphatisch-exsudativer Diathese (siehe Diathese), bei und nach akuten und chronischen Mandelentzündungen und anderen Entzündungen im Rachenraum mit und ohne Fieber.

Diät: Bei fieberhaften Drüsenschwellungen, insbesondere bei akuten Mandelentzündungen (siehe dort), gibt man in den ersten Tagen Fruchtsäfte, später flüssig-breiige Kost (Haferschleim, Haferbrei). Nach Besserung Übergang zu Normalkost.

Physikalische Maßnahmen: Dampfinhalationen mit Zusatz von Kamille oder Eukalyptusöl (Bronchitiskessel), Kopfdampfbäder, ansteigende heiße Fußbäder, Blutegel entlang des Kieferwinkels, heiße Halswickel, Leinsamen- oder Enelbinpackungen (heiße Kataplasmen). Bei Fieberfreiheit Kurzwellenbehandlung.

Medikamente: Brennessel-, Ringelblumen- und Zinnkrautzubereitungen, Hamamelis- und Echinacea-Präparate, Vitamin C, Kalzium, Lebertran.

Dupuytrensche Kontraktur (Beugestellung der Finger)

Es handelt sich hierbei um eine narbige Veränderung der Hohlhandsehne und der Fingersehnen, die zu einer Beugestellung der Finger führt. Die Beweglichkeit ist stark eingeschränkt. Die Finger können nicht mehr in die Beugestellung zurückkehren (Krallenhand). Meist sind zunächst der vierte und fünfte Finger auf beiden Seiten betroffen. Stillstand und Rückbildung der Erkrankung kommt gelegentlich vor. Über die eigentliche Ursache ist bisher nichts bekannt; es gibt daher auch keine ursächliche Behandlung.

An nichtoperativen Behandlungsmethoden werden angewandt: Passive Streckung, lokale Injektionen von Heparin, Cortison, Hyaluronidase und Impletol, Strahlenbehandlung (Röntgen, Radium, Ultraschall), hochdosierte Vitamin-E-Behandlung. Große Erfolge sind bei keiner dieser Methoden zu verzeichnen.

Verschiedene operative Behandlungsmethoden haben zu befriedigenden Ergebnissen geführt.

Durchblutungsstörungen

Die peripheren Durchblutungsstörungen spielen sich vorwiegend in den Armen und Beinen ab, am häufigsten jedoch in den Beinen. Sie können verschiedener

Art sein, haben aber immer die gleichen Krankheitszeichen: Schmerzen (92 %), Empfindungsstörungen (4 %) und Zerspringen des Gewebes (2 %). Die restlichen Prozentsätze betreffen Veränderungen der Hautfarbe, der lokalen Temperatur und der Gefäßpulsation. Die Schmerzempfindung führt dabei meist zur Gefäßverengung, diese zur Verschlechterung der Sauerstoffversorgung, was wiederum den Schmerz verstärkt.

Verschlimmert wird dieser Reaktionskreis noch durch den täglichen Genußmittelkonsum, wobei das Nikotin die größten Beeinträchtigungen zur Folge hat.

Wir haben zu unterscheiden zwischen nervösen Gefäßverengungen (Angioneurosen), entzündlichen Gefäßveränderungen (Angiitiden) und vorwiegend degenerativen Gefäßerkrankungen (Angiosen). Diese Einteilung ist nur sehr grob, und man muß sich darüber klar sein, daß es von der nervösen Gefäßverengung bis zum schweren, nicht mehr reparablen Gefäßprozeß alle Übergänge gibt. Die erste Ursache, der schleichende Beginn der Erkrankung ist für uns meist nicht erkennbar. Wenn das Hauptsymptom, der Schmerz, auftritt, sind meist schon erhebliche Veränderungen vor sich gegangen.

Die häufigste, aber auch noch am besten zu beeinflussende Gefäßerkrankung ist die nervös-krankhafte Angioneurose. Hauptursachen sind neben einer entsprechenden Körperverfassung (Konstitution) und einer Reihe von sich summierenden Umwelteinflüssen vor allem die Genußmittel (Nikotin, Alkohol, Koffein).

Am erfolgreichsten bekämpft wird die Erkrankung durch eine Reihe natürlicher Heilfaktoren.

Diät: Fleischlos, salzarm, reichlich Obst, Salate, Gemüse.

Physikalische Maßnahmen: Bettruhe, Bettwärme, Gefäßtraining mit zeitweiligen Venensperren, Fernteilbäder (keine örtliche Wärmeanwendung), alternierende Saug- und Druckmassage, Kohlensäuregasbäder, Kohlensäuresolebäder (eventuell nur Halbbäder), Unterwasserstrahlmassage, Bindegewebsmassage, Luftdusche (vor allem bei gangränösen Prozessen, die trocken gehalten werden müssen).

Psychotherapeutische Maßnahmen: Autogenes Training.

Medikamente: Secale Cornutum in homöopathischer Konzentration, andere Mutterkornpräparate, Arnika-, Maiglöckchen- und Weißdornpräparate.

Durchblutungsstörungen, arterielle (Anleitung zur Fußpflege)

1. Täglich ein lauwarmes Fußbad, mit milder Seife waschen. Mit einem weichen Handtuch gut abtrocknen, besonders zwischen den Zehen. Dabei nicht zu stark reiben.

2. Bei *trockener* oder *schuppiger Haut* anschließend mit einer milden Fettcreme einreiben. Bei Schweißfuß nach dem Abtrocknen einen Fußpuder verwenden.
3. *Nägel* nur nach einem Bad bei guter Beleuchtung gerade und nicht zu kurz schneiden. Dabei ist jede Verletzung peinlich zu vermeiden. Reinigung der Nägel mit Holzstäbchen. Brüchige Nägel mit Fettcreme einreiben.
4. *Nicht barfußgehen.* Keine örtliche Hitze- (heißes Fußbad, Heizkissen, heiße Wärmflasche) oder Kälte-Einwirkung!
5. Die *Strümpfe* dürfen nicht zu klein sein, müssen am Fuß aber faltenlos sitzen und dürfen keine drückenden Stopfstellen haben. Keine die Blutzirkulation behindernden Strumpfbänder oder Sockenhalter tragen.
6. Es dürfen nur *Schuhe* aus weichem Leder getragen werden, die gut passen und nirgends drücken. Neue Schuhe zunächst täglich nur eine Stunde anbehalten, bis sie gut „eingelaufen" sind.
7. Größte Vorsicht bei der Entfernung von *Hühneraugen* und Hornhautverdickungen! Nach einem lauwarmen Seifenwasserbad Hornhautverdickungen vorsichtig mit einer sauberen Feile abfeilen. Teilweise abgelöste tote Haut nicht abziehen, sondern abschneiden, weil es sehr leicht zu Einrissen in die lebende Haut kommt. Bei der Behandlung in einem Fußpflegesalon eindringlich darauf hinweisen, daß eine Durchblutungsstörung vorliegt und jede Verletzung vermieden werden muß.
8. Ist es doch zu einer kleinen *Wunde* gekommen, Alkoholtupfer auflegen und dann Actihaemylsalbe auftragen. Mit einer Mullbinde verbinden und Fuß schonen. Bei den geringsten Anzeichen einer Entzündung (Rötung, Schwellung, Schmerz) oder Nekrose (Schwarzfärbung) absolute Ruhigstellung (Bettruhe) und den Arzt rufen. Bei Diabetikern genaue Stoffwechselkontrolle. Frühbehandlung ist von größter Wichtigkeit und kann für die Erhaltung des Fußes entscheidend sein!

Durchblutungsstörungen des Gehirns

Nach vielen Untersuchungen ist man heute zu der Überzeugung gekommen, daß sich bei Personen über 50 Jahren nur noch ausnahmsweise ein völlig intaktes Gefäßsystem findet. Bei den meisten Menschen jenseits des 50. Lebensjahres lassen sich meßbare Veränderungen der Hirndurchblutung feststellen. Dieser Durchblutungsmangel des Gehirns ist bereits vorhanden, bevor entsprechende klinische Symptome nachweisbar sind. Er setzt eine Erhöhung des Gefäßwiderstandes, also eine Gefäßwandveränderung, voraus. Sie ließ sich auch experimentell nachweisen.

Als Folge der Mangeldurchblutung treten meist als Hauptsymptome Kopfschmerzen, Schwindel, schnelle Ermüdbarkeit, Stimmungslabilität oder sogar depressive Verstimmung auf. Es können hinzukommen: Schlafstörungen, Beeinträchtigung der Merkfähigkeit und des Frühgedächtnisses sowie Störungen des Wortfindungsvermögens. Die ganzen Krankheitszeichen zusammengenommen bezeichnet man als *psychoorganisches Hirnsyndrom.* Wenn dieser Zustand unbehandelt bleibt, entwickelt sich daraus schließlich der Altersschwachsinn. Eine langdauernde intensive Behandlung ist anzuraten.

Diät: Mäßige, lacto-vegetabile Kost, deren Kaloriengehalt so zu bemessen ist, daß Übergewicht langsam reduziert und normalisiert wird.

Physikalische Maßnahmen: Spazierengehen, Schwimmen, Kneippkuren, Oberkörper- und Ganzwaschungen, Taulaufen, Knie- und Unterschenkelgüsse, Rückengüsse, Vollgüsse, Kältewickel (vor allem Lendenwickel), kalte und ansteigende Armbäder, ansteigende Fußbäder, Wechselfußbäder, kalte Sitz- oder Halbbäder, warme Vollbäder, Sauna (mit ärztlicher Erlaubnis und Kontrolle), Darmbäder, Luftbäder.

Psychotherapeutische Maßnahmen: Konzentrative Selbstentspannung (autogenes Training).

Medikamentöse Behandlung: Sie ist in jedem Fall dem Arzt zu überlassen. In Frage kommen als gefäßerweiternde Mittel bei erhöhtem Blutdruck: Complamin, Ronicol, Hydergin, Tebonin und Instenon. Bei niedrigem Blutdruck Peripherin und Dihydergot. Bei Schlafstörungen sind Kreislaufmittel (bis zum Strophanthin) oft wirksamer als Schlafmittel, weil diese meist die Hirndurchblutung verschlechtern.

Häufig genügen auch einfache pflanzliche Beruhigungsmittel, die Hopfen, Baldrian, Melisse und Johanniskraut enthalten. Wenn Schlafmittel unbedingt erforderlich sind, sollte man barbitursäurefreie Schlafmittel wie Doriden, Diudorm, Adalin und ähnliche bevorzugen.

Bewährte psychisch wirksame Mittel (Psychopharmaka) sind Cyrpon, Melleril, Miltaun und Valium. Treten depressive und ängstliche Verstimmungszustände auf, ist nervenärztlicher Rat einzuholen.

Durchfall

Durchfallserkrankungen sind vielfach durch eine Virusinfektion bedingt, da viele Viren durchfallsartige Zustände auslösen können. Meistens sind die Infekte harmlos. Nur bei anhaltenden Durchfällen mit hohem Wasserverlust (vor allem bei Kleinkindern) ist die Einweisung in eine Klinik notwendig.

Die Behandlung ist die gleiche wie bei anderen Durchfällen. Zunächst keine feste Nahrung, sondern heißen Tee geben (Kamille, Pfefferminze, dünner schwarzer Tee in kleinen Portionen). Nach Besserung, nach mindestens 24 Stunden, Zwieback, Knäckebrot, Haferschleim, Haferbrei und wieder langsamer Übergang zu Vollkost.

Da meist nicht zu klären ist, ob es sich um einen virus- oder bakterienbedingten Durchfall handelt, setzt man medikamentös darmwirksame, schwer aufsaugbare Bakterienhemmittel ein (Resulfon, Intestopan, Mexase plus, Mexaform plus u. a.).

Durchliegen

Bei langem, unbeweglichem Liegen entstehen an den Stellen geringer Hautpolsterung und stärkerer Druckbelastung leicht Druckgeschwüre, die sehr schlecht heilen. Begünstigend wirken trockene Haut, Reizungen durch Harn, Stuhl und Schweiß, allergische Reaktionen gegen Gummiunterlagen, hohes Alter, Unterernährung, Durchfälle, Infektionen, Durchblutungsstörungen, aber auch verminderter Lebenswille und Depressionen.

Die Abwehr- und Heilmaßnahmen sind überwiegend pflegerischer Natur. Zuerst wird der Patient alle zwei bis drei Stunden gedreht, damit die Druckpunkte entlastet werden. Wenn die Druckstellen freigelegt sind, mit warmer Luft aus einem Haartrockner behandeln (15—20 Minuten) und anschließend mit Siliconspray und Silicoderm-Salbe abdecken. Als Unterlage benutzt man ein medizinisches Lammfell, das viel Feuchtigkeit aufnehmen kann, ohne naß zu wirken, und sich leicht reinigen und trocknen läßt. Sind Bäder möglich, so kommen Vollbäder mit Zinnkrautextrakt in Frage.

Dysbakterie

Die Dysbakterie ist ein noch nicht genau zu bezeichnendes Krankheitsbild. Man versteht darunter eine Störung in der Zusammensetzung der Darmbakterienflora, die sich nur durch eine bakteriologische Stuhluntersuchung feststellen läßt.

Veränderungen der normalen bakteriologischen und biochemischen Zusammensetzung der Darmflora können durch extreme Ernährungsweisen, durch Arzneimittel, Röntgenstrahlen und Entzündungen im Magen-Darm-Bereich hervorgerufen werden. Es kommt dann zum Überwiegen einer unphysiologischen Bakterienbesiedelung im oberen Dünndarmabschnitt, eventuell sogar zum Überwuchern krankmachender Bakterien. Es können sich daraus die verschiedensten Beschwerden vom Unwohlsein bis zum Darmkatarrh (Enterocolitis) entwickeln. Eine Sanierung der Darmflora führt meist zu schneller Besserung und Heilung.

Diät: Ein bis zwei Tee- oder Saftfastentage, dann Haferschleim und Kamillentee mit Milchzucker, später Übergang zu lacto-vegetabiler Vollkost. Abends und morgens nüchtern weiterhin Kamillentee oder Bittertee mit Milchzucker trinken.

Physikalische Maßnahmen: Leib- oder Lendenwickel, heiße Leibkompressen, Wechselsitzbäder, Wechselfußbäder, Unterwasserdarmbäder.

Medikamente: Sie sollen die Darmflora normalisieren, eine Umstimmung herbeiführen und die Darmwand tonisieren. In Frage kommen Acidophilus-Zyma, Colibiogen, Colivit, Symbioflor II, Bactisubtil, Edelweiß-Milchzucker, Hylak-Tropfen, Floracit, Rephalysin, Omniflora.

Dysmenorrhoe (Gebärmutterkrämpfe)

Als Dysmenorrhoe bezeichnet man krampfartige Schmerzen kurz vor und während der Menstruation bei Unterentwicklung der Geschlechtsorgane (primäre Dysmenorrhe), bei organischen Veränderungen an den Geschlechtsorganen, wie Mißbildungen, Entzündungen, Geschwülste und Verwachsungen (sekundäre Dysmenorrhoe). Die Krämpfe können auch bei Unterfunktion der Eierstöcke oder des Hypophysenvorderlappens und aus rein seelischer Ursache vorkommen.

Physikalische Maßnahmen: Trockenbürstenbäder, ansteigende Fußbäder, heiße Bauchkompressen oder Lendenwickel, ab 15. Tag nach der Menstruation heiße Sitzbäder und Wechselsitzbäder, Blitzgußmassagebäder.

Medikamente: Gänsefingerkraut, Kamille, Melisse, Raute, Rosmarin, Schafgarbe und Tausendgüldenkraut oder Fertigpräparate aus diesen Heilpflanzen.

Dyspepsie (Verdauungsstörungen)

Mangelhafte Verdauung (Dyspepsie) erzeugt Durchfall. Dabei braucht zunächst kein krankhafter Prozeß an der Schleimhaut des Dünn- oder Dickdarms zu bestehen. Unvernünftige Eßweise, unverträgliche Speisen, eine krankhafte Bakterienflora oder eine im Verhältnis zur aufgenommenen Nahrung zu geringe Produktion von Verdauungssäften (fehlende Magensäure) genügen, um im Darminhalt vermehrte Gärungs- und Fäulnisprozesse hervorzurufen. Am entleerten Stuhl läßt sich schon die Art der Dyspepsie erkennen.

Wenn viel breiiger, sauer riechender, mit Gasblasen oder Schaum durchsetzter, hellgelber Stuhl entleert wird, in dem auch noch unverdaute Nahrungsreste (Gemüse, Obst) erkennbar sind, handelt es sich um eine Gärungsdyspepsie.

Wenn breiiger, faulig riechender, nie schäumender und dunkler Stuhl entleert wird, handelt es sich um eine Fäulnisdyspepsie.

Grauer, ranzig riechender Stuhl spricht für eine Fettdyspepsie. Da in diesen drei Fällen die Darmwand unbeteiligt ist, enthält der Stuhl nie Schleim, Eiter oder Blut (höchstens etwas glasigen weißen Schleim).

Diät: Einen Tag Tee- oder Saftfasten, vom zweiten Tag an Reis- oder Haferschleim. Bei Verträglichkeit von Schleim und Brei folgt Kartoffelbrei mit etwas Fett, dann ist Milch in kleinen Mengen erlaubt mit Zwieback oder Toast und dünn bestrichener Pflanzenmargarine oder Butter, dann Übergang zu Magen-Darm-Schonkost bis zur Normalkost.

Physikalische Maßnahmen: Zweimal täglich heiße Leibwickel, ansteigende Fußbäder.

Medikamente: Bei fehlender Salzsäure im Magen sind salzsäure- und fermenthaltige Präparate erforderlich (Eupeptum, Enzynorm, Pansan u. a.). Die eigene Saft- und Säureproduktion wird mit Bitterstoffpflanzen (Tausendgüldenkraut, Wermut, Kalmus, Schöllkraut) oder fertigen Kombinationen (z. B. Gastricholan) angeregt. Bei anhaltender Gärung gibt man das altbekannte Calcium carbonicum (dreimal täglich 1—2 gehäufte Teelöffel 1—2 Stunden vor dem Essen). Calcium carbonicum bindet im Darm die Gärungssäuren. Das gleiche kann auch mit Lehm (Luvos-Heilerde innerlich) erreicht werden (dreimal täglich 1 Eßlöffel 1 Stunde vor dem Essen).

Dystonie, vegetative

Diese häufig diagnostizierte Erkrankung ist noch in vieler Hinsicht nach Ursachen, Krankheitsbild, Verlauf und Behandlung problematisch. Man kommt aber anscheinend ohne diesen Begriff, mit dem man sehr verschiedene vegetative Regulationsstörungen (der Kreislauforgane, des Magen-Darm-Traktes oder des Nervensystems) zusammenfaßt, nicht mehr aus.

Mehr und mehr glaubt man heute, die vegetative Dystonie als Folge einer langandauernden Überlastung des seelisch-nervösen Gleichgewichts auffassen zu müssen. Die Grundlage dazu wird aber in einer nervenschwachen und labilen Körperverfassung (Konstitution) gesehen. Anforderungen und Belastungen, die der Gesunde normal bewältigt, werden von solchen Menschen oft schon als Überforderung und übernormaler Stress empfunden und krankhaft verarbeitet. Es handelt sich daher um eine Verflechtung von seelischen und körperlichen Störungen, also um ein typisches psychosomatisches Krankheitsbild. Die Behandlung muß sich daher stets auf den ganzen Menschen beziehen. Auch das Rot- und Blaßwerden sowie Schweißausbrüche sind Ausdruck einer Fehlsteuerung der Organfunktionen.

Die Krankheitszeichen sind mannigfaltig. Nervöse Reaktionen, Kreislaufbeschwerden, Magen-Darm- oder andere Organstörungen können im Vordergrund stehen oder auch miteinander abwechseln. Hinter mancher vermeintlichen vegetativen Dystonie verbirgt sich eine Überfunktion der Schilddrüse (Hyperthyreose).

Diät: Normale, aber kochsalzarme, lacto-vegetabile Vollkost.

Physikalische Maßnahmen: Neben Abhärtungsmaßnahmen und Klimawechsel gehören dazu Schwimmen, Wandern, Gymnastik, Sauna und Kneippkuren.

Psychotherapeutische Maßnahmen: Ärztliche Besprechung der Lebenssituation und der familiären Verhältnisse, Konfliktlösungen, Aktivierung des Selbstbewußtseins, Berufswechsel.

Medikamente: Valdispert, Hovaletten, Bellergal. Nur in schweren Fällen Tranquilizer (Librium u. a.) geben.

E

Eiterungen (Abszeß, Furunkel)

Dringen Eitererreger ins Gewebe ein, so entwickelt sich eine entzündliche Abwehrreaktion, die meist mit Eiterbildung endet. Sitzt die Eiterung im Gewebe oder in Organen, sprechen wir von einem Abszeß. Wenn eiterbildende Bakterien in einen Haarfollikel eindringen, kommt es zur Bildung von Furunkeln oder Karbunkeln, die durch das Zusammenfließen mehrerer benachbarter Furunkel entstehen. Breiten sich die Eiterherde über die Lymphbahnen aus, tritt Fieber auf und der Allgemeinzustand verschlechtert sich. Im schlimmsten Fall kann es zu einer Blutvergiftung kommen.

Die Behandlung besteht darin, die Herde aufzuschneiden, um den Abfluß des Eiters nach außen zu ermöglichen. Gleichzeitig gibt man Antibiotika (Penicillin), um eine Ausbreitung der Infektion zu verhindern. Bei immer erneut auftretenden Furunkeln spricht man von *Furunkulose.* Es fehlt dann an der Abwehrfähigkeit des Körpers, die sich jedoch durch geeignete Maßnahmen erreichen läßt.

Diät: Sie muß eine völlige Kostumstellung bedeuten, z. B. Rohkost, dann rein vegetarische Kost, später lacto-vegetabile Kost mit reichlich Vitamin-C-haltigen Früchten und Hefeextrakten.

Medikamente: In vielen Fällen genügt die rein homöopathische Behandlung mit Sulfur jodatum D3 oder Hepar sulf. Calc. D3 (2—3mal täglich). Bei Furunkulose für längere Zeit Silicea D4 (3mal täglich 1 Tablette).

Ekzem

Als Ekzem bezeichnen wir eine Entzündung der oberflächlichen Hautschichten. Sie kann akut bis chronisch, nässend bis trocken sein. Das Ekzem zeigt eine Reihe von Erscheinungen, die hintereinander auftreten, aber auch gleichzeitig nebeneinander bestehen können, und zwar Rötung, Schwellung, Nässen, Bläschen- und Knötchenbildung, Schuppung sowie Krusten- und Borkenbildung.

Man unterscheidet zwei Hauttypen: 1. den *seborrhoischen Typus* (90 % aller Personen), der eine erhöhte Talg- und Schweißdrüsenabsonderung zeigt. Er neigt in der Pubertät zur Pubertätsakne und entwickelt später als Extremform das seborrhoische Ekzem. Im Alter neigt er zum Altersjucken (seniler Pruritus); 2. den *sebostatischen Typus* (10 % aller Personen). Sie haben eine trockene, fettarme Haut, eine Unterfunktion der Talg- und Schweißdrüsen und eine Neigung zu Pollen- und Lichtallergie. Als Extremfall entwickeln sie eine Neurodermitis.

Die Krankheiten und ihre Behandlungsmöglichkeiten

Der Seborrhoiker bedarf der Trockenbehandlung mit Schüttelmixturen oder fettfreien Cremes und Lotionen (flüssige Kosmetika). Der Sebostatiker benötigt Fettsalben als Medikamententräger, meist auch antiallergische und nervös-vegetativ dämpfende Mittel.

Die Ekzeme selbst treten in drei sehr unterschiedlichen Hauptformen auf:

1. **Vulgäre Ekzeme,** zu denen vor allem die Kontakt-Ekzeme und die durch Bakterien und Pilze infizierten Ekzeme gehören. Das mittlere Lebensalter wird bevorzugt davon befallen.

2. **Seborrhoische Ekzeme,** die schuppende, scheibenförmige Rötungen mit betontem Rand aufweisen, gelbrot aussehen und wenig absondern. Sie treten in jedem Lebensalter auf, besonders aber in der Pubertät.

3. **Endogene Ekzeme,** die schmutzig-braunrot aussehen, die Haut verdicken und schuppen lassen. Sie treten vor allem im Gesicht, am Hals und in den Arm-, Leisten- und Kniebeugen auf. Das kann vom Säuglingsalter bis zum 40. Lebensjahr der Fall sein. In der Vorgeschichte findet man häufig Milchschorf, chronische Nasenkatarrhe (vasomotorische Rhinopathie) und Asthma.

Diät: Ekzeme sind oft sehr schwierig zu behandeln. Im allgemeinen fährt man mit einer monatelang durchgeführten Diät, die vegetarisch und salzlos, aber vitamin- und mineralreich ist, am besten. Bei Rohkost treten Veränderungen im Mineralbestand der Haut auf. So werden z. B. Kochsalzdepots, die den Zellstoffwechsel und die Transitstrecke zwischen Gefäßen und Geweben belasten, abgebaut und ödematöse Verquellungen ausgeschieden. Die Folge ist ein Nachlassen der Hautentzündungen und Ausscheidungen. Manchmal müssen sogar reine Rohkostperioden oder Fastentage eingelegt werden, um die Hautreaktion umzustimmen und damit eine Heilung zu erzielen. Es ist möglich, daß für Sebostatiker die vegetarische und Rohkost gar nicht angebracht ist. Hier muß vielmehr ein hochwirksames Öl mit einem hohen Vitamin-A- und Vitamin-E-Gehalt und reichlich ungesättigten Fettsäuren mit der Kost zugeführt werden (z. B. E-Grandelat, ein mit Vitamin E angereichertes Getreidekeimöl, und Viton Kapseln, ein Heilbutt-Lebertran). Als Streichfett kann in diesen Fällen Butter, zur Zubereitung der Gemüse und Salate sollte Sonnenblumenöl, Maisöl oder Reisöl verwendet werden. Die gesamte Tagesfettmenge einschließlich des in den Nahrungsmitteln versteckten Fettes darf 60—80 g nicht überschreiten.

Bei der Behandlung des vulgären Ekzems kann man auch mit Kuhmilch (in 24 Stunden nur 1 Liter Kuhmilch, roh oder gekocht, sonst nichts) eine prompte Umstimmung, Besserung und Heilung erzielen.

Psychotherapeutische Maßnahmen: Es müßte erörtert werden, ob bei manchen Ekzematikern die Haut nicht das leibliche Austragungsmedium für Verdrängungen und eines Angst- und Abwehrverhaltens bildet. Es ist denkbar, daß in manchen Fällen eine psychotherapeutische Behandlung mehr wert ist als alle Medizin.

Physikalische Maßnahmen: Bei nässenden Ekzemen Kamillen-, Eichenrinden-, Haferstroh- oder Balnacid-Bäder. Nach dem Bad gut abtrocknen, mit Buttermilch oder Molke nachwaschen und auf die ekzematösen Partien die fachärztlich verordnete Salbe oder Mixtur auftragen. Die Meinung, daß Ekzeme grundsätzlich nicht ins Wasser gehören, betrifft nur das hochentzündliche Stadium und wenn es sich dabei um Sebostatiker handelt.

Medikamente: Sie sollten nur nach hautfachärztlicher Verordnung angewandt werden.

Embolie (Lungenembolie)

Voraussetzung für die Entstehung einer Lungenembolie ist eine Thrombose. Diese entsteht in den meisten Fällen in einer Bein- oder Bauchvene. Leider werden die dort auftretenden Thrombosen leicht übersehen. Ein weiterer wichtiger Ort der Thrombosenbildung sind die Herzkranzgefäße. Eine besondere Neigung zu Thrombosen und Embolien besteht nach Operationen, Unfällen, Entbindungen, bei Herzleiden, Bluthochdruck und Fettsucht. Bei plötzlich auftretenden Schmerzen unter dem Brustbein, bei Atemnot, schnellem kurzem Atem, Herzjagen, Blaufärbung, Schock, Husten und Blutauswurf ist mit einer Lungenembolie zu rechnen. Es gibt alle Übergänge von der fast symptomlosen bis zur schwersten.

Eine akute Lungenembolie ist nicht nur ein plötzliches, sondern immer auch ein lebensbedrohliches Ereignis. Sofort Arzt und Krankenwagen bestellen. Transport ist erst möglich, wenn der Schockzustand überwunden und der Kreislauf etwas gebessert ist. Möglichst rasch Intensivbehandlung einleiten. Der Krankheitszustand ist oft schwer vom Herzinfarkt zu unterscheiden.

Emphysem: siehe Lungenerweiterung

Epilepsie (Fallsucht)

Plötzlich beginnende, oft kurzdauernde, aber in unregelmäßigen Abständen wiederkehrende *Krampfanfälle* mit Bewußtseinsstörungen beruhen auf einer Störung der Gehirntätigkeit.

Obwohl sehr oft eine eigentliche Ursache für die Krampfanfälle nicht gefunden wird, unterscheidet man Krampfanfälle, die einem Herdschaden des Gehirns zugeschrieben werden, von solchen, für die eine organische Grundlage nicht festzustellen ist. Das erstere wird mit „symptomatischer", das letztere mit „idiopathischer" Epilepsie bezeichnet. Es steht aber fest, daß es viele organische Hirnschäden ohne epileptische Anfälle gibt. Dennoch muß man annehmen, daß bei Kranken mit wiederkehrenden Krampfanfällen entweder ein grobsichtbarer (makroskopischer) oder ein mikroskopisch sichtbarer oder ein im Stoffwechsel begründeter Gehirnschaden vorliegt. Einige Experten glauben, daß jede Epilepsie von einer Geburtsverletzung oder einer anderen Verletzung herrührt, auch wenn sie nur mikroskopisch kleine Narben im Gehirn zurückgelassen hat.

Die Anfälle beginnen häufig mit typischen Vorankündigungen, z. B. Zuckungen in der Hand, plötzlichen Kopf- oder Augenverdrehungen zu einer Seite hin, Störungen im Bereich der Sinnesorgane, wie Sehstörungen, Geruchs- und Geschmacksstörungen, oder es treten Störungen der Empfindungsnerven, z. B. Taubheitsgefühl in einer Körperhälfte, auf. Auch rein subjektive Störungen werden von dem Kranken geäußert, z. B. unbegründete Angstgefühle, starke Glücks- oder Mitleidsgefühle oder Gedankenflucht. Diese ganzen Vorboten werden auch als *Aura* bezeichnet.

Für die Lokalisation eines Krampfherdes kann es von Bedeutung sein, die Vorbotensymptome objektiver und subjektiver Art zu erfassen.

Meist folgt der Aura, die einige Sekunden bis wenige Minuten dauern kann, ein großer Krampfanfall, wobei der Patient zu Boden schlägt und das Bewußtsein verliert. Nicht selten kommt es dabei zu schweren Verletzungen. Nach einer kurzen, völligen Verkrampfung setzen starke, krampfartige Zuckungen der Arm- und Beinmuskulatur ein. Dabei kann es durch Einklemmung der Zunge zwischen den Zähnen zum Zungenbiß kommen, der für die Epilepsie genauso typisch ist wie die Schaumbildung vor dem Mund. Ein kurzer Krampf der Atemmuskulatur kann auch durch die ungenügende Sauerstoffversorgung des Blutes zu einer Blaufärbung des Gesichtes führen. Nach wenigen Minuten löst sich der Krampf; ihm folgen tiefe Bewußtlosigkeit und Erschöpfungsschlaf.

Neben dem großen Krampfanfall gibt es auch kleinere Anfälle, die in kurzdauernden Bewußtseinstrübungen (Absencen) bestehen, in denen der Patient keinerlei Reaktion zeigt, wenn er angesprochen wird. Am Fehlen der Reaktion und in den manchmal dabei auftretenden bizarren Bewegungen ist der „kleine Anfall" für die Umgebung zu erkennen.

Bei den kleinen Anfällen, die schon in der Kindheit auftreten können, unterscheidet man drei Formen je nach Art der Krämpfe und Bewußtseinstrübungen. In 90 % aller kindlichen Formen der Epilepsie zeigen sich entsprechende Veränderungen in der Hirnstromkurve (Elektroenzephalogramm).

Neben den großen und den kleinen Anfällen gibt es noch einige seltene Anfallsformen wie die Schläfenlappen-Epilepsie und die Jackson-Anfälle, die oft auch für den Fachmann schwer von seelischen Störungen zu unterscheiden sind.

Bei einem Kranken können auch mehrere Anfallsarten auftreten. Kommt es zu einer raschen Aufeinanderfolge von Anfällen, so besteht ein „Epileptischer Zustand" (Status epilepticus), der lebensbedrohlich werden kann und daher sofortige Krankenhauseinweisung erfordert.

Die Diagnose der Epilepsie ist schwierig und muß dem Neurologen genauso überlassen werden wie die anfänglichen Behandlungsmaßnahmen. Hier können nur einige Richtlinien zur Information gegeben werden.

Diät: Eine salzarme (3—4 g Kochsalz täglich) und flüssigkeitsarme alkalisierende Kost ist am besten, da Salzarmut und eine alkalische Stoffwechsellage die Anfallsbereitschaft herabsetzen. Fastenkuren sowie eine fettreiche und kohlenhydratarme Kost wirken säuernd und sind daher zu vermeiden. Am besten ist eine lacto-vegetabile Kost.

Physikalische Maßnahmen: Es ist für viel Licht und Luft, also möglichst für Arbeit im Freien und für einen normalen Rhythmus von Ruhe und Bewegung, Schlafen und Wachen sowie für eine regelmäßige Darmfunktion eventuell mit Hilfe von subaqualen Darmbädern zu sorgen.

Psychotherapeutische Maßnahmen: Für den Epileptiker ist es wichtig, daß er nicht in die Vereinsamung gerät und einen sozialen Abstieg erlebt. Aussprachen, mitmenschliche und soziale Kontakte sind daher erforderlich. Er sollte auch über die seelischen Vorgänge, die zur Auslösung und Wiederholung der Anfälle führen können, Bescheid wissen. Selbst die Tatsache, daß — wie immer wieder beobachtet wird — es Patienten gibt, die ihre Anfälle „brauchen", um sich die Aufmerksamkeit ihrer Umgebung zu sichern oder sich ihrer unerträglichen Lebenssituation zu entziehen, muß bei der Psychotherapie berücksichtigt werden. Anfallskranke dürfen kein Kraftfahrzeug führen!

Medikamente: Es gibt kein Mittel, das in jedem Falle hilft. Es gibt aber eine Reihe von Mitteln, durch die Anfallsfreiheit erreicht werden kann. Sie müssen vom Facharzt systematisch und gezielt verordnet und in ihrer Wirkung beobachtet werden, bis bei einer bestimmten Dosis mit einem oder einer Kombination von Mitteln Anfallsfreiheit erzielt ist. Die bekanntesten Mittel sind Zentropil, Mylepsinum, Comital, Tegretal, Petinutin, Suxinutin, Tridione.

Erbrechen (siehe auch Brechreiz)

Erbrechen ist keine Krankheit, sondern nur ein Krankheitszeichen. Die zugrunde liegende Krankheit muß gesucht und erkannt werden. Die Ursache kann rein nervös bedingt sein, an einer Magenerkrankung oder einer beginnenden

Infektionskrankheit, einer Baucherkrankung oder einer Kopferkrankung liegen oder auch durch eine beginnende Schwangerschaft hervorgerufen werden.

Nach Feststellung der Grundkrankheit muß diese entsprechend behandelt werden.

Erkältungskrankheiten (siehe auch Grippe)

Meist verstehen wir darunter Schnupfen, Rachenkatarrh, Bronchialkatarrh und Grippe. Es können aber auch ernstere Erkrankungen mit einer Unterkühlung ihren Anfang nehmen, wie z. B. Lungen- und Rippenfellentzündung, rheumatische Erkrankungen, Nasennebenhöhleninfektionen.

Die Behandlung der mit oder ohne Fieber ablaufenden Unterkühlungsfolgen sollte möglichst frühzeitig beginnen.

Diät: Obstsäfte, vegetarische Kost, lacto-vegetabile Kost.

Physikalische Maßnahmen: Ansteigende heiße Halbbäder (in 10 Minuten von 37 auf 43° C), wenn die Kreislauffunktionen nicht wesentlich gestört sind. Anschließend einhüllen und eine Stunde im Bett nachdünsten lassen. Während des Bades oder danach heißes Zitronenwasser trinken. Man kann auch einen schweißtreibenden kalten Lendenwickel anlegen. Er bleibt bis zum Schweißausbruch (etwa 90 Minuten) liegen. Auch hierbei muß der Übergang vom ersten Kältereiz über die Erwärmung bis zum Schweißausbruch durch Trinken von heißem Tee unterstützt werden.

Medikamente: Sie sollten bei den einfachen Erkältungskrankheiten möglichst wenig genommen werden. In Frage kommen vor allem einige die allgemeine Abwehr steigernde und auswurfbefördernde Mittel wie Bronchicum Elixir und Bronchicum Tropfen, Esberitox, Eupatal, Makatussin, Optipect, Thymipin, Tromacaps und Tumarol-Balsam.

Erschöpfungszustände (Ermüdungszustände)

Ermüdung und Erschöpfung lassen sich nur schwer objektiv erfassen, obwohl wir praktisch immer wieder damit zu tun haben. Unter Ermüdung verstehen wir bis heute einen vorübergehenden, nicht krankhaften Zustand nach einer körperlichen oder geistigen Leistung. Erschöpfung bezeichnet dagegen einen krankhaften Zustand körperlich-geistiger Erschlaffung nach langdauernder und hochgradiger — die Reserven erschöpfender — Belastung. Erschöpfungszustände treten natürlich bei körperlichen oder nervlichen Schwächlingen besonders schnell auf. Hierbei spielt die körperlich-seelische Verfassung eine wesentliche Rolle (Asthenie und Neurasthenie). Unsere heutige Umwelt liefert allerdings auch zahlreiche Faktoren, die Erschöpfungszustände begünstigen oder überhaupt erst auslösen können (Lärm, Verkehr, Mangel an sauerstoffreicher Luft u. a.). Auch der ständige Mißbrauch von Erregungs-, Beruhigungs- und Suchtmitteln trägt wesentlich dazu bei. Die Behandlung hat den *ganzen* Menschen zu berücksichtigen.

Diät: Eine milcheiweißreiche Kost und leicht aufnehmbare Kohlenhydrate sind günstig. Das entspricht einer lacto-vegetabilen Kost mit viel rohen und gekochten Früchten und etwas Honig. Auch Vitamin-C-reiche Säfte (Apfelsinen-, Zitronen-, Pampelmusen-, Hagebutten-, Sanddorn- und Acerolakirschsaft) tragen zum allmählichen Wiederaufbau einer normalen Leistung bei.

Physikalische Maßnahmen: Kneippkuren, Wechselbäder mit Zusätzen von ätherischen Ölen zum Warmbad, Wechselgüsse bis zu Blitzgüssen, Sauna, Wandern, Gymnastik, Schwimmen.

Psychotherapeutische Maßnahmen: Psychische Faktoren und Konfliktsituationen müssen erkannt und möglichst beseitigt werden. Es ist oft schwierig, die Gesamtsituation mehr oder weniger intuitiv zu erfassen und zu erkennen, wieweit die Erschöpfung nur Ausdruck einer unterdrückten oder unterbliebenen Selbstverwirklichung ist. Unterdrückte Konfliktsituationen können so lange unbewußt weiterwirken, bis sie zur seelischen Erschöpfung führen. Eine psychotherapeutische Behandlung oder eine gute seelsorgerliche Betreuung sind in solchen Fällen am Platze und dann besser als alle Medikamente.

Medikamente: Um über eine akute Situation hinwegzuhelfen, sind folgende Medikamente vorübergehend von Nutzen: Reactivan, Tradon, Captagon.

Häufig genügen auch beruhigende oder antriebssteigernde pflanzliche Mittel, z. B. Esberi-Nervin, Euvegal, Nervopressan und Seda-Kneipp.

F

Fehlgeburt

Wenn dreimal oder noch öfter hintereinander jeweils in den ersten sieben Schwangerschaftsmonaten eine Fehlgeburt eintritt, spricht man von einem primär habituellen Abort. Hat eine Frau ein- oder mehrmals vorher ein Kind ausgetragen und treten dann hintereinander Fehlgeburten auf, so bezeichnet man das als sekundären habituellen Abort. Trotz umfangreicher Literatur über diesen krankhaften Vorgang besteht über Ursache und Behandlung dieses Leidens noch keine Einigkeit.

Diät: Vitamin-C-reiche Früchte und Säfte (Zitronen, Apfelsinen, Pampelmusen, Hagebutten, Sanddorn, Acerola-Kirschen, schwarze Johannisbeeren) sowie Kalzium- und Vitamin-E-reiche Nahrungsmittel (Milchprodukte, Hefeextrakte, Weizenkeime und Nüsse) sind nützlich.

Physikalische Maßnahmen: Wenn keine Schwangerschaft besteht und die Ursache in einer Entwicklungs- oder Durchblutungsstörung gesehen wird, können Blitzgußmassagebäder (nach *Fey-Kaiser*) angewandt werden.

Medikamente: Es kommen hauptsächlich Hormonpräparate in Frage (Primolut-Nor, Gravibinon), die fachärztlich verordnet und in ihrer Wirksamkeit überwacht werden müssen.

Fettsucht

Übergewicht und Fettsucht (Adipositas) werden heute als Krankheitsfaktoren immer mehr in den Vordergrund gestellt. Jeder Fettleibige jenseits des 50. Lebensjahres ist ein potentieller Herzkranker oder Diabetiker, er wird auch von Blutdruckerhöhung, Arteriosklerose, Nierenkrankheit, Leber-Gallen-Leiden, Thrombose, Embolie, Gelenk- und Fußschäden bedroht. Fettleibigkeit ist also der Schrittmacher zahlreicher Krankheiten. Ganz gleich, welche erkannte oder unerkannte Ursache die Fettsucht haben mag, sie muß mit allen Mitteln bekämpft werden.

Diät: Fastenkuren stellen die radikalste, einfachste und zugleich zuverlässigste Behandlungsmaßnahme besonders für hartnäckige, sonst unbeeinflußbare Fälle von Fettsucht dar. Totales Fasten wird meist überraschend gut vertragen. Nach zwei bis drei Tagen stellt sich meist subjektives Wohlbefinden, ja fast eine euphorische Stimmung ein und zugleich geht das Hungergefühl verloren. Appetitzügler sind daher überflüssig. Während dieser Fastentage wird nur Wasser, dünner Tee, Obst- und Gemüsesaft (als Vitaminquellen, sonst müßte täglich 1 Kapsel eines Multivitamins verabreicht werden) zugeführt. Dauer der Fastenkur fünf bis vierzehn Tage, bei Jugendlichen höchstens sieben Tage. Die Kur kann in einer Klinik, im Fastensanatorium oder auch zu Hause durchgeführt werden, wenn sie ständig sorgfältig ärztlich überwacht wird. Wer sich nicht zu einer radikalen Fastenkur entschließen kann, muß eine auf täglich 800, 1200 oder 1600 Kalorien beschränkte Kost zu sich nehmen. Appetitzügler sollten auch hierbei möglichst vermieden werden. Eine genaue Ernährungsvorschrift ist dazu erforderlich.

Während der Schwangerschaft, bei Tuberkulose, Krebs, Magen- und Zwölffingerdarmgeschwüren, schweren Lebererkrankungen und Infektionen sollte man nicht längere Zeit fasten. Durch mehrfach wiederholte einzelne Fastentage (1—2 Tage) läßt sich der Erfolg sichern.

Physikalische Maßnahmen (zwischen den Fastenperioden): Darmbäder, Blitzgüsse, Rückengüsse, Kurzwickel, kalte Vollbäder, Sauna, römisch-irische Bäder, Sonnenbäder, Wandern, Sport, Schwimmen.

Psychotherapeutische Maßnahmen: Die ganze Behandlung hat keinen Zweck, wenn sie erzwungen wird. Der Kranke muß sich freiwillig und mit Überzeugung besonders der Diätmaßnahmen unterziehen, also seine Lebensweise unter Umständen radikal ändern. Oft ist die übermäßige Nahrungsaufnahme seelisch bedingt und Ausdruck einer Angst vor dem Hunger oder eine Kompensationshandlung für erlittenes seelisches Leid (Kummerspeck). Vertiefte ärztliche analytische Gespräche sind besonders während einer Fastenperiode notwendig und fruchtbar.

Medikamente: Am besten keine, höchstens notwendig werdende Kreislaufmittel und Vitaminpräparate.

Fettsucht im Kindesalter

Bei einem Übergewicht von 16 bis 20 % muß man auch beim Kind schon von Fettsucht sprechen. Sie stellt für das Kind genauso eine Gesundheitsgefährdung dar wie für den Erwachsenen. Als eigene Krankheit ist sie beim Kind allerdings relativ selten, häufiger ist sie ein Leitsymptom einer zentralnervösen, hormonellen oder anderweitigen Erkrankung. Um die Ursache ausfindig zu machen, bedarf es eingehender ärztlicher Untersuchungen, weil sich nur daraus auch eine ursächliche Behandlung ergeben kann.

Zu den notwendigen Routineuntersuchungen gehört eine komplette körperliche Bestandsaufnahme einschließlich der neurologischen Untersuchungen, eine genaue Aufnahme der Vorgeschichte, die Bestimmung von Größe und Körpergewicht und ein Vergleich mit den Sollwerten, ferner eine Röntgenuntersuchung des Schädels und eine augenärztliche Untersuchung des Augenhintergrundes, die Fahndung nach degenerativen Anzeichen und die Bestimmung der Ausscheidung eines Nebennierenrindenhormons im Urin (17-Hydroxycorticosteroid-Ausscheidung).

Erst durch die Ermittlung der etwa vorhandenen Grundkrankheit ergibt sich die der Krankheit entsprechende notwendige Behandlung. Kommt man zu dem Ergebnis, daß eine Fettsucht als eigene Krankheit vorliegt, dann gelten die unter dem Stichwort Fettsucht für Erwachsene aufgeführten Behandlungsmaßnahmen.

Fieber

Im Mund gemessene Temperaturen über 37° C gelten bei bettlägerigen Personen, über 37,2—37,5° C bei gerade noch tätig gewesenen Personen als Fieber. Bei Messungen im Darm muß man 0,5—0,8° C hinzurechnen. Mißt man in der Achselhöhle, so ist jede Temperaturmessung über 37° C als erhöhte Körpertemperatur, also als Fieber, anzusehen.

Einem schnelleren Temperaturanstieg geht meist Kältegefühl oder Schüttelfrost voraus. Die häufigste Fieberursache ist ein krankhafter Prozeß, der die normale Wärmeregulation (Wärmeproduktion und Wärmeabgabe) verändert. Das geschieht meist durch Infektionen, aber es können auch Gefäßprozesse, Verletzungen oder Tumoren im Gebiet der temperaturregulierenden Nervenzentren oder der von hier ausgehenden Nervenbahnen als Ursache in Frage kommen. Darüber hinaus gibt es eine ganze Reihe von Prozessen und Krankheiten entzündlicher Natur, die Fieber erzeugen können, wie es auch Medikamente gibt (z. B. Sulfonamide), nach deren Einnahme Fieber entsteht.

Es wird allein aus den aufgezählten Möglichkeiten klar, daß Fieber zunächst einmal nur ein Krankheitszeichen ist, wobei immer wieder erörtert werden muß, ob der Körper die Temperaturerhöhung als Abwehrmaßnahme im Kampf gegen die Krankheit produziert und sie in erträglichem Rahmen toleriert werden muß oder ob das Fieber schädlich wirkt und damit zu bekämpfen ist.

Natürlich wird man zu hohes und damit belastendes Fieber, das ja auch noch einige andere subjektiv unerwünschte Begleiterscheinungen mit sich bringt, wie Kopfschmerzen, Übelkeit, Hitze-Kälte-Gefühl, meist auch Stuhlverhaltung, sofort zu dämpfen versuchen. Es ist aber zu bedenken, daß der ungestörte Fieberverlauf auch ein wichtiges diagnostisches Zeichen für die Erkennung der Krankheit darstellt, weshalb die Temperatur wenigstens zweimal täglich (morgens und nachmittags) gemessen werden sollte. Allein schon die Form der aus den Meßwerten aufzuzeichnenden Temperaturkurve kann für die vorliegende Krankheit kennzeichnend sein.

Das Fieber ist erst dann wirklich ursächlich zu bekämpfen, wenn die zugrunde liegende Krankheit erkannt ist. Selbstverständlich ist das nicht allein aus der Temperaturkurve möglich. Der Arzt benötigt dazu noch eine ganze Reihe anderer subjektiver Angaben und objektiver Untersuchungsbefunde, um zu einer Diagnose zu kommen. Nicht selten gibt es längere Zeit ungeklärte Fieberzustände, bei denen alle diagnostischen Möglichkeiten herangezogen werden müssen, um doch noch zu einer Klärung zu kommen.

Daß bei längerer Dauer eines Fieberzustandes das Fieber herabgesetzt werden muß, ist selbstverständlich. Die folgenden Maßnahmen kommen dafür in Frage.

Diät: Bei Fieberzuständen hat sie den Zweck, den Stoffwechsel des Organismus nicht unnötig zu belasten, ihm vielmehr alles das zuzuführen, was ihn in seinem Abwehrkampf unterstützt. Dazu gehört die Entgiftung und Ausschwemmung von Stoffwechselendprodukten und Giften (Bakterientoxine u. a.). Süße Obstsäfte sind wichtig für die Nieren- und Leberfunktion. Frisch gepreßte Obst- und Gemüsesäfte sorgen für die nötigen Vitamine und Mineralien. Der Basenüberschuß neutralisiert die bei Fieber vermehrt auftretenden sauren Stoffwechselprodukte, wirkt entzündungswidrig und abdichtend auf die feinen Haargefäße (Kapillaren). Besonders geeignet sind die frischen Preßsäfte aus Apfelsinen, Zitronen, Pampelmusen, roten und schwarzen Johannisbeeren, Heidelbeeren, Himbeeren, Kirschen, Weintrauben, Äpfeln, Tomaten, Spinat und Möhren. Dazu kommen Haferschleim, Reis- und Hirsebrei, ferner Puddings, Obstsalate und nach Abklingen des Fiebers lacto-vegetabile Normalkost.

Physikalische Maßnahmen: Sie können sehr wesentlich und auf schonende Weise zur Senkung überhöhter Temperaturen beitragen. Dazu kommen in Frage: Kalte Kompressen auf die Stirn (wenn nötig auch kurzfristig Eisbeutel), kalte Wadenwickel, die sofort nach Erwärmen erneuert werden müssen (6—8mal), kalte Halb- oder Ganzwickel, heiße Ganzwaschungen, um die Haut von den meist giftigen Ausscheidungen zu reinigen. Nach Abklingen des Fiebers zunächst warme, dann laue, kühle und wechselwarme Waschungen, Trockenbürsten, Sonnen- bzw. Höhensonnenbestrahlung.

Psychotherapeutische Maßnahmen: Sie haben bei Fieber keinen Sinn. Sorgsame, ruhige Pflege ist bei Infektionskrankheiten immer noch die beste Psychotherapie.

Medikamente: Fiebersenkende Medikamente sollten eigentlich nur dann gegeben werden, wenn die physikalischen bzw. hydrotherapeutischen Maßnahmen nicht ausreichen, was aber in der Regel der Fall sein wird. Als verträglichste fiebersenkende Präparate gelten die Salicylsäure- und Anilinverbindungen oder Kombinationspräparate aus diesen Substanzen, denen meist noch etwas Coffein, Codein oder Pyramidon zugesetzt ist.

Fieber, rheumatisches: siehe Rheumatismus

Fingereiterung

Vereiterte Finger (Panaritien) stellen Entzündungen des Unterhautzellgewebes dar. Meist sind die Fingerkuppen davon betroffen. Die Vereiterungen breiten sich meist in die Tiefe bis auf die Sehnen, Sehnenscheiden, Schleimbeutel und Knochen aus. Dadurch werden sie gefährlich. Sie müssen daher schnell erkannt und behandelt werden. Man erkennt sie an der Rötung, Schwellung, Schmerzhaftigkeit und dem Hitzegefühl. Bald danach tritt Fieber und Eiterbildung auf.

Physikalische Maßnahmen: Ruhigstellung (Schiene) bei feuchten Verbänden (Heilerde), Seifenbäder, Ichthyolsalbenverbände. Wenn nicht baldige Besserung eintritt, muß operative Öffnung des Herdes erfolgen, um dem sich bildenden Eiter Abfluß zu verschaffen.

Fisteln

So heißen Gänge oder Kanäle, die tiefer gelegene Hohlräume mit der Körperoberfläche oder Hohlorgane miteinander verbinden (z. B. Darmfistel, Analfistel, Blasen-Scheiden-Fistel). Fisteln können angeboren sein oder nach Verletzung oder Entzündung entstehen (z. B. Halsfisteln, Nabelfisteln, Harnröhrenfisteln oder Dermoidfisteln als angeborene, Zahn- oder Knochenfisteln als erworbene Fisteln).

Wenn Fisteln nicht durch Spülungen (Kamille, Eichenrinde, Frauenmantel) abheilen, müssen sie operativ entfernt werden.

Furunkel: siehe Eiterungen

Fußleiden

Da die kleineren, aber lästigen und viele Beschwerden verursachenden Fußleiden stark verbreitet sind, sollen sie hier zusammengefaßt abgehandelt werden.

Die bekannteste Fußdeformität ist der **Flachfuß** oder **Plattfuß**, bei dem der innere Fußrand den Boden berührt. Ist das Längs- und Quergewölbe des Fußes abgeflacht und der Fuß nach außen abgeknickt, spricht man meist von einem Platt-Knickfuß oder gar **Plattspreizknickfuß.** Es entstehen dadurch Schmerzen im Längsgewölbe des Fußes, hinter dem Innenknöchel. Sie können bis zur Wade, ins Knie- und Hüftgelenk und auch bis in die Lendengegend (Rückenschmerzen) ausstrahlen. Sie verstärken sich dann durch längeres Gehen oder Stehen. Zur Behandlung benötigt man Einlagen aus Schaumgummi, Metall oder Kunststoff, die die Füße in einer weitgehend normalen Lage halten. Warme oder wechselwarme Fußbäder, auch heiße Salzfußbäder und anschließende Einreibungen oder Massagen mit einem Fußbalsam (z. B. Sixtuwohl) verschaffen eine starke Linderung der Beschwerden. Nach einer gewissen Zeit, in der Füße entlastet und geschont werden sollen, sind Fußbewegungsübungen und Übungen auf dem Laufbalken angebracht.

Beim **Hohlfuß** findet man ein sehr hohes Längsgewölbe und eine Verhärtung und Versteifung (Kontraktur) in den Zehengrundgelenken. Der Körpergewichtsdruck verlagert sich daher hauptsächlich auf die Mittelfußköpfchen, wodurch der Mittelfuß zu schmerzen beginnt und sich Schwielen unter den Mittelfußköpfchen bilden. Auf die Dauer verkürzt sich auch die Achillessehne, so daß sich das Gewicht noch weiter auf den Vorfuß verlagert. Zur Bekämpfung der Beschwerden muß auf der Innensohle der Schuhe dicht hinter den Mittelfußköpfchen eine Lederpelotte angebracht werden, so daß diese entlastet werden. Auch beim Hohlfuß sind heiße Salzfußbäder, Einreibungen und Massagen erforderlich, damit sich die Kontrakturen lösen. Wenn alle konservativen Mittel erfolglos bleiben, können chirurgische Maßnahmen noch Hilfe bringen.

Der **Fußballen** ist besonders bei Frauen sehr häufig zu finden und wird meist durch das Tragen zu spitzer Schuhe hervorgerufen. Der große Zeh ist dabei meist nicht mehr geradeaus, sondern über die vierte Zehe hinweg nach innen gerichtet, wobei das Großzehen-Mittelfußgelenk stark nach außen vorspringt. Auf Grund des Dauerdrucks entwickelt sich an der vorspringenden Stelle des ersten Mittelfußköpfchens ein Schleimbeutel, der sich immer wieder entzündet und der vereitern kann. Nicht selten entsteht als weitere Druckfolge eine Knochenhautentzündung des ersten Mittelfußköpfchens und eine Knochenwucherung. Diese Fehlstellung ruft natürlich starke Schmerzen hervor.

Die Behandlung kann zunächst nur in einer Druckentlastung durch geeignetes (orthopädisches) Schuhwerk geschehen (es muß im Vorfußbereich besonders weit und weich sein). Feuchte Kompressen, Bewegungsübungen, Fußbäder, Massagen und eine orthopädische, in schwereren Fällen auch chirurgische Korrektur der Zehenfehlstellung führen eine Besserung oder sogar Heilung herbei!

Manchmal ist neben ungeeignetem Schuhwerk eine individuelle Veranlagung die Ursache dieser Fußdeformierung. Bei Barfußgängern beobachtet man nur sehr selten einen Großzehenballen, bei männlichen Schuhträgern bis zu 16 %, bei weiblichen bis zu 48 %. Bei Zivilisationsvölkern ist der Fußballen die häufigste Fußdeformität.

Eine weitere Deformität ist die **Großzehenversteifung,** die durch eine Degeneration des Knorpelgewebes der Gelenke mit nachfolgender Knocheneinlagerung entsteht. Die Bewegungseinschränkung, die das normale Abstoßen beim Gehen unmöglich macht, verursacht starke Schmerzen im Großzehen-Grundgelenk. Das Großzehengelenk wird geschont und die Schmerzen lassen nach, wenn Schuhe mit steifer Sohle getragen werden. Wenn nach außerdem durchgeführten Salhuminbädern, Einreibungen und heißen Kompressen die Beschwerden nicht verschwinden, ist eine operative Behandlung erforderlich.

Die **Hammerzehe,** auch Klauenzehe genannt, entsteht durch Versteifung einer Zehe im Mittel- oder Endgelenk in Beugestellung. Ursache kann zu kurzes oder zu schlecht sitzendes Schuhwerk sein. Es ist aber auch möglich, daß die Hammerzehe angeboren ist. Manchmal bleibt nach einer Erkrankung an Kinderlähmung eine Hammerzehe zurück. Durch Druckwirkung des Schuhs auf das hochstehende Gelenk kommt es hier zu Entzündungen, zu Schwielen- und Hühneraugenbildung. Mit gutsitzendem Schuhwerk, passiven Zehenstreckübungen und Hühneraugenpflastern läßt sich oft eine wesentliche Besserung erzielen. Wenn nicht, muß eine operative Korrektur erfolgen.

Ein Krankheitsbild eigener Art ist der **vordere Mittelfußschmerz.** Durch Absinken des Quergewölbes des Vorfußes tritt eine Mehrbelastung der Köpfchen der drei mittleren Mittelfußknochen auf, wodurch hartnäckige Schmerzen entstehen. Muskel- und Bänderschwäche sowie schlecht passende Schuhe werden als Ursache angesehen. Unter dem Fuß entstehen an den drei Stellen stark druckempfindliche Schwielen.

Durch Fußübungen, insbesondere Greifübungen mit den Zehen, und durch das Anbringen von Filz- oder Gummistützen hinter den Köpfchen oder Mittelfußknochen lassen sich die Schmerzen beseitigen. Außerdem kräftigt sich allmählich das Fußgewölbe. Wie bei allen Fußdeformitäten wirken auch hier feuchtwarme Umschläge, Fußbäder, Einreibungen und Massagen heilungsfördernd.

Die **Mortonsche Zehe** (auch plantares Neurom genannt) entsteht durch wiederholte Verletzung des gemeinsamen Zehennervs vor dessen Teilung. Als Krankheitszeichen treten Brennen mit Empfindungsstörungen und taubem Gefühl an den benachbarten Oberflächen der dritten und vierten Zehe auf. Die Beschwerden können sich zu intensiven Schmerzen steigern, so daß kein Schuh mehr vertragen wird. Der Schmerz wird in dem Weichteilraum zwischen der dritten und vierten Zehe empfunden. Er tritt meist einseitig auf. Der Nerv ist dann verdickt, bildet daher ein Neurom (Nervenschwellung).

Wenn man durch Einlagen, wie beim vorderen Mittelfußschmerz, Schonung des Fußes und feuchtwarme Kompressen keine Beschwerdefreiheit erzielt, bleibt nur noch übrig, das betroffene Nervenstück operativ zu entfernen, was in schweren Fällen immer notwendig wird.

Eine Reihe von Ursachen kann den meist sehr lästigen und hartnäckigen **Fersenschmerz** auslösen. Vielfach besteht eine Knochenhautentzündung oder eine Entzündung der Fußsohlensehnenplatte, besonders wenn die langen Fußsohlensehnen überbeansprucht wurden. Häufig muß auch eine Entzündung des Schleimbeutels, der am Ansatzpunkt der Achillessehne am Fersenbeinhöcker liegt, diagnostiziert werden. Diese Schleimbeutelentzündung tritt meist beim Tragen ungeeigneter und schlecht passender Schuhe auf. Verknöchert der Ansatz der langen Fußsehnen am Fersenbein, so spricht man von einem **Fersensporn,** weil es im Röntgenbild wie ein Sporn aussieht. Auch diese Erscheinung kann den Fersenschmerz auslösen, obwohl manche Orthopäden glauben, daß der Fersensporn nicht schmerzhaft ist, Plattfüße dagegen viel eher dafür verantwortlich zu machen seien.

Bei der Behandlung ist in erster Linie durch passendes Schuhwerk, Korrektur der Plattfüße, vorübergehend höhere Absätze (um die Achillessehne zu entlasten), Filz- und Schaumgummi-Einlagen sowie Gewichtsabnahme bei Übergewicht für eine Entlastung der Bänder und Sehnen zu sorgen. Fußbäder, warme Wickel und Massage bilden eine sehr wirksame und notwendige Unterstützung der orthopädischen Maßnahmen. Wenn sich der Schmerz dadurch nicht beseitigen läßt, kann durch eine Hydrocortison-Injektion Schmerzfreiheit erzielt werden.

Die Krankheiten und ihre Behandlungsmöglichkeiten

Durch dauerndes Tragen von Schuhen mit hohen Absätzen kann es zur Verkürzung und Verhärtung der Achillessehne kommen. Man spricht dann von einer **Achillessehnenkontraktur.** Die Sehnenverkürzung schwächt den Fuß und schränkt die Hebung des Fußes im oberen Sprunggelenk ein. Die Folgen sind Schmerzen im Mittelfuß, am Längsgewölbe und in der Wade. In diesem Falle tritt durch Barfußgehen und Tragen absatzloser Schuhe eine Verschlimmerung ein. Nervenstörungen (Kinderlähmung) und Muskelerkrankungen können ebenfalls Ursache der Sehnenverkürzung sein.

In vielen Fällen genügen zur Behandlung Unterschenkeldampfbäder, Bewegungs- und Dehnungsübungen. In schweren Fällen kann man die Sehne operativ verlängern.

Warzen an der Fußsohle werden als eine Virusinfektion (durch feuchtes Holz z. B. in Badeanstalten) angesehen. Die Warzen finden sich vorwiegend in der Umgebung der Mittelfußköpfchen und überragen meist nicht die Hautoberfläche. Schmerzen entstehen durch Druck auf die Warzen. Die befallenen Stellen müssen möglichst vom Druck entlastet werden. Fußbäder morgens und abends mit anschließendem Einpudern sind wichtig. Starke Schwielen müssen ausgeschnitten und die Warzen mit Ätzmitteln (Salicylsäure, Salpeter- oder Trichloressigsäure) behandelt werden. In hartnäckigen Fällen chirurgische Behandlung.

Schwielen stellen Verdickungen der Hornhaut dar, die durch vermehrte Druckbelastung bei zu hohem Körpergewicht besonders an den beiden Hauptbelastungspunkten des Vorfußes auftreten (Köpfchen des ersten und fünften Mittelfußknochens). Frauen, die hauptsächlich Schuhe mit hohen Absätzen tragen, haben besonders darunter zu leiden, da die Schwielenbildung Schmerzen verursacht. Die erhöhte Druckbelastung kann auch bei Diabetikern zu wunden Stellen (Geschwüren) führen, weil die Durchblutung der Fußsohlen gestört ist. Fußschwielen und Fußgeschwüre bedürfen oft einer längeren Behandlung mit Bädern und erweichenden oder heilenden Pflastern. Durch unsachgemäßes Herausschneiden können später größere Narben und Schwielen entstehen, die erhebliche Schmerzen verursachen.

Die bekannten **Hühneraugen** sind Hornhautwucherungen auf der Oberseite der Zehen. Sie werden mit Spezialpflastern oder -tinkturen behandelt und gegebenenfalls ausgeschält.

Die schwerste Fußdeformität ist wohl der **Klumpfuß.** Dabei besteht eine Beugung und Einwärtshebung des Rückfußes bei gleichzeitiger Hebung des Vorfußes. Die Erkrankung ist meist angeboren, kann aber durch Nerven- und Muskelerkrankungen auch erworben werden. Sie tritt bei Knaben häufiger auf als bei Mädchen. Die Behandlung muß zum frühestmöglichen Zeitpunkt erfolgen. Sie besteht in einer Ruhigstellung im Gipsverband, damit sich die Fußstellung langsam normalisiert, bevor das Kind anfängt zu laufen.

G

Gallenblasenentzündung, Gallengangsentzündung

Die Entzündung der Gallenblase (Cholezystitis) mit oder ohne Entzündung der Gallenwege betrifft Frauen viel häufiger als Männer. Die Erkrankung wird vorwiegend durch Bakterien (Streptokokken oder Colibakterien) verursacht. Manchmal sind auch entzündliche Erkrankungen beteiligt, die sich in der unmittelbaren Umgebung der Gallenblase abspielen. Gallensteine können die Folge oder später auch die erneute Ursache einer Gallenblasenentzündung sein. Das Gallengangsystem kann sowohl bei Infektionen, die aus dem Darm aufsteigen, wie auch bei solchen, die aus der Gallenblase oder der Leber absteigen, miterkranken (Cholangitis).

Die Zeichen einer *akuten* Gallenblasenentzündung sind Schmerzen in der Gallenblasengegend, unregelmäßig oder periodisch auftretendes Fieber, Übelkeit und galliges Erbrechen. Bei der ärztlichen Untersuchung ergibt sich ein erheblicher Druckschmerz an der Gallenblase. Wenn sie tastbar ist, muß man auch an Gallensteine (siehe unter Gallensteinleiden) oder an eine Vereiterung der Gallenblase (Empyem) denken.

Laboruntersuchungen ergeben eine Erhöhung der Zahl der weißen Blutkörperchen und eine starke Beschleunigung der Blutsenkung. Bei der Röntgenuntersuchung läßt sich die Gallenblase meist nicht darstellen (negatives Cholezystogramm).

Die *chronische* Gallenblasenentzündung verursacht gewöhnlich nur geringe Beschwerden. Aber auch hier sind Gallensteine, immer wieder auftretende Gallengangs- und Bauchspeicheldrüsenentzündungen die Ursache oder die Folge. Die nach längerer oder kürzerer Zeit fast immer notwendig werdende Operation ergibt oft eine völlig funktionsuntüchtige kleine „Schrumpfgallenblase".

Neben den Gallengangsentzündungen akuter wie chronischer Art besteht in der Mehrzahl der Fälle auch eine Gallenblasenentzündung. Die Entzündung kann auf die Leber übergreifen.

Diät (bei akuter Entzündung): Am besten zunächst 1—2 Tage fasten. Vorsichtige Flüssigkeitszufuhr (in schweren Fällen durch Infusionen) ist erforderlich. Nach den Fastentagen verdünnte Säfte, Tee (Kamille, Pfefferminz), Schleimsuppen, Zwieback und Kompott. Später lacto-vegetabile Kost (vegetarische Kost unter Einschluß von Milch). Bohnenkaffee, Alkohol, kalte Getränke und starke Gewürze sind völlig zu meiden. Als Fett vorerst nur Pflanzenmargarine und kaltgeschlagene Öle.

Physikalische Maßnahmen: Wärmeanwendungen sind bei fieberhafter Gallenblasen- und Gallengangsentzündung nicht angebracht, unter Umständen sogar schädlich. Nach den Erfahrungen von *Scholtz* kommen nur *Kurzwellenbehandlungen* mit großem Elektroden-Haut-Abstand (etwa 15 Zentimeter) in Frage, wobei der Patient nur ganz wenig Wärme spüren darf (täglich 10—15 Minuten). Dadurch soll eine Vereiterung der Gallenblase verhindert werden. Diese Behandlung gilt auch für Fälle, bei denen die Bauchspeicheldrüse mitbeteiligt ist. Nach Abklingen des Fiebers und der akuten Erscheinungen kommen feuchtwarme *Kompressen* und *Lendenwickel* in Frage, bei chronischen Zuständen auch heiße Kompressen und Heusäcke.

Psychotherapeutische Maßnahmen: Bei Zuständen von Übererregung lassen sich Maßnahmen zur Entspannung und Beruhigung durchführen. Autogenes Training kann eine Entspannung herbeiführen und Medikamente ersparen.

Medikamente: Ihre Anwendung richtet sich nach dem Einzelfall, sie sind also ärztlich zu verordnen. In Frage kommen schmerzlindernde und krampflösende Mittel sowie Antibiotika zur Bekämpfung des Infektes. Gallentreibende Mittel sind anfangs nicht angebracht, weil sie die Gallenwege zu stark reizen. Später läßt man täglich morgens nüchtern 1 Glas lauwarme 4%ige Magnesiumsulfatlösung trinken, damit die Gallengänge gereinigt und der Stuhlgang gefördert wird.

Gallengangsentzündung: siehe Gallenblasenentzündung

Gallenkoliken: siehe Gallensteinleiden

Gallensteinleiden

Die meisten Beschwerden in der Gallenblasengegend (im rechten Oberbauch) werden durch Gallensteine verursacht. Die Beschwerden sind nach Stärke und Ausmaß natürlich recht verschieden, je nachdem, ob ein Stein eingeklemmt ist, ob die Leber durch Gallenstauung oder eine Entzündung der Gallengänge beteiligt ist, ob außer der Steinbildung eine mehr oder weniger akute Entzündung der Gallenblase vorliegt oder etwa die Entzündung auf die benachbarte Bauchspeicheldrüse übergreift.

Bei *Gallenkoliken* steht zunächst die Schmerzbekämpfung völlig im Vordergrund. Bei sehr starken Schmerzen wird sich der herbeizurufende Arzt in der Regel genötigt sehen, ein stärkeres krampflösendes Mittel zu injizieren.

Diät: Sie besteht während des akuten Anfalls nur aus Teefasten mit heißem Kamillen- und Pfefferminztee. Wenn der Anfall abgeklungen ist, geht man über Suppen, Wasser- und Milchspeisen langsam auf eine Leber-Gallen-Diät über.

Nach den großen Erfahrungen von Dr. med. et phil. *Eugen Heun* können sich auch die Schleimhäute des Gallensystems regenerieren, wenn eine *Saftfastenkur* von vier- bis sechswöchiger Dauer durchgeführt wird. Während dieser Zeit werden unter ärztlicher Kontrolle nur Gemüse- und Obstsäfte (bevorzugt Löwenzahn- und Rettichsaft, Möhrensaft und Saft der Zitrusfrüchte) gegeben. Nach *Heun* kann dadurch eine erhebliche Besserung der Beschwerden erreicht werden; gelegentlich gehen sogar Gallensteine ab oder lösen sich auf. Zuweilen wird dadurch eine Operation überflüssig.

Physikalische Maßnahmen: Häufig läßt sich eine beginnende Kolik auch durch ansteigendes Sitz- oder Halbbad mit anschließendem heißem Leibwickel, durch hohe heiße Darmeinläufe (37—39° C) und durch das Trinken von heißem Kamillentee überwinden.

Durch diese Anwendungen werden Gallengänge und Gallenblase entkrampft, so daß eher die Möglichkeit zum Abgang oder zum Rückgang des Gallensteins in die Gallenblase gegeben ist. In der anfallsfreien Zeit lassen sich kleinere Steine auch mit Darmbädern (subaquale Darmbäder) austreiben. Nützliche Maßnahmen sind ferner: Lendenwickel, Oberbauchkompressen, Heublumensack.

Medikamente: Sie sind oft zur weiteren Unterstützung notwendig. Es kommen Karlsbader Salz in heißem Wasser gelöst und Zwölffingerdarmspülungen mit Magnesiumsulfatlösung, Rettichsaft und Zubereitungen gallentreibender Heilpflanzen, wie Erdrauch, Löwenzahn, Mariendistel, Schöllkraut und Wegwarte, in Frage.

Eine *jahrelange* medikamentöse und diätetische Behandlung des Gallensteinleidens ist jedoch nicht zu empfehlen. Wenn mit Diät und Medikamenten keine Heilung erzielt wird, sollte so früh wie möglich operiert werden.

Gebärmutterkrämpfe: siehe Dysmenorrhoe

Gefäßinsuffizienz: siehe Blutgefäßschwäche

Gehirngefäßverkalkung

In der zweiten Lebenshälfte ist der Mensch besonders durch die fortschreitende Verkalkung seiner Gehirngefäße bedroht (Zerebralsklerose), die sehr bald zum beschleunigten Absterben von Nervenzellen (Gehirnzellen) führt. Man muß daher auf die Frühsymptome achten: Benommenheit, Flimmern vor den Augen, Ohnmachtsanfälle, Kopfschmerzen (auch nachts), Konzentrationsschwäche, Gedächtnisschwäche, Nachlassen der geistigen Wendigkeit, Schlafstörungen. Meist bestehen keine wesentlichen Einschlafstörungen. Der Schlaf erreicht auch zunächst die nötige Schlaftiefe, nach wenigen Stunden aber wird der Schlaf flach, und auf geringe äußere oder innere Reize kommt es schon zum Erwachen.

Zu den Schlafstörungen gesellen sich häufig auch seelische Störungen mit Übererregbarkeit, Unduldsamkeit oder depressiven Verstimmungen. Nicht selten geht die Gehirngefäßverkalkung auch mit einem hohen Blutdruck einher, der dann eine besondere Gefahr bedeutet. Die Behandlung muß so früh wie möglich einsetzen.

Diät: Salzarme, lacto-vegetabile Kost.

Physikalische Maßnahmen: Viel körperliche Bewegung, Kneippkuren, Badekuren (z. B. in Badenweiler, Kissingen, Nauheim, Meinberg, Oeynhausen, Pyrmont, Salzuflen, Tölz, Wiessee).

Psychotherapeutische Maßnahmen: Klärung von Konfliktsituationen (Ehe, Familie, Beruf, soziale Lage, religiöser Standpunkt), anregendes Training, Ballspiele, wenn möglich Schwimmen.

Medikamente: Blutdrucksenkende Medikamente bei erhöhtem Blutdruck (z. B. Raufuncton, Raucolyt), herzstärkende Mittel nach ärztlicher Entscheidung (Strophanthin-, Fingerhut-, Maiglöckchen-, Meerzwiebelpräparate), hirngefäßerweiternde Mittel (Complamin, Tebonin, Hydergin, Ronicol), Mittel, die den Blutrücklauf begünstigen (Roßkastanienextrakte).

Gelenkentzündung: siehe Rheumatismus

Gelenkrheumatismus: siehe Rheumatismus

Gesichtsnervenlähmung

Der deutsche Krankheitsname „Gesichtsnervenlähmung“ wird besser durch die Bezeichnung „Facialislähmung“ (Facialisparese) ergänzt, weil sonst eine Verwechslung mit dem anderen großen Gesichtsnerv, dem Trigeminus, möglich ist. Bei diesem Nerv redet man meist auch von Gesichtsnerven- oder auch nur von Gesichtsneuralgie.

Die von den Amerikanern auch *Bellsche Lähmung* genannte Krankheit ist in ihren ersten Ursachen noch ungeklärt. Man hält sie oft für rheumatisch bedingt, obwohl mit antirheumatischen Mitteln in der Regel keine Erfolge zu erzielen sind. Wahrscheinlich tritt die Lähmung nach einem Durchblutungsmangel infolge eines Krampfes der die Nerven ernährenden Gefäße auf. Der Krampf kann durch Kälte oder Zugluft hervorgerufen werden. Durch die dem Krampf folgende Schwellung des Nervs wird er in seiner Scheide eingeklemmt und damit schwer bedrängt.

Die heute übliche Behandlung besteht in gefäßerweiternden Medikamenten (Nikotinsäurepräparate), Vitamin B_{12} und Diathermie (Wärmebehandlung). Als letzte Maßnahme kann operativ durch Öffnen der Nervenscheide der Nerv wieder befreit werden. Es läßt sich aber nur schwer sagen, wie lange man bis zur Operation warten darf. Manche Fachleute glauben, daß es nach acht Wochen bereits zu spät sein kann und nur noch eine Defektheilung möglich ist.

Gicht

Die Gicht (Arthritis urica) ist eine erblich bedingte Stoffwechselkrankheit, bei der ein krankmachendes Mißverhältnis zwischen Harnsäurebildung und Harnsäureausscheidung besteht. Die Gichtanlage wird erst durch eine Reihe von auslösenden Umweltfaktoren zur Gichtkrankheit. Die auslösenden Ursachen sind eine vermehrte Zufuhr von harnsäurebildenden Nahrungsmitteln (z. B. Fleisch, Fisch, Hülsenfrüchte, Kohl und Spargel, Alkoholgenuß) und eine Schädigung der Nieren, wodurch die Harnsäureausscheidung gehemmt ist.

Die krankhafte Erhöhung des Harnsäurespiegels im Blut (über 6 mg%) und in den Körpersäften führt zu einer Ablagerung von harnsauren Salzen in den verschiedenen Körpergeweben, besonders in den Gelenken. Die Ablagerung beginnt meist in einem Großzehengelenk (Podagra) und greift dann auch auf andere Gelenke, auf Schleimbeutel, Sehnenscheiden und Nieren über.

Die Gicht kann symptomlos verlaufen, wobei nur ein familiär bedingter hoher Harnsäurespiegel im Blut besteht. Es kann ein akuter Gichtanfall mit starken Schmerzen in den betroffenen Gelenken auftreten, oder es kann sich die Gicht in chronischer Form in vielen Gelenken entwickeln, wobei die Gelenke nicht mehr schmerzfrei, sondern steif, geschwollen und oft deformiert sind.

Diät: Notwendig ist eine harnsäurearme und im ganzen relativ eiweißarme Kost (Gicht-Diät). Der größte Teil der Kost muß dabei aus Milch und Milchprodukten, Früchten und Gemüsen bestehen.

Physikalische Maßnahmen: Heilerde- und Dampfkompressen, ansteigende Heilbäder, Darmbäder, römisch-irische Bäder, Sauna und Überwärmungsbäder.

Psychotherapeutische Maßnahmen: Entspannungsübungen, autogenes Training.

Medikamente: Am wirksamsten sind Colchicin-Präparate (Herbstzeitlose), die in mehrfacher Form für die akute Gicht zur Verfügung stehen (Pillen, Tropfen, Pulver und Ampullen). Die eigentlichen modernen harnsäureausscheidenden Mittel wirken besser bei der chronischen Gicht, zum Beispiel Benemid und Anturano. Ein anderes Mittel Zyloric (Allopurinol) hemmt die Harnsäurebildung und senkt so den Harnsäurespiegel im Blut, ein weiteres — Uralyt-U — sorgt für vermehrte Ausschwemmung und Alkalisierung des Harns.

Unterstützend wirken Corticoid-Präparate, Phenylbutazon-Präparate und Amuno (Indometacin). Sie sind aber wegen der möglichen Nebenwirkungen nur im äußersten Notfall anzuwenden.

Es ist besonders auf die Nieren zu achten, da durch Ausfall der Harnsäure in den ableitenden Harnwegen Nierensteine entstehen können.

Grippe (Influenza)

Die echte Grippe wird durch Viren hervorgerufen. Alle paar Jahre tritt sie epidemisch auf. Von den in der kälteren Jahreszeit auftretenden „grippalen Infekten" werden kaum die Hälfte in ihrer wirklichen Ursache aufgeklärt. So läuft manche einfache „Erkältungskrankheit" als Grippe und manche echte Grippe wird gar nicht oder erst später als solche erkannt. Die Schwierigkeit einer exakten Diagnose liegt nicht nur in der Vielzahl der Beschwerden und Befunde, sondern auch in der Tatsache, daß wir ungefähr 150 Erreger für Infektionen der Atmungsorgane kennen. In der Mehrzahl sind es allerdings Grippeviren mit ihren verschiedenen Typen und Abwandlungen. Ungefähr alle sieben bis zehn Jahre bilden sich völlig neue Varianten heraus.

Die echte Grippe muß ernst genommen werden, da sie nicht selten tödlich verläuft. Sie beginnt meist plötzlich mit Kopf- und Gliederschmerzen, schwerem Krankheitsgefühl und Fieber, nicht selten auch mit Schüttelfrost. Der Puls bleibt in der Regel langsamer, als bei Fieber zu erwarten wäre. Bei einem unkomplizierten Verlauf fällt das Fieber am dritten Tag langsam oder ziemlich rasch (kritisch) ab, wobei dann die Gefahr eines Kreislaufkollapses besteht.

Außer den beschriebenen Beschwerden können auch auftreten: Husten, Schnupfen, Halsschmerzen, Schmerzen unter dem Brustbein, Nasenbluten, Erbrechen, trockener Rachen- und Bronchialkatarrh, feuchter Bronchialkatarrh und in etwa einem Viertel aller Fälle eine herdförmige Lungenentzündung.

Neben dem erwähnten Kreislaufkollaps bei plötzlichem Temperaturabfall sind weitere Komplikationen zu befürchten, nämlich Lungenentzündung und Lungenabszeß (worauf besonders zu achten ist, wenn Schüttelfrost auftritt), selten Herzmuskelentzündung (Myocarditis) und schließlich als schwerste Komplikation eine Gehirnentzündung (Enzephalitis).

Eine Besonderheit ist auch der gar nicht seltene Verlust des Riechvermögens nach Grippe, eine virusbedingte Schädigung (Vergiftung) des Riechorgans.

Die Behandlung muß sehr vielseitig sein, da es eine echte ursächliche Behandlung nicht gibt.

Diät: Reichlich frische Obstsäfte vornehmlich mit hohem Vitamin-C-Gehalt, also Zitronen-, Apfelsinen-, Grapefruit-, Sanddorn-, Acerolakirsch- und Hagebuttensäfte. Sonst leichte Kost, solange Fieber besteht.

Physikalische Maßnahmen: Bettruhe ist selbstverständlich. *Schwitzprozeduren* sind bei leichteren Erkrankungen besonders im Beginn sehr häufig in der Lage, die Krankheit schnell zu beenden. Am einfachsten ist das trockene Einpacken im Bett, dazu Wärmflasche einlegen oder Lichtkasten verwenden. Viel heißen Tee (Bronchialtee, Lindenblütentee) trinken. Stärker und schneller wirksam ist ein heißes ansteigendes Halbbad, anschließende Trockenpackung und Trinken heißen Tees. Ein bis eineinhalb Stunden nach Schweißausbruch wird trockengerieben und ein kühler Lendenwickel angelegt. Wiederholung der Maßnahme an den beiden folgenden Tagen, wenn nicht Kreislaufschäden, höhere Temperaturen oder eine Lungenentzündung eintreten.

Bei schweren Grippeerkrankungen sind wegen einer zu befürchtenden Kreislaufschwäche Schwitzprozeduren zu unterlassen. Bei Schmerzen unter dem Brustbein können *Dampfkompressen* sehr wirksam und wohltuend sein, außerdem kommen auch feuchte Brust- und Halswickel in Frage. Inhalationen mit Emser Salz bessern die Bronchitis.

Medikamente: Medikamente, die die allgemeine Abwehrfähigkeit steigern, und Präparate mit einem hohen Vitamin-C-Anteil sind angebracht, z. B. Esberitox, Tardolyt, Echinacin, Cebion, Cedoxon, Cal-C-Vita und Macalvit. Je nach Lage des Falles muß der Arzt zusätzlich Mittel gegen Husten, Schmerzen, Fieber und Kreislaufschwäche oder gar Antibiotika einsetzen, wenn es zur Lungenentzündung kommt.

Als *Vorbeugung* wird die Grippeschutzimpfung mit dem entsprechenden Impfstoff (Behring, Asta, Pasteur-Institut) besonders für ältere Menschen empfohlen.

H

Haarausfall

Haarschäden treten entweder am Haarschaft oder an der Haarwurzel auf. Schäden am Haarschaft sind sehr häufig die Folge von kosmetischen Maßnahmen zur Pflege des Haares. An der Universitätsklinik in Köln beobachtete man solche Schäden bei 85 % aller Frauen und 9 % aller Männer in Form von Längsspaltungen der Haare und von grauweißen, knotigen Anschwellungen des Haarschaftes (Trichorrhexis nodosa), an denen das Haar häufig knickt oder bricht. Durch

Dauerwellenflüssigkeit hervorgerufene Veränderungen der Haarstruktur sind nicht rückgängig zu machen und können auch nicht behandelt werden. Da die Haarwurzel aber davon nicht betroffen wird, wächst normales Haar nach.

Bildet sich nach Dauerwellen ein Kontaktekzem auf der Kopfhaut, so folgt ein echter symptomatischer Haarausfall.

Pilzinfektionen (Mikrosporie und Trichophytie) sind Erkrankungen der Haarschäfte. An den mehr oder weniger kahlen Stellen findet man meist noch von Pilzsporen und Pilzgeflechten durchsetzte Haarstümpfe. Mit dem modernen pilzhemmenden Mittel Griseofulvin läßt sich diese Infektion erfolgreich behandeln.

Zu straffe Frisuren, die einen dauernden Zug an den Haaren ausüben, können nach einiger Zeit einen Schwund der Haarpapillen hervorrufen und daher zu Haarausfall führen, der nicht mehr behandelt werden kann.

Für den allgemeinen (diffusen) Haarausfall gibt es eine ganze Reihe von Ursachen:

1. Erkrankungen der Kopfhaut, Kontaktekzem, seborrhoisches Ekzem, Erythrodermie, Lues.
2. Allgemeinerkrankungen: Infektionskrankheiten, Anämie, Dermatomyositis, Diabetes, bösartige Tumoren, Operationen, Unfälle und Schockzustände.
3. Hormondrüsenstörungen: Über- oder Unterfunktion der Schilddrüse, Unterfunktion der Hirnanhangsdrüse, Nachgeburtsperiode und Eierstockserkrankungen.
4. Vergiftungen mit gerinnungshemmenden und zellwachstumshemmenden Substanzen, Mitteln zur Schwangerschaftsverhütung, männlichen Geschlechtshormonen (Androgenen), sogenannten Aufbaumitteln (Anabolika), Thallium und Pflanzengiften.

Wenn die den symptomatischen Haarausfall bedingenden Erkrankungen oder Vergiftungen wegfallen, wächst meist das Haar wieder normal nach.

Beim *diffusen weiblichen Haarausfall* besonders in und nach einer Schwangerschaft findet man als Ursache häufig einen *Eisenmangel* im Blutserum. Rein subjektive Beschwerden, wie Schwächegefühl, Herzklopfen, Kribbeln in den Fingern, Kopfschmerzen und Schwindel, können schon darauf hinweisen. Meist ist der Eisenverlust mit einer *Anämie* verbunden. Bei Eisenverlust ohne Anämie finden sich in der Regel andere Erscheinungen, nämlich Abflachung der Mundschleimhaut, Brennen auf der Zunge, Faulecken am Mund, Einrisse und Schuppung an den Fingerspitzen, Müdigkeit, pelzige Haut (Parästhesien) und Brennen an der Scheide.

Beim *fleckförmigen Haarausfall* hat sich bisher am meisten eine medikamentöse Behandlung mit Glucocorticoiden (Prednison) bewährt. Die Behandlung muß aber wegen der anfangs hohen Dosierung ärztlich verordnet und überwacht und so lange fortgesetzt werden, bis der Organismus die Krankheit, deren eigentliche Ursache unbekannt ist, überwunden hat.

Bei männlichen Glatzenträgern ist die Behandlung am schwierigsten, doch konnten bei erhalten gebliebenen Haarwurzeln durch eine einprozentige Testosteronsalbe die Haarfollikel wieder zum Haarwachstum angeregt werden. Die Behandlung ist jedoch nicht frei von Nebenwirkungen (z. B. Prostatahypertrophie).

Neben den bereits genannten Maßnahmen sind noch die folgenden von Wichtigkeit und auch im Einzelfall nach der Entscheidung des Arztes anzuwenden:

Diät: Lacto-vegetabile Vollkost.

Physikalische Maßnahmen: UV-Bestrahlungen, Kopfmassage (Bindegewebsmassage), Kopfwaschen zweimal wöchentlich mit Dermowas, allabendliche Einreibung mit Alpicort-F.

Psychotherapeutische Maßnahmen: Entspannungsübungen.

Medikamente: Eisenpräparate, Vitamin-A-Präparate, Vitamin D (Dosierung ärztlich festlegen), Prednisonpräparate (streng nach ärztlicher Vorschrift!).

Hämorrhoiden

Hämorrhoiden sind ein sehr verbreitetes Leiden. Etwa 30 % aller Erwachsenen haben damit zu tun. Die Erkrankung äußert sich in Schmerzen, unerträglichem Juckreiz, Schleimabsonderung, zuweilen auch in Entzündungen und Blutungen. Durch die längere Anwendung von Hämorrhoidalsalben oder -zäpfchen kann ein Analekzem entstehen. Es ist ein kontakt-allergisches Ekzem, das entsteht und unterhalten wird, wenn die verwendeten Mittel Anaesthesin, Perubalsam oder Neomycin enthalten. Das chronische Analekzem tritt oft als Folge innerer Hämorrhoiden auf, die dann verödet oder sklerosiert (verhärtet) werden müssen.

Diät: Lacto-vegetabile Kost mit Rohkost, Vollkornbrot und Sauermilchprodukten.

Physikalische Maßnahmen: Kühle Sitzbäder von 30 bis 20° C und 3—5 Minuten Dauer, Kamillensitzdampfbad mit anschließendem kaltem T-Wickel (öfters wechseln!), Becken- und Beinbewegungsübungen im Liegen, Trockenbürsten mit Wechselgüssen, Schwimmen.

Psychotherapeutische Maßnahmen: Entspannungsübungen.

Medikamente: H-Tüchlein (Hämorrhoiden-Feuchttüchlein „Hämolind“). Sie beseitigen den Juckreiz und fördern das Abklingen des Analekzems. Ferner folgende Salben und Zäpfchen: Ultraproct, Scheriproct, Procto-Kaban, Procto-Jellin, Varecort, Anacal und Dränaven.

In schwereren Fällen ist Verödung oder operative Beseitigung angezeigt.

Halswirbelsäulensyndrom (Halswirbelsäulenschmerz)

Bei den heute häufig durchgeführten „Einrenkungs"-Maßnahmen an der Halswirbelsäule kann die Blutzirkulation der die Halswirbelsäule versorgenden Arterie (Arteria vertebralis) beeinträchtigt werden. Es sind dadurch bleibende Schäden am Gehirn infolge einer mangelnden Blutversorgung möglich.

Man muß zunächst versuchen, mit anderen physikalischen Maßnahmen auszukommen, wie flache Lagerung, heiße Nackenkompressen, Schwimmen im Thermalbad. Eine ergänzende medikamentöse Behandlung ist meist erforderlich mit Mitteln, die schmerzhemmend, abschwellend und entzündungswidrig wirken. Niemals ohne ärztliche Verordnung handeln!

Haltungsschwäche

Das moderne Zivilisationsdasein hat zwangsläufig zu einer beträchtlichen Bewegungsarmut geführt, so daß die Funktionen der Bewegungsorgane ungenügend beansprucht werden und Haltungsschwäche und Haltungsanomalien immer häufiger werden. Die Folgen einer mangelhaften Haltung, nämlich Muskel- und Wirbelsäulenschwäche, sind Nervenreizerscheinungen und Nervendefekte, die an den Nervenaustrittsstellen der Wirbelsäule ihren Ursprung haben (spondylogene Neuropathien). Die meist bereits in jungen Jahren erworbenen Schäden sind (nach Prof. *Walter Birkmayer*) in mittleren Jahren durch sportliche Betätigung kaum mehr auszugleichen. Besonders ungünstig ist auch das stundenlange Herumsitzen in den „bequemen" Klubsesseln, weil sie keine Muskelspannung erfordern.

Die Folgen der Haltungsschwäche zeigen sich meist in wohlbekannten Krankheitsbildern, wie der von der Halswirbelsäule ausgelösten Migräne, dem Zervikalsyndrom (Neuralgie der Nervenwurzeln im Bereich der Halswirbelsäule), dem Schulter-Arm-Syndrom (mit heftigen Schmerzen in diesem Bereich) und Hexenschuß. Röntgenaufnahmen der Wirbelsäule und elektrische Untersuchungen der Muskelfunktion (Elektromyogramm) decken diese Erkrankungen auf.

Die Behandlung der Haltungsschwäche und ihrer Folgen, den Nervenreiz- und Defekterscheinungen, ist langwierig. Zunächst wird der Arzt die akuten Beschwerden, vor allem die Schmerzen, mit schmerzhemmenden Mitteln zu bessern suchen. Anschließend ist durch *physikalische Maßnahmen* wie Solbäder, Massage, Gymnastik, Schwimmen, Wandern, Sonnen- und Seebäder eine Kräftigung der Bewegungsorgane anzustreben und durch eine mit Obst, Gemüse und Vollmilch angereicherte Vollkost der Allgemeinzustand zu bessern.

Psychotherapeutische Maßnahmen: Sie sind angebracht, wenn sich durch ein ärztliches Gespräch herausstellt, daß zum Haltungsverfall auch seelische Vorgänge beigetragen haben, was nicht selten der Fall ist.

Darüber hinaus muß der Arzt überlegen, ob es sinnvoll sein kann, daß Vitamin- und Mineralpräparate die Nahrung ergänzen.

Harnröhrenentzündung (-katarrh)

In den letzten Jahren ist ein ganz erheblicher Anstieg der nicht durch nachweisbare Bakterien bedingten Harnröhrenentzündung (Urethritis) besonders beim Mann zu verzeichnen. Die nichtbakterielle Harnröhrenentzündung ist heute vielfach häufiger als der Tripper (Gonorrhoe) und läßt sich nur sehr schwer behandeln. Die Erkrankung beginnt meist schleichend und mit kaum merklichen subjektiven Beschwerden und wird daher oft übersehen. Meist besteht zunächst nur ein geringer schleimiger Ausfluß aus der Harnröhre. Wenn Erreger im Spiel sind, kommt es in der Regel zu einer schnellen Miterkrankung der Vorsteherdrüse (Prostata). Da kaum subjektive Beschwerden auftreten, besteht oft eine unbemerkte *chronische Prostatitis* (siehe unter Prostatitis).

Auch die Samenblasen oder die Nebenhoden können ergriffen sein. Nicht selten greift die Krankheit sogar auf entfernt liegende Organsysteme über. Am häufigsten ist die Mitbeteiligung der Gelenke (kleine Gelenke und Wirbelsäule) und Augen. Das ausgeprägte Krankheitsbild dieser Art (Entzündung der Harnröhre, der Gelenke und der Augenbindehaut) ist die *Reitersche Krankheit.*

Ein Erregernachweis ist schwierig, oft unmöglich. Virusartige Erreger und Trichomonaden sind meist dafür verantwortlich. Läßt sich ein Erreger nachweisen, so kommt in erster Linie die Behandlung mit einem entsprechenden Antibiotikum in Frage. So würde der Nachweis von Trichomonaden im Harnröhrensekret (14—60 % der Fälle) die Anwendung von Clont ermöglichen. Hierbei müßte die Partnerin mitbehandelt werden, da sonst eine Infektion oder Wiederinfektion möglich ist. Gelingt ein Erregernachweis nicht, so wird der behandelnde Arzt ein sogenanntes Breitbandantibiotikum (z. B. Chloramphenicol) anwenden müssen, was aber nach Art, Dosierung und Dauer der Anwendung dem Einzelfall angepaßt sein muß.

Hat die Harnröhrenentzündung auf die Anhangsdrüsen übergegriffen, so ist die Behandlung äußerst schwierig, da die mutmaßlichen Erreger dort Dauerformen entwickeln, die hartnäckig jeder Behandlung trotzen.

In solchen Fällen kann aber eine *physikalische Maßnahme* weiterhelfen, nämlich das Überwärmungsbad. Durch die hohen Temperaturen lassen sich die körpereigenen unspezifischen Abwehrkräfte in höchstem Maße mobilisieren und zugleich werden die Erreger sozusagen aus ihren Verstecken hervorgeholt und so stark geschwächt, daß nunmehr die antibiotischen Medikamente in verstärktem Umfang wirksam werden können.

Selbstverständlich bedarf die ganze, sehr wichtige und eingreifende Behandlung der wohlüberlegten Verordnung und Überwachung des Facharztes. Es sollte nur gezeigt werden, daß diese oft äußerst lästige und langwierige Krankheit dennoch geheilt werden kann.

Diätetisch ist die kochsalzarme, fleischfreie und vorwiegend vegetarische Kost (mit $^1/_5$—$^1/_3$ Rohkost) anzuraten, die entzündungswidrig, entgiftend und ausscheidend wirkt.

Harnvergiftung

Alle Formen der akuten und chronischen Nierenerkrankung können zum Vollbild der Harnvergiftung (Urämie) führen. Die Ursache liegt immer im Zurückbleiben harnpflichtiger Substanzen im Blut und Störungen des Wasser- und Salzhaushalts, weil die Nieren nicht mehr fähig sind, ihrer normalen Ausscheidungsfunktion zu genügen. Im Endzustand (im urämischen Koma) entwickelt sich eine Vergiftung des Gehirns. Appetitlosigkeit, Übelkeit und abnorme Ermüdbarkeit können frühe Zeichen sein, Kopfschmerzen, Teilnahmslosigkeit und Gewichtsabnahme sind bereits spätere Symptome.

Diät: Kaliumarme Kohlenhydrat-Fett-Kost mit ärztlich festgelegter Flüssigkeitsmenge.

Physikalische Maßnahmen: Anschluß an „künstliche Niere" (extrakorporale Hämodialyse), was vorerst für die meisten Patienten immer noch nur auf einer Fachstation im Krankenhaus möglich ist. Falls sich die Urämie überhaupt als rückbildungsfähig erweist, lassen sich durch eine Langzeitdialyse die meisten Symptome dieser Krankheit beheben.

Hautentzündung: siehe Ekzem

Hautjucken

Wenn ein außerordentlich starkes Hautjucken bei normal aussehender Haut besteht, spricht man von Pruritus oder auch Hautneurose. Die Ursache ist oft nicht nachweisbar. Zuckerkrankheit und Gelbsucht, die ebenfalls Hautjucken erzeugen, müssen ausgeschlossen werden, ebenso Giftwirkungen, die zu Reizungen der Hautnerven und zu allergischen Reaktionen führen.

Das Hautjucken kann oft jeder Behandlung trotzen. Amerikanische Ärzte empfehlen *Heißwasseranwendungen*. Das Wasser muß möglichst heiß sein, darf jedoch nicht verbrühen, d. h. die Temperatur kann etwa 45—55° C betragen. Kurzes Eintauchen, mehrmals hintereinander, genügt. Die Temperatur muß unbedingt mit dem Thermometer kontrolliert werden.

Wenn das Wasser nicht heiß genug ist, bleibt die Wirkung aus oder sie kann sogar negativ sein. Zu langes Eintauchen ist ebenfalls schädlich.

Die Wirkungsweise ist nicht bekannt. Man denkt an eine Wirkung auf das unter der Haut liegende Nervennetz oder daß die starke Durchblutungssteigerung und der angeregte Kreislauf die juckreizauslösenden Stoffe fortschwemmen.

Hautkrebs (siehe auch Krebs)

Wenn man wachsartige, weißlich-gelbe, harte Knötchen mit einem wallartigen derben Rand und in der Mitte mit einer Geschwürsbildung findet, muß man an Hautkrebs denken. Hautkrebse wachsen zwar sehr langsam, müssen aber trotzdem möglichst früh einer entsprechenden Behandlung zugeführt werden.

Es ist heute nicht mehr zu bezweifeln, daß bestimmte Formen von Hautkrebs durch starke Sonnen- oder Ultraviolettbestrahlungen der Haut verursacht werden. Bei Bestrahlung mit UV-Licht entsteht in der Haut eine Reihe von Photoprodukten des Cholesterins, darunter auch ein Stoff, der krebserregende Eigenschaften besitzt, nämlich Cholesterin-Alpha-Oxid. Wahrscheinlich läßt sich die Entstehung dieses Stoffes durch Gaben von Vitamin E und C verhindern.

Vor übermäßiger und zu langer Sonnen- und UV-Bestrahlung muß gewarnt werden.

Heiserkeit

Heiserkeit ist nur ein Symptom, das anzeigt, daß unser Stimmbildungsapparat gestört ist. Die Störung kann durch einen *Kehlkopfkatarrh* hervorgerufen werden, der im Anschluß an eine Erkältung auftritt. Er macht die Stimme rauh und heiser und kann bis zur völligen Stimmlosigkeit führen. Man spürt dann Hustenreiz, Kratzen und Brennen im Kehlkopf. Jede andauernde Heiserkeit, die bei Schonung der Stimme nicht nach einigen Tagen verschwindet, muß fachärztlich behandelt werden.

Eine chronische Heiserkeit muß an andere Ursachen denken lassen, z. B. an *gutartige* Wucherungen an den Stimmbändern (Sängerknötchen). Es sind kleine Knötchen an den Stimmbändern, die sich operativ entfernen lassen, wonach die Stimme völlig wiederhergestellt ist. Es treten aber auch *bösartige* Wucherungen an den Stimmbändern auf. Sie machen sich meist durch eine geringe, aber allmählich zunehmende Heiserkeit bemerkbar. Nur eine frühe Erkennung und Behandlung kann in diesen Fällen Hilfe bringen.

Tuberkulöse *Infektionen des Kehlkopfes* sind auch nicht selten. Sie beginnen ebenfalls mit einer allmählich zunehmenden Heiserkeit. Es muß dabei immer daran gedacht werden, daß gleichzeitig eine Tuberkulose der Lunge vorliegen kann. Auch die Syphilis kann als Begleiterscheinung Heiserkeit verursachen, so daß auch danach bei anhaltender Heiserkeit und anderen Verdachtsmomenten gefahndet werden muß.

Am wenigsten ernst, aber oft sehr hartnäckig ist auch eine rein nervös bedingte Heiserkeit und eine Heiserkeit, die schon in jungen Jahren durch zu schwache Stimmbänder auftritt. Auch in diesen beiden Fällen kann es einmal zur völligen Stimmlosigkeit kommen.

Diät: Man sollte Vitamin-C- und Vitamin-A-haltigen Säften und Nahrungsmitteln den Vorzug geben, um die Schleimhäute in ihrer Abwehrfähigkeit zu unterstützen.

Physikalische Maßnahmen: Bei akuter Heiserkeit kommen feuchtwarme Umschläge und ableitende heiße oder wechselwarme Fußbäder in Frage.

Psychotherapeutische Maßnahmen: Sie können manchmal bei der nervös bedingten Heiserkeit notwendig werden.

Medikamente: Inhalationen mit Emser Salz können bei Heiserkeit oftmals von großem Nutzen sein.

Hepatitis: siehe Leberentzündung

Herzasthma

Wenn plötzlich Atemnot, Reizhusten und ein Engegefühl in der Brust auftritt, ist schon an ein Herzasthma (Asthma cardiale) zu denken. Meist findet man dann auch eine blasse Gesichtsfarbe und blaue Lippen. Verschlimmert sich der Zustand, ist der Puls stark beschleunigt und klein, und der auftretende Auswurf sieht schleimig-blutig aus. Es ist möglichst rasch ärztliche Hilfe erforderlich, da es sich um ein Versagen vorwiegend des linken Herzens handelt.

Als Sofortmaßnahmen sind durchzuführen: Patienten in einen Lehnstuhl setzen oder im Bett aufsetzen und den Rücken gut abstützen. Frischluftzufuhr oder möglichst Sauerstoffmaske. Der Arzt wird ein Beruhigungsmittel, Strophanthin mit Zuckerlösung (Lävulose) und Theophyllin, in die Vene spritzen. Ob auch Aderlässe wegen der Lungenstauung erforderlich sind, muß der Arzt entscheiden.

Nach Überwindung der akuten Erscheinungen (Atemnot, Blaufärbung, Stauungserscheinungen) muß noch lange Zeit die ärztlich festzusetzende und ständig zu überwachende medikamentöse Behandlung— meist mit Digitalispräparaten — fortgesetzt werden.

Rein *diätetisch* ist eine typische Herz-Kreislauf-Diät einzuhalten und die Flüssigkeitszufuhr einzuschränken. Am besten nimmt man nach der Mittagsmahlzeit keine Flüssigkeit mehr auf, was bei salzarmer Kost meist nicht schwerfällt.

An *physikalischen Maßnahmen* sind heiße Kreuzwickel und heiße Brustkompressen sehr wohltuend.

Herzbeutelentzündung

Wir kennen Herzbeutelentzündungen (Pericarditis) verschiedenster Art und Ursache und unterscheiden zunächst akut oder chronisch verlaufende, dann der Art nach trockene (fibrinöse), feuchte (exsudative) oder verwachsene bzw. verklebende (fibröse) Herzbeutelentzündung. Ursächlich kommen Virusinfektionen, bakterielle Infektionen und der akute Gelenkrheumatismus in Frage. Darüber hinaus gibt es noch eine ganze Reihe seltener Ursachen (Pilzinfektionen, Tumormetastasen, Harnvergiftung und viele andere), wobei die Herzbeutelentzündung jeweils als Miterkrankung oder Komplikation auftritt. Besonders nach einem Herzinfarkt wird sie häufig festgestellt.

Da es sich in allen Fällen um eine mehr oder weniger schwere Erkrankung handelt und die Behandlung meist entscheidend davon abhängt, ob die zugrunde liegende Krankheit erkannt ist, muß die Diagnose und die Behandlung völlig dem Arzt überlassen werden. Nicht selten kommt es als weitere Folge der Herzbeutelentzündung zu einem Herzbeutelerguß. Das ist eine Ansammlung von Ausschwitzungen zwischen den beiden Blättern des Herzbeutels.

Das wichtigste Krankheitssymptom sind stechende Schmerzen in der Herzgegend. Eine stärkere Ansammlung von Flüssigkeit im Herzbeutel hemmt die Herzfunktion so sehr, daß nur eine Punktion des Herzbeutels die Gefahr abwenden kann. Verläuft die Herzbeutelentzündung chronisch, so besteht die Gefahr, daß die beiden Herzblätter unter stellenweiser Einlagerung von Kalksalzen verwachsen, wodurch eine Art Panzer entsteht. Man spricht dann auch von einem *Panzerherzen,* bei dem nur noch eine Operation Abhilfe schaffen kann.

Herzenge: siehe Angina pectoris

Herzfehler, Herzklappenfehler

Es gibt verschiedene angeborene und erworbene Herzfehler (Vitium cordis), die alle die Blutzirkulation beeinträchtigen und dadurch das Herz zusätzlich belasten. Die Fehler können sich auf die Herzklappen beziehen oder auf Defekten in den Herzscheidewänden oder den großen Arterien beruhen. Es können sogar mehrere Fehler gleichzeitig vorkommen.

Die reinen *Klappenfehler* sind am häufigsten (etwa 1 % der Bevölkerung) und kommen meistens durch eine Infektion der Klappenränder und hierbei wiederum überwiegend durch eine rheumatische Infektion zustande. Die Entzündungsprozesse rufen schließlich Defekte und Schrumpfungen an den Klappen hervor, so daß sie nicht mehr völlig schließen.

Neben den vorwiegend entzündlichen Klappenfehlern gibt es — besonders am Abgang der Lungenarterien — auch angeborene Klappenfehler. Je nach dem Sitz der Defekte an den verschiedenen Herzklappen haben die Herzfehler verschiedene Namen. So heißt z. B. eine zwischen dem linken Vorhof und der linken Kammer — dort sitzen die Mitralklappen — durch die Entzündung verursachte Verengung Mitralvitium, oder eine Schlußunfähigkeit der Klappen zwischen der linken Kammer und der aus der linken Kammer abgehenden Aorta wird Aortenvitium genannt.

Eine Verhärtung und Verengung der Klappen (Stenose) führt immer zu einem Rückstau des Blutes, eine Mitralstenose also zu einem Rückstau im linken Vorhof, wodurch die Herzleistung vermindert wird. Es kann aber auch zu einer Undichtigkeit oder Schlußunfähigkeit der Klappen kommen. Handelt es sich wiederum um die Mitralklappen, so fließt das Blut bei der Zusammenziehung der linken Kammer nur teilweise in die große Körperschlagader (Aorta), zum Teil aber durch die undichten Mitralklappen auch wieder in den linken Vorhof zurück. Die schlechte und ungenügende Klappenfunktion heißt *Klappeninsuffizienz.* Da das bei jedem Herzschlag passiert, wird ein Teil des Blutes nutzlos zwischen linker Kammer und Vorkammer hin und her bewegt. Die Folge ist wieder eine Mehrbelastung, die zur Erweiterung (Dilatation) und zur Verdickung (Hypertrophie) des Herzmuskels führt. Das Herz sieht dann im Röntgenbild vergrößert aus.

Herzfehler führen je nach ihrem Sitz meist zu Luftmangel bei Anstrengungen und Stauungserscheinungen in verschiedenen Organen und Geweben (Lunge, Leber, Magen, Beine).

Die *angeborenen Herzfehler* (Mißbildungen) können erblich bedingt sein, aber auch durch eine Rötelninfektion der Mutter in den ersten drei Schwangerschaftsmonaten oder durch eine Herzentzündung während der Embryonalentwicklung verursacht werden. Es können dabei die verschiedensten Herzfehler und Herzfehlerkombinationen vorkommen. So kann ein Defekt an der Herzvorhof- oder in der Herzkammerscheidewand vorliegen (Atriumseptumdefekt oder Ventrikelseptumdefekt). Im vorgeburtlichen Kreislauf besteht eine Querverbindung zwischen Aorta und Lungenschlagader (Ductus arteriosus Botalli) zur Umgehung des Lungenkreislaufs. Sie schließt sich normalerweise nach der Geburt. Das Offenbleiben des Ganges stellt einen angeborenen Herzfehler dar. Es kann eine Verengung der Aorta an der Stelle eintreten, an der die Querverbindung in die Aorta einmündet. Diese Mißbildung wird als Aortenisthmusstenose bezeichnet und macht sich durch einen erhöhten Blutdruck in der oberen, bei gleichzeitig erniedrigtem Blutdruck in der unteren Körperhälfte bemerkbar.

Darüber hinaus gibt es die verschiedenen Kombinationen von angeborenen Herzdefekten (Fallotsche Tetralogie, Morgagni-Syndrom und Eisenmenger-

Komplex), die meist an einer Blaufärbung der Haut (Zyanose) zu erkennen sind. Wegen der mangelhaften Sauerstoffversorgung bleibt die Entwicklung der mit solchen Fehlern geborenen Kinder *(blue babies)* stark zurück. Weitere seltenere Mißbildungen des Herzens und der großen Gefäße bleiben hier außer Betracht.

Alle angeborenen Mißbildungen können grundsätzlich nur chirurgisch behandelt werden. Man wird diesen Weg wählen, wenn der Defekt so schwer ist, daß er zu einer Beeinträchtigung des Blutumlaufs führt. Man kann aber auch diese Behandlung nur so lange durchführen, wie noch keine nicht wieder rückgängig zu machende Komplikation aufgetreten ist (z. B. eine Verkalkung der Lungengefäße).

Alle anderen möglichen Behandlungsmaßnahmen sind nur Hilfsmittel, um die Zeit bis zur Operation zu überbrücken. *Diätetisch* wird man das Kochsalz stark einschränken und die Flüssigkeitszufuhr mäßig halten müssen. *Physikalische Maßnahmen* können nur vom Arzt dem Einzelfall vorsichtig angepaßt werden. An *psychotherapeutischen* Maßnahmen sind nur Entspannungsübungen wie autogenes Training sinnvoll. Auch die *Medikamente* können nur nach Lage des Einzelfalles ärztlich verordnet werden. Es kommen dabei in Frage: Digitalispräparate, Mittel zur Wasserausschwemmung (Diuretika), manchmal kleine Aderlässe und Sauerstoffbehandlung. Wie der Zuckerkranke mit seiner Zuckerkrankheit, so muß der Herzfehlerkranke lernen, mit seinem Herzfehler zu leben, falls der Fehler nicht operativ beseitigt werden kann.

Herzinfarkt (akutes Herzversagen)

Unter Herzinfarkt (Myocardinfarkt) verstehen wir eine Herzmuskelschädigung, bei der ein Ast einer Herzkranzarterie (Koronararterie) verengt oder verschlossen ist. Die Herzkranzarterien bilden die Blutversorgungsbahnen für den Herzmuskel. Fällt die Blutversorgung für diese Arterien mehr oder weniger aus, so ist das akute Herzversagen die Folge. Die häufigste Ursache eines Kranzgefäßverschlusses ist die Bildung eines Blutgerinnsels (Thrombose) in einer Kranzgefäßarterie. Die Thrombose wiederum entsteht meist auf Grund einer arteriosklerotischen Gefäßwandveränderung im Bereich der Koronararterien.

Das wichtigste Anzeichen eines Herzinfarktes ist plötzliches Auftreten schwerer Schmerzen (Vernichtungsschmerz) in der Herzgegend (unter dem Brustbein), meist in den linken Arm, zwischen die Schultern, seltener auch einmal in die rechte Brust oder den Bauch ausstrahlend. Es sind die gleichen Schmerzen wie bei Angina pectoris, nur stärker und andauernder. Bei anhaltenden starken Schmerzen muß immer an Herzinfarkt gedacht, für schnelle ärztliche Hilfe und, wenn es der Zustand zuläßt, Transport ins Krankenhaus gesorgt werden, weil Intensivpflege und ständige Überwachung erforderlich sind.

Eine Thrombose in einem der Hauptäste der Herzkranzgefäße hat immer eine schwere Herzschädigung und meist sogar den Tod zur Folge. Man spricht dann auch von akutem Herzversagen oder Herzschlag.

Die Krankheiten und ihre Behandlungsmöglichkeiten

Jeder zehnte Mann und jede 25. Frau sind heute von einer Herzkranzgefäßerkrankung bedroht. Frauen erkranken vorwiegend an Angina pectoris, Männer an Herzinfarkt.

Eine Reihe von Faktoren bildet für die Entstehung dieser Krankheiten ein besonderes Risiko, nämlich Blutdruckerhöhung, erhöhte Cholesterin- und Neutralfettwerte im Blut, Verminderung des Atmungsumfangs (durch mangelhafte Atmung), Übergewicht (Überernährung) und Zigarettenrauchen.

Neuerdings wird eine Anreicherung der Nahrung mit Magnesium gefordert, weil Magnesium eine infarktvorbeugende Wirkung entfaltet.

Füttert man nämlich Ratten mit einer Arteriosklerose erzeugenden Diät, die reich ist an Cholesterin, Kochsalz und Kalzium und außerdem zuviel Vitamin D_2 enthält, so bekommt ein sehr hoher Prozentsatz (65 %) nach acht Wochen einen Herzinfarkt. Wird aber die gleiche Diät mit Magnesium angereichert, so sinken die Infarktfälle auf Null.

Daraus ergeben sich folgende Maßnahmen zur Vorbeugung und Behandlung:

Diät: Mäßige, ausgeglichene Nahrung mit viel Obst, Gemüse und Salat, wenig oder gar kein Tierfett (20—30 g Butter täglich sind erlaubt) und wenig Kochsalz. Bei Übergewicht ist eine Kalorienbeschränkung auf 1600, 1300, 1200 oder zeitweilig sogar 800 Kalorien erforderlich (Reduktionskost). Die Genußmittel Tabak und Alkohol müssen radikal gemieden werden.

Beim Menschen kann man die Magnesiumanreicherung der Nahrung (oder Diät) rein medikamentös, besser aber durch magnesiumreiche Nahrungsmittel erreichen.

Tabelle magnesiumreicher Nahrungsmittel (in Milligramm pro 100 g)

Kakaopulver	400	Bohnen (weiße)	159	Dill	120
Reis (ungeschält)	250	Roggenbrot	150	Rettich (schwarzer)	100
Paranüsse	225	Haselnüsse	140	Meerrettich	100
Sojavollfett	223	Grünkern (Dinkel)	140	Löwenzahn	100
Hirse (geschält)	170	Walnüsse	131	Trockenerbsen	93
Erdnüsse	167	Mais	120	Gurken	91
Gerstengrütze	165	Hagebutten (getr.)	120	Haferflocken	80

Physikalische Maßnahmen: Systematisches Gehtraining (siehe das Kapitel über Wandern und Spazierengehen), Heilgymnastik, Schwimmen, ansteigende Armbäder, ansteigende Fußbäder, Senfwickel des ganzen linken Armes, Atemübungen.

Bevor Belastungen mit den physikalischen Maßnahmen vorgenommen werden, muß der Arzt das Ausheilungsstadium festlegen (am besten nach der internationalen Einteilung, die sich bewährt hat und die nach dem Vorschlag der American Heart Association vier Schweregrade I—IV unterscheidet). Daraus ergibt sich die Belastbarkeit und damit das Tempo und das Ausmaß der Rehabilitation.

Psychotherapeutische Maßnahmen: Autogenes Training, Lösung und Bereinigung aller etwa vorhandenen Konfliktsituationen, psychotherapeutische und seelsorgerliche Aussprachen, Vermeidung seelischer Erregungen. Nachuntersuchungen in regelmäßigen Abständen (etwa alle 6—12 Monate). Eine andauernde menschliche Betreuung des angstvollen Patienten kann von entscheidender Bedeutung sein.

Medikamente: Sie sollten auf jeden Fall und auf längere Zeit ärztlich festgelegt und überwacht werden. Es kommen Beruhigungsmittel und herzkranzgefäßerweiternde Medikamente ebenso in Frage wie Mittel, die die Herzmuskelleistung verbessern und die Blutgerinnung hemmen.

Herzinnenhautentzündung

Die Herzinnenhautentzündung (Endocarditis) kann durch Bakterien, Viren, Pilze oder Gifte verursacht werden. Am häufigsten tritt sie als Begleit- oder Folgeerkrankung nach einer akuten rheumatischen Infektion oder nach einer Lungenentzündung auf. Durch die Entzündung wird die Herzinnenhaut vor allem im Bereich der Herzklappen geschädigt und so sehr verändert, daß die Herzklappen nicht mehr richtig schließen und somit ihre Aufgabe nicht mehr erfüllen können. Es liegt dann als Folge der Endocarditis ein Herzklappenfehler vor (siehe unter Herzfehler).

Die Krankheit beginnt meist schleichend mit unregelmäßigem oder auch gleichbleibendem Fieber, das bis zu 40° C und mehr ansteigen kann. Geklagt wird meist über Frösteln, Unwohlsein, Gelenkschmerzen, Müdigkeit und Appetitlosigkeit. Werden Bakterien in andere Gewebe und Organe verschleppt, so macht sich das durch stecknadelkopfgroße Blutungen in der Haut und in den Schleimhäuten oder unter den Nägeln bemerkbar. Durch Embolien in die Nieren kommt es zu bluthaltigem Urin.

Als besonders bösartig gilt die schleichend auftretende Herzklappenentzündung, die Endocarditis lenta. Sie entsteht durch eine Infektion mit dem Erreger Streptococcus viridans, der sich an den Herzklappen festsetzt und sie langsam zerstört. Die Herzklappen bilden wiederum einen Entzündungsherd, aus dem Gifte und Bakterien mit dem Blutstrom abgeschwemmt und in andere Organe (z. B. Niere, Milz, Gehirn, Haut u. a.) verschleppt werden. Es besteht dann eine bakterielle Embolie. Früher verlief diese Krankheit immer tödlich. Heute gelingt es in klinischer Behandlung und sehr hohen Dosen antibiotischer bakterienhemmender Mittel (meist Penicillin) die Krankheit zu heilen.

Schon bei begründetem Verdacht auf eine Herzinnenhautentzündung sollte die Einweisung ins Krankenhaus erfolgen.

Herzjagen: siehe Herzneurose, Herzrhythmusstörungen

Herzkrampf: siehe Angina pectoris

Herzkranzgefäßverkalkung

Damit der Herzmuskel, der eine riesige Pumpleistung vollbringt, seine Arbeit zu leisten vermag, bedarf er selbst einer guten Blutversorgung. Sie wird gesichert durch die Herzkranzgefäße (Koronararterien), die aus der Aorta direkt hinter ihren Klappen abzweigen und kranzartig über die Außenseite des Herzens verlaufen, um sich dann allmählich in der Herzmuskulatur zu verzweigen. Das Blut sammelt sich schließlich wieder im rechten Vorhof und wird dort zusammen mit dem anderen venösen Blut zur Reinigung und Sauerstoffaufnahme in die Lunge geleitet.

Tritt nun ein Mißverhältnis zwischen dem Blutbedarf des Herzens und dem über die Kranzgefäße herangeführten Blut ein, so besteht eine ungenügende Kranzgefäßfunktion (Koronarinsuffizienz), die sich als Herzschmerz (Angina pectoris), ungenügende Herzmuskelleistung (Herzinsuffizienz) oder als Herzinfarkt bemerkbar machen kann.

Eine der häufigsten Ursachen der ungenügenden Herzkranzgefäßfunktion ist die Verkalkung der Herzkranzgefäße (Koronarsklerose). Die dadurch bedingte Einengung des Gefäßes und die mangelnde Elastizität der Gefäßwandungen führt zum Unvermögen der Koronararterien, den Herzmuskel ausreichend mit sauerstoffreichem Blut zu versorgen. Man nimmt an, daß es durch den Sauerstoffmangel zu einer Anhäufung nicht verbrannter Stoffwechselprodukte im Herzmuskel kommt, die dann die sich im Herzmuskel befindenden Nervenendigungen reizen und so die Schmerzen erzeugen.

Ist die Lichtung des Kranzgefäßes so stark eingeengt, daß der Blutstrom immer mehr verlangsamt wird und schließlich zum Stehen kommt, dann gerinnt das Blut, bildet also eine Thrombose im Kranzgefäß, deren unmittelbare Folge der Herzinfarkt ist.

Über die Ursache der Verkalkung sowohl der Herzkranzgefäße wie auch der anderen Körperarterien wird viel gestritten. Eindeutig geklärt ist sie noch nicht. Die Verkalkung tritt aber meist zusammen auf mit Blutdruckerhöhung, einem erhöhten Blutspiegel an Cholesterin und Neutralfetten, Fettsucht, Unterfunktion der Schilddrüse sowie im Alter. Eindeutig geklärt ist auch, daß die Verkalkung bei Männern viermal so häufig auftritt wie bei Frauen, daß rund 80 % der Fälle im sechsten bis achten Lebensjahrzehnt auftreten, aber in zunehmendem Maße auch jüngere Jahrgänge betroffen sind, sogar schon junge Männer zwischen 18 und 30 Jahren. In den USA ist heute bereits bei jedem dritten Sterbefall eine Koronargefäßerkrankung die Todesursache.

Schweizer Wissenschaftler fanden, daß innerhalb der vielfältigen Ursachen der Herzkranzgefäßerkrankungen die *Ernährung* einen der wichtigsten Faktoren darstellt.

Ausgedehnte amerikanische Untersuchungen (Framingham-Studie) haben gezeigt, daß als die wichtigsten Risikofaktoren zu gelten haben: Blutdruckerhöhung, erhöhte Cholesterin- und Neutralfettwerte im Blutserum, Verminderung des Atmungsumfangs (Vitalkapazität), Veränderungen im Elektrokardiogramm, Übergewicht und Zigarettenrauchen.

Aus den bis heute zu übersehenden Ursachenforschungen kann und muß die Konsequenz gezogen werden, daß vorbeugende und heilende Maßnahmen nur in den ersten Stadien der Erkrankung noch zu einem vollen Heilerfolg führen können. Daraus ergibt sich die Notwendigkeit der Frühdiagnose und Frühbehandlung.

Die *Frühdiagnose* ist nur möglich, wenn Männer und Frauen über 40 Jahre regelmäßig etwa alle zwei Jahre ihren Gesundheitszustand überprüfen lassen, auch wenn sie sich völlig gesund fühlen. Dabei sind folgende Untersuchungen durchzuführen: Blutdruckmessung, Feststellung des Körpergewichts, Messung des Atmungsumfangs (Vitalkapazität), Anfertigung eines Elektrokardiogramms (wobei zu bemerken ist, daß schon eine ganz erhebliche Schädigung der Kranzgefäße im Sinne der Kranzgefäßverkalkung besteht, wenn sie sich im EKG nachweisen läßt), Kontrolle des Blutspiegels auf Cholesterin-, Neutralfett- und Zuckergehalt (eventuell mit Belastungsprobe). Außerdem ist zu fragen nach der Ernährungsweise, dem Zigarettenkonsum, seelischem Befinden, außergewöhnlichen seelischen Belastungen und nach der körperlichen Bewegung.

Aus den Ergebnissen dieser Untersuchungen und Befragungen lassen sich ärztlicherseits die nötigen Rückschlüsse ziehen und vorbeugende oder heilende Maßnahmen ergreifen.

Zeichnet sich bereits eine Gefahr für Herz und Gefäße ab, so sind für die Behandlung — nach den Erfahrungen der Framingham-Ärzte — folgende Ratschläge zu geben:

Diät: Mäßige, aber ausgeglichene Vollkost. Bei Übergewicht ist Reduktionskost notwendig. Fettreiche und kalorienreiche Nahrung ist zu vermeiden. Pflanzliche Fette sind den tierischen vorzuziehen. Reiche Desserts und Sahne sind weitgehend durch frische Früchte zu ersetzen. Rauchen ist völlig einzustellen!

Physikalische Maßnahmen: Die körperliche Leistungsfähigkeit muß durch Wandern, Spazierengehen, Schwimmen, Gymnastik aller Art und Wasseranwendungen (Sauna) aufrechterhalten werden.

Psychotherapeutische Maßnahmen: Das seelische Gleichgewicht muß durch Atemtherapie, autogenes Training, ärztliche und seelsorgerliche Gespräche und möglichst weitgehenden Abbau von Spannungszuständen (Arbeit, Beruf, Familie) wiederhergestellt werden.

Medikamente: Sie sollten eigentlich überflüssig sein oder nur vorübergehend nach ärztlicher Verordnung genommen werden. Bei einer erheblichen, sich nicht mehr in den ersten Stadien befindlichen Koronarsklerose ist eine Dauereinnahme der dem Einzelfall angepaßten Medikamente zur Beseitigung der Beschwerden nicht zu vermeiden.

Siehe auch unter Angina pectoris.

Herzmuskelentzündung

Bei der Herzmuskelentzündung (Myocarditis) muß eine akute und eine chronische Verlaufsform unterschieden werden. Als selbständige Krankheit mit nicht erkennbarer Ursache ist die Herzmuskelentzündung (sogenannte akute interstitielle Myocarditis) sehr selten. Sie tritt fast immer als Begleitkrankheit einer anderen, meist den Gesamtorganismus betreffenden Krankheit auf. Dabei stehen die Infektionen im Vordergrund. Es können aber auch allergische Prozesse sein. Am häufigsten kommen virusbedingte und rheumatische Herzmuskelentzündungen vor.

Die Krankheitserscheinungen der Herzmuskelentzündung können geringfügig sein, so daß man die Erkrankung des Herzmuskels übersieht; sie können aber auch sehr heftig werden und bis zum Lungenödem oder Schock reichen. Ein wichtiges Hilfsmittel zur Diagnose ist zwar das Elektrokardiogramm (EKG), die Veränderungen sind aber oft vieldeutig, die Diagnose ist daher auch für den Arzt oft nicht leicht.

Da die Herzmuskelentzündung sehr häufig eine Spätfolge der Grippe darstellt, sollte man nach jeder Grippeerkrankung daran denken und danach fahnden. Die Herzen der einer Grippe erlegenen Patienten sind fast immer entzündlich verändert. Häufig hängt das Auftreten einer Herzmuskelentzündung nicht einmal vom Schweregrad der Grippe ab. Verzögert sich die Erholung nach einer Grippe, dann müssen Herz- und Kreislauforgane überprüft werden. Nur rechtzeitiges Erkennen und Behandeln der Herzmuskelentzündung kann die Beschwerden völlig beheben, andernfalls können schwere Herzleiden die Folge sein, die mit dem ursprünglichen Grippeinfekt gar nicht mehr im Zusammenhang stehen.

Herzmuskelerkrankungen bei oder als Folge von verschiedenen organischen Krankheiten

Die Krankheiten und ihre Behandlungsmöglichkeiten

Entzündliche Herzerkrankung	Viruserkrankungen (Grippe, Kinderlähmung), bakterielle Erkrankungen (Hirnhautentzündungen, Diphtherie, Sepsis), andere Infektionskrankheiten (Wurmerkrankungen, Toxoplasmose, Fleckfieber)
Hormonell bedingte Herzerkrankung	Schilddrüsenunterfunktion (Myxödem), Schilddrüsenüberfunktion (Hyperthyreose), Hirnanhangsdrüsenstörung (Akromegalie)
Durch Nerven-Muskel-Erkrankungen bedingte Herzerkrankungen	Muskeldystrophie, Rückenmarkserkrankung (Friedreichsche Ataxie)
Durch Mangelernährung bedingte Herzerkrankung	Beriberi (Vitamin-B_1-Mangel), Kwashiokor (Eiweißmangel), Alkoholismus
Durch Tumoren, Anämien und Einlagerungen krankhafter Stoffwechselprodukte bedingte Herzerkrankungen	Primärtumoren im Herzvorhof oder im Gehirn oder Tochtergeschwülste oder Nebennierengeschwülste, Vorhofmyxom, Melanome, Leukämien, Amyloidose des Herzens

Für die Behandlung ist zu beachten, daß jede entzündliche Herzmuskelerkrankung unbedingt einer längeren Bettruhe bedarf.

Diät: Als Diät kommt nur eine kochsalzarme (natriumarme) Kost in Frage, sofern eine zugrunde liegende Krankheit keine andere Diät verlangt (z. B. Zuckerkrankheit).

Physikalische Maßnahmen (außer anfänglich kalten Herzkompressen): Sie kommen erst in Frage, wenn der entzündliche Vorgang völlig abgeklungen und nach der langen Bettruhe wieder eine Belastung und Übungsbehandlung möglich ist. Grad und Art der Behandlung oder Übung (Gehtraining, Wasseranwendungen) müssen vom Arzt im Einzelfall festgelegt werden.

Psychotherapeutische Maßnahmen: Autogenes Training kann den Heilungsvorgang beschleunigen.

Medikamente: Die medikamentöse Behandlung ist eine schwierige ärztliche Aufgabe. Zunächst ist die ursächliche, begleitende oder auslösende Krankheit, meist eine Infektion, zu berücksichtigen. Sie bedarf oft noch der Anwendung von Antibiotika. Das Herz selbst benötigt meist Beruhigungsmittel, Glykosidpräparate (meist Digitalis) und wasserausscheidende Mittel (Diuretika). Liegt eine rheumatische Herzmuskelentzündung vor, so sind auch oft noch Corticosteroidpräparate (Prednison, Prednisolon) oder auch andere antirheumatisch wirksame Mittel nötig.

Herzneurose, nervöse Herzstörungen

Es gibt verschiedene Formen von Funktionsstörungen der Herz-Kreislauf-Organe, wobei sich — wie bei allen Neurosen — keine organischen Herz- oder Gefäßveränderungen nachweisen lassen. Die tiefere Ursache liegt im seelischen Bereich. Natürlich sind bei der Untersuchung auch außerhalb der Kreislauforgane liegende Krankheiten (wie Schilddrüsenerkrankungen, Hirntumoren und multiple Sklerose) auszuschließen, da auch diese mit funktionellen Kreislaufstörungen einhergehen können.

I.

Das charakteristischste Bild einer Herzneurose (Neurosis cordis) wird durch eine *Gefäßregulationsschwäche* (vasoregulatorische Asthenie oder auch hyperkinetisches Herz-Syndrom genannt) ausgelöst. Bei der meist anlagebedingten Gefäßschwäche kommt es bei besonderen körperlichen, nervlichen oder seelischen Anforderungen leicht zu Herzbeschwerden wie Atemnot und Herzschmerzen. Objektiv findet man tatsächlich eine anhaltende Herzbeschleunigung (Tachykardie) und eine stark verminderte körperliche Leistungsfähigkeit. Durch einen einfachen Test (Dociton-Test) kann der Arzt herausfinden, ob es sich um dieses Krankheitsbild handelt. Er wird es dann auch noch von anderen Krankheitsbildern abgrenzen müssen, die ebenfalls mit einer Herzbeschleunigung einhergehen (Schilddrüsenüberfunktion, schwere Anämien, Leberkrankheiten, Fieber, Schwangerschaft und Beriberi).

Diät: Eine besondere Diät ist bei der Behandlung nicht erforderlich.

Physikalische Maßnahmen: Sie sind besonders bei jugendlichen Patienten äußerst wertvoll. Dazu gehören vor allem Schwimmen, Wandern und jede Art eines körperlichen, sportlichen Trainings, das keine plötzlichen Leistungssteigerungen erfordert (Gymnastik, Radfahren in der Ebene).

Psychotherapeutische Maßnahmen: Sie müssen sich darauf konzentrieren, den Leistungswillen zu steigern und Verständnis für das manchmal mehrjährige körperliche Training zu wecken, wozu ein beträchtliches Maß an Geduld und Ausdauer gehört.

II.

Ein anderes Bild stellen die *anfallsweise auftretenden Herzbeschleunigungen* (Dysrhythmisches Syndrom, supraventrikuläre Tachykardie) dar. Es handelt sich hierbei um zeitweilig auftretende Beschleunigungen der Herzaktion, die von einem Nervenknoten ausgelöst werden (Sinusknoten), der die Herzaktion steuert.

Diät: Auch in diesem Falle ist eine besondere Diät nicht bekannt.

Physikalische Maßnahmen: Während der Anfälle kommen kalte Armbäder und kalte Herzkompressen in Frage.

Psychotherapeutische Maßnahmen: Sie können in diesen Fällen von größtem Nutzen sein, ja sogar zur Heilung führen, da die Anfälle meist von noch unbewußten Konflikten verursacht werden. Die körperlichen Symptome sind hier Ausdruck der Konfliktsituation. Sie wird ins Körperliche übertragen und soll einen Schutz vor Lebensproblemen und auch eine Abwehr gegen sie darstellen. Die psychotherapeutische Behandlung muß die zugrunde liegenden Konflikte bewußt machen und eine echte Lösung dieser Konflikte anstreben. Dann werden die körperlichen Symptome fortfallen. Bei den funktionellen Herzbeschwerden ist die Persönlichkeitstruktur zu berücksichtigen. Es sind meist Menschen mit zwanghafter oder depressiver Persönlichkeit.

Medikamente: Die medikamentöse Behandlung muß dem Hausarzt überlassen bleiben, da allein er entscheiden kann, ob reine Nervenmittel mit zentralnervöser Wirkung, gefäß- oder herzwirksame Mittel oder Kombinationen dieser Mittel einzusetzen sind.

III.

Ein weiteres Bild der funktionellen Herz-Kreislauf-Störungen ist das **überempfindliche Herz** (Dysästhetisches Syndrom). Es bestehen dabei zahlreiche, immer wieder geäußerte und offenbar sehr hartnäckige Beschwerden in der Herzgegend, meist Herzschmerzen, die sich nicht objektiv begründen lassen, für die wir daher auch keine Erklärung haben. Natürlich muß dieser Zustand von der echten Angina pectoris und einer schwereren Halswirbelsäulenveränderung abgegrenzt werden. Die Patienten sind meist ängstlich, depressiv und fühlen sich schwach und wehrlos.

Diät: Im Rahmen der Behandlung sollte die Ernährungsweise einer Normalkost entsprechen, die man so gestaltet, daß Unter- oder Übergewicht normalisiert wird. Zigarettenrauchen ist unter allen Umständen einzustellen.

Physikalische Maßnahmen: Sie spielen eine große, oft sogar entscheidende Rolle. In Frage kommen Atem- und Entspannungsübungen, Kneippkuren, Sauna,

Bindegewebsmassagen, Bewegungsübungen (Wanderungen mit langsamer Steigerung nach Dauer, Höhenlage und Anstiegen), Radfahren, Schwimmen. Diese Maßnahmen müssen jahrelang durchgeführt werden.

Psychotherapeutische Maßnahmen: Die physikalische Behandlung trägt schon zur psychischen Umstimmung bei, da das langsam erwachende Gefühl der körperlichen Leistungsfähigkeit die Grundstimmung und den Gesundungswillen hebt.

Die psychotherapeutischen Maßnahmen, vor allem das ärztliche Gespräch, das neurotische Fehlhaltungen und Verdrängungen bewußt macht — fördern den Heilungsprozeß wesentlich. Gerade der Herzneurotiker braucht Verständnis für seine wirklich empfundenen Beschwerden und eine Anleitung zur Bewältigung seiner Lebenssituation.

Medikamente: Sie sind anfangs meist nötig, sollten aber bald immer sparsamer verwendet und nach einiger Zeit möglichst ganz abgesetzt werden. Der Arzt hat dabei je nach Einzelfall unter den gefäß-, psychisch oder nervenwirksamen Medikamenten zu entscheiden.

Herzrhythmusstörungen

In den letzten Jahren nimmt die Zahl der Herzrhythmusstörungen ständig zu. Vielleicht werden durch die routinemäßig durchgeführten Elektrokardiogramm-Aufnahmen auch mehr Rhythmusstörungen gefunden als früher. Es muß auch bedacht werden, daß durch eine Behandlung mit Herzmitteln (Glykosiden) erst Herzrhythmusstörungen auftreten können, besonders dann, wenn ein verminderter Kaliumspiegel im Blut besteht.

Die unregelmäßige Herztätigkeit wird von den Betroffenen recht verschieden empfunden und beurteilt. Manche werten sie als lebensbedrohliche Erscheinung und geraten in große Angst, andere meinen, „ein guter Stolperer fällt nicht“. Die einen registrieren jeden Extraschlag (Extrasystole) und glauben, daß dies der Anfang vom Ende sei, andere sagen „eine Schwalbe macht noch keinen Frühling und eine Extrasystole macht noch längst keinen Herzinfarkt“. Es gibt Patienten, die ein echtes Herzvorhofflimmern mit hoher Herzkammerfrequenz haben, ohne es zu merken. Gewöhnlich kommt es erst durch die ärztliche Untersuchung zutage, und dann bedeutet es für den Patienten so viel, wie der Arzt aus der Rhythmusstörung macht.

Bei dieser sehr unterschiedlichen Bewertung der Herzrhythmusstörungen muß man sagen, daß es sicher richtig ist, daß sie in vielen Fällen überbewertet werden, daß sie andererseits aber auch im Einzelfall große akute Gefahren in sich bergen. Es bleibt daher nichts anderes übrig, als durch eingehende und wiederholte Herzuntersuchungen — wie sie heute jeder Arzt in der eigenen Praxis und mit Hilfe der Untersuchungsinstitute durchführen kann — festzustellen, welche Auswirkungen die gestörte Herzschlagfolge auf die Herzfunktion, die Herzleistung und die Durchblutung der Organe mit sich bringt, welche Bedeutung also die Rhythmusstörung für die tägliche Leistungsfähigkeit und Lebensfähigkeit hat.

Die wichtigsten Rhythmusstörungen sind Herzjagen (Tachykardie), Herzverlangsamung (Bradykardie), Extraschläge (Extrasystolie), Herzvorhofflimmern oder -flattern.

Das **Herzjagen** (Tachykardie) mit einer Herzschlagbeschleunigung auf mehr als 100 Schläge in der Minute kann ständig oder nur vorübergehend vorhanden sein und ist ernst zu nehmen, wenn es — wie nur ärztlich festgestellt werden kann — von den Herzkammern ausgeht (ventrikuläre Tachykardie). Liegt die Ursache außerhalb der Herzkammer (supraventrikuläre Tachykardie, Sinustachykardie), so ist das Herzjagen günstig zu beurteilen. Es kann auch anfallsweise auftreten. In zahlreichen Fällen besteht dann eine Unterfunktion der Hirnanhangsdrüse (Hypophyse). Neben der Anwendung der etwa erforderlichen Herzmittel ist auch eine Behandlung mit Hypophysenhormonen notwendig und meist erfolgreich.

Herzverlangsamungen (Bradykardien) mit einer Schlagfolge unter 60 in der Minute haben bei Jugendlichen und Sportlern meist keine Bedeutung. Viele Hochleistungssportler haben nur einen Pulsschlag von 40 Schlägen in der Minute. In den meisten Fällen wird die Verlangsamung durch eine erhöhte Spannung im Vagusnerv hervorgerufen, wodurch der Pulsträger des Herzens, der Sinusknoten (ein Nervenknoten vor dem rechten Vorhof), gebremst wird. Diese Verlangsamung wird daher auch Sinusbradykardie genannt. Normalerweise macht sie keine krankhaften Erscheinungen und bedarf auch keiner Behandlung.

Für ältere Leute gewinnt der verlangsamte Herzschlag eine andere Bedeutung. Er kann zur Gefährdung werden, weil die Förderleistung des Herzens absinkt, das Gehirn zuwenig mit Sauerstoff versorgt wird und bei längerer Dauer eine Herzmuskelschwäche einsetzt, die zu den entsprechenden Stauungserscheinungen führt (siehe unter Herzschwäche).

Geht die Verlangsamung der Herztätigkeit nicht vom Sinusknoten, sondern von den Herzkammern aus (Kammerbradykardie), was vom Arzt im Elektrokardiogramm schnell festzustellen ist, so wird die Sache bedrohlich, weil dann meist stärkere Überleitungsstörungen im Reizleitungssystem des Herzens vorliegen. Baldige ärztliche Hilfe oder Klinikeinweisung ist in diesen Fällen erforderlich.

Extraschläge (Extrasystolen), die in den normalen Herzrhythmus eingestreut sind, finden sich in 5—16 % routinemäßig aufgezeichneter Herzstromkurven. Die meisten Menschen bemerken sie überhaupt nicht. Manche aber werden davon sehr beunruhigt, so daß sogar eine Neurose die Folge sein kann. Meistens läßt sich durch die ärztliche Untersuchung eine organische Herzerkrankung ausschließen.

Die Extraschläge haben dann auch keine Rückwirkungen auf die Herzleistung. In seltenen Fällen können sie Herzjagen oder Herzkammerflimmern auslösen, daher müssen auch die im allgemeinen harmlosen Extrasystolen, wenn sie gehäuft auftreten, unter ärztlicher Kontrolle bleiben.

Herzvorhofflimmern kann entstehen, ohne daß sonst eine organische Herzkrankheit nachweisbar ist. Es treten dann im allgemeinen auch keine Rückwirkungen auf die Herz-Kreislauf-Funktionen ein und die Lebenserwartung ist kaum eingeschränkt. Meist läßt sich das Vorhofflimmern auch regularisieren, so daß sich wieder ein normaler Sinusrhythmus einstellt.

Besteht jedoch eine organische Herzkrankheit, bringt das Vorhofflimmern meist eine Verschlechterung des Zustandes mit sich, ist dann also viel ernster zu bewerten und bedarf daher immer ärztlicher Behandlung und Überwachung.

Kammerflimmern und -flattern ist ein sehr ernstes Krankheitszeichen und kann nur in einer Fachklinik behandelt werden. Besonders bei alten und schon vorher organisch kranken Herzen besteht dann Lebensgefahr.

Die Herzrhythmusstörungen wurden im einzelnen hier besprochen, um zeigen zu können, daß sie in den meisten Fällen zwar nicht zu ernst genommen werden brauchen, daß es aber doch einer sehr sorgfältigen ärztlichen Untersuchung bedarf, um herauszufinden, wann eine Rhythmusstörung lebensbedrohlich wird.

Die *Behandlung* kann dann nur vom untersuchenden und betreuenden Arzt durchgeführt werden.

Herzschwäche, Herzmuskelschwäche

Wenn man den Ring nicht mehr vom Finger bekommt oder nachts einmal oder mehrmals Wasser lassen muß, so ist das oft ein Zeichen nachlassender Herzleistung mit Ödemneigung. Es bedarf dann natürlich einer ärztlichen Untersuchung, ob der Verdacht zu Recht besteht. Wenn das Herz seine Aufgabe, das Blut durch den Körper zu pumpen, nicht mehr genügend erfüllen kann, besteht eine ungenügende Herzleistung oder eine Herzschwäche, fachlich Herzinsuffizienz genannt. Normalerweise ist das Herz an vermehrte Anforderungen sehr anpassungsfähig. Ist es aber durch Krankheit, andauernde Überanstrengung oder Alter erschöpft, kommt es zum langsamen oder akuten Herzversagen. Dieser Zustand macht sich durch Stauungen in verschiedenen Organen bemerkbar.

Wenn ein Herzteil leistungsschwach geworden ist, staut sich das Blut immer *vor* dem leistungsschwachen Herzabschnitt. Besteht also ein *Linksherzversagen* bei noch guter Leistung des rechten Herzens, z. B. durch Bluthochdruck, Aortenklappenfehler, Mitralklappenfehler oder Herzinfarkt, so tritt eine Stauung im „kleinen Kreislauf“, also in der Lunge, auf, was zu folgenden Krankheitszeichen führt: Atemnot, besonders bei Anstrengung, Husten (Stauungsbronchitis), Blaufärbung der Haut und Schleimhäute wegen des mangelhaften Sauerstoffaustausches und schließlich ein Lungenödem.

Beim *Rechtsherzversagen* z. B. durch Lungenemphysem, Lungenzirrhose, grober Rippenfellverschwartung oder einigen angeborenen Herzfehlern (Löchern in den Scheidewänden) entstehen Stauungen im „großen", also im Körperkreislauf. Dadurch kommt es anfänglich zum nächtlichen Wasserlassen, zu Einflußstauungen in den Hals- und Armvenen, zur Leber-, Nieren- und Magenstauung und zu Wasseransammlungen in den Unterschenkeln und den Körperhöhlen.

Das Versagen eines Anteils oder auch des ganzen Herzens kommt am häufigsten durch infektiös-toxische Einwirkungen oder auch durch einen Herzinfarkt zustande.

Die Behandlung wird sich nach jedem Einzelfall richten und der ärztlichen Kunst und Erfahrung vorbehalten bleiben müssen, da die Diagnose des jeweiligen Herzzustandes sehr schwierig sein kann und der Arzt stets in seiner Verantwortung herausgefordert ist.

Diät: Nach den heute gültigen Grundsätzen der Herzkranken-Diät muß diese salzarm sein, kräftig mit Würzkräutern gewürzt, auch die Augen ansprechen und die notwendigen Kalorien enthalten. Die Kalorienzahl richtet sich nach Alter, Geschlecht und Gewicht.

Physikalische Maßnahmen: Sie beschränken sich anfänglich auf Bettruhe, obwohl dieser Maßnahme am wenigsten Verständnis entgegengebracht wird. Sie ist jedoch zur Entlastung des Herzens anfangs unbedingt erforderlich. Erst viel später kommen Waschungen, Güsse, Bäder oder Gymnastik, also Übungsmaßnahmen, in Frage.

Psychotherapeutische Maßnahmen: Sie ergeben sich aus der Tatsache, daß durch die erzwungene Bettruhe, die viel Zeit kostet, Verdienstausfall entsteht und zudem noch eine Menge Arbeit liegenbleibt, was eine innere Unruhe zur Folge hat, die auch im Bett nicht nachläßt. Meist greift man dann zu Beruhigungs- und Schlafmitteln, die überwiegend Barbitursäureverbindungen enthalten. Gerade vor Barbituraten muß aber bei Herzkranken gewarnt werden, weil diese auf den kleinen Kreislauf (Lungenkreislauf) gefäßverengend wirken. Der Gefäßwiderstand in der Lunge nimmt dann bis zu 60 % zu, so daß vor allem dem rechten Herzen die Arbeit enorm erschwert wird. Sparsame Verwendung von Beruhigungs- und Schlafmitteln ist daher notwendig. Barbitursäurepräparate sollten möglichst ganz vermieden werden.

Meist hat die innere Unruhe auch seelische Hintergründe, die durch das ärztliche psychotherapeutische Gespräch oder durch ein seelsorgerliches Gespräch erhellt und nach Möglichkeit beseitigt werden müssen.

Medikamente: Die medikamentöse Behandlung ist eine rein ärztliche Aufgabe. Sie muß dem Einzelfall und dem jeweiligen Zustand angepaßt sein, ist also völlig individuell.

Neben den hauptsächlichen Herzmitteln Digitalis und Strophanthin verwendet der Arzt heute eine ganze Reihe von neueren, teils ergänzenden, teils auch selbständigen Mitteln, die in den Herzstoffwechsel eingreifen, wie Magnesium- und Kaliumpräparate, Adenosintriphosphorsäure und Asparaginsäure, oder Substanzen, die die Funktion der Blutgefäße beeinflussen, wie Weißdorn, Mistel, Rutin, Segontin, Isoptin, Intensain, Persantin, Reoxyl, Ildamen, oder Substanzen, die die nervösen Regulationen beeinflussen, wie Nitropräparate, Betarezeptorenblocker oder Stimulantien, oder Substanzen, die beruhigend und entspannend wirken, wie Librium, Valium, Pentrium, Limbatril u. a.

Hiermit die bestmögliche Behandlung durchzuführen, bedarf großer Umsicht und Erfahrung.

Herzstörungen, nervöse: siehe Herzneurose

Herzversagen: siehe Herzinfarkt

Heufieber: siehe Heuschnupfen

Heuschnupfen (Heufieber)

Während der Gräser- und Getreideblüte in den Frühjahrs- und Sommermonaten kann die Blütenstaubausstreuung bis zu 5—10 Millionen Pollenkörner pro Quadratmeter Fläche innerhalb von 24 Stunden erreichen. In der Nähe der Erdoberfläche sind dann mehr als 400 Pollenkörner in einem Kubikmeter Luft enthalten. Die stärkste Blütenstaubausstreuung findet in den Morgenstunden statt. Man atmet in den Frühjahrs- und Sommermonaten täglich 4000—5000 Pollenkörner (Blütenstaub) ein, die einen Durchmesser von 200—250 μ (Mikron = tausendstel Millimeter) aufweisen. Schon 40—50 der winzigen Blütenstäubchen genügen, um die Symptome einer Pollenallergie (Heuschnupfen) auszulösen.

Die Symptome sind: Schwellung der Nasenschleimhaut, Nasenlaufen, Niesanfälle, Augenjucken. Auf dem Höhepunkt der Erkrankung können Asthmaanfälle (Heuasthma, Pollenasthma) auftreten. Die Erkrankung wiederholt sich in jedem Jahr zur Blütezeit, häufig schon im jugendlichen Lebensalter.

Natürlich sind für das Zustandekommen des Heuschnupfens (Rhinitis allergica) nicht allein die Gräser- und Getreidepollen verantwortlich, die ja jeder einatmet, sondern auch die Beschaffenheit und Reaktionsweise des durch das

Eindringen der Pollen erkrankenden Organismus. Dieser ist ja nicht wie ein gesunder Organismus in der Lage, die eindringenden Pollen bereits im Schleimhautgebiet der Atmungsorgane, insbesondere schon in der Nase, abzubauen. Sie dringen vielmehr unabgebaut durch die Schleimhaut ein und bilden so die Ursache für eine entzündliche oder allergische Reaktion, da die Pollen unabgebaut aktives, fremdes, an Eiweiß gebundenes Leben darstellen. Der gesunde Organismus ist in der Lage, nicht abgebautes Eiweiß an seinen Grenzflächen abzubauen oder zumindest nicht passieren zu lassen. Als weitere Schwäche neben der mangelhaften Abbaufähigkeit muß auch eine zu starke Durchlässigkeit der Grenzflächen erwähnt werden. Die Nasen- und Bronchialschleimhaut wird undicht, löcherig, durchlässig für Pollen. Der Körper versucht dann durch mechanische Ausschwemmung, Fließschnupfen, Niesen, Auswurf der eindringenden Fremdkörper Herr zu werden.

Neben den Getreide- und Gräserpollen kann die Erkrankung auch vom Blütenstaub der Robinien (Akazien), des Holunders, des Ligusters, der Linden und anderer Pflanzen ausgelöst werden.

Da es sich beim Heuschnupfen um eine echte allergische Reaktion auf Pflanzenpollen handelt, versucht man, den Organismus gegen die Pollen unempfindlich zu machen (zu desensibilisieren). Es wurden zunächst Tests entwickelt, durch die man feststellen kann, gegen welche Pflanzenarten eine Überempfindlichkeit (Allergie) besteht. Meist stellt sich eine Überempfindlichkeit gegen mehrere Pflanzenarten heraus. Die Testreaktion selbst fällt mit Beginn der Heufieberzeit stärker aus.

Den indirekten Methoden des Allergen-Nachweises, wie Pulstest nach Coca, Leukozytensturz (Absinken der weißen Blutkörperchen) und Thrombozytensturz (Absinken der Blutplättchen) haften erhebliche Unzulänglichkeiten an und ihre Durchführung ist in der Praxis technisch aufwendig. Die Methoden des direkten Allergen-Nachweises durch Einbringen von Pollenextrakten in die Haut (Hauttests) führen zu brauchbaren Ergebnissen.

Die Behandlung muß darauf abzielen, die Abwehrschwäche (mangelhafter Abbau, Undichtigkeit der Zellgrenzen) und die Verwässerung zu bekämpfen und die sehr lästigen Krankheitssymptome wie Schnupfen, Asthmabronchitis, Entzündung der Augenbindehaut, Reizung der Nasenschleimhaut und das beeinträchtigte Wohlbefinden zu beseitigen. Das kann durch die nachfolgend genannten Maßnahmen geschehen.

Diät: Sie darf über die ganze Heuschnupfenzeit hinweg nur wenig Flüssigkeit enthalten und muß salz- und eiweißarm sein. Lacto-vegetabile Kost mit viel Rohkost oder überhaupt nur Rohkost für vier bis sechs Wochen Dauer ist anzuraten. Rohkost trägt zur Abdichtung der Zellgrenzen bei. Das gilt im besonderen Maße für Zitrusfrüchte. Es ist beim Allergie-Test zweckmäßigerweise zu

Blütezeit der wichtigsten Heufieberpflanzen

	Februar	März	April	Mai	Juni	Juli	August	September
Akazie, falsche *(Robinia pseudoacacia)*				—	—			
Ampfer *(Rumex)*				—	—	—	···	···
Birke *(Betula alba)*			—	—				
Buche *(Fagus silvatica)*			—	—				
Flieder *(Syringa vulgaris)*			—	—				
Glatthafer *(Arrhenatherum elatius)*					—	—		
Goldhafer *(Trisetum flavescens)*				—	—		···	···
Goldrute *(Solidago virgaurea)*							—	—
Haselnuß *(Corylus avellana)*	—	—	—					
Holunder, schwarzer *(Sambucus nigra)*					—	—		
Honiggras *(Holcus lanatus)*					—	—		
Jasmin, falscher *(Philadelphus coronarius)*					—			
Kammgras *(Cynosurus cristatus)*					—	—	···	···
Knäuelgras *(Dactylis glomerata)*				—	—		···	
Lieschgras *(Phleum pratense)*				···	—	—	···	···
Liguster *(Ligustrum vulgare)*					—	—		
Linde *(Tilia grandiflora)*					—	—		
Lolch *(Lolium temulentum)*				···	—	—	···	
Mais *(Zea mays)*						—	···	
Pappel *(Populus)*		—	—					
Riedgräser *(Cyperaceen)*				—	—	···	···	···
Roggen *(Secale cereale)*				—	—			
Rohr-Glanzgras *(Phalaris arundinacea)*					—	—		
Ruchgras *(Anthoxanthum odoratum)*			—	—	—	—	···	
Schwingel *(Festuca)*				—	—	—	···	···
Spitzwegerich *(Plantago lanceolata)*				—	—	—	—	···
Straußgras *(Agrostis vulgaris)*					—	—	···	
Trespe *(Bromus)*				—	—	···	···	
Ulme *(Ulmus campestris)*		—	—					
Weide *(Salix alba)*		—	—	···	···	···	···	
Weizen *(Triticum vulgare)*					—			
Wiesenfuchsschwanz *(Alopecurus pratensis)*				—	—	—		
Wiesenrispengras *(Poa pratensis)*				—	—	···	···	

— *Hauptblütezeit* ··· *Nachblüte*

prüfen, ob nicht neben der Pollenallergie auch eine Überempfindlichkeit gegen bestimmte Nahrungsmittel besteht. Oft genügen als diätetische Maßnahmen Hafer- und Reistage.

Physikalische Maßnahmen: Solbäder mit Staßfurter Salz, römisch-irische Bäder, Sauna, Seebäder, Schwimmen.

Psychotherapeutische Maßnahmen: Entspannungsübungen, Atemübungen am Seestrand.

Medikamente: Zunächst das Zitronen-Quitten-Präparat Gencydo. Es enthält eine Substanz aus Zitrusfrüchten, die eine 60- bis 200mal stärkere entzündungswidrige Wirkung entfaltet als das stark entzündungswidrig wirkende chemische Mittel Phenylbutazon. Es kann Prosplen, ein Milzextraktpräparat folgen, das ebenfalls die allergischen Reaktionen hemmt. Erst dann sollten die rein symptomatisch wirkenden Antihistamine (Atosil, Tavegil, Soventol) und Cortisonpräparate (Volon A, Urbason, Delphicort u. a.) folgen und eine Umstimmung der Darmflora durch Omniflora, Bactisubtil, Acidophilus, Colivit und Colibiogen eingeleitet werden.

Zuweilen lohnt sich auch sehr ein Versuch mit den homöopathischen Mitteln Galphimia D 3 oder D 4, dreimal täglich fünf, allmählich ansteigend bis dreimal täglich zehn Tropfen. Es ist eine Zubereitung der in Mexiko wachsenden Pflanze Galphimia glanca.

Hexenschuß: siehe Kreuzschmerzen

Hirnkreislaufstörungen

Sie können sich aus einer Vielzahl von Ursachen ergeben, die oft recht verschiedene Behandlungsmaßnahmen erfordern und sich jeweils nach dem Grundleiden richten müssen.

Hirnkreislaufstörungen können auftreten als *Teilerscheinung von Störungen des Gesamtkreislaufs* mit einem Blutdruckabfall unter einen Mittelwert von 70 mmHg. Hierbei sind natürlich Maßnahmen notwendig, die den Gesamtkreislauf beeinflussen.

Hirnkreislaufstörungen können die *Folge einer veränderten Blutzusammensetzung* sein, sei es durch eine Änderung der Blutgase, durch echte oder symptomatische Polyzythämie oder durch Stoffwechselerkrankungen (Störungen des Säure-Basen-Gleichgewichts oder der Elektrolytzusammensetzung). Die Behandlung muß diese Störungen berücksichtigen und ist unter den einzelnen Krankheiten nachzulesen.

Hirnkreislaufstörungen treten auch durch *Erkrankungen der Hirngefäße* auf, die wiederum durch niedrigen Blutdruck, durch Entzündungen verschiedener Art, durch Arteriosklerose (Atherosklerose) und rheumatisch bedingt sein können. In allen diesen Fällen, die natürlich zunächst ärztlich zu klären sind, richtet sich die Behandlung nach dem vorliegenden Grundleiden.

Schließlich gibt es auch rein „nervös", besser *seelisch und neurotisch bedingte oder ausgelöste Hirndurchblutungsstörungen,* die man aber erst annehmen sollte, wenn feststeht, daß keine der eben genannten Krankheiten vorliegen. Nur für solche Fälle sind die folgenden Behandlungsmaßnahmen vorzuschlagen.

Diät: Normalkost.

Physikalische Maßnahmen: Kneippkuren oder auch einzelne Anwendungen wie ansteigende Armbäder, wechselwarme Fußbäder, Leibwickel.

Psychotherapeutische Maßnahmen: Autogenes Training, Schulterstand, Kopfstand, Schwimmen.

Medikamente: Möglichst keine, höchstens Hovaletten, Passiorin, Tebonin, Valdispert, Crataegutt.

Hirntumor

Ein gutartiger, langsam wachsender Hirntumor, das Meningeom, wird oft jahrelang übersehen und als multiple Sklerose oder progressive Paralyse behandelt. Er wächst nicht ins Gehirn ein, sondern drückt es nur zusammen. Bei rechtzeitiger Erkennung ist Heilung durch Operation möglich.

Hitzschlag (Hitzeschaden)

Wenn die normale Wärmeregulation überfordert wird — z. B. durch eine Wärmestauung, die der Körper nicht mehr ausgleichen kann —, tritt ein Hitzschlag oder ein Hitzeschaden ein. Herz-Kreislauf-Kranke sind besonders gefährdet. Nicht selten verläuft ein Hitzschlag tödlich.

Ein Wärmestau tritt auf, wenn die Umgebungstemperatur 30° C überschreitet, weil dann der Körper nicht mehr genug Wärme an die Umgebung abgeben kann. Bei Temperaturen über 35° C muß er durch eine vermehrte Schweißabsonderung eine Abkühlung zustande bringen. Bei hoher Außentemperatur, hoher Luftfeuchtigkeit und wenig Luftbewegung ist sie aber nur gering. Kommen noch Körperbewegung und Sonnenbestrahlung hinzu, so sind die Voraussetzungen zum Hitzeschaden gegeben.

Wir kennen mehrere Formen des Hitzeschadens:

1. Hitzeerschöpfung oder Hitzekollaps,

2. Hitzekrämpfe (Muskelkrämpfe besonders der Waden bei großem Kochsalzverlust des Körpers) und
3. Hitzschlag, bei dem nach einer Reihe von Vorboten, wie Kopfschmerzen, Mattigkeit, Teilnahmslosigkeit, Flimmern vor den Augen, schließlich Schwindel, Übelkeit, Erbrechen und Ohnmacht eintritt. Die Körpertemperatur steigt dabei erheblich an (40° C und darüber).

Erfolgt in diesem Stadium keine Hilfe, so treten schwere zentralnervöse Erscheinungen wie Krämpfe und Nackensteifigkeit (Meningismus) auf. Es besteht dann größte Lebensgefahr.

Bis zur dringend notwendigen Klinikeinweisung muß für schnelle Temperatursenkung und Wiederherstellung der Blutzirkulation gesorgt werden, was durch Abbrausen des ganzen Körpers und kalte Abwaschungen zu besorgen ist. Falls möglich, läßt man auch eine 0,1—1%ige Kochsalzlösung trinken, sorgt aber sonst für schnellen Transport in die Klinik, wo durch Infusionen und Kreislaufbehandlung weitere Gefahren abgewendet werden können.

Hodenhochstand

In fast der Hälfte aller unfruchtbaren Ehen liegt die Ursache beim Mann. Voraussetzung für die Fruchtbarkeit des Mannes ist die normale Lage der Hoden im Hodensack. Hoden, die zu lange im Bauchraum zurückbleiben, erleiden Druck- und Wärmeschäden, wodurch die Fruchtbarkeit in Frage gestellt ist. Bereits bei der Geburt, spätestens im Laufe des ersten Lebensjahres müssen die Hoden aus dem Bauchraum in den Hodensack abgestiegen sein. Ist das nicht der Fall, so kann bis zum sechsten Lebensjahr abgewartet werden, weil die Hoden bis zu diesem Zeitpunkt ruhen und im Bauchraum keine Schädigung erleiden. Mit dem Beginn der Wachstumsphase vom sechsten bis zehnten Lebensjahr setzt dann aber die Schädigung ein. Bis zum 15. Lebensjahr ist die Reifung abgeschlossen und ein endgültiges Gewicht von 20—30 g erreicht. Entwickeln kann sich nur ein an regelrechter Stelle kühl und vor Druck geschützt liegender Hoden. Befinden sich die Hoden bis zum Ende des ersten Lebensjahres nicht an normaler Stelle im Hodensack, so liegt ein Hodenhochstand vor. Zu unterscheiden sind dann ein Gleithoden, ein Leistenhoden oder ein Bauchhoden.

Diese Erscheinung läßt sich nur medikamentös oder chirurgisch behandeln. Abzuwarten bis zur Pubertät, in der der zurückgebliebene Hoden oft noch von selbst abwandert, ist nicht zu verantworten, weil es dann für die Zeugungsfähigkeit meist zu spät ist.

Man versucht im fünften oder sechsten Lebensjahr durch Injektionen eines Choriongonadotropin-Präparates (zweimal 1500 Einheiten pro Woche etwa sechs Wochen lang) den Hodenabstieg zu erreichen, was mir auf diese Weise in der Praxis nach ein bis zwei Kuren meist gelungen ist. Bleibt der Erfolg aber aus, so muß versucht werden, die richtige Lage des Hodens auf chirurgischem Wege herbeizuführen.

Hoden- und Nebenhodenentzündung

Sehr schmerzhaft ist eine meist ziemlich plötzlich auftretende Anschwellung der Hoden. Ursächlich kommen verschiedene akute Infektionskrankheiten in Frage. Besonders häufig tritt die Hodenentzündung (Orchitis) jedoch nach Mumps auf. Bei schwerem Verlauf kann es zur Hodenschrumpfung, bei beiderseitiger Erkrankung zur Unfruchtbarkeit kommen. Bei schmerzlosen Hodenschwellungen ist auch an Hodentumoren zu denken, die gerade bei jüngeren Männern nicht selten sind. Bei jeder schmerzlosen, harten Schwellung im Hodensack, die nicht in einigen Tagen zurückgeht, sollte unverzüglich der Arzt aufgesucht werden, damit er die Frage, ob ein Hodentumor vorliegt, klären kann.

Auch die Nebenhodenentzündung (Epididymitis) wird meist durch Bakterien hervorgerufen, die von der Harnröhre aus durch die Samengänge in die Nebenhoden eindringen. Die Entzündung bringt meist ein schmerzhaft-wundes Gefühl in der Hodengegend mit sich.

In beiden Fällen wird die Behandlung auf die verursachende Infektionskrankheit (z. B. Mumps oder Harnwegstuberkulose) gerichtet sein. Durch Tragen eines im Bandagistengeschäft zu erhaltenden *Suspensoriums* (Tragverbands) wird der Hodensack angehoben und die entzündliche Spannung beseitigt, was als große Erleichterung empfunden wird.

Ganz allgemein ist bei Hoden- und Nebenhodenentzündung Bettruhe nötig. Als einzige *physikalische Maßnahme* kommen nur kühle, feuchte Kompressen oder sogar kurzfristige Eisbeutelauflagen in Frage. Die *medikamentöse Behandlung* richtet sich völlig nach der Grundkrankheit (Mumps, Tuberkulose, Gonorrhoe, Syphilis).

Es gibt zuweilen auch eine erotische Nebenhodenentzündung, die durch eine Blutüberfüllung des Nebenhodens infolge zahlreicher Erektionen und geschlechtlicher Erregungen zustande kommt. Diese läßt sich manchmal durch eine rein homöopathische Behandlung mit Pulsatilla = Küchenschelle (Urtinktur oder D 2) — alle zwei Stunden fünf Tropfen oder dreimal täglich zehn Tropfen — zum Verschwinden bringen.

Hörschäden

Am häufigsten und bekanntesten sind vererbte Hörschäden. Durch frühzeitige Hörtests lassen sich aber viele bisher als ererbt angesehene Hörschäden als früh erworbene Hörschäden erkennen. Bekannt ist, daß aus Ehen Blutsverwandter öfter taubstumme Kinder hervorgehen. Die bei erblichen Gehörknochenleiden meistens behinderte Schalleitung läßt sich heute operativ (Tympanoplastik) bessern oder beseitigen.

Die zwischen 1960—1962 stark vermehrt aufgetretenen Ohrmißbildungen wurden dem Gebrauch des Schlafmittels Thalidomid (Contergan) zur Last gelegt. In der Mehrzahl der Fälle (60 %) bestand ein Schalleitungsdefekt. Vielfach konnte durch hörverbessernde Operationen und die Verordnung von Knochenleitungsgeräten wesentlich geholfen werden.

Eine große Gefahr für die noch ungeborenen Kinder stellen Virusinfekte der Mütter, vor allem mit Röteln, dar. In vielen Fällen erleiden Kinder dabei Hörschäden.

Kurz nach der Geburt kann die Neugeborenengelbsucht zu einem Hochtonverlust führen. Nur eine sofortige Austauschtransfusion verhindert eine schwere Einschränkung der Hörfähigkeit.

Hörverluste können auch durch Atemstillstand nach langen und schweren Geburten auftreten und werden oftmals vorerst gar nicht erkannt.

Mit Recht gefürchtet sind auch die drei Infektionen Masern, Mumps und Meningitis (Hirnhautentzündung), die bis zu völliger Taubheit führen können.

Schließlich ist bei Anwendung von bakterienhemmenden Mitteln daran zu denken, daß ein Teil von ihnen auf das Gehör giftig wirken kann.

In allen diesen Fällen muß eine *frühzeitige audiologische Untersuchung* durch den Ohrenarzt die Situation klären. Durch jede wie auch immer geartete Selbstbehandlung verstreicht kostbare Zeit, während der eine fachgerechte Behandlung die Hörfähigkeit des Kindes retten oder bessern könnte.

Hüftgelenksveränderung

Die angeborene Hüftgelenksveränderung (Luxatio coxae congenita) wird häufig nicht früh genug erkannt. Beckenendlagengeburten und Mädchen sind am häufigsten betroffen. Eine erbliche Belastung ist in vielen Fällen anzunehmen. Frühzeitige Erkennung und Behandlung, möglichst sofort nach der Geburt, ist außerordentlich wichtig, damit nichtwiedergutzumachende Spätschäden vermieden werden. Unmittelbar nach der Geburt ist die Diagnose am leichtesten und noch *ohne* Röntgenaufnahmen möglich. Im frühen Stadium genügen einfache funktionelle Behandlungsmaßnahmen, die aber fachärztlich angeordnet werden müssen. Später sind nur noch operative Eingriffe möglich. In vielen Fällen genügt *breites Windeln,* um eine Heilung zu erzielen. Den Müttern muß diese Windeltechnik, die sechs Monate lang durchgeführt werden muß, schon in der Klinik beigebracht werden.

Hüftgelenksversteifung

Die Hüftgelenksversteifung (Koxarthrose) ist ein Leiden, das nicht geheilt, sondern nur symptomatisch behandelt und gelindert werden kann, und zwar durch *orthopädische Maßnahmen*, die eine Druckentlastung herbeiführen, durch Gelenkplastiken oder durch künstliche Gelenkmodelle. Medikamente können die Schmerzen stillen, entzündliche Reaktionen hemmen und die Ernährung des Gelenks verbessern. Auch operative Maßnahmen setzen sich immer mehr durch.

Physikalische Maßnahmen sind als Begleit- und Dauerbehandlung, konsequent durchgeführt, sehr wesentlich. In Frage kommen Wärme, Wasser (Bäder, Schwimmen), Massage und Bewegungsübungen. Die physikalischen Maßnahmen sind natürlich bei der Früharthrose und nach einer operativen Behandlung besonders wertvoll.

Unter den zahlreichen Behandlungsmöglichkeiten muß vom Facharzt sehr sorgfältig diejenige ausgewählt werden, die dem Alter, den Lebensumständen und den persönlichen Erfordernissen des Patienten am meisten entspricht.

Hühneraugen: siehe Fußleiden

Hypertonie: siehe Blutdruckerhöhung

Hypotonie: siehe Blutgefäßschwäche

I

Influenza: siehe Erkältungskrankheiten und Grippe

Innenohrschwerhörigkeit (siehe auch Schwerhörigkeit und Hörschäden)

Es ist heute sicher, daß Virusinfekte, Sauerstoffmangel, Medikamente, Toxoplasmose (siehe dort) und Störungen der Embryonalentwicklung ursächlich viel häufiger eine Rolle spielen, als man früher annahm.

Im frühen Kindesalter treten Innenohrschäden nach Mumps, Masern und Hirnhautentzündung am häufigsten auf.

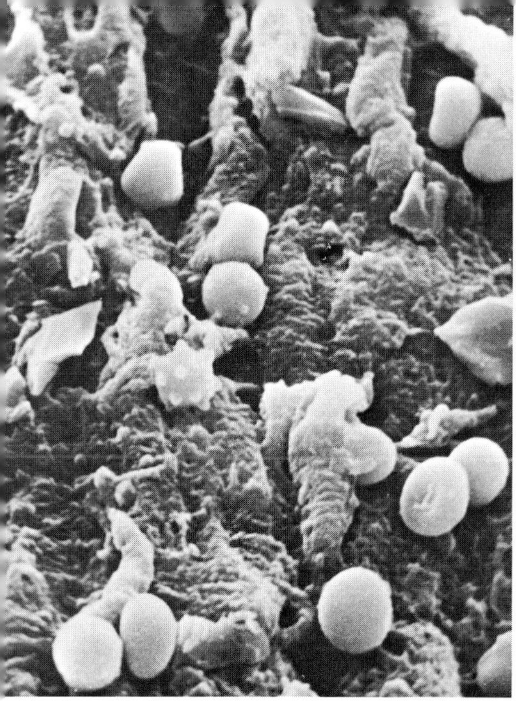

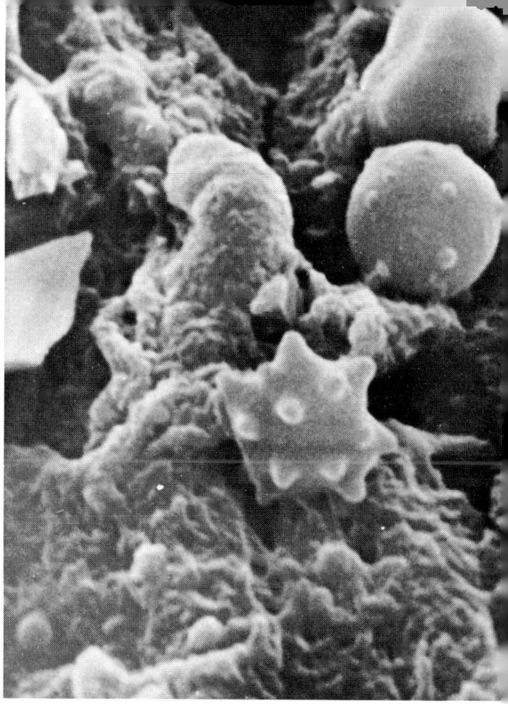

2100fache Vergrößerung

5000fache Vergrößerung

Die vier Bilder stellen rote Blutkörperchen an der menschlichen Hauptschlagader (Aorta) dar. Wir erkennen Blutkörperchen mit den bekannten Eindellungen wie auch Stechapfelformen, die durch Schrumpfungsvorgänge entstehen. Aus Zahl, Form und Blutfarbstoffgehalt lassen sich krankhafte Veränderungen erkennen.

5300fache Vergrößerung

10 500fache Vergrößerung

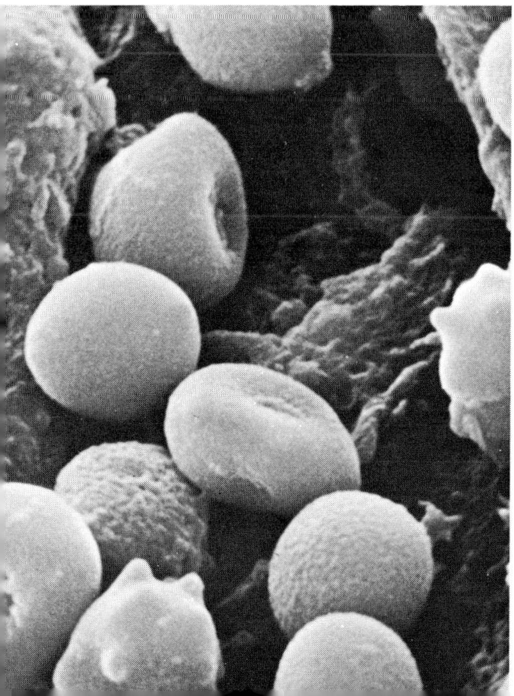

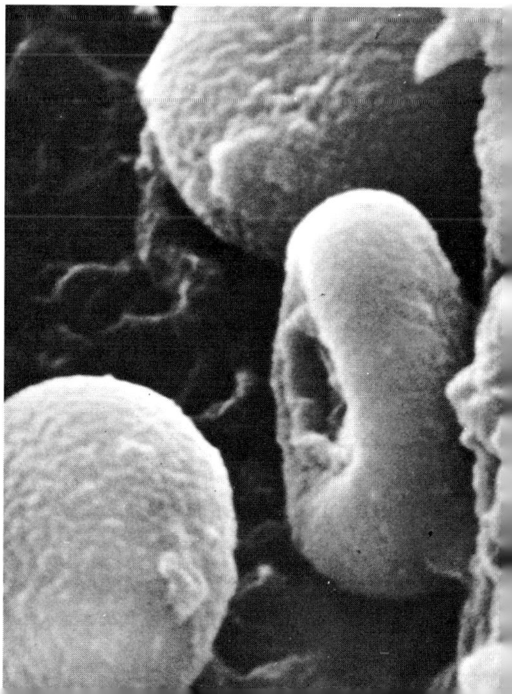

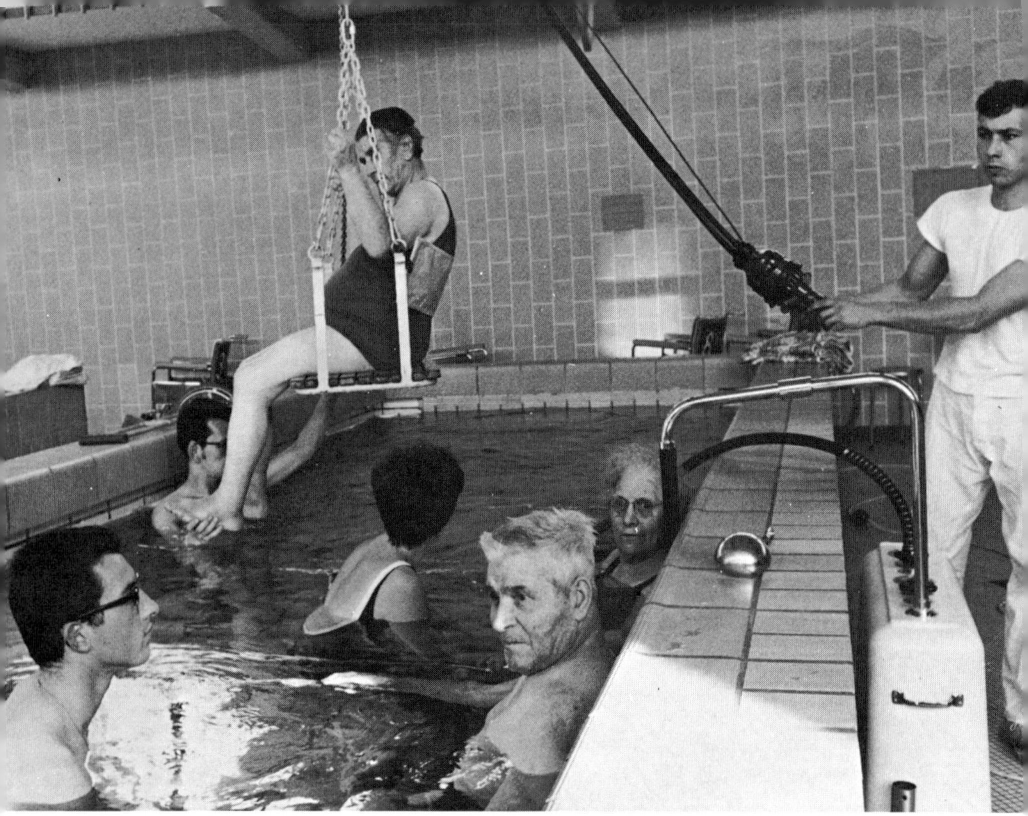

Wasseranwendungen zur Behandlung von rheumatischen Erkrankungen und Gelenkleiden.

Röntgenaufnahmen von Herzen

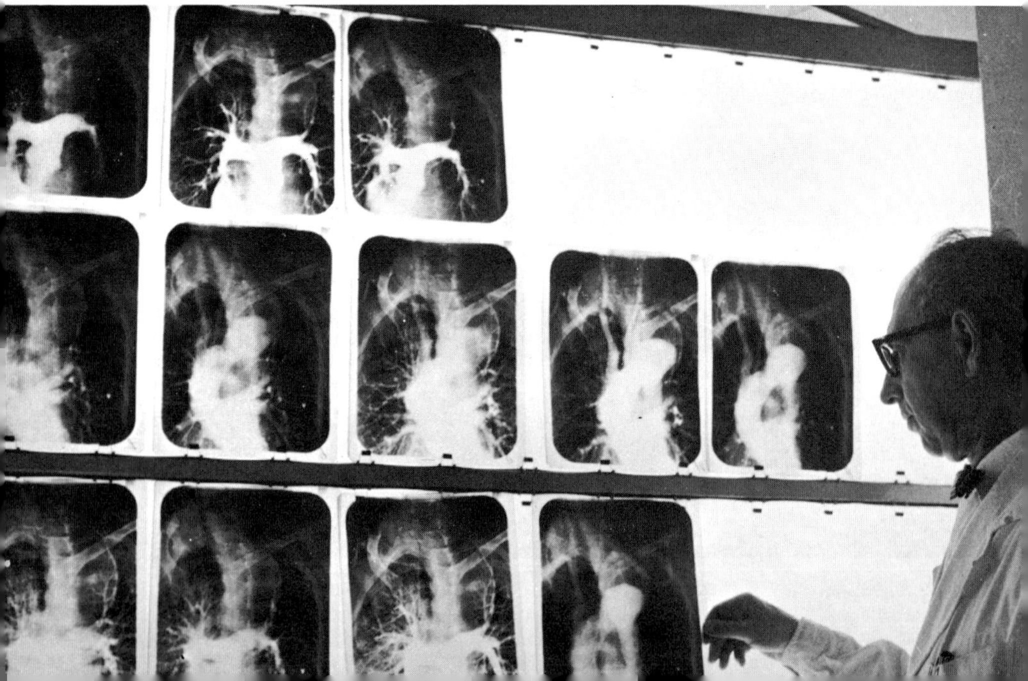

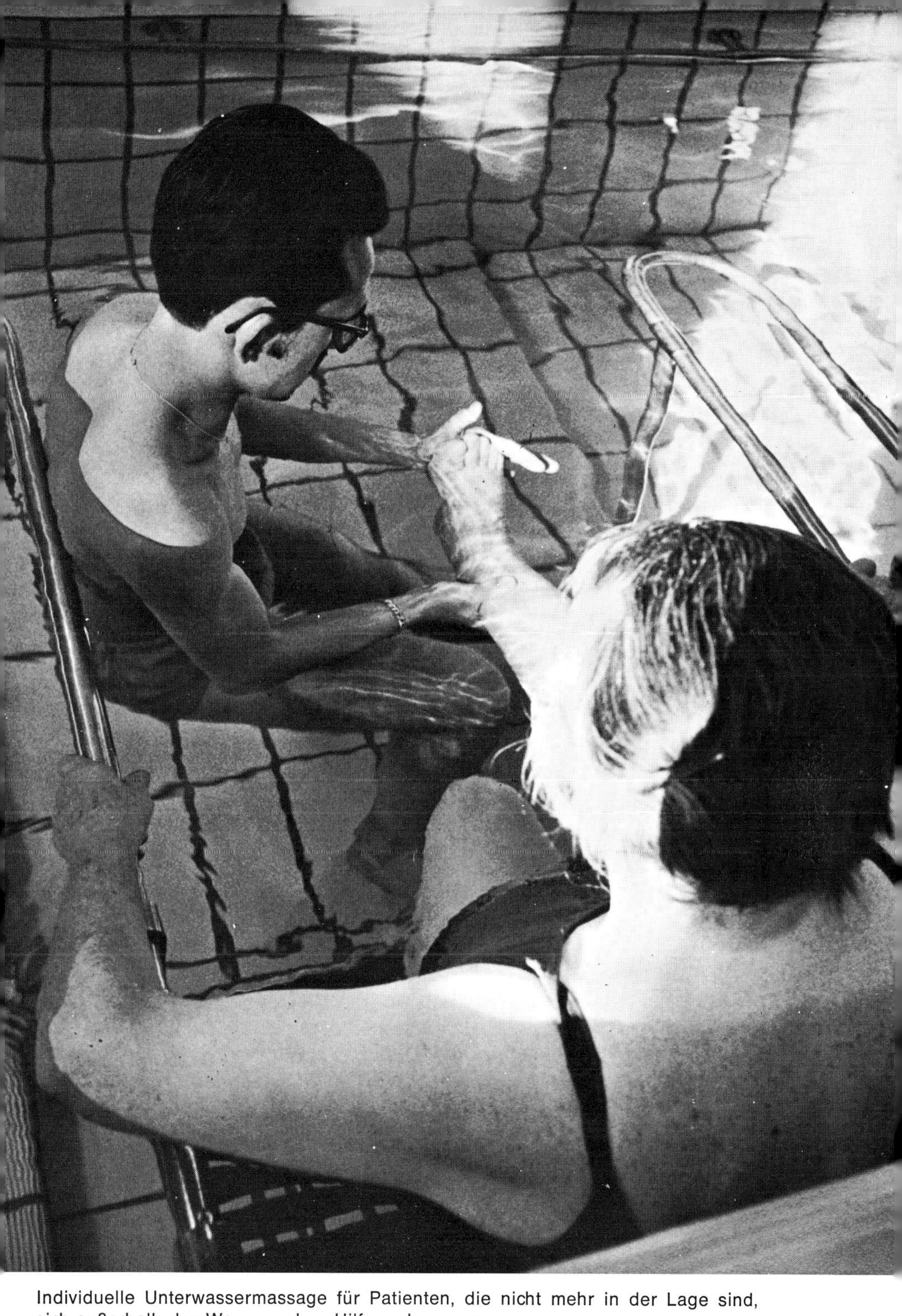

Individuelle Unterwassermassage für Patienten, die nicht mehr in der Lage sind, sich außerhalb des Wassers ohne Hilfe zu bewegen.

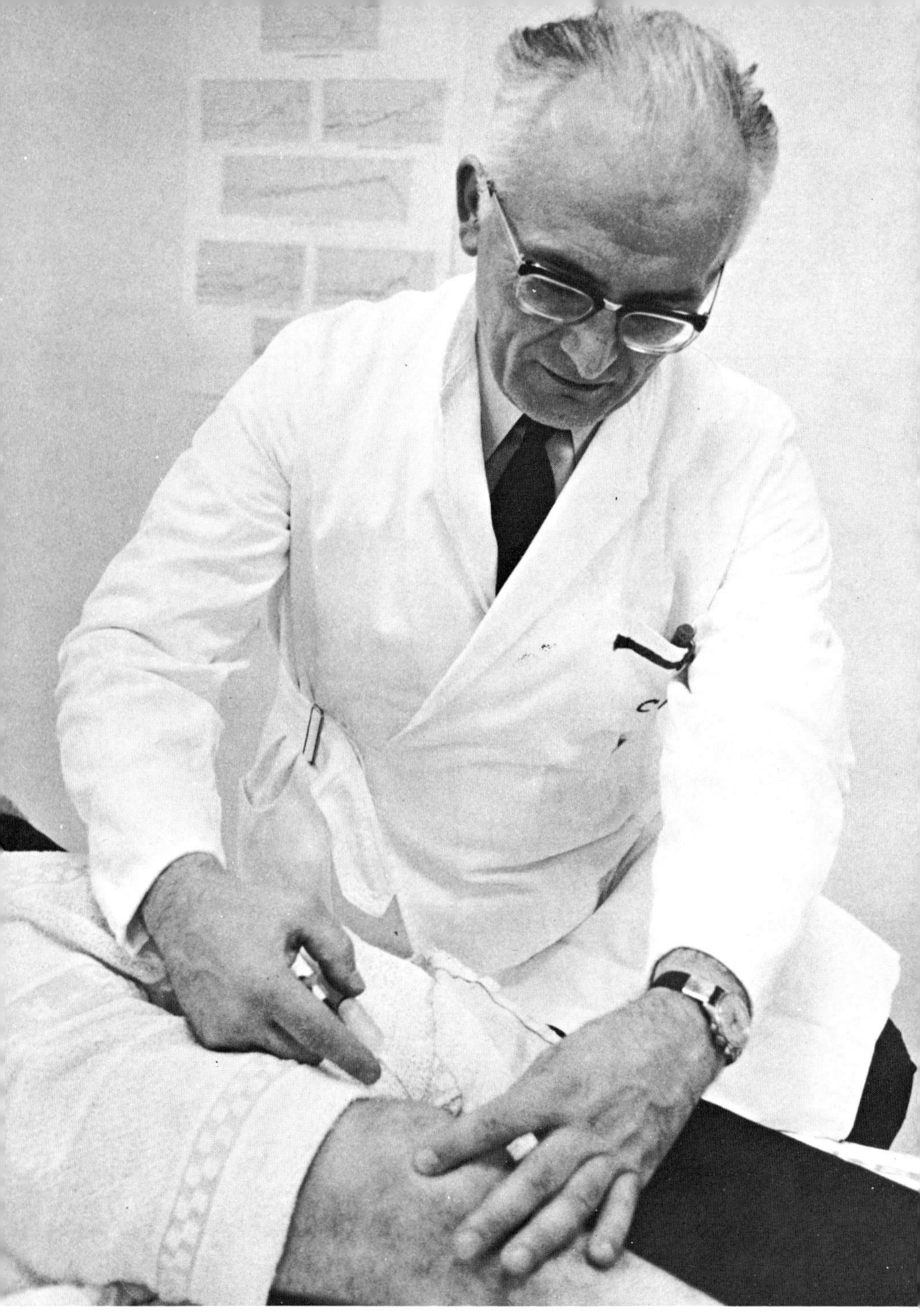

In bestimmten Fällen rheumatischer Erkrankungen erweist sich eine fachgerecht durchgeführte Goldbehandlung als erfolgreich.

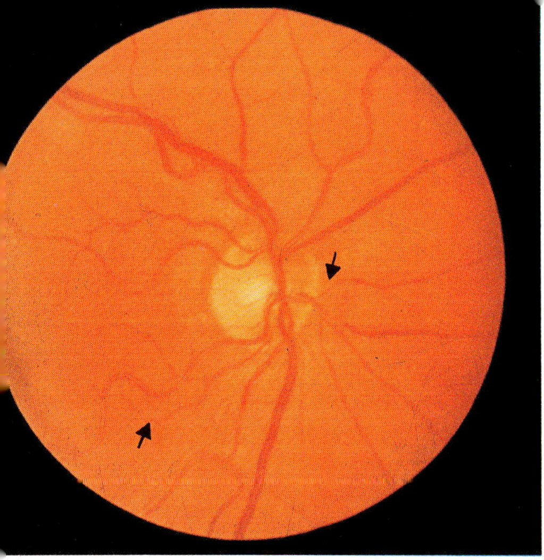

Durch die Spiegelung des Augenhintergrundes kann der Augenarzt besonders bei Patienten mit hohem Blutdruck wichtige diagnostische Aufschlüsse gewinnen. Das Bild links zeigt Augenhintergrundveränderungen im Stadium I. Sie kennzeichnen den gutartig verlaufenden Bluthochdruck. Die Arterien verlaufen peitschenschnurartig und zeigen eine omegaförmige Aufteilung (↑). Sie sind enger als normal im Vergleich zu den kräftigen Venen.

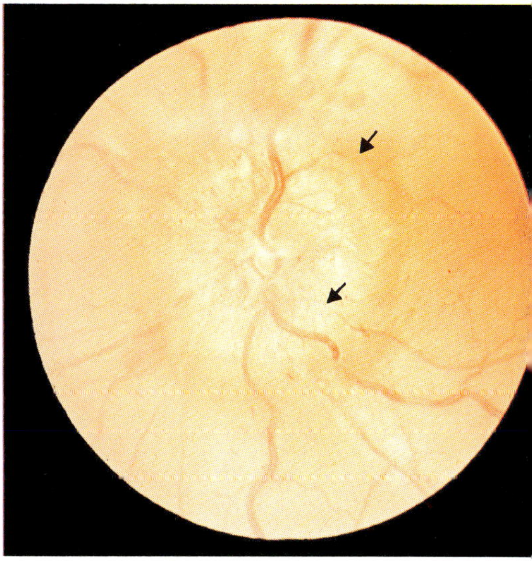

Das Bild rechts zeigt eine Schwellung der Augenpapille und eine Engstellung der Netzhautarterien (↑) und charakterisiert das Stadium IV als Ausdruck einer bösartig verlaufenden Blutdruckerhöhung.

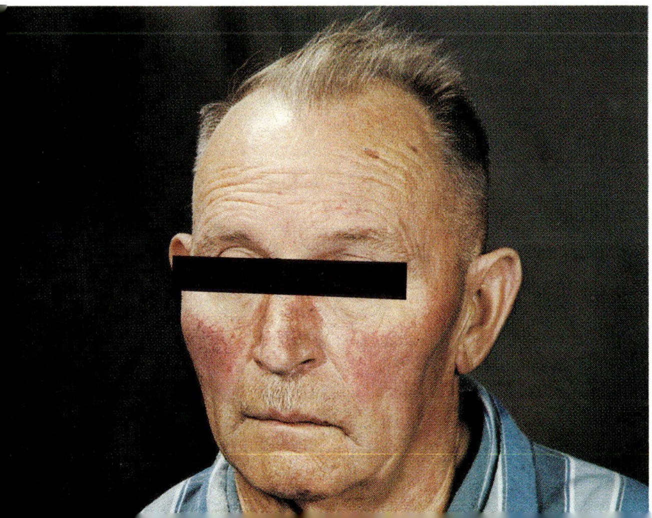

Die Zuckerkrankheit ist ein ausgesprochenes Zivilisationsleiden. Etwa 2 % der Bevölkerung leiden an dieser häufigsten Hormondrüsenstörung. Der Altersdiabetes zeigt sich in der Regel erst nach dem 65. Lebensjahr und ist oft mit hohem Blutdruck vergesellschaftet. Unser Bild zeigt den „roten Kopf“ beim Altersdiabetes.

ANATOMIE DER HAUT

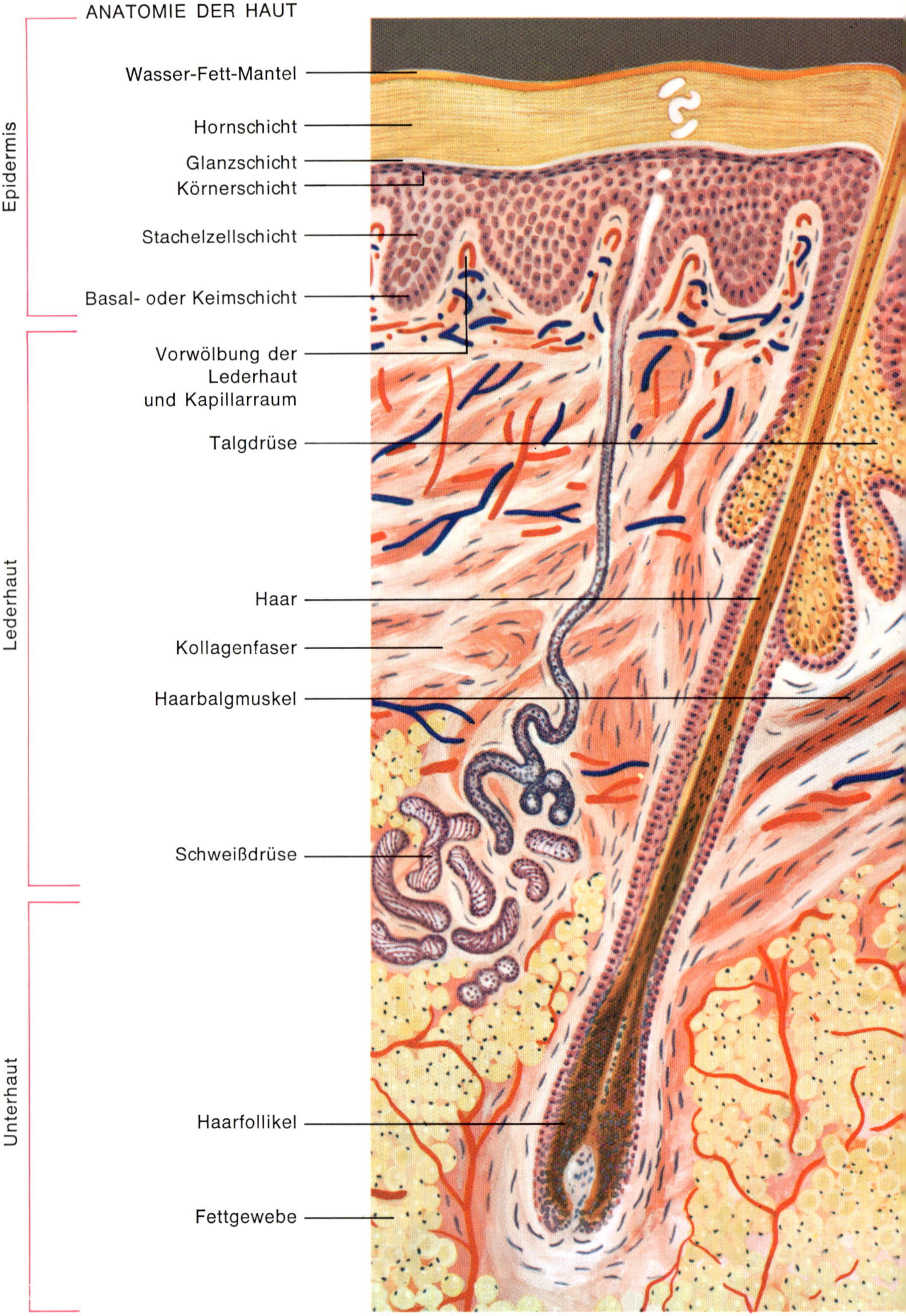

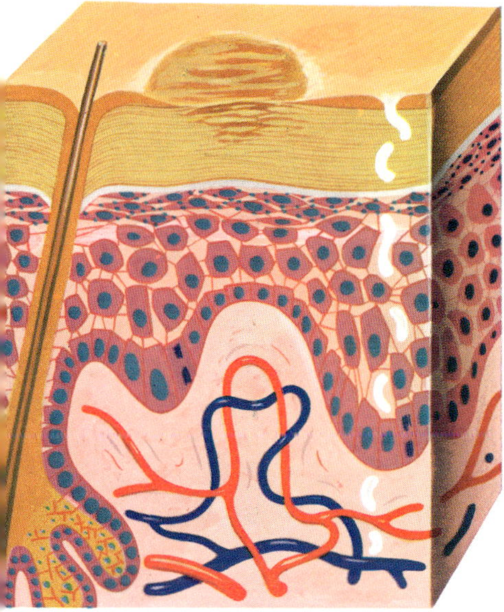

Zerstörung des Wasser-Fett-Mantels der Haut und Auflösung der Talg- und Hornschicht durch das angreifende Mittel.

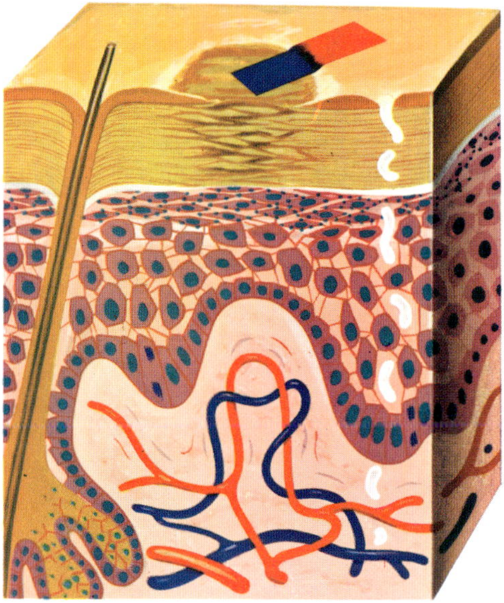

Die Schädigung hat die tiefen Schichten erreicht. Die elektrostatische Schranke, der letzte Widerstand gegen das angreifende Mittel, ist gebrochen.

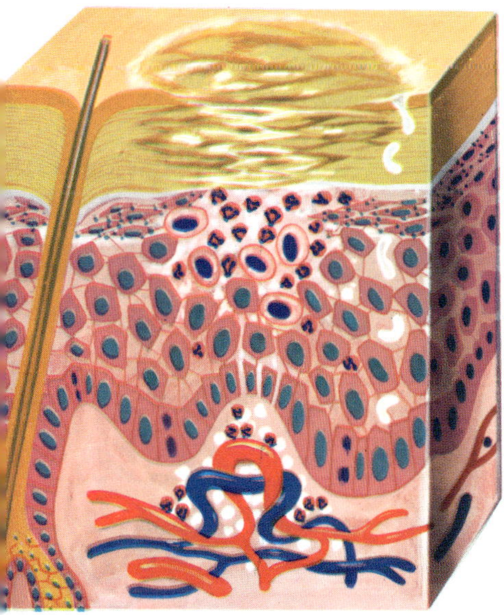

KONTAKTEKZEM

Kontaktekzeme nehmen immer mehr zu. Durch die Einwirkung chemischer und physikalisch-chemischer Substanzen wird die Haut geschädigt. Die Veränderungen betreffen zuerst die Schichten an der Oberfläche und neigen schließlich dazu, sich auch in die Tiefe auszubreiten. Die nebenstehenden Schemata zeigen die verschiedenen Phasen dieses Vorgangs.

Degenerative Veränderungen einiger Elemente der Körnerschicht und der Stachelzellschicht, auf die eine Reaktion der Lederhaut und der Oberhaut folgt. Eine wäßrige Aufquellung (Ödem) bildet sich an der Oberfläche.

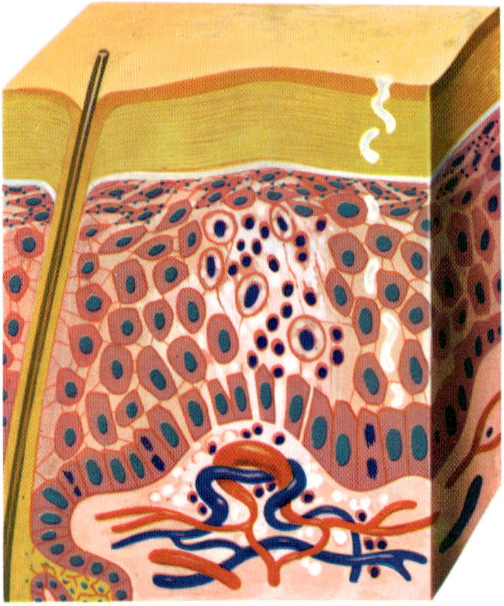

Die Durchlässigkeit der Kapillaren in den Vorwölbungen der Lederhaut, welche die erste Phase des Ekzems charakterisiert, führt zum Flüssigkeitsaustritt. Dieses Ödem breitet sich in Richtung Oberfläche aus und dehnt die Zwischenzellbrücken bis zum Zerreißen. Hierdurch verlieren die Stachelzellen ihre Verbindungen; es kommt zu Ernährungsstörungen des Gewebes.

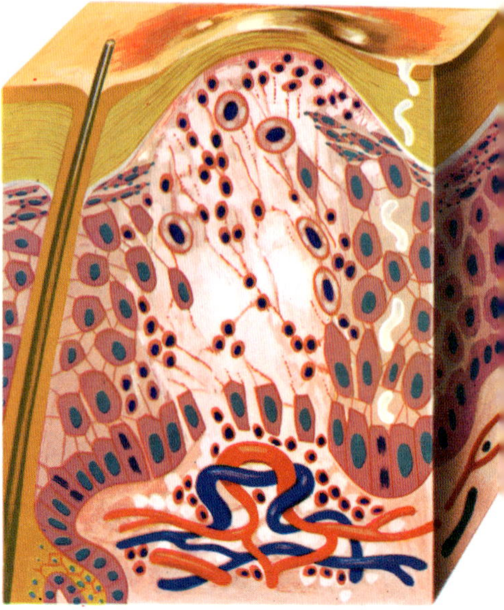

Die Isolierung dieser Zellen sowie ihre Zerstörung führen zur Bildung von kleinen Höhlen in Höhe der Stachelzellschicht, die mit einer serösen Flüssigkeit gefüllt sind.

DAS AKUTE EKZEM

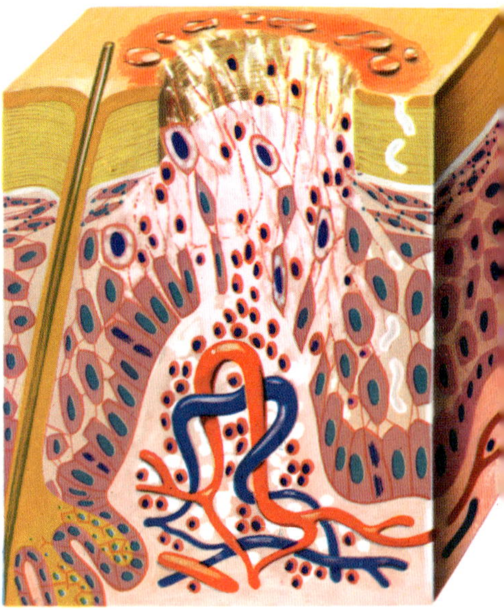

Durch die Gefäßwände der Kapillaren dringen besondere Formen der Lymphzellen (weiße Blutkörperchen). Der Wasser-Fett-Mantel der Oberfläche fehlt fast vollständig. Die Bläschen dringen nach außen, platzen und führen so zur feuchten Absonderung.

In späteren Jahren kommen zuweilen beträchtliche und zum Teil nicht wieder rückgängig zu machende Ohrschäden nach einem plötzlichen Knall vor (Knalltraumen). Das Knalltrauma spielt beim Jagdsport wie auch in der Industrie zunehmend eine Rolle.

Abgesehen von diesen Ursachen, die zur Innenohrschwerhörigkeit führen können, handelt es sich vorwiegend um eine Altersschwerhörigkeit, deren Ursache in einer Funktionseinschränkung des zugehörigen Nervenknotens (Ganglion spirale) zu suchen ist. Meistens tritt zu der verminderten Hörfähigkeit auch eine (zentral bedingte) Verminderung des Wortverständnisses und der Konzentrationsfähigkeit.

Die immer wieder auftauchende Annahme, daß auch *Herdinfekte* für mehr oder weniger plötzlich auftretende Innenohrschwerhörigkeiten verantwortlich sein könnten, war bisher noch nicht sicher nachzuweisen.

Die Aussichten, eine Schallempfindungsschwerhörigkeit, um die es sich nämlich bei der Innenohrschwerhörigkeit handelt, durch Behandlung zu heilen oder zu bessern, sind gering. Vielfach kann es durch Behandlung des Grundleidens zu einer Besserung kommen, aber die durch übermäßige Schallbelastungen, durch Alterung, Traumen oder andere Einwirkungen zugrunde gegangenen Hörsinneszellen (etwa 20 000) können durch kein Medikament und keine Operation ersetzt werden. In der Regel gibt es nur dort eine Chance auf Besserung, wo sich die Schwerhörigkeit in sehr kurzer Zeit entwickelt hat und noch nicht lange besteht.

Die Behandlung des sogenannten *Hörsturzes* freilich, wie man die offensichtlich ohne äußere Einflüsse plötzlich entstandene akute Innenohrschwerhörigkeit nennt, verläuft bei vielen Erkrankten erfolgreich. Sie besteht hauptsächlich in durchblutungsfördernden Maßnahmen (werden meist als Infusion in die Vene gegeben, was für 1—3 Wochen einen stationären Aufenthalt im Krankenhaus notwendig macht) oder in Einspritzungen in das Ganglion stellatum, einen Halsnervenknoten.

Wird die Behandlung jedoch später als sechs Tage nach der plötzlichen Hörverschlechterung begonnen, sind die Aussichten auf Verbesserung der Hörfähigkeit wenig erfolgversprechend.

Die Behandlung der Altersschwerhörigkeit hat eine Funktionsverbesserung sowie eine Verzögerung des Alterungsprozesses der Hörsinneszellen zum Ziel.

Insektenstiche

Mückenstiche: Mücken werden von saurem Schweiß angelockt. Betupfen mit Mundspeichel, der alkalisch ist, kann durchaus nützlich sein, wenn nichts anderes bei der Hand ist. Sonst preßt man eine Zwiebelscheibe auf die Stichstelle, betupft sie mit Salmiakgeist oder trägt antiallergisch wirkende Gelees (oder Salben) auf,

z. B. Calcistin-Gel, Ilvin, Soventol Gelee. Die tägliche Einnahme von zwei- bis dreimal 100 mg Vitamin B_1 schützt meist vor Mückenstichen (z. B. Benerva, Betabion, Betaxin, in Tabletten zu 100 oder 300 mg).

Bienen- und Wespenstiche: Der Bienenstachel muß mit der meist anhängenden Giftblase möglichst ohne Druck entfernt werden. Wenn möglich, schneidet man die Giftblase mit einer scharfen Rasierklinge ab und zieht dann den Stachel zwischen zwei Fingernägeln oder mit einer kleinen Pinzette heraus. Anschließend trägt man ein Antihistamin-Präparat oder Fortecortin oder Volon-A-Salbe auf. In schwereren Fällen baldmöglichst den Arzt aufsuchen, da Kalzium-Injektion oder Schockbekämpfung nötig sein kann.

Nach Bienenstichen treten meist keine Infektionen auf, nach Wespenstichen können jedoch stärkere Infektionen entstehen. Findet man einen Stachel mit anhängender Giftblase, so war es ein Bienenstich. Bei Wespen- und Stechhummelstichen bleibt keine Giftblase stecken.

Ischias

Bei einer sich trotz aller Behandlungsmaßnahmen nicht bessernden Ischiaserkrankung muß an das Vorliegen eines Tumors im untersten Rückenmarkabschnitt gedacht werden. Aufklärung ist nur durch eine fachneurologische Untersuchung möglich. Bei mehrfacher Wiederholung einer Ischiaserkrankung besteht der Verdacht einer *Bandscheibenerkrankung,* die meist durch eine Röntgenuntersuchung festgestellt werden kann.

Bei der unkomplizierten Ischiaserkrankung dienen folgende Maßnahmen der Besserung und Heilung: Anfängliche Bettruhe, mäßige (feuchte) Wärme, Einreiben mit durchblutungsfördernden Mitteln.

Die physikalischen Maßnahmen sind im Anfangsstadium (akuten Stadium) anders als im späteren (subakuten bis chronischen) Stadium.

Eine akute Ischiaserkrankung ist nie leicht zu nehmen; man sollte durch sorgfältige Behandlung und genaue Befolgung der verordneten Maßnahmen zu verhindern suchen, daß sie ins chronische Stadium gerät.

Die für eine akute Ischiaserkrankung notwendigen Behandlungsmaßnahmen sind: Zunächst mehrere Wochen *Bettruhe,* wobei das erkrankte Bein so gelagert sein muß, daß der erkrankte Nerv möglichst entspannt ist (z. B. Polster unter dem Knie).

Diät: Während der ersten zehn Tage *Abführkur* mit salinischen Mitteln (z. B. Karlsbader Salz, 1—2 Teelöffel morgens), leichte entgiftende Diät (Obst, Obstsäfte, Kompotte, Gemüse, Salate und Breie, insgesamt lacto-vegetabile Kost).

Physikalische Maßnahmen: Jeden zweiten Tag Schwitzpackungen im Bett mit nachfolgender Abreibung mit Franzbranntwein. Es folgen warme *Vollbäder*

(30 Minuten 37—39° C ansteigend) mit Zusätzen von Fichtennadelöl, Rosmarinöl oder Salhumin.

Nach Verlassen des Bades sofort in ein vorgewärmtes Bett und warm einpacken. Nach einer Stunde auspacken und trockenreiben. Auch Bettglühlichtbäder (Glühlichtkasten) sind sehr zweckmäßig. Abwechselnd mit der allgemeinen Wärmeanwendung muß auch eine lokale Wärmebehandlung erfolgen, z. B. mit einem elektrischen Heizkissen in der Kreuzgegend und auf der Rückseite des Oberschenkels. Angenehmer ist die Dampfkompresse durchzuführen.

Medikamentös kommen noch Rheuma- und Bienengiftsalben in Frage.

Im späteren, subakuten bis chronischen Studium sind meist energische und meist auch länger dauernde Maßnahmen durchzuführen. Es muß in diesem Stadium möglichst unterschieden werden, ob die Schmerzhaftigkeit und damit der entzündliche Prozeß mehr die Muskulatur oder mehr den großen, das ganze Bein durchziehenden Nerv selbst betrifft.

Bei der vorwiegend die Muskulatur betreffenden Form der Ischiaserkrankung findet man zahlreiche Muskelhärten im Gebiet der Lenden-, Gesäß- oder Oberschenkelmuskulatur. Gleichzeitig fehlen meist die Nervenreflexveränderungen und Hautempfindungsstörungen. In der Regel erkranken an dieser Form muskelkräftige Menschen (athletischen und pyknischen Körperbautyps).

An der vorwiegend den Nerv betreffenden Krankheit (neuralgisch-neuritische Form) leiden meist schlaffe, schlecht durchblutete, schlanke, nervös-vegetativ labile Menschen mit kalten Händen und Füßen. Es findet sich dabei eine schwache Muskulatur, auch sind Nervenreflexstörungen und Hautnervenempfindungsstörungen nachweisbar. Diese Form kann monatelang dauern.

Bei der muskulären (myalgischen) Form des Ischias sind folgende Maßnahmen erforderlich:

1. *Hautreizbehandlungen* von der Lendengegend herab bis zur Kniekehle und am Oberschenkel. Sie lassen sich durchführen mit Einreibemitteln (z. B. Analgit, Forapin, Menthoneurin u. a.), Vitamin-Iontophorese, Höhensonnen-Reizbestrahlungen.
2. *Kräftige Wärmeanwendungen* vornehmen, und zwar abwechselnd lokal, also am erkrankten Bein (mit Schlamm, Schlick, Moor, Paraffin, Kurzwellen, Hochfrequenz) und allgemein durch Bäder (z. B. Stangerbäder, Salhuminbäder, Volldampfbäder, Moorbäder, Schlickbäder, Sandbäder oder sogar Überwärmungsbäder).
3. *Massage* insbesondere der verhärteten und meist sehr schmerzhaften Muskelpartien. Am besten wird die Massage im Anschluß an eine Wärmebehandlung durchgeführt.
4. *Gymnastische Übungen*, sobald sich die Erkrankung im Abklingen befindet, weil dadurch die Muskulatur aufgelockert und besser durchblutet wird.

5. *Wechselduschen* der Lendengegend und der Oberschenkel als Abschluß der Behandlung.

Bei der sehr hartnäckigen neuralgisch-neuritischen Form des Ischias sind bei oft längerer Behandlungsdauer folgende Maßnahmen erforderlich:

1. Elektrotherapie mit galvanischem Strom, Kurzwellendurchflutung, Hochfrequenzbehandlung,
2. Unterwassermassagen,
3. Heiße Blitzgüsse,
4. Massage (im abklingenden Stadium).

Die **Diät** ist bei allen Formen der Ischiasbehandlung wichtig, weil eine Kost mit zu geringem Gehalt an den Vitaminen der B-Gruppe die Neuralgien und Nervenentzündungen begünstigt oder nicht abheilen läßt. Die Kost muß genügend Milcheiweiß, viel Obst, Gemüse und Salat und nur Vollkornbrot enthalten. Man gibt am besten noch Weizenkeime und Hefepräparate hinzu. Sucht- und Genußmittel (Alkohol, Nikotin) sind streng zu meiden.

Die **medikamentöse Behandlung** des Ischias ist eine rein ärztliche Sache, da die Auswahl der an sich gut wirkenden Mittel sehr individuell geschehen muß, weil sie alle mit mehr oder weniger starken Nebenwirkungen belastet sind (z. B. Corticosteroide, Butazolidinpräparate).

K

Karpaltunnelsyndrom (Druckschädigung des Mittelhandnervs)

Diese Erkrankung, eine Kompression des Mittelhandnervs (Nervus medianus), wird häufig mit Rheumaschmerzen der Hand verwechselt. Erste Anzeichen sind unbestimmte Mißempfindungen in der Hand. In der Folgezeit treten nächtliche Schmerzen auf, da sich in der Ruhe die ödematöse Anschwellung der Hand verstärkt. Man läßt dann die Hand aus dem Bett hängen. Morgens ist man nicht in der Lage, eine Tasse oder Zeitung zu halten. Im weiteren Verlauf tritt eine charakteristische Abnahme der Daumenballenmuskulatur (Daumenballenatrophie) auf.

Rheumatismus scheint als Ursache dieser ernsten Nervenerkrankung nur selten eine Rolle zu spielen. Wenn Störungen der sensiblen Nerven (Empfindungsnerven) auftreten und keine erkennbaren Ursachen (z. B. Schwangerschaft) vorliegen, sollte der Kranke einen Händechirurgen konsultieren, der die Kompression der Nerven operativ beseitigen muß, bevor der Nerv irreparabel geschädigt ist.

Karzinom: siehe Krebs

Keuchhusten

Der Keuchhusten (Pertussis), eine ansteckende Infektionskrankheit der Atemwege, kommt häufig bei Kindern unter zehn Jahren vor. Die Übertragung des Erregers erfolgt ausschließlich durch Tröpfcheninfektion (Anhusten). Die Krankheit verläuft meist in drei Stadien: 1. dem katarrhalischen Stadium mit Schnupfen, Niesen und gewöhnlichem Husten. Es dauert meist etwa 14 Tage; 2. dem Krampfhustenstadium, auch Anfallsstadium genannt, das sechs bis zwölf Wochen dauert; 3. dem Abheilstadium, in dem die Anfälle geringer und weniger heftig werden und in zwei bis drei Wochen abklingen. Die überstandene Krankheit hinterläßt im allgemeinen eine jahrzehntelange, nach einer gewissen Zeit aber doch langsam abklingende Immunität. Ältere Menschen können deshalb nochmals an Keuchhusten erkranken. Je jünger ein Kind ist, um so häufiger können folgende Komplikationen auftreten: Lungenentzündung, Bronchopneumonie (besondere Form der Lungenentzündung) und Krämpfe (Spasmophilie).

Die **Behandlung** besteht in Bettruhe (bei geringer Erkrankung entbehrlich) und Frischluft, möglichst Aufenthalt im Freien. In der Ernährung des Kranken sind alle festen, bröckeligen und krümeligen Nahrungsmittel, auch alle scharf schmeckenden oder riechenden Speisen zu meiden, weil sie vermehrt Anfälle auslösen können. Also nur eine weich-breiige Ernährung geben.

Klimakammerbehandlung kann Erleichterung bringen. Vom Arzt einzusetzende Mittel bekämpfen die Infektion und mögliche Komplikationen. Wegen erheblicher Nebenwirkungen wird die Schutzimpfung nicht mehr empfohlen.

Kinderlähmung

Die Kinderlähmung (Poliomyelitis) verläuft in zwei Phasen: In der ersten, zwei bis drei Tage dauernden Phase tritt ein Krankheitsbild wie bei einer Erkältung oder Grippe auf mit Fieber, Kopfschmerzen, Appetitlosigkeit und Allgemeinschwäche. Es können auch Halsschmerzen und Durchfall hinzukommen. Nach weiteren zwei bis vier Tagen erscheint die zweite Phase, die durch Lähmung gekennzeichnet ist.

Da die Diagnose meist erst gestellt wird, wenn die Lähmungen auftreten, sucht man nach Frühsymptomen. Als solche werden angesehen: Stirnkopfschmerzen, Nacken-, Rücken- und Gliederschmerzen, wobei die Glieder schwer und schwach und bei Bewegung schmerzhaft sind. Die Muskeln zeigen ein feines Zittern, die Erkrankten können nicht mehr stehen und knicken ein, die Kinder setzen sich nicht mehr allein auf. Alles das können bereits Reizerscheinungen des Nervensystems sein. Treten im weiteren Verlauf Schmerzen auf beim Anheben des Kopfes gegen die Brust oder beim Beugen des im Knie gestreckten Beines in den Hüftgelenken, so besteht schon eine Hirnhautreizung. Zieht man ein Kind in diesem Zustand an den Armen hoch, läßt es den Kopf kraftlos nach hinten fallen.

Trotz dieser Anzeichen ist es oft schwer, eine Diagnose vor Auftreten der Lähmungen zu stellen.

Der geschilderte typische Zweiphasenverlauf kommt zudem nur in der Hälfte aller Fälle zustande. Oft läuft nur die erste uncharakteristische Phase ab und wird dann meist als Grippe bezeichnet. Die erste Phase kann auch nur gering ausgeprägt sein oder ganz fehlen und die zweite oder Hauptphase tritt als erstes in Erscheinung. Die Krankheit kann also außerordentlich täuschen, in jeder Phase zuerst erkennbar werden und in jedem Entwicklungsstadium innehalten. Erst durch die auftretenden Lähmungen wird die Diagnose völlig sicher. Nicht selten ist es auch sehr schwierig, die Kinderlähmung von einer anderen akuten Infektion (z. B. Hirnhautentzündung, akutem Gelenkrheumatismus) abzugrenzen.

Treten mehrere der geschilderten Krankheitszeichen auf, sollte der Arzt befragt werden, der durch *Virusnachweis* im Stuhl oder im Rachenschleim und durch *Antikörpernachweis* im Serum die oft doch recht folgenschwere Diagnose sichern oder ausschließen kann.

Wenn ein Familienmitglied infiziert ist, stehen alle anderen in Gefahr, mitinfiziert zu werden. Die Erkrankung von Jugendlichen und Erwachsenen, die im Kleinkindesalter nicht genügend immunisiert wurden, ist bei Epidemien keine Seltenheit.

Die *Behandlungsmöglichkeiten* der akuten Erkrankung sind im allgemeinen noch recht unbefriedigend.

Diät: Als Diät ist eine an Obst, Gemüsen, Salaten und Milcheiweiß reiche Kost unter Weglassen von Zucker und allen konzentrierten Süßigkeiten zu empfehlen, da nach einer hohen Zuckerbelastung meist eine Phase mit erniedrigtem Zuckerspiegel im Blut auftritt, in der die Kinderlähmungserreger besonders gut gedeihen.

Physikalische Maßnahmen: Durch *feuchtheiße Wickel*, die häufig gewechselt werden müssen, kann man die Schmerzen bekämpfen; sie verhindern aber nicht die Lähmungen. Auch *Schwitzpackungen* im Bett (Glühlichtkasten) oder — wenn durchführbar — *warme ansteigende Halbbäder* (37—39° C) sind nützlich. Es können dadurch Krampferscheinungen und Schmerzen gebessert werden.

Nach den Erfahrungen von Dr. *Scholtz* haben sich auch *Kurzwellendurchflutungen* des Rückenmarks schon im akuten Stadium gut bewährt (eine Elektrode bei angewinkelten Beinen gegen das Gesäß, die andere zwischen die Schulterblätter). Er konnte damit bei täglich 15 Minuten Bestrahlung die Schmerzen lindern und die Beweglichkeit bessern.

Während *Massagen* schon im akuten Stadium durchgeführt werden können, kann man mit einer energischen Übungsbehandlung erst drei bis vier Wochen nach der Entfieberung beginnen. Bis dahin muß auf eine richtige Lagerung besonders der gelähmten Glieder größter Wert gelegt werden. Die Lagerung geschieht auf einer festen und ganz ebenen Matratze, die Hüft- und Kniegelenke müssen durchgestreckt sein, die Fußgelenke sind im rechten Winkel gebeugt zu lagern.

Das wichtigste Mittel zur Wiederherstellung der Beweglichkeit ist die *aktive Übungsbehandlung* in warmem Wasser (Bewegungsbad oder Schwimmbad, täglich 15—20 Minuten). Sie muß anhaltend und mit größter Geduld bis zu einer Dauer von zwei Jahren durchgeführt werden. Lähmungen, die nach zwei Jahren noch bestehen, lassen sich meist nicht mehr beeinflussen.

Falls praktisch durchführbar, sollte auch eine kurmäßige Behandlung im Thermalstollen Böckstein bei Badgastein erfolgen, solange die Erkrankung nicht länger als drei Jahre zurückliegt. Die Wirkung dort beruht auf dem Radongehalt, der hohen Luftfeuchtigkeit (bis 95 %) und der Temperatur (37—41,3° C) der Stollenluft, wobei eine Körpertemperatur (Kerntemperatur) von etwa 39° C erreicht wird, durch die ein Maximum an Radon in den Körper übergeht.

Die Übungsbehandlung im Wasser wird ergänzt durch Widerstandsübungen zur Steigerung der Muskelkraft und Reizstrombehandlung bis acht Wochen nach dem akuten Stadium. Muskeln, die in sechs bis acht Wochen nicht beweglich werden, sind kaum wiederherzustellen.

Bei der Ernsthaftigkeit der Erkrankung müssen alle Behandlungsmaßnahmen ärztlich zum rechten Zeitpunkt angesetzt und überwacht werden.

Medikamente: Die Behandlung der Kinderlähmung mit Medikamenten verschiedenster Art hat bis heute zu keinem wesentlichen Erfolg geführt. Zur Bekämpfung von Schmerzen und Schlaflosigkeit verabreicht man entsprechende Mittel nach Bedarf.

Die einzige wirklich wirksame Maßnahme gegen die Kinderlähmung ist die Schutzimpfung, und zwar heute ganz vorwiegend in Form der *Schluckimpfung nach Sabin.* Wo die Schluckimpfung konsequent und in größerem Umfang durchgeführt wird, läßt sich die Kinderlähmung (nach Prof. Dr. O. *Vivell*) ausrotten. Zur Schluckimpfung gehört das zweimalige Schlucken des Dreifach-Impfstoffes im Mindestabstand von sechs Wochen. Die Impfung verleiht dann eine viele Jahre anhaltende Immunität. Die Frage eines Wiederimpftermins ist noch nicht mit Sicherheit geklärt.

Klimakterium: siehe Wechseljahre

Kopfschmerzen

Kopfschmerzen stellen in den meisten Fällen eine Zivilisationskrankheit dar und können als funktionell und gefäßbedingt angesehen werden. Darüber hinaus gibt es aber auch durch organische Krankheiten bedingte Kopfschmerzen, so z. B. durch Veränderungen der Halswirbelsäule, Nasennebenhöhlenerkrankungen, Genußmittel- und Arzneimittelmißbrauch, Glaukom, Hirnhauterkrankungen, Infektionen, drucksteigernde Prozesse im Schädel (Tumoren), Gesichtsnervenentzündungen oder Herz- und Gefäßerkrankungen (Bluthochdruck). Es ist daher bei anhaltenden Kopfschmerzen stets zu klären, ob organisch oder funktionell bedingte Kopfschmerzen vorliegen, weil sonst eine nach Möglichkeit ursächliche Behandlung nicht durchführbar ist.

Kann für den Kopfschmerz eine eindeutige Ursache, z. B. hoher Blutdruck oder eine eitrige Nasennebenhöhlenentzündung, ermittelt werden, wird man die Erkrankungen entsprechend behandeln, damit der Kopfschmerz verschwindet. Ist er funktionell bedingt, d. h. ohne erkennbare organische Ursache, so kann man seelische, nervliche, gefäßbedingte Störungen vermuten.

Es muß aber auch an die konstitutionell bedingte Migräne gedacht werden, besonders dann, wenn die Kopfschmerzen plötzlich anfallsweise auftreten. Es besteht dann meist eine erblich-familiäre Belastung. Die Tatsache, daß Kopfschmerzen keine eigene Krankheit, sondern nur ein Krankheitssymptom darstellen, hat zur Folge, daß es kein einfaches und sicher wirksames Kopfschmerzmittel gibt. Solange die Ursachen nicht erkennbar sind, wird man auf eine symptomatische und zuweilen auch vielschichtige Behandlung angewiesen sein.

Diät: Beim migräneartigen Kopfschmerz hat häufig eine kochsalzfreie und fleischlose (vegetarische) Kost einen ausgezeichneten Erfolg.

Physikalische Maßnahmen: Feuchtwarme Kompressen und vorsichtige Massagen der Nackengegend, ansteigende Fuß- oder Armbäder, häufiges Spazierengehen in frischer Luft, Sauna, Sonnenbaden, Schwimmen, Gartenarbeit.

Psychotherapeutische Maßnahmen: Ärztliche Aussprachen, wobei etwa seelisch bedingte Kopfschmerzen aufzuklären sind; Entspannungsübungen, autogenes Training, Glissonsche Schlinge.

Medikamente: Manche Medikamente, die den Kopfschmerz bekämpfen sollen, wirken, als wollte man den Teufel mit Beelzebub austreiben. Sie können leicht zum Mißbrauch führen. Daher sollte man sich zum Grundsatz machen: So wenig Kopfschmerzmittel wie möglich, wenn notwendig, Herz- und Kreislaufmittel (z. B. Dihydergot retard, Hydergin, Maiglöckchen-, Meerzwiebel-, falls erforderlich, auch Fingerhut- oder Strophanthinpräparate).

Koronarsklerose: siehe Herzkranzgefäßverkalkung

Krampfadern

Man muß unterscheiden zwischen einer *primären Venenerweiterung*, bei der eine Ausweitung der oberflächlichen Beinvenen besteht, die auf Grund einer ererbten Bindegewebsschwäche entstanden ist, und einer *chronischen Unterfunktion der Venen*, die sich nach Thrombosen der tiefen Beinvenen im Verlauf von Jahren bis Jahrzehnten entwickelt.

Die *primäre Venenerweiterung* (primäre Varikose) kann lange Zeit nur eine kosmetische Bedeutung haben. Die verminderte Hautdurchblutung begünstigt jedoch die Verwundbarkeit der Haut und die Bildung von Thrombosen und Venenentzündungen.

Die *chronische Unterfunktion der Venen* führt meist zur Ödembildung, zu einer braunen Verfärbung der Haut, zu Ekzemen (Stauungsekzeme) und zur Bildung von Beingeschwüren (Ulcera cruris) oder offenen Beinen.

Diät: Eine entzündungswidrige, das heißt salzarme und vegetarische Diät ist anzuraten, wenn nicht ein ausgesprochen niedriger Blutdruck besteht. Bei Übergewicht ist eine Reduktionskost erforderlich.

Physikalische Maßnahmen: Die beste Vorbeugung und Behandlung aller Venenkrankheiten (außer den akut entzündlichen) ist das aktive Gefäßtraining in Form regelmäßiger Spaziergänge. Dabei sind alle zu engen und beengenden Kleidungsstücke (zu enge Schuhe, zu harte Schuhsohlen, zu enge Strumpfbänder und Sockenhalter) zu vermeiden. Weitere besonders gute Maßnahmen sind Schwimmen, Bewegungsbäder, Fußgymnastik und Atemübungen. Mit heißen Bädern und anderen heißen Anwendungen (Heizkissen, Warmluftbestrahlungen) ist Vorsicht am Platze, ebenso mit Wechselbädern und Unterwassermassagen. Wassertreten, kalte und wechselwarme Knie- und Schenkelgüsse wirken jedoch vorteilhaft.

Bei allen stärkeren Venenerweiterungen, insbesondere wenn sie zu entzündlichen Reaktionen neigen, ist eine *Kompressionsbehandlung* erforderlich. Manchmal genügen straffe Strümpfe oder die handelsüblichen Gummistrümpfe. Bei stärkeren Stauungszuständen muß eine Dauerkompression mit Maßstrümpfen (Zweizug-Gummistrümpfen) oder — wenn diese nicht vertragen werden oder wegen eines nässenden Ekzems oder „offenen Beines" nicht möglich sind — mit elastischen Verbänden durchgeführt werden. Das Wickeln muß gleichmäßig geschehen und darf nicht zu locker erfolgen.

Medikamente: Unter den zahlreich vorhandenen „Venenmitteln" wählt am besten der Hausarzt aus, da sie im Einzelfall oft mit Herzmitteln kombiniert werden müssen. Oft nützt eine konservative Behandlung nichts mehr. Dann ist eine der modernen Venenoperationen erforderlich, die das Problem auf viele Jahre radikal löst.

Krampfanfälle (im Kindesalter)

Krämpfe im Kindesalter sind noch nicht als eigentliche Krankheit, sondern nur als Anzeichen einer Krankheit zu werten, so daß nach der Ursache geforscht werden muß. Krämpfe oder „zerebrale Anfälle" kommen bis zum 20. Lebensjahr bei etwa einem Prozent der Menschen vor.

Bei Kindern im Alter von sechs Monaten bis zu vier Jahren kommen Krämpfe als Begleiterscheinung bei Infektionen mit schnellem Temperaturanstieg vor (Okkasionskrämpfe, Fieberkrämpfe). Sie sind nicht so harmlos wie oft angenommen wird, zumal sich bei fast einem Fünftel der Kinder ein echtes epileptisches Anfallsleiden daraus entwickelt.

Bei allen Krämpfen muß selbst im Kindesalter an einen Hirntumor gedacht werden. Wiederholt sich ein Krampfanfall ein- oder zweimal, auch in jahrelangen Abständen, sollte der Hausarzt einen Neurologen hinzuziehen, weil dann die große neurologische Untersuchung notwendig ist, aus deren Ergebnissen sich die weitere Behandlung ergibt. Die natürlichen Heilverfahren haben hierbei keine entscheidende Bedeutung.

Sollte sich herausstellen, daß die Krampfanfälle von einem zu niedrigen Kalziumspiegel herrühren, was ursächlich auf eine Unterfunktion der Nebenschilddrüsen hindeutet, so ist eine kalziumreiche Kost, eine Ernährung mit reichlich Milch und Milchprodukten und die regelmäßige Gabe von Heilbutt-Lebertrankapseln und Kalziumpräparaten angebracht.

Krebs

Ganz allgemein ist heute Krebs (Karzinom) die Bezeichnung für alle bösartigen Geschwülste (Tumoren). Man muß aber darüber hinaus weiter unterscheiden zwischen

Karzinomen, das sind die bösartigen Geschwülste der Deckzellenschichten (Epithelien), die vornehmlich die äußere Haut und die Schleimhaut des gesamten Verdauungskanals ausmachen, und

Sarkomen, den bösartigen Geschwülsten des Zwischengewebes (Mesenchyms), aus dem Bindesubstanzen, Gefäße und Blut, Lymphdrüsen und ähnliche Organe, glatte Muskulatur u. a. entstehen.

Wir verstehen heute unter einer Geschwulst Zellbildungen, die aus körpereigenen Zellen hervorgegangen sind, aber selbständig und ohne Rücksicht auf ihren Verband (das bisherige Gewebe oder Organ) zerstörerisch und anarchistisch wachsen.

Die Krankheiten und ihre Behandlungsmöglichkeiten

Der Krebs ist zwar nicht erst mit der modernen Zivilisation aufgetreten – auch die Ägypter, Inder und Inkas kannten ihn schon –, aber die Zivilisation hat doch zu einer erheblichen Zunahme dieser tückischen Erkrankung wesentlich beigetragen. Die Krebsstatistiken zeigen einen immer noch andauernden Anstieg der Krebshäufigkeit. Der Krebsanteil an der Gesamtzahl der Todesfälle betrug im Jahre 1978 etwas mehr als 22% gegen 6,5% im Jahre 1922. Gegenwärtig sterben in der Bundesrepublik jeden Tag etwa 440 Menschen an Krebs.

Die Hauptursachen der Krebszunahme sind vor allem zu suchen in krebserzeugenden Faktoren unserer Umwelt, in Nahrungsmittelzusätzen, Genußmitteln, Abgasen der verschiedensten Art und sicher noch zahlreichen unbekannten Umweltfaktoren.

Betroffen werden von der Krebserkrankung vor allem Menschen im mittleren und fortgeschrittenen Lebensalter. Auf 1000 Personen kommen gegenwärtig jährlich etwa sechs Neuerkrankungen an Krebs. Der Häufigkeitsgipfel der Erkrankung liegt in der Altersgruppe der Vierzig- bis Fünfundsechzigjährigen. Aber auch bei Kindern und Jugendlichen können bösartige Geschwülste auftreten. Nicht einmal das Säuglingsalter bleibt von bösartigen Tumoren verschont.

Die Unterscheidung von gutartigen und bösartigen Tumoren hat schon seine Bedeutung, da die gutartigen scharf begrenzt sind, langsam wachsen, nicht in das umliegende Gewebe und nicht in die Blutgefäße eindringen, während die bösartigen unscharfe Grenzen aufweisen, schnell wachsen und dabei in Gefäße und Nachbargewebe eindringen und vor allem zu Absiedelungen (Metastasenbildung) neigen. Dennoch können auch gutartige Tumoren (z. B. des Gehirns) zum Tode führen und bösartige geheilt werden, wenn eine frühzeitige Erkennung und Behandlung erfolgt.

Es ist auch für Fachleute oft schwierig, das Vorhandensein eines Tumors festzustellen, noch schwieriger ist es, seine Gut- oder Bösartigkeit sicher zu erkennen. Wegen der schwierigen Erkennung und der Gefährlichkeit der Krebserkrankung wird heute ganz besonders darauf hingewiesen, daß jeder einzelne dazu beitragen muß, daß durch regelmäßige Untersuchung eine bei vielen Krebsarten mögliche Früherkennung gewährleistet ist.

Viele der über 30000 Frauen, die jährlich an Unterleibskrebs, und der etwa 25000 Frauen, die jährlich an Brustkrebs erkranken, hätten eine Überlebenschance, wenn bei ihnen in regelmäßigen Zeitabständen eine Früherkennungsuntersuchung erfolgt wäre. Gerade beim Unterleibs- und Brustkrebs sind die Frühstadien, in denen meist eine völlige Heilung möglich ist, gut erkennbar. Je früher eine Krebserkrankung erkannt und behandelt wird, desto besser sind die Aussichten auf völlige Heilung. Viele Frauen haben so ihr Schicksal selbst in der

Hand. Man muß eindringlich fordern, daß sich jede Frau über 30 Jahre jährlich einmal auch dann untersuchen läßt, wenn sie keinerlei Krankheitszeichen wahrgenommen hat und sich auch sonst völlig gesund fühlt. Die Untersuchungen sind einfach und gefahrlos durchzuführen, und die Kosten dieser Vorsorgeuntersuchungen werden heute von den Krankenkassen voll übernommen.

Auch bei Männern ist eine Vorsorgeuntersuchung auf Dickdarm- und Vorsteherdrüsenkrebs ohne wesentliche Schwierigkeiten möglich, wobei auch in diesen Fällen die Krankenkassen die Kosten tragen. Männer über 45 Jahre sollten sich jährlich einer solchen Untersuchung unterziehen.

Eine besondere Gefahr wird offenbar durch die Einnahme von Hormonen (Stilböstrol, Diäthyl-stilböstrol) in den ersten Schwangerschaftsmonaten heraufbeschworen, weil dadurch das Risiko eines Scheidenkrebses (Vagina-Adeno-Karzinoms) bei den Töchtern vergrößert wird. Der Zusammenhang war schwer zu erkennen, weil dieser Krebs erst zwei Jahrzehnte später entsteht. Über entsprechende Beobachtungen berichteten Ärzte aus dem Vincent Memorial Hospital (New England). Die Hormonbehandlung in den ersten Schwangerschaftsmonaten wurde meist vorgenommen, um Blutungen zum Stillstand zu bringen.

Bei der *Behandlung des Krebses* steht selbstverständlich die *Vorbeugung* (Prophylaxe) im Vordergrund. Um die Entwicklung von Krankheiten, hier also besonders des Krebses, verhindern zu können, muß die Ursache (oder müssen die verschiedensten Ursachen) der Krebskrankheit und ihre Entwicklung aufgeklärt sein. Das ist noch nicht in befriedigender Weise der Fall.

Einiges kann jedoch zur Vorbeugung schon gesagt werden: *Zigarettenrauchen* sollte man unter allen Umständen unterlassen, weil heute nicht mehr zu bezweifeln ist, daß das Rauchen die wesentliche Ursache der Bronchialkrebsentwicklung ist.

Wir kennen *Nahrungsmittelzusätze*, die krebserregende Eigenschaften haben. Durch entsprechende Nahrungsmittelgesetze muß der Zusatz solcher Stoffe verboten (wie es zum Beispiel mit dem Buttergelb geschah) oder auf ein unschädliches Maß eingeschränkt werden.

Da *Röntgen- und andere radioaktive Strahlen* sowie auch Höhensonnenbestrahlungen die Krebsentwicklung verursachen oder fördern können, muß eine unnötige oder zu hoch dosierte Bestrahlung durch diese Bestrahlungsmittel vermieden werden. Für Röntgenärzte und ihre Helferinnen bestehen entsprechende Strahlenschutzvorschriften. Schon im frühen Kindesalter kann es sogar nach therapeutischen Bestrahlungen zur Krebsentwicklung kommen. Vor einer nicht unbedingt notwendigen Bestrahlung ist im Kindesalter besonders zu warnen.

Krebsvorstadien (Präcancerosen) sind Veränderungen, die bei längerem Einwirken einer schädlichen Ursache und nach genügend langem Bestehen der Veränderungen gesetzmäßig zur Krebsbildung führen. Daher müssen diese schädigenden Ursachen beseitigt werden. Als Krebsvorstadien werden heute angesehen: 1. Deckzellenwucherungen (Papillome) aller Art (Haut, Schleimhaut, Drüsen) und jeglichen Sitzes (Blasenpapillom, Eierstockspapillom, Gebärmutterpapillom, Nierenrindenpapillom, Schilddrüsenpapillom, Stimmbandpapillom, Milchgangpapillom); 2. Polypen (Nasenschleimhaut, Darm, Harnröhre); 3. Muttermale besonderer Art (Grenzflächennaevus); 4. Teerwarzen (die zu Hautkrebs führen); 5. Deckzellenverhornung, Weißschwielen (Leukoplakie) an Stellen, wo sich normalerweise keine Haut- oder Schleimhautverhornung befindet (z. B. Mundschleimhaut, Speiseröhre, Muttermund).

Die *Möglichkeiten der Behandlung eines entwickelten Krebses* können hier nur kurz skizziert werden. Sie sind vom behandelnden Arzt für jeden Einzelfall sorgfältig zu erwägen und festzusetzen.

Diät: Eine eigentliche Krebsdiät gibt es bis heute nicht. Wie weit durch eine entsprechende Diät das Krebsgeschehen beeinflußt werden kann, habe ich eingehend in meinem Buch „Nutze die Heilkraft unsrer Nahrung“ dargestellt.

Man hat jedoch immer wieder beobachtet, daß sich der Allgemeinzustand von Krebspatienten meistens bessert, wenn ihre Ernährung sehr knapp gehalten wird, wenn also eine leichte Unterernährung besteht. Diese Beobachtung konnte durch die Statistiken der Lebensversicherungen ergänzt werden, aus denen hervorgeht, daß die Sterblichkeitsziffer an Krebs bei den Übergewichtigen deutlich höher liegt. Inzwischen konnte man an schlecht ernährten australischen Eingeborenenkindern feststellen, daß sie zwar eine erheblich verringerte allgemeine Widerstandsfähigkeit aufwiesen, die Immunität (Zellimmunität) gegen Krebs jedoch stark erhöht war.

Gleichlaufend damit stellte man fest, daß sich bei schlecht ernährten Tieren die Immunitätsmechanismen gegen Krebs, die im allgemeinen nur schlecht entwickelt sind, ganz außerordentlich verstärken (*D. Zose* und *R. Good*). Die Erhöhung der Zellimmunität gegen Krebs bei Unterernährten gibt uns einen sicheren Hinweis dafür, daß die Ernährung bzw. die Diät des Krebskranken nur sehr knapp sein darf. Bei Übergewichtigen sollte sie 1800 Kalorien nicht überschreiten, bis ein leichtes Untergewicht erreicht ist. Natürlich muß die knappe Kost vollwertig sein, d. h. alle lebensnotwendigen Stoffe enthalten.

Physikalische Maßnahmen: Unter den physikalischen Maßnahmen nimmt die Strahlentherapie (Radiotherapie) bis heute noch die hervorragendste Stelle ein. Neue Geräte und Methoden (Hochvolttherapie) erlauben eine Strahlenbehandlung, die nur eine geringe subjektive Beeinträchtigung mit sich bringt (kaum Hautschäden oder „Strahlenkater“), aber die lästigen Krankheitserscheinungen beseitigt und zur Lebensverlängerung führt.

Verschiedene andere physikalische Maßnahmen können zur Wiederherstellung nach Operation oder Bestrahlung dienen, indem sie die Entgiftungsfunktionen steigern, die Bindegewebsfunktionen regeln, die vegetativ-nervösen Funktionen normalisieren, Schmerzen lindern und allgemein beruhigen und entspannen. Die dafür in Frage kommenden Maßnahmen sind: Galvanisation, Iontophorese, Stangerbäder, Unterwassermassage, Reflexzonenmassage, Krankengymnastik, aufsteigende Teilbäder, Fichtennadel-, Heublumen-, Haferstroh-, Kohlensäure- und Sprudelbäder. Auch andere Maßnahmen der Kneipptherapie (Güsse, Pakkungen, Umschläge) sind möglich. Die einzelnen Maßnahmen müssen nur vom Arzt zu einem systematischen, dem Einzelfall angepaßten Behandlungsplan zusammengestellt werden.

Nicht unerwähnt bleiben darf die neuerdings wieder mehr in den Vordergrund rückende natürliche, physikalische Heilmaßnahme der Überwärmungsbäder. Sie wird in besonderer Weise (Krebs-Mehrschritt-Therapie) von Prof. *von Ardenne* entwickelt (siehe auch Seite 125). Trotz des Widerstandes von schulmedizinischer Seite gewinnt die kombinierte Behandlung mit Überwärmungsbädern und Chemotherapeutika immer mehr Befürworter im In- und Ausland, die in Versuchsreihen diese Methode testen und zu einer praktisch brauchbaren Behandlungsmaßnahme auszubauen versuchen.

Psychotherapeutische Maßnahmen: Sie sind zweifellos erforderlich, lassen sich hier aber nicht schematisch angeben. Es kann oft sein, daß der Seelsorger wichtiger ist als der Psychotherapeut. Das zu entscheiden ist Sache des behandelnden Arztes.

Medikamente: Sichere Krebsheilmittel gibt es noch nicht. Die *Mistel* liefert als pflanzliche Quelle die beiden Mittel *Iscador* und *Plenosol.* Sie vermögen die körpereigene Abwehr gegen das bösartige Wachstum zu mobilisieren und eine wachstumsanhaltende (kanzerostatische) Wirkung zu entfalten. Die sonstigen chemotherapeutischen wachstumshemmenden Mittel (Karzinostatika) sind mit nicht unerheblichen Nebenwirkungen belastet. Operation und Bestrahlung (Betatron u. a.) sind meist erforderlich.

Kreuzschmerzen (Hexenschuß)

Als Kreuzschmerzen werden Schmerzen in der unteren Lendengegend, der Lenden-Kreuzbein- oder der Kreuz-Darmbeingegend bezeichnet. Die Schmerzen können auch, meist dem Verlauf des Ischiasnervs folgend, in die Beine ausstrahlen, so daß man dann von einer Ischialgie oder Ischiasneuralgie, schlimmstenfalls von einer Ischiasnervenentzündung (Ischiasneuritis) sprechen muß. Hier soll die Mitbeteiligung der Ischiasnerven unberücksichtigt bleiben (siehe unter Ischias).

Beschwerden, die sich auf die Lenden-Kreuzbein-Darmbeingegend beschränken, können eine ganze Reihe von Ursachen haben, die meist erst vom Arzt geklärt werden müssen. In Frage kommen rein lokale Ursachen wie Verletzungen oder Unterkühlungen (Erkältungen), rheumatische Muskelerkrankungen, Wirbelsäulenerkrankungen, Fernwirkungen anderer Erkrankungen (z. B. der weiblichen Geschlechtsorgane), aber auch akute Folgen von Überarbeitung nach Tätigsein in gebückter Haltung oder nach vielem Heben. Nicht selten sind auch Mißbildungen oder Strukturanomalien der Lendenwirbelsäule oder des Kreuzbeins Ursache der Kreuzschmerzen. Selbstverständlich wird auch immer an Rückenmarks- und Nervenwurzelerkrankungen, an Tumormetastasen oder sogar an seelisch bzw. neurotisch bedingte Kreuzschmerzen gedacht werden müssen.

Der ganz plötzlich auftretende Kreuzschmerz — der eigentliche „Hexenschuß" — wird meistens durch eine Verschiebung im Bereich einer Bandscheibe (Zwischenwirbelscheibe) ausgelöst, wodurch es zur Blockierung der Bewegung in diesem Bereich vor allem nach vor- und rückwärts kommt. Die langen Rückenstreckermuskeln sind dabei bretthart gespannt und die Dornfortsätze sind druckempfindlich. Gleichzeitig besteht vielfach eine hartnäckige Darmverstopfung.

Diät: Stuhltreibende Kost wie Kompotte, eingeweichte Trockenpflaumen, geschroteter und eingeweichter Leinsamen, Milchzucker und Abführtee.

Physikalische Maßnahmen: Bei stärkeren Schmerzen Bettruhe auf möglichst flacher und harter Unterlage, feuchte Wärme in Form von Lendenwickeln, heißen Bädern. Nach dem akuten Stadium Massagen oder gleitende Saugmassagen.

Psychotherapeutische Maßnahmen: Sobald das akute Schmerzstadium überwunden ist, kann autogenes Training ein gutes Hilfsmittel sein.

Medikamente: Die heftigen Anfangsschmerzen können vom Arzt bei täglich einmaliger Behandlung meist in zwei bis drei Tagen durch einen *Chloräthylspray* beseitigt werden. Anschließend kann man ein Rheumamittel oder ein gefäßerweiterndes Mittel (z. B. Mediment, Rubriment, Bayolin) einmassieren. Man sollte diesen Versuch auf jeden Fall durchführen lassen, damit man die Einnahme stark wirkender Medikamente verringern oder ganz erübrigen kann.

Manchmal sind auch Injektionen von lokalanästhesierenden Mitteln (z. B. Procain-Peristonlösung) dicht neben die Wirbelkörper notwendig. Diese Injektionen sind aber nicht ohne Gefahr.

Injektionen mit einem Mistelextrakt (z. B. Plenosol oder Iscador) sind meist rasch wirksam. Man setzt dabei nur im Schmerzbereich in steigenden Dosen Quaddeln in die Haut.

Zum Einnehmen werden meist Cortison- und Butazolidinpräparate verabfolgt (z. B. Delta-Butazolidin).

Nur selten wird man bei einem Hexenschuß gezwungen sein, das verlagerte Bandscheibengewebe operativ zu entfernen. Diese Operation wird heute so schonend durchgeführt, daß man davor keine Angst zu haben braucht.

Lähmungen, seelisch bedingte

Bevor man annehmen darf, daß eine Lähmung allein durch seelische Ursachen entstanden ist, müssen echte, organische Nervenleiden ausgeschlossen sein.

Seelisch bedingte Lähmungen, z. B. eines Armes, sind der körperliche Ausdruck einer hysterischen oder neurotischen Verhaltensweise eines Menschen, der meist nicht zur vollen Entfaltung der in ihm liegenden Möglichkeiten gekommen ist, der nicht gemäß seiner Lebensbestimmung leben, der seine Beziehungsmöglichkeiten, seien sie geistig-seelischer oder rein triebhafter Art, nicht verwirklichen kann.

In derartigen Fällen kann nur eine psychotherapeutische Behandlung helfen. Ihr muß es gelingen, diesen Menschen ihre Umwelt zu erschließen, das Verständnis dafür zu wecken und dieses Leben zur Entfaltung zu bringen, eine schwierige, aber oft lohnende Aufgabe.

Laxantienmißbrauch: siehe Abführmittel

Leberentzündung

Die Leberentzündung (Hepatitis) gehört heute zu den häufigsten Infektionskrankheiten und tritt vorwiegend im Kindes- und jugendlichen Erwachsenenalter auf. Die häufigste Form ist die durch Viren bedingte Leberentzündung. Man konnte jedoch bis zum heutigen Tag den Erreger nicht sicher feststellen. Bisher werden zwei nahe verwandte Viren dafür verantwortlich gemacht, die verschieden lange Inkubationszeiten haben sollen. Man unterscheidet danach eine Virus-A-Hepatitis, die durch Schmierinfektion, z. B. auch durch Kopfdüngung und verunreinigtes Wasser übertragen wird und einen plötzlichen Ausbruch der Krankheit verursachen soll, und eine Virus-B-Hepatitis, die nach Injektionen auftritt. Diese Form der Leberentzündung wurde zuerst im Jahre 1883 in Bremen nach einer Massenimpfung gegen Pocken beobachtet und hat sich seither zunehmend verbreitet. Vor allem ist die Gefahr, daß bei Bluttransfusionen Erreger der Hepatitis vom Blutspender auf den Empfänger übertragen werden, erheblich größer, als man bisher angenommen hat.

Die Virus-A-Hepatitis wird auch als epidemische Hepatitis, die Virus-B-Hepatitis als Serum-Hepatitis bezeichnet. In den Krankheitserscheinungen unterscheiden sich die beiden Infektionen nicht. Die epidemische Hepatitis hinterläßt jedoch eine lange, mehrjährige Immunität, während die Serum-Hepatitis keinerlei Immunität bewirkt und auch ganz allgemein ungünstiger verläuft.

Die ersten mehr oder weniger plötzlich auftretenden Krankheitserscheinungen sind Fieber, Gelenkschmerzen und starkes Krankheitsgefühl. Die Leber schwillt im ganzen etwas an, und es folgt rasch eine zunehmende Gelbsucht als Ausdruck eines Gallenfarbstoffübertritts ins Blut. Der vermehrt im Blut kreisende Gallenfarbstoff wird durch den Harn in großer Menge ausgeschieden, wodurch sich der Harn bierbraun färbt und beim Schütteln gelben Schaum ergibt. Da gleichzeitig zuwenig Galle in den Darm fließt, wird der Stuhl tonfarben bis weißlich oder auch fettig glänzend.

Die Krankheiten und ihre Behandlungsmöglichkeiten

Es ist eine besondere ärztliche Aufgabe, festzustellen, ob eine Gelbsucht durch eine epidemische Leberentzündung oder durch andere Störungen (z. B. Steinverschluß des Gallenganges) hervorgerufen wurde.

Die epidemische Leberentzündung heilt nach sechs bis acht Wochen Krankheitsdauer in den meisten Fällen (80 %) unter völliger Wiederherstellung der Leberzellen aus. Ob die Heilung erreicht ist, kann durch eine Blutuntersuchung mit großer Wahrscheinlichkeit festgestellt werden. Volle Sicherheit läßt sich aber nur durch eine mikroskopische Untersuchung von entnommenen kleinen Leberteilchen (Leberbiopsie) gewinnen.

In 10—20 % der Erkrankungsfälle bleiben mehr oder weniger schwere Folgezustände zurück, die sich auf die Leber selbst, die Gallenblase, den Magen und die Bauchspeicheldrüse beziehen können.

Die wichtigste und zugleich schwerste Folgekrankheit, die in 10 % der Fälle auftritt, ist die *sekundäre chronische Leberentzündung,* bei der keine Virusinfektion mehr besteht, aber eine Widerstandsverminderung des Lebergewebes gegen schädliche Einwirkungen aller Art (Alkohol, Arzneimittel, Überernährung, Überanstrengung, Infekte) und Autoimmunisierungsvorgänge (eine Selbstfortsetzung der Krankheit durch leberzellschädliche Antigen-Antikörper-Reaktionen) eine wesentliche Rolle spielen.

Diät: Bei der Behandlung der *akuten Leberentzündung* ist eine Diät erforderlich, die aus Pfefferminz- und Kamillentee, Fruchtsäften, Haferschleim, Reisbrei, Kartoffelpüree, Zwieback und Eiweiß (50—70 g/Tag) in Form von vorwiegend sauren Milchprodukten (Buttermilch, Bioghurt, Quark) besteht. Nach sechs Monaten kann die Diät langsam wieder in eine Normalkost umgewandelt werden.

Physikalische Maßnahmen: Bettruhe (manchmal monatelang), Wärme in Form von feuchten Kompressen, Waschungen mit Essigwasser gegen den Juckreiz.

Medikamente: In schweren Fällen werden gewisse Mengen von Cortisonpräparaten erforderlich. Für die *chronische Leberentzündung* gilt im Grunde genommen die gleiche diätetische und physikalische Behandlung, nur treten noch Leberextrakte und Multivitaminpräparate als Medikamente hinzu. Manchmal sind auch Vitamin-B_{12}-Präparate nützlich.

Leberschrumpfung (Leberzirrhose)

Bei chronischer Lebererkrankung muß immer wieder die *Magenfunktion* kontrolliert werden, da bei Leberzirrhose gehäuft Magengeschwüre auftreten und die Magensaft- und Magensäureproduktion erheblich gestört sein kann.

Daß starker *Alkoholverbrauch* gesundheitsschädlich ist und eine starke Leberbelastung darstellt, sollte allgemein bekannt sein. Inzwischen ließ sich nachweisen, daß zumeist auch die *Magnesiumaufnahme* aus dem Darm gestört ist. Magnesium ist aber für den Leberstoffwechsel unentbehrlich. Man muß annehmen, daß die beim Alkoholiker auftretende Leberverfettung und Leberschrumpfung durch Magnesiummangel mitbedingt ist.

Diät: Die Fähigkeit der Leberzellen, sich normalerweise in zwei Wochen um 50% zu erneuern, ist im Krankheitsfall durch eine regenerationsfördernde Diät zu unterstützen. Solange kein schwerer Leberschaden vorliegt, ist dazu eine Rohsäftekur mit Zusätzen von Mandel- oder Nußmus außerordentlich gut geeignet. Man wählt für die Kur vorwiegend süße Kost und karotinreiche Gemüsesäfte.

Physikalische Maßnahmen: Feuchtwarme Kompressen, Heublumensack, Lendenwickel.

Psychotherapeutische Maßnahmen: Entspannungsübungen, autogenes Training, nach Möglichkeit Lösung aller eventuell vorhandenen Konflikte ehelicher, familiärer, sexueller und religiöser Art.

Medikamentöse Behandlung: Alle Mittel vorwiegend pflanzlicher Art sind geeignet, die eine bessere Gallebildung, Galleabsonderung, Leberzellenregeneration und Leberdurchblutung bewirken. Solche Mittel sind kanadische Gelbwurz, Löwenzahn, Mariendistel, Meerrettich, Schöllkraut, Tausendgüldenkraut, Wegwarte und Wermut.

Als Fertigpräparate kommen in Frage Hepaten, Legalon, Hepaticum Medice und andere.

Leberzirrhose: siehe Leberschrumpfung

Lungenembolie: siehe Embolie

Lungenentzündung

Das klassische Bild der Lungenentzündung (Pneumonie) mit Befall eines ganzen Lungenlappens ist seltener geworden, wie auch die Gesamtzahl der Lungenentzündungen in den letzten Jahren zurückgegangen ist. Auch die frühere Einteilung der Lungenentzündungen in Lappen-Pneumonien und Broncho-Pneumonien (bei der die Entzündungsherde über die Lunge verstreut sind) wird heute als ebenso unzureichend empfunden wie eine Einteilung nur nach dem Erregertyp. Man bevorzugt heute eine Unterscheidung nach primär akuter, primär chronischer und sekundärer Lungenentzündung (im Gefolge einer anderen Erkrankung).

Nach einer Inkubationszeit von Stunden bis zu sechs Tagen treten schnell zunehmender Husten, Atemnot und Seitenstechen auf. Es folgt plötzlicher Schüttelfrost mit anschließender Temperatursteigerung bis 40° C, begleitet von Kopfschmerzen, schwerem Krankheitsgefühl und starkem Pulsfrequenzanstieg. Vom zweiten Tag an stellt sich „pflaumenbrühfarbener" Auswurf und ein bläschenförmiger Lippenausschlag ein.

Wegen der Einschränkung der Atemfläche durch den ausgedehnten Entzündungsprozeß in der Lunge wird die Atmung erschwert (man sieht das Nasenflügelatmen) und der Kreislauf stark belastet, was sich in einer leichten Blaufärbung der Haut und der Schleimhäute zeigt. Es wird heute nur noch selten zu diesem vollentwickelten Stadium kommen, das ohne Behandlung wegen der schweren Kreislaufbelastung in einem Drittel aller Fälle zum Tode führt.

Schon in einem sehr frühen Stadium muß der Arzt geholt werden. Er wird die Lungenentzündung schnell erkennen und die notwendige antibiotische Behandlung einleiten. Trotzdem ist die Allgemeinbehandlung oft von entscheidender Bedeutung.

Diät: Vitamin- und flüssigkeitsreiche leichte Kost mit viel Haferschleim oder Haferbrei, Früchten und Fruchtsäften. Sie sollte durch Gaben von Leinsamen, Weizenkleie, eingeweichten Feigen und Pflaumen auch stuhlfördernd sein.

Physikalische Maßnahmen: Abwaschungen mit Essigwasser, Kamilleneinläufe bei Stuhlverstopfung, Aerosol-Inhalationen mit Emser Salz, feuchtwarme oder (bei hohem Fieber) kühle Brustkompressen, leichte Extremitäten-Massagen (Streichungen) zur Verhütung von Thrombosen, Sorge für kühle, gut durchfeuchtete Zimmerluft. Wenn möglich Freiluftbehandlung.

Medikamente: Kleine Dosen von fiebersenkenden Mitteln sind anfänglich angebracht. Sobald die notwendigen, vom Arzt verordneten Antibiotika wirken, sind Fiebermittel meist nicht mehr erforderlich. Der Einsatz der antibiotisch wirkenden Arzneimittel richtet sich nach dem vermuteten oder vielleicht nachzuweisenden Erregertyp. Es kommen Sulfonamid-, Penicillin-, Leukomycin- und Tetracyclin-Präparate in Frage. Gleichzeitig sind Kreislaufmittel (Herz- und Gefäßmittel) erforderlich, deren Art und Menge sich nach dem Zustand des Patienten richten und daher vom behandelnden Arzt verordnet sein müssen. Es wird sich fast immer um Digitalis- oder Strophanthinpräparate und blutdruckwirksame Mittel (z. B. Coramin, Novadral u. a.) handeln.

Eine sehr sorgfältige Behandlung ist auch wegen der möglichen Komplikationen notwendig. Heilt die Lungenentzündung nicht aus, kann eine chronische

Lungenentzündung, eine wandernde (auf andere Lungenlappen übergehende) Lungenentzündung, ein Lungenabszeß, eine Rippenfellentzündung oder eine Eiteransammlung im Brustraum (Empyem) entstehen.

Lungenerweiterung

Die Lungenerweiterung (Lungenemphysem) hat als Folge der Überalterung, aber auch der fortschreitenden Verstädterung, Industrialisierung und nicht zuletzt wegen des ungeheuren Zigarettenkonsums sehr stark zugenommen. Die häufigsten Ursachen sind die chronische Bronchitis und das Asthma bronchiale. Wenn keine Gegenmaßnahmen ergriffen werden, schreitet das einmal aufgetretene Leiden bis zur Zerstörung der zarten Membranen der lebenswichtigen Lungenbläschen fort. In den meisten Fällen handelt es sich um das sogenannte obstruktive (verstopfende, verengende) Lungenemphysem, das als Folge einer Verengung der Atemwege durch entzündliche Schwellungen der Schleimhäute (Raucherbronchitis, chronische Bronchitis, Asthmabronchitis) auftritt.

Die Zeichen des Emphysems sind Kurzatmigkeit, keine Atemstöße, Faß-Brustkorb (keine Atembewegungen), abgeschwächtes Atemgeräusch, Trommelschlegelfinger und verkleinerter Atemumfang (Vitalkapazität).

Der untersuchende Arzt findet die Lungengrenzen tiefstehend und nicht verschiebbar, ferner Veränderungen im Blutbild, EKG und auf dem Röntgenbild.

Die Behandlung des Lungenemphysems ist äußerst schwierig und langwierig, aber doch notwendig und insofern nicht aussichtslos, als dadurch die durchaus rückbildungsfähigen Infektionen der Bronchialschleimhaut und der asthmatischen Zustände günstig beeinflußt werden.

In weit größerem Umfang, als die meisten Menschen ahnen, kommt es heute zum chronischen Lungensiechtum als Folge des Zigarettenrauchens. Nachdem der Zusammenhang zwischen Zigarettenrauchen und Lungenkrebs geklärt ist, muß darauf hingewiesen werden, daß viermal mehr schwere Raucher an chronischem Lungensiechtum sterben als an Bronchialkrebs.

Das wird verständlich, wenn man die Vorgänge näher kennt. Durch den tief in die Lunge inhalierten Zigarettenrauch werden die feinen, zarten Lungenbläschen gereizt. Der immer wiederholte Reiz führt zu einer Verdickung der Bläschenwände. Fachlich spricht man hier von einer fibrösen Verdickung. Die zarten Bläschenwände, die etwa eine 100 m² große Oberfläche darstellen und eine ausgiebige und nahe Berührung von Luft und Blutflüssigkeit gestatten, sind hierbei mit derben Bindegewebsfasern durchsetzt. Damit beginnt bereits das Unheil! Die Bläschenwände (Alveolenwände) verlieren ihre Zartheit und Elastizität. Sie büßen ihre Qualität ein und vermögen nicht mehr, ihrer besonderen Aufgabe gerecht zu werden, nämlich Sauerstoff aufnehmen und Kohlensäure in die Ausatmungsluft abzugeben. Tritt bei irgendeiner Gelegenheitserkältung Niesen und Husten hinzu, so reißen sie ein und sind für die Atmungsfunktion verloren.

Nach den Lungenbläschen verändern sich auch bald die kleinen Lungenarterien (Arteriolen), die sich verdicken und langsam verengen. Das aber läßt wiederum den Blutdruck im kleinen Kreislauf (Lungenkreislauf) ansteigen, was sich auf das rechte Herz als ständige Mehrbelastung auswirkt. Es kommt zur Ausbildung einer im EKG leicht feststellbaren Veränderung des rechten Herzens (Cor pulmonale). In diesem Stadium ist es bereits höchste Zeit, eine völlige Änderung der Lebensweise vorzunehmen, falls nicht das unheilbare Lungensiechtum in Form des (chronischen!) Lungenemphysems und der sogenannten Pulmonalfibrose eintreten soll. Mit diesem Leiden ist man immer ein Lungenkrüppel. Das Rauchen muß sofort *völlig* gemieden werden!

Lediglich die Atmung anzuregen, würde aber eine einseitige Maßnahme bedeuten, wenn nicht zugleich auch die Gesunderhaltung der Schranke zwischen Innen- und Außenwelt, nämlich der feinen Lungenbläschen, mit großer Sorgfalt betrieben wird. Gerade dieses hochwichtige Austauschorgan, das die Kohlensäure als Stoffwechselschlacke abgeben und frischen Sauerstoff aufnehmen muß, wird heute am meisten geschädigt. Bei zerstörten Lungenbläschen nützt auch der schönste Spaziergang im besten Klima nichts mehr.

Diät: Bei allen Formen am besten kurze Rohsäfte-Fastenkuren, dann Rohkosttage, sonst rein vegetarische Kost unter Einschluß von Milch- und Milchprodukten (lacto-vegetabile Kost). Normal- bzw. Idealgewicht anstreben.

Physikalische Maßnahmen: Atemgymnastik unter Einbeziehung der Hals-, Nacken- und Schultermuskulatur, Klimawechsel (See- oder Mittelgebirgsklima). Beides bekämpft die Starre des Brustkorbs. Klopf-, Vibrations-, Unterwasser- und Bindegewebsmassagen können durch Lockerung der Atemmuskeln die Krampfatmung verringern. Übungen der Bauchmuskulatur (Zwerchfellatmung) verbessern schließlich den Atmungsumfang und damit auch die Sauerstoffaufnahme. In schweren Fällen muß eine Sauerstoffatmung zum Ausgleich der unzureichenden Lungenfunktion durchgeführt werden. Inhalationen mit einer $^{1}/_{2}$- bis $1^{0}/_{0}$igen Solelösung (z. B. aus Emser Salz) sind von großem Nutzen. Reichlich körperliche Bewegung ist günstig. Dazu sind Spaziergänge geeignet, sofern dabei keine Atemnot auftritt. Die Gehstrecke läßt sich nach einiger Zeit wesentlich verlängern. Wenn durchführbar, auch Schwimmen bei Temperaturen von 22—26° C.

Es muß hierzu jedoch klar gesagt werden, daß alle diese teilweise teuren und zeitraubenden Maßnahmen sinnlos sind, wenn nicht das oft größte Problem, nämlich das Rauchen, zuerst gelöst wird. Es besteht überhaupt kein Zweifel mehr über die große Schädlichkeit des Rauchens besonders auch beim Emphysemkranken. Völliger Rauchverzicht muß erreicht werden, wenn die ganze Behandlung einen Sinn haben soll.

Die Krankheiten und ihre Behandlungsmöglichkeiten

Psychotherapeutische Maßnahmen: Gruppentherapie zur Entwöhnung vom Rauchen, Aussprachen mit dem behandelnden Arzt auch über Suchtfragen, Entspannungsübungen, z. B. autogenes Training.

Medikamente: Der Einsatz von Medikamenten ist, zumal sie lange Zeit eingenommen werden müssen, eine verantwortungsvolle ärztliche Aufgabe. Es sind oft erforderlich: Antibiotika, um Infekte der Bronchien zu bekämpfen; krampflösende Mittel, um die Bronchien zu erweitern; Corticoide, um entzündliche Schwellungen der Schleimhäute zu vermindern, und Kreislaufmittel, um den Blutdurchlauf durch die Lungen zu erleichtern.

Manche Beruhigungsmittel (wie Librium, Valium und Distraneurin) haben eine atemhemmende Wirkung. Sie sind daher möglichst nicht anzuwenden, da ja beim Emphysem die Atmungsfähigkeit bereits eingeschränkt ist.

M

Magenkatarrh: siehe Magenschleimhautentzündung

Magenkrebs

Der Magenkrebs steht in der Bundesrepublik mit an der Spitze aller Krebserkrankungen. Die Japaner weisen die absolut höchste Zahl an Magenkrebserkrankungen auf, während die Nordamerikaner am wenigsten davon befallen sind. Man hat daraus geschlossen, daß Japaner vermehrt mit krebserregenden Stoffen in Berührung kommen, die bei Amerikanern weitgehend fehlen. Das muß wohl zutreffen, da bei in die USA eingewanderten Japanern in der nächsten Generation die Zahl der Magenkrebskranken stark abnimmt. Man nimmt an, die krebsauslösende Substanz gefunden zu haben, und zwar handelt es sich um das Stoffwechselprodukt eines Schimmelpilzes (Mykotoxin), der sich auf wichtigen Lebensmitteln der Japaner besonders gern festsetzt, vor allem auf dem Reis. Fütterte man Tiere mit diesem Stoff, so bekamen sie alle Magenkrebs. In unseren Breiten besiedelt dieser Schimmelpilz besonders Speck, Zitronen, Christstollen, Landbrot, Walnuß- und Haselnußkerne.

Jeder Arzt erfährt in der Praxis die Wahrheit der folgenden Aussage von Prof. Dr. *N. Henning:* „Der Verdacht auf einen Magenkrebs muß geweckt werden, wenn sich bei einem über 40 Jahre alten Patienten anscheinend unmotivierte und unbestimmte Magenbeschwerden einstellen, die nicht nach wenigen Wochen verschwinden. Nur sehr zögernd und nur nach Ausschöpfung aller diagnostischen Möglichkeiten dürfen wir den Verdacht fallen lassen, damit wir nicht vom Vollbild der Krankheit überrascht werden, die nun autonom verläuft."

Solange der Krebs nur die Magenschleimhaut befallen hat, erreicht man in 93—100 % der Fälle eine 5-Jahres-Heilung. Bei Befall der Muskulatur sind es nur noch 53 % und bei Befall der ganzen Magenwand nur noch 2 %, bei denen man eine Heilung erwarten kann.

Bis heute ist die Heilung nur durch eine frühzeitige Operation mit nachfolgender guter allgemeiner Behandlung zu erreichen. Siehe hierzu unter „Krebs".

Magenneurose, nervöser Magen

Die Magenneurose oder der nervöse Magen ist eine funktionelle Magenstörung mit sehr wechselhaftem Krankheitsbild. Die häufigsten Krankheitszeichen sind Sodbrennen, Übelkeit, manchmal bis zum Erbrechen, Schluckschmerzen, Blähungen, Magenschmerzen, Kopfdruck, Herzbeschwerden, schnelle Erschöpfbarkeit und Unverträglichkeit der verschiedensten Speisen. Die Beschwerden können von selbst wieder verschwinden, aber auch hartnäckig bleiben. Die Untersuchungen ergeben selten einen wesentlichen Befund. Der Schlüssel zu diesem Krankheitsbild liegt überwiegend im seelischen Bereich.

Die psychosomatischen Forschungen haben sichergestellt, daß eine Beeinträchtigung der seelischen Funktionen (deren Entwicklung bei der heutigen Erziehung kaum noch eine Rolle spielt) im körperlichen Bereich zu erheblichen Funktionsstörungen der inneren Organe, vor allem auch der Stoffwechselorgane, also Magen, Darm, Leber, Galle und Bauchspeicheldrüse, führt. Die Störungen betreffen nicht nur die Bewegungen des Magens und Darms, sondern auch die Absonderungen der verschiedenen Verdauungssäfte, den Stoffumsatz und die Aufsaugung der Nahrungsbestandteile aus dem Darm. Je nach Anlage, Persönlichkeit und Umweltbedingungen können aus anfänglich rein funktionellen Störungen schließlich schwere, sogar lebensbedrohliche Organveränderungen werden. Dem „nervösen" Magen ist daher alle Aufmerksamkeit zuzuwenden. Die Behandlung muß, der Art des Leidens entsprechend, neben diätetisch-medikamentösen auch allgemein-physikalische und vor allem psychologische Maßnahmen einschließen.

Diät: Lacto-vegetabile Kost ohne irgendwelche Einschränkungen.

Physikalische Maßnahmen: Wechselwarme Güsse und Bäder, Lendenwickel oder Heusack auf die Magen- und Lebergegend, Sauna, Wandern, Schwimmen, Blitzgußmassagebäder.

Die Krankheiten und ihre Behandlungsmöglichkeiten

Psychotherapeutische Maßnahmen: Die körperlichen Erscheinungen sind vielfach Ausdruck der Verdrängung seelischer Probleme und Nöte verschiedenster Art (Angst, Unsicherheit, sexuelle, eheliche, familiäre oder berufliche Probleme). Es kommen daher zunächst psychosomatische Gespräche in Frage, bis sich die seelischen Untergründe geklärt haben. Wahrscheinlich muß dann der Psychotherapeut oder der Seelsorger weiterhelfen. Autogenes Training kann zu einem sehr wertvollen Hilfsmittel zur Überwindung innerer Konfliktzustände werden.

Medikamente: In Frage kommen alle krampflösenden und psychisch beruhigenden und entspannenden Mittel, zum Beispiel Tranquo-Buscopan, Librax oder Stelabid (alle rezeptpflichtig) oder aus dem rein pflanzlichen Bereich Baldrian-Dispert, Hovaletten, Biral, Passiflora-Pentarkan und Tenerval.

Magenschleimhautentzündung (Magenkatarrh)

Die mehr oder weniger akut auftretende Magenschleimhautentzündung (Gastritis) macht sich hauptsächlich durch Oberbauchbeschwerden wie Brennen, Druckgefühl, Krampf oder bohrende Schmerzen bemerkbar. Solange die Schleimhautentzündung nur oberflächlicher Art ist, kommt es lediglich zu einem empfindlichen Magen mit einigem Unbehagen nach dem Essen. Treten die Beschwerden anfallsweise und mit „Magenkrämpfen" verbunden auf, ist auch an eine Erkrankung der Gallenwege und Gallenblase zu denken.

Durch Röntgenuntersuchung ist eine Magenschleimhautentzündung kaum zu erfassen. Auch die *Magenspiegelung* (Gastroskopie) führt vielfach zu subjektiven Befunden. Neue Erkenntnisse hat die *Saugbiopsie* (Ansaugen von Zellmaterial aus der Magenschleimhaut zur histologischen Untersuchung) gebracht. Danach haben viele Menschen eine schwere, sogar degenerative (atrophische) Gastritis ohne jegliche Beschwerden, während andere Menschen mit jahrelangen „gastritischen" Beschwerden nach mikroskopischer (histologischer) Untersuchung eine normale Schleimhaut aufweisen. Auch fand man, daß eine einmal schwer veränderte Schleimhaut trotz aller Behandlung nie mehr normal wird und daß eine chronische Gastritis mit teilweiser oder vollständiger Verödung der Drüsenzellen der Magenschleimhaut als Krebsvorstadium (Präcancerose) anzusehen ist.

Normale Magensäure hat für die Aufnahme von Eisen aus der Nahrung oder bei der Verabreichung als Medikament bei bestehender Eisenmangelanämie eine erhebliche Bedeutung. Normaler Magensaft steigert bei Gesunden und Anämiekranken die Aufnahme von anorganischem Eisen durch einen aus der Magenschleimhaut stammenden, eisenbindenden Wirkstoff. Bei fehlender Magensäure muß daher auf eine eventuell bestehende Anämie untersucht werden.

Außerdem besteht bei fehlender Magensäure praktisch immer eine Magenschleimhautentzündung. Diese kann chronisch-degenerativ sein (meist bei länger bestehendem Salzsäuremangel), sie kann akut sein oder in Form einer Oberflächengastritis verlaufen. Auch bei verminderter Magensäure findet man häufig eine Gastritis. Bei übermäßiger Salzsäurebildung treten leichter Magen- und Zwölffingerdarmgeschwüre auf.

Zu geringe oder fehlende Magensäure ist bei gesunden Männern über 60 Jahren häufiger festzustellen als bei Männern unter 60 Jahren. Fehlende Magensäure führt zu einer mangelhaften Aufsaugung von Vitamin C, am besten wird es dann aus dem sauren Zitronensaft aufgenommen.

Aus diesen Ausführungen geht hervor, daß der Behandlung einer Magenschleimhautentzündung wegen der möglichen schweren Folgen größte Sorgfalt zu widmen ist, daß bei anhaltenden Magenbeschwerden ärztlicherseits zunächst die Diagnose einwandfrei geklärt und dann ein langfristiger Behandlungsplan zusammengestellt werden muß. Einige Behandlungsmöglichkeiten sind im folgenden genannt.

Diät: Zunächst wie beim Magengeschwür ein bis zwei Teefastentage, dann Schleimsuppen, Milchbreie, Zwieback, schließlich allmählicher Übergang zu Magen-Darm-Schonkost oder lacto-vegetabiler Kost. Rauchen, Alkohol, fette und scharf gewürzte Speisen, Hülsenfrüchte und Kohlarten sind verboten. Obst anfänglich nur gekocht, frische Obstsäfte aber sind in kleinen Mengen möglich. Sobald verträglich, ist auch der Saft von Zitrusfrüchten zu geben und Hefeextrakt zu verwenden. Neben Kamillentee sind auch Bitterkräutertees von Nutzen.

Physikalische Maßnahmen: Feuchtwarme bis heiße Magenkompressen, Moor- und Schlammpackungen, Lendenwickel und Heusack, solange Beschwerden anhalten, Kurzwellenbestrahlung des Oberbauchs, wechselwarme Güsse, Leibwickel.

Psychotherapeutische Maßnahmen: Autogenes Training, Aussprachen, mitmenschliche Zuwendung. Bei der Magenschleimhauterkrankung spielen — wie bei allen anderen Magen-Darm-Krankheiten auch — spezielle seelische Erregungen eine große Rolle, nämlich die Frage nach der *Geborgenheit* des Menschen. Wird das seelische Geschehen, etwa Angst, innere Not oder Unsicherheit, verdrängt, so treten je nach Persönlichkeit, Anlage und Umweltbedingungen körperliche Symptome auf, die zunächst Funktionsstörungen darstellen, aber auch bis zur organischen Erkrankung gehen können.

Medikamente: Krampflösende Mittel (Kamillentee, Pfefferminztee, Baldrian, Melisse), Beruhigungsmittel und Psychopharmaka (Hovaletten, Valdispert, Bellergal, Librium, Librax, Buscopan, Valium), Bauchspeicheldrüsenfermentpräparate (Pankreon comp., Pankreon forte, Panpeptal, Pankreaplex, Pankreatan u. a.), Eisenpräparate, falls gleichzeitig Eisenmangel besteht; pflanzliche Bitterstoffpräparate (Teegemische von bitteren Kräutern oder entsprechende Bittertropfen wie Gastricholan), Leinsamen.

Wenn sich die Magensaft- und Magensäurebildung durch pflanzliche Bitterstoffe (z. B. Aloe, Enzian, Löwenzahn, Kalmus, Wermut und Tausendgüldenkraut) nicht normalisieren läßt, sind Präparate erforderlich, die die Magenfunktion unterstützen und meist Säure *und* Fermente enthalten (Citropepsin, Enzynorm, Pansan, Pepsaldra u. a.).

Bei übermäßiger Salzsäurebildung kommen säurebindende Mittel in Frage wie Gelusil-Lac, Aludrox-Lac und Milch-Masigel.

Magenschwäche

Bei jahrelanger Zuckerkrankheit kommt es nicht selten zu Störungen der rhythmischen Bewegungen von Magen und Darm. Meist zeigt sich das durch folgende Erscheinungen: Druck im Oberbauch, Appetitlosigkeit, Blähungen, Brechreiz und auch Erbrechen.

Bei der Röntgenuntersuchung zeigt sich ein schlaffer, erweiterter Magen mit freiem Durchgang durch den Magenschließmuskel. Die Bewegungen (Peristaltik) sind träge.

Bei gleichzeitig vorhandener Bindegewebsschwäche kann es auch zu einer regelrechten Erschlaffung von Magen und Darm kommen, die wiederum meist eine Darmverstopfung zur Folge hat. Die Behandlung muß darauf abzielen, die Funktionen der Haut, der Schleimhäute, des Bindegewebes und des gesamten Magen-Darm-Kanals anzuregen.

Diät: Schlackenreiche lacto-vegetabile Kost mit viel Früchten, Gemüsen, sauren Milchprodukten und groben Vollkornbrotsorten.

Physikalische Maßnahmen: Trockenbürstenmassagen, wechselwarme Waschungen und Güsse, Teil- und Ganzabreibungen, Höhensonnenbestrahlungen, Dickdarmmassage, Bauchdeckengymnastik, faradische Schwellstrombehandlung zur Muskelkräftigung, Leibwickel und Blitzgußmassagebäder (Segmentblitzbäder nach *Fey* und *Kaiser*), Sauna.

Psychotherapeutische Maßnahmen: Wegen der gleichzeitig bestehenden allgemeinen Bindegewebsschwäche, die auch mit einer nervlichen und psychischen Schwäche vergesellschaftet ist, muß eine psychische Aktivierung erreicht werden, zumal diese Menschen dem Leben gegenüber eine gleichgültige, wenn nicht sogar negative Haltung einnehmen.

Medikamente: Alle die Leistung der Verdauungsorgane steigernden Substanzen sind angebracht, doch sollte man mit ganz einfachen Bittermitteln (Tausendgüldenkraut-, Wermut- und Kalmustee, Wermuttinktur, Brennesselsaft u. a.) oder Fermentpräparaten (Enzynorm, Pansan, Bilipeptal, Nutrizym u. a.) beginnen.

Magen- und Zwölffingerdarmgeschwür

Für ein Magen- oder Zwölffingerdarmgeschwür (Ulcus ventriculi et duodeni) ist typisch, daß die Beschwerden in einem bestimmten Rhythmus auftreten, nämlich zwei bis vier Stunden nach den Mahlzeiten, und daß sie nach einer Nahrungsaufnahme vermindert sind. Gehäuft treten die Schmerzen auch im Frühjahr und im Herbst auf. Ein Magen- oder Zwölffingerdarmgeschwür muß durch Röntgenuntersuchung zunächst sicher nachgewiesen sein. Ursächlich spielen eine nervöse Körperverfassung und seelische Fehlhaltungen oft eine große Rolle, wodurch es zu anhaltenden Durchblutungsstörungen kommt. Die Behandlung besteht seit langer Zeit in der Anwendung von Ruhe, Wärme, Diät sowie einiger Medikamente.

Diät beim nicht blutenden Magengeschwür: Gewöhnlich wird eine vierwöchige Ulkus-Diät durchgeführt. Es muß dabei aber bedacht werden, daß sich unmöglich in vier Wochen die Folgen einer jahrzehntelangen Fehlernährung beseitigen lassen. Die Magengeschwür-Diät muß eine Schonkost und trotzdem schmackhaft und abwechslungsreich sein, damit sie auch eingehalten werden kann. Der Kranke sollte wenig trinken, damit die Verdauungskraft des Magensaftes nicht beeinträchtigt wird. Die Getränke müssen reizlos und temperiert sein, am besten sind Kräutertees und Milch (wenn keine Überempfindlichkeit besteht). Milchprodukte (besonders Quark und Sahne) sind gut geeignet, auch mäßig magerer Fisch und Eier. An Backwaren am besten Zwieback, Knäckebrot, Grahambrot und Toast verwenden, auch andere Brote aus fein vermahlenem Weizenmehl. Kuchen sollte (wegen des hohen Weißmehl-, Fett- und Zuckergehaltes) vermieden werden. Zarte Gemüse (Möhren, Spargel, Blumenkohl, Tomaten, ganz junge Erbsen) und gekochtes, schwach gesüßtes Obst sind erlaubt.

Diät beim blutenden Magen- und Zwölffingerdarmgeschwür: Zunächst 1—2 Fastentage, an denen nur Kamillentee oder dünner schwarzer Tee verabreicht wird. Am dritten Tag gibt man 200 g Sahne mit Milch oder Buttermilch verdünnt über den Tag verteilt. Dann steigert man die Milchmenge täglich von 200 g bis zu 1 Liter. Vom vierten Tag an kann man auch Quark (bis 100 g), etwas später 1—2 geschlagene Eier, Haferschleimsuppen und Haferschleimbreie verabreichen. Nach acht bis zehn Tagen hört die Blutung meist völlig auf, so daß sich die Nahrung durch Obstsaft, Reisbrei, Vollkornzwieback und Butter, Möhrensaft, zarte Gemüse und mageren Fisch ergänzen läßt. Nach weiteren zwei Wochen kann die normale Magen-Darm-Schonkost einsetzen.

Physikalische Maßnahmen: Jedes frische Magen- oder Zwölffingerdarmgeschwür benötigt drei bis vier Wochen lang Bettruhe und feuchte Wärmeanwendungen auf den Leib, mehrere Stunden täglich, am besten in Form von feuchtwarmen Leinsamenkompressen. Auch Moor-, Fango- und andere Schlammpackungen sind geeignet, falls man sie nicht allzuschwer empfindet. Häufig werden statt der dauernden warmen Wickel die kalten Leib- und Lendenwickel, Leibaufschläge oder auch der Heusack als angenehmer bezeichnet. In der dritten und vierten Behandlungswoche sind Trockenbürstenbäder mit nachfolgender wechselwarmer Abwaschung durchzuführen. Nach dem Aufstehen in oder nach der vierten Woche beginnt man mit wechselwarmen Güssen, Duschen, Bädern und Ganzabreibungen.

Nach der fünften Woche sind auch Saunabäder erlaubt, zumal sich dadurch die allgemeine Durchblutung stark verbessern läßt. Nach völliger Abheilung des Geschwürs ist eine Weiterführung der Allgemeinbehandlung mit Wasseranwendungen, Bädern, Gymnastik und Sport — um die Körperkonstitution zu verbessern und damit die Neigung zur Geschwürsbildung zu überwinden — dringend anzuraten. Besonders heilkräftig wirkt auch das Blitzgußmassagebad.

Psychotherapeutische Maßnahmen: Alle Maßnahmen, die eine körperliche und seelische Entspannung und Beruhigung herbeiführen, sind von großem Nutzen. Zunächst Bettruhe und Absage aller Verpflichtungen, autogenes Training, Vermeiden oder möglichst Auflösen aller Konfliktsituationen, eventuell mit Hilfe des Seelsorgers oder des Psychotherapeuten. Nicht selten kommen bei psychotherapeutischen Gesprächen auch frühkindliche Entbehrungen und Triebwünsche zutage, die nie gestillt wurden.

Medikamente: Hauptsächlich kommen vier Arzneigruppen in Frage, nämlich *säuredämpfende Mittel, Kamillenpräparate* mit dem Hauptwirkstoff Azulen, der entzündungshemmend, krampflösend, beruhigend und gewebsheilend wirkt, *Süßholzpräparate,* die durch den Hauptwirkstoff Glyzyrrhizin cortisonähnlich und durchblutungsfördernd wirken, und schließlich *Belladonnapräparate,* die das vegetative Nervensystem beeinflussen und unnötige Reize vom Magen-Darm-Kanal fernhalten. Eine große Anzahl von Spezial- und Kombinationspräparaten sind im Einzelfall angebracht, müssen aber ärztlich verordnet sein, da sie meist nicht ohne Nebenwirkungen sind.

Magersucht: siehe Abmagerung

Magnesiummangelerkrankung

Die heutige Durchschnittsernährung ist meist eine Fehlernährung, bei der auch der Magnesiummangel eine erhebliche Rolle spielt, zumal unsere Kulturböden meist schon ein Magnesiumdefizit aufweisen und im menschlichen Darm häufig Aufsaugungsstörungen vorhanden sind. Ein Eiweiß- und Kalzium-Überangebot vermehrt noch den Magnesiummangel, der eine Reihe von Stoffwechselfermenten beeinträchtigt, vor allem die Enzyme des Azethylcholinstoffwechsels, wodurch ein Überwiegen des Vagusnervensystems zustande kommt (Azethylcholinblock). Daraus ergeben sich leicht Krämpfe der glatten Muskulatur, was bei den Blutgefäßen zu Durchblutungsstörungen führt. Meist ist aber auch die Skelettmuskulatur betroffen, so daß Muskelkrämpfe entstehen.

Abhilfe kann nur durch magnesiumreiche Nahrungsmittel (alle Nüsse, Hagebutten, Kakaopulver, Rettich, Dill, Rosinen, getrocknete weiße Bohnen, Roggenvollkornbrot, Gerstengrütze, Haferflocken), Magnesium-Injektionen (Magnorbin) oder Magnesiumpräparate (z. B. Magnesium-Diasporal) erfolgen.

Mandelentzündung

Gewöhnlich tritt eine Mandelentzündung (Angina tonsillaris) nach einer Unterkühlung oder Erkältung auf. Sie beginnt mit Kältegefühl, Frösteln, Appetitlosigkeit, Kopfschmerzen, zuweilen auch Schüttelfrost. Vorher kann Brechreiz oder Erbrechen auftreten. Es folgen dann Schluckschmerzen oder sogar stechende Schmerzen im Rachen. Dieser ist dann einschließlich der geschwollenen Mandeln gerötet. Bei eitrigem Verlauf zeigen sich auf den Mandeln weiße bis gelbliche, stippchenartige bis ausgedehnte Beläge, die auf die Mandeln beschränkt bleiben. Die Halslymphknoten sind stark geschwollen und druckschmerzhaft. Das Fieber kann bis 41° C ansteigen und das Allgemeinbefinden erheblich gestört sein.

Die Behandlung besteht in Bettruhe, kalten Halswickeln, Trinken von Obstsäften mit hohem Vitamin-C-Gehalt, Mundspülungen mit Kamillen- und Salbeitee.

Der Arzt muß entscheiden, ob nicht Diphtherie oder Scharlach vorliegt. Er wird in schweren Fällen die Infektionserreger mit einem Sulfonamidstoß oder sogar mit Penicillin-Injektionen bekämpfen, damit der Körper schneller die Infektion überwindet. Bei mangelhafter Abwehr können auch Eigenblutinjektionen oder Myo-Echinacin-Injektionen von großem Nutzen sein.

Eine besondere Art der Mandelentzündung ist die sogenannte *Monozytenangina* (Pfeiffersches Drüsenfieber). Es bilden sich dabei zusammenhängende, festsitzende, gelbgrünliche oder schwärzliche, übel- und süßlich riechende, auf die Mandeln beschränkte Beläge, die später zu schmutzig-eitrigen Geschwüren werden. Gleichzeitig schwellen die Hals-, Nacken- und Kieferwinkeldrüsen an, wozu sich dann allgemeine Drüsenschwellungen (Achselhöhle und Schenkelbeuge) sowie eine Milz- und Leberschwellung gesellen. Die ganzen Krankheitserscheinungen halten zwei bis drei Wochen an. Die Krankheit ist für den Arzt am charakteristischen Blutbild zu erkennen: Die weißen Blutzellen (Leukozyten) sind stark vermehrt, dabei vorwiegend die Lymphozyten, Plasmazellen und Monozyten.

Da nahezu regelmäßig die Leber in Form einer Leberentzündung (Hepatitis) mitbeteiligt ist, findet man auch erhöhte Transaminasenwerte im Blutserum.

Im allgemeinen wird eine klinische Behandlung mit stärkeren antibiotischen Mitteln erforderlich sein.

Masern

Vom Tag der Ansteckung bis zum Ausbruch der Krankheit vergehen meist 14 Tage. Die ersten Anzeichen entsprechen den Erkältungssymptomen, nämlich Frösteln, Fieber, Schnupfen, Husten, Heiserkeit und Augenbindehautkatarrh. Dann erfolgt ein rascher Temperaturanstieg, der zwei bis drei Tage anhält. Am zweiten Fiebertag zeigen sich die ersten Masernmerkmale: fleckige Rötung am weichen Gaumen und Gruppen stecknadelkopfgroßer, weißer Spritzflecken mit rotem Hof auf der Wangenschleimhaut gegenüber den Backenzähnen (Koplikscbe Flecken).

Am vierten Fiebertag tritt der typische Masernausschlag zuerst im Gesicht auf, dann breitet er sich über den ganzen Körper aus. Es sind einzeln stehende, bis linsengroße, unregelmäßig gezackte, leicht erhobene, dunkelbraunrote Flecken, die nur auf dem Rücken und am Gesäß zusammenfließen. Wenn die Krankheit ohne Komplikationen verläuft, verschwindet das Fieber in der Regel etwa am siebenten Tag.

Um Komplikationen wie Mittelohrentzündung, Hirnhautentzündung und Lungenentzündung zu vermeiden, ist über die Entfieberung hinaus noch einige Tage strenge Bettruhe erforderlich. Zimmertemperatur möglichst auf 18° C halten, Abkühlung vermeiden, Bett vom Fenster rücken, Zimmer etwas abdunkeln, für gute Lüftung und bei Heizung für die nötige Luftfeuchtigkeit sorgen.

Da bei Masern häufig Durchfall besteht, gibt man Schleimsuppen und Kakao und geht dann zu lacto-vegetabiler Vollkost über. Gegen die Bronchitis sind lauwarme Brustwickel angebracht.

Eine Isolierung ist meist zwecklos, da die Ansteckungsfähigkeit meist schon fünf Tage vor dem Ausschlag besteht und mit Ausbildung des vollständigen Ausschlages erloschen ist.

Mastdarmentzündung

Als Krankheitserscheinungen treten auf häufige breiige Durchfälle mit Schleim und Blut vermengt sowie Druckschmerz im linken Unterbauch im Verlauf des absteigenden Dickdarms. Voraus geht meist eine Verstopfung mit festen Stühlen, denen Blut aufgelagert ist. Hier sollte man nicht nur an eine Hämorrhoidalblutung, sondern auch an eine linksseitige Dickdarmentzündung denken. Werden fast stündlich wässrige Stühle mit viel Blut, Schleim und Eiter entleert, so hat sich die Entzündung über den ganzen Dickdarm ausgedehnt.

Um zu einer gesicherten Diagnose zu kommen, muß der Arzt den Endteil des Dickdarms ableuchten (rektoskopieren). Nach Abklingen der akuten Erscheinungen wird man eine Röntgenuntersuchung des Dickdarms anschließen.

Die Krankheiten und ihre Behandlungsmöglichkeiten

Die Behandlung der Dickdarmentzündung muß dem Arzt überlassen bleiben. Er wird anfänglich zu stärkeren Mitteln greifen müssen (z. B. Azulfidine, Resulfon, Mexaform plus, Mexase plus u. a.), danach die Darmbakterienflora kontrollieren und die Diät festsetzen.

Mastdarmkrebs

Der Mastdarmkrebs (Rektumkarzinom) entwickelt sich zu 75 % in den untersten 11 Zentimetern des Enddarms (Rektum) und ist deshalb einer direkten Untersuchung ohne instrumentelle Hilfsmittel allein durch eine einfache Austastung zugänglich. Männer sind davon häufiger befallen als Frauen. Wenn auch das mittlere und höhere Alter besonders betroffen ist, muß doch daran erinnert werden, daß in wenigstens 8—10 % der Fälle Zwanzig- bis Vierzigjährige daran erkranken.

Plötzliche Verstopfung oder plötzlicher (nicht infektiöser) Durchfall oder der Wechsel von Verstopfung und Durchfall sollten ebenso aufmerksam beachtet werden wie die Beimischung von Blut und andere unnormale Absonderungen.

Jede Blutung aus dem Darm muß als Aufforderung gelten, eine Austastung und Darmspiegelung durchführen zu lassen.

Ein charakteristisches Zeichen ist auch akuter Stuhldrang mit nur unbedeutender Stuhlentleerung.

Weitere Informationen und Behandlungsvorschläge unter Dickdarmkrebs.

Mastdarmvorfall

Dabei handelt es sich um ein Vorkommnis, das bei Kindern nicht so selten ist. Es sind drei Arten des Mastdarmvorfalls zu unterscheiden:

1. *Hämorrhoidenvorfall* bei Hämorrhoiden dritten Grades. Der Vorfall zeigt radspeichenartige Falten und ist meist kaum über drei Zentimeter lang. Die Spannung des Schließmuskels ist in der Regel normal.

2. *Schleimhautvorfall,* bei dem beim Pressen an der Afteröffnung zwei schlaffe, blaßrote, lippenförmige Schleimhautwülste von etwa zwei Zentimeter Länge erscheinen. Die Spannung des Schließmuskels ist meist herabgesetzt.

3. Der regelrechte *Mastdarmvorfall,* bei dem die Spannung des Schließmuskels stark herabgesetzt ist und deshalb der Stuhl nicht gehalten werden kann. Die

Mastdarmampulle ist mit allen Wandschichten herausgedrückt. Die Schleimhautfalten sind hierbei zirkulär angeordnet. Der Vorfall kann bis über zehn Zentimeter lang sein. Eine Einklemmung ist selten, eine Rückverlagerung meist leicht durchführbar.

In allen drei Fällen ist eine dauerhafte Heilung nur durch operative Maßnahmen möglich.

Menstruation, fehlende: siehe Amenorrhoe

Menstruationsstörungen: siehe Amenorrhoe und Dysmenorrhoe

Menstruationszyklus, normaler

Im Ablauf des normalen Menstruationszyklus sind bei der gesunden Frau gesetzmäßige Temperaturschwankungen festzustellen, die an hormonelle Vorgänge gebunden sind. Durch tägliche Temperaturmessungen sofort nach dem Aufwachen lassen sich diese Schwankungen erkennen. Wenigstens ein Jahr lang sollte deshalb die Morgentemperatur gemessen werden.

Die Aufwachtemperatur (Basaltemperatur) muß täglich immer in der gleichen Weise entweder unter der Zunge oder im Darm mit einem besonderen Thermometer (z. B. Zyklotest-Thermometer) gemessen werden. Man mißt unmittelbar nach dem Aufwachen, noch im Bett liegend, fünf Minuten lang, möglichst immer zur selben Zeit und immer mit demselben Thermometer.

Die Kurve eines normal ablaufenden Menstruationszyklus ist durch zwei große Abschnitte gekennzeichnet:

1. die Zeit, in der das Ei im Eibläschen (Follikel) heranreift bis zum Eibläschensprung (Follikelsprung) und die tiefe Temperaturen (zwischen 36,4—36,9° C) aufweist.

2. die Zeit vom Eibläschensprung bis zum Beginn der Regelblutung, die höhere Temperaturen (zwischen 37—37,5° C) aufweist.

Der Übergang von der tieferen zur höheren Temperatur tritt unmittelbar nach dem Eibläschensprung auf. Man erfährt aus der Temperaturmessung, ob und wann der Eisprung erfolgt ist.

Der Eisprung tritt ziemlich genau 14 Tage *vor* der nächsten Menstruation auf. Bei einem normal langen Monatszyklus ist also am vierzehnten oder fünfzehnten Tag, bei einem verkürzten Zyklus von zum Beispiel 24 Tagen ist am zehnten oder elften Zyklustag mit dem Eisprung zu rechnen.

Eine normal ablaufende Basaltemperaturkurve sieht wie folgt aus (bei einem 28tägigen Zyklus):

Basaltemperaturkurve bei normalem Zyklus

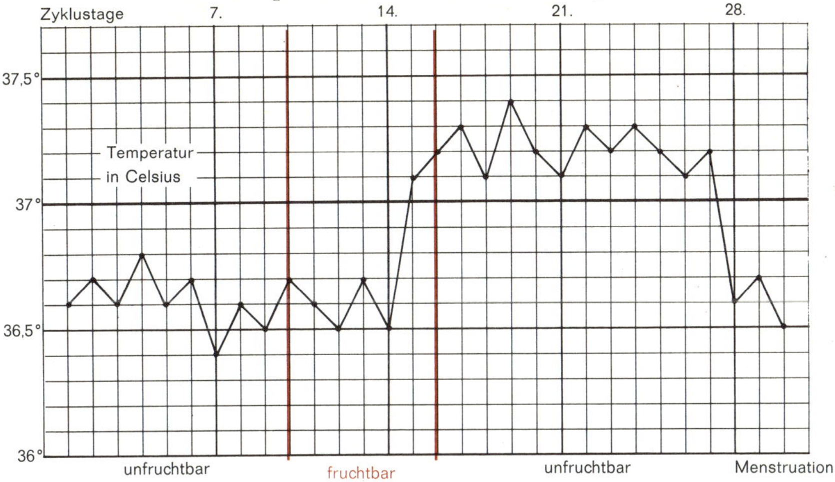

Empfängnisbereitschaft besteht nur vier Tage *vor* bis zwei Tage *nach* dem Eisprung, im Normalfall also vom zehnten bis sechzehnten Tag des Zyklus. Aus der Temperaturkurve ist aber nicht nur der Tag des Eisprungs zu erkennen, sondern auch die fruchtbaren und unfruchtbaren Tage. Eine Schwangerschaft ist zu vermuten, wenn die erhöhte Temperatur länger als sechzehn Tage bestehen bleibt. Der Temperaturverlauf sieht in diesem Falle wie folgt aus:

Basaltemperaturverlauf nach eingetretener Schwangerschaft

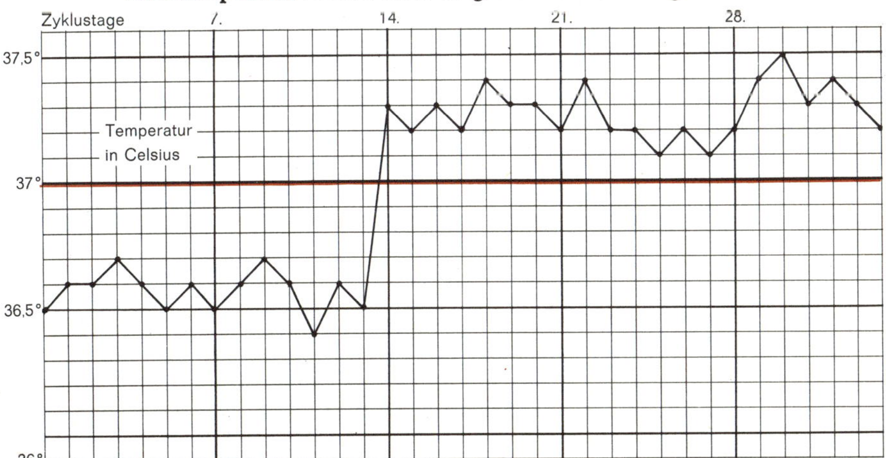

Die erhöhte Temperatur bleibt über 16 Tage bestehen.

Meteorismus: siehe Blähungen

Mittelohrentzündung

Die Mittelohrentzündung (Otitis media) ist eine häufig vorkommende Erkrankung. Sie kann akut oder auch chronisch verlaufen. Als Ursache kommen eine Reihe von Bakterien, meist Eiterbakterien, oder Viren in Frage. Die meisten Erreger dringen über die Tube, den Verbindungsgang von der Mundhöhle zum Mittelohr, ins Mittelohr vor. Die Mittelohrentzündung tritt auch als Komplikation bei Masern, Mumps, Grippe, Lungenentzündung und Scharlach auf.

Ein großer Teil der Erkrankung verläuft mit leichten Symptomen, nämlich mit Ohrenschmerzen und Druckgefühl, manchmal auch mit schlechterem Hören und Ohrensausen. Man spricht dann von einer einfachen Mittelohrentzündung (Otitis media simplex), die meist nach einigen Tagen folgenlos abheilt. Sie kann sich aber auch verschlimmern, akut eitrig oder auch chronisch werden. In diesen Fällen werden die Schmerzen sehr stark. Fieber tritt auf, und das Hörvermögen ist erheblich vermindert. Sobald es zur Eiterbildung kommt, wölbt sich das Trommelfell nach außen. Man kann dann die Vorwölbung des außerdem stark geröteten Trommelfells im Ohrenspiegel sehen. Ohne Behandlung verschlimmert sich dieser Zustand und schließlich platzt das Trommelfell, wodurch sich der Eiter Abfluß nach außen verschafft. Der Eiter quillt dann aus dem Gehörgang. Danach klingt die Entzündung meistens ab. Das Loch im Trommelfell heilt auch narbig zu, doch bleibt in der Mehrzahl der Fälle eine Hörverschlechterung zurück.

Die Entzündung kann in manchen Fällen auch auf das hinter dem Ohr gelegene Felsenbein oder auf das Innenohr übergreifen und hier eine Labyrinthinfektion bewirken, die sowohl das Hörvermögen als auch den Gleichgewichtssinn schädigt. Schlimmstenfalls kann sich die Infektion auf die Hirnhäute, das Gehirn und den Gesichtsnerv ausdehnen.

Allein schon wegen der möglichen schweren Komplikationen gehört jede Mittelohrentzündung in fachärztliche Behandlung, zumal es heute mit Hilfe der Antibiotika möglich ist, in den allermeisten Fällen die Komplikationen und das früher sehr häufig geübte Durchstechen des Trommelfells zur Entleerung des Eiters zu verhüten.

Nicht selten wird eine akute Mittelohrentzündung chronisch. Mit dieser Verlaufsform ist besonders dann zu rechnen, wenn die Mittelohrentzündung als Begleiterscheinung anderer schwerer Allgemeininfektionen auftritt. Sie kann auch eine Folge allergischer Reaktionen oder Druckänderungen im Mittelohr nach Flügen in großer Höhe, schnellen Höhenwechsels im Gebirge (langen Skiabfahrten) oder des Tauchens in größere Tiefe sein. Das Mittelohr wird dann von der Tube (Eustachischen Röhre) her nicht genügend ventiliert.

Die *Behandlung* aller Formen der Mittelohrentzündung sollte nie ohne den Hals-Nasen-Ohren-Facharzt durchgeführt werden.

Diät: Sie ist nur erforderlich, wenn eine zugrunde liegende Krankheit diese erfordert (z. B. Fieber-Diät).

Physikalische Maßnahmen: Heiße Fußbäder und Wechselfußbäder können zur Ableitung dienen. Kurzwellenbestrahlungen, Ohrendampfbäder oder Kopfdampfbäder (bei chronischer Otitis) unterstützen die medikamentöse Behandlung. Wenn keine Gelegenheit zur Bestrahlung vorhanden ist, kann man beispielsweise einen Beutel mit heißen, gequetschten Kartoffeln oder warme Kamillenumschläge auflegen.

Medikamente: Bei allen Formen der Mittelohrentzündung ist zunächst das etwa zugrunde liegende Leiden entsprechend medikamentös zu behandeln. Wenn die Erkrankung das Stadium der einfachen Mittelohrentzündung, die nach Ruhe und Wärme und den oben erwähnten physikalischen Maßnahmen in wenigen Tagen abklingt, überschreitet, müssen schon wegen der möglichen Komplikationen Sulfonamidpräparate oder Antibiotika verabreicht werden. Auch Antihistaminpräparate oder einfache Schmerzmittel können notwendig sein. Wohltätig empfunden wird es auch, wenn Ohrentropfen warm eingeträufelt werden und Nasenöl oder Nasentropfen die oberen Luftwege frei und die Tube durchgängig halten.

Chronische Mittelohrvereiterungen, die manchmal jeder medikamentösen und physikalischen Einflußnahme trotzen, müssen chirurgisch behandelt werden.

Mückenstiche: siehe Insektenstiche

Multiple Sklerose

Eine ursächliche und erfolgversprechende vorbeugende Behandlung der multiplen Sklerose ist bisher nicht bekannt, da die Ursache (oder Ursachen) der Erkrankung noch ungeklärt ist. Man schuldigt Viren, allergische Vorgänge und Störungen des Lipoidstoffwechsels an. Die Behandlung versucht zunächst die Symptome zu beseitigen.

Diät: Erfolge mit diätetischen Behandlungsmaßnahmen wurden wiederholt beschrieben (Evers-Diät). Wahrscheinlich haben sie nur eine allgemein kräftigende und eine psychologische Wirkung.

Physikalische Maßnahmen: Bewegungsübungen im temperierten Bad, Massage der Rückenmuskulatur, Wärmeanwendungen, wenn nötig Anwendung orthopädischer Hilfsmittel, Krankengymnastik.

Psychotherapeutische Maßnahmen: Schwangerschaftsberatung.

Medikamente: Die Spannungserhöhung der Muskulatur kann medikamentös verbessert werden durch Librium, Valium u. a.

Mumps (Ziegenpeter)

Im Alter zwischen fünf und fünfzehn Jahren ist die Empfänglichkeit für diese durch Tröpfchen von Mensch zu Mensch übertragbare Infektion am größten. Nach der Ansteckung dauert es 18 bis 22 Tage (Inkubationszeit), bis die ersten Krankheitserscheinungen, nämlich Kopfschmerzen und Schwäche, auftreten. Etwas später folgt leichtes bis hohes Fieber, und zugleich beginnt eine Ohrspeicheldrüse (vor dem Ohr) anzuschwellen und zu schmerzen, besonders beim Kauen und Mundöffnen. Die Haut über der Anschwellung ist gespannt und glänzend, aber nicht gerötet. Nach Rückgang der Erkrankung auf der einen Seite erkrankt meist auch noch die andere. Die Dauer der Erkrankung beträgt meist 8—14 Tage. Die überstandene Krankheit führt in der Regel zur Immunität. Auch Erwachsene können sich noch anstecken, wenn sie in ihrer Jugend keinen Mumps überstanden haben.

Solange Fieber besteht, muß strenge Bettruhe eingehalten werden, da sonst die nicht so seltenen, aber gefürchteten Komplikationen — Hodenentzündung am sechsten bis neunten Krankheitstag mit der Gefahr lebenslänglicher Unfruchtbarkeit, Hirnhautentzündung oder Entzündung des Hörorgans mit der Gefahr nachfolgender Taubheit — auftreten können.

Zur Behandlung macht man über den Drüsen einen Watteverband mit warmem Öl, Borsalbe, Jod-Vasogen oder Kalijodatsalbe.

Mundspülungen und Gurgeln mit verdünntem Wasserstoffsuperoxid sind zweckmäßig. Zunächst verabreicht man wegen der Kau- und Schluckbehinderung eine flüssige Kost (Säfte, Haferschleim). Bei der Ernährung stehen viel Obst, Haferkleie, Milch und Vitamin-Konzentrate im Vordergrund.

Isolierung des Patienten ist zwecklos, da sie meist zu spät kommt.

Mundfäule: siehe Mundschleimhautentzündung

Mundgeruch, übler

Er entsteht durch Zersetzungsherde in den Atmungsorganen (Nasennebenhöhlen, Zahnherde, Abszeßhöhlen, eitrige Bronchitis, Lungenemphysem, Bronchiektasen, Ausscheidung von Stoffwechselprodukten über die Lunge bei Leber- und Nierenerkrankungen) oder in den Verdauungsorganen (zerfallende Nahrungsbestandteile bei Krebs, Krampf des Magenöffners, Darmverschlingung).

Auch Nahrungsmittel, Gewürze oder Medikamente können durch den chemischen Abbau und Umbau sowie die Ausscheidung über die Lungen üblen Mundgeruch erzeugen. Das bekannteste Beispiel ist der Knoblauchgenuß. Wenn alle erkennbaren Ursachen ausgeschlossen sind und dennoch übler Mundgeruch besteht, spricht man von „idiopathischem Foetor", was einfach nur heißt, daß die Ursache des Mundgeruches unbekannt ist.

Eine Bekämpfung ist nur möglich, indem die erkennbaren Krankheitsursachen ausgeschaltet werden.

Mundschleimhautentzündung

Die Mundschleimhautentzündung (Stomatitis) kann als selbständige Krankheit oder auch als Anzeichen einer Allgemeinerkrankung auftreten. Zuweilen beschränkt sie sich lediglich auf die Zunge — dann spricht man von einer Glossitis — oder auf das Zahnfleisch, was dann als Gingivitis bezeichnet wird. Eine ganze Reihe von Erregern (Bakterien, Pilze, Viren) können eine Mundschleimhautentzündung hervorrufen. Aber auch mechanische Verletzungen (scharfe Zahnkanten, schlechtsitzende Prothesen oder Wangenbeißen), übermäßiger Genuß von Reizmitteln (Gewürze, Alkohol, Tabak, zu heiße Speisen), Überempfindlichkeitsreaktionen (Mundspül- und Desinfektionsmittel, Zahnpasta, gefärbte Lebensmittel oder Getränke, Kunststoffprothesen) vermögen eine Mundschleimhautentzündung auszulösen. Als Ursache kommen auch Vitaminmangelzustände (z. B. Vitamin-C-Mangel als Skorbut oder Vitamin-B-Mangel als Pellagra) in Frage. Die Stomatitis tritt schließlich auch als Begleiterscheinung auf bei Eisenmangelanämien (Plummer Vinsom Syndrom), perniziöser Anämie und einigen anderen schweren Blutkrankheiten (z. B. Leukämien). Selbst eine Reihe von Hautkrankheiten wird von einer Mundschleimhautentzündung begleitet (z. B. Lichen ruber planus u. a.). Gut zu wissen ist außerdem, daß eine Reihe von Medikamenten eine medikamentöse Stomatitis hervorbringen kann, z. B. Jodverbindungen, Blei, Wismut, Quecksilber, Barbitursäureverbindungen (meist Schlafmittel) und Diphenylhydantoin (Epilepsiemittel).

Vorwiegend bei Kindern findet man die bekannteste Form der Mundschleimhautentzündung, *Aphthen* (Mundfäule) oder *Stomatitis aphthosa* genannt, wobei kleine graugelbe Flecken mit rotem Saum auf der Mundschleimhaut sichtbar sind. Tritt die Erkrankung bei jüngeren Frauen auf, so steht sie oft im Zusammenhang mit der Menstruation. Mundfäule kommt auch bei manchen anderen Krankheiten vor, z. B. bei Hauterkrankungen, bei Magen-Darm-Störungen, massiven Diätfehlern, Reizbarkeit und Gefäßlabilität.

Da man die Ursache nicht kennt, ist auch eine ursächliche Behandlung nicht möglich. Erfahrungsgemäß wirken die Vitamine der B-Gruppe günstig, auch die homöopathischen Mittel Pulsatilla D 2—D 4 und Mercurius solubilis beschleunigen die Heilung. Zu Mundspülungen benutzt man Kamillentee, Kaliumpermanganat oder Wasserstoffsuperoxid in entsprechender Verdünnung oder Hexoral unverdünnt. Man kann auch mit Myrrhen- und Rathaniatinktur zu gleichen Teilen die Herdchen pinseln. Wenn die Entzündung nicht abheilt, vermag der Hausarzt immer noch mit einem Cortison-Präparat die Heilung zu erreichen.

Diät: Sie muß zunächst flüssig-breiig sein, bis die akuten Entzündungserscheinungen abgeklungen sind.

Physikalische Maßnahmen: Sie kommen hierbei kaum in Frage.

Medikamente: Einige Mundspülmittel haben sich als sehr wirksam erwiesen, weil sie meist eine ganze Reihe von Erregern zu beseitigen vermögen, z. B. *Hexoral*. Es kann auch ein pilzhemmendes Mittel wie *Moronal* in Frage kommen. Bei den nicht allzu schlimmen Formen helfen aber oft auch schon reine *Kamillenspülungen* oder *Lehmaufschwemmungen* als Gurgelmittel und zum Einnehmen.

Muskelentzündung

Die Ursache dieser Erkrankung ist bisher unbekannt. Man vermutet, daß es sich dabei um eine Störung der Immunreaktionen handelt. Aus irgendeinem Grunde scheint der menschliche Organismus Antikörper gegen sein eigenes Muskelgewebe zu bilden. Häufig tritt die Muskelentzündung in Verbindung mit Krankheiten auf, deren Ursache man ebenfalls in unzweckmäßigen Immunreaktionen sucht wie bei der rheumatischen Arthritis (siehe auch unter Rheumatismus).

Diät: Vegetarische Kost, lacto-vegetabile Kost.

Physikalische Maßnahmen: Volldampfbäder, Stangerbäder, Höhensonnenreizbestrahlung, Solluxbestrahlung, Hochfrequenzbestrahlung, Dampfdusche, Wechseldusche, Massage im abklingenden Stadium, Gymnastik.

Psychotherapeutische Maßnahmen: Entspannungsübungen.

Medikamente: Einreiben mit Salben, die Histamin und Bienengift enthalten (Forapin).

Muskelkrämpfe

Muskelkrämpfe (Dyskinesien) können an den verschiedensten Muskelgruppen auftreten, z. B. als Zungenkrämpfe, Bronchialkrämpfe (dyspnoische Zustände), Retrokollis, Tortikollis (Schiefhals), Skoliose, Lordose, Wadenkrämpfe.

Muskelkrämpfe können Ausdruck einer Gifteinwirkung aus chronischen Infektionsherden, eines Vitamin-B_2- oder eines Magnesiummangels sein oder auch — heute recht häufig — als Nebenwirkung bei Einnahme von psychisch wirkenden Arzneien (Psychopharmaka) auftreten (das ist bei etwa 30 % der Patienten der Fall). Die Dosierung war dann meist zu hoch.

Tritt das Symptom Muskelkrämpfe häufiger auf, so muß der Arzt auch danach fahnden, ob eventuell Epilepsie, Tetanus, Hirnhaut- oder Gehirnentzündung vorliegt.

Bei den vorwiegend nachts auftretenden Wadenkrämpfen helfen heiße, feuchte Kompressen oder Wickel und Gaben von Vitamin B_2 (Beflavin). Bei der heute häufigen Fehlernährung muß auch an Magnesiummangel gedacht und dieser Mangel durch Magnesiuminjektionen (Magnorbin) oder Magnesiumeinnahme (Magnesium-Diasporal) beseitigt werden.

Äußerlich reibt man die betroffenen Muskelpartien mehrmals täglich mit Massageöl ein aus je 10 ccm Arnika- und Aconittinktur sowie 80 ccm Kampferöl.

Muskelschwäche, krankhafte

Bei der krankhaften Muskelschwäche (Myasthenia gravis pseudoparalytica) besteht eine abnorm starke und rasche Ermüdbarkeit der Muskulatur. Sie tritt meist schleichend, selten plötzlich ohne erkennbaren Grund oder nach stärkeren körperlichen oder seelischen Belastungen oder nach Infektionen auf. In über 50 % der Fälle beginnt die Erkrankung mit den Augenmuskeln; häufig sind außerdem die Sprech-, Kau- oder Schluckmuskeln in Mitleidenschaft gezogen. Auch die Arm-, Bein- oder Atemmuskulatur wird in unterschiedlichem Ausmaß befallen. Im weiteren Verlauf treten meist starke Schwankungen — mal ist der Zustand gebessert, mal verschlechtert — auf. Bei Frauen verschlimmern sich die Erscheinungen meist vor der Menstruation.

In manchen Fällen bleibt die Schwäche auf einzelne Muskelgruppen beschränkt und schreitet auch nicht fort. In anderen Fällen werden mehrere Muskelgruppen befallen. Die Erkrankung bleibt aber gutartig, vorübergehende Besserungen sind möglich. Es gibt allerdings auch schwere, zum Fortschreiten neigende Fälle, die auf keine Behandlung ansprechen. Es kommt dabei zu plötzlich einsetzenden schweren Muskelschwächen mit Atemnot, die schnell zum Tode führen kann, wenn nicht die „rettende Medizin“, nämlich Azethylcholin, verabreicht werden kann. Es gelingt heute, 70—80 % der an Muskelschwäche Erkrankten arbeitsfähig zu erhalten.

Die Behandlung ist bis heute immer eine vom Arzt optimal eingestellte Verabreichung von speziellen Medikamenten, nämlich Prostigmin oder Mestinon sowie Ephedrin als zusätzliche Behandlung.

In manchen Fällen hilft auch eine operative Entfernung der Thymusdrüse. Außer der medikamentösen Behandlung ist keine andere Behandlung, die von Nutzen wäre, bekannt, es sei denn eine Röntgenbestrahlung der Thymusdrüse, die aber recht unterschiedlich beurteilt wird.

N

Nachtblindheit

Mangel an Vitamin A kann zur Nachtblindheit führen. Auf der Netzhaut des Auges wird beim Sehvorgang Vitamin A verbraucht. Je heller das Licht ist, um so größer ist der Verbrauch. Daher tritt die Nachtblindheit in sonnenreichen Gegenden häufiger auf. Das sollte vor einem Urlaub in sonnigen Ländern beachtet werden.

Nachtblindheit kann durch Vitamin-A-reiche Nahrung (Tomaten, Paprika, Möhren, Aprikosen, Eigelb, Lebertran) verhütet werden. Beim Autofahren Sonnenbrille tragen.

Häufiges verzerrtes Fernsehen ruft Vorstufen der Avitaminose, Augenschmerzen, Flimmern vor den Augen und eine Schwäche der Sehnerven hervor. Bei häufigem Fernsehen kann der Vitamin-A-Verbrauch bis auf mehr als das Fünfzigfache ansteigen.

Wenn die Augen ungenügende Mengen an Vitamin A erhalten, kann es nach anfänglichen Überlastungen der Sehnerven zu einer Erkrankung der Netzhaut oder zu anderen ernsten Augenkrankheiten kommen.

Nahrungsmittelallergien

Sie treten am häufigsten nach dem Genuß von Milch und Milchprodukten (Käsearten), Eiern, Getreideprodukten, Schweinefleisch, Krebsen, aber auch vieler anderer Nahrungsmittel auf.

Ist das die Allergie auslösende Nahrungs- oder Genußmittel bekannt, so muß es möglichst für sechs bis zwölf Monate völlig aus der Ernährung ausgeschaltet werden. Dann kann man wieder mit ganz kleinen Mengen beginnen, die bei Verträglichkeit nach und nach vorsichtig gesteigert werden.

Ist der die Allergie auslösende Stoff unbekannt, so läßt er sich häufig mit Hilfe von Gruppentests ausfindig machen und damit ausschalten.

Nasenbluten

Es gibt verschiedene Formen und Ursachen des Nasenblutens. Zunächst das *harmlose, geringe bis mittelstarke Nasenbluten,* das auftreten kann, wenn man mit dem Finger in der Nase kratzt, wenn man zuviel Sonne bekommen oder sich zu sehr angestrengt hat, und das meist durch den Riß eines kleinen Gefäßes an einer besonders dünnen Stelle der Nasenscheidewand am vorderen unteren Naseneingang hervorgerufen wird. Hierbei genügt in der Regel ein kleines Beruhigungsmittel und das Einlegen eines kleinen, mit Wasserstoffsuperoxid getränkten Wattetampons auf die blutende Stelle. Schnelle Hilfe ist meist auch dadurch möglich, daß man den Nasenflügel der blutenden Seite gegen die Nasenscheidewand drückt. Oft hilft auch ein nasses kaltes Tuch oder ein Eisbeutel in den Nacken.

Das *schwere Nasenbluten* tritt vornehmlich bei zu hohem Blutdruck auf. Die Blutung ist dann so stark, daß das Blut meist verschluckt und wieder erbrochen wird. In solchen Fällen ist möglichst rasche Einlieferung in eine Hals-Nasen-Ohren-Klinik erforderlich. Zweckmäßigerweise wird der einweisende Hausarzt vorher ein Beruhigungs- und ein Blutstillungsmittel injizieren. In der Klinik müssen unter Umständen die Gefäße unterbunden werden.

Naseneiterung

Bei einseitiger Naseneiterung mit oder ohne Blutbeimengung und bei einseitiger Behinderung der Nasenatmung muß man bei längerem Anhalten daran denken, daß außer Entzündungen nicht selten Geschwüre die Ursache der Eiterung sein können. Da hierbei die Früherkennung besonders wichtig ist, sollte nichts unterlassen werden, um die Ursache einer Naseneiterung aufzuklären.

Krebse (Karzinome) gehen meist von der Kieferhöhle aus und führen bereits im Frühstadium zu einseitiger Naseneiterung.

In jedem Fall muß der Hals-Nasen-Ohrenarzt um Rat gefragt werden! (Siehe auch unter Nasennebenhöhlenentzündung.)

Nasennebenhöhlenentzündung

Es ist zwischen einer akuten und einer chronischen Nasennebenhöhlenentzündung (Sinusitis) zu unterscheiden. Die *akute* Erkrankung geht mit Kopfschmerzen, oft heftigen Schmerzen im Bereich der betroffenen Nasennebenhöhlen (Stirn- oder Kieferhöhlen) sowie Druck- und Klopfempfindlichkeit einher. Es machen sich aber auch Allgemeinsymptome bemerkbar, nämlich Müdigkeit, Übelkeit, Appetitlosigkeit und Magendruck. Die am Ort der Erkrankung auftretenden Schmerzen zeigen tagsüber erhebliche Schwankungen, lassen aber gegen Abend meistens nach. Aus der Nase fließt meist reichlich schleimig-eitriges Sekret. An der hinteren Rachenwand findet sich fast immer eine Schleim- oder Eitermasse.

Die *chronische* Nebenhöhlenentzündung entwickelt sich vielfach aus einer nicht ausgeheilten akuten Sinusitis. Es gibt auch Mischformen zwischen einer allergischen und bakteriell-entzündlichen Erkrankung. Der Ausfluß aus der Nase kann ein- oder beidseitig erfolgen. Der Schmerz ist weniger stark und weniger anhaltend, wird aber meist von allgemeinen Kopfschmerzen, die bis zum Hinterkopf reichen, begleitet. Nicht selten dehnt sich die Schleimhautentzündung auch auf die Nasen-Rachen-, Kehlkopf- und Bronchialschleimhaut aus.

Die Entzündung der Nebenhöhlen entsteht häufig nach Schnupfen, Mandelentzündung, Grippe, Scharlach, Diphtherie, seltener durch Zahnfäule, Lues (Syphilis) oder Tuberkulose. In den meisten Fällen erkranken nur einzelne Höhlen, am häufigsten die Kieferhöhlen. Tritt als *akute* Erkrankung einseitiger Schnupfen mit Eiterabsonderung (gelbes Sekret) aus der Nase, klopfender Schmerz im Oberkiefer (oder in den Zähnen) oder in der Stirn auf, stellen sich Fieber und allgemeine Abgeschlagenheit ein, so ist der Verdacht auf eine Nebenhöhleneiterung gegeben.

Bei der *chronischen* Nebenhöhleneiterung besteht nur eine reichliche Eiterabsonderung, daneben finden sich gelegentliche Schmerzen, übler Geruch, Schleimabfluß in den Rachen, Heiserkeit und schnelle Ermüdung der Stimme.

In allen diesen Fällen muß der Hals-Nasen-Ohren-Arzt eine systematische Untersuchung des ganzen Nasennebenhöhlensystems (Kieferhöhle, Stirnhöhle, Siebbein- und Keilbeinhöhle) vornehmen.

Diät: Wie bei allen akuten und chronischen Entzündungen ist eine salzarme vegetabile Vollkost am besten.

Physikalische Maßnahmen: Am günstigsten wirkt eine lokale Wärmeanwendung in Form von Kurz- und Ultrawellen, Hochfrequenzbestrahlung und Kopflichtbädern. Um die Abwehrkraft der Schleimhaut zu steigern, ist eine Klima- und Meerwasserbadebehandlung nützlich. Bei starken Absonderungen wirkt das Hochgebirge, bei trockenen Schleimhauterkrankungen das Seeklima günstiger. Eine Klimakur muß mindestens vier Wochen dauern.

Medikamente: Nasentropfen und Nasensprays, die geeignet sind, die Schleimhäute abzuschwellen und den Luftdurchgang zu erleichtern, sind kurzfristig angebracht. Das gleiche gilt auch für die lokale Anwendung von cortisonhaltigen Nasensalben. Bei bakteriellen Infekten werden meist Spülungen mit antibiotischen Mitteln durchgeführt. Penicillin und Chloramphenicol sollten dabei vermieden werden, da sie die Schleimhaut schädigen können. Am besten eignen sich Neomycin und Bacitracin-Hautsalbe als lokal wirkende Antibiotika. Sulfonamide sind zur Lokalbehandlung ungeeignet.

Bei unbeeinflußbaren chronisch-eitrigen Erkrankungen und bei Kieferhöhlenentzündungen mit wuchernder Schleimhaut (Polypen) ist eine Operation angezeigt.

Nierenbecken-Blasen-Entzündung

Wenn die Nierenbeckenentzündung (Pyelitis) von einer Harnblasenentzündung (Cystitis) ausgeht, wäre richtiger Blasen-Nierenbecken-Entzündung (Cystopyelitis) zu sagen. Schon die meist harmlose Form der Blasenentzündung birgt die Gefahr einer aufsteigenden Entzündung bis zum Nierenbecken oder sogar bis zur Nierensubstanz in sich. Man spricht dann von einer Nierenbecken-Nierenentzündung (Pyelonephritis).

Grundsätzlich kann die bakterielle Infektion des Nierenbeckens von der Harnblase aus aufsteigend (z. B. durch gestauten Urin) oder vom Blutweg aus (hämatogen) absteigend erfolgen. Ein weiterer Infektionsweg besteht vom Darm her durch Eindringen der Erreger auf dem Lymphweg, weil insbesondere das häufiger befallene rechte Nierenbecken mit dem aufsteigenden Dickdarm durch Lymphbahnen verbunden ist.

Die Infektion des Nierenbeckens beginnt meist mit einem schweren Krankheitsgefühl, Schüttelfrost und Erbrechen bei hohen Temperaturen, leichten bis schweren ziehenden oder klopfenden Schmerzen in der Gegend des befallenen Nierenbeckens, dem Verlauf des Harnleiters entsprechend bis in die Gegend der Harnblase. Gleichzeitig besteht Harnzwang mit häufigem Wasserlassen. Die Nierengegend wird auf leichten Druck hin schon als sehr schmerzhaft angegeben. Manchmal ist sogar das Wasserlassen wegen starker Verkrampfung unmöglich.

Eine vom Arzt sofort vorgenommene Urinuntersuchung ergibt etwas Eiweiß, Blasen- und Nierenbeckenzellen, weiße Blutkörperchen und Bakterien im Urin. Finden sich auch noch rote Blutkörperchen und sogenannte Harnzylinder in größerer Anzahl im Urin, so sind bereits die Nieren miterkrankt.

Diät: Fleischarm, salzarm, wenig Gewürze, am besten eine leichte vegetarische Kost.

Physikalische Maßnahmen: Wenn es der Allgemeinzustand erlaubt, beginnt man die Behandlung mit einer *Schwitzprozedur:* Einpacken, Wärmflasche, viel heißen Lindenblüten- und Bärentraubenblättertee trinken. Vom nächsten Tag an mehrmals täglich feuchtheiße Lendenwickel oder Leinsamenbreipackungen.

Medikamente: Da die Neigung zu Wiederholungen und die Gefahr einer Mitbeteiligung der Nieren und — als Folge davon — die Gefahr einer (pyelonephritischen) Schrumpfniere besteht, muß oft wochenlang eine konsequente Behandlung mit krampflösenden und antibiotischen Mitteln unter wiederholter Urinkontrolle durchgeführt werden.

Sind die Nieren mitbeteiligt (Pyelonephritis) — was bei Mädchen im Säuglingsalter, bei der Defloration oder während der Schwangerschaft und bei älteren Männern häufig durch Rückstauung des Harns bei Prostatavergrößerung, sonst aber auch bei beiden Geschlechtern durch Steinbildung, Wanderniere, doppelten Harnleiter oder schwere nervöse Störungen der Fall sein kann — ist wegen der Gefahr der praktisch unheilbaren chronischen Pyelonephritis und der Schrumpfnierenbildung möglichst eine Krankenhausbehandlung durchzuführen. Eine dauernd kontrollierte, maximale antibiotische Therapie ist von wirklich entscheidender Bedeutung.

Die Chemotherapie steht bei der immer ernst zu nehmenden Pyelonephritis ganz im Vordergrund der Behandlung sowohl bei den akuten Erkrankungen wie auch bei den frischen Schüben der chronischen Erkrankungen, die immer einer Langzeitbehandlung bedürfen. Die Zahl der chemotherapeutischen Mittel ist zwar groß, sie wird aber dadurch eingeschränkt, daß viele Menschen heute schon gegen einige Mittel überempfindlich reagieren oder die Bakterien nicht mehr darauf ansprechen. Es ist eine schwierige ärztliche Aufgabe, bei den als wirksam festgestellten Mitteln die Vor- und Nachteile gegeneinander abzuwägen.

Nierenentzündung

Als Glomerulonephritis bezeichnet man entzündliche Erkrankungen der Gefäßknäuelchen (Glomeruli) in den Nieren, in denen Wasser und harnpflichtige Substanzen aus dem Blut filtriert und dann in den verschiedenen Abschnitten der abführenden Harnkanälchen weiter bearbeitet werden, bis es zur endgültigen Urinausscheidung kommt. Bei der entzündlichen Erkrankung der Nierengefäßknäuel unterscheidet man eine akute, eine weniger akute (subakute), eine nahezu chronische (subchronische) und eine chronische Nierenentzündung.

Die *akute* Nierenentzündung ist immer eine schwere Krankheit und trifft fast ausschließlich Kinder und jüngere Menschen bis zu 30 Jahren. Sie ist auch immer eine Zweiterkrankung nach einer Streptokokkeninfektion (Angina, Scharlach, Zahnabszeß, Nebenhöhlenentzündung u. a.). Die Infektion verursacht eine allergisch-entzündliche Reaktion an den Haargefäßen (Kapillaren) vorwiegend der Nierenknäuel. Man glaubt, daß Bestandteile der Bakterien in die Blutbahn eindringen, aber an der Basalschicht der Nierengefäßknäuel hängenbleiben und dort als Antigene wirken, d. h. eine Antigen-Antikörper-Reaktion hervorrufen.

Sehr bald treten dann die Hauptkrankheitszeichen auf, nämlich Blutdrucksteigerung, Blutkörperchen- und Eiweißausscheidung im Urin und wassersüchtige Anschwellungen (Ödeme). Die Ödeme entstehen als Folge der allgemeinen Entzündung der Kapillaren (Kapillaritis), wodurch diese zu durchlässig werden. Die schweren Krankheitssymptome bedingen ein entsprechend schlechtes Befinden mit

Kopfschmerzen, Gliederschmerzen, Kreuzschmerzen, Blässe der Haut und bei schwerem Verlauf zusätzlich mit Sehstörungen, Übelkeit und Erbrechen, geringer Harnausscheidung und sogar Bewußtlosigkeit und Krämpfen.

Das Krankheitsbild ist immer schwer, die Gefährdung kommt nicht nur durch die schlechte Nierenfunktion, sondern auch durch die Blutdrucksteigerung und die schwere Herzbelastung zustande. In jedem Falle ist also Krankenhausaufnahme notwendig.

Diät: Eine streng kochsalzfreie Kost ist erforderlich, solange Blutdruckerhöhung und Ödeme bestehen. Anfangs muß sie zur Entlastung der Nieren auch eiweißarm sein. Man kann also mit einer Rohsäftekur beginnen und nach einigen Tagen auf Rohkost, später auf vegetarische Vollkost übergehen. Auch Reis-Obst-Tage oder Kartoffel-Ei-Tage kommen dann in Frage.

Physikalische Maßnahmen: Bettruhe, Wärme (Heizkissen, Lendenwickel, Heusäcke) und Diathermie bzw. Kurzwellendurchflutung, Hautbürsten, heiße Abwaschungen, Lichtbügel, ansteigende warme Fuß- oder Armbäder, Darmbäder, hohe Einläufe.

Medikamente: Zur Beseitigung des auslösenden Streptokokkeninfektes müssen zunächst entsprechende Antibiotika (meist Penicillin) gegeben werden. Das Herz bedarf ebenfalls einer Stützung (Digitalispräparate).

Der Ausgang der Krankheit ist nie sicher vorherzusagen. In den meisten Fällen erreicht man nach vier bis sechs Monaten eine völlige Heilung. Gelingt die Ausheilung nicht im ersten akuten Stadium, in dem nur entzündliche Ausschwitzungen in den Nierengefäßknäueln vorliegen, die aufsaugbar sind, dann kann das zu drei verschiedenen Verlaufsformen führen, nämlich den anfangs bereits erwähnten subakuten, subchronischen oder chronischen Nierenentzündungen, die alle der weiteren klinischen Behandlung bedürfen.

Bei Kindern und Jugendlichen kommt es in 20 %, bei Erwachsenen in 30—50 % der Erkrankungen zum Übergang ins chronische Stadium. Nierensiechtum ist die Folge.

Nierentuberkulose

In den letzten zehn Jahren hat die Zahl der Erkrankungsfälle an Nierentuberkulose stark abgenommen. Wichtig ist die frühzeitige Diagnose und eine rasche Behandlung, die 1. durch tuberkulosehemmende Mittel (Tuberkulostatika) und 2. durch Behandlung des Allgemeinzustandes, eventuell sogar durch eine mehrmonatige Sanatoriumskur zu erfolgen hat.

Die chirurgische Behandlung der Nierentuberkulose ist seltener geworden, insbesondere die völlige Entfernung der Niere (Nephrektomie). Konservativ-chirurgische Maßnahmen sind zuweilen notwendig.

Im Rahmen der Allgemeinbehandlung spielen auch die naturgemäßen Heilverfahren mit Licht, Luft, Wasser und Bewegung eine große Rolle, müssen aber dem Zustand des einzelnen Kranken angepaßt und daher ärztlich verordnet werden.

Nieren- und Harnleitersteine

Bei der Behandlung des Nieren- und Harnleitersteinleidens (Nephrolithiasis) wird man versuchen, nach Möglichkeit ohne instrumentelle oder operative Hilfe auszukommen. Weil man noch zuwenig über die eigentlichen Ursachen der Nieren- und Harnleitersteinbildung weiß, aber annimmt, daß die Körperverfassung (Konstitution), Änderungen der Reaktionsbereitschaft des vegetativen Nervensystems und Stoffwechselstörungen eine nicht unerhebliche Rolle spielen, versucht man diese Faktoren durch die folgenden Maßnahmen zu beeinflussen.

Diät: Diätetische Maßnahmen, wie sie früher in mehr oder weniger strenger Form für die einzelnen Steinarten vorgeschrieben wurden, haben sich wenig bewährt. Die Urologen messen der Diät weder zur Behandlung vorhandener, noch zur Vorbeugung neuer Steinbildungen eine wesentliche Bedeutung bei.

Bei *Oxalatsteinen* sind lediglich Rhabarber, Spinat und Schokolade verboten und — wegen des hohen Kalziumgehaltes — Milch und Milchprodukte nur in mäßigen Mengen zu genießen. Bei *Uratsteinen* ist es schon gelungen, mit einer Zitronenkur (Saft von drei Zitronen täglich) die Steine aufzulösen. Bei *Uratsteinen* wird der Genuß von Innereien für ungünstig gehalten; andere Harnsäurebildner sind in normalem Umfang erlaubt. (Oxalat- und Uratsteine machen insgesamt über 90 % aller vorkommenden Nierensteine aus.)

Fleischkost und stark gewürzte Kost ist aber bei Menschen, die zu Steinbildungen neigen, nicht angebracht. Eine vegetarische Kost sowie Rohkost belasten den Stoffwechsel wesentlich weniger, was sich besonders bei *Uratsteinen* günstig auswirkt, da hierbei häufig ein erhöhter Harnsäurespiegel im Blut besteht.

Ein wesentliches Mittel, neuen Steinbildungen vorzubeugen, ist nach Ansicht der Urologen eine gute Durchspülung der Harnwege durch Trinkkuren, wobei 2—2½ Liter Flüssigkeit pro Tag empfohlen werden, damit eine tägliche Ausscheidungsmenge von mindestens 2 Liter erreicht wird.

Eine steinauflösende Wirkung haben allerdings auch die Quellwässer nicht, sie wirken aber leicht alkalisierend und wassertreibend, so daß sie zur Vorbeugung brauchbar sind.

Physikalische Maßnahmen: Sie zielen auf eine Verbesserung der vermutlich ursächlichen Momente, nämlich auf die Körperverfassung, die Reaktionsbereitschaft des vegetativen Nervensystems und des Stoffwechsels. In Frage kommen

Luft- und Sonnenbäder, Gymnastik, Sport und wechselwarme bis heiße Wasseranwendungen, Sauna und römisch-irische Bäder sowie Unterwasserdarmbäder, die das Abwandern des Steins bis in die Blase begünstigen.

Medikamente: Die medikamentöse Behandlung hat in den letzten Jahren an Bedeutung gewonnen, und zwar hinsichtlich der Auflösung sowie der Neubildung von Steinen. Eine medikamentöse Auflösung von Harnsäuresteinen ist mit Allopurinol (Zyloric) möglich, wenn der Harnsäurespiegel im Blut erhöht ist. Sie läßt sich auch mit einem Kalium-Natriumzitrat-Gemisch (Uralyt-U) erreichen, wobei allerdings immer wieder der Blutsäurewert (pH-Wert) kontrolliert werden muß. Nicht selten gelingt die Steinauflösung auch mit der unter den diätetischen Maßnahmen bereits erwähnten *Zitronenkur.*

Phosphatsteine lassen sich recht gut mit einem Aluminiumhydroxidpräparat (Aludrox, täglich 10—12 g) auflösen. Die selten vorkommenden Cystinsteine reagieren wie die Harnsäuresteine auf eine Alkalisierung mit Uralyt-U.

Bei den am häufigsten vorkommenden Oxalatsteinen ist es bis heute noch nicht möglich, sie ohne Risiko medikamentös aufzulösen. Um eine Neubildung von Kalziumoxalat- und Kalziumphosphatsteinen zu verhindern, dafür gibt es vielversprechende Ansätze, wenngleich auch hier das Risiko noch zu groß erscheint (z. B. Präparat Reducto).

Für alle Menschen, die immer wieder unter Nieren- und Harnleitersteinen leiden, gilt — wie für die Zuckerkranken —, daß die Behandlung eine ärztlich geleitete und überwachte Dauerbehandlung sein muß.

Bei *akuten Nierensteinkoliken* kommt man mit heißen Kompressen und einigen vom Arzt verordneten krampflösenden Mitteln (Baralgin, Novalgin, Atropin) zur Schmerzhemmung oder gar Schmerzbeseitigung aus. Gelingt es aber auf medikamentös-physikalischem Wege in kurzer Zeit nicht, die Kolik zu beseitigen, ist Klinikeinweisung erforderlich. Hier wird man dann notfalls instrumentell (Schlinge) oder operativ eingreifen, bevor eine anhaltende Abflußstauung des Urins die Nieren schädigt.

Nikotinvergiftung

Die Tabakblätter enthalten zwischen 0,5—8 % Nikotin und stellen damit für den Menschen eine der stärksten Giftquellen dar. Die tödliche Dosis kann schon bei 40 mg liegen; es können aber auch einmal größere Mengen überlebt werden.

Akute Vergiftungen kommen gelegentlich vor, wenn Kinder Zigaretten zerkauen oder verschlucken. Es sind auch Selbstmordversuche mit nikotinhaltigen Pflanzenschutzmitteln beschrieben worden. Die akuten Vergiftungserscheinungen sind Übelkeit, Erbrechen, Durchfall, Schwindel und Krämpfe. Ohne Behandlung kann der Tod durch Lähmung der Atemmuskulatur eintreten.

Es ist schnelle Klinikeinweisung erforderlich, damit die heute üblichen Notfallmaßnahmen — Magensondierung, Magenausheberung und eventuell künstliche Beatmung — durchgeführt werden können.

Viel wichtiger ist die *chronische Vergiftung*, die bei Rauchern, die mehr als 20 Zigaretten pro Tag rauchen, langsam aber sicher mit folgenden Anzeichen in Erscheinung tritt: Nervosität, erhöhte Reizbarkeit, vegetative Labilität, Appetitlosigkeit, Schlafstörungen und feinschlägiges Zittern der Hände.

Bei starken Rauchern wird auch die Entstehung folgender Krankheiten begünstigt oder erst ermöglicht: Herz- und Gefäßerkrankungen (Koronarsklerose, Herzinfarkt, arterielle Durchblutungsstörungen oder Arterienverschlüsse), chronische Bronchitis und Bronchialkrebs.

Darüber hinaus kennt man heute eine ganze Reihe von Giftwirkungen auf zahlreiche andere Organe und Gewebe, besonders auf die weiblichen Geschlechtsorgane, auf die Schwangerschaft und die Gebärfähigkeit. Wir haben auch Grund anzunehmen, daß die biologischen Auswirkungen des Rauchens im Bereich der Körperzellen noch viel komplexer und wahrscheinlich schädlicher sind, als wir bisher zu erfassen vermögen.

Wer sich ernsthaft mit dem Raucherproblem befaßt, kann eigentlich nur zu dem Schluß kommen: Sofort Schluß, keine einzige Zigarette mehr! Das ist der einzig richtige Weg, um die zahlreichen Gefahren abzuwehren.

Diät: Viel Obst und Obstsäfte, viel Gemüse und Salate, wenig Fleisch, wenig Eier, viel Milchprodukte (wenn keine Allergie dagegen besteht), keine koffeinhaltigen Getränke.

Physikalische Maßnahmen: Viel Bewegung an frischer Luft, Spazierengehen, Wandern, Schwimmen, Gartenarbeit, römisch-irische oder Saunabäder, Kneippanwendungen, Atemübungen.

Psychotherapeutische Maßnahmen: Da der feste Wille, nicht mehr zu rauchen, die erste und wichtigste Voraussetzung zur Tabakabstinenz ist, muß alles zur Willensstärkung getan werden, was im Einzelfall möglich ist. Der starke Wille kann nicht durch Medikamente ersetzt werden. Am aussichtsreichsten ist die Gruppentherapie, wie sie in Form des Fünf-Tage-Planes (mit einer Erfolgsquote von mehr als 50 Prozent noch nach einem Jahr!) vom Deutschen Verein für Gesundheitspflege durchgeführt wird.

Den Teilnehmern am Fünf-Tage-Plan wird nicht nur breiteste Aufklärung (durch Referate, Ratschläge, Lichtbilder, Filme) vermittelt, sie werden praktisch mit der Diät (viel Obst, Obstsäfte, alkoholfreie Getränke) bekannt gemacht, die geeignet ist, die Tabakabbauprodukte schnell aus dem Körper zu entfernen. Sie lernen auch die einfachsten physikalischen Anwendungen kennen, wie Atemübungen (tiefe Atemzüge an der frischen Luft statt des tiefen Zuges an der

Zigarette), die kalte Abreibung am Morgen (statt der Morgenzigarette zur Aufmunterung). Auf die notwendige Nachtruhe wird ebenso hingewiesen wie auf den abendlichen Spaziergang zur Entspannung. Andere praktische Ratschläge zur Bekämpfung der Entziehungserscheinungen und zur Willensstärkung werden in der Gruppe diskutiert und durch ein langsam zunehmendes Gruppenbewußtsein (sie sitzen alle in einem Boot) befestigt.

Medikamente: Abgesehen von — gelegentlich — leichten Beruhigungsmitteln, kann auf Medikamente verzichtet werden.

O

Obstipation: siehe Stuhlverstopfung

Offene Beine: siehe Unterschenkelgeschwür

Ohrenschmerzen

Ohrenschmerzen (Otalgie) können sowohl vom Ohr selbst als auch von Organen in der Umgebung der Ohren herrühren. Man muß daher versuchen, die Ursache zu finden. Zunächst können Ohrenschmerzen von der Ohrmuschel ausgehen, wenn sich dort entzündliche Vorgänge (Furunkel, Knorpelentzündung, Wundrose) abspielen. Auch Gichtknoten, Insektenstiche oder Erfrierungen können bei der Enstehung von Ohrenschmerzen eine Rolle spielen. Nicht selten befällt auch die Gürtelrose das Ohr (Herpes zoster oticus).

Der äußere Gehörgang wird zur Quelle der Ohrenschmerzen, wenn eine Gehörgangsentzündung besteht, wenn sich im äußeren Gehörgang ein Ohrenschmalzpfropf oder ein quellbarer Fremdkörper befindet. Natürlich können auch Verletzungen des Ohres und die Entwicklung eines Hautzellenpfropfs Schmerzen bereiten.

Vielfach ist eine Mittelohrentzündung (Otitis media) der Ursprung heftiger Ohrenschmerzen. Sie ist für den Ohrenarzt leicht zu erkennen. (Siehe auch unter Mittelohrentzündung!)

Auch die häufigsten Komplikationen der Mittelohrentzündung, nämlich die Warzenfortsatzentzündung (Mastoiditis), die Innenohrentzündung (Labyrinthitis) und der Tubenkatarrh, der bei Kindern sehr oft durch Wucherungen im Hals unterhalten wird, können Ohrenschmerzen zur Folge haben.

Wenn Ohrenschmerzen von einer fortschreitenden Erkrankung der knöchernen Labyrinthkapsel (Otosklerose) ausgehen, besteht gleichzeitig Schwerhörigkeit und Ohrensausen.

Alle Erkrankungen der den Ohren benachbarten Organe können auch Ohrenschmerzen bereiten, vor allem Zahnerkrankungen, Mandelentzündungen, Seitenstrangentzündungen, Lymphdrüsenentzündungen im Kieferwinkel sowie Erkrankungen des Rachens, der Zunge, der Mundhöhle und der Speicheldrüsen, ebenso auch Tumoren dieser Organe. Treten die Ohrenschmerzen nur beim Kauen auf, dann muß man auch noch an eine Erkrankung der Kiefergelenke denken, was meist durch eine Röntgenaufnahme zu klären ist.

Die Behandlung wird sich fast immer nach dem meist vorhandenen Grundleiden richten müssen. Solange es nicht erkannt ist, versucht man mit ableitenden heißen Fuß- oder Unterschenkelbädern, Ohrendampfbädern, Kurzwellenbestrahlungen und einfachen schmerzhemmenden Mitteln die Schmerzen zu lindern oder zu beseitigen.

P

Pilzinfektionen

Die Pilzinfektionen (Mykosen) haben in den letzten Jahren stark zugenommen. Während sie früher hauptsächlich in den Sommermonaten auftraten, findet man sie jetzt das ganze Jahr hindurch. Wahrscheinlich spielen dabei Änderungen der Lebensgewohnheiten eine erhebliche Rolle. Die möglichen Infektionsquellen sind Wasch- und Duschräume in den Betrieben, stark besuchte Hallenbäder, Holzroste in Baderäumen und Umkleidekabinen.

Auch von unseren Haustieren, besonders Hunden und Katzen, werden Pilzinfektionen übertragen (z. B. die Mikrosporie).

Sowohl die diagnostische Klärung der Art der Pilzerkrankung als auch die konsequent und lange Zeit durchgeführte Behandlung muß über den Facharzt für Hautkrankheiten geschehen.

Plasmozytom

Das Plasmozytom, auch *Kahlersche Krankheit* genannt, ist eine fortschreitende, wahrscheinlich bösartige Erkrankung des Knochenmarks, bei der dieses den betreffenden Knochen, besonders Rippen, Wirbel, Brustbein, Schädeldachknochen und Beckenschaufel „anfrißt und durchlöchert“. Sie ruft Skelettveränderungen hervor, die anhaltende, lange Zeit unerklärbare Schmerzen in den befallenen Regionen verursachen.

Lange anhaltende, unerklärliche Schmerzen bei Personen über 40 Jahren sollten immer daran denken lassen, daß ein Plasmozytom vorliegen könnte. Der Arzt kann die Diagnose nach Röntgen- und Blutuntersuchungen stellen. Auch eine längere Zeit bestehenbleibende, extrem hohe Blutsenkung legt den Verdacht auf diese Krankheit nahe. Neben den Skelettveränderungen treten bald auch weitere Organschädigungen wie Anämie und Nierenschädigung und ein hoher Anteil eines bestimmten Eiweißkörpers (Globulin) im Blutserum auf. Die Ursache der Krankheit ist unbekannt. Männer werden von ihr doppelt so häufig betroffen wie Frauen.

Eine wirksame, zur Heilung führende Behandlung ist bis heute nicht bekannt. Die Krankheitsdauer beträgt meist 18 Monate, ein Überleben bis zu fünf Jahren ist jedoch möglich. Eine Röntgenbestrahlung kann in einzelnen Fällen nützlich sein, da die Plasmozytomzellen strahlenempfindlich sind.

Als medikamentöse Behandlung wird Urethan angewandt. Es wirkt zwar schmerzlindernd, zerstört aber das krankhaft wuchernde Gewebe nicht. Die chemischen Mittel der Stickstoff-Lost-Gruppe wirken zwar gut, sind aber giftig und werden oft nicht vertragen. Bluttransfusionen zur Bekämpfung der Blutarmut sind nützlich, ebenso diätetische Maßnahmen zur Besserung des Allgemeinzustandes in Form von viel frischen Obst- und Gemüsesäften, Obst-Quark-Speisen und Mandelmilchzubereitung.

Die einzige für die nächste Zukunft wesentlich mehr versprechende Maßnahme ist die Krebs-Mehrschritt-Therapie nach Prof. *von Ardenne*, bei der durch Überwärmungsbäder nach vorheriger Tumorübersäuerung (durch Langzeit-Glukoseinfusion) eine starke Hemmung des Tumorwachstums und eine Vernichtung der Tumorzellen erreicht wird. Zuckerkranke sind von dieser Therapiemöglichkeit allerdings ausgeschlossen. (Siehe auch unter dem Stichwort Krebs.)

Pleuritis: siehe Rippenfellentzündung

Pneumonie: siehe Lungenentzündung

Prellungen: siehe Quetschungen

Prostatakrebs (Krebs der Vorsteherdrüse)

Gilt als typisches Leiden alter Männer. Es äußert sich anfänglich durch gehäuften Harndrang, kleinere Blutungen am Schluß der Harnentleerung, Rücken-

und Ischiasschmerzen und Neuralgien in der Umgebung des Kreuzbeins. Am häufigsten tritt die Krankheit im sechsten und siebenten Lebensjahrzehnt auf. In jedem Fall sollte man die Behandlung durch den Facharzt für Urologie durchführen lassen.

Diät: Krebswidrige Diät.

Physikalische Maßnahmen: Überwärmungsbäder zur Unterstützung der speziellen Behandlung.

Medikamente: Falls eine operative Behandlung nicht mehr möglich ist, kommt eine Hormonbehandlung in Frage, die zumindest das bösartige Zellwachstum hemmt.

Prostatavergrößerung (Vorsteherdrüsenvergrößerung)

Die Prostatavergrößerung (Prostatahypertrophie) ist eine recht häufige Erkrankung des alternden Menschen. Man muß damit rechnen, daß 50% aller Männer über 50 Jahre eine Vergrößerung der Prostata aufweisen, wobei aber wiederum nur 50% davon über Beschwerden klagen, die anderen bleiben zeitlebens beschwerdefrei. Zu den Zahlenangaben ist allerdings zu sagen, daß sie von Klinik zu Klinik stark schwanken. Die Vergrößerung der Prostata kommt nicht durch das eigentliche Prostatagewebe zustande, sondern durch Wucherungen der Drüsen, die die hintere Harnröhre umgeben und dicht unter der Harnröhrenschleimhaut liegen. Die Vergrößerung ist immer eine Wucherung, charakterisiert durch echte Zellvermehrung. Da es sich um eine Drüsenzellenwucherung handelt, muß die sogenannte Vergrößerung als Adenom (Drüsengeschwulst) bezeichnet werden.

Um eine Grundlage für die Behandlung zu gewinnen, hat man je nach den Erscheinungen und damit auch der Schwere der Erkrankung drei Krankheitsstadien festgelegt: Im Stadium I treten Beschwerden beim Wasserlassen auf, die Zahl der Entleerungen ist vermehrt, es bleibt aber kein Urin in der Blase zurück. Der erhöhte Widerstand im Blasenausgang wird durch vermehrte Blasenmuskeltätigkeit überwunden. Im Stadium II schafft die Blasenmuskulatur die Entleerung nicht mehr ganz, es bleibt Restharn in der Blase. Im Stadium III tritt durch Blasenüberdehnung akutes Harnverhalten ein.

Nur das Stadium I ist für eine diätetisch-physikalisch-medikamentöse, also konservative Behandlung geeignet. Das mechanische Abflußhindernis im II. und III. Stadium kann nur operativ beseitigt werden. Die *konservative Behandlung* der vergrößerten Prostata im ersten Stadium muß sehr vielseitig sein.

Diät: In der Kost sind scharfe Gewürze, Alkohol, viel Fleisch und kalte Getränke zu vermeiden. Sie muß auch dazu beitragen, daß regelmäßige Stuhlentleerungen erzielt werden, was am besten durch eine lacto-vegetabile Diät möglich ist.

Physikalische Maßnahmen: Wenn noch keine akuten Harnverhaltungen bestehen, sind Allgemeinanwendungen wie Bürstenbäder, Trockenbürsten und Wechselgüsse zweckmäßig.

Psychotherapeutische Maßnahmen: Soweit vegetative Spannungszustände eine Rolle spielen, kann das autogene Training zur Beruhigung und Entspannung und dadurch zu besserer Blasenentleerung beitragen.

Medikamente: Nach der heutigen Auffassung der Urologen gibt es eine vollständige Rückbildung der Prostatavergrößerung nicht. Eine Besserung dieses Zustandes soll auf einer Entstauung und gleichzeitigen Tonisierung der Blasenmuskulatur beruhen, wodurch das Harnlassen erleichtert wird. Viele Patienten bleiben aber trotz der Drüsenvergrößerung zeitlebens beschwerdefrei. Schwerere Krankheitserscheinungen treten nur bei 50% der Erkrankten auf. Rein medikamentös ist eine Behandlung mit pflanzlichen Präparaten (siehe Übersicht) möglich. Sie sind im Stadium I und im beginnenden Stadium II, bei schlechtem Allgemeinzustand und in höherem Alter angebracht und ausreichend wirksam. In Frage kommen Prostagutt, Prostamed, Prostatin Kanoldt, Prosta-Kapseln Fink, Kürbis-Granufink, Urgenin, Spasmo-Urgenin.

Die weiterhin mögliche Hormonbehandlung (Cyren-B-forte, Progynon M, Depostat, Femovirin, Primodian) beeinflußt vielleicht etwas stärker die subjektiven Beschwerden, vermag aber auch nur entstauend auf die Drüse und tonisierend auf die Blasenmuskulatur zu wirken, wodurch jedoch schon eine Verminderung des Restharns erzielt wird. Die Hormonbehandlungen müssen über drei bis vier Monate fortgesetzt und nach einer Pause wiederholt werden. Die ganze medikamentöse Behandlung darf nicht darüber hinwegtäuschen, daß die Prostata in bestimmten Abständen immer wieder untersucht werden muß. Der Urologe wird dann feststellen, ob und wann ein operativer Eingriff zweckmäßiger ist als eine Behandlung mit Medikamenten; denn es gilt die Regel, daß 50% der Prostatavergrößerungen eines Tages krebsig entarten.

Prostatitis (Vorsteherdrüsenentzündung)

Die Entzündung der Vorsteherdrüse (Prostatitis) kann sowohl Folge als auch Ursache einer Harnröhrenentzündung (Urethritis) sein (siehe dort). Auch die Samenblasen können sich mitentzünden. Bei jungen Männern zwischen 20 und 35 Jahren kommt die Prostatitis häufig gemeinsam mit der Urethritis vor. Die häufigste Ursache dieser Erkrankungen ist die Gonorrhoe (Tripper). Der Facharzt wird diese Erkrankung mit allen Mitteln festzustellen oder auszuschließen suchen. Die Prostatitis kann auch auf dem Blutweg durch Streuung von anderen Infektionsherden verursacht werden. Selbst durch infizierten Harn ist eine Vergrößerung der Prostata (Prostatahypertrophie) möglich. Schließlich kann durch Geschlechtsverkehr eine Infektion mit Trichomonaden eintreten, wenn die Partnerin damit infiziert ist.

Die Prostatitis macht sich bemerkbar durch geringen Ausfluß aus der Harnröhre besonders beim morgendlichen Erwachen. Die Harnröhrenöffnung juckt und das Wasserlassen ruft Brennen hervor. In der Kreuzbein- und Dammgegend können auch Schmerzen auftreten. Meist ist das geschlechtliche Verlangen (Libido) verringert. Treten mehrere dieser Anzeichen auf, ist der Facharzt für Urologie zu befragen. Er wird durch seine Untersuchung sehr bald das Vorliegen einer Prostatitis feststellen können.

Die Behandlung muß örtliche und allgemein wirksame Maßnahmen berücksichtigen.

Diät: Die Kost sollte wie bei der Harnröhrenentzündung reizlos, salzarm, fleischlos, am besten lacto-vegetabil mit Rohkost sein. Alkohol ist völlig untersagt.

Physikalische Maßnahmen: Heiße Sitzbäder, 2—3mal täglich, bringen große Erleichterung, später Wechselsitzbäder, Heublumensäcke auf die Blasen- oder Kreuzbeingegend, T-Wickel und als Allgemeinanwendungen Trockenbürsten und Wechselgüsse. In sehr hartnäckigen Fällen sind wie bei der chronischen Harnröhrenentzündung Überwärmungsbäder erfolgreich.

Medikamente: Wegen der Gefahr einer weiteren Ausbreitung der Infektion ist oft eine massive Behandlung mit antibiotischen Mitteln erforderlich, deren Art, Dosierung und Dauer vom Facharzt festgelegt und überwacht werden muß.

Q

Quecksilbervergiftung

Wir kennen die *akute* Quecksilbervergiftung, bei der vor allem Magen-Darm-Erscheinungen, wie Mundschleimhautentzündung, Erbrechen, Durchfall und ein metallischer Geschmack im Mund, aber auch Nierenfunktionsstörungen auftreten. Sie kann durch Einatmen von Quecksilberdämpfen, Einnehmen von Quecksilberpräparaten oder Aufnahme von Quecksilberverbindungen durch die Haut zustande kommen. Gelegenheit dazu besteht in Thermometerfabriken, Laboratorien, zahnärztlichen Instituten, Autofabriken und Industriezweigen (Kunststoffindustrie), die Quecksilber als Reaktionsbeschleuniger verwenden.

Die Krankheiten und ihre Behandlungsmöglichkeiten

Die wichtigere *chronische* Quecksilbervergiftung kann schon durch kleine Mengen zustande kommen, wenn diese lange genug einwirken. Ihre Symptome sind Nervenstörungen, Reizbarkeit und Schlaflosigkeit, ferner Zahnfleischveränderungen, Darminfektionen, Muskelzittern und Schädigungen der Erbsubstanz.

Nicht nur die Verarbeitung des Quecksilbers in der Kunststoffindustrie, sondern vor allem auch die zahlreichen Schädlingsvernichtungsmittel (Fungizide) auf Quecksilberbasis haben eine neue Gefahr der Umweltverschmutzung mit sich gebracht, nämlich die chronische Quecksilbervergiftung. Man hat feststellen müssen, daß in Schweden, Japan, den USA und Kanada die Flüsse schon heute einen hohen Quecksilbergehalt aufweisen, so daß die daraus geangelten Fische nicht mehr ohne Gefährdung der Gesundheit gegessen werden können. Besondere Gefahren gehen von den erbschädigenden Eigenschaften des Quecksilbers aus, da es die normale Zellteilung beeinträchtigt und durch anomale Mitosen (Zellkernteilungen) zu Veränderungen der Erbfaktoren (Chromosomenaberrationen) führt. Diese Wirkungen sind bereits im Tierexperiment nachgewiesen.

Eine *Behandlung* ist kaum möglich, es sei denn, man verstopft die Schädigungsquellen und versucht, die Entgiftungs- und Ausscheidungsorgane des Menschen in guter Funktion zu halten, was wiederum nur möglich ist, wenn Luft, Wasser und Boden und damit unsere Lebenselemente nicht weiteren Vergiftungen und Verschmutzungen ausgesetzt sind.

Unsere Kopfhaare können ein höchst empfindlicher Maßstab dafür sein, ob sich giftige Substanzen in unserem Körper infolge der Umweltverschmutzung anreichern. An der Universität Toronto gelang es, bereits geringste Konzentrationen von Quecksilber, Blei, Eisen, Selen und Wolfram im Haar nachzuweisen. Untersuchungen am Menschen zeigten ferner, daß gesunde Personen, die nur hin und wieder Fisch aßen, im Haar 3—5 ppm Quecksilber speicherten. Menschen, die sich hauptsächlich von Fisch ernährten, wiesen dagegen 10—25 ppm Quecksilber auf. In Japan und New Mexiko fand man bei schweren Quecksilbervergiftungen mehr als 100 ppm Quecksilber im Haar (ppm = parts per million).

Quetschungen, Prellungen

Quetschungen entstehen meistens durch eine direkte stumpfe Gewalteinwirkung auf die Körperoberfläche ohne Verletzung der Haut, also ohne *offene* Wunde. Die meisten Sportverletzungen sind Quetschungen (Kontusionen). Während die Haut unverletzt bleibt, bilden sich unter der Haut, seltener in der Muskulatur, kleinere bis größere Blutergüsse (Hämatome). Wird eine Arterie mitverletzt, so entsteht ein pulsierender Bluterguß. In den meisten Fällen werden die Blutergüsse vom Körper aufgesaugt; es kann aber auch zu einer bindegewebigen oder knorpeligen Verhärtung (mit späterer Kalkeinlagerung) oder zur Abkapselung und Bildung einer Blutzyste kommen.

Trifft eine plötzliche stumpfe Gewalteinwirkung den Brustkorb (Boxschlag, Fußball), liegt auch eine Herzquetschung im Bereich des Möglichen, die wiederum eine Muskelschädigung, Reizleitungsstörung oder Koronarthrombose zur Folge hat. Unter ungünstigen Umständen muß dann sogar mit einem schnellen Herztod gerechnet werden. In den meisten Fällen jedoch bilden sich die Veränderungen glücklicherweise zurück.

Gefährlicher ist eine stumpfe Verletzung des Bauches, da die Folgen oft schwer festzustellen sind. Der Untersucher muß entscheiden, ob es nur eine Prellung war oder ob auch eine Organverletzung oder gar eine innere Blutung vorliegt. Wenn diese Entscheidung nicht zweifelsfrei zu treffen ist, muß die Einweisung in eine Klinik erfolgen. In der Hälfte der Fälle läßt sich der Zustand bei der ersten Untersuchung nicht sicher beurteilen, zumal eine Nierenverletzung oder ein Riß der Leber, der Bauchspeicheldrüse oder Milz erst nach Stunden oder gar Tagen festzustellen ist.

Als Grundsatz ist festzuhalten: Nur eine einfache Prellung kann zu Hause behandelt werden. Besteht auch nur der Verdacht auf eine über die Prellung hinausgehende Organverletzung, ist eine klinische Beobachtung (mit der Möglichkeit schnellen Einschreitens) erforderlich.

Die einfachen Prellungen werden mit Ruhe und mit kühlen, feuchten Kompressen oder Umschlägen behandelt. Man kann dem Wasser auch Arnikatinktur zusetzen (1 Eßlöffel auf 1/2 l Wasser). Die Umschläge werden halbstündlich gewechselt. Über Nacht wird ein Prießnitzumschlag angelegt. Ist ein Gelenk oder sind Sehnen in Mitleidenschaft gezogen, muß der betroffene Körperteil für zwei bis drei Wochen ruhiggestellt werden. Sind Nerven daran beteiligt, beträgt die Dauer der Ruhigstellung vier bis sechs Wochen.

Blutergüsse werden durch Lasonil oder Thrombophob-Salbe zur schnelleren Aufsaugung gebracht. Der Salbenverband wird alle zwei Tage erneuert, insgesamt 14—18 Tage lang.

Innerlich kann man Traumeel, eine Kombination aus 13 pflanzlichen Bestandteilen, geben, wodurch das Abschwellen und Aufsaugen sowie die Regeneration wesentlich beschleunigt wird.

Rachitis

Rachitis, auch englische Krankheit genannt, ist eine Vitamin-D-Mangelkrankheit, die zu Störungen des Phosphor-Kalk-Stoffwechsels führt und damit die Verknöcherung der Knorpelgrundsubstanz verzögert. Vor allem Säuglinge und Kleinkinder sind von dieser Krankheit betroffen. Normalerweise wird das Vitamin D unter Einwirkung der ultravioletten Strahlen des Sonnenlichtes in der Haut gebildet. Bei Rachitis besteht daher meist zugleich auch ein Mangel an Sonne und Bewegung. Das in einigen Nahrungsmitteln vorhandene Vitamin D reicht zur Versorgung nicht aus, die körpereigene Produktion ist nicht zu entbehren. Dazu wird Sonne oder zumindest künstliche Höhensonne benötigt.

Die Rachitis führt besonders an den schnellwachsenden Knochen zu zahlreichen Schäden, wie rachitischen Verkalkungsstörungen am Schädelknochen, rosenkranzähnlichen Auftreibungen an den Knochenknorpelgrenzen der Rippen (rachitischer Rosenkranz), Trichter- oder Hühnerbrust, O- oder X-Beinen, Beckenverengung (später Geburtshindernis), Wirbelsäulenverkrümmungen, Zwergwuchs und Störungen der Zahnentwicklung.

Das erste Symptom der Rachitis ist Schwitzen am Kopf. Das Kissen ist unter dem Kopf immer feucht.

Diät: Kalk-, Vitamin-A- und Vitamin-D-reiche Nahrungsmittel sind zu bevorzugen. Nach der Säuglingszeit sind Früchte, Gemüse, Salate, Vollkornbrot und Vollmehle, Vollreis und Milch bzw. Milchprodukte sehr wichtig. Säuglinge müssen so lange wie möglich gestillt werden, aber auch die Muttermilch enthält nicht die notwendige Menge Vitamin D, wenn sich die Mütter nicht richtig und vollwertig ernähren, was häufig der Fall ist. Daher hat jedes Kind während der ganzen Säuglingsperiode die medikamentöse Rachitisvorbeugung nötig. Sie muß bereits am Ende der ersten Lebenswoche beginnen. Sobald wie möglich erhalten die Säuglinge als Beikost geschabte rohe Möhren oder Äpfel mit Zusatz von etwas Olivenöl.

Physikalische Maßnahmen: Viel Aufenthalt der Säuglinge und Kinder in Luft, Licht und Sonne, wenn möglich außerhalb des Dunstkreises der Städte. Im Winter Höhensonne. Bei bereits eingetretenen Knochendeformierungen muß eine orthopädische Behandlung einsetzen, wodurch noch Korrekturen möglich sind.

Medikamente: Die nach der ersten Lebenswoche notwendigen Vitamin-D-Gaben zur Rachitisvorbeugung können als wasserlösliche Zubereitungen gegeben werden. Die Aufnahme des Vitamins durch den Organismus ist hierbei am besten; man kommt daher bei dieser Methode mit einer wesentlich geringeren

Gesamtmenge aus als bei der sogenannten Stoßprophylaxe. Wählt man statt der wasserlöslichen Form die ölige, so sind höhere Dosen erforderlich.

Die untere Grenze der täglich zu verabreichenden Menge sind 1000 Einheiten, die obere 2000 Einheiten. Diese Dosis wird, ohne Schäden befürchten zu müssen, während des ganzen ersten Lebensjahres beibehalten.

Eine weitere Methode ist die *Verabreichung von täglich zweimal fünf Tropfen Vigantol.* Ist der Inhalt eines Fläschchens, das 5 mg (200 000 Einheiten) enthält, aufgebraucht, legt man eine Pause von vier Wochen ein. Dann beginnt man von neuem und setzt das Verfahren während des ganzen ersten Lebensjahres fort. Die dabei etwas zu hohe Tagesdosis von 6500 Einheiten bleibt wegen der Vier-Wochen-Pausen unschädlich.

Die bequemste Methode ist der *Vitaminstoß.* Dabei verabreicht man nach der ersten Lebenswoche 5 mg Vitamin D auf einmal (1 Tablette Vigantol forte = 200 000 Einheiten). Nach zwei, vier und sechs Monaten wird dann die gleiche Dosis von 5 mg nochmals verabreicht. Der frühe Vitamin-D-Stoß nach der ersten Lebenswoche hat sich vor allem bei Krampfanfällen (rachitische Tetanie) bewährt.

Wenn Milch mit Vitamin-D-Anreicherung zur Verfügung steht (bis 500 Einheiten/Liter), so kann sie mit Nutzen verwendet werden. Die medikamentöse Vorbeugungsdosis darf aber dann 1000 Einheiten Vitamin D pro Tag nicht überschreiten.

Im Schulalter oder in der Pubertät kann noch die sogenannte *Spätrachitis* auftreten. Die Krankheitszeichen sind Knochen- und Muskelschmerzen. Bei Röntgenaufnahmen zeigt sich eine Kalkarmut der Knochen. In diesem Fall sind Sonnenbäder, Ultraviolettbestrahlungen und eine Vitamin-D-reiche Kost oder sogar Vitamin-D-Gaben nach ärztlich festgesetzter Dosierung notwendig.

Wenn Erwachsene längere Zeit ohne Sonnenbestrahlung und Vitamin D bleiben, kann eine *Knochenerweichung* (Osteomalazie) die Folge sein. Auch hier hilft nur Sonne, Ultraviolettbestrahlung, viel Bewegung im Freien, möglichst häufiger Aufenthalt im Seeklima am Strand und vollwertige Kost.

Reisekrankheiten

Was man bisher als Luft-, See-, Karussell-, Fahr- oder Fahrstuhlkrankheit bezeichnet hat, wird heute unter der Bezeichnung Bewegungskrankheiten (Kinetosen) zusammengefaßt, weil in allen Fällen die Krankheitsbilder gleichartig sind. Die krankhaften Erscheinungen kommen immer durch einen Beschleunigungs- und Richtungswechsel zustande. Es können dabei folgende Krankheitszeichen auftreten: Müdigkeit, Schläfrigkeit, Gähnen, Leere im Magen, Hungergefühl. Bald kommen Blässe, Schwindel, Übelkeit, Erbrechen, Durchfall und Kreislaufstörungen, meist mit Blutdruckabfall, hinzu. Die Erscheinungen können bis zu unstillbarem Erbrechen, Vernichtungsgefühl und „nervösem Zusammenbruch“ gehen.

Die Krankheiten und ihre Behandlungsmöglichkeiten

Zur Vorbeugung wie zur Behandlung verfügen wir über einige recht wirksame Medikamente. Mit allen anderen Maßnahmen ist nicht viel zu erreichen. Die Medikamente sind Bonamine, Vomex A, Peremesin, Pervetral, Psyquil und Novomina B_6.

Flugreisen bergen für Schwangere besondere Gefahren. Da die Höhenfestigkeit während der Schwangerschaft vermindert ist — eine mangelhafte Sauerstoffversorgung für das Gewebe wie für das werdende Kind ist die Folge —, sollte eine Flugreise in den ersten drei Monaten unterbleiben. Insbesondere längere Flugreisen bedeuten für das vegetative Nervensystem und die Kreislauffunktionen erhebliche Anpassungsleistungen (Start, Landung, verminderter Sauerstoff-Partialdruck, Störung des Tag-Nacht-Rhythmus, abrupter Klimawechsel). Es ist inzwischen bekannt, daß sich daraus Fehlgeburten und Mißbildungen der Frucht ergeben können (z. B. Herz-Scheidewand-Defekte).

Nur der Verzicht auf die Flugreise kann unnötige Risiken ausschalten.

Die sogenannte *Reisediarrhoe* kann als leichte Durchfallserkrankung durch das Reisen selbst, aber auch durch Klima- und Kostumstellung und manchmal auch, bei mangelhafter Hygiene, durch Infektion zustande kommen. Mit leichten durchfallhemmenden Mitteln wie Intestopan, Mexaform S und Mexase plus kann meist schnell geholfen werden.

Rheumatismus

Man unterscheidet im Rahmen der rheumatischen Erkrankungen heute hauptsächlich 1. die akute rheumatische Gelenkentzündung oder das rheumatische Fieber; 2. den sekundär chronischen Gelenkrheumatismus (beides sind typische Zweiterkrankungen nach einer durch Eitererreger [Streptokokken der Gruppe A] bedingten Infektion [meist Mandelentzündung]), und 3. den primär chronischen Gelenkrheumatismus. (Bei dieser rheumatischen Erkrankung wird eine Bakterienbeteiligung abgelehnt, ob Viren oder Mukoplasmen eine ursächliche Rolle spielen, ist noch nicht geklärt.)

Akute rheumatische Gelenkentzündung oder rheumatisches Fieber

(Polyarthritis rheumatica acuta)

Eine bis drei Wochen nach einer Streptokokken-Infektion (Angina) kann plötzlich, sozusagen über Nacht, hohes Fieber (bis 40° C) und eine schmerzhafte Schwellung und Rötung verschiedener Gelenke auftreten. Hauptsächlich werden davon Jugendliche betroffen. Das akute fieberhafte Stadium klingt nach einigen Tagen bei entsprechender Behandlung meist ab, aber es treten weitere Fieberschübe mit Befall anderer Gelenke auf. Oft folgen eine Herzinnenhaut-, Herzbeutel- und Herzmuskelentzündung und unter der Haut treten Knötchen (Rheumaknötchen) auf. Nicht selten befällt die rheumatische Entzündung auch innere Organe oder das zentrale Nervensystem (Veitstanz).

Der auf jeden Fall zu holende Arzt stellt im Rachenabstrich die Erreger, die Streptokokken der Gruppe A, eine hohe Blutsenkung und einen hohen Anstieg des sogenannten „Antistreptolysintiters" fest und sichert dadurch die Diagnose.

Sich wiederholende Streptokokkeninfekte führen über allergisch-hyperergische Reaktionen zu einer Umstimmung der Reaktionslage des Bindegewebes (Mesenchyms), wobei aber der „rheumatische Gewebsschaden" zustande kommt.

Die Behandlung hat ganz energisch den Streptokokkeninfekt zu bekämpfen und so weit wie möglich die Bindegewebsschädigung zu verhüten oder zu mildern.

Diät: Als *Heilkost* kommt nur Saftfasten, Rohkost und vegetarische Kost in Frage, zumal damit eine Stoffwechselentlastung und eine Normalisierung der Immunisierungsvorgänge möglich ist.

Physikalische Maßnahmen: Im akuten Stadium sind nur milde Maßnahmen angebracht, vor allem Ganzwaschungen und feuchte Wickel oder Kompressen. Örtlich werden an den befallenen Gelenken meist kühle Umschläge, Lehm-, Pelose- (in Moorgebieten gewonnener Faulschlamm) oder Schlammpackungen als angenehm empfunden. Es bleibt der weiteren ärztlichen Entscheidung vorbehalten, ob Lichtbäder (Höhensonne), Schlamm- oder Paraffinpackungen oder auch Blutegel angewendet werden können.

Bei der akuten rheumatischen Gelenkentzündung mit Schwellung, Rötung und Schmerzen wird neuerdings wieder die *Eispackung* empfohlen. Sie wirkt schmerzhemmend (analgetisch) und nach Abnahme der Packung – nach 10 bis 12 Minuten Dauer – durchblutungssteigernd (hyperämisierend). Die als Reaktion eintretende Wärme wird als angenehm empfunden.

Bei der Eispackung wird zerstoßenes Eis auf einem Frotteehandtuch verteilt, das man um das betreffende Gelenk (Eis zur Haut) wickelt. Mit einem zweiten, etwas überstehenden Handtuch wird die Packung abgedeckt (umwickelt). Nach 10 bis 12 Minuten Dauer die Packung entfernen, das Gelenk abtrocknen und warmhalten. Eine mehrmalige Wiederholung dieser Eispackung am Tage ist möglich.

Bei Frieren oder allgemeinem Kältegefühl ist die Behandlung abzubrechen; ebenso bei Schmerzverstärkung oder anhaltend starken Schmerzen.

Nicht angezeigt ist die Behandlung mit Eispackungen bei Hauterkrankungen mit beschädigter Haut, Empfindungsstörungen (= Nervenstörungen), schweren arteriellen Durchblutungsstörungen und offenen Wunden.

Sehr selten können folgende Nebenwirkungen auftreten: lokale Unterkühlung, Erfrierungen, Kälteschäden. Die Packung darf nicht länger als beschrieben liegenbleiben! Man muß sich ganz allgemein warm fühlen.

Bei richtiger Anwendung der Packung ist eine schnelle Schmerzlinderung und Besserung der Entzündung zu erwarten.

Medikamente: Sie müssen auf jeden Fall der ärztlichen Entscheidung überlassen bleiben.

Beim **sekundär chronischen Rheumatismus,** der aus der nicht abheilenden akuten rheumatischen Gelenkentzündung hervorgehen kann, kommen dann die Maßnahmen wie beim primär chronischen Gelenkrheumatismus in Frage.

Primär chronischer Gelenkrheumatismus
(Polyarthritis rheumatica chronica = PcP)

Der primär chronische Gelenkrheumatismus, auch rheumatische Arthritis genannt, ist nach der akuten rheumatischen Gelenkentzündung (Polyarthritis rheumatica acuta) die wichtigste Erkrankungsform aus dem Formenkreis der rheumatischen Erkrankungen. Sie beginnt schon in ziemlich frühen Lebensjahren und neigt zu schubweisem Fortschreiten. Frühinvalidität und jahrelanges Siechtum sind meist die Folgen.

Im Gegensatz zum akuten rheumatischen Fieber ist der chronische Gelenkrheumatismus – soweit wir bis heute wissen – nicht durch Bakterien bedingt. Akuter und chronischer Gelenkrheumatismus sind daher als *zwei verschiedene* Leiden und nicht etwa als unterschiedliche Verlaufsformen eines Leidens anzusehen.

Der primär chronische Gelenkrheumatismus ist nach heutiger Auffassung Ausdruck einer entzündlichen Reaktion des Bindegewebssystems.

Die Folgen dieses Entzündungsvorganges sind Morgensteifigkeit, spindelförmige Auftreibung der Fingermittelgelenke und teigige Schwellung der Fingergrundgelenke. Nach Jahren erst folgt auch die Beteiligung der großen Gelenke, stellen sich Knotenbildungen unter der Haut der Knochenvorsprünge und schließlich langsame Zerstörungen der Knorpel und Knochen ein.

Meistens verläuft die Krankheit chronisch-fortschreitend, sie kann aber auch in jedem Stadium zum Stillstand kommen oder sich nur vorübergehend bessern. Die ersten Erscheinungen stellen sich meist zwischen dem 35. und 45. Lebensjahr ein und treten bei Frauen etwa dreimal häufiger auf als bei Männern. Meist erkranken zuerst die kleinen Gelenke der Hände und Füße. Das Allgemeinbefinden ist durch ein unbestimmtes Krankheitsgefühl, nervöse Übererregbarkeit, depressive Verstimmung, Empfindungsstörungen an Händen und Füßen, wechselnd auftretende Muskelschmerzen, vermehrte Schweißbildung und zuweilen geringe Temperatursteigerungen erheblich beeinträchtigt. Eine Herzmuskelentzündung kommt im Gegensatz zum rheumatischen Fieber beim chronischen Gelenkrheumatismus im allgemeinen nicht vor.

Durch charakteristische Blut- und Röntgenbefunde kann der Arzt die Diagnose sichern und auch von besonderen Verlaufsformen und Kombinationen mit anderen Organerkrankungen abgrenzen.

Die Krankheiten und ihre Behandlungsmöglichkeiten

Bei der Behandlung muß man davon ausgehen, daß die Gelenkerscheinungen nicht die ganze Krankheit, sondern nur ein hervorstechendes Symptom darstellen und daß allen Erscheinungen ein krankhafter *immunologischer Prozeß* zugrunde liegt. Wichtig scheint dabei eine *erbliche Disposition* (Gen-Defekt) mit einer abnormen Reaktionsbereitschaft des Antikörper produzierenden Gewebes zu sein. Warum und auf was das Antikörper produzierende Gewebe krankhaft reagiert, liegt noch völlig im dunkeln. Jede Behandlung muß darauf bedacht sein, den zugrunde liegenden immunologischen Prozeß zu unterbrechen. Das ist mit den bisher üblichen physikalischen Mitteln und medikamentösen Maßnahmen nur sehr begrenzt möglich. Sie haben aber ihren besonderen Wert darin, daß sie den Entzündungsprozeß zu hemmen und zu unterdrücken, den krankhaften immunologischen Vorgang zu mildern, allerdings nicht zu beseitigen vermögen.

Wesentlich besser sind oft die Ergebnisse durch eine *Goldtherapie,* weil dadurch die Antikörperbildung gehemmt wird, und die Behandlung mit *Metalcaptase* (Penicillamin), einer Aminosäure, die in den immunpathologischen Prozeß eingreift.

Endlich kommt die operative, möglichst totale Ausräumung der Gelenkschleimhaut in Frage (Synovektomie), weil damit das Reaktionsfeld der Erkrankung beseitigt und so der Zerstörungsprozeß im Gelenk verhindert wird.

Die besten Ergebnisse werden erzielt, wenn diese operative Behandlung möglichst frühzeitig vorgenommen wird. Am häufigsten führt man die Synovektomie (auch Synovialektomie genannt) heute am Kniegelenk aus, wobei oft große Mengen der gelblich-bräunlichen „Rheumamasse", der Wucherungen der Synovialmembran, ausgeräumt werden.

Da aber die konservativen Maßnahmen sowohl vor wie nach einer operativen Behandlung ihre Bedeutung und Berechtigung behalten, sind sie nachfolgend aufgeführt.

Diät: Kochsalzarme vegetarische Kost, Rohkostperioden (2—3 Wochen).

Physikalische Maßnahmen: Sie müssen dem Einzelfall, vorsichtig vorgehend, angepaßt sein. Zu starke Reize verschlimmern! Meist besteht Wärmebedürftigkeit, Kälteprozeduren werden dann schlecht vertragen. Es können Allgemeinbehandlungen und Lokalbehandlungen durchgeführt werden. Die Allgemeinbehandlungen wirken über die Haut auf das vegetative Nervensystem, den Stoffwechsel und die Immunitätszustände. Die Lokalbehandlung soll in erster Linie die in und um die Gelenke herum sich befindenden entzündlichen Schwellungen aufsaugen.

An allgemein wirksamen Maßnahmen kommen in Frage: Trockenbürstungen des ganzen Körpers mit anschließender wechselwarmer Waschung, Luft- und kurze Sonnenbäder, warme Vollbäder oder Bürstenbäder mit Kräuterextrakten oder Staßfurter Salz, Salicyl- oder huminsäurehaltigen Präparaten. Nach jedem Bad mindestens eine Stunde Bettruhe mit Nachschwitzen. Weiterhin kommen in Frage: Stangerbäder mit Salhuminzusatz, Schwefelbäder und Klimakuren im Hochgebirge.

Als Lokalmaßnahmen sind nützlich: Heißluftkasten, Moor- und Schlammpackungen, Kurzwellendurchflutungen, Jod-Iontophorese, Massage und Elektrogymnastik gegen Widerstand (Deuser-Band).

Psychotherapeutische Maßnahmen: Im ärztlichen Gespräch muß dem Patienten die Problematik der Erkrankung klargemacht werden. Es muß in sein Bewußtsein eindringen, daß er wahrscheinlich sein Leben lang behandlungsbedürftig bleibt und es sehr viel auf seine aktive Mithilfe ankommt, wenn er die schweren Folgezustände und das schnelle Fortschreiten der Krankheit verhindern will.

Medikamente: Genau wie die physikalischen Maßnahmen müssen die Medikamente vom Arzt sorgfältig ausgewählt und dem Verlauf des Einzelfalles angepaßt werden. Hauptsächlich kommen folgende Substanzen in Frage: Salicylsäurepräparate, Butazolidin, Elmedal, Amuno, Corticoidpräparate, Resochin, Goldpräparate, Metalcaptase. Einige lassen sich direkt ins erkrankte Gelenk injizieren.

An *operativen Maßnahmen* werden durchgeführt: Entfernung der Gelenkschleimhäute, Gelenkplastiken und künstliche Versteifung der Gelenke.

Rippenfellentzündung

Die Rippenfellentzündung (Pleuritis) ist meist eine Miterkrankung bei Krankheiten der Nachbarorgane. Interessanterweise kann sich eine Rippenfellentzündung *vor* dem Grundleiden anzeigen. Nach den verschiedenen zugrunde liegenden Krankheiten gibt es verschiedene Formen der Rippenfellentzündung, so eine *seröse* oder *allergische Rippenfellentzündung* beim rheumatischen Fieber oder der Serumkrankheit, die *fibrinöse Rippenfellentzündung,* bei der die Ausschwitzung des Rippenfells zu Fibrin gerinnt, das sich auf das Rippenfell auflagert, ein Vorgang, der bei der Lungenentzündung, dem Lungeninfarkt und der Lungentuberkulose auftritt, ferner die *blutige Rippenfellentzündung,* die auf eine Lungentuberkulose oder einen Lungentumor aufmerksam macht, und die *eitrige Rippenfellentzündung,* die bei Lungenentzündung und Lungenabszeß auftreten kann.

Bei der Untersuchung stellt der Arzt zunächst entweder eine *trockene* Rippenfellentzündung fest, die der fibrinösen Entzündung entspricht, oder eine *feuchte* Rippenfellentzündung, die auf alle anderen Formen hinweist.

Bevor nicht vom Arzt die fast immer vorhandene Grundkrankheit der Rippenfellentzündung festgestellt ist, hat eine Behandlung nicht viel Zweck, es sei denn, daß eine Entlastungspunktion erforderlich wird. Nachdem die Grundkrankheit erkannt ist, wird diese entsprechend behandelt.

Röteln

Die Röteln (Rubeola) sind eine den Masern zum Verwechseln ähnliche Virusinfektion vor allem des Kindesalters. Zwischen Ansteckung und Ausbruch der Krankheit vergehen meist 14—21 Tage. Sie hat keine wesentlichen Vorboten, höchstens einen leichten Katarrh. Die Krankheit beginnt mit einem masern-, manchmal auch scharlachähnlichen Ausschlag, der kleinfleckig, hellrosa und flach aussieht und sich meist, hinter den Ohren beginnend, über den ganzen Körper einschließlich des behaarten Kopfes ausdehnt. Gleichzeitig besteht eine leichte Bindehautentzündung der Augen und eine typische *Schwellung* der Nackendrüsen. Der Ausschlag und die Nackendrüsen ermöglichen die Diagnose. Man kann die Krankheit sozusagen im Dunkeln feststellen, wenn man weiß, daß ein Hautausschlag besteht und man die Drüsen fühlen kann.

In Einzelfällen kann allerdings auch der Arzt Schwierigkeiten haben, Röteln und Masern voneinander zu trennen. Kinder, die angeblich zweimal Masern hatten, haben meist einmal Masern und einmal Röteln gehabt. Die Diagnose läßt sich auch durch eine *Blutuntersuchung* sichern. Bei Röteln findet sich eine Verminderung der weißen Blutzellen (Leukopenie), und es treten vermehrt Lymphozyten (auch untypische Lymphozyten) und Plasmazellen auf. Erst in jüngerer Zeit wurde es durch die moderne *Serodiagnostik* möglich, die Röteln von anderen Virusinfektionen zu trennen, die einen röteähnlichen Hautausschlag hervorrufen (Echo-, Coxsackie- und adenotrope Viren).

Da nun die Röteln während einer Schwangerschaft nicht selten zu *Mißbildungen des Kindes führen*, sollte heute die Diagnose immer durch eine serologische Untersuchung bestätigt werden. Die gesicherte Diagnose ist im Hinblick auf die Verhütung kindlicher Mißbildungen äußerst wichtig, da nunmehr die Möglichkeit besteht, alle Frauen, die bis zur ersten Schwangerschaft keine Röteln-Infektion durchgemacht haben und darum eine negative Serumreaktion aufweisen, durch eine *Schutzimpfung* mit Röteln-Impfstoff vor der Infektion und damit die Kinder vor der Mißbildung zu bewahren.

Für eine Schutzimpfung kommen in Frage 1. alle Mädchen vor Erreichung der Geschlechtsreife, 2. alle Frauen im gebärfähigen Alter unter Beobachtung einiger Vorsichtsmaßnahmen, 3. alle Kinder beiderlei Geschlechts, da bei Kindern weder Erkrankungen noch sonstige Nebenwirkungen beobachtet worden sind.

Rückenschmerzen

Rückenschmerzen können verschiedene Ursachen haben. In den meisten Fällen sind Verschleißerscheinungen der Wirbelsäule dafür verantwortlich zu machen (z. B. Spondylarthrose, Osteochondrose, Bandscheibenschäden oder Bandscheibenvorfälle). Weiterhin kommen statische Fehlhaltungen, Fehlstellungen (Wirbelsäulenverkrümmungen), Ausstrahlungen aus anderen Organen (z. B. Eierstöcke), Knochenentkalkung, Geschwülste, entzündliche Erkrankungen (z. B. auch Bechterewsche Erkrankung) und Unfallfolgen (nach Wirbelbrüchen) ursächlich in Frage.

Bei beiden Geschlechtern überwiegen die Verschleißerscheinungen der Wirbelsäule. Männer sind am häufigsten durch die Lendenwirbel betroffen, Frauen durch die Halswirbel. Entsprechend herrschen bei Männern Kreuzschmerzen, bei Frauen Halswirbelschmerzen vor, soweit degenerative Wirbelsäulenleiden ursächlich beteiligt sind.

Da den Rückenschmerzen so sehr verschiedene Ursachen zugrunde liegen können, sollte — wenn sie auch einen erheblichen Aufwand erfordert — mit Hilfe des Arztes zunächst eine diagnostische Klärung versucht werden. Erst dann kann man die verschiedenen Behandlungsmöglichkeiten erwägen. Einige können hier erwähnt werden.

Diät: Sofern Übergewicht besteht, ist auf jeden Fall eine Reduktionskost notwendig, um statische Beschwerden zu erleichtern.

Physikalische Maßnahmen: Sie können und müssen meist kombiniert angewendet werden. Wärme in Form von warmer Bekleidung, Bestrahlungen, Packungen, Sauna, römisch-irische Bäder, Blitzgußmassage, Unterwassermassage, Gymnastik, Massage, Dehnungen und Einrenkungen. Richtiges Schuhwerk ist sehr wichtig.

Medikamente: Nur sparsam und kurzfristig verwenden. Einreibungsmittel, entzündungswidrige Mittel (Antiphlogistika) werden ärztlich verordnet.

S

Scharlach

Der Scharlach (Scarlatina) ist eine über den Rachen als Eintrittspforte stattfindende Infektion mit Eitererregern (Streptokokken). Es gilt die Regel: Ohne Angina kein Scharlach! Hauptsächlich erkranken Kleinkinder und Schulkinder, seltener Säuglinge. Die Zeit der Ansteckung bis zum Ausbruch der Krankheit (Inkubationszeit) ist nicht genau bekannt, man nimmt zwei bis vier Tage an, also eine sehr kurze Zeitspanne.

Die Krankheiten und ihre Behandlungsmöglichkeiten

Die Krankheit beginnt plötzlich (wie aus heiterem Himmel) mit Erbrechen und hohem Fieber (manchmal auch Schüttelfrost). Immer entwickelt sich eine Halsentzündung (Scharlach-Angina). Das hohe Fieber bleibt je nach Schwere der Erkrankung zwei bis fünf Tage bestehen und fällt dann langsam ab.

Zwei bis vier Tage nach dem Fieberanstieg tritt der nach Ausbreitung und Aussehen meist typische Scharlachhautausschlag auf, der wie folgt charakterisiert werden kann.

Ausbreitung	Aussehen am Körper	Aussehen des Gesichtes
Beginn an der unteren und vorderen, seitlichen Halspartie, Ausbreitung über den ganzen Körper meist besonders deutlich werdend auf den Streckseiten der Gliedmaßen und in den Leistenbeugen.	Die Einzelflecken sind etwa stecknadelkopfgroß, stehen dicht nebeneinander und sehen zuerst hell-, später dunkelrot aus. Manchmal kleinste Bläschen (Scharlachfriesel). Aus einiger Entfernung sieht der Ausschlag schon gleichmäßig rot aus.	Meist ohne Ausschlag, intensive fieberhafte Wangenröte, Mundumgebung bis Kinn (Munddreieck) bleibt blaß. Oft Faulecken an den Mundwinkeln.

Neben Fieber, Halsentzündung und Hautausschlag tritt auch oft eine eitrige Nasen- und Rachenschleimhautentzündung auf. Die Zunge ist anfangs weißlich belegt. Der Belag stößt sich vom Ende des zweiten Krankheitstages an von den Rändern her ab. Die Zunge sieht dann frischrot aus, und die Papillen treten deutlich hervor (Erdbeer- oder Himbeerzunge). Die Kieferwinkeldrüsen schwellen immer an. Gleichzeitig besteht eine flammende Rötung des weichen Gaumens.

Zuweilen verläuft der Scharlach untypisch. Bei ausgeprägter Giftwirkung der Scharlacherreger entwickelt sich der *toxische Scharlach.* Bei Verschleppung der Erreger durch die Blutbahn können an den verschiedensten Körperstellen entzündliche Reaktionen auftreten, was als *septischer Scharlach* bezeichnet wird, der schnell tödlich enden kann.

Kurz nach dem Abblassen des Ausschlages (meist am Ende der zweiten Woche) beginnt normalerweise eine Abschürfung der Haut zunächst um die Nägel herum und am Bauch, dann auch an Händen und Füßen in oft großen Fetzen. Bei Mädchen kann es in dieser Zeit zu geringerem weißlichen Scheidenausfluß kommen.

Da jede Scharlacherkrankung durch eine erhöhte Blutungsbereitschaft gekennzeichnet ist, findet man in der Mundhöhle und in den Hautfalten oft kleine punktförmige Blutungen. Manchmal treten am Ende der ersten Krankheitswoche auch meist flüchtige Schmerzen in den Hand- und Fußgelenken auf.

Der Scharlach hat nicht selten Komplikationen im Gefolge. Sie können schon in der akuten Phase beginnen oder nach einer fieberfreien Periode einzeln oder kombiniert auftreten. Man spricht dann von einem „Zweiten Kranksein", das sich meist in der dritten oder vierten Woche einstellt. Die häufigsten Komplikationen sind: Wiederholung der Ersterkrankung, Neuinfektion durch Keimträger, Mittelohrentzündung, Lymphdrüsenentzündung, Blutleiterthrombose hinter dem Ohr, Herzmuskelentzündung, Nierenentzündung und (symptomatische) Gelenkentzündung.

Diät: Fieberkost und flüssig-breiige Kost, solange Temperatur und Halsschmerzen bestehen.

Physikalische Maßnahmen: Wadenwickel bei höherem Fieber. Am achten Tag baden und in ein völlig frisch bezogenes Bett legen.

Medikamente: Penicillin (z. B. eine Injektion Tardocillin 1200) unabhängig vom Alter.

In nicht komplizierten Fällen können die Kinder nach der dritten Woche wieder zur Schule gehen. Bei Behandlung in der Privatwohnung sollten alle Angehörigen ebenfalls Penicillin (zum Einnehmen) erhalten. Die Wohnung ist am Ende der Erkrankung zu desinfizieren.

Bei dem zur Zeit milden Scharlachverlauf ist eine ohnehin noch problematische Immunisierung zur Vorbeugung nicht angebracht. Die beste Widerstandsfähigkeit erreicht man durch Aufenthalt und Bewegung in Luft und Sonne.

Scheidenkatarrh: siehe Ausfluß

Schlaflosigkeit (Schlafstörungen)

Wir wissen alle, daß ein erholsamer Schlaf für die körperliche und geistige Gesundheit und Leistungsfähigkeit entscheidend ist. Körperliche und geistige Aktivität bewirken keinerlei vorzeitige „Abnutzung des Gehirns", wenn man gut schläft. Aktivität in jeder Form verhütet vielmehr vorzeitiges Altern und Starrwerden. Der Schlafbedarf ist von Mensch zu Mensch verschieden und hängt vom Alter, der nervlichen Empfindungsfähigkeit (Sensibilität) und von der körperlichen Verfassung (Konstitution) ab.

Schlafstörungen treten in verschiedener Form auf. Wir unterscheiden ganz grob: 1. *Einschlafstörungen,* die hauptsächlich durch seelische Spannungen, Ärger,

Konfliktsituationen und andere seelische Ursachen bedingt sein können. 2. *Durchschlafstörungen,* wobei man zwar rasch einschläft, aber immer wieder wach wird. Auch diese Störungen sind hauptsächlich durch seelische Spannungen, Angstneurosen oder Depressionen bedingt. 3. *Frühes Erwachen* durch plötzliches Aufschrecken in den frühen Morgenstunden, ohne wieder einschlafen zu können. Diese Störung tritt häufig bei endogenen Depressionen und bei alten Menschen auf. 4. *Umkehr des Schlaf-Wach-Rhythmus,* die hauptsächlich bei Altersveränderungen und organischen Hirnschädigungen entsteht.

Es gibt auch andere Einteilungsmöglichkeiten der Schlafstörungen (z. B. nach der Ursache) in 1. organisch, 2. psychiatrisch und 3. funktionell bedingte Schlafstörungen.

Diät: Abends sollte man ziemlich früh nur eine leichte Mahlzeit einnehmen und jedes Genußmittel vermeiden.

Physikalische Maßnahmen: Spaziergang möglichst in frischer Luft vor dem Schlafengehen, Luftbad im Zimmer bei weit geöffnetem Fenster mit leichten gymnastischen Übungen, Hopfen- oder Melissenzusatz, kühle Ganzwaschung oder kurzes kühles Sitzbad. Bei kalten Händen und Füßen sind auch warme oder temperaturansteigende Fuß- oder Armbäder sehr nützlich. Oft ist ein kühler Lendenwickel oder eine feuchtwarme Oberbauchkompresse in der Lage, die Schlafbereitschaft herbeizuführen.

Psychotherapeutische Maßnahmen: Ärztliche Gespräche über die vorliegende Schlafstörung, Entspannungsübungen, Versuch, alle Versäumnis- oder Schuldgefühle und Konfliktsituationen aufzulösen, auch um den Preis erheblicher Opfer. Jeder Mensch braucht wirklichen, d. h. inneren Frieden, um schlafen zu können.

Medikamente: Schlafmittel sind nicht immer zu umgehen. Art und Dosierung sollten aber mit dem Hausarzt besprochen werden.

Schlaganfall

Jeder achte Bundesbürger stirbt am Schlaganfall (Apoplexie); das sind etwa 75 000 Menschen im Jahr. Mindestens doppelt so viele Bundesbürger erkranken jährlich am Schlaganfall. Die Hälfte davon bleibt völlig hilflos oder zumindest invalide. Obwohl eine exakte Diagnose und schnelle, wirkungsvolle Behandlung von entscheidender Bedeutung sind, lassen sie sich nicht immer erreichen. Die alte Auffassung, daß hoher Blutdruck immer die Voraussetzung und Ursache des Schlaganfalls sei, ist ebenso unrichtig wie die Meinung, daß der hohe Blutdruck eine Hirnblutung aus einem geplatzten Gefäß zur Folge habe. Neuere Untersuchungen von Prof. *Gottstein* (Kiel) ergaben nämlich, daß nur in 18 % der Fälle eine Hirnblutung und in 13 % eine Hirnembolie die Ursache eines Schlaganfalls ist. Von den verbleibenden 69% waren nochmals 7% schnell abklingende Hirndurchblutungsstörungen, und die restlichen 62% entstanden durch einen *Hirninfarkt* auf dem Boden einer arteriosklerotischen Verengung oder des Verschlusses einer im Gehirn gelegenen oder zum Gehirn führenden Arterie. Das sind die überwiegenden Fälle. Um sie zu verringern, muß Vorbeugung betrieben werden, während die Behandlung des eingetretenen Schlaganfalls eine rein ärztliche Aufgabe im Krankenhaus ist. Die Vorbeugung sollte die nachstehend angegebenen Richtlinien befolgen.

Die Krankheiten und ihre Behandlungsmöglichkeiten

Diät: Fettarme Ernährung mit mäßigem Kalorienwert und mäßigem Eiweißgehalt. Die heute so häufig geforderte eiweißreiche Ernährung hat eine Zunahme der Gefäßsklerose und Infarktgefährdung zur Folge. Magnesiumreiche Nahrungsmittel bevorzugen (Roggen, Weizen, Mais, Soja, weiße Bohnen, Nüsse) oder Magnesium als Medikament zuführen. Gefäßgifte (u. a. Nikotin) sind unbedingt zu meiden.

Physikalische Maßnahmen: Viel körperliche Bewegung, am besten körperliche Arbeit oder sportliche Betätigung, wenn möglich Wandern und Schwimmen.

Psychotherapeutische Maßnahmen: Entspannungsübungen, seelsorgerliche Gespräche über den Sinn des Lebens und menschliche Aufgaben.

Medikamente: Sie sind vom Arzt je nach Einzelfall und Zustand der Kreislauforgane gezielt einzusetzen. Meist kommen Herz- und Kreislaufmittel dafür in Frage.

Schluckauf

Beim Schluckauf (Singultus) handelt es sich um einen Nervenreflex, der an vielen Stellen ausgelöst werden kann. Am häufigsten geschieht das am Mageneingang, vom Magen selbst oder aus dem Darmbereich. Beim Schluckauf zieht sich das Zwerchfell plötzlich ruckartig zusammen, begleitet von einem krampfhaften Ausatmen, dem ein plötzliches Einatmen folgt. Der Schluckauf kann sich innerhalb einer Minute mehrmals, aber auch sehr viel häufiger (etwa 40—80mal) wiederholen und stunden- bis tagelang anhalten, wobei dann eine schwere Störung des Allgemeinbefindens eintritt.

Der Schluckauf kann nach Operationen im Brust- oder Bauchraum auftreten, bei Lungen- oder Rippenfellentzündung, bei Erkrankungen der Speiseröhre oder im Raum hinter dem Herzen, bei einer Reihe von Erkrankungen der Bauchorgane, des Herzens oder der großen Gefäße, bei zentralnervösen Erkrankungen (Gehirntumor, Gehirnentzündung) und schließlich auch aus rein seelischer Ursache. Nicht selten tritt ein Schluckauf auch nach der Einnahme der verschiedensten Medikamente, nach Vergiftungen und nach intravenösen Injektionen ein.

Wenn die genannten schweren organischen Erkrankungen ausgeschlossen sind, also nur eine „nervöse“ Ursache anzunehmen ist, kann durch eine einfache Maßnahme, nämlich den Atem so lange wie möglich anzuhalten, in vielen Fällen geholfen werden. Man kann auch in eine Plastiktüte, die dicht am Mund gehalten wird, tief aus- und einatmen, damit die eigene Kohlensäure immer wieder eingeatmet werden muß. Die Kohlensäureanreicherung wirkt dann auf die nervösen Zentren und läßt den Schluckauf verschwinden.

Durch Auslösen kräftigen Niesens, also eines anderen Reflexes, läßt sich ebenfalls oft der Schluckauf beseitigen. Niesen kann man am einfachsten durch „Klosterfrau-Schnupftabak“ oder „Schneeberger Schnupftabak“ (beides Nieswurzpulver) hervorrufen.

Medikamentös wirken die beiden ärztlich zu verordnenden Präparate Paspertin und Ritalin.

Schnupfen (siehe auch Grippe und Erkältungskrankheiten)

Als Ursache des beim Erwachsenen auftretenden Schnupfens (Nasenschleimhautentzündung = Rhinitis) können eine ganze Reihe von Viren (etwa 60 Typen sind bis heute bekannt) in Frage kommen, die nach einer Inkubationszeit von zwei bis fünf Tagen anfänglich Kratzen in den hinteren Partien der Nase und des Rachens, eine Beeinträchtigung des Allgemeinbefindens und schließlich den lästigen schleimig-eitrigen Schnupfen bewirken. Die Übertragung geschieht durch Tröpfcheninfektion. Man ist heute der Meinung, daß Abkühlung, Zugluft und Durchnässung keinen wesentlichen Einfluß auf die Schnupfenempfänglichkeit haben, obwohl die Schnupfenhäufigkeit in den kühlen und nassen Jahreszeiten am größten ist. Diese Frage ist jedoch nicht eindeutig geklärt, da es sehr wohl denkbar ist, daß unterkühlte Gewebe wegen ihrer dann schlechteren Durchblutung einem Angriff von Viren oder Bakterien wesentlich schlechter widerstehen können.

Diät: Wenig trinken, keinerlei Kochsalz verwenden, als Getränk lediglich noch Vitamin-C-haltige Getränke wählen, besser sind noch Früchte (Zitrusfrüchte, Hagebutten, schwarze Johannisbeeren, Sanddorn u. a.), viel Petersilie in der Kost verwenden, aber im ganzen nur sehr wenig essen.

Physikalische Maßnahmen: Schwitzprozeduren, vor allem römisch-irische Bäder, Sauna, Ganzwickel.

Psychotherapeutische Maßnahmen: Es gibt Ärzte, die auch von einem seelisch bedingten oder begünstigten Schnupfen sprechen. Das ist verständlich, wenn man weiß, welchen großen Einfluß seelische Zustände oder Reaktionen auf Gefäßkrämpfe, auf verringerte und verzögerte oder übermäßig erweiterte Blutgefäße ausüben. In allen diesen Fällen von Durchblutungsstörungen ist augenscheinlich den Viren und Bakterien eine bessere Angriffsmöglichkeit gegeben. So kann umgekehrt eine seelische Entspannung, Entkrampfung und Beruhigung zur schnelleren Heilung eines Schnupfens beitragen.

Medikamente: Schleimhautabschwellende Nasentropfen.

Schuppenflechte

Eine ursächliche Behandlung der Schuppenflechte (Psoriasis vulgaris) ist bis heute nicht bekannt. Cortisonverbindungen (Glucocorticoide) und einige zellwachstumshemmende Stoffe (Zytostatika) bilden die Schuppenflechte für die Dauer des Medikamentengebrauchs zurück. Da die Erkrankung meist das ganze Leben hindurch bestehen bleibt, ist die Einnahme dieser mit erheblichen Nebenwirkungen belasteten Stoffe nicht möglich. Die praktischere und dabei ungefährliche äußere Anwendung in Form von Salben oder Gelees ist dagegen gut wirksam.

Natürliche physikalische Maßnahmen mit guten Erfolgsaussichten sind Meerwasserkompressen bis zur Ablösung der Schuppen und intensive Sonnen- und künstliche Höhensonnenbestrahlungen, wie sie zum Beispiel in der Nordseeklinik Westerland durchgeführt werden. Seit einigen Jahren werden Badekuren in dem mineralstoffreichen Wasser des Toten Meeres (Israel) als sehr erfolgversprechend gelobt.

Schutzimpfungen im Kleinkindalter

Wer sich bedroht fühlt, versucht sich zu schützen. Auch der Organismus handelt so. Er bildet Abwehrstoffe, wenn er mit den Erregern einer ansteckenden Krankheit in Berührung kommt. Doch nicht immer behält der Organismus die Oberhand. Schwere körperliche Schäden können dann die Folge sein.

Der Gedanke, die Natur zu unterstützen, wurde 1901 mit dem ersten Nobelpreis für Medizin belohnt. *Emil von Behring* erhielt ihn für seine Arbeiten über die Serumtherapie, besonders für die Erforschung der aktiven Schutzimpfung gegen Diphtherie.

Mit den Schutzimpfungen wird ein natürlicher Vorgang nachgeahmt. Sie lösen dieselbe natürliche Immunisierung aus wie die entsprechende Krankheit. Nur wird der Zeitpunkt (im gesunden Zustand) selbst gewählt, und es fallen wegen der gesteuerten Dosierung die üblen Krankheitserscheinungen weg. Bei Hauterkrankungen und fieberhaften Krankheiten führt man keine Impfung durch, auch nicht, wenn Familienmitglieder daran erkrankt sind. Man wartet bis zur völligen Abheilung. Auskünfte erteilen die Impfanstalten und die Impfärzte.

Die folgende Tabelle zeigt die heute wichtigsten Impfungen in der zweckmäßigsten zeitlichen Reihenfolge:

Alter	Schutzimpfung gegen
1. Lebensmonat	Tuberkulose (BCG)
3.—5. Lebensmonat	Diphtherie, Wundstarrkrampf (Tetanus), Kinderlähmung, Masern (3mal im Abstand von vier bis sechs Wochen, evtl. als Mehrfachimpfstoff)
6.—18. Lebensmonat	Pocken (1. Impfung)
18.—24. Lebensmonat	Diphtherie, Wundstarrkrampf (Tetanus), Kinderlähmung, Masern (einmalige Auffrischung)
6. Lebensjahr	Kinderlähmung, Diphtherie, Wundstarrkrampf (1mal mit Dreifachimpfstoff), evtl. Masern, evtl. Tuberkulose
12. Lebensjahr	Pocken (2. Impfung), Kinderlähmung, Diphtherie, Wundstarrkrampf, evtl. Tuberkulose (wenn Tuberkulinproben negativ)

Die Impfung gegen Keuchhusten sollte nur bei besonders gefährdeten Kindern — auf ärztlichen Rat — vorgenommen werden. Alle Impfungen müssen — so will es das Bundesseuchengesetz — in ein einziges Impfbuch eingetragen werden.

Schwächezustände: siehe Allgemeinschwäche

Schwangerschaft

Wichtig ist, daß die werdende Mutter die gewöhnlich sehr häufig verwendeten aloehaltigen Abführmittel vermeidet. Es ist zwar nicht bekannt, daß diese dem Kind schaden würden, sie greifen aber auf die Dauer Darm und Nieren der Mutter an, Organe also, die während der Schwangerschaft besonders belastet sind.

Es muß versucht werden, mit diätetischen Maßnahmen, Bauchgymnastik, viel Bewegung und notfalls Kamillenklistieren auszukommen.

Schwerhörigkeit (siehe auch Hörschäden und Innenohrschwerhörigkeit)

Entzündungen, Verwachsungen, Vernarbungen und Gewebswucherungen im Mittelohr können die Schalleitung erschweren und so eine *Schalleitungsschwerhörigkeit* zur Folge haben. Besonders im Kindesalter kann jeder Schnupfen und jede Entzündung das Ohr in Mitleidenschaft ziehen. Auch Verstopfung des äußeren Gehörgangs durch verhärtetes Ohrenschmalz führt zur Schwerhörigkeit. Langandauernde Schalleinwirkungen über 90 Dezibel (dB), plötzlicher Knall von Schußwaffen oder Explosionen können einen bleibenden Hörverlust auslösen. Berufsbedingte Lärmschäden sollten bei vernünftigem Lärmschutz nicht mehr vorkommen. Die Empfindlichkeit und Widerstandsfähigkeit gegen Lärmeinwirkungen ist bei den einzelnen Menschen recht unterschiedlich.

Man muß auch daran denken, daß es beim Kleinkind durch Schwerhörigkeit zu ernsten Sprachentwicklungsstörungen kommt. Durch Schwerhörigkeit behinderte Kinder müssen so früh wie möglich eine Sprachschule besuchen, damit die geistige Entwicklung nicht verzögert wird.

Eine Schwerhörigkeit, die nicht selten nach einer Typhusinfektion auftritt, bildet sich meistens wieder völlig zurück.

Krankhafte Veranlagung und zahlreiche von innen wie von außen einwirkende Schädigungen (Giftwirkung, Durchblutungsstörung bei Nieren- und Zuckerkrankheit) der Hörzellen des Innenohres oder der ins Gehirn ziehenden Nervenfasern und Nervenkerne stellen überwiegend die Ursachen einer Schallwahrnehmungsschwerhörigkeit dar. Hierzu gehört auch die langsam zunehmende Altersschwerhörigkeit, die sich kaum mit Erfolg behandeln läßt (es sei denn durch ein Hörgerät).

Physikalische Maßnahmen: Kopfmassage, ansteigende Armbäder, Obergüsse, römisch-irische Bäder, Sauna. Es sind alle Maßnahmen geeignet, die eine bessere Kopfdurchblutung und eine allgemeine Stoffwechselbelebung bewirken.

Psychotherapeutische Maßnahmen: Es sind Aussprachen nötig, da sich der Schwerhörige meistens mit der Tatsache vertraut machen muß, daß er oft nur durch ein geeignetes Hörgerät eine wesentliche Verbesserung seines Gehörs erreicht.

Medikamente: Cosaldon retard, Stutgeron, Rovigon, Renascin.

Schwitzen, übermäßiges

Normalerweise tritt vermehrtes Schwitzen (Hyperhidrose) auf bei körperlicher Anstrengung (besonders bei Untrainierten), bei hoher Außentemperatur und hoher Luftfeuchtigkeit, bei Fettleibigkeit, bei Hunger- und Erschöpfungszuständen in der Rekonvaleszenz und bei seelischer Erregung.

Als Krankheitssymptom ist es zu werten bei Rheumatismus, Infektionskrankheiten, Blutkrankheiten, Rachitis (hauptsächlich Schwitzen am Hinterkopf) und bei einer Überfunktion der Schilddrüse (Hyperthyreose).

Im ganzen gesehen wird eine übermäßige Schweißabsonderung immer durch die Einwirkung von Giften, von Sauerstoffmangel oder stärkeren Erregungen auf das im Mittelhirn liegende Schweißzentrum hervorgerufen.

Da das übermäßige Schwitzen durch eine ganze Reihe verschiedenartigster normaler und auch krankhafter Körperzustände verursacht sein kann, ist es zweckmäßig, nach Möglichkeit die genaue Ursache aufzuklären und das zugrunde liegende Leiden zu behandeln. Mit der Besserung oder Heilung des Leidens hört auch das übermäßige Schwitzen auf.

Sehnenscheidenentzündung

Der ältere Ausdruck Sehnenscheidenentzündung (Tendovaginitis) wird heute meist durch die Bezeichnung *Sehnenerkrankung* (Tendopathie) ersetzt, da es sich in den meisten Fällen nicht um eine echte Entzündung, sondern um eine mechanische Überlastung oder um eine Aufbrauchveränderung der Sehnen handelt. Die auftretenden Reaktionen bestehen nämlich nur in einer Ödembildung und einer Fibrinausschwitzung. Eine Sehnenerkrankung kann überall an den Sehnenansätzen entstehen, wenn diese reichlicher Bewegung ausgesetzt sind.

Die Sehnenerkrankung kann auch als bleibender Restzustand nach chronisch-entzündlichen Erkrankungen der Stütz- und Bindegewebe auftreten, besonders nach Entzündungen der Gelenke und der Wirbelsäule.

Da die Sehnenerkrankung nicht oder nicht mehr entzündlicher Natur ist, reagiert sie auf die übliche medikamentöse und physikalische Behandlung nicht oder nur sehr schwer.

Physikalische Maßnahmen: Ultraviolettbestrahlung mit der Höhensonne oder der Kaltquarzlampe bis zur Hautrötung (Erythembildung) direkt über der erkrankten Stelle. Dadurch wird die Abwehr der Haut und des Unterhautgewebes stark angeregt. Nach Abklingen der Hautrötung sind Ultrakurzwelle, Bäder und Massagen angebracht. Auch Ultraschall kann in manchen Fällen helfen.

Medikamente: Durch Cortison-Anwendungen verschiedener Art, durch Kälteanästhesie mittels Chloräthylspray oder Impletol-Injektionen kann Besserung und auch Heilung erzielt werden.

Sonnenbrand

Die meisten Menschen kennen den Sonnenbrand (Dermatitis solaris) aus eigenem Erleben, aber viele wissen nicht, wie sehr sie sich damit schaden können.

Deshalb soll die Vorbeugung und Behandlung des Sonnenbrandes hier erwähnt werden.

Die langsame Gewöhnung an die Sonnenbestrahlung ist der sicherste, einfachste und natürlichste Schutz gegen den Sonnenbrand. Die langsame Gewöhnung führt zur vermehrten Bildung des braunen Hautfarbstoffs (Hautbräune), der dann ein Filter vor zu starker Ultraviolettbestrahlung bildet.

Wenn aus irgendeinem triftigen Grunde die langsame Sonnengewöhnung nicht möglich ist, müssen Lichtschutzmittel angewandt werden. Sie kürzen die Sonnengewöhnungszeit ab und erzeugen eine schnellere Bräunung. Meist enthalten sie Stoffe, die die ultravioletten Strahlen teilweise abfangen. Es sind eine Reihe guter Sonnenschutzmittel im Handel, bei denen die abschirmende Wirkung auf die ultravioletten Strahlen verschiedener Wellenlänge angegeben ist.

Ist bereits ein Sonnenbrand eingetreten, genügt in leichteren Fällen das Aufstreuen eines neutralen Puders, der einen Kühleffekt erzeugt. Bei stärkeren Hautentzündungen sind häufig zu wechselnde *kalte Kompressen* erforderlich. Auch verwendet man Corticoid-Salben (z. B. Decortin-H-comp.-Salbe, Deltacortril-H-Salbe). Sie schwächen die Entzündung der Haut ab.

Es gibt auch Hauterkrankungen, die besonders empfindlich auf Licht reagieren (Lichtdermatosen, seborrhoisches Ekzem, Zehrrose). Sie dürfen nicht besonnt werden, sondern benötigen vielmehr vom Hausarzt zu verschreibende besondere Lichtschutzmittel.

Bei körperlicher Anstrengung und gleichzeitiger intensiver Sonnenbestrahlung kann auch ein *Sonnen-Herpes*, ein Bläschenausschlag der Lippen, entstehen. Es ist eine Virusinfektion, der eine Mundschleimhautentzündung vorausgegangen ist und die nun unter der Belastung wieder aufflackert.

Erwähnt sei schließlich noch, daß nach langdauernder Einnahme von psychisch wirksamen Mitteln (Psychopharmaka) eine *Lichtallergie* entstehen kann, wobei sich nach Sonnenbestrahlung ein (photoallergisches) Ekzem ausbildet. Hierbei ist selbstverständlich jede Sonnenbestrahlung zu vermeiden.

Spulwürmer: siehe Wurmerkrankungen

Star, grauer: siehe Altersstar

Stomatitis: siehe Mundschleimhautentzündung

Stuhlträgheit: siehe Stuhlverstopfung

Stuhlverstopfung, Stuhlträgheit

Die Krankheiten und ihre Behandlungsmöglichkeiten

Eine zu langsame Darmpassage und damit eine verzögerte Darmentleerung hat viele Ursachen. Am häufigsten kommt die „chronische gewohnheitsmäßige Obstipation" vor, die die meisten schon im frühkindlichen Alter erwarben, wenn durch falsche Erziehung, Milieu- und Ernährungsschäden die feine Rhythmik der vegetativen Funktionen des Magen-Darm-Kanals gestört wurde. Eine ererbte Anlage kann dabei allerdings auch eine Rolle spielen. Durch eine Röntgenuntersuchung läßt sich die dickdarmbedingte Form mit langer Verweildauer des Kotes im Dickdarm von jener Form der Stuhlträgheit unterscheiden, die mit einer Störung des Entleerungsreflexes verbunden ist, bei welcher also der Kot zu lange im Enddarm verbleibt.

Bei der dickdarmbedingten Form findet man im Röntgenbild häufig zugleich einen anlagebedingten teils schlaffen, teils verkrampften herabhängenden Querdarm. Die früher oft übliche Unterscheidung zwischen krampfhafter (spastischer) und schlaffer (atonischer) Obstipation ist meist nicht möglich.

Bei der *enddarmbedingten Form* läßt sich nach eingehenderer Befragung oft eine Unterdrückung des Entleerungsdranges wegen „Zeitmangels" oder wegen eines falschen Schamgefühls feststellen. Häufig führt eine seelisch bedingte „Verkrampfung" durch beruflich oder familiär gespannte Verhältnisse, durch abnorme Erlebnisreaktionen oder eine depressive Verstimmung zu der enddarmbedingten Form der Obstipation.

Die schlechte Darmentleerung kann natürlich auch durch *krankhafte Prozesse am After oder in der Umgebung des Afters* bedingt sein, wie Hämorrhoiden, Schleimhauteinrisse (Analfissuren) oder Polypen, weil Angst vor dem damit verbundenen Entleerungsschmerz besteht.

Es gibt ferner ein krampfhaftes Stuhlverhalten als Begleiterscheinung anderer *Erkrankungen der Bauchorgane,* wie Magen- oder Zwölffingerdarmgeschwür, Gallenblasen- oder Bauchspeicheldrüsenentzündung, Nierensteinkolik, Nierenbeckenentzündung, Wirbelsäulen- oder Eierstockserkrankungen.

Vorübergehende Verstopfungen treten auch bei Reisen, plötzlichen Klimaänderungen, plötzlichen Ernährungsumstellungen, Bewegungsmangel, erzwungener Bettruhe und bei „schlackenfreier" Diät (sogenannter Schonkost) auf.

Schließlich gibt es auch noch eine *zentralnervöse Obstipation,* bei der die Darmfunktion durch Hirn- oder Rückenmarksleiden oder durch Vergiftungen gehemmt ist, z. B. durch Blei oder Thallium oder durch Medikamente wie Opium, Morphium, Papaverin, Adrenalin oder Belladonnapräparate, vor allem Atropin.

Die Behandlung muß dem jeweiligen Einzelfall angepaßt werden.

Diät: Schlackenreiche Kost, d. h. Vollkornbrot, Obst, viel Gemüse und Salate. Sie kann ergänzt werden durch aufgequollenen Leinsamenschrot, eventuell zusammen mit Weizenkleie (je 1 Eßlöffel oder mehr) über Nacht oder tagsüber aufquellen lassen und nüchtern oder vor dem Schlafengehen einnehmen.

Physikalische Maßnahmen: Viel Bewegung durch Spazierengehen, Gymnastik, Schwimmen, Reflexzonen- und Nervenpunktmassage, Unterwasserdarmbäder, Wechselsitzbäder, kalte Ganzabreibungen. Bei krampfhaften Zuständen bevorzugt man Wärmeanwendungen, wie Dreiviertelbäder, Leib- oder Lendenwickel. An jede Anwendung sollte sich Bauchgymnastik anschließen.

Psychotherapeutische Maßnahmen: Autogenes Training, ärztliche Gespräche über eventuell verdrängte, daher ungelöste seelische Probleme.

Medikamente: Milde pflanzliche Abführmittel wie Agiolax, Linusit, Wörishofener Darmpflege, Hepaticum-Medice, Liquidepur u. a.

T

Tetanus: siehe Wundstarrkrampf

Thrombose, Thrombophlebitis

Es sind zwei Formen der Venenerkrankungen der Beine zu unterscheiden, nämlich die oberflächliche Venenentzündung mit Thrombose (oberflächliche Thrombophlebitis) und die tiefe Venenentzündung mit oder ohne Thrombose (tiefe Phlebothrombose oder Thrombophlebitis).

Die *oberflächliche* Thrombophlebitis tritt meist als Folge eines durch Verletzung, Bakterien- oder Gifteinwirkung hervorgerufenen Gefäßschadens auf. Es können sich alle Zeichen der lokalen Entzündung entwickeln. Manchmal bestehen nur geringe Beschwerden, man fühlt aber unter der Haut gerade, derbe, runde Strangbildungen, die kaum druckschmerzhaft, kaum verschiebbar und ohne wesentliche entzündliche Begleiterscheinungen sind. Das Allgemeinbefinden braucht nicht gestört zu sein, wenn kein Fieber auftritt.

Entsteht die Venenentzündung im Bereich einer Krampfader, so spricht man von einer Variko-Thrombophlebitis. Sie ist die häufigste Form und findet sich fast immer an den unteren Extremitäten.

Der Verlauf der oberflächlichen Thrombophlebitis ist immer gutartig, manchmal langwierig und zieht sich über Monate hin. Es besteht auch ohne Behandlung eine Selbstheilungstendenz. Da die Blutgerinnsel in den entzündlichen Venenabschnitten meist festhaften, ist die Gefahr, daß die Gerinnsel durch die Blutbahn in die Lunge verschleppt werden, nur gering. Bei längerer Bettlägerigkeit kann die Erkrankung allerdings auf die tiefen Venen übergreifen. Daher sind vorbeugende und heilende Maßnahmen erforderlich.

Diät: Aus der Volksmedizin stammt die von neueren wissenschaftlichen Untersuchungen bestätigte Erfahrung, daß die reichliche Verwendung von Zwiebeln in der Nahrung geeignet ist, der Bildung von Thrombosen vorzubeugen. Sonst muß die Kost flüssigkeitsarm und kochsalzarm sein, am besten vegetarisch.

Physikalische Maßnahmen: Lokal feuchte Wärme, Diathermie, Infrarotstrahlen. Die oft nach einer Thrombose zurückbleibenden Veränderungen (genannt postthrombotisches Syndrom), nämlich wassersüchtige Anschwellungen (Ödeme), Krampfadern und offene Beine, bedürfen einer längeren und intensiven physikalischen Behandlung, die in folgenden Maßnahmen besteht:

1. Aktive Übungsbehandlung in Form von *Beingymnastik* in Rückenlage auf dem Fußboden, Spannübungen, Fußrollen, Radfahrübungen, Medizinball mit den Füßen, Tiefatemübungen, Schwimmen, Wattenlaufen.
2. Massage, wenn keine entzündlichen Veränderungen mehr bestehen. Es kann auch die gleitende Saugmassage und die Unterwasser-Druckstrahlmassage durchgeführt werden.
3. Schlamm- und Moorpackungen. Bei noch vorhandenen Entzündungsresten nur kalt, ohne Entzündung warm. Dauer 1—2 Stunden.
4. Kalte und wechselwarme Beingüsse.
5. Kohlensäurebäder, meist als Halbbäder, 34° C, 20 Minuten Dauer.
6. Zeitweilige Hochlagerung der Beine.
7. Kompressionsverbände, die oft an erster Stelle stehen müssen.
8. Nachtruhe auf einer am Fußende um 20 cm erhöhten Matratze.
9. Ständige Gewichtskontrolle, Gewichtsverminderung bei Übergewicht.
10. Häufige Spaziergänge, aber nur mit gut sitzenden Schuhen. Langes Stehen und Sitzen ist zu vermeiden!

Psychotherapeutische Maßnahmen: Es muß dem Patienten im ärztlichen Gespräch klarwerden, daß jeder Thrombosekranke und jeder Kranke mit den erwähnten Veränderungen nach einer Thrombose jahrelang, manchmal sogar lebenslang die Beine durch geeignete physikalische Maßnahmen, insbesondere Beinwickel oder Stützstrümpfe, behandeln und stützen muß.

Medikamente: Soweit lokale Komplikationen auftreten, wie Ekzeme und Geschwüre, bewähren sich im nässenden Stadium kalte Umschläge und Verdünnungen von Corticoid-Emulsionen (z. B. Ultralan-Milch) und im trockenen Stadium weiche Zinkpaste. Entzündungshemmende Mittel wie Butazolidin, Tanderil, Elmedal u. a. sollten nie ohne ausdrückliche ärztliche Verordnung eingesetzt werden. Antibiotika und gerinnungshemmende Mittel (Antikoagulantia) sind überflüssig. Heparinoid-Salben (wie Pergalen, Hirudoid, Exhirud und Lasonil) und Magnesiumpräparate (Magnesium-Diasporal, Magnorbin, Magnesium Verla) sind zweckmäßig.

Eine operative Behandlung ist zu erwägen, wenn die konservativen Maßnahmen nicht zum gewünschten Erfolg führen.

Die *tiefe Beinvenenthrombose* oder *Venenentzündung* (Phlebothrombose) zeigt sich durch wassersüchtige Anschwellungen (Ödeme), glänzende Haut und Druckschmerzen hinter dem Fußknöchel oder im Bereich der Fußsohle. Alles verläuft schwerer und schmerzhafter als bei der oberflächlichen Venenentzündung, und es besteht die Neigung zu ständiger Verschlimmerung.

Man sollte sich die alte Regel merken: Wenn eine einseitige Beinschwellung (Ödem) besteht, für das eine anderweitige Ursache nicht erkennbar ist, so muß an eine tiefe Beinvenenthrombose gedacht werden. Eine Beinschwellung ist kein Frühsymptom mehr. Verdächtig ist auch schon jede sonst nicht erklärbare Puls- und Temperatursteigerung, insbesondere bei Bettlägerigen, wenn sie auf eine antibiotische Behandlung nicht ansprechen.

Da die tiefe Beinvenenthrombose schwerwiegende Komplikationen haben kann (Lungenembolie, postthrombotisches Syndrom) ist schon bei dem geringsten Verdacht ein Arzt hinzuzuziehen, der zunächst einen sachgerechten Kompressionsverband anlegt und gerinnungshemmende Mittel gibt.

Tollwut

Die zeitweilig auftretenden Tollwutepidemien unter den Tieren, besonders den Hunden, sind für Kinder äußerst gefährlich. Kinder müssen wissen, daß sie in tollwutgefährdeten Gebieten keine fremden Tiere anfassen dürfen, da nicht nur der Biß des Tieres, sondern schon der Speichel die Krankheit übertragen kann.

Sollte ein tollwutverdächtiges Tier berührt worden sein, muß alsbald gegen Tollwut geimpft werden (spätestens 48—72 Stunden nach der Verletzung oder Berührung).

Erst 17—24 Tage nach der Infektion machen sich die ersten Krankheitserscheinungen bemerkbar. Eine Impfung kommt dann meist zu spät. Wenn sich eine Tollwuterkrankung entwickelt, verläuft sie fast immer tödlich. Die Krankheit beginnt mit Brennen und Jucken in der Bißgegend, Kopf- und Schluckschmerzen, leichtem Fieber, großer Erregbarkeit, Schlaflosigkeit und starkem Niesen. Nach zwei bis drei Tagen kommen Krämpfe der Kau- und Atemmuskulatur und schließlich Erstickungsanfälle hinzu. Sofortige Krankenhausaufnahme und Isolierung des Kranken ist erforderlich, ferner eine Impfung aller Kontaktpersonen. Jedes Abwarten verringert die Überlebenschancen.

Toxoplasmose

Der Erreger dieser meldepflichtigen Infektionskrankheit ist ein einzelliges bananenförmiges Lebewesen mit dem Namen Toxoplasma gondii, das bei Säugetieren und Vögeln weltweit verbreitet ist. Der Genuß von rohem Fleisch, Eiern oder Milch kann bei Menschen zur Infektion führen. Nach der Aufnahme der Erreger über Magen und Darm werden sie auf dem Blutwege über den ganzen Körper verschleppt, so daß sie sich in den verschiedensten Organen ansiedeln können.

Schwere Krankheitszeichen treten während des Krankheitsverlaufs nicht auf. In ein bis zwei Wochen nach der Infektion ist die Ausbreitung erfolgt. Der menschliche Organismus entwickelt dann langsam Antikörper, wodurch die Toxoplasmen im Blut verschwinden. Sie bilden nunmehr reaktionslos im Gewebe liegenbleibende Zysten, die noch jahrelang Infektionen hervorrufen können.

Da die Krankheit vielfach auch ohne Krankheitszeichen und deshalb unbemerkt verläuft, kann man sie nur durch den *Nachweis der Antikörper* erkennen. Es ist damit zu rechnen, daß etwa 60 % aller Menschen die Krankheit symptomlos überstehen.

Als Krankheitserscheinungen wurden beschrieben: Allgemeinschwäche, Muskel- und Gelenkschmerzen, hohes Fieber, Hautausschläge und Magen-Darm-Reizerscheinungen bis zu Erbrechen und Durchfall.

Je nach dem Sitz der Erreger können auch besondere Erkrankungsformen auftreten, z. B. die *Lymphdrüsen-Toxoplasmose* als häufigste Erkrankungsform der Erwachsenen, die mit unerträglichen Kopfschmerzen, Hirnhautentzündung, Krämpfen, Teilnahmslosigkeit und Verwirrtheitszuständen einhergehende *Erkrankung der Hirnhäute und des Gehirns*, von der psychische Veränderungen zurückbleiben können, und die *Augen-Toxoplasmose*, die auch die Netz- und Aderhaut erfaßt. Schließlich gibt es noch die *angeborene Toxoplasmose*, wenn die Mutter in der Schwangerschaft eine Toxoplasmose-Infektion erleidet. Die Kinder können dann mit einem angeborenen Hirnschaden zur Welt kommen.

Die größte Infektionsgefährdung für den Menschen besteht durch den Genuß von rohem oder ungenügend erhitztem Fleisch vor allem von Schweinen und Rindern. Hoch durchseucht sind auch Schafe und Hühner, Kaninchen und Wildhasen. Tiefkühlung tötet die Erreger nicht ab! Selbst rohe und ungenügend erhitzte Eier können eine Infektionsquelle darstellen, da die Erreger bei einer Kochdauer von fünf Minuten nicht abgetötet werden. Die mit unseren Nahrungsmitteln durch den Mund aufgenommenen Erreger vermögen durch die intakte Schleimhaut des Nasen-Rachen-Raumes, der Augenbindehäute und der Rachenmandeln sowie durch kleine Verletzungen der äußeren Haut in den Körper einzudringen.

Zur *Behandlung* kommen bis heute nur Medikamente in Frage. Man gibt bei Erwachsenen für zehn bis zwölf Tage täglich 1 Tablette Daraprim (25 mg) zusammen mit einem Sulfonamid. Das Blutbild ist während dieser Zeit zu kontrollieren.

Tuberkulose

Die moderne Tuberkulosebehandlung besteht heute aus drei wichtigen Maßnahmen: 1. *Diät* (salzarme, lacto-vegetabile Vollkost), 2. *Physikalische Maßnahmen* (Sonnen-, Klima- und Frischluftbehandlung), 3. *Medikamente* (eine weitgehend standardisierte Behandlung mit chemotherapeutischen Mitteln, die die Entwicklung der Tuberkulosebakterien hemmen).

Die Tuberkulosemittel werden nicht einzeln, sondern anfangs in einer Dreierkombination (z. B. INH [Isonikotinsäurehydrazid] + Streptomycin + Ethambutol) gegeben, damit die Erreger nicht widerstandsfähig gegen die Mittel werden. Nach vier bis acht Monaten gibt man nach der anfänglich stationären Behandlung nun ambulant eine Zweierkombination (meist läßt man das mit erheblichen Nebenwirkungen belastete Streptomycin wegfallen) auch für etwa vier bis acht Monate und dann noch ein Jahr lang ein Einzelmittel (meist INH). Bei sorgfältiger Durchführung ist in 90% der Fälle von frischer Tuberkulose mit Heilung zu rechnen, wenn auch weiterhin die Klima- und Diätbehandlung nicht vernachlässigt wird.

Aus verschiedenen, insbesondere aus den nordischen Ländern wird berichtet, daß die Alterstuberkulose in der letzten Zeit wieder im Ansteigen begriffen ist. In Schweden seien vor allem Männer davon betroffen. Dr. *S. Bergquist* von der Zentral-Poliklinik Stockholm macht in erster Linie den dort verbreiteten Alkoholismus in den Großstadtslums dafür verantwortlich.

U

Ulcus cruris: siehe Unterschenkelgeschwür

Unterschenkelgeschwür

Meist versteht man darunter das auf einer Venenerkrankung beruhende Unterschenkelgeschwür (Ulcus cruris varicosum). Es gibt aber noch zahlreiche andere

Ursachen und Formen, die oft schwer zu erkennen sind. So können Erfrierungen Geschwüre zur Folge haben; extrem hoher Blutdruck kann Unterschenkelgeschwüre auslösen, oder sie sind bedingt durch arterielle Durchblutungsstörungen (Arterienverschlüsse) besonders bei Diabetes. Es können aber auch bösartige, luetische oder tuberkulöse Prozesse zugrunde liegen.

Der überwiegende Teil der Unterschenkelgeschwüre beruht allerdings auf einer Venenerkrankung und tritt auf, wenn starke Krampfadern, tiefe Thrombosen oder Wasseransammlungen (Ödeme) vorhanden sind. Die Ödeme sind meist die Voraussetzung zur Entstehung des Geschwürs. Die Behandlung muß also darauf gerichtet sein, die Ödeme zu beseitigen, was nicht ohne kräftigen Druckverband (Kompressionsverband) möglich ist.

Um die Ausgangssituation für die Behandlung richtig beurteilen zu können, ist große ärztliche Erfahrung nötig. Es sollte in jedem Fall allein dem Arzt überlassen bleiben, die für den Einzelfall am meisten erfolgversprechende Behandlung zu bestimmen.

Diät: Saftfastenperioden, Rohkost, vegetarische Vollkost mit herabgesetztem Kaloriengehalt, wenn Übergewicht besteht.

Physikalische Maßnahmen: Am wichtigsten und von entscheidender Wirkung ist der gut und fest anliegende Kompressionsverband. Mit diesem richtig angelegten Verband heilen die meisten Beingeschwüre. Der Kompressionsverband muß täglich erneuert werden. Wenn das Geschwür stark absondert, ist er zweimal täglich zu erneuern. Für die Nacht wird er abgenommen, das Geschwür wird mit einem lockeren Gazeverband versorgt.

Vor dem Anlegen des Verbandes am Morgen wird die Wundfläche jedesmal frisch verbunden. Eventuell streut man etwas Jodoform auf das Geschwür und um die Wunde herum, insbesondere wenn sie ekzematös verändert ist, trägt man etwas Millicorten-Vioform auf. Die Wundfläche selbst soll nicht damit in Berührung kommen. Unzureichend angelegte Kompressionsverbände führen nicht zum Erfolg. Sie müssen so fest angelegt sein, daß die Zehen dabei in Ruhe ganz leicht blau gefärbt sind.

Man benötigt zum Verband eine 8 cm breite fest-elastische Binde, die vom vorderen Mittelfuß an unter Freilassung der Zehen bis zum Wadenansatz und eine zweite, 10—12 cm breite Binde, die von den Knöcheln bis unterhalb des Knies gewickelt wird. Wenn das Bein unter der Kompressionsbehandlung nicht ödemfrei wird, ist der Verband unzureichend angelegt. Der behandelnde Arzt muß mit dem Patienten den richtig sitzenden Verband einüben. Der Patient muß mit dem Verband möglichst viel laufen.

Medikamente: Venoruton retard, Venostasin forte, eventuell Herz- und Kreislaufmittel nach Lage des Einzelfalles.

Verbrennungen (Verbrühungen)

Wenn bei einem Kind mehr als 10 %, bei einem Erwachsenen mehr als 20 % der Körperoberfläche verbrannt sind, muß für eine unverzügliche Überführung in die Klinik gesorgt werden. Als Erste-Hilfe-Maßnahmen kommen Schmerzmittel, Flüssigkeitszufuhr und Abdecken der Verbrennungsflächen mit (möglichst) sterilen Tüchern ohne Zusätze in Frage.

Kreislaufmittel sind zu vermeiden, da in den Verbrennungsflächen vermehrt kreislaufwirksame Stoffe (Nor-Adrenalin, Adrenalin, Serotonin) entstehen.

Kochsalz- und Glukoselösungen sind ebenfalls unzweckmäßig, da sie bereits nach einer halben Stunde wieder ausgeschieden werden und oft noch die wassersüchtige Aufquellung (Ödem) verstärken. Der Arzt wird statt dessen baldmöglichst Plasmaexpander (Plasmaersatzmittel zur Auffüllung des Blutkreislaufs nach starken Blutverlusten) anwenden. Brandbinden, Öle und Fettsalben sollten ebenfalls nicht verwendet werden.

Die schnellste und wirksamste Erste Hilfe ist das sofortige Eintauchen der verbrannten Teile in sauberes Leitungswasser (10—15° C) für 10—15 Minuten, gegebenenfalls sogar kürzere Zeit in Eiswasser. Sonst hüllt man die Wunden lediglich in sterile Tücher ein (notfalls in gebügelte Taschentücher).

Die Anwendung folgender Medikamente ist zweckmäßig: Schmerzmittel, Hautgelees, Cortison-Puder, Cortison-Lotio oder Cortison-Salbe, Vitamin C und Nebennierenrindenhormon.

Trockene Verbände verursachen wegen des Anklebens beim Verbandwechsel Schmerzen. Unter feuchten Verbänden entsteht leicht eine Infektion. Die lokale Behandlung mit Pudern und Salben, die Antibiotika enthalten, hat sich nicht bewährt, weil die Erreger schnell unempfindlich werden. Bewährt hat sich lediglich das Sulfonamid Marfanil bei der meist auftretenden Infektion mit Pyozyaneus (blaugrüne Eiterbildung). Der Puder wird direkt auf die Brandwunden aufgetragen.

Die Abstoßung der verbrannten Haut geschieht in mehreren Wochen. Sie kann durch häufige Bäder beschleunigt werden.

Verdauungsstörungen: siehe Dyspepsie

Vergiftungsfälle (Informations- und Behandlungszentren)

An folgenden Stellen sind Tag und Nacht Auskünfte über Gegenmaßnahmen bei Vergiftungsfällen aller Art zu erhalten:

Berlin: Medizinische Klinik und Poliklinik der Freien Universität im Klinikum Westend, Reanimationszentrum, Spandauer Damm 130, 1000 Berlin 19, Telefon (030) 3 03 54 66 / 22 15

Berlin: Universitäts-Kinderklinik, Beratungsstelle für Vergiftungserscheinungen, Heubnerweg 6, 1000 Berlin 19, Telefon (030) 3 02 30 22

Bonn: Universitäts-Kinderklinik und Poliklinik Bonn, Adenauerallee 119, 5300 Bonn, Telefon (02 28) 21 35 05; Zentrale 21 70 51

Braunschweig: Medizinische Klinik des Städtischen Krankenhauses, Salzdahlumer Straße 90, 3300 Braunschweig, Telefon (05 31) 6 22 90; Zentrale 69 10 71

Bremen: Zentralkrankenhaus, Klinikum für innere Medizin, St.-Jürgen-Straße, 2800 Bremen 1, Telefon (04 21) 4 97 52 68; diensthabender Arzt: 4 97 36 88

Freiburg: Universitäts-Kinderklinik Freiburg, Mathildenstraße 1, 7800 Freiburg, Telefon (07 61) 2 70 43 61; Zentrale 27 01

Göttingen: Universitäts-Kinderklinik und Poliklinik, Humboldtallee 38, 3400 Göttingen, Telefon (05 51) 39 62 39 / 41 (Vermittlung an den diensthabenden Arzt)

Hamburg: II. Medizinische Abteilung des Krankenhauses Barmbek, Giftinformationszentrale, Rübenkamp 148, 2000 Hamburg 60, Telefon (040) 6 38 53 45 / 46

Homburg/Saar: Universitäts-Kinderklinik, 6650 Homburg/Saar, Telefon (0 68 41) 16 22 57 / 16 28 46

Kiel: I. Medizinische Universitätsklinik Kiel, Schittenhelmstraße 12, 2300 Kiel, Telefon (04 31) 5 97 42 68; Zentrale 59 71

Koblenz: Städtische Krankenanstalten Kemperhof, I. Medizinische Klinik, Koblenzer Straße 115, 5400 Koblenz, Telefon (02 61) 4 60 21, App. 648

Ludwigshafen: Städtische Krankenanstalten Ludwigshafen, Entgiftungszentrale, Bremserstraße 79, 6700 Ludwigshafen, Telefon (06 21) 50 34 31

Mainz: II. Medizinische Universitätsklinik, Langenbeckstraße 1, 6500 Mainz, Telefon (0 61 31) 2 23 33 / 19 24 18

München: II. Medizinische Klinik und Poliklinik rechts der Isar der Technischen Universität, Toxikologische Abteilung, Ismaninger Straße 22, 8000 München 80, Telefon (089) 41 40 22 11 oder 4 14 01

Münster: Medizinische Klinik und Poliklinik, Westring 3, 4400 Münster, Telefon (02 51) 83 62 45; Zentrale 831

Nürnberg: II. Medizinische Klinik des Städtischen Klinikums, Toxikologische Abteilung, Flurstraße 17, 8500 Nürnberg 5, Telefon (09 11) 3 98 24 51

Papenburg: Marienhospital, Kinderabteilung, Hauptkanal rechts 75, 2990 Papenburg, Telefon (0 49 61) 831 (vermittelt an den diensthabenden Arzt)

Verstauchungen

Verstauchte Gelenke zuerst hochlagern und kühlen! Nach Abklingen der Schmerzen elastischen Verband anlegen. Nach 24 Stunden auch feuchtwarme Kompressen, um die Aufsaugung des meist vorhandenen Blutergusses zu beschleunigen. Anstelle dieser Kompressen kann man auch aufsaugend wirkende Salben und Gelees verwenden (Thrombophob, Hirudoid u. a.).

Vitaminmangelkrankheiten (Vitaminmangelzustände)

Vitaminmangelzustände und Vitaminmangelkrankheiten sind meist erst zu erkennen, wenn der Mangel längere Zeit besteht. Manchmal werden sie erst erkannt, wenn schon Schäden entstanden sind, die nicht mehr behoben werden können. Die Schwierigkeiten der rechtzeitigen Diagnose ergeben sich aus der Tatsache, daß die Symptome des Vitaminmangels sehr uncharakteristisch sind und deshalb nur selten richtig gedeutet werden können.

Die uncharakteristischen Symptome, wie Appetitlosigkeit, Müdigkeit, allgemeine Lustlosigkeit, Reizbarkeit und Gewichtsverlust, können oft lange Zeit das Bild beherrschen. Erst danach treten Krankheitszeichen auf, die einen entsprechenden Vitaminmangel anzeigen.

Der Bedarf an Vitaminen ist nicht nur bei den einzelnen Menschen, sondern auch in den verschiedenen Lebensabschnitten und bei verschiedenen Funktionszuständen (Ruhe, Belastung, Schwangerschaft, Krankheit) recht verschieden. Noch nicht lange weiß man zum Beispiel auch, daß Frauen bei der Einnahme von schwangerschaftsverhütenden Mitteln einen wesentlich höheren Bedarf an Vitamin B_6 haben. So ist bei bestimmten biochemischen Vorgängen (Tryptophan-Metabolismus) die vier- bis zehnfache Menge erforderlich.

Wichtig zu wissen ist, daß häufiges verzerrtes Fernsehen, falscher Abstand zum Gerät, falscher Sehwinkel (Betrachtungswinkel mindestens 45° zum Gerät) und falsche Zusatzbeleuchtung (Deckenleuchte) einen Vitamin-A-Mangel des Auges begünstigen. Nach neuen Untersuchungen beträgt der Vitamin-A-Verbrauch des Auges bei häufigerem Fernsehen bis zum Fünfzigfachen des normalen Wertes. Die durch den Vitaminmangel auftretende Sehschwäche, erst bei Dämmerung und Dunkelheit, später auch am Tage, kann vom Augenarzt vorerst nicht als Sehfehler erkannt werden, weil es sich anfänglich um eine Vitaminernährungsstörung des Sehnervs handelt. Wenn aber die Augen längere Zeit nicht genügend Vitamin A bekommen, kann eine Erkrankung der Netzhaut oder auch eine andere ernste Erkrankung des Auges auftreten. Es ist also bei häufigerem Fernsehen für reichlich Vitamin A in der Ernährung zu sorgen.

Die nachfolgende Tabelle informiert über die wichtigsten Vitamine und ihre Ausfallserscheinungen.

Übersicht der wichtigsten Vitaminmangelzustände des Menschen

Vitamin	Täglicher Mindestbedarf	Mangelerscheinungen	Hauptquellen
Vitamin A Vorstufe: Karotin	Erwachsene: 3000 I. E. = Internationale Einheiten Schwangere: etwa 4000 I. E. in der Stillzeit: etwa 7000 I. E. Kinder: unter 1 Jahr etwa 2000 I. E. 1—3 Jahre 2000 I. E. 4—9 Jahre 2500 I. E. 10—12 Jahre 3000 I. E.	Trockenheit, Verhornung, Abschuppung, Verfärbung der Haut; Brüchigkeit und Längsrillenbildung der Nägel; Trokkenheit, Glanzverlust und Ausfall der Haare; Degenerationen und Infektionsanfälligkeit der Schleimhäute; Lichtscheu, Nachtblindheit, vermindertes Dämmerungssehen, verzögerte Dunkelanpassung der Augen.	Als *Vorstufe* (Karotin): Karotten (Möhren), Kresse, Lattich, Kohlrabi, Grünkohl, Spinat, Aprikosen, Hagebutten. Als *fertiges Vitamin:* Lebertran, Leber, Milch, Eigelb, Butter. Das Vitamin A entsteht im Dünndarm durch Aufspaltung der Karotine.
Vitamin B_1 Aneurin, Thiamin	Erwachsene: 1,4—1,8 mg Kinder unter 1 Jahr: 0,4 mg Kinder von 1—12 Jahren: 0,7—1,4 mg	Brennende Füße, Beriberi, Herzschädigung, Kreislaufschädigung, Nervenschädigungen, besonders auch des vegetativen Nervensystems, Störungen der Verdauungstätigkeit, Beeinträchtigung des gesamten Stoffwechsels, Muskelschwäche bis zum Muskelschwund, Nervenentzündungen.	Vollkornbrot, Weizenkeimbrot, Hefe, grüne und weiße Bohnen, frische und getrocknete Erbsen, Linsen, Sojabohnen, Gerste, Vollreis, Reiskleie, Weizenkeime.
Vitamin B_2 Riboflavin, Lactoflavin	Männer: 2,0 mg Frauen: 1,8 mg in der Schwangerschaft: 2,3 mg in der Stillzeit: 2,5 mg Kinder bis 12 Jahren: 0,9—2,0 mg	Es können, meist in Verbindung mit anderen Vitaminmängeln (besonders Vitamin B_1) Störungen und Erkrankungen der Haut, der Schleimhäute, der Augen und Wachstumsstörungen auftreten. Im einzelnen: Mundwinkeleinrisse, Zungenentzündung, schuppende Hautrötungen, Schleimhautschäden des Muttermundes, Trockenheit im Rachen, Schluck- und Schlingbeschwerden, harte, spröde, brüchige und rissige Nägel, beim Säugling Schwäche und Gewichtsstillstand, Störungen der Augenbindehaut und Augenhornhaut, Sehstörungen.	Hefe, Getreidekeime, Bohnen, Erbsen, Kohlarten, Sojabohnen, Spinat, Aprikosen, Pflaumen, Fisch, Leber, Trockenei.

Vitamin	Täglicher Mindestbedarf	Mangelerscheinungen	Hauptquellen
Vitamin B_6 Adermin, Pyridoxinhydrochlorid	Männer: 1,8 mg Frauen: 1,6 mg in der Schwangerschaft: 3,6 mg Säuglinge: 0,3—0,5 mg Kinder: 0,7—1,6 mg Jugendliche: 2,1 mg	Hautbrennen und Hautjucken, Hautrötungen, Zungenschleimhautentzündung, epilepsieähnliche Krämpfe, besonders beim Säugling, Schwangerschaftserbrechen und Schwangerschaftstoxikosen, zentrale Nervenerkrankungen, eine besondere Anämieform (megaloblastäre, hyperchrome Anämie).	Hefe, Körnerfrüchte, Bohnen, Erbsen, Sojabohnen, grüne Gemüse, Bananen, Leber, Eigelb, Milch.
Vitamin C Ascorbinsäure	75—100 mg	Da Vitamin C als universeller Aktivator des Zellstoffwechsels zu bezeichnen ist und in zahlreiche biochemische Prozesse eingreift, können beim Fehlen von Vitamin C die verschiedensten Mangelsymptome auftreten. Die schwerste Mangelerscheinung ist der Skorbut, beim Säugling die Möller-Barlowsche Erkrankung. Die leichteren Formen sind sehr häufig, nämlich Abgeschlagenheit, rasche Ermüdbarkeit, Appetitlosigkeit, Kreislaufstörungen, Blutungsbereitschaft, Trägheit der Magen-Darm-Funktionen, Verstopfung, Blähsucht, Leib- und Kopfschmerzen, Anämie, Wachstumsstörungen bei Kindern, schlechte Wundheilung, mangelhafte Zahn- und Knochenbildung, Durchlässigkeit der Haargefäße (Kapillaren), Störungen der Nebennierenfunktionen.	Frische Früchte, insbesondere Zitrusfrüchte, Hagebutten, Sanddorn, schwarze Johannisbeeren, Tomaten, Paprika, Grünkohl, Sellerie, Kresse und Leber.
Pantothensäure	Erwachsene: 8 mg Säuglinge: 4 mg Kinder bis 12 Jahren: 5—6 mg Jugendliche: 8 mg Schwangere und Stillende: 10 mg	Müdigkeit, Appetitlosigkeit, Verstopfung, Empfindungsstörungen in Händen und Füßen, Brennen der Füße, Muskelschwäche, Anfälligkeit gegenüber Infektionen.	Hefe, Körnerfrüchte, Früchte, Milch, Hühnerei, Leber.

Vitamin	Täglicher Mindestbedarf	Mangelerscheinungen	Hauptquellen
PP-Faktor Nikotinsäureamid Niacin	Männer: 12—18 mg Frauen: 10—15 mg Kinder unter 1 Jahr: 4—6 mg von 1—12 Jahren: 8—16 mg Mädchen im Reifealter: 12—13 mg Jungen im Reifealter: 13—20 mg	Mangelerscheinungen treten bevorzugt an belichteten Körperstellen auf: Pellagraerytheme (Schuppen, Blasen, Verfärbung, Verhornung), Ekzeme im Geschlechts- und Afterbereich, Veränderungen der Zunge und Mundschleimhaut, Magen-Darm-Störungen mit Erbrechen und Durchfall. Störungen des Nervensystems: Müdigkeit, Reizbarkeit, Vergeßlichkeit, Depressionen, Neigung zu Angst- und Erregungszuständen, Empfindungsstörungen, Lähmungen, Zittern, Anämie.	Hefe, Körnerfrüchte, Früchte, Gemüse, Milch, Eier, Leber.
Vitamin D (antirachitisches Vitamin)	Erwachsene und Kinder: 0,025 mg In der Schwangerschaft und Stillzeit: 0,01 mg	Beim Säugling und Kleinkind Wachstumsstörungen, Offenbleiben der Fontanellen, Schreckhaftigkeit, depressive Stimmung, Schreien, Schwitzen am Kopf, Rachitis, Störungen der Zahnbildung. Beim älteren Kind und Erwachsenen zeigt sich die Rachitis als rachitischer Rosenkranz, Trichter- oder Kielbrust, Deformationen des Beckens oder der Extremitätenknochen. Es können auch Knochenbrüche auftreten.	Lebertran, Leber, frische Milch, Eidotter, Hering, Forelle, Pilze.
Vitamin E Tokopherol	Säuglinge: 6 mg Erwachsene: 12 mg In der Schwangerschaft und Stillzeit: 30—50 mg	Mangelerscheinungen zeigen sich hauptsächlich an den Geschlechtsorganen, der Muskulatur, dem Bindegewebe und an der Leber. Beim Menschen sind die einzelnen Ausfallserscheinungen noch nicht sicher geklärt.	Getreidesamen, Ölsaaten, Blattgemüse und Salate, Milch und Butter.
Vitamin K	4—10 mg	Blutungsneigung, Hautblutungen, verlängerte Blutungszeit, Blutungen im Unterhautzellgewebe, in der Muskulatur, im Darm und anderen Organen.	Grüne Gemüse, Kartoffeln, Pflanzenöle, Früchte (Erdbeeren), Hagebutten, Tomaten, Leber.

Vorsteherdrüsenentzündung: siehe Prostatitis

W

Wachstumsstörungen (-hemmungen)

Im Wachstum zurückbleibende Kinder müssen nicht unbedingt schlechte Esser sein. Häufig essen sie sogar überdurchschnittlich viel, dabei aber gierig, oft bis zum Erbrechen. Das Knochenwachstum kann trotz der großen Nahrungszufuhr stark zurückbleiben. Wenn keine organischen Ursachen für die Wachstumshemmung zu finden sind, sollten die häuslichen Verhältnisse dieser Kinder untersucht werden, weil man beobachtete, daß in solchen Fällen die Familienverhältnisse meist gestört und die elterlichen Ehen häufig zerrüttet sind. Vielfach fehlt den Kindern die notwendige Nestwärme. Bringt man die Kinder dagegen in eine gute, liebevolle Pflege oder auch ins Krankenhaus, so wachsen sie bald überdurchschnittlich schnell bei nur noch normalem Appetit. Man kann in solchen Fällen von einem seelisch bedingten Mangel-Zwergwuchs sprechen.

Sollte sich ein echter qualitativer Nahrungsmangel herausstellen, so können Heilbutt-Lebertran, Milch, Obst und Vollkornbroternährung sowie viel Bewegung im Freien eine schnelle Besserung erzielen.

Warzen (an der Fußsohle): siehe Fußleiden

Wechseljahre der Frau

Früher galt die Zeit um das 45. Lebensjahr als Beginn der Wechseljahre. Viele Frauen sind in diesem Alter noch berufstätig und möchten daher auch noch voll leistungsfähig sein. Die Frauenärzte sind der Meinung, daß das frühe oder späte Auftreten der Pubertät keinen Einfluß auf den Beginn der Wechseljahre hat, die Umweltbedingungen jedoch eine wesentliche Rolle spielen. Krankheiten wie Eierstocksentzündungen, Tuberkulose und Geschwulsterkrankungen begünstigen den frühen Eintritt der Wechseljahre. Je früher der Eintritt, desto größer die Beschwerden, die verschiedener Art sein können, wie Hitzewallungen, Schweißausbrüche, Juckreiz. Daneben können zahlreiche Allgemeinbeschwerden auftreten, wie Angst, leichte Ermüdbarkeit, Schlafstörungen, Gelenkbeschwerden, allgemeine Nervosität, Benommenheit, Schwindel, Herzklopfen, Herzschmerzen (manchmal in den linken Arm ausstrahlend), Beklemmungsgefühl und Empfindungsstörungen. Es kann auch zu Gewichtszunahme, Anschwellen der Füße gegen Abend und Blutdruckschwankungen kommen.

Die Ursache der klimakterischen Beschwerden ist ein Versagen der Eierstöcke, die im allgemeinen zu einem vorzeitigen Alterungsprozeß tendieren. Das vorzeitige Nachlassen der Eierstocksfunktionen hat aber einen Schub von Alterungsprozessen zur Folge, die sich an den Blutgefäßen, Knochen, Sehnen, Gelenken und Bändern äußern und auch die übrigen Hormondrüsen in Mitleidenschaft ziehen. Die Auswirkungen erfassen also den ganzen Menschen, was bei der Behandlung zu berücksichtigen ist. Man glaubt feststellen zu können, daß sich die ganze Körperverfassung in dem Sinne verändert, daß dickliche Frauen noch dicker, magere Frauen noch magerer oder hager werden.

Folgende Krankheiten nehmen bei Frauen im oder nach dem Klimakterium zu: Knochenentkalkung, Arteriosklerose, Herzinfarkt, Blutdruckerhöhung und Zuckerkrankheit.

Die Frage, ob man diesen Krankheiten vorbeugen kann, indem man Eierstockshormone (Östrogene) verabreicht, ist noch nicht sicher entschieden, zumal man auch die Gefahren einer umfassenden Vorbeugung mit Östrogenen heute noch nicht völlig übersehen kann. Es steht immer noch zur Diskussion, ob Östrogene möglicherweise bei einer erblich festgelegten Bereitschaft die Krebsentwicklung fördern oder nicht.

Diät: Sie muß anregend auf den Stuhlgang wirken, daher Vollkornbrot, Sauermilchprodukte, Gemüse, Obst, Salat, Leinsamen, Weizenkleie, Rohkost.

Physikalische Maßnahmen: Kräftige physikalische Reize regen über die Haut das Hormondrüsensystem und den gesamten Kreislauf an. Sie werden dadurch zu einer sehr wirksamen Ergänzung einer ärztlich für angebracht gehaltenen Hormonbehandlung. Kühle und kalte Wasseranwendungen stehen im Vordergrund, hinzu kommen Unterwasserdarmbäder, Wechselgüsse, Wassertreten, ansteigende Armbäder, Schwimmen und Sauna.

Psychotherapeutische Maßnahmen: Die Tatsache, daß nunmehr endgültig Unfruchtbarkeit besteht, bedeutet für viele Frauen eine schwere seelische Belastung, die keiner Frau abgenommen werden kann. Durch — unter anderem — aufklärende Gespräche über das Geschehen der Wechseljahre kann man helfen, daß die Frauen mit dieser Tatsache fertig werden.

Medikamente: Grundsätzlich können Entspannungs- und Beruhigungsmittel sowie ein Ausgleich für die fehlende oder ungenügende Hormonbildung notwendig sein. Das kann z. B. mit folgenden Medikamenten geschehen: Hormonpräparate (Östrogene, Gestagene, Androgene), psychisch wirkende Medikamente (Psychopharmaka) und Beruhigungsmittel, wozu vor allem auch pflanzliche Präparate (Arnika, Baldrian, Johanniskraut, Raute, Rauwolfia, Rosmarin und Schafgarbe) gehören.

Die Verordnung von Hormonpräparaten bedarf immer einer gründlichen Erwägung, ob nicht der Schaden größer ist als der Nutzen. Von einer Mitentfernung gesunder Eierstöcke bei Gebärmutteroperationen im klimakterischen Alter sollte man absehen. Man möchte damit einer fraglichen Krebserkrankung der Eierstöcke vorbeugen, muß aber eine viel zu starke und zu plötzliche hormonelle Umstimmung in Kauf nehmen.

Wechseljahre des Mannes

Theoretisch gibt es beim Mann nicht im gleichen Sinne „Wechseljahre" wie bei der Frau, aber in der Praxis stellt man doch immer wieder etwas Ähnliches fest, das man meist als „Leistungsknick" bezeichnet. Dieser Leistungsknick macht sich aber nicht nur als Nachlassen der körperlichen und geistigen Leistungsfähigkeit bemerkbar, sondern ruft auch ganz ähnliche Erscheinungen hervor, wie wir sie vom weiblichen Klimakterium kennen, z. B. Schwindelgefühl, Durchblutungsstörungen, Hitzeandrang zum Kopf, Schweißausbrüche, Kopfschmerzen, Schlafstörungen, Störungen der Geschlechtsfunktionen. Auch die möglichen psychisch-geistigen Störungen ähneln denen der Frau, z. B. Nachlassen der Konzentration und Merkfähigkeit, depressive Verstimmungen, erhöhte Reizbarkeit und Nachlassen des Interesses an Familie und Beruf.

Auch im hormonellen Bereich zeigen sich Veränderungen. Während sie bei der Frau die vieldiskutierten *Östrogene* betreffen, handelt es sich beim Mann um die *Androgene*, die Hormone der männlichen Keimdrüsen. Die Veränderungen der Funktion der Keimdrüsen im fünften und sechsten Lebensjahrzehnt sind jedoch bei Mann und Frau verschieden. Bei der Frau ist die Hormonbildung weitgehend an das Wachstum der Follikel und der Eier gebunden. Mit dem Absinken der Follikelhormonbildung erlischt gleichzeitig auch die Fruchtbarkeit.

Beim Mann nimmt die Hormonbildung (Testosteron) vom 40. Lebensjahr an langsam, aber stetig ab. Die Entwicklung von Samenfäden (Spermien) aber bleibt bis ins hohe Alter, wenn auch in verringertem Maße, erhalten. Die Symptome der männlichen Wechseljahre sind daher weit weniger durch hormonelle Umstellungen bedingt, sondern haben sicher vielfältige Ursachen. Wenn sich aber ein Mangel an männlichem Hormon nachweisen läßt, ist dieser in die Behandlung einzubeziehen.

Es gibt eine Anzahl von Untersuchungsmöglichkeiten, die von Urologen oder speziellen andrologischen Instituten, die meist einer Universitäts-Hautklinik angegliedert sind, durchgeführt werden. Erst danach ist zu entscheiden, ob die Verabreichung von Präparaten männlicher Keimdrüsenhormone sinnvoll ist.

Diät: Über- und Untergewicht sind diätetisch zu bekämpfen.

Physikalische Maßnahmen: Badekuren in radonhaltigen Thermalquellen (z. B. Badgastein) oder Moorbadekuren.

Psychotherapeutische Maßnahmen: Ärztliche Gespräche, die über die Alterungsprobleme aufklären und eine Hilfe bieten, seelisch mit den Schwierigkeiten und Belastungen dieses Lebensabschnittes fertig zu werden.

Weißfluß: siehe Ausfluß

Windpocken

Die Windpocken sind eine meist leichtverlaufende, harmlose Viruserkrankung, die fast alle Kinder durchmachen. Die Übertragung erfolgt durch Tröpfcheninfektion. Ganz selten nur wird der Verlauf dieser Infektion etwas schwerer sein. Die Zeit zwischen Ansteckung und Ausbruch der Krankheit (Inkubationszeit) beträgt zwei bis drei Wochen, das akute Stadium dauert vier bis acht Tage. Meist vergehen nochmals zwei bis drei Wochen, bis der Ausschlag völlig abgeheilt ist.

Die Krankheit beginnt mit einem Ausschlag am Kopf und im Gesicht, zuerst in Gestalt vereinzelter Flecken und Bläschen, die sich dann schnell über den ganzen Körper und die Schleimhaut des Mundes ausbreiten und leicht jucken. Auf dem Höhepunkt der Krankheit findet man alle Stadien des Ausschlages gleichzeitig, also Fleckchen, Knötchen, Bläschen und Pusteln mit schmalem rotem Hof. Einige Bläschen können auch eine zentrale Delle haben. Die Temperatur kann einige Tage lang leicht erhöht sein.

Wenn die Krankheit im Gesicht und an der Haargrenze beginnt, die verschiedenen Stadien des Ausschlages zu sehen sind und sich Bläschen auf der Mundschleimhaut finden, ist die Diagnose gesichert.

Bis zum Eintrocknen der Bläschen ist Bettruhe einzuhalten. Der Ausschlag selbst wird nur leicht eingepudert, also trocken gehalten. Bei höherem Fieber Saftfasten und Abführmittel. Sonst keine Heilmaßnahmen.

Wundsein

Werden Körperstellen, an denen sich zwei Hautfalten berühren, wund, so spricht man von Wundsein (Wolf) oder Intertrigo. Hält das Wundsein längere Zeit an, so entwickelt sich daraus ein intertrigines Ekzem. Am meisten betroffen sind die Hautfalten unter den weiblichen Brüsten, die Achselhöhlen, die Hautpartien unter einem Hängebauch, die After- und die Geschlechtsgegend. Am häufigsten erkranken übergewichtige Menschen und solche, die zu vermehrtem Schwitzen neigen.

Diät: Kalorienarme, salzarme, lacto-vegetabile Kost (Kalorienzahl: 1800—2100), Obst-, Tee-, Saft-, Buttermilchtage.

Physikalische Maßnahmen: Am wichtigsten ist zunächst, die sich berührenden Hautstellen durch geeignete Büstenhalter oder Leibbinden voneinander zu trennen, damit sich keine Feuchtigkeit bilden kann und keine Schweißstellen auftreten. Eventuell durch Zwischenlegen von Mull- oder Gazestreifen.

Medikamente: Auftragen von Schüttelmixturen oder Trockensalben (z. B. Lotio Cordes Alba oder Lotio Sana). Keine Pasten oder fetten Salben verwenden.

Wundstarrkrampf

Vom Wundstarrkrampf (Tetanus) ist jede auch kleinere Wunde bedroht, wenn sie mit dem Wundstarrkrampferreger, der sich überall, aber besonders in der Erde, im Dünger, in den tierischen und menschlichen Darmausscheidungen findet, in Berührung gekommen ist. Die Wunde kann längst verheilt sein, bis sich die ersten Krankheitserscheinungen nach bis zu 20 Tagen bemerkbar machen. Dann tritt zunächst Spannung im Rücken und im Nacken auf, bald folgen Krämpfe in den Gesichtsmuskeln und nach und nach in allen anderen Muskelgruppen. Schon im Verdachtsfall ist sofortige Krankenhauseinweisung erforderlich, da der Zustand schnell lebensbedrohlich wird. Nur die sofortige Einlieferung ins Krankenhaus kann die Lebensgefahr abwenden.

Die Gefährdung des Lebens durch Wundstarrkrampf läßt sich durch rechtzeitige Tetanusschutzimpfung vermeiden, die einen Impfschutz für etwa vier Jahre verleiht.

Wurmerkrankungen (Wurminfektionen)

Wurminfektionen sind wieder häufiger geworden. Bei Kindern treten meist Maden-, bei Erwachsenen vorwiegend Spul- und Bandwürmer auf. Seltener kommt bei uns die Haken- und Peitschenwurminfektion vor.

Die Madenwurminfektionen können bei Kindern sehr hartnäckig sein, weil diese sich immer wieder selbst infizieren. Die Madenwürmer werden durch ungewaschenes Obst oder Gemüse leicht übertragen und vermehren sich sehr schnell. Ein Weibchen legt 10 000—12 000 Eier. Die Würmer leben dann bald zu Tausenden in den Därmen. Nach dem Einschlafen der Kinder kriechen die Weibchen in die Aftergegend und legen dort ihre Eier ab. Der dadurch verursachte Juckreiz

Die wichtigsten Wurmerkrankungen

	Infektionsquelle	Im Stuhl vorkommende Form	Häufigste Symptome	Behandlung
Madenwurm *Oxyuris vermicularis*	Eier von infizierten Menschen	Eier und Würmer in der Aftergegend	Jucken an After und Darm	Möhrenrohkost, Unterwasserdarmbäder, Bärenlauch, Knoblauch, Kürbissamen, Piperazinpräparate
Spulwurm *Ascaris lumbricoides*	Bodenverunreinigung durch Kot (Eier)	Eier im Stuhl, Würmer mit Stuhl ausgeschieden, manchmal erbrochen	Darmkoliken, Durchfall	Möhrenrohkost, Unterwasserdarmbäder, Wurmfarn, Piperazinpräparate
Hakenwurm *Ancylostoma duodenale*	Bodenverunreinigung durch Kot (Larven)	Eier im Stuhl	Blutarmut, Herzschwäche, Wachstumshemmung, Bluterbrechen, Blut im Stuhl	Möhrenrohkost, Unterwasserdarmbäder, Wurmfarn, Hexylresorcinpräparate
Peitschenwurm *Trichuris trichiura*	Bodenverunreinigung durch Kot (Eier)	Eier im Stuhl	Durchfall, Übelkeit, Wachstumshemmung	Möhrenrohkost, Unterwasserdarmbäder, Thymian, Wermut, Hexylresorcinpräparate
Rinderbandwurm *Taenia saginata*	ungenügend gegartes oder rohes infiziertes Rindfleisch	Eier im Stuhl, Wurmglieder in der Ausscheidung	Bauchbeschwerden, Blinddarmentzündung, Blutvergiftung	Möhrenrohkost, Unterwasserdarmbäder, Alant, Kürbis, Rainfarn, Wurmfarn, Quinacinhydrochloridpräparate
Schweinebandwurm *Taenia solium*	ungenügend gegartes Schweinefleisch	Eier im Stuhl, Wurmglieder in der Ausscheidung	Wie bei Rinderbandwurm	Möhrenrohkost, Unterwasserdarmbäder, Yomesan, Alant, Kürbis, Rainfarn, Wurmfarn, Quinacinhydrochloridpräparate
Fischbandwurm *Dibothriocephalus latus*	infizierte Süßwasserfische	Eier im Stuhl	Anämie, Darmverschlingung, Blutvergiftung möglich	Möhrenrohkost, Unterwasserdarmbäder, Yomesan, Alant, Kürbis, Rainfarn, Wurmfarn, Quinacinhydrochloridpräparate

veranlaßt die Kinder, sich an diesen Stellen zu kratzen, was zu neuen Infektionen führen kann. Wenn die Kinder blaß aussehen oder die bekannten dunklen Ringe unter den Augen aufweisen, muß nach Madenwürmern gefahndet werden. Am besten kontrolliert man kurze Zeit nach dem Einschlafen die Aftergegend des Kindes genau mit gutem Licht. Entdeckt man auch nur einen Madenwurm (kleine weiße, bis 10 mm lange Würmer), so muß eine Wurmkur durchgeführt werden, am besten in der ganzen Familie.

Man kann auch am frühen Morgen die Aftergegend mit einem Tesa-Streifen betupfen. Die Eier bleiben daran hängen und können dann vom Arzt mikroskopisch nachgewiesen werden.

Um die Art der Würmer festzustellen, kann es auch notwendig werden, Stuhlproben zur Untersuchung auf Wurmeier einzusenden; die Probe muß aber aus verschiedenen Stellen des Stuhls entnommen werden.

Eine notwendige Behandlung (Wurmkur) ergibt sich aus der nachgewiesenen Art der Wurminfektion und ist aus der nebenstehenden Tabelle zu entnehmen.

Vorbereitung der Wurmkuren: 1—2 Tage leichte Kost, am Vorabend dünndarmwirksames Abführmittel (z. B. Rizinusöl oder Karlsbader Salz). Nach Abschluß der Kur nochmals Rizinusöl oder Karlsbader Salz nehmen. Am besten auch vor und nach der Kur zwei bis drei Unterwasserdarmbäder.

X

Xanthome

Xanthome sind gutartige gelbfarbene Geschwülste der Haut, die mit Lipoiden (fettähnlichen Stoffen) gefüllte Zellen enthalten und einen sicheren Hinweis auf Fettstoffwechselstörungen bilden. Diese wiederum können auf eine Lebererkrankung (biliäre Hepatopathie) aufmerksam machen, wenn die Leberveränderungen auch anfänglich nicht sicher nachweisbar sind.

Eingehendere Fettstoffwechsel- und Leberuntersuchungen sind beim Auftreten von Xanthomen erforderlich.

Diätetisch ist eine cholesterinfreie, am besten auch rein vegetarische Diät (mit etwa 40 g Pflanzenfett oder Pflanzenöl und 50—60 g Eiweiß) unter Einschluß saurer Milchprodukte mit höchstens 1500—1800 Kalorien notwendig.

Unterstützend wirken die folgenden physikalischen Maßnahmen: Heublumensack, Lendenwickel, Schwimmen, alle Bewegungsübungen, Kneippkuren.

Z

Zahnen der Kinder

Wenn die Kinder zahnen, kann leicht erhöhte Temperatur und eine Veränderung des Stuhlganges (leichter Durchfall oder Verstopfung) eintreten. Während des Zahnens ist das Kind leicht reizbar, es schreit viel und nimmt weniger Flüssigkeit zu sich.

Höhere Temperaturen, stärkerer Durchfall, Ausschläge und Krämpfe gehören nicht zu den Erscheinungen des Zahnens.

Ziegenpeter: siehe Mumps

Zuckerkrankheit im Vorstadium

Wir müssen heute bei 15—20 % der Bevölkerung mit einem Vorstadium der Zuckerkrankheit (latenter Diabetes mellitus) rechnen. Besonders hoch liegt der Prozentsatz jenseits des 40. bis 50. Lebensjahres und wenn zugleich eine Herz- oder Gefäßerkrankung oder auch eine Fettsucht besteht. Wegen der engen Wechselbeziehungen zwischen Kohlenhydrat- und Fettstoffwechsel sind Übergewicht und Fettsucht besonders mit der Zuckerkrankheit verknüpft. Bei diesen Erkrankungen ist daher ein Frühtest auf Diabetes erforderlich, und zwar in Form einer Zuckerbelastungsprobe.

Wird ein latenter Diabetes festgestellt, so ist die Einhaltung der folgenden Maßnahmen unbedingt zu empfehlen.

Diät: Eine fett- und kalorienarme Diät ist notwendig.

Physikalische Maßnahmen: Leibwickel, Sonnenbestrahlungen, Meerwassertrinkkur, Lehmbäder.

Psychotherapeutische Maßnahmen: Autogenes Training.

Medikamente: Sie sind zunächst nicht erforderlich. Bei entsprechender Lebensweise (Diät) kann auf sie meist ganz verzichtet werden.

Zuckerkrankheit

Wir unterscheiden heute die *latente* Zuckerkrankheit, bei der nur eine leichte Beeinträchtigung der Zuckerverwertung besteht, dann die *symptomlose oder vorklinische* Zuckerkrankheit, die nach Glukosebelastung überhöhte Zuckerwerte im Blutserum aufweist und die der *eigentlichen* Zuckerkrankheit (Diabetes *mellitus)* um zehn bis zwölf Jahre vorausgeht. Aber schon in diesem Stadium können die Nieren und die Netzhaut miterkranken, so daß schon eine Diät- und Tablettenbehandlung mit Sulfonylharnstoff-Präparaten notwendig ist. Die eigentliche (manifeste) Zuckerkrankheit ist leicht durch Urin- und Blutuntersuchungen festzustellen.

Durch eine Urinuntersuchung allein ist eine Zuckerkrankheit allerdings häufig nicht zu erkennen, weil zwei Drittel aller Harne von Zuckerkranken keinen nachweisbaren Zucker enthalten. Daher ist die Bestimmung des Blutzuckers notwendig. Da auch die Bestimmung des Nüchternblutzuckers häufig versagt, ist eine Zuckerbelastungsprobe (Glukosetoleranztest, Tolbutamidtest) erforderlich.

Als ersten einfachsten Test gibt man dem Patienten 50 g Glukose (Traubenzucker) zu trinken und bestimmt zwei Stunden später den Blutzucker. Liegt er über 150 mg%, so ist eine Zuckerkrankheit wahrscheinlich. Alle Werte zwischen 100—150 mg% müssen wiederholt kontrolliert werden. Am besten führt man dabei die reguläre Zuckerbelastungsprobe durch, wobei der Blutzucker nüchtern und ein sowie zwei Stunden nach einer Gabe von 50 g Glukose bestimmt wird.

Im Normalfall liegt der Zuckerwert vor der Glukosegabe nicht über 90 mg%, nach einer Stunde unter 160 mg% und nach zwei Stunden unter 120 mg%. Finden sich höhere Werte, dann muß eine ständige ärztliche Kontrolle und eine regelrechte Diabetesbehandlung durchgeführt werden.

Diät: Zucker-Diät.

Physikalische Maßnahmen: Leibwickel, Meerwasser-Trinkkur, Sonnenbestrahlungen, Sauna (unter ärztlicher Kontrolle), römisch-irische Bäder.

Psychotherapeutische Maßnahmen: Psychagogik, autogenes Training.

Medikamente: Es unterliegt der ärztlichen Entscheidung, ob mit Diät allein, mit zuckersenkenden Tabletten (Redul, Euglucon 5, Rastinon) und mit Insulininjektionen oder auch mit physikalischen und psychotherapeutischen Maßnahmen behandelt werden muß.

Fremdwörter erklärt:

Adrenalin: Hormon des Nebennierenmarks.

Adsorbens: Stoff, der infolge seiner Oberflächenaktivität gelöste Substanzen und Gase an sich bindet.

Adsorption: Anreicherung eines Stoffes, eines Gases oder einer Flüssigkeit an der Oberfläche eines sehr fein verteilten oder sehr porösen anderen Stoffes.

Aerosol: In Luft oder Gasen schwebende, feinstverteilte Stoffe der Luft (feste = Staub, flüssige = Nebel).

Affinität: Verwandtschaft, Neigung zur chemischen Verbindung.

akut: plötzlich auftretend, von heftigem und kurzdauerndem Verlauf. Gegensatz: chronisch.

Alchimie: Die Chemie des Mittelalters; die vermeintliche Kunst, unedle Metalle in edle (z. B. Gold) zu verwandeln.

Alkali: Bezeichnung für die Hydroxide der Alkalimetalle, das sind die Elemente der ersten Hauptreihe des chemischen Periodensystems: Lithium, Natrium, Kalium, Francium, Rubidium, Caesium.

Alkaliämie (Alkalose): Alkaliüberschuß im Blut.

Allergene: Stoffe, die eine Allergie hervorrufen.

allergisch: anders, meist überempfindlich reagierend.

alternierend: wechselweise, abwechselnd.

Alveolen: Lungenbläschen; die Stätte des Gasaustausches in der Lunge.

amorph: formlos, ungestaltet, strukturlos; der physikalische Gegensatz ist kristallin.

Amplitude: Schwingungsweite, Ausschlaggröße.

Amyloidose: Gewebsentartung infolge Ablagerung von Amyloid, eines stärkeähnlichen Eiweißkörpers, wodurch das Gewebe sich verhärtet und ein speckartiges Aussehen bekommt.

anaerob: sich ohne (Luft-)Sauerstoff abspielend.

Angiologie: Lehre von den Blutgefäßen und ihren Krankheiten.

Anionen: Ionen, die negativ geladen sind und zur positiven Elektrode, der Anode, wandern. Ionen sind Atome oder Moleküle, die durch Anlagerung oder Abtrennung von Elektronen eine positive oder negative Ladung erhalten haben.

Antibiotika: Stoffe oder Stoffwechselprodukte von Mikroorganismen, die zur Abtötung oder Wachstumshemmung von Bakterien, Pilzen, Viren, einzelligen Lebewesen (Protozoen) oder Körperzellen führen.

antidiuretisch: die Wasserausscheidung hemmend.

Antigen: artfremder Eiweißstoff, der im Körper die Bildung von Antikörpern bewirkt, die den Eiweißstoff unschädlich machen.

Antigen-Antikörper-Reaktion: Abwehrreaktion des Körpers auf artfremde Eiweißstoffe.

Aristokratie: Staatsform, bei der ein bevorzugter Stand des Volkes die oberste Staatsgewalt ausübt.

arteriell: zu einer Arterie gehörend. Arterielles Blut ist helles, sauerstoffreiches Blut.

Atmospherics: Impulsstrahlung = elektromagnetische Längswellenstrahlung, die durch lebhafte Luftbewegungen in der Atmosphäre erzeugt wird, bei Null-Wetterlage also fehlt.

atonisch: ohne Spannung, spannungslos.

Autointoxikation: Selbstvergiftung des Organismus.

Balneographie: Beschreibung der Badeorte.

Balneologie: Bäderlehre.

Balneotherapie: Bäderbehandlung. Anwendung von Bädern zu Heilzwecken.

Basen: Laugen. Chemische Verbindung, die mit Säuren unter Wasseraustritt Salze bildet.

basophil: zur basischen Reaktion neigend; können auch Stoffe sein, die mit basischen Farbstoffen leicht färbbar sind.

Benzpyren: stark krebserregender Stoff, Bestandteil des Steinkohlenteers; entsteht auch beim Verbrennen von Benzin, Tabak, Papier. Wird für die rapide Zunahme des Lungenkrebses verantwortlich gemacht.

Betarezeptorenblocker: Substanzen, die die normale und pathologische Reizbildung am Herzen hemmen.

Bidet: Sitzbecken für Scheidenspülungen.

Biosphäre: der belebte Bereich der Erde (Luftraum, Erdoberfläche, belebte Schichten der Erdkruste).

Bronchiolen: kleine Bronchien.

Chemotherapeutika: chemisch reine, synthetische Substanzen, die direkt oder indirekt vom Blut aus auf krankmachende Erreger wachstumshemmend oder abtötend wirken, z. B. Sulfonamide und Antibiotika.

cholagog: galletreibend.

choleretisch: die Gallenabsonderung in den Leberzellen anregend.

Cholesterin: fettähnlicher Stoff im Blutserum. Wenn er vermehrt im Blut auftritt, bildet er einen Risikofaktor für Herz- und Gefäßerkrankungen.

chronisch: sich langsam, schleichend entwickelnd; Gegensatz: akut.

Colibakterien: gehören zur normalen Darmbesiedelung.

Corticoidspiegel: die Menge der im Blut vorhandenen Corticoide, d. h. von Stoffen mit der Wirksamkeit von Nebennierenrindenhormonen, die den Mineral- und Kohlenhydratstoffwechsel beeinflussen.

dekompensiert: nachlassend, versagend.

Demenz: Verblödung; auf organischen Hirnschädigungen beruhende dauernde Geistesschwäche.

Depressionen: a) seelische Verstimmung, Niedergeschlagenheit; b) grubenförmige Einsenkung, Vertiefung (z. B. in Knochen). Eigenschaftswort: depressiv.

Dermatomyositis: Muskelentzündung in Verbindung mit einer Entzündung der Haut.

Dermatosen: Hautkrankheiten.

diastolisch: die Diastole betreffend. Diastole ist die mit der Systole rhythmisch wechselnde Erschlaffung der Herzmuskulatur.

Diathermie: Intensive Erwärmung von Geweben im Körperinneren durch hochfrequente Wechselströme.

diffus: ausgebreitet, ausgedehnt, verschwommen, ohne feste Umgrenzung.

Dissertation: wissenschaftliche Abhandlung, die der Bewerber um die Doktorwürde verfassen muß.

Dystonie: Störung des normalen Spannungszustandes der Muskeln und Gefäße.

Dystrophie: Ernährungsstörung; die mangelhafte Versorgung eines Organs mit Nährstoffen.

elektrokardiographisch: durch Aufnahme einer Herzstromkurve (Elektrokardiogramm = EKG).

Elektrolyse: bezeichnet die Trennung gelöster, teilweise in Ionen zerfallener Substanzen (z. B. Salze) bei Durchleitung eines Gleichstroms in positiv geladene Ionen (Kationen), die zum Minuspol (Kathode) wandern, und negativ geladene Ionen (Anionen), die zum Pluspol (Anode) wandern.

Elektron: negativ geladenes Elementarteilchen.

Emanation: beim radioaktiven Zerfall von Radium, Aktinium und Thorium entstehendes radioaktives Edelgas, das z. B. in Heilquellen vorkommt.

Embolie: Verstopfung von Blutgefäßen durch körpereigene oder körperfremde Substanzen, die sich mit dem Blutplasma nicht homogen mischen (meist Blutgerinnsel).

emotional: gefühlsmäßig, durch Gemütsbewegung bewirkt.

Endemie: örtlich begrenztes Auftreten einer Infektionskrankheit.

endemisch: in Form einer Endemie.

endokrin: mit innerer Sekretion; durch Hormone oder Hormondrüsen bedingt.

Enzyklopädie: großes Werk, das den Gesamtbestand des Wissens oder ein Teilgebiet der Wissenschaft und Kunst sammelt und darstellt.

Enzyme: in lebenden Zellen gebildete Stoffe, die den Ablauf von chemischen Reaktionen erleichtern.

Eosinophilenzellen: eine Art von weißen Blutzellen, die sich durch Annahme von rotem Farbstoff (Eosin) von anderen weißen Blutzellen (Leukozyten) unterscheiden lassen.

Epithel: die oberste Zellschicht der Haut, die Deckzellenschicht.

ERP-Mittel: Geldmittel aus dem „European Recovery Program“, dem Europäischen Wiederaufbauprogramm, 1947 von US-Außenminister G. Marshall (Marshall-Plan) ins Leben gerufenes Hilfsprogramm für Westeuropa.

Erythem: entzündliche Rötung der Haut.

Erythrodermie: großflächige, entzündliche Rötung der Haut.

Erythrozyten: rote Blutkörperchen.

essentiell: wesentlich, lebensnotwendig, selbständig.

exkommunizieren: über eine Person den Kirchenbann verhängen; aus der Gemeinschaft ausschließen.

Extrasystolie: Extraschläge des Herzens innerhalb der normalen Herzschlagfolge.

Extremitäten: Bezeichnung für die Gliedmaßen Arme und Beine.

Faradayscher Käfig: eine aus Drahtgeflecht hergestellte Kabine zur Abschirmung von Wechselstromstörungen bei der Aufnahme von Herzstromkurven (EKG). Nach dem englischen Physiker M. Faraday (1791—1867) benannt.

fermentativ: mit Hilfe von Fermenten (Reaktionsbeschleunigern), durch Fermente bedingt.

Fermente (Enzyme): organische Stoffe, die biologische Vorgänge in Gang setzen oder beschleunigen, ohne in den Endprodukten aufzutreten. Es sind hochspezialisierte Stoffe für den Abbau der Kohlenhydrate (Stärken), der Fette (Lipoide) und der Eiweißstoffe (Proteine). Die kohlenhydratspaltenden Fermente heißen Amylasen (Amylum = Stärke), die fettspaltenden Fermente Lipasen (Lipo- = fett-), und die eiweißspaltenden Fermente heißen Proteasen (Proteine = Eiweißkörper). Nur der gesunde Organismus vermag genügend Eigenfermente zu bilden.

fibrinolytisch: Fibrin auflösend; Fibrin ist der Faserstoff des Blutes, der bei der Blutgerinnung entsteht.

Fluor: ein Spurenelement, das bakterienhemmend wirkt und zur Vorbeugung gegen Zahnfäule verwendet wird. Siehe Fluoridierung.

Fluoreszenzmikroskop: ein Mikroskop, bei dem die Präparate durch ultraviolettes Licht zum Eigenleuchten im sichtbaren Licht angeregt werden.

Fluoridierung: Mit Fluor versetzen, z. B. dem Trinkwasser Fluor zusetzen als Schutz gegen Zahnfäule (Karies).

Frequenz: Häufigkeit eines Vorganges in einer bestimmten Zeiteinheit, z. B. Herzschlagfolge in der Minute.

funktionell: durch Änderung der Funktion (= Verrichtung) bedingt, die Funktion betreffend.

gangränös: mit einem Gangrän (Brand) einhergehend.

generalisiert: allgemein; generell; über den ganzen Körper verbreitet (besonders bei Hautkrankheiten).

genuin: angeboren, erblich, ursprünglich; selbständig, nicht als Folge anderer Krankheiten auftretend.

Glykolyse: Zuckerspaltung, Abbau von Traubenzucker.

grampositiv: So nennt man die Bakterienfamilien, die sich nach einer Vorschrift von dem Bakteriologen Gram anfärben lassen, um sie im Mikroskop besser sichtbar zu machen.

Granula: krankhafte Gewebsveränderung mit Geschwulstbildung.

Graphit: Mineral, das für zahlreiche technische Zwecke verwendet wird (Elektroden, Reaktormaterial, Poliermittel, Bleistifte, Farben).

habituell: gewohnheitsmäßig, immer wiederkehrend.

hämatogen: aus dem Blut stammend; blutbildend.

Hämatom: Bluterguß.

Hämoglobin: Farbstoff der roten Blutkörperchen.

hämorrhagische Diathese: Krankheitszustand, der durch die Neigung zu spontan auftretenden, schwer stillbaren Blutungen gekennzeichnet ist.

hellenistisch: sich beziehend auf die Kulturepoche von Alexander dem Großen bis Augustus; während dieser Zeit breitete sich die griechische Kultur bis nach Rom und Innerasien aus.

hippokratisch: nach Art des griechischen Arztes Hippokrates (460—377 v. Chr.); auf ihn zurückgehend.

hormonal: durch Hormone bedingte Wirkung; aus Hormonen bestehend.

humoral: die Körperflüssigkeiten betreffend.

Humoralpathologie: Lehre von den krankhaften Veränderungen der Körperflüssigkeiten.

hydrotherapeutisch: durch Anwendung von Wasser zu Heilzwecken; Hydrotherapie = Wasserheilkunde.

hyperämisierend: durchblutungsfördernd. Hyperämie bedeutet vermehrte Durchblutung, Blutfülle.

Hyperthermie: Überwärmung.

Hypertrophie: Vergrößerung von Zellen oder Geweben ohne Zellvermehrung.

Hypertoniker: So nennt man einen Menschen mit dauernd zu hohem Blutdruck.

hypochrom: zu wenig Blutfarbstoff besitzend; zu schwach gefärbt.

hypoglykämisch: zu wenig Blutzucker. Hypoglykämie: Unterzuckerungszustand im Blut.

Hypophyse: Hirnanhangsdrüse, eine wichtige, zahlreiche Hormone produzierende Drüse an der Gehirnbasis.

idiopathisch: selbständig, primär, unabhängig von anderen Krankheiten entstanden.

Immission: Luftverschmutzung.

Immunität: Widerstandsfähigkeit, Unempfindlichkeit gegen Krankheitserreger oder bestimmte Gifte.

inadäquat: unangemessen, nicht entsprechend, nicht passend.

innervieren: die einzelnen Teile des Organismus mit Nerven versorgen; Reize an die einzelnen Organe weiterleiten.

Infantilität: kindliches Wesen; die geistigen und körperlichen Merkmale sind unentwickelt.

Influenz: Wirkung eines elektrischen Feldes auf einen Leiter; das Erzeugen von Elektrizität auf einem nichtgeladenen Leiter, der in ein elektrisches Feld gebracht wird.

Infusion: das Einführen größerer Flüssigkeitsmengen in den Organismus.

Inkubationszeit: Zeit von der Infektion bis zum Ausbruch der Erkrankung.

intestinal: die Eingeweide betreffend, zum Darmkanal gehörend.

Intuition: glückliche Einfälle oder Eingebungen werden mit Intuition bezeichnet. Im strengeren Sinne meint es das Erfassen schwieriger Zusammenhänge in unmittelbarer Anschauung.

Inversionswetter: Wetterlage, bei der eine plötzliche Umkehr des Wärmezustandes der Atmosphäre eintritt.

Investition: Anlage von Geld oder Kapital in einem Unternehmen. In der normalen Wortbedeutung: Einkleidung, Einführung in ein Amt.

Ionen: elektrisch geladene Atome, Atomgruppen, Moleküle oder Molekülgruppen. Den Vorgang der Aufladung neutraler Atome oder Moleküle nennt man Ionisation oder Ionisierung.

Ionosphäre: Teilbereich der Atmosphäre (Lufthülle).

irreversibel: nicht umkehrbar, nicht rückgängig zu machen.

Ischämie: örtliche Blutleere, mangelnde Versorgung einzelner Organe mit Blut infolge Verlegung der arteriellen Zufuhrwege.

Ischialgie: Schmerzen im Bereich des Ischiasnervs.

isotonisch: von gleichbleibendem Druck. Isotonie: Konstanz des osmotischen Drucks der Körperflüssigkeiten bei Gesunden.

Kaolin: Porzellanerde, ein Mineral in weißen, erdigen Massen, fast reine kieselsaure Tonerde (Verwitterung des Feldspats).

Kapillaren: Haargefäße; die feinsten Verzweigungen der Blut- und Lymphgefäße.

katalytisch: mit Hilfe eines Katalysators. Der Katalysator ist ein Stoff, der chemische Vorgänge beschleunigt oder hemmt, ohne selbst bei dem Vorgang eine Änderung zu erfahren. Der Vorgang heißt Katalyse. Fermente (Enzyme) katalysieren z. B. biochemische Vorgänge. Nickel ist Katalysator bei der Benzinherstellung und der Fetthärtung.

Kataplasmen: heiße Breiumschläge (z. B. von Kartoffeln, Leinsamen, Lehm).

Kationen: positiv geladene Ionen (siehe dort). Sie wandern bei der Elektrolyse (siehe dort) zur Kathode (negativer Pol), geben dort ihre positive Ladung ab und werden elektrisch neutrale Atome.

kausalanalytisch: den ursächlichen Zusammenhang zergliedernd.

Klimatologie: Lehre von den Klimaverhältnissen und deren Wirkungen auf den Menschen, Klimalehre.

Klistier: Einlauf, Darmeinlauf.

kollateral: seitlich; auf der gleichen Körperseite befindlich; benachbart.

Koma: Zustand tiefer, durch äußere Reize nicht zu unterbrechender Bewußtlosigkeit.

kondensieren: verdichten (z. B. bei der Gasverflüssigung durch Temperaturerniedrigung oder Druckerhöhung).

Konstitutionsschwäche: Schwäche der (ererbten) Körperverfassung.

kontemplativ: schauend, betrachtend, besinnend; Kontemplation: schauende Selbstversenkung in das Wort und Werk Gottes; zweck- und begierdefreies Anschauen des Schönen.

Kontraktur: Fehlstellung eines Gelenks mit eingeschränkter Bewegung; dauernde Verkürzung und Schrumpfung von Weichteilen.

Konverter: Umwandler, z. B. Gleichspannungswandler in der Elektrotechnik. Konverter heißt auch die Bessemer-Birne, eine innen feuerfest verkleidete Apparatur, in der flüssiges Eisen in Stahl „umgewandelt" wird.

koronar: die Herzkranzgefäße betreffend.

Korpuskularstrahlen: Die Strahlen schneller Teilchen, z. B. Alpha- und Betastrahlen.

Kreatin: ein in der Muskulatur vorkommendes Stoffwechselprodukt des Eiweißes.

Kreosot: aus Buchenholzteer gewonnenes Gemenge von gärungs- und fäulniswidrigen Stoffen (Phenolen).

kristallin: den Kristallen ähnlich in der Anordnung der kleinsten Teilchen.

labil: unbeständig, schwankend, wandelbar, anfällig.

Leukozyten: weiße Blutkörperchen.

Lipoide: fettähnliche Stoffe, die lebenswichtig sind, z. B. Phosphatide, Sterine (Cholesterin).

Liquor: die das Gehirn und das Rückenmark umgebende Flüssigkeit.

Lobby: Wandelhalle im englischen und amerikanischen Parlament, aber auch die Gesamtheit von Interessenvertretern, die Abgeordnete für bestimmte Interessen zu gewinnen suchen.

Lordose: physiologische Krümmung der Wirbelsäule nach vorn. Die seitliche Krümmung heißt Skoliose.

Lymphozyten: eine Art der weißen Blutkörperchen, die aus dem sogenannten lymphatischen System (Lymphknoten, Milz, Tonsillen) stammen.

maritim: Meer und Schiffahrt betreffend.

median: in der Mitte liegend.

Meeresflora: Meerespflanzen.

Metaphysik: heute die philosophische Lehre, die sich mit der übersinnlichen Welt befaßt, also jener Welt, die sich über oder hinter der sinnlich erfahrbaren, natürlichen Welt befindet.

Methan: Sumpf- oder Grubengas, farbloses, brennbares Gas, das in der Natur und in den Darmgasen vorkommt. Es ist die Mutter-Substanz zahlreicher chemischer Verbindungen.

Mikrosporie: durch Fadenpilze hervorgerufene Pilzerkrankung der Kopfbehaarung, bei der die Haare dicht über der Kopfhaut abbrechen; Kopfhautflechte.

molekular: die kleinsten Bestandteile eines Stoffes (Moleküle) betreffend.

Molekularbewegung: Kolloide zeigen in Lösungen bei ultramikroskopischer Betrachtung eine vibrierende Bewegung. Sie rührt von den in heftiger Bewegung befindlichen Flüssigkeitsmolekülen her, die allseitig auf die Kolloidteilchen stoßen und sie so in Bewegung versetzen.

Morbidität: Krankheitszustand (Verhältnis der Erkrankungszahl zur Zahl der Gesamtbevölkerung in einem bestimmten Zeitraum).

mortifizieren: das Absterben von Organen und Geweben, sonst alter Ausdruck für kraftlos, tilgen, ungültig erklären.

Multiple Sklerose: ursächlich noch nicht geklärte Erkrankung des Gehirns und Rückenmarks mit Bildung zahlreicher (multipler) Entmarkungsherde.

Muskelkontraktion: Muskelzusammenziehung.

mystisch: geheimnisvoll, dunkel, zur Mystik zählend.

nephrogen: von den Nieren herrührend.

Nervenplasma: Substanz der Nervenzelle, die wie jede Körperzelle eine Zellhaut, eine Zellsubstanz und darin einen Zellkern besitzt.

Neuralgie: Nervenschmerz.

Neuralpathologie: Lehre der Pathologie, nach der die krankhaften Veränderungen im Organismus vom Nervensystem ausgehen.

Neuritis: Nervenentzündung.

Neurodermitis: Juckflechte; zu den Ekzemen zählende chronische, entzündliche Hauterkrankung.

neurohumoral: nervlich und hormonell bedingt.

Neurom: Geschwulst aus Nervenfasern und Nervenzellen.

neuroplasmatisch: aus dem Nervenplasma herrührend, im Nervenplasma bedingt.

Neurose: krankhafte, aber wieder rückgängig zu machende Verhaltensstörung mit seelischen Ausnahmezuständen und körperlichen Funktionsstörungen ohne organische Ursache.

neurotisch: unter einer Neurose leidend.

Obstipation: Verstopfung, Stuhlträgheit.

ödematös: ödemartig verändert, ein Ödem aufweisend.

Opsonin: im Blutserum vorhandene, hitzeempfindliche Stoffe, die eingedrungene Krankheitserreger so verändern, daß sie von Freßzellen (Phagozyten) aufgenommen werden können.

Organpathologie: Lehre von den krankhaften Organveränderungen.

Ovulation: Eisprung (Follikelsprung) in den Eierstöcken zwischen dem 14. und 16. Tag nach Beginn der Menstruation.

Oxydantien: Oxydationsmittel = sauerstoffabgabefertige Stoffe. Oxydation = Vereinigung eines Elementes oder einer Verbindung mit Sauerstoff.

Ozon: eine Verbindung von Sauerstoffatomen, die sich besonders unter Einwirkung ultravioletter Strahlen bildet. Es ist das stärkste Oxydationsmittel.

papillär: nach Art einer Papille, womit man eine warzenartige Erhebung, insbesondere auch die Brustwarze meint.

Parästhesie: anormale Körperempfindung, z. B. Kribbeln, Einschlafen der Glieder.

Paralyse: vollständige Lähmung der motorischen Nerven eines Körperteils; degenerative, entzündliche Erweichung vorwiegend der grauen Substanz des Gehirns als Spätfolge der Syphilis.

parasympathisch: auf den Vagusnerv bezüglich. Der Vagusnerv ist der Hauptvertreter des Nervensystems, das nicht dem Willen unterworfen ist (vegetatives, autonomes Nervensystem).

Partikel: Teilchen.

Pathosophie: Wissen (Weisheit) von der Krankheit (vom Leiden).

Pellagra: Vitaminmangelkrankheit (Vitamin B_2, Nikotinsäureamid) bei einseitiger Maisernährung.

Pelotte: ballenförmiges Druckpolster (z. B. am Bruchband zum Zurückdrängen des Bruches).

perinatal: um den Zeitpunkt der Geburt herum; kurz vor, während oder nach der Entbindung.

peripher: am Rande befindlich.

Pestizide: Sammelbezeichnung für alle Schädlingsbekämpfungsmittel.

Phytosterin: pflanzliches Cholesterin; hierzu gehören auch die Herzwirkstoffe des Fingerhuts.

Plankton: die in Gewässern schwebenden Kleintiere und Kleinpflanzen.

plantar: die Fußsohle betreffend.

Pleuritis: Rippenfellentzündung, Brustfellentzündung.

Podagra: Fußgicht; Gicht der großen Zehe.

Polyarthritis: an mehreren Gelenken gleichzeitig auftretende Entzündung.

Polyzythämie: Rotblütigkeit, krankhafte Vermehrung der roten Blutkörperchen.

Porphyrie: Vermehrte Bildung und Ausscheidung von Porphyrinen. Sie kann angeboren und erworben sein. Porphyrine sind rote Farbstoffe, die vom Blutfarbstoff (Hämoglobin) oder vom Pflanzenfarbstoff (Chlorophyll) abstammen.

Proton: positiv geladenes Atomteilchen; Kern des Wasserstoffatoms.

Psychagogik: Führung und Erziehung schwieriger Kinder und Erwachsener mit seelischen Fehlhaltungen.

psychisch: seelisch; die Seele betreffend.

Psychopharmaka: zusammenfassende Bezeichnung für Arzneimittel, die eine steuernde (dämpfende, beruhigende, stimulierende usw.) Wirkung auf die psychischen Abläufe im Menschen ausüben.

Purinstoffwechsel (Nukleinstoffwechsel): chemischer Vorgang im Verdauungskanal, bei dem die mit der Nahrung aufgenommenen zusammengesetzten Eiweißkörper aufgespalten werden. Das Endprodukt dieser komplizierten Vorgänge des Purinstoffwechsels ist die Harnsäure (*purum uricum* = reine Harnsäure).

Pyodermie: eitrig-infektiöse Erkrankung der Haut und ihrer Anhangsgebilde (Drüsen, Haare, Nägel), verursacht durch Infektion mit Eitererregern (Furunkel, Akne, Impetigo).

Pyozyaneus: Bakterienart; Erreger des blaugrünen Eiters, verzögert die Wundheilung.

reaktiv: gegenwirkend, rückwirkend.

Redoxsystem: ein System im Stoffwechsel, das Wasserstoff aufnehmen oder abgeben kann, je nachdem ob es in der oxydierten oder reduzierten Form vorliegt.

Reduktionskost: Verminderung der Nahrungszufuhr; ein Kostschema, das bei Übergewicht und Fettleibigkeit zur Verminderung des Körpergewichts angewandt wird.

reflektorisch: durch einen Reflex bedingt, d. h. unwillkürlich ablaufend (z. B. Reaktion auf einen Reiz).

refraktär: reaktionslos, unempfindlich, nicht beeinflußbar.

regenerieren: wiederherstellen.

regularisieren: regeln, wieder in Ordnung bringen, glätten.

Regulation: Wiederherstellung der normalen Funktion.

Rektoskopie: Spiegelung und Besichtigung des unteren Dickdarmabschnitts mit Hilfe eines Darmspiegels (Rektoskop).

Relation: Beziehung, Verhältnis.

renal: die Nieren betreffend.

resistent: widerstandsfähig gegenüber schädlichen Krankheitserregern.

Resistenz: Widerstandsfähigkeit des Organismus gegenüber schädlichen äußeren Einflüssen.

Resorption: Aufnahme von Stoffen in die Blut- und Lymphbahnen.

Retrokollis: durch Verkrampfung der Nackenmuskulatur hervorgerufene Rückwärtsbeugung des Kopfes.

reversibel: rückgängig zu machen, umkehrbar (von krankhaften Vorgängen oder Veränderungen im Organismus).

rezidivieren: in Abständen wiederkehren.

rituell: nach althergebrachtem Brauch, durch den Ritus geboten.

Saponin: im Pflanzenreich vorkommende Stoffe, die in wässriger Lösung stark schäumen. Sie werden als Wasch-, Auswurf- und Magenmittel gebraucht.

Scharlatanerie: Kurpfuscherei, Quacksalberei, Schwindelei.

seborrhoisch: krankhafte Absonderung der Talgdrüsen betreffend.

sebostatisch: auf eine verminderte Talgproduktion bezüglich.

sedativ: beruhigend, schmerzstillend.

Segment: Abschnitt eines Organs oder von Teilen eines Organs.

Sekretion: Produktion und Absonderung von Sekreten durch Drüsen.

Sensibilisierung: Künstliche Anregung des Organismus zur Bildung von Antikörpern (auch die angeborene Fähigkeit dazu).

Sensibilität: Fähigkeit des Organismus, Gefühls- und Sinnesreize aufzunehmen.

septisch: mit Keimen behaftet, nicht keimfrei. Gegensatz: aseptisch.

serologisch: die Serologie betreffend. Serologie: Lehre vom Blutserum sowie von den chemischen, physikalischen und biologischen Untersuchungsmethoden zur Diagnostizierung von Krankheiten.

serös: aus Serum (Blutflüssigkeit) bestehend.

signifikant: statistisch gesichert; wesentlich, bezeichnend für eine Erkrankung.

Silikose: Kiesellunge, Steinstaublunge.

Skoliose: seitliche Verkrümmung der Wirbelsäule.

skrofulös: an Skrofulose leidend.

Sofratüll: spezieller Verbandstoff, Markenartikel.

solar: von der Sonne stammend.

Spasmen: Krämpfe, Verkrampfungen.

spastisch: krampfartig.

Spondylarthrose: Auftreten von chronischen degenerativen Veränderungen an den Wirbelgelenken.

Stearrhoe: reichlich Fettstoffe enthaltender Stuhl; Fettstuhl.

stenokardisch: herzbeengend.

Stimulans, Stimulantien: anregende, reizende Arzneimittel.

stoisch: gleichmütig, unerschütterlich (nach Art der Stoiker).

Stress: plötzliche Aufregung oder angespannte Reaktionslage des Körpers durch Einwirkung verschiedener äußerer Reize.

Strychnin: Gift der Brechnuß, in medizinischen Dosen als nervenanregendes Mittel gebraucht.

subakut: weniger heftig verlaufend.

subpapillär: papillenartig, warzenartig.

Suspensorium: Tragevorrichtung für erschlaffte, zu schwer herabhängende Glieder.

Sympathikotonie: erhöhte Erregbarkeit des sympathischen Nervensystems. Eigenschaftswort: sympathikoton.

Synapse: Umschaltstelle zur Erregungsübertragung im vegetativen (dem Willen entzogenen) Nervensystem.

systolisch: die Systole betreffend. Systole: Zusammenziehung eines muskulösen Hohlorgans, des Herzmuskels z. B.

teleologisch: der Zweckvorstellung entsprechend, auf das Ziel gerichtet, zweckhaft.

thermisch: durch Wärme bedingt.

tonisieren: in einen (normalen) Spannungszustand versetzen.

toxisch: giftig, auf einer Vergiftung beruhend. Toxizität ist die Giftigkeit einer Substanz.

Transaminasen: Enzyme, die die Übertragung einer Aminogruppe von einer Substanz auf eine andere bewirken.

Tuben-Parametrien: Tuben = Eileiter. Parametrium ist der von den großen Mutterbändern umschlossene, außerhalb des Bauchfells gelegene Raum, der mit dem Beckenbindegewebe ausgefüllt ist (auch zahlreiche Blut- und Lymphgefäße enthält) und Haltefunktion für die Gebärmutter ausübt.

Ultraschall: Schall, der vom menschlichen Ohr nicht mehr wahrgenommen wird (Frequenzen von 20 kHz an aufwärts).

vagoton, Vagotonie: erhöhte Erregbarkeit des parasympathischen Nervensystems; Übergewicht des vagotonischen über das sympathikotonische Nervensystem (dem Willen entzogenen Nervensystems).

vasomotorisch: von den Gefäßnerven gesteuert, ausgelöst.

vegetabil: pflanzlich.

vegetativ: dem Willen nicht unterliegend, das autonome Nervensystem und seine Funktion betreffend.

Veitstanz: Bezeichnung für eine Gruppe von Erkrankungen mit hyperkinetischhypotonen Bewegungsstörungen. Im Mittelalter Tanzepidemien, denen keinerlei organische Krankheiten zugrunde lagen.

venös: zu einer Vene gehörend, venenreich; sauerstoffarmes und kohlensäurehaltiges Blut, darum dunkelrot.

Zellularpathologie: Lehre, nach der alle Krankheiten auf Störungen der Körperzellen bzw. ihrer Funktionen zurückzuführen sind.

zirkulär: kreisförmig, periodisch wiederkehrend.

Zirrhose: eine Gewebsumwandlung, die zur Verhärtung und zum Kleinerwerden des Organs führt (Schrumpfung).

Literaturnachweis

Wasser zur Vorbeugung, Heilung und Rehabilitation

Ardenne, M. v., In-vitro-Messungen als Grundlage der Krebs-Mehrschritt-Chemotherapie, Naturwissenschaften, Nr. 14, S. 419, 1965.

— Zur zweimaligen Ausnutzung der selektiven Wärmeempfindlichkeit von Krebszellen bei der Krebs-Mehrschritt-Therapie, Naturwissenschaften, Nr. 16, S. 480, 1965.

— Spontanremissionen von Tumoren nach Hyperthermie — ein Rückkopplungsvorgang?, Naturwissenschaften, Nr. 23, S. 645, 1965.

— Mehrschritt-Chemotherapie für effektive Wirkdosis in Gewebsräumen großer Krebszelldichte, Das Deutsche Gesundheitswesen, Nr. 20, S. 661, 1965.

Ardenne, M. v. / Chaplain, R. A., Selektionssteigerung der strahlentherapeutischen Wirkung durch manipulierte Tumorübersäuerung und Wärme, Naturwissenschaften, Nr. 55, S. 448, 1968.

Ardenne, M. v. / Lippmann, H. G., Über Maßnahmen zur Verträglichkeitserhöhung der Doppelattacke des Krebs-Mehrschritt-Therapie-Konzeptes, Das Deutsche Gesundheitswesen, Nr. 36, S. 1685—1692, 1970.

Ardenne, M. v. / Reitnauer, P. G., Erythemvermeidung bei Krebs-Mehrschritt-Therapie durch Hyperthermie mit Zweikammerwanne, Zeitschrift für Naturforschung, Nr. 8, S. 872 881, 1970.

Bärschneider, M., Seewasser als innerliches Medikament, Hippokrates, Heft 5, S. 142—147, 1956.

Bazett / Haldane, Some Effects of Hot Baths on Man, American Journal of Physiology, Band 7, S. 4, 1921.

Beckmann, P., Die Terrainkur im Rahmen der Übungsbehandlung, Wesen, Organisation und Indikation, Die Therapiewoche, S. 692—694, 15. Jg., 1965.

Behrendt, P., Meerwassertrinkkuren bei Nordseeheilkuren, Hippokrates, Nr. 11, S. 301, 1951.

Bensch, R., Die Bedeutung der Meerwassertrinkkuren, Arzt und Patient, Heft 4, S. 157, 1949.

Bergmann, E. / Heidelmann, G. / Thiele, P., Beiträge zur Anwendung der Nikotinsäure und ihrer Derivate als hyperämisierende Mittel in der inneren Medizin, Zeitschrift für die gesamte innere Medizin und ihre Grenzgebiete, Nr. 3, S. 99, 1953.

Boerger, H. J., Akrotherapie, einige Grundlagen und Methoden unter besonderer Berücksichtigung des ansteigenden Fußbades, Hippokrates, Heft 1, S. 19—22, 1956.

Brauch, F., Die Armbadewanne, Hippokrates, Nr. 43, 1939.

— Die Behandlung mit ansteigenden Teilbädern, 2. Aufl., Verlag Theodor Steinkopf, Dresden, 1942.

Brauchle, A., Handbuch der Naturheilkunde, Reclam-Verlag, Stuttgart, 1933.

— Naturheilkunde des praktischen Arztes, 3. Aufl., Hippokrates-Verlag, Stuttgart, 1951.

— Die Geschichte der Naturheilkunde in Lebensbildern, 2. Aufl., Reclam-Verlag, Stuttgart, 1951.

Devrient, W., Überwärmung, Schlenzkur und Sauna in der Praxis, Verlag K. F. Haug, Berlin, 1942.

— Überwärmungsbäder, A. Marcus und E. Webers Verlag, Berlin, 1950.

— Sauna — das Bad der Bäder, 4. Aufl., A. Marcus und E. Webers Verlag, Berlin, 1950.

Diekmeier, L., Der Trainingseinfluß der Terrainkur, Münchener Medizinische Wochenschrift, S. 573—578, 109. Jg., 1967.

Diepgen, P., Geschichte der Medizin. Die historische Entwicklung der Heilkunde und des ärztlichen Lebens. I. Band 1949; II. Band, 1. Hälfte 1959; 2. Hälfte 1965, Verlag Walter de Gruyter & Co., Berlin.

Evans, R. A. / Watson, L., Urinary Excretion of Magnesium in Man, Lancet I, S. 522, 1966, ref. in „Medizinische Klinik", Nr. 23, 1966.

Evers, A., Bäderbehandlung herzkranker Rheumatiker, Deutsche Medizinische Wochenschrift, Nr. 19, S. 697, 1953.

Fey, Chr., Hydrotherapie, Verlag Karl F. Haug, Saulgau/Württ., 1950.
— Praktikum der naturgemäßen Lebens- und Heillehre, Ehrenwirth Verlag, München, 1942.
Fraudé / Langner, Dissertation Breslau 1938/39, zit. nach Zörkendörfer und Seifert in „Die Meerwassertrinkkur" von H. Vogt, Verlag Julius Springer, Berlin, 1938, S. 8.
Freund / Kaminer, Biochemische Grundlage der Disposition für Karzinom, Verlag J. Springer, Wien, 1925.
Gänssle, H., Über das subaquale Darmbad in der Gynäkologie, Münchener Medizinische Wochenschrift, Nr. 21, S. 852 ff., 1925.
Golz, G., Bemerkungen zur Balneotherapie des rheumatischen und polyarthritischen Formenkreises, Die Therapiewoche, Nr. 12, S. 214, 1962.
Grafe, E., Beiträge zur Kenntnis der Einwirkung von Meerwassergaben auf Verdauung und Stoffwechsel bei Gesunden und Kranken, in „Die Meerwassertrinkkur" von H. Vogt, Verlag Julius Springer, Berlin, 1938.
Groh, W., Die Sauna als deutsches Volksbad, Hippokrates-Verlag, Stuttgart.
Haeberlin / Goeters, W., Grundlagen der Meeresheilkunde, Georg Thieme Verlag, Stuttgart, 1954.
Harnack, K., Wissenschaftliche Zeitschrift der Humboldt-Universität zu Berlin, Heft 3/4, 1961; ref. in „Die Heilkunst", Nr. 7, S. 222, 1966.
Hartkorn, H., Über die echte finnische Sauna, Neue Lebensordnung, Nr. 3, S. 62, 1957.
Hauffe, G., Beitrag zur Kenntnis der Anwendung und Wirkung heißer Teilbäder, Berlin, 1906.
— Die physikalische Therapie des praktischen Arztes, Berlin, 1926.
— Hydrotherapie, Neue Deutsche Klinik V/192, Berlin, 1930.
— Verhandlungen des Kongresses für innere Medizin, S. 251, Wiesbaden, 1936.
— Balneologie, Heft 8, 1937.
Helfer, O., Männer der Medizin, 3. Aufl., Verlag Walter de Gruyter und Co., Berlin, 1963.
Hentschel, H.-D., Die Bedeutung regelmäßiger Überwärmungsanwendungen (Sauna) für die Erhaltung der Gesundheit und Leistungsfähigkeit der arbeitenden Menschen, in „Heilende Wärme", Verlag Hans Kruse, Philippsburg/Baden, 1955.
Hentschel, H.-D. / Vogl, A. / Fissenewert, H., Heilende Wärme, Verlag Hans Kruse, Philippsburg/Baden, 1955.
Heubner, O., Spezielle Balneo- und Klimatherapie der Erkrankungen des Kindesalters, im „Handbuch der Balneologie" von Dietrich/Kaminer, Georg Thieme Verlag, Leipzig, 1926.
Heupke, W. / Fischer, Meerwassertrinkkuren, Münchener Medizinische Wochenschrift, Heft 50, 1952.
Heupke, W. / Rost, Was enthalten unsere Nahrungsmittel?, 2. Aufl., Umschau-Verlag, Frankfurt/Main.
Hirvonen, L., „Saunan, muineusuutta ja nykyisyytta", Terveys, Terveytta Koteihin, Nr. 7, 1966.
Hoff / Silberstein, in „Zeitschrift für experimentelle Medizin", S. 615—665, 1967.
Hoins, O., Erfahrungen mit der externchirurgischen Meerwasserbehandlung, Vortrag beim 25. Ärztlichen Seminar für Meeresheilkunde, Westerland, 1966.
Hollingworth, Hot Baths in Late Syphilis, Arch. dermat. and syph., Band XVIII, S. 736, 1922.
Hube, F., Kneipp-Kuren helfen heilen! Falken-Verlag Erich Sicker, Berlin.
Inama, K., Zur Klinik der Badereaktion mit besonderer Berücksichtigung radioaktiver Kurmittel, Zeitschrift für angewandte Bäder- und Klimaheilkunde, Nr. 3, S. 527, 1950.
Jaup, R., Die Beeinflussung des Mineralstoffwechsels des Menschen durch Meerwassertrinkkuren, in „Die Meerwassertrinkkur", von H. Vogt, Verlag Julius Springer, Berlin, 1938.
Jessel, U., Beiträge zur Spurenstoffchemie der Meeres- und Brandungsluft, Archiv für physikalische Therapie, Balneologie und Bioklimatologie, Nr. 3, S. 230, 1955.
Kaiser, J. H., Kneippsche Hydrotherapie, Allgemeine und spezielle Balneotherapie, 2. Aufl., Sanitas-Verlag, Bad Wörishofen, 1971.
Kalkschmidt, C. / Berendt, K., Beitrag zur Therapie des vasomotorischen Symptomenkomplexes, Medizinische Monatsschrift, Heft 3, S. 173. 174, 1955.

Karsten, H., Erfahrungen mit dem finnischen Saunabad, Hippokrates, Heft 20, 1940.
— Sauna — zehn Jahre medizinische und technische Erfahrungen, Hasenclever-Verlag, Düsseldorf, 1948.
Kautzsch, A., Das subaquale Darmbad, Wirkungsweise und Indikationen, Hippokrates, Heft 13, S. 401 und Heft 14, S. 435, 1953.
Keeser, Materia Medica Nordmark, Heft 4, S. 83, 1950, weitere Arbeiten von Keeser siehe Weiß: Pharmakologie des Meerwassers.
Kneipp, S. / Reile, B., Das große Kneippbuch, 76.—95.Tsd., Michael-Beckstein-Verlag, München, 1939.
Kraft, K., Heilanzeigen für die Balneotherapie urologischer Leiden, Zeitschrift für angewandte Bäder- und Klimaheilkunde, Nr. 1, S. 7—20, 1957.
Kühnau, J., Meerwassertrinkkur und Mineralstoffwechsel, in „Die Meerwassertrinkkur" von H. Vogt, S. 41—48, Verlag Julius Springer, Berlin, 1938.
Künzler, F., Bäderbehandlung als unspezifische Reiztherapie, Die Heilkunst, Heft 5, S. 161, 1965.
Lampert, H., Die physikalische Therapie, Dresden, 1938.
— Die Bedeutung der Überwärmung für die Behandlung von Infektionskrankheiten, erläutert am Fleckfieber und an der Malaria tertiana, Hippokrates, Heft 1, S. 2—7, 1948.
— Überwärmung als Heilmittel, Hippokrates-Verlag, Stuttgart, 1948.
— Balneotherapie in „Handbuch der Therapie", Lieferung VII, S. 271, Hans Huber Verlag, Bern / Stuttgart, 1958.
— Krebs und Überwärmung, Medizinische Welt, Nr. 49, S. 2721, 1965.
Lampert / Selawry, Körpereigene Abwehr und bösartige Geschwülste, Verhandlungsbericht der 1. Tagung: Tumorbeeinflussung durch Hyperthermie und Hyperämie, Karl-Haug-Verlag, Ulm, 1957.
Lettré, H., Ein hervorragendes Überwärmungsbad, puls International, Nr. 17, 1965.
Löhr, H., Aberglauben und Medizin, Johann Ambrosius Barth, Leipzig, 1942.
Mayr, F. X., Die Darmträgheit, 3. Aufl., Verlag Neues Leben, Schwarzbach / Vorarlberg, 1953.
Mertins, G., Der Einfluß ansteigender Armbäder auf vegetative Regulationen, Dissertation, Düsseldorf, 1936.
Neureuther, G. / Ungeheuer, H., Wetter und Mensch, Die Medizinische Welt, Nr. 27/28, S. 992, 1955.
Noack, M. Th., Die Sauna in der Naturheilpraxis, Naturheilpraxis, Heft 5, S. 12, 1961.
Olpp, D. Th. G., Das subaquale Darmbad, Hippokrates-Verlag, Stuttgart, 1954.
Pfleiderer, H., Referate auf dem 25. Ärztlichen Seminar für Meeresheilkunde, Westerland, 1966.
Pfund, J., Die Sauna als medizinisches Bad, Leibesübungen - Sportarzt - Erziehung, Heft 6, S. 143, 1951.
Ratschow, Monatskurse für ärztliche Therapiewoche, Heft 10/11, II. Jahrgang.
Roempler, H., Der Wert des Meerwassers als Mineralwasser, Dissertation, Kiel, 1932.
Russell, R., Dissertation on the use of seawather, London, 1760.
Ruzicka, St., Meine Krankengeschichte, Biologische Heilkunst, S. 47, 1932.
Sieber, F., Auch Dir hilft eine Kneippkur, Deutsches Verlagshaus Bieng & Co., München, 1955.
Sigerist, H. E., A History of Medicine, Oxford Press, 1951.
— Krankheit und Zivilisation, Frankfurt / Berlin, 1952.
Simens, P., Des Meeres heilende Kraft, Leben und Gesundheit, Nr. 10, 1950.
Spengler, W., Glück und Reichtum durch Kneipplehre und Naturheilung, Turm-Verlag, Bietigheim, 1969.
Schalle, A., Die Kneippkur, 13. Aufl., Ehrenwirth-Verlag, München, 1957.
Scheid, W., Lehrbuch der Neurologie, 3. Aufl., Georg Thieme Verlag, Stuttgart, 1968.
Schlegel, M., Meerwasser als Heilmittel, Hippokrates-Verlag, Stuttgart, 1953.
Schoger, G. A., Das subaquale Darmbad in der praktischen Anwendung, Der Landarzt, Heft 11, 1950.
Schröder, Über die Wirkung einseitiger ansteigender Armbäder, Dissertation, Greifswald, 1938.
Schultheis, Th. / Baumbusch, F., Balneotherapie urologischer Erkrankungen,

Zeitschrift für angewandte Bäder- und Klimaheilkunde, Nr. 1, S. 1—7, 4. Jg., 1957.

Schulze, W., Sind die Nikotinsäurepräparate geeignet für die Behandlung von Durchblutungsstörungen an den Extremitäten?, Klinische Wochenschrift, Nr. 1/2, 1952.

Schumacher, J., Die naturphilosophischen Grundlagen der Medizin in der griechischen Antike, 2. Aufl., Verlag Walter de Gruyter & Co., Berlin, 1963.

Urbach, E., Das subaquale Darmbad in der Dermatologie, eine klinische, experimentelle und therapeutische Studie, Archiv für Dermatologie und Syphilis, Bd. 159, Heft 3, S. 523 ff., 1929/30.

Vaccaro, R. F., Viability of Escherichia coli in Sea Water, American Journal of Public Health 40, Heft 10, S. 1257—1266, 1950.

Völker, P., in „Therapie der Gegenwart", Nr. 6, 1954.

Vogl, A., Die physiologischen Grundlagen der Wärmetherapie in „Heilende Wärme" von Hentschel-Vogl-Fissenewert, Verlag Hans Kruse, Philippsburg/Baden, 1955.

Vogel, M., Biologisch-Medizinisches Taschenjahrbuch 1942, Hippokrates-Verlag, Stuttgart, 1942.

Vogt, H., Die Meerwassertrinkkur, Springer-Verlag, Berlin, 1938.

Vollmar, Über den Einfluß der Temperatur auf normales Gewebe und auf Tumorgewebe, Zeitschrift für Krebsforschung, S. 51, 1940.

Weichardt, W., Die Grundlagen der unspezifischen Therapie, Springer-Verlag, Berlin, 1936.

Weiß, O. Th., Pharmakologie des Meerwassers, Medizinische Monatsschrift, Heft 5, S. 288—293, 1953.

Weskott, H., Über Herz- und Kreislaufwirkungen in heißen Bädern, Deutsche Medizinische Wochenschrift, Nr. 45, S. 1603—1608, 1956.

Willamo, H. H., Die finnische Sauna, Organorama, Nr. 2, S. 14, 2. Jg.; Herausgeber: Organon, München.

Woeber, Kh. / Lendle, K. / Hein, W. / Eifinger, F. F., Läßt sich die „spezifische" Tumortherapie durch Wärme verbessern?, Die Medizinische Welt, Nr. 10, S. 532, 1960.

Wuhrmann, in „Zeitschrift für die gesamte physikalische Therapie", Nr. 41, S. 1, 1931.

Zabel, W. / Schlenz, M., Die Schlenzkur, Praxis und Theorie der Fiebererzeugung durch Überwärmungsbäder, Hippokrates-Verlag, Stuttgart, 1944.

Zörkendörfer, W. / Seifert, K., Pharmakologie des Meerwassers in „Die Meerwassertrinkkur" von H. Vogt, Seite 23—30, Springer-Verlag, Berlin, 1938.

Luft stärkt, heilt und erfrischt

Berkefeld, W., Abgase, Sonntagsblatt, Nr. 24, 1966.

Brauchle, A., Naturheilkunde des praktischen Arztes, Hippokrates-Verlag, Stuttgart, 1951.

— Die Geschichte der Naturheilkunde in Lebensbildern, Reclam-Verlag, Stuttgart, 1951.

Egli, E., Natur in Not, Hallwag-Verlag, Bern/Stuttgart, 1970.

Götz, H., Hautreaktionen durch Baden in Sonne und Wasser, Münchener Medizinische Wochenschrift, 109. Jg., S. 553—559, 1967.

Gsell, O., Gift in der Atemluft? in „Die Bedrohung unserer Gesundheit", Kröner-Verlag, Stuttgart, 1956.

Hellpach, W., Geopsyche, 7. Aufl., Ferdinand Enke Verlag, Stuttgart, 1965.

Hornsmann, E., Gesundheit durch den Wald, Naturheilpraxis, Heft 6, S. 120, 1951.

Information Saubere Luft, Herausgegeben vom Presse- und Informationsamt der Bundesregierung, Bonn, 1967.

Portheine, F., Gesundheitsgefährdung durch Großstadtverkehr, in „Der Mensch in der Großstadt", Kröner-Verlag, Stuttgart, 1960.

Rudzinski, K., Bleihaltige Abgase, Der Landarzt, Heft 9, S. 446—449, 1968; Frankfurter Allgemeine Zeitung (Natur und Wissenschaft) vom 13. September 1967.

Umweltschutz, Information des Bundesministeriums des Innern zu Fragen der Wasserwirtschaft, Luftreinhaltung, Lärmbekämpfung und Abfallbeseitigung, Bonn, Jg. 1971—1978.

Weimann, R., Fragen an den Baum, herausgegeben von der Schutzgemeinschaft Deutscher Wald e.V., Landesverband Nordrhein-Westfalen, Deutscher-Wald-Verlag, Verlagsanstalt Rheinhausen, Rheinhausen, 1956.

Winkler, A., Staub, Ärztliche Praxis, Nr. VI/46, S. 13—16, 1954.

Die Sonne als hochwirksames Heilmittel

Altschul, R., Einfluß ultravioletter Strahlen auf Serumcholesterin, 1955.

Amelung, W. / Stanger, M., Beeinflussung vegetativer Störungen durch künstliche Strahler, Münchener Medizinische Wochenschrift, Nr. 11, S. 502—506, 1952.

Berlescu, E. / Georgescu, G. / Pavel, J., Untersuchungen über die Änderungen der Hautzirkulation während des künstlichen Bestrahlungserythems, XIII. Internationaler Kongreß für Thalassotherapie, Westerland, 1966, Zusammenfassungen der wissenschaftlichen Beiträge.

Dieminger, W., Jahresbericht der Max-Planck-Gesellschaft, S. 204, 1966.

— Ionosphäre und Sonnenaktivität, Archiv für elektrische Übertragung, Nr. 19, S. 575—580, 1965.

— Ausbreitung der Radiowellen zwischen 10 und 1000 m Wellenlänge, Die Umschau, Heft 12, S. 390—393, 1966.

Dinculescu, T., Beiträge zur Wirkung der Thalassotherapie an der rumänischen Schwarzmeerküste auf einige Funktionen der Haut, XIII. Internationaler Kongreß für Thalassotherapie, Westerland, 1966, Zusammenfassungen der wissenschaftlichen Beiträge.

Eagleson, W. M., Effect of Heat on the Healing of Fractures, Canad. med. Ass. J. 97, S. 274, 1967, ref. in „Medizinischer Monatsspiegel", Nr. 4, S. 63, 1968.

Giersberg, H., in „Strahlentherapie", S. 153, 1951.

Götz, H. / Klüken, N., Über den Einfluß von Luftverunreinigungen auf die Haut, Münchener Medizinische Wochenschrift, S. 1021—1027, Jg. 111, 1969.

Kiepenheuer, K. O., Sonnenforschung, Sandorama IV, S. 21—23, 1966.

Klare, 18 Jahre Heliotherapie der kindlichen Tuberkulose im deutschen Hochgebirge, Hippokrates, S. 109—173, 8. Jg., 1937.

Kohler, E., Technik und Indikationen der Heliotherapie, Die Heilkunst, Nr. 7, S. 230, 1954.

Kunze, M., Die Zivilisations-Anheliose, Sonderschrift für Ärzte, aus dem Arbeitsmedizinischen Laboratorium der Osram GmbH KG.

Löhr, H., Aberglauben und Medizin, Johann Ambrosius Barth-Verlag, Leipzig, 1942.

Radnot, M., Die Wirkung der Beleuchtung auf die vegetativen Funktionen des Menschen, Rehabilitation, Heft 17, S. 1, 1964, ref. in „Ärztliche Praxis", Nr. 8, S. 365, 1965 (Licht und Vegetativum).

Ritter, H. J., Strahlenschutz für Jedermann, Verlagsanstalt Hüthig und Dreyer, Mainz/Heidelberg, 1959.

Rollier, A., Die Heliotherapie, Urban & Schwarzenberg, München/Berlin, 1951.

Seidl, E., Stoffwechselwirksame Effekte des Sonnenlichtes, Medizinische Klinik, Nr. 28, S. 1132, 1966.

Tronnier, H., in „Ärztliche Forschung", Nr. 21, S. 19, 1967. (Praxis-Kurier, Nr. 25, S. 15, 1967.)

Venzmer, G., Beziehungen zwischen Netzhaut und Hormonhaushalt, Naturheilpraxis, Heft 6, S. 231, 1965.

Bewegung — Schwungrad des Lebens

Bachmann, K. / Reichenbach, M. / Graf, N. / Heynen, H. D., Direkte Blutdruckmessungen während sportlicher Belastung (Telemetrie von Blutdruck und Herzfrequenz beim Reitsport), Praxis aurea, Nr. 40, S. 3, 1968.

Bannister, R., Psychologie und Physiologie der sportlichen Leistung, Abbottempo, Buch 4, Seite 6.

Beckmann, P., Funktionsgymnastik und Belastungstraining für den älteren Menschen, mda (Medizin des alternden Menschen), Nr. 8, S. 251. 252, 1. Jg., 1971.

Branovic, C., Bewegungstherapie bei ischämischen Herzkrankheiten, Physikalische Medizin und Rehabilitation, Heft 5, S. 91—94, 1971.

Drews, H. / Fritze, E., Training und körperliche Leistungsfähigkeit älterer Menschen, Münchener Medizinische Wochenschrift, Nr. 3, S. 189, 1966.

Heyden, S. / Bickel, J. / Blohmke, M., Beeinflussung des Cholesterinspiegels durch körperliches Training, Medizinische Klinik, S. 908—912, 61. Jg., 1. Halbjahr 1966.

Hollmann, W., Körperliches Training im Alter, Medizinische Klinik, Nr. 26, S. 1056, 1966 (Tagungsbericht).

— Körperliches Training als Prävention von Herz-Kreislauf-Krankheiten, Hippokrates-Verlag, Stuttgart, 1965.

Karlson, P., Kurzes Lehrbuch der Biochemie, S. 346, 4. Aufl., Georg Thieme Verlag, Stuttgart, 1964.

Kirchhoff, H.-W. / Milz, H. P., Erfolgsobjektivierung von Terrainkuren und Bewegungstherapie, Ärztliche Praxis, Nr. 84, S. 3851—3856, 23. Jg., 1971.

Kohlrausch, W., Sudecksches Syndrom und Bewegungstherapie, Archiv für physikalische Therapie, S. 16, 7. Jg., 1955.

— Die Freudenstädter Kur als Beispiel einer Rehabilitationsbehandlung im Kurort, Archiv für physikalische Therapie, S. 138, 10. Jg., 1958.

Leining, P., Sportbegeisterung: Fanatismus oder Massenwahn?, Sonntagsblatt, Nr. 22, S. 13, 1962.

Leuthardt, F., Lehrbuch der physiologischen Chemie, 15. Aufl., Verlag Walter de Gruyter & Co., Berlin, 1963.

MacAlpin, R. N. / Kattus jun., A., Dramatische Besserung der Angina pectoris: Bewegung, Medical Tribune, Nr. 19, S. 3, 1966.

Oertel, M. J., Therapie der Kreislaufstörungen, in „Handbuch der allgemeinen Therapie“, herausgegeben von Ziemsen, Leipzig, 1844.

Reichenbach, M. / Leutschaft, R., Telemetrische EKG-Registrierung unter Reit- und Terrainbelastung, Münchener Medizinische Wochenschrift, S. 1594, 110. Jg., 1968.

Renemann, H. / Diekmeier, L., Änderung der Herzvolumina bei vegetativ Gestörten unter Terrainkur und ihre Darstellung in einem Verlaufsdiagramm, Zeitschrift für Kreislaufforschung, Nr. 6, S. 623, 1967.

Roskamm, H. / Beckhove, Ph. / Reindell, H., Die Herzfrequenz im Training und im Wettkampf der Hochleistungssportler, Sportarzt und Sportmedizin, Nr. 16, S. 439, 1965.

Scheele, K., Richtlinien für den Sport des Älteren, mda (Medizin des alternden Menschen), Nr. 9, S. 259—261, 1971.

Schmidt-Kessen, W., in „Zeitschrift für angewandte Bäder- und Klimaheilkunde“, Nr. 12, S. 225, 1965.

Schoberth, H., Die Bedeutung der Leibeserziehung für die Prävention von Haltungsschäden, Medizinische Welt, Nr. 40, S. 132, 1968.

Seeberg, A., Sport um der Seele willen, Sonntagsblatt, Nr. 6, S. 28, 1963.

Heilerde — Wirkung und Anwendung

Bachem, Literatur zur Anwendung der Heilerde (Ton, Lehm usw.), Biologische Heilkunst, Nr. 34, S. 931, 1928.

Becher, E., Zur Frage der intestinalen Intoxikation, Klinische Wochenschrift, Nr. 22, S. 1009, 1931.

Bottenberg, H., Über Krankenbehandlung mit Heilerde, Fortschritte der Medizin, Nr. 35, S. 593, 1935.

Dhonau, H., Aus noch nicht veröffentlichtem Vortragsmanuskript, Tagung der Felkeärzte.

Eisensack, A., Katalytische Einwirkung von Tonen und anderen silikatischen Mineralien und Verbindungen auf aromatische Amine und Phenole, Zentralblatt für Mineralogie, S. 305—308, 1938.

Hofmann, H. J., Heilerde (Fragenbeantwortung), Medizinische Klinik, Nr. 14, 1960.

Jung, H. / Meyer, E., Heilerde, Anwendung und Wirkung, Hippokrates-Verlag, Stuttgart, 1957.

Just, A., Die Heilerde, das alte Natur- und Volksmittel, Verlag der Heilerde-Gesellschaft mbH, Blankenburg/Harz, 1919.

Just, W., Natur und Gesundheit, Jungborn-Verlag, Jungborn/Harz, 1937.

Kunze/Vogel, Über Wesen und Wirkungen von Heilerden, Der Balneologe, Heft 2, 3. Jg., 1936.

Mattausch, F., Heilerde in der Behandlung der intestinalen Autointoxikationen, Hippokrates, Heft 47, S. 1207—1211, 1938.

Nemetz, O., Klinische Versuche mit Heilerde, Medizinische und Pharmazeutische Rundschau, Nr. 101, 1929.

Peyer, W. / Röpke, W., Über Heilerden, Apotheker-Zeitung, Nr. 85/86, 1926, und Nr. 45, 1927.

Schlau, Aus noch nicht veröffentlichtem Vortragsmanuskript, Tagung der Felkeärzte.

Schliephake, E. / Jakobs, J., Über den Einfluß einiger Adsorptionsmittel auf die Wirksamkeit der Fermente, Deutsche Zeitschrift für Verdauungs- und Stoffwechselkrankheiten, Heft 1, Band 8, 1944.

Schulz, W., Aus noch nicht im Druck befindlichen Arbeiten und Vortragsmanuskripten der Felketagungen.

Vogel, M., Über Heilerden, Hippokrates, Heft 39, S. 1045—1052, 1936.

— Über die Bindung von Darmgiften und Alkaloiden durch Heilerde, Der Balneologe, Heft 3, 1938.

Wacker, L., Über die Heilwirkung der Erden und das Erdessen der Naturvölker, Münchener Medizinische Wochenschrift, Nr. 32, S. 1279—1281, 1935.

Walter, H., Prophylaxe durch leistungsfunktionelle Konstitutionsdiagnose im Arbeitsleben und in der täglichen Praxis, Arbeitsmedizin — Sozialmedizin — Arbeitshygiene, Nr. 6, S. 181—190, 1966.

Wetter — Klima — Mensch

Anderson, F. E., Die Sonne als kanzerogener Faktor, Image (Roche), Nr. 3, S. 25—27, 1968.

Bousall, G. / Ehlert, O., Das Wetter, Neuer Tessloff-Verlag, Hamburg, 1962.

Brezowsky, H., Wetterphase und Mensch, Ärztliche Praxis im Bild, Nr. 1, 13. Februar 1960.

— Wetter, Klima und menschliche Befindensstörungen, Der Landarzt, Nr. 8, S. 357—363, 1968.

Burckhardt, W. / Schmidt, P., Sonne als pathogener Faktor, Schweizerische Medizinische Wochenschrift, Nr. 99, S. 439, 1969; Praxis aurea, Nr. 16, 1971.

Faust, H., Das große Buch der Wetterkunde. Econ-Verlag, Düsseldorf/Wien, 1968.

Fiala, E., Das Abgasproblem im Stadtverkehr, Bild der Wissenschaft, Heft 1, S. 26, 1968.

Grimmeisen, H., Klinik biologisch ungünstiger Wetterphasen, Der Landarzt, Nr. 8, S. 363, 1968.

Hellpach, W., Geopsyche, 7. Aufl., Ferdinand Enke Verlag, Stuttgart, 1965.

Highland, J., Licht und Farbe, Neuer Tessloff-Verlag, Hamburg.

Ippen, H., Lichtkrankheiten der Haut, Fortschritte der Medizin, Nr. 18, S. 803, 1968.

König, H., Ein Impulsempfänger für atmosphärische Langwellenstrahlung, Medizin-Meteorologische Hefte, Nr. 10, 1955.
Nels, B., Fortschritte der Meteorologischen Forschung seit 1900, Akademische Verlagsgesellschaft mbH, Frankfurt/Main, 1956.
Sachse, H. / Friedrich, M. / Brezowski, H., Harnsteinkoliken und Wettereinfluß, Münchener Medizinische Wochenschrift, Nr. 109, S. 1968, 1967.
Siebert, M., Das ungestörte Magnetfeld der Erde, Bild der Wissenschaft, Nr. 1, 5, 26, 1968.
Schlungbaum, W., Medizinische Strahlenkunde, S. 1—9, Verlag Walter de Gruyter & Co., Berlin, 1960.
Thompson, Ph. / O'Brien, R., Das Wetter, Time-Life International (Nederland) N. V.
Tromp, S. W., Medizinische Biometeorologie, Abbottempo, Buch 4, Seite 8.
Zuidema, P., Klima- und Hausstauballergie, Monatskurse für die ärztliche Fortbildung, Nr. 4, S. 243, 1968.

Die Krankheiten und ihre Behandlungsmöglichkeiten

Alexander, F., Psychosomatische Medizin, Verlag Walter de Gruyter & Co., Berlin, 1951.
Bovet, Th., Die Person, ihre Krankheiten und Wandlungen, Furche-Verlag, Tübingen, 1948.
Brühl, W., ABC für Leberkranke, 7. Aufl., Georg Thieme Verlag, Stuttgart, 1968.
Buchinger, O. H. F., Die Heilfastenkur, Bruno-Wilkens-Verlag, Hannover, 1952.
Der Mensch im Alter, Schriftenreihe der Medizinisch-Pharmazeutischen Studiengesellschaft, Frankfurt/Main, 1962.
Exner, G., Kleine Orthopädie, 6. Aufl., Georg Thieme Verlag, Stuttgart, 1968.
Gebhard, E., Psychiatrie in unserer Zeit, Musterschmidt-Verlag, Göttingen, 1969.
Gray, C. H., Klinische Biochemie, Georg Thieme Verlag, Stuttgart, 1967.
Grosse-Brockhoff, F., Pathologische Physiologie, Springer-Verlag, Berlin, 1969.
Haase, H. I., Therapie mit Psychopharmaka und anderen psychotropen Medikamenten, Überreicht von Janssen GmbH, Düsseldorf, 1969.
Harnack, G. A. v., (Hrsg.), Kinderheilkunde, Springer-Verlag, Berlin/Heidelberg/New York, 1968.
Heipertz, W., Sportmedizin, 2. Aufl., Georg Thieme Verlag, Stuttgart, 1967.
Heun, E., Die Rohsäfte-Kur, Hippokrates-Verlag, Stuttgart, 1960.
Humphrey, J. / White, R., Kurzes Lehrbuch der Immunologie, Georg Thieme Verlag, Stuttgart, 1971.
Karcher, G., Kurzlehrbuch der Urologie, 2. Aufl., F. K. Schattauer Verlag, Stuttgart, 1967.
Kuschinsky, G., Taschenbuch der modernen Arzneibehandlung, Georg Thieme Verlag, Stuttgart, 1970.
Lohnes, H., Das ABC des Rheumatismus, Alma Mater Verlag-GmbH, Konstanz, 1967.
Manual der Diagnostik und Therapie, 11. Aufl., Urban & Schwarzenberg, München/Berlin/Wien, 1969.
Miller, G. A., Große Psychologen, Econ-Verlag, Wien/Düsseldorf, 1969.
Nusser, E. / Donath, H., Interne Notfälle, F. K. Schattauer-Verlag, Stuttgart, 1967.
Overzier, C., Systematik der Inneren Medizin für Mediziner und Zahnmediziner, 3. Aufl., Georg Thieme Verlag, Stuttgart, 1970.
Palitzsch, D., Systematik der praktischen Pädiatrie, 2. Aufl., Georg Thieme Verlag, Stuttgart, 1971.
Pirtkien, R., Krankheiten des modernen Menschen, Paracelsus-Verlag, Stuttgart, 1969.
Pöldinger, W., Kompendium der Psychopharmakotherapie, Deutsche Hoffmann-La Roche AG, Grenzach/Baden, 1967.
Rehabilitation 2/3, Schriftenreihe der Medizinisch-Pharmazeutischen Studiengesellschaft, Umschau-Verlag, Frankfurt/Main, 1965.
Reinhard, W., Massage und physikalische Behandlungsmethoden, Springer-Ver-

lag, Berlin / Heidelberg / New York, 1967.
Samman, P. D., Nagelerkrankungen, Springer-Verlag, Berlin/Heidelberg/New York, 1968.
Scheid, W., Lehrbuch der Neurologie, 3. Aufl., Georg Thieme Verlag, Stuttgart, 1968.
Schenck, E. G. / Meyer, H. E., Das Fasten, Hippokrates-Verlag, Stuttgart, 1938.
Schettler, G., Alterskrankheiten, Georg Thieme Verlag, Stuttgart, 1966.
— Innere Medizin, Georg Thieme Verlag, Stuttgart, 1970.
Schlegel, L., Rohkost und Rohsäfte, Hippokrates-Verlag, Stuttgart, 1956.
Scholtz, H. G., Physikalisch-diätetische Therapie, Georg Thieme Verlag, Leipzig, 1945.
Schoop, W., Angiologie-Fibel, Georg Thieme Verlag, Stuttgart, 1964.
Werner, M. / Ruppert, V. (Hrsg.), Praktische Allergie-Diagnostik, Georg Thieme Verlag, Stuttgart, 1968.
Zabel, W., Das Fasten, Ärzte-Verlag GmbH, Gießen/Lahn und Hippokrates-Verlag, Stuttgart, 1950.

Bildnachweis

Farbfotos: E. Bauer, Karlsruhe (2); Bavaria, Gauting (9); Bayer, Leverkusen (5); Dr. P. Beckmann, Ohlstadt (4); Bildarchiv für Medizin, München (1); CIBA AG, Wehr/Baden (7); E. Fischer, Hamburg (6); R. Flashaar, Hamburg (1); Farbwerke Hoechst, Frankfurt/M. (1); Jahreszeiten-Verlag, Hamburg (6); E. Kempfe, Haldensleben (15); Mauritius, Mittenwald (6); Bildagentur Plösser, Nürnberg (1); O. Poss, Siegsdorf/Obb. (1); Charlotte Reiter, Kempfenhausen (2); Sandoz AG, Nürnberg (2); Dr. E. Struve, Westerland (9); Kurverwaltung Westerland (2).
Schwarzweißfotos: H. Adrian, Hamburg (1); Anthony, Starnberg (1); Forschungsinstitut Manfred von Ardenne, Dresden (2); Kurverwaltung Badgastein (2); E. Bauer, Karlsruhe (1); Bavaria, Gauting (12); G. Brinkmann, Hamburg (1); Deutscher Saunabund, Bielefeld (1); Fango Co GmbH, Rapperswil/Schweiz (8); E. Fischer, Hamburg (1); W. Genzler, Freiburg (8); K. Helbig, Frankfurt/M. (2); Farbwerke Hoechst, Frankfurt/M. (1); R. Holder, Urach/Württ. (1); Institut für angewandte Mikroskopie, Karlsruhe (4); Jahreszeiten-Verlag, Hamburg (3); E. Kempfe, Haldensleben (1); Keystone, München (1); Kurverwaltung Langeoog (1); Los Angeles, Chamber of Commerce (1); K. Lorz, Nürnberg (3); Mauritius, Mittenwald (1); W. H. Müller, Stuttgart (1); O. Poss, Siegsdorf/Obb. (1); Roebild, Frankfurt/M. (1); H. Schmiedekampf, Berlin (1); R. Steinbach, Hamburg (4); Süddeutscher Verlag, München (1); E. Vetter, Düsseldorf (2); Wedo-Press, Oberursel (1); Weltgesundheitsorganisation (WHO), Genf (4); W. Werner, Nürnberg (1); Kurverwaltung Westerland (1); Wolff & Tritschler, Frankfurt/M. (2); Kurverwaltung Bad Wörishofen (4). Alle Zeichnungen, Karten und graphischen Darstellungen H. Baensch (Hamburg).

Stichwortverzeichnis

Abführkur 450
Abführmittel **335;** 22, 142, 144, 388, 520, 540
Abgase 459
Abgießung, einfache 62
Abhärtung, Abhärtungsmaßnahmen, Abhärtungsmittel **40ff.;** 27, 31, 50, 52, 55, 56, 57, 58, 61, 66, 67, 70, 108, 113, 115, 146, 163, 185, 240, 318, 322, 329, 395
Abmagerung **336;** 137
Abnutzungskrankheiten 237
Abort 336
Abszeß **336f., 396;** 94, 159, 384
Abwaschungen 120, 346
Abwaschung, heiße 493
Abwehrkraft, Steigerung der A. 40ff.
Achillessehnenkontraktur 410
Ackerschachtelhalm 362, 378
Addisonsche Krankheit 214
Aderlaß 427
Adipositas 349, 403
Adsorption 287
Adsorptionsmittel 287, 288
Afterjucken 337
Afterkrampf 337
Afterrisse 337
Aggressionen, krankhafte 235
Akne vulgaris **337f.;** 94, 137, 213, 295, 352
Alant 46, 48, 344
Alkohol, Alkoholismus **338;** 38, 42, 51, 52, 146, 336, 343, 345, 359, 360, 366, 370, 373, 390, 411, 415, 428, 433, 452, 466, 473, 485, 500, 502, 529
Alkoholdemenz 338
Allergene 338
Allergen-Antigen-Reaktion 44
Allergie, allergische Erkrankungen **44ff., 338ff.;** 159, 300, 333, 349, 357, 441
Allergie-Diagnostik 374
Allergietest 374, 441
Allgemeinbehandlung 36, 50
Allgemeinschwäche **340f.,** 361, 453, 528
Aloe 474
Altern 206
Altern, vorzeitiges **341;** 199
Altersbeschwerden **341f.;** 123
Altersdiabetes 343
Altershaut 337
Altersherz **342;** 105
Altersirrsinn 342f.
Altersjucken **343;** 85
Altersstar 343
Alterstuberkulose 529
Alterswarzen 343f.
Amenorrhoe **344;** 198
Anämie **366f.;** 34, 137, 172, 202, 344, 418, 434, 499
Anämie, perniziöse 366, 367, 485
Andorn 48
Androgene 538, 539
Angelika 48
Angina (Angina tonsillaris) **477f.;** 300, 384, 492, 507; siehe auch unter Mandelentzündung
Angina pectoris **345f.;** 80, 87, 100, 104, 136, 153, 244, 257, 318, 349, 427, 428, 430
Ängstlichkeit 265, 321
Angstneurose 346f.
Angstschmerzen 346
Anis 46
Anschwellen der Füße 538
Anschwellungen, wassersüchtige 527
Anti-Baby-Pillen 352
Antibiotika 299, 333, 421, 434
Antigene 338
Antigen-Antikörper-Reaktion 492
Antriebsschwäche 383
Anwendungen, kalte 33, 121
Aortenklappenfehler 438
Apfelkur 381
Apfel-Reis-Tage 387
Apfelsinen 402, 403, 406, 416
Aphthen 485
Appetitlosigkeit **347;** 159, 422, 429, 453, 474, 477, 489, 496, 533
Appetitzügler 403
Arbeit **224ff., 233—236;** 109, 161, 260, 263, 307, 517
Arbeit, Sinn und Wert der A. 224ff.

— als Heilmittel 230f.
— als Krankheitsursache 227ff.
Arbeitsgestaltung, menschengerechte 228
Arbeitsklima 228
Arbeitsmedizin 227, 229
Arbeitsneurosen 233
Arbeitstherapie 223, 230, 231
Arbeitsunlust 48, 321
Arbeitswissenschaft 228
Arbeitszeit, Verringerung der A. 226
Ardenne, Manfred von 130, 132, 377, 462, 499
Armbäder 34, 50, 51, 52, 370, 392
Armbad, ansteigendes 100, 342, 346, 361, 374, 392, 428, 444, 456, 516, 521, 538
— aufsteigendes, heißes 103ff.
— kaltes **101ff.**, 392, 435
— warmes 493
Armguß **65;** 34, 52, 64, 66, 361, 370
Armwickel 80
Arnika 42, 48, 56, 344, 504, 539
Arterienblutung 372
Arterienerkrankung 347ff.
Arterienerkrankung der Beine 348, 530
Arterienverkalkung 143, 205, 206
Arterienverschlüsse 530
Arteriosklerose, Atherosklerose **349f.;** 65, 77, 100, 104, 115, 117, 120, 153, 200, 403, 444, 538
Arteriosklerose der Nierengefäße 292
Arthritis **350;** 93, 325
Arthritis, rheumatische 486, 509
Arthrose 93, 112, 237
Arzneimittelallergie 334
Arzneimittelbehandlung **332ff.;** 98
Arzneimittelmißbrauch 456
Arzneimittelvergiftung **350f.;** 334
Askariden 353
Asthenie **353;** 340, 361, 370, 401, 434
Asthma, Asthma bronchiale **326f., 354;** 46, 56, 65, 88, 93, 100, 101, 104, 136, 138, 159, 174, 217, 318, 357, 374, 384, 397, 440, 468
Asthmabronchitis 374, 441, 468
Asthma cardiale 424
Atembeschwerden, Atemnot **354;** 319, 341, 360, 376, 398, 424, 434, 439, 467, 487
Atemgymnastik 34, 254, 346, 375, 376, 469
Atemschäden 254
Atemschulung 374, 375
Atemstillstand 447
Atemtherapie 340, 388, 432
Atemübungen 218, 261, 273, 357, 366, 378, 428, 435, 443, 457, 496
Atheromatose 349f.
Atmospherics 312, 319
Atmung 126, 161, 239, 244
— Anregung 66, 67
— Verbesserung 67
— Stärkung 65
Atmungsinsuffizienz 331
Aufschläge, Auflagen **87f.;** 22, 24, 26, 50, 87
Aufschwemmung 286
Aufstoßen 354
Augen, alternde 354
Augenbindehautentzündung, Augenbindehautkatarrh 441, 478, 512
Augenentzündung 140
Augenhintergrund, Untersuchung des A. 404
Augenjucken 440
Augenkrankheiten, Augenleiden 86, 137, 355
Augenlidrandentzündung 354f.
Augenschäden 355
Augenschmerzen **355,** 488
Augenschwäche 354
Augentrost 119
Augentrostkompressen 355, 362
Augentuberkulose 214
Aura 399
Ausfluß **355f.;** 299, 300, 380
Ausfluß nach Geburt 356f.
Ausgleichsgymnastik 228
Ausschlag 357
Autogenes Training **267ff.;** 51, 266, 336, 340, 345, 346, 347, 348, 350, 358, 369, 374, 375, 383, 388, 390, 392, 412, 415, 427, 429, 432, 433, 444, 456, 463, 466, 470, 472, 473, 476, 501, 525, 544, 545
Autoimmunisierungsvorgänge 465
Autointoxikation 143, 298, 300
Automation, Automatisierung 218, 233, 234, 260
Avicenna 24, 188, 276
Avitaminose 488

Bäckerasthma **357**; 354
Bäder, Badeanwendungen **98ff.**; 21, 25, 26, 30, 44, 322, 367, 439, 448, 471
Bad, heißes 62, 99
— kaltes 22
— römisch-irisches **138**; 44, 70, 344, 372, 375, 386, 404, 415, 443, 495, 496, 513, 518, 521, 545
— temperaturansteigendes 100
— warmes 22, 377
— wechselwarmes 99
Bäderheilkunde 23, 25
Badekuren 159, 358, 414, 540
Bädertherapie, Bäderbehandlung 24, 25
Badewanne als Wassertretbecken 52
Bakterien 129
Bakterienbesiedlung 393
Bakteriengifte 386
Bakterienhemmittel 393
Baldrian 38, 44, 113, 116, 392, 473, 539
Bandscheiben 463
Bandscheibenbruch 358
Bandscheibenerkrankung, Bandscheibenschäden **357ff.**; 96, 112, 237, 331, 364, 450, 513
Bandscheibenvorfälle 513
Bandwurm **359**, 541
Bärenlauch 40, 372
Bärentraube 363, 491
Barfußlaufen **239ff.**; 107, 232, 362, 370, 410
Basaltemperatur, Messen der B. 480f.
Basaltemperaturkurve bei normalem Zyklus 481
Basaltemperaturverlauf nach eingetretener Schwangerschaft 481
Basedow 198, 207
Bauchfellentzündung 214, 354, 373
Bauchgymnastik, Bauchdeckengymnastik 363, 383, 474, 520, 525
Bauchkompressen 394
Bauchmassage 346, 383
Bauchprellung 359
Bauchschmerzen 90, 380
Bauchspeicheldrüsenentzündung **359f.**, 411, 524
Bauchspeicheldrüsenschwäche 361
Bazillen 129
Bechterewsche Krankheit 93, 513
Beckenorgane, Entzündung der B. 82
Begießungen 61
Behring, Emil von 519
Beine, Arterienerkrankung der B. 349
Beine, offene **497**; 159, 457, 526
Beinarterienverengung 347
Bein-Druckstrahlguß 68
Beingeschwür 58, 457
— chronisches 81
Beingüsse 63
Beinguß, wechselwarmer 526
Beingymnastik 366, 526
Beinvenenthrombose 527
Beinwickel **81**, 348
— kalter 81
— warmer 81
Beklemmungsgefühl, Beklommenheit 322, 538
Benommenheit 537
Benzinverbleiung 173
Benzpyren 164, 170
Bergkrankheit 308, 309
Beriberi 433, 434
Berufskrankheiten 227
Beruhigungsmittel 111, 322, 346, 402, 429, 439, 538
Beschäftigungskrampf 361
Beschäftigungstherapie 231, 233
Bestrahlungen 198, 210, 329, 513
Ultraviolettbestrahlungen 179, 183, 190, 193, 194, 195, 196, 199, 202, 203 204, 206, 207, 213, 232, 419, 506, 522, 523
Bestrahlungszeit 209
Bettruhe 99, 106, 135, 353, 387, 390, 417, 433, 439, 446, 450, 453, 463, 465, 475, 476, 477, 478, 484, 493, 511
Bewegung, körperliche Bewegung **216ff.**; 26, 32, 106, 146, 161, 210, 218, 227, 232, 238, 239, 242, 243, 247, 248, 253, 292, 307, 329, 341, 356, 370, 378, 380, 400, 414, 431, 494, 496, 515, 517, 520, 525
Bewegung als Entwicklungsreiz für unsere Kinder 221
— als Gesundheits- und Heilfaktor 217
— als Schönheitsmittel 222
— als Vorbeugungsmittel gegen Zivilisationskrankheiten 222
— und Organwirkungen 221f.
Bewegungsbäder 358, 455, 457
Bewegungskrankheiten 506

Bewegungsarmut, Bewegungsmangel 94, 161, 185, 218, 221, 222, 223, 238, 240, 244, 252, 253, 254, 255, 349, 524
Bewegungsspiele, Bewegungssport 221, 228, 254
Bewegungstherapie 228, 238, 257
Bewegungsübungen 32, 96, 109, 217, 222, 226, 257, 341, 342, 361, 366, 408, 410, 419, 436, 448, 483, 543
Bewußtlosigkeit 399, 493
Bewußtseinsstörung 398, 399
Bibernelle 46, 48
Bienengiftsalben 451
Bienenstiche 450
Bindegewebserkrankung, Bindegewebsschäden 382, 508
Bindegewebsmassage 340, 361, 364, 376, 390, 419, 436
Bindegewebsschwäche **361f.**, 362, 457, 474
Bindehautentzündung **362**; 339, 355, 384
— skrofulöse 354
Bioghurt 465
Bioklimatologie 317
Biometeorologie 317
Biosphäre 204, 205, 311
Birke 134
Bitterklee 36
Blähsucht 88, 346
Blähungen **362f.**; 64, 82, 87, 88, 113, 300, 336, 346, 360, 387, 471, 474
Blasenentzündung, Blasenkatarrh **363f.**; 87, 106, 111, 120, 381
Blasenerkrankungen, Blasenleiden 83, 106
Blasenkoliken 112, 120
Blasenkrämpfe 364
Blasenkrebs 132
Blasenlähmung 364
Blasenpolypen 363
Blasenschwäche 111, 364
Blasenspülung 364
Blasensteine **364f.**; 363
Blasenstörungen 58
Blasentumoren **365**; 363
Blässe 335, 493
Blei 164, 171, 172, 173, 174
Bleichsucht **365**, 379
Bleivergiftung 171, 172, 174, 382
Blinddarmentzündung **365f.**; 82, 90, 360, 373, 382
Blindheit 343
Blitzgüsse **67**; 62, 68, 70, 378, 402, 404
Blitzguß, heißer 452
Blitzgußmassage 513
Blitzgußmassagebäder **70ff.**, 344, 356, 361, 383, 394, 403, 471, 474
Blut, Gerinnung des B. 319
Blutandrang zum Kopf 63, 64, 66, 82, 108
Blutarmut **366f.**; 27, 34, 106, 201, 214, 336, 340, 344, 345, 365, 379, 387
Blutauswurf 376, 398
Blutdruck 198, 256, 259, 293, 294
Blutdruckerhöhung, Bluthochdruck, erhöhter Blutdruck, hoher Blutdruck **42ff.**, **368f.**; 64, 83, 96, 100, 102, 103, 107, 115, 117, 135, 137, 153, 200, 205, 214, 256, 257, 258, 263, 294, 325, 345, 346, 349, 352, 354, 392, 398, 403, 414, 426, 428, 431, 438, 456, 489, 516, 530, 538
Blutdruckerniedrigung, Blutdruckabfall, niedriger Blutdruck, Blutunterdruck **370**; 34, 65, 67, 86, 102, 199, 200, 319, 361, 392, 443, 444, 457
Blutdruckmessung 431
Blutegel, Blutegelbehandlung 369, 508
Bluterguß **369**; 77, 295, 300, 372, 503, 504, 532
Blutersatzmittel 367
Blutfarbstoff, roter 168
Blutfarbstoffbildung 201
Blutgefäßschwäche **370**, 413
Blutgefäßstörungen 102
Blutgerinnsel 427, 525, 526
Blutgerinnung 42, 319, 385
Blutharnen **371**; 365
Bluthochdruck, vegetativ-nervös bedingter 214
Blutkörperchen, rote 197
— weiße 441
Blutkrankheiten 137, 343, 485, 522
Blutleiterthrombose 515
Blutneubildung 154, 351
Blutreinigung 371f.
Blutschwamm 372
Blutstauungen 58, 243, 300
Blutstillungsmittel 385, 386, 489
Bluttransfusion 367, 464, 499
Blutungen **372**; 96, 385, 386, 419
Blutungsanämie 366, 367

Blutungsneigung 351
Blutvergiftung 360, 396
Blutzirkulation 57, 67, 108, 196, 243, 425, 445
Blutzuckersenkung 128
Bockshornkleekompresse 91
Boecksche Sarkoidose 378
Bradykardie 437
Brand 348
Brandwunden 373
Brauchle, Alfred 26, 30
Brechmittel 276
Brechreiz **373,** 400, 474, 477
Breitwegerich 46
Brennessel 40, 361, 372, 378, 389, 474
Brezowsky, H. 320, 323, 324, 326
Bronchialasthma **374f.;** 78, 107, 123, 318, 339, 354, 357
Bronchialkatarrh **375f.;** 66, 93, 101, 107, 119, 136, 377, 401, 416
— chronischer 56
Bronchialkrämpfe 486
Bronchialkrebs, Bronchialkarzinom **376f.;** 170, 378, 468, 496
Bronchialkrebs, Überlebenschancen bei B. 376
Bronchiektasen 484
Bronchitis **46ff., 375f.;** 78, 79, 273, 377, 384, 417, 478, 484
— akute 46, 78
— chronische **378;** 46, 78, 468, 496
Bronchopneumonie 453
Brucheinklemmung 373
Brunnenkresse 40
Brustbein, Schmerzen unter dem B. 416
Brusterschlaffung 378
Brustguß **66,** 370
Brustkompressen 424, 467
Brustkrebs 459
Brustpackungen, feuchtkalte 29
Brustschmerzen 378f.
Brustwickel **78,** 79, 83, 329, 346, 375, 478
Brustwickel, feuchte 417
Bundes-Immissionsschutzgesetz 177
Bürstenbäder 117, 346, 353, 368, 370, 383, 387, 501
Bürstenmassage **121ff.,** 261
Buttermilch 465, 541
Celsus, Aulus Cornelius 22, 110
Chemotherapeutikum, Chemotherapie 130, 492
Chlor 168, 170
Chlorose 379
Cholera **379f.;** 278, 279
Cholera asiatica 379
Cholera-Impfung 380
Cholesterin **380;** 153, 156, 204, 238, 325, 330, 345, 349, 428, 430, 431
Cholezystogramm 411
Cholezystopathie **380;** 82
Claudicatio intermittens 258, 347
Colibakterien 157, 298, 356, 411
Colitis **380,** 381, 386, 387
Colpitis 380
Cor pulmonale 375, 469
Cystitis 381
Cysto-Pyelitis 381

Dampfbäder **118ff.,** 139, 375
Dampfdusche 486
Dampfinhalationen 389
Dampfkompressen **89;** 73, 90, 375, 415, 417, 451
Darmbäder **142;** 140, 141, 143, 144, 342, 344, 388, 392, 404, 415, 493
— als Abführmittel 142ff.
— subaquale 142, 143, 144, 145, 383, 387, 400, 413
Darmbakterien 157, 298, 479
Darmbeschwerden 155
Darmerkrankung, Darmleiden 113, 237, 379, 382
Darmerschlaffung **382f.;** 381
Darmfäulnis 381
Darmfistel 407
Darmgeschwür 300
Darminfektion 503
Darmkatarrh **381f.;** 82, 384, 393
Darmkoliken, Darmkrämpfe, Darmspasmen **382;** 87, 93, 120
Darmlähmung 383
Darmreinigung 143
Darmschwäche **382f.;** 44, 82, 381
— naturgemäße Behandlung 36ff.
Darmspiegelung 143, 479
Darmträgheit **383;** 142, 335, 341

Darmvergiftung 300
Darmverkrampfung 382
Darmverschlingung 360, 373
Darmverstopfung 474
Dehnungsübungen 410
Delirium tremens 338
Demenz 383
Depressionen, depressive Verstimmungen **383;** 67, 214, 233, 332, 379, 393, 414, 509, 516, 539
Dermatomyositis 418
Desensibilisierung 339, 357
Diabetes mellitus **383;** 159, 418, 530, 544
Diarrhoe **384;** 300
Diät
bei Fieber 483
bei Gicht 415
bei Herz-Kreislaufleiden 424
bei Leber-Gallenleiden 412
beim blutenden und nicht blutenden Magengeschwür 475
bei Zuckerkrankheit 545
beim blutenden Zwölffingerdarmgeschwür 475
Evers-Diät 483
Diätfehler 485
Diathermie 415, 493, 526
Diathese **384ff.**, 389
— allergische 384
— exsudative 159, 384
— hämorrhagische 351, 385
— lymphatische 385
— lymphatisch-exsudative 389
Dickdarmentzündung, Dickdarmschleimhautentzündung **386f.;** 300, 380, 381, 388, 478, 479
Dickdarmkrebs **387f.;** 337, 460
Dickdarmleiden 82
Dickdarmmassage 474
Dickdarmpolypen 388f.
Digitalis 427, 440
Diphtherie 279, 300, 318, 433, 477, 490, 519
Diskushernie 358
Doping 251f.
Dreiviertelbäder 525
Dreiviertelpackungen 69, 83, 112
Drogen 251
Druckabfall bei Wetterwechsel 309
Druckgeschwür 393
Druckmassage 390
Druckstrahlgüsse 67
Druckstrahlvollblitz 69
Druckverband 372, 530
Drüsenschwellungen **389;** 89, 212, 278, 300, 477
Drüsenschwäche 84, 382
Drüsenstörungen 27, 85
Drüsentuberkulose 159
Dünndarmentzündung 300
Dünndarmerkrankung 336
Dupuytrensche Kontraktur 389
Durchblutung 48, 52, 62, 69, 81, 110, 143, 184, 185, 194, 195, 245, 329
Durchblutungsmangel 391, 414
Durchblutungssteigerung 59, 72, 92, 203, 423
Durchblutungsstörungen **389f.;** 64, 89, 123, 135, 243, 257, 258, 296, 343, 391, 393, 403, 475, 477, 519, 521, 539
— arterielle **390f.;** 104, 105, 107, 296, 496, 530
— arteriosklerotische 296
— diabetische 296
— in den Beinen 58
— des Gehirns 391
Durchfall **392f.;** 101, 113, 276, 299, 300, 336, 360, 380, 381, 384, 386, 393, 394, 453, 478, 479, 495, 502, 506, 507, 528, 544
Durchliegen 393
Durchschlafstörungen 516
Durst 210, 380
Dysbakterie 393f.
Dysenterie 276
Dyskinesien 486
Dysmenorrhoe **394;** 48, 413
Dyspepsie **394f.;** 82, 159, 381, 384
Dystonie, vegetative **395f.;** 38, 202, 214, 237, 353

Eibisch 46
Eichenrinde 74, 76, 407
Eichenrindenbäder 398
Eier 339
Eierstocksentzündungen 96, 214, 537
Eierstockserkrankungen 418, 524

Eierstocksfunktion, Nachlassen der E. 356, 538
— ungenügende 343
Eierstöcke, Unterfunktion der E. 394
Eigenblutinjektionen 339, 477
Eingeweidesenkungen 294, 300
Einpackungen, feuchte 29, 375
Einreibungen 407, 408, 409, 450
Einschlafstörungen 268, 413, 515
Eisbehandlung bei Rheuma 508
Eisbeutelauflagen 446
Eisenmangel 366, 418
Eisenmangelanämie 214, 472, 485
Eiteransammlungen 336
Eiterflechte 384
Eiterungen **396;** 77, 407
Eiweißernährung 298
Eiweißstoffwechsel 198
Ekzem **396ff.;** 44, 81, 84, 85, 94, 96, 130, 140, 294, 301, 357, 384, 419, 457, 523
— chronisches 159, 374
— endogenes 339, 397
— nässendes 77
— seborrhoisches 397, 418, 523
Elektrogymnastik 511
Elektroklimatologie 313
Elektrotherapie 452
Embolie **398;** 243, 313, 318, 319, 366, 403, 429
Empfängnisbereitschaft 481
Empfindungsstörungen 390, 409, 509
Emphysem **398;** 293, 354, 375
Emphysembronchitis 56
Empyem 411, 468
Emser Salz 374, 375, 417, 424, 467, 469
Endangiitis obliterans 100
Endocarditis 429f.
Enelbinpackungen 389
Engegefühl 424
Englische Krankheit 505
Entbindung 356, 398
Entschlackung 126
Entspannung 51, 136, 222, 223, 226, 234, 245, 252, 262, 263, 265, 266, 292, 295, 368, 372, 412, 476, 519
Entspannungsübungen 34, 348, 350, 358, 369, 383, 415, 419, 427, 435, 443, 456, 466, 486, 516, 517
Entwicklungsstörungen 198, 214, 338
Entzündungen, Entzündungszustände 167, 275, 279, 366, 408
Enzephalitis 416
Enzyme 219
Eosinophilenzellen 101
Epilepsie **398ff.;** 137, 318, 487
Erbrechen **373, 400f.;** 101, 152, 263, 299, 300, 359, 360, 380, 381, 387, 416, 445, 471, 474, 477, 491, 493, 495, 502, 506, 507, 528
Erdbäder 290
Erden
— Armenische 276
— Eretrische 275
— Lemnische 275
— Samische 276
— Selinusische 275
— Sinopische 275
— Strigische 277
Erdeessen 275
Erdelektrizität 315
Erdrauch 413
Erdstrahlenforschung 316
Erfrierungen 310, 497, 530
Erhitzung 125
Erholung 226, 234, 241, 263, 346
Erkältungen **401;** 56, 72, 83, 90, 93, 96, 107, 113, 120, 121, 136, 138, 147, 163, 239, 382, 416, 423, 453, 518
Erkrankungen, allergische 44f.
Erkrankungen der Atmungsorgane 58
Ermüdbarkeit, Ermüdung, Ermüdungszustände **401f.;** 222, 233, 252, 263, 391, 422, 537
Ernährung 210, 252, 330, 435, 448, 524
— falsche 218, 331, 382, 386
Ernährungsschäden 149
Erregbarkeit 210, 338
Erregungszustände 110
— nervöse 89
Erschöpfung, Erschöpfungszustände **401f.;** 50, 137, 233, 250, 252, 310, 399, 402, 471, 521
Erschöpfung, nervöse **38f.,** 159, 294, 302, 340
Erschöpfungsekzeme 159
Ertaubung 352
Erythrodermie 418
Evers-Diät 483
Extrasystole, Extrasystolie 104, 436, 437

Fallsucht 398ff.
Fangopackungen **94ff.**; 92, 475
Fasten 371, 397, 475
Fastenkuren 26, 374, 400, 403
Faulbaumrinde 48
Faulenzerherz 238
Fäulnisdyspepsie 300, 394
Fehlernährung 476, 487, 508
Fehlgeburten **402f.**; 331, 507
Fehlhaltungen, seelische 475
Fehlregulation, nervöse 50, 237, 320
Fehlsteuerungen, vegetative 318
Felke 110, 279, 290
Felke-Kur 290, 294
Fenchel 46
Fermentreaktionen 352
Fermentstoffwechselstörung 331
Fernsehen 238, 247
Fersensporn 409
Fett 330
Fettarmut 343
Fettdyspepsie 394
Fettleber 352, 368
Fettspiegel, erhöhter F. im Blutserum 256
Fettstoffwechsel 198, 336
Fettstoffwechselstörung 543
Fettsucht, Fettleibigkeit **403f.**; 65, 67, 70, 83, 84, 85, 115, 138, 198, 214, 217, 331, 398, 430, 521, 544
Fettsucht im Kindesalter 404
Fichtennadelbäder 118, 375, 462
Fieber **404ff.**; 59, 107, 125, 128, 210, 334, 359, 365, 380, 387, 396, 405, 406, 412, 416, 417, 434, 453, 465, 478, 484, 514, 525, 528, 540
— rheumatisches **406**, 507, 511
Fieber-Diät 483
Fieberklee 44
Fieberkrämpfe 458
Finger, Beugestellung der F. 389
Fingereiterung 406
Fingerhut 414, 456
Fisteln 407
Flachatmung 256
Fleckfieber 433
Fließschnupfen 441
Fluor 151, 168, 170, 176
Fluoreszenzmikroskop 128
Fluorose 170
Föhn, Föhnkrankheiten 182, 205, 313, 314, 317, 318, 319
Framingham-Studie 431
Frauenkrankheiten 94, 96, 112, 137
Frauenmantel 407
Freiluftbehandlung 467
Freizeit **233f.**; 226, 249
Frigididät 340
Frischluftbedarf des Menschen 160f.
Frischluftquellen und ihre Heilwirkung 182f.
Frostbeulen 243
Frösteln 81, 246, 429, 477, 478
Frühinvalidität 237
Fünf-Tage-Plan gegen das Rauchen 496
Furunkel, Furunkulose **396**; 94, 137, 143, 159, 213, 295, 300, 407, 497
Füße, Anschwellen der F. 538
— kalte 50, 58, 63, 81, 100, 104, 106, 107, 109, 120, 243, 389
Fußbad, Fußbäder 51, 52, 104, 147, 390, 408, 409, 498
— ansteigendes **106**, 364, 392, 394, 395, 428, 456, 516
— heißes **106**; 73, 424, 483
— kaltes **106**, 119
— warmes **106**, 407, 493
— wechselwarmes 407, 424, 444
Fußbeschwerden 300
Fußbewegungsübungen 407, 409
Fußdampfbad 120
Fußerkrankungen, Fußschäden **407ff.**; 123, 239, 403, 409, 410
Fußgelenkverstauchungen 80
Fußgymnastik 362, 457
Fußpflege, Anleitung zur F. 390f.
Fußschwäche 63
Fußverletzungen 240
Fuß-Wadenwickel 80
Fußwickel **80**, 81, 83, 348
Futtermittelzusatz 333

Galenos von Pergamon (Galen) 22, 23, 276
Gallenbeschwerden 87, 94
Gallenblasenentzündung **411f.**; 380, 524
Gallenblasenerkrankung 82, 143, 153, 383

Gallenblasenunterfunktion 159
Gallenflußstörung 361
Gallengangsentzündung 411f.
Gallenkoliken **412**; 93
Gallenstauung 412
Gallensteinleiden **412f.**; 373, 411, 413
Gallenstörungen 153
Gallenwegserkrankung 359
Gangrän 348
Gänsefingerkraut 394
Ganzabreibung 383, 474, 476, 525
Ganzpackungen 30, 84, 112, 329
Ganzwaschungen **56ff.**; 26, 55, 57, 59, 112, 343, 392, 406, 508, 516
Ganzwickel **84,** 406, 518
Gartenarbeit **231ff.**; 185, 233, 235, 248, 456, 496
Gärungsdyspepsie 299, 301, 394
Gastritis 159, 301, 373, 472, 473
Gastrokardialer Symptomenkomplex 82, 87
Gebärfähigkeit 496
Gebärmutterkrämpfe **394,** 413
Gebärmutterleiden 120
Gebärmutteroperationen 539
Geburtserleichterung 137
Gedächtnisschwäche 342, 413
Gedächtnisstörungen 338, 391, 392
Gefäßerkrankungen 70, 77, 105, 138, 347, 390, 496
Gefäßinsuffizienz **370,** 413
Gefäßkrämpfe 69, 100, 107, 120, 153
Gefäßschwäche 258, 434
Gefäßstörungen 36, 118
— arterielle 136
Gefäßveränderungen 158, 391
Gefäßverengung 126, 390
Gefäßsklerose 517
Gefäßtraining 390, 457
Gefühlsstörungen 335, 347
Gehirnentzündung 354, 416, 487, 517
Gehirnerschütterung 373
Gehirngefäßverkalkung **413f.,** 414
Gehirnstoffwechsel 342
Gehirntumor 373, 434, 444, 517
Gehörgangsekzem 119
Gehtraining 348, 350, 358, 376, 428, 433
Geisteskrankheiten, Geistesschwäche 137, 383
Gelbsucht 153, 352, 353, 422, 465
Gelenkbeschwerden 27, 44, 69, 189, 214, 403, 537
Gelenkleiden 403
Gelenkentzündung **414**; 77, 295, 301, 325, 336, 350, 515
— chronische 94
Gelenkentzündung, akute rheumatische **507f.**; 136
Gelenkrheumatismus **414**; 56, 68, 81, 93, 96, 114, 116, 138, 217, 425, 454, 508
— chronischer 81, 104, 191, 507
— primär chronischer **509ff.**; 507
— sekundär chronischer 508
Gelenkschmerzen 101, 429, 465, 528
Gelenkschwellung 301, 334
Gelenktuberkulose 189
Gelenkversteifung 99, 170
Gemüse, Gemüsesäfte 42, 46, 51, 378, 403
Genußmittel 459
Genußmittelmißbrauch 456
Gerstenkörner 94, 97, 354, 355
Gesäßdampfbad 120
Geschlechtsfunktionsstörungen 539
Geschlechtskälte 340
Geschlechtskrankheiten 137
Geschlechtsorgane 59
Geschwülste 130, 276, 394, 513
Geschwulsterkrankungen 387, 537
Geschwüre 105, 188, 279, 349, 423
Gesichtsdampfbad **119,** 338
— als natürliches Schönheitsmittel 119
Gesichtsekzem 119
Gesichtsnervenentzündungen 456
Gesichtsnervenlähmung 414f.
Gestagene 356, 538
Gesundheitsstörungen 167, 210
Gesundheitsturnen 252
Gewichtskontrolle 526
Gewitter 182
Gewitterangst 313
Gicht **415f.**; 25, 30, 42, 44, 83, 85, 90, 114, 138, 143, 301, 318, 349
Gicht-Diät 415
Gichtknoten 497
Glaukom 373, 456
Gleichgewichtsstörungen 263
Gliedersteifigkeit 116
Gliederschmerzen 416, 454, 493

Glomerulonephritis 492
Glühlichtkasten 451
Goldtherapie 510
Gonorrhoe 130, 421, 446, 501
Grauer Star **343,** 354
Grippe **416f.;** 56, 83, 120, 136, 245, 246, 401, 432, 433, 453, 482, 490, 518
Grippeschutzimpfung 417
Großhirntraining 249
Großzehenballen 408
Großzehenversteifung 408
Grüner Star 318, 354, 373
Gruppengymnastik 223
Gürtelrose 94, 97, 355, 497
Güsse **61ff.;** 44, 50, 346, 377, 439, 462
— heiße 61, 63
— wechselwarme 61, 471, 473, 474, 476
Gymnastik 24, 32, 185, 222, 240, 244, 258, 292, 336, 340, 358, 362, 367, 378, 395, 402, 420, 432, 434, 439, 451, 476, 486, 495, 525

Haarausfall **417ff.;** 86, 351
— bei Frauen 418
Haferstrohbäder 118, 343, 364, 398, 462
Hagebutten 402, 403, 416, 518
Hagelkorn 354, 355
Hahn, Johann Siegmund 29, 31
Hahn, Siegmund 26
Hakenwurm 541
Halbbad, Halbbäder **113,** 342, 364, 370, 383, 392
— ansteigendes **114,** 353, 375, 401, 413, 417, 454
— heißes **113,** 374, 401
— kaltes **113,** 392
— warmes 113
Halbpackung 83
Halbwickel 406
Halsentzündungen 278, 514
Halsleiden 109
Halsschmerzen 416, 453
Halswickel 77, 389
— feuchte 417
— kalte 477
Halswirbelsäulenschmerz 420
Halswirbelsäulensyndrom 420
Halswirbelsäulenveränderung 435
Haltungsanomalien 420
Haltungserziehung 253
Haltungsschwächen 420
Haltungsschäden **253,** 331
Haltungsverfall **254,** 420
Hamamelis 291, 389
Hämatome 369, 503
Hammerzehe 408
Hämodialyse 422
Hämorrhagische Diathese 351
Hämorrhoidalblutung 478
Hämorrhoiden **419;** 25, 30, 63, 110, 111, 301, 337, 388, 479, 524
Hände, kalte 243
Handwaschungen 21
Handwickel 79
Handabsonderung 104, 134
Harnblasenentzündung 491
Harnleitersteine **494f.;** 363
Harnleitersteinkoliken, Harnleiterkoliken 110, 112
Harnröhre 111
Harnröhrenentzündung, Harnröhrenkatarrh **421f.,** 501
Harnsäurespiegel 415
Harnsäuresteine 365
Harnsperre 364
Harnsteinkoliken 326
Harnvergiftung **422;** 214, 425
Harnwegstuberkulose 446
Harnzwang 491
Hauhechelwurzel 40, 378
Hautausschläge 22, 29, 213, 278, 295, 296, 352, 512, 514, 528
Hautbräunung 195, 199, 210, 211, 212, 523
Hautbürsten 493
Hautdurchblutung 84, 119, 121, 133, 457
— schlechte 50
Hautempfindungsstörungen 451
Hautentzündungen **422;** 94, 97, 159, 204, 213, 227, 294, 397
Hautentzündung, seborrhoische 385
Hautgeschwüre 22
Hautjucken **422f.;** 339, 384
Hautkrebs **423;** 206
Hautleiden 27, 94, 137, 158, 196, 213, 279, 294, 299, 318, 374, 485
Hautschäden 461

Hautreaktion, allergische 137
Hautrötungen 62, 194, 198, 199, 203, 207, 210, 334, 384, 522
Hautstoffwechsel, Anregung des H. 57
Hauttest 441
Hauttuberkulose 159, 213
Hautveränderungen 155
Hautverbrennungen 232
Hefepräparate 370, 378
Heidelbeermuttersaft 381, 387
Heilbäder, ansteigende 415
Heilerde **275ff.**; 94, 329, 363, 395
— Anwendungsformen und Heilanzeigen 290ff.
— katalytische Wirkungen 289
— Radioaktivität 285f.
— Trockenanwendung 296f.
— Trockeneinblasungen 299
— Übersicht der Heilanzeigen und Anwendungsformen 300ff.
— Wirkstoffe 281ff.
— Wirkung und Anwendung 262ff.
Heilerdeauflagen 369
Heilerde-Aufschwemmung 386
Heilerdebehandlung, Geschichte der H. 275ff.
Heilerdekompressen 415
Heilfieber 114
Heilgymnastik 34, 252, 353, 428
Heilklima 309
Heilpflanzen, Heilpflanzenanwendungen 25, 32, 38, 40, 42, 44, 46, 48, 51, 188
Heilweise, naturgemäße (natürliche) 29, 31, 32
Heiserkeit **423f.**, 478, 490
Heißluftbad 138
Heißwasserpackungen 92
Heliotherapie 215
Hemden, nasse 85
Hepatitis **464f.**; 424, 478
Herzangst 257
Herzasthma **424**; 78, 354
Herzbeschleunigung 434, 435
Herzbeschwerden 341, 434, 435, 471, 508
Herzbeutelentzündung **425**; 384, 508
Herzbeutelerguß 425
Herzenge **345f.**; 257, 425
Herzentzündung 426
Herzerkrankung 65, 70, 90, 96, 136, 138, 218, 294, 301, 354, 496
Herzfehler **425ff.**; 115, 117, 137, 429
Herzfunktion 67, 135, 221, 228, 243, 259
Herzfunktionsstörungen 107
Herzgefäße, Erkrankung der H. 255
Herzinfarkt **427ff.**; 205, 228, 255, 256, 258, 318, 320, 323, 324, 325, 349, 360, 398, 425, 430, 436, 438, 439, 496, 538
Herzinnenhautentzündung **429f.**; 384
Herzinsuffizienz 58, 255, 430, 438
Herzjagen **430**; 398, 437, 438
Herzkammerflimmern 438
Herzklappenentzündung 429
Herzklappenfehler **425ff.**; 134, 136, 345, 429
Herzklopfen 50, 101, 102, 103, 104, 116, 207, 418, 537
Herzkompressen 433, 434
Herzkrämpfe **345f.**; 318, 430
Herzkranzgefäßerkrankungen 257, 325, 380, 398, 428, 431
Herzkranzgefäßverengung 244
Herzkranzgefäßverkalkung **430ff.**; 345, 346
Herz-Kreislauf-Diät 345, 424
Herz-Kreislauf-Störungen, funktionelle 50, 172, 435
Herz-Kreislauf-Versagen 331
Herzleiden **324f.**; 211, 214, 217, 237, 322 398, 508, 509, 515
Herzmuskelentzündung **432f.**; 104, 416
— rheumatische 432
Herzmuskelerkrankung, Herzmuskelschädigung **433f.**; 42, 115, 134, 135, 137, 253, 427
Herzmuskelschwäche **438ff.**; 65, 67, 102, 136, 244, 258
Herzneurose **434ff.**; 136
Herzrhythmusstörungen **436ff.**, 438
Herzschmerzen 430, 434, 435, 537
Herzschwäche **438ff.**; 36, 104, 244, 258, 352, 354, 437
Herzstörungen 102, 118, 123, 218, 244, 436, 438
— nervöse **434ff.**; 87, 113, 136, 440
Herzübung 270
Herzunregelmäßigkeit 105
Herzverfettung 136
Herzverlangsamung 437

Herzversagen, akutes **427ff.**, 428, 438, 440
Herzvorhofflimmern 436, 437, 438
Heuasthma 440
Heublumen 74, 76, 85, 106, 111, 112, 118, 120, 338
Heublumenbäder 69, 343, 348, 462
Heublumenhemd 85
Heublumenpackung 92ff.
Heublumensack (Heusack) **92ff.**, 94, 353, 361, 377, 412, 413, 466, 471, 473, 476, 493, 502, 543
Heufieber **440ff.**; 384
Heufieberpflanzen, Blütezeit der H. (Tabelle) 442
Heuschnupfen **440ff.**; 46, 159, 300, 334, 339
Hexenschuß **462f.**; 88, 93, 112, 136, 358, 420, 443
Hildegard von Bingen 24
Hinken, intermittierendes 81, 257, 347, 349
Hippokrates 22, 23, 187, 275
Hirnanhangsdrüsenstörung 433
Hirnanhangsdrüsenunterfunktion 437
Hirndurchblutung 392
Hirndurchblutungsstörungen 444, 517
Hirnembolie 516
Hirnhautentzündung 130, 373, 433, 447, 448, 454, 478, 484, 487, 528
Hirnhauterkrankung 456
Hirnhautreizung 454
Hirninfarkt 517
Hirnkreislaufstörungen 443f.
Hirntumor **444**; 373, 434, 517
Hitzeanwendungen **96**; 70
Hitzegefühl 406
Hitzekollaps, Hitzekrämpfe 444, 445
Hitzeschaden 444
Hitzestau 134
Hitzschlag **444f.**; 210
Hitzewallungen 537
Hochfrequenzbestrahlung 312, 364, 375, 452, 486, 490
Hodenentzündung 484
Hoden- und Nebenhodenentzündung 446
Hodenhochstand 445f.
Hodenschrumpfung 446
Hodenschwellungen 446
Hodentumoren 446
Höhensonne, Höhensonnenbestrahlung 338, 367, 387, 406, 451, 460, 474, 486, 505, 508, 522
Hohlfuß 407
Holunder 46
Honig 90, 339, 382
Hopfen 38, 44, 392, 516
Hormonbehandlung 344, 460, 501
Hormonbildung 60, 201, 539
Hormondrüsenerkrankung 336
Hormondrüsenstörungen 138, 198, 214, 294, 301, 336, 349, 418
Hormondrüsensystem 40, 316, 538
Hormondrüsentätigkeit 196, 356
Hormondrüsenunterfunktion 202
Hormonmangelzustände 337
Hornhautentzündung 355
Hörschäden **446f.**, **521**; 263, 352, 448, 482
Hörsturz 449
Hörtests 446
Hufeland, Christoph Wilhelm 27, 188
Huflattich 46
Hüftgelenkserkrankung 64, 213
Hüftgelenksveränderung 447
Hüftgelenksversteifung 448
Hühneraugen **448**; 391, 408, 410
Hühnerbrust 505
Husten 78, 375, 376, 398, 416, 417, 439, 467, 478
Hydrotherapie 28
Hyperämie 64, 92
Hypercholesterinämie 349
Hyperkeratose 195
Hyperthermie 115
Hyperthyreose 77, 207, 395, 433, 522
Hypertonie **448**; 349
Hypertrophie 426
Hypoglykämie 48, 292
Hypomenorrhoe 48
Hypophysenfunktion 148, 379
Hypothyreose 159
Hypotonie **448**; 34, 77, 147, 293
— essentielle 42

Immunitätsvorgänge 44
Impulsstrahlung 312, 313, 314, 320

Industrialisierung 224, 260
Infantilität 353
Infektionen 55, 72, 130, 138, 147, 336, 393, 401, 403, 405, 418, 446, 456, 464, 487, 522, 528
Influenza **416f.,** 448
Informations- und Behandlungszentren für Vergiftungsfälle 531f.
Infrarotstrahlen 202, 211, 526
Infusion 359, 411
Inhalationen 375, 389, 417, 424
Innenohrentzündung 497
Innenohrschwerhörigkeit **448f.,** 497
Iontophorese 462
Insektenstiche **449f.;** 94, 278, 295, 301, 497
Intermittierendes Hinken 81, 257, 347, 349
Intertrigo 384, 540
Intimspray 356
Inversionen 305
Inversionswetter 175
Ischämie 105
Ischias **450ff.;** 64, 69, 90, 93, 96, 107, 112, 116, 136, 148, 358, 500
Ischiasnervenentzündung, Ischiasnervenerkrankungen 67, 462
Isländisches Moos 46

Jodmangelkropf 159
Johannisbeeren, schwarze 403, 406
Johanniskraut 38, 48, 344, 392, 539
Juckreiz 419, 465, 537
Just, Adolf 110, 279, 280

Kaffee 52, 66
Kahlersche Krankheit 498
Kaliummangel 335
Kalkstoffwechsel 168, 196
Kalmus 395, 474
Kälteallergien 33
Kaltwasseranwendungen 29, 44, 51, 52, 109, 116
Kalziumoxalatsteine 495
Kalziumphosphatsteine 495
Kalzium-Phosphor-Stoffwechsel 195
Kältegefühl 405, 477
Kältewickel 392
Kaltluftzufuhr 317, 326
Kamille 44, 48, 74, 76, 106, 112, 116, 118, 119, 120, 338, 344, 392, 394, 407, 411, 412, 413, 465, 473, 475, 476, 477, 483, 486
Kamillenbäder 343, 354, 364, 398
Kamillenkompressen 362
Kaolin 278, 287, 288
Kapuzinerkresse 363
Kardobenediktenkraut 361
Karbunkel 159, 301, 396
Karies 159
Kariesprophylaxe 157
Karpaltunnelsyndrom 452f.
Kartoffel-Ei-Kost 493
Kartoffelkompresse (Kartoffelsack) 90
Karzinom **453,** 458
Kataplasmen 24, 389
Katarrhe 93
— der Atmungsorgane 83
— der Bronchiolen 136
— der Nase 77, 397
— der oberen Luftwege 136
— des Halses 77
— des Kehlkopfes 77, 136, 423
Kehlkopf, Erkrankungen des K. 66
Kehlkopfinfektionen 423
Kehlkopfkatarrh 423
Keuchhusten **453;** 78, 88
Kieferdeformationen 331
Kindergarten 223, 315
Kinderkrankheiten 85
Kinderlähmung **453ff.;** 81, 88, 408, 410, 433
Kinderspielplätze 231, 232
Klappeninsuffizienz 426
Klima **304f.,** 309, 318
Klimabehandlung 529
Klimakammerbehandlung 453
Klimakterium, klimakterische Beschwerden **456;** 82, 104, 107, 123, 344
Klimakuren 147, 159, 318, 368, 374, 375, 376, 490, 511
Klimawechsel 395, 469
Klumpfuß 410
Kneipp, Sebastian 31, 33, 55, 57, 83, 85, 108, 109, 110, 111, 113, 115, 147, 278

Kneippanwendungen 42, 496
Kneippgüsse 61, 340, 343, 369
Kneippkuren 26, 30, 32, 34, 35, 38, 42, 44, 48, 51, 52, 57, 69, 340, 341, 342, 347, 350, 379, 386, 392, 395, 402, 414, 435, 444, 462, 543
Kneippkur, Durchführung einer K. 33f.
Kneippkurplan bei Menstruationsstörungen 48f.
Kneippkur zu Hause 50f.
Knickfuß, Knickfußbeschwerden 63, 296
Knick-Senk-Spreizfuß 240
Knieblitz 68
Knieguß **63**; 52, 62, 64, 66, 120, 392
Knoblauch 40, 42
Knochenbrüche 213, 295
Knochendeformierungen 505
Knochenentkalkung 213, 352, 513, 538
Knochenerweichung 213, 506
Knochenhautentzündung 408, 409
Knochenkaries 27
Knochenmarkeiterungen 213
Knochentuberkulose 27, 159, 189, 197
Knorpelentzündung 197
Knötchenflechte 158, 159, 213
Koffein 279, 298, 343
Kohlenhydratstoffwechsel 197, 200, 330
Kohlenmonoxid 164, 165, 168, 169, 170, 176, 180
Kohlenmonoxidvergiftung 168, 169, 173, 174
Kohlensäurebäder 346, 368, 390, 462, 526
Kohlensäureschnee 344
Kohlenwasserstoffe **170f.**; 165, 176
Koliken 82, 90, 172
Kollapserscheinungen, Kollapszustände 33, 128, 335
Kollateral-Kreislauf 105, 256, 257
Kompressen **89f.**; 50, 82, 116, 120, 275, 278, 329, 354, 369, 420, 523
— feuchte 408, 446, 465, 504, 508
— feucht-warme 347, 409, 412, 456, 466, 532
— heiße 87, 89, 377, 408, 412, 495
— kalte 89, 406
— kühle 337
— warme 89, 369
Kompressionsbehandlung 457
Kompressionsverbände **530**; 526
Konfliktsituation 344, 429
Konstitutionsschwäche 38, 44
Kontakt-Ekzem 397, 418
Kontrakturen 408
Konzentrationsschwäche, Konzentrationsstörungen 205, 316, 321, 383, 413, 449
Kopfdampfbad **119**, 389, 483
Kopfdruck 65, 82, 104, 106, 471
Kopfmassage 419, 521
Kopfschmerzen **456**; 50, 80, 106, 107, 108, 109, 135, 172, 205, 207, 218, 246, 319, 321, 341, 379, 391, 405, 413, 416, 418, 422, 445, 453, 467, 477, 489, 493, 528, 539
Kopfwickel 86
Koronarinsuffizienz 345, 430
Koronarsklerose **457**; 42, 256, 257, 345, 349, 430, 432, 496
Koronarthrombose 504
Körperschwäche 370
Kost, lacto-vegetabile 42, 340, 347, 348, 349, 368, 371, 375, 382, 392, 393, 395, 396, 400, 401, 402, 406, 411, 414, 419, 441, 450, 469, 471, 473, 474, 478, 486, 501, 502, 529, 541
Koxarthrose 448
Krallenhand 389
Krämpfe 77, 90, 111, 120, 156, 172, 273, 445, 453, 493, 495, 528, 541, 544
Krampfadern **457f.**; 58, 64, 68, 69, 240, 301, 361, 526, 530
Krampfanfälle **458**; 318, 398, 399
Krampfneigung 104, 106
Krankengymnastik 462, 483
Krankheiten und ihre Behandlungsmöglichkeiten 328ff.
Kranzgefäßverkalkung 255, 257
Kräuterbäder 52, 70, 98, 386
Kräuterdämpfe 118
Kräuterkuren 40
Kräuterzusätze 142
Krebs **458ff.**; 137, 174, 336, 343, 388, 403, 423, 471, 499
Krebsbekämpfung 132
Krebsgeschwülste, Auflösung von K. 131
Krebs-Mehrschritt-Therapie 132, 462, 499
Krebsvorstadien 460, 472
Krebszellen, Übersäuerung der K. 131

Kreislauf 250, 253
— Anregung des K. **66, 67**
Kreislaufbelastung 148
Kreislauffunktion 108, 135, 221, 228, 238, 243, 250, 255, 259, 401
Kreislaufkollaps 416
Kreislaufleiden 217, 218, 255, 294, 301, 395
Kreislaufschäden 253, 254, 417
Kreislaufschwäche 99, 104, 340, 417
— naturgemäße Behandlung der K. 36f.
Kreislaufstörungen 36, 56, 96, 102, 107, 111, 135, 237, 244, 263, 319, 341, 352, 434, 506
— funktionelle 50
— an Armen und Händen 65
Kreislauftraining 258
Kreuzschmerzen **462f.,** 493
Kreuzwickel **78,** 79, 424
Küchenschelle 446
Kuhmilch-Unverträglichkeit 386
Kuhne-Reibebäder **139;** 60, 337
Kummerspeck 404
Kurzatmigkeit 468
Kurzsichtigkeit 354
Kurzwellenbestrahlung, Kurzwellenbehandlung 72, 346, 353, 364, 375, 389, 412, 473, 483, 498
Kurzwellendurchflutung 361, 376, 387, 452, 455, 493, 511
Kurzwickel **83,** 404
Kwashiokor 433

Lacto-vegetabile Kost 42, 340, 347, 348, 349, 368, 371, 375, 382, 392, 393, 395, 396, 400, 401, 402, 406, 411, 414, 419, 441, 450, 469, 471, 473, 474, 478, 486, 501, 502, 529, 541
Lahmann, Heinrich 189
Lähmung 99, 172, 358, 464
— rheumatische 64
Längstwellenstrahlung 312
Lärmbekämpfung 176, 177, 264
Lärmeinwirkungen 263, 265
Lärmschäden 521
Lärmstörungen 242, 263, 402
Laufen 292
Lautstärkentabelle 264
Lavendel 119
Laxantienmißbrauch 464
Lebenserwartung 228
Lebensweise, naturgemäße 22, 31, 32
Leber, Entgiftungsfunktion der L. 244
Leberbeschwerden 155
Leberbiopsie 465
Leber-Diät 353, 367
Leberentzündung **464f.;** 352, 465, 478
Lebererkrankung 30, 96, 331, 343, 366, 403, 434, 484, 543
Leberfunktionsproben 352, 353
Leber-Gallen-Diät 412
Leber-Gallen-Leiden 302, 403
Leberkrebs 171
Leberschrumpfung **466;** 153
Leberschwäche, naturgemäße Behandlung 36ff.
Leberschwellung 82, 120, 477
Leberstauung 120, 439
Leberstörungen 353
Leberunterfunktion 159
Leberzirrhose 466
Lehm 76, 85, 278, 279, 395
— feuchter 275
Lehmanwendungen 279
Lehmanwendungen, innerliche 297ff.
Lehmaufschwemmungen 486
Lehmbad **290ff.;** 285, 544
Lehmbehandlung 340
Lehmbreianwendungen 295ff.
Lehm-Erd-Therapie 278
Lehmessen 275
Lehmhemd 85, 278
Lehmkompressen 286, 294, 295
Lehmpackungen **93ff.;** 44, 295
— kalte 94
— heiße 94
Lehmpflaster 93ff.
Lehmsitzbäder 293
Lehmtreten 296
Lehmumschlag 285
Lehmwasserwickel 77, 296
Lehmwickel 295, 296, 348
Leibaufschläge 87, 476
Leibbinden 370
Leibguß 64
Leibkompressen 382, 393
Leibmassagen 141

Leibschmerzen 336, 381
Leibwickel **81ff.**, 141, 353, 361, 377, 393, 444, 473, 474, 525, 544, 545
— heiße 82, 387, 395, 413
— kalte 82, 476
Leinsamenkompressen **91,** 475
Leinsamenpackungen 92, 389, 491
Leinsamenschrot 363, 383
Leistungsabfall 376
Leistungsfähigkeit 143, 234, 237, 251, 259, 321
Leistungsknick 539
Leistungsschwäche, körperliche 123, 169, 255
Leistungssteigerung 251, 256, 260
Lendenwickel **81ff.;** 58, 72, 73, 83, 87, 329, 346, 353, 392, 393, 394, 412, 413, 417, 463, 466, 471, 473, 493, 525, 543
— feuchtheiße 491
— kalte 401, 476
Leukämie 137, 433, 485
Lichtallergie 523
Lichtanwendungen, Lichtbehandlung 275, 329
Lichtdermatosen 207, 523
Lichtempfindlichkeit 207
Lichtkrebs 207
Lichtpocken 214
Lichtschutzmittel 523
Lichtschwiele 195, 199, 212
Lidrandentzündung 355
Liebstöckelwurzel 40
Liegekur 34
Linksherzversagen 438
Lordose 486
Löß 279
Löwenzahn 40, 413, 466, 474
Lues 418, 490
Luft **160—185,** 208, 329
— frische 26, 247, 340, 424
Luftbäder, Luftanwendungen 34, 184, 185, 189, 211, 329, 340, 370, 392, 495, 529
Luftbewegung 125, 148
Luftdruck 305, 308, 314, 317, 325
Luftdruckerhöhung 309
Luftdruckwirkungen 308ff.
Luftdusche 390
Luftelektrizität 310, 314, 323
Lufterneuerung 162, 163
Luftfeuchtigkeit 125, 165, 305, 306, 307, 308, 317, 325, 326, 327, 444, 455, 478, 521
Luftmangel 426
Luftreinhaltung **175ff.**
Lufttemperatur 305, 306, 308, 310
Luftüberwachungsnetz (Meßstellennetz) 176f.
Luftveränderung 185
Luftverschmutzung **164—181,** 182, 320, 327
Lumbago 136
Lungenabszeß 416, 468, 511
Lungenbläschenverödung 354, 375
Lungenembolie **398,** 466
Lungenemphysem **468ff.;** 46, 66, 273, 378, 439, 484
Lungenentzündung **466ff.;** 56, 78, 94, 97, 293, 360, 376, 401, 416, 417, 453, 478, 482, 511, 517
Lungenerweiterung **468ff.;** 78, 398
Lungenfibrose 357
Lungenfunktionsstörungen 244, 260
Lungenkraut 378
Lungenkrebs 468
Lungenleiden, Lungenerkrankungen 42, 65, 78, 115, 211, 331, 354
Lungenödem 184, 432, 439
Lungenstauung 424
Lungentuberkulose 78, 115, 138, 159, 185, 190, 215
Lungentumor 293
Lungenzirrhose 439
Lymphatismus 85, 385
Lymphdrüsenentzündung 77, 301, 498, 515
Lymphgefäßentzündung 94, 301
Lymphknotentuberkulose 214
Lymphozyten 101, 512

Madenwürmer 299
Magen, nervöser 471f.
Magenbeschwerden, Magenerkrankung 30, 96, 123, 155, 347, 400, 471, 473
Magen-Darm-Blutungen 351, 386
Magen-Darm-Erkrankungen 96, 299, 366
Magen-Darm-Geschwüre 215

Magen-Darm-Kanal 93, 152, 159, 283, 298
Magen-Darm-Schonkost 360, 387, 395, 473, 475
Magen-Darm-Störungen, Magen-Darm-Katarrh 278, 335, 384, 395, 485
Magendurchbruch 360
Magengeschwür **475f.**; 82, 87, 93, 159, 299, 301, 373, 403, 466, 473, 524
Magenkatarrh **472ff.**; 82, 470
Magenkolik 93
Magenkompressen 473
Magenkrebs **470f.**; 360, 373
Magenleiden, nervöse 237
Magenneurose 471f.
Magensaftbildung 152, 347
Magensäure, fehlende 122, 363, 394, 472
Magensäurebildung 122, 347
Magenschleimhautentzündung **472ff.**; 44, 159, 301
Magenschmerzen 471
Magenschwäche 474
Magenübersäuerung 301
Magersucht 476
Magnesiummangel **476f.**; 156, 360, 466, 487
Magnesiumreiche Nahrungsmittel, Tabelle 428
Maiglöckchen 42, 414, 456
Malaria 130, 275
Mandelentzündung **477f.**; 77, 80, 297, 299, 300, 301, 384, 389, 490, 498, 507
Mariendistel 413, 466
Masern **478**; 366, 447, 448, 482, 512
Massage 121, 136, 138, 322, 329, 340, 348, 358, 367, 369, 370, 378, 407, 408, 409, 420, 448, 451, 452, 455, 456, 463, 467, 483, 486, 511, 522, 526
Massagehandschuh 121
Massagehandtuch 121
Mastdarmentzündung 478f.
Mastdarmkrebs 479
Mastdarmvorfall 479f.
Mattigkeit 218, 307, 445
Medikamentenmißbrauch 375
Meeresheilkunde 27, 28
Meerrettich 361, 466
Meersalz 46, 85
Meerwasser 22, 25, 26, 27, 28, 149, 150, 151, 152, 157, 159
Meerwasserbadebehandlung 156, 490
Meerwasserkompressen 158, 519
Meerwasserkuren 342
Meerwasserspülungen 153
Meerwassertrinkkur **149ff.**, 154, 155, 156, 158f., 370, 386, 544, 545
Meerzwiebel 414, 456
Melanom 433
Melisse 38, 44, 48, 116, 344, 392, 394, 473, 516
Melissenblätter 42, 44
Menièresche Krankheit 44
Meningitis 130, 447
Menstruation 71, 120, 198, 356, 378, 394, 485, 487
— fehlende **344**, 480
— geringe, seltene 100, 104
— mangelhafte 138
— schmerzhafte 70, 93, 120
Menstruationsstörungen **480**; 70, 87, 111, 112, 137, 143, 159
— Kneippkurplan bei M. 48
Menstruationszyklus, normaler 480f.
Metastasenbildung 459
Meteorismus **482**; 113, 300, 362
Meteorologie 305, 317
Migräne 44, 63, 86, 153, 205, 300, 339, 384, 420, 456
Milch, Milchprodukte 42, 52, 339, 385, 465
Milchschorf 159, 384, 397
Milzschwellung 477
Mineralbäder 98
Mineralien **282f.**; 281, 284, 405
Mineralmangelzustände, Mineralverarmung 155, 196, 197
Mineralstoffwechsel 154, 155, 196, 197, 198
Mißbildungen 427, 463, 507, 512
Mistel 42, 440, 462, 463
Mittelhandnerv, Druckschädigung des M. 452f.
Mittelohrentzündung **482f.**; 90, 119, 478, 497, 515
Mitralstenose 426
Mönchspfeffer 379
Monozytenangina 477
Moor 329
Moorbäder 98, 358, 451

Moorbadekuren 540
Moor-Fangopackungen 375
Moorpackungen 92, 473, 475, 511, 526
Moor-Paraffin-Packungen 92
Moor-Trinkkur 363
Morgensteifigkeit 509
Mortonsche Zehe 409
Mückenstiche **483**; 449
Müdigkeit 48, 50, 101, 122, 205, 340, 429, 489, 506, 533
Multiple Sklerose **483 f.**; 434, 444
Mumps **484**; 446, 447, 448, 482
Mundfäule **484**; 301, 485
Mundgeruch, übler **484 f.**; 301
Mundschleimhautentzündung **485 f.**; 299, 301, 502, 523
Mundspülung 477, 484, 486
Muskelblutungen 386
Muskeldystrophie 433
Muskelentzündung, Muskelerkrankung **486**; 96, 386, 410, 463
Muskelkrämpfe **486 f.**; 120, 445, 477
Muskelrheumatismus 64, 68, 80, 93, 136, 463, 528
— chronischer 81
Muskelschmerzen 90, 528
Muskelschwäche **487 f.**; 214, 335, 352, 382, 420
Muskelstoffwechsel 220, 258
Muskeltraining 217, 238, 258
Muskelzerrung, Muskelverspannung 88, 99
Muskelzittern 503
Muße **233 ff.**
Mykosen 498
Myocardinfarkt 427
Myocarditis 416, 432
Myxödem 349, 433

Nachtblindheit 488
Nackenschmerzen 454
Nackensteifigkeit 445
Nahrungsmittelallergie **488**; 44, 374
Narbenschmerzen 101
Nasenbluten **489**; 106, 108, 416
Naseneiterung 489
Nasenkatarrh, Nasenleiden 86, 101, 397
Nasennebenhöhlenentzündung, Nasennebenhöhlenkatarrh **489 ff.**; 119, 136, 401, 456
Nasenschleimhautentzündung, Nasenschleimhautreizung 301, 441, 514, 518
Naturheilkunde, Naturheilmethode, Naturheilverfahren 22, 25, 26, 31, 36, 132, 145, 184, 189, 329
Naturpark 183
Nebenhöhlenentzündung, Nebenhöhlenkatarrh 86, 159, 492
Nebennierenrindenfunktion 135
Nebennierenrindenüberfunktion 293
Nebennierentätigkeit 148
Nebenschilddrüsen, Überfunktion 340
— Unterfunktion 458
Nervenentzündung 77, 94, 96, 452
Nervenerkrankung, Nervendefekte 136, 211, 214, 410, 420, 452
Nervenpunktmassage 525
Nervenreflexstörungen 451
Nervenreizerscheinungen 420
Nervenrheumatismus 68
Nervenschmerzen 101
Nervenschwäche 30, 58, 301, 340, 361, 382
Nervenschwellung 409
Nervenstörungen 64, 102, 172, 289, 352, 410, 503
Nervenstoffwechsel 57
Nervenstrangstörungen des Rückenmarks 367
Nervensystem, vegetatives 40, 48, 50, 51, 52, 109, 198, 201, 263, 318, 319, 323, 494, 510
Nervenverletzungen 323
Nervenwurzelreizung 358
Nervosität, nervöse Störungen 210, 233, 496, 537
Nesselsucht 44, 143, 300, 339, 384
Netzhautentzündung 355
Neuralgien 80, 86, 94, 96, 112, 116, 148, 452, 500
Neurasthenie 58, 294, 340, 361, 401
Neurodermitis 397
Neurom 409
Neurose 38, 136, 347, 353, 422, 434, 437
— vegetative 229
Neutralfette 380, 428, 430, 431
Niere, künstliche 422

Nierenbecken-Blasen-Entzündung **491f.**; 381
Nierenbeckenentzündung, Nierenbeckenkoliken 110, 524
Nierenentzündung **492f.**; 82, 106, 215, 515
Nierenerkrankungen 42, 211, 294, 343, 353, 366, 403, 422, 484
Nierenfunktion, ungenügende 218
Nierenfunktionsstörung 502
Nierengrieß 114, 143
Nierenkoliken, Nierensteinkoliken 93, 101, 112, 326, 495, 524
Nierenleiden, nervöse 237
Nierenschäden 335
Nierensiechtum 493
Nierenstauung 439
Nierensteine 494f.
Nierentuberkulose 493f.
Nierenverletzung 504
Nikotin 42, 52, 279, 298, 336, 345, 348, 349, 370, 390, 452, 517
Nikotinvergiftung 495ff.
Null-Wetterlage 313, 319, 320

Oberaufschlag 87ff.
Oberbauchkompressen 373, 413, 516
Obergüsse **65ff.**, 342, 521
Oberkörperguß 361, 378
Oberkörperwaschungen **57f.**; 56, 378, 392
Oberschenkelguß 342
Obst 36, 38, 42, 51, 369, 378
Obstipation **497**; 44, 137, 138, 159, 302, 382, 524
Obstsäfte 46, 51, 403, 477, 496
Ödem 200, 379, 438, 457, 492, 526, 527, 530, 531
Odermennig 44
Offene Beine **497**; 159, 457, 526
Ohlstädter Kur 370
Ohnmacht 115, 370, 413, 445
Ohrendampfbad **120f.**, 483, 498
Ohrensausen 482, 498
Ohrenschmerzen **497f.**; 482
Ohrmißbildungen 447
Oligomenorrhoe 48, 100, 104
Ölkompressen 91
Olympische Spiele 250, 252
Osteochondrose 513
Östrogene 338, 356, 538, 539
Oxalatsteine 156, 365, 494, 495
Ozon 182

Packungen **92ff.**; 26, 50, 275, 462, 513
Pampelmusensaft (Grapefruit) 402, 403, 406, 416
Panzerherz 425
Paracelsus 23, 25, 277
Paralyse 444
Paraffinpackungen 92, 508
Parästhesien 64
Parodontose 137, 156, 159, 302
Peitschenwurm 541
Pellagra 207, 215, 485
Penicillin 46, 157, 332, 333, 339, 396, 430, 477, 493, 515
Penicillinallergie 333
Periode (Menstruation) 71, 120, 198, 203, 356, 378, 394, 487
Perniziöse Anämie 215
Pest 276, 277
Pettenkofer, Max von 278
Pfefferminzblätter 44
Pfefferminze 119, 392, 411, 412, 465, 473
Pfeiffersches Drüsenfieber 477
Pflanzenschutzmittel 495
Phenylketonurie 331
Phlegmone 94
Phosphatsteine 495
Phosphorstoffwechsel 198
Pilzinfektion **498**; 378, 418, 425
Pilzvergiftung 382
Plasmozytom 498f.
Plattfuß 407, 409
Platt-Speizfuß 240
Plattspreizknickfuß 407
Pleuritis **499**; 140
Pneumonie **499**; 466
Pocken 464
Podagra 415
Pollenallergie 334, 443
Pollenasthma 440
Poliomyelitis 453ff.
Polypen 362, 524
Potenzschwäche 340
Prellungen **503f.**; 77, 295, 499

Prießnitz 29, 30, 31, 110, 189
Prießnitzkur 30
Prießnitzumschlag 504
Primel 46
Prostatakrebs 499f.
Prostataleiden 120
Prostatavergrößerung (Prostatahypertrophie) **500f.**; 120, 343, 363, 364, 419, 492
Prostatitis **501f.**; 120
— chronische 421
Psychagogik 374, 375, 545
Psychoanalyse 340, 347
Psychotherapie, psychotherapeutische Behandlung **331f.**, 387, 388, 398, 400, 406, 429, 435, 436, 439, 472, 476
Pubertät 537
Pulsbeschleunigung 319
Pulsfrequenz 293
Pyelitis 491
Pyelonephritis 492
Pyodermien 159

Quaddeln 384
Quark 36, 465, 475
Quarkauflagen 369
Quarkpackung 96
Quecke 40, 378
Quecksilbervergiftung 502f.
Quendel 46
Quetschungen **503f.**; 29, 295, 302, 359

Rachenentzündungen, Rachenkatarrh 27, 66, 101, 107, 119, 136, 389, 416, 514
Rachitis **505f.**; 85, 188, 195, 198, 200, 213, 401, 522
— Stoßprophylaxe bei R. 506
Radfahren 228, 256, 258, 259, 362, 434, 436
Radioaktivität der Heilerden 285f.
Radiumbäder 367
Rainfarn 344
Rauchen 218, 376, 377, 428, 431, 435, 460, 468, 469, 473
Raucherbronchitis 468
Raucherkrankungen 174
Raucherhusten 46
Raute 48, 344, 394, 539
Rauwolfia 38, 42, 44
Rauwolfia-Präparate 339, 369, 539
Raynaudsche Krankheit 100, 104
Reaktion, allergische 46, 422
Rechtsherzversagen 439
Reduktionskost 428, 431, 457, 513
Reflexzonenmassage 462, 525
Regelstörungen **480**; 70, 87, 111, 112, 137, 143, 159
Regulationsstörungen, vegetative 395
Rehabilitation 51, 228
Reibesitzbad 139
Reinhaltung der Luft 175ff.
— Maßnahmen zur R. 175ff.
Reisekrankheiten 506f.
Reis-Obst-Kost 493
Reitersche Krankheit 421
Reizbarkeit 38, 44, 101, 205, 322, 338, 379, 485, 496, 503, 533, 539
Reizblase 363
Reizhusten 424
Reizleitungsstörung 504
Reizstrombehandlung 455
Rekonvaleszenz 40, 70, 159, 214, 238, 294, 521
Rektoskopie 387
Religiöse Lebenshaltung, Wert der r. L. 377
Rheumasalben 451
Rheumatische Beschwerden, rheumatische Erkrankungen 77, 83, 93, 94, 96, 117, 130, 136, 138, 213, 302, 313, 340, 401, 452
Rheumatisches Fieber **406**, 507, 511
Rheumatischer Formenkreis 148
Rheumatische Gelenkentzündung 507
Rheumatismus **325f.**, **507ff.**; 30, 44, 65, 85, 90, 99, 107, 143, 218, 302, 406, 414, 486, 522
— sekundär chronischer 508
Rhythmusstörungen 263, 335
Ringelblume 48, 389
Rippenfellentzündung **511f.**; 56, 78, 94, 97, 140, 215, 278, 302, 360, 401, 439, 468, 517
Rohkost 26, 40, 44, 340, 362, 371, 374, 375, 382, 396, 397, 419, 422, 441, 493, 494, 502, 510, 530

Rohsäfte-Fastenkur 385, 466, 469, 493
Rollier, Auguste 190, 196, 198, 211, 215
Rollübungen 348
Roemheldsche Erkrankung 82, 87
— Symptomenkomplex 143
Römisch-irische Bäder **138;** 44, 70, 344, 372, 375, 386, 404, 415, 443, 495, 496, 513, 518, 521, 545
Röntgenstrahlen 311, 312, 393, 460, 488, 499
Rosmarin 48, 119, 345, 394, 539
Röteln **512;** 366, 426
Rotlichtbestrahlung 369
Rückenguß **64,** 335, 392, 404
Rückenmarkserkrankung 367, 433
Rückenschmerzen **513;** 454
Rückenwickel 79
Rudern 260
Ruhe 138, 223, 232, 234, 256, 262, 263f., 266, 267, 363, 382, 400, 475, 533
Ruhr 279, 354
Rumpfpackungen 141
Rumpfreibebäder 139, 140
Russell, R. 26, 27, 153

Saftfasten 38, 40, 371, 393, 394, 413, 530, 540, 541
Salhuminbäder 451
Salzfußbäder 63
— heiße 407
Salzhemd 85
Salzsäure, fehlende 395, 473
Salzwickel 44
Sandbäder 451
Sanddorn 402, 403, 416, 518
Sarkoidose, Boecksche 378
Sarkomen 459
Sauerkost 377
Sauermilchprodukte 36, 382
Sauerstoff 250
Sauerstoffbedürfnis, vermehrtes 105
Sauerstoffbehandlung 427
Sauerstoffmangel, Sauerstoffarmut 163, 168, 173, 219, 250, 309, 448, 522
Sauerstoffübertragung 168
Sauerstoffverbrauch 199
Sauerstoffversorgung, ungenügende 161, 219, 399, 427
Saugbiopsie 472
Sauna **133ff.;** 44, 70, 104, 107, 126, 181, 340, 341, 342, 344, 346, 348, 356, 372, 375, 378, 380, 386, 387, 392, 395, 402, 404, 415, 432, 435, 443, 456, 471, 474, 476, 495, 496, 513, 518, 521, 538, 545
— als Gesundheits- und Heilbad 133ff.
— als Heilmittel 136ff.
Säure-Basen-Gleichgewicht 197, 198, 443
Schädigung, körperliche 252
Schädlingsvernichtungsmittel 503
Schadstoffkonzentrationen in der Luft 176, 177
Schafgarbe 42, 48, 119, 344, 394, 539
Schal 79
Schalleitungsschwerhörigkeit 449, 521
Scharlach **513ff.;** 366, 477, 482, 490, 492
Scharlach-Angina 514
Scheidenentzündung, Scheidenkatarrh **355 f.;** 299, 515
Scheidenkrebs 460
Scheidensenkung 364
Schenkelblitz 68
Schenkelgüsse **63f.;** 52, 62, 66, 457
Scheuermannsche Krankheit 213
Schiefhals 93, 486
Schilddrüsenerkrankung 185, 215, 336, 434
Schilddrüsenstörung 302
Schilddrüsenüberfunktion 77, 102, 199, 207, 214, 395, 433, 434, 522
Schilddrüsenunterfunktion 159, 430, 433
Schlaf 57, 263, 340
Schläfenlappen-Epilepsie 400
Schlaflosigkeit **515f.;** 58, 77, 82, 101, 102, 107, 110, 113, 136, 185, 207, 215, 218, 302, 310, 319, 455, 503
Schlafmittel 111, 222, 439
Schlafmittelsucht 336
Schlafrhythmus 32
Schlafstörungen **515f.;** 82, 90, 116, 159, 263, 264, 268, 379, 383, 391, 392, 413, 414, 496, 537, 539
Schlaf-Wach-Rhythmus, Umkehr des S. 516
Schlaganfall **516f.;** 205
Schlammpackungen 275, 329, 473, 475, 508, 511, 526
Schleimbeutelentzündung 409

Schleimbeutelerkrankungen 217
Schleimhauteinrisse 524
Schleimhautentzündung (Schleimhautkatarrh) 296, 362, 381
Schleimhautschäden 351
Schleimhautvorfall 479
Schlenzwickel 85f.
Schlickbäder 451
Schlicktherapie 275
Schluckauf **517f.**; 354
Schluckimpfung gegen Kinderlähmung 455
Schluckschmerzen 471, 477
Schneetreten, Schneegehen 52, 109
Schnupfen **518f.**; 63, 119, 120, 339, 362, 384, 401, 416, 441, 478, 490
— allergischer 357
Schöllkraut 44, 395, 413, 466
Schönwetterlage 315, 317, 321
Schrebergärten 231, 232
Schreibkrampf 102, 361
Schrumpfblase 363
Schrumpfgallenblase 411
Schrumpfniere 491, 492
Schuppenbildung 384
Schuppenflechte **519**; 85, 94, 158, 159, 212, 213
Schüttelfrost 81, 405, 416, 477, 491, 514
Schutzimpfungen 519f.
Schwächezustände (Schwächegefühl) **340f.**; 48, 111, 115, 344, 353, 418, 520
Schwachsinn 331
Schwangerschaft **520**; 244, 330, 344, 373, 401, 403, 434, 452, 481, 492, 496, 507, 528, 533
Schwangerschaftskomplikationen 137
Schwangerschaftsverhütungsmittel 356
Schwefelbäder 343, 386
Schwefeldioxid 165, 168, 169, 170, 173, 176, 178
Schweißabsonderung 126, 134, 444, 509
Schweißausbrüche 46, 50, 59, 92, 99, 100, 101, 103, 307, 395, 401, 537, 539
Schweißbildung (Schweißerzeugung) 72, 77, 113, 120, 134
Schweißdrüsenabszesse 302
Schweißfüße 120, 391
Schwellstrombehandlung, faradische 474
Schweregefühl in den Beinen 106
Schwerhörigkeit **521**; 352, 448, 449, 498
Schwielen 408, 409, 410
Schwimmen **253f.**; 222, 228, 254, 256, 258, 259, 336, 340, 341, 342, 353, 356, 357, 362, 370, 378, 380, 386, 387, 392, 395, 402, 404, 414, 419, 420, 428, 432, 434, 436, 443, 444, 448, 456, 457, 469, 471, 496, 517, 525, 526, 538, 543
Schwindel 50, 147, 205, 322, 391, 418, 445, 495, 506, 537, 539
Schwitzen, übermäßiges 521f.
Schwitzpackung 97, 375, 450, 454
Schwitzkur 29, 30, 70, 114, 120, 417, 491, 505, 518
Schwüle 307
Seborrhoe 159
Seebäder **146ff.**; 25, 26, 27, 28, 148, 200, 330, 370, 378, 386, 420, 443
Seebad, heißes 148
— kaltes 146f.
— warmes 147
Seebadekuren 146
Seeklima 146, 148, 149, 490
Seeklimabehandlung 27
Seewasserbehandlung 27
Sehfähigkeit 355
Sehnenerkrankung 522
Sehnenscheidenentzündung **522**; 80, 81, 106, 302
Sehnenverkürzung 410
Sehnenzerrung 80
Sehstörungen 341, 343, 399, 493
Seifenkraut 361
Seilspringen 362
Seitenstechen 467
Selbstentspannung, konzentrative 267ff.
Selbstmassage 34
Selbstvergiftung 143
— vom Darm aus 298
Senfmehlaufschlag 76, 88, 184
Senfwickel 76, 88, 346, 376, 428
— heiße 374
Senkfuß 80, 296
Senkfußbeschwerden 63, 106
Senk-Spreiz-Fuß 361
Senkungsbeschwerden 87
Sensibilisierung 333
Silikose 168, 174
Sitzbäder **110ff.**, 141, 392, 394

Sitzbad, ansteigendes 112, 413
— heißes **111,** 394, 502
— kaltes **110f.,** 392
— kühles 337, 419, 516
— warmes 111
— wechselwarmes 337
Skelettveränderung 499
Skilaufen 258, 259
Skoliose 486
Skorbut 485
Skrofulose 27, 85, 159, 189, 213, 362
Smog, Smog-Alarm 169
Sodbrennen 82, 471
Solbäder 147, 420, 443
Sommerdiarrhoe 381
Sommergrippe 381
Sonne als Heilmittel 186—214
Sonne als Licht- und Wärmespender 192f.
Sonnenbäder, Sonnenbehandlung **187ff., 211ff.;** 139, 189, 190, 197, 198, 200, 205, 206, 208, 210, 340, 404, 420, 456, 495, 511
Sonnenbestrahlung **188ff.;** 158, 170, 190, 193, 197, 199, 204ff., 208, 212, 305, 314, 367, 370, 406, 423, 444, 519, 544, 545
Sonnenbrand **522f.;** 232, 291
Sonneneruption 311, 312, 322, 323
Sonnenflecken 205
Sonnen-Herpes 523
Sonnenkuren 187, 198, 208
Sonnenlichtbehandlung, praktische Durchführung 208
— Geschichte 187ff.
— Heilanzeigen 213f.
Sonnenlichtwirkung 190
Sonnenstich 206, 210
Soor 356
Spanischer Mantel 84
Spazierengehen **237ff.;** 34, 218, 240, 242, 258, 336, 341, 392, 428, 432, 456, 496, 497, 516, 524, 526
— als Heilmittel 237ff.
Spitzwegerich 46, 362
Spondylarthrose 513
Sport **247ff.;** 235, 240, 340, 370, 380, 404, 476, 495
— als Ausgleich 248ff.
— als Mittel der Charakterbildung 249
— als Mittel der Selbstbestätigung 248
— als Vorbeugungs- und Heilmittel 252
— im vorgerückten Alter 258ff.
— und Organwirkungen 255ff.
Sprachentwicklungsstörungen 521
Spreizfuß 296
Spreizfußbeschwerden 63, 106
Sprudelbäder 462
Spulwürmer **523,** 541
Spurenstoffe 149, 151
Stangerbäder 358, 367, 451, 462, 486, 511
Star, grauer **343,** 354, 523
— grüner 318, 354, 373
Staub **166ff.;** 165, 170, 171, 175, 176, 178, 179
Staubkrankheiten 168
Staublunge 174
Stauungen im Magen-Darm-Bereich 244
— im Pfortadersystem 63, 64
Stauungsbronchitis 439
Stauungsekzeme 457
Stauungserscheinungen, Stauungszustände 56, 102, 112, 185, 273, 424, 426, 437
Steifigkeit 341
Steinleiden 82, 112, 156, 492
Sterblichkeit, vorzeitige 228
Sterilität 112
Stickstoffdioxid 165, 176
Stiefmütterchen 40
Stille **263ff.,** 265, 266
Stimmbänder, Wucherungen an den St. 423
Stimulantien 51
Stirnhöhlenkatarrh 86
Stirnkopfschmerzen 453
Stoffwechsel 52, 59, 62, 70, 83, 117, 126, 128, 138, 139, 147, 158, 196, 197, 204, 226, 237, 244, 254, 257, 260, 293, 316, 338, 405
— Akklimatisation 250
— Anregung 40, 72, 83, 137, 371, 521
— Steigerung 72, 99
Stoffwechselfunktionen 67, 149
Stoffwechselleiden 207, 213, 218, 294, 299, 331, 415, 443
Stoffwechselstörungen 56, 83, 84, 85, 117, 120, 137, 138, 156, 158, 289, 302, 331, 359, 377, 494
Stoffwechselträgheit 115
Stoffwechselumstimmung 372

Stomatitis **485f.**, 523
Störungen, nervöse 233
— vegetative 38
— vegetativ-nervöse 147
Strahlen, ultraviolette (UV-Strahlen) 179, 183, 190, 193, 194, 195, 196, 199, 202, 203, 204, 206, 207, 213, 232, 423, 506, 522, 523
Strahlenbehandlung 389
Strahlenschäden 131
Strahlenschutzvorschriften 316, 460
Strahlentherapie 131, 132, 461
Stress 293
Strophanthin-Präparate 414, 424, 440, 456, 467
Stuhldarmbad 142
Stuhlgang 244, 275, 362
Stuhlregulierungsmittel 111
Stuhlträgheit **524f.**; 110, 143, 246, 302, 523
Stuhlverhaltung 143
Stuhlverstopfung **524f.**; 218, 345, 381, 382, 383, 466
Sucht 222, 470
Suchtkrankheiten 336
Suggestion 268, 269
Suspensorium 446
Süßholz 40, 46, 476
Synovektomie 510
Syphilis 130, 423, 446, 490

Tabak 146, 428, 485
Tachykardie 434, 435, 437
Talgdrüsenerkrankung 159
Taubheit 447, 484
Taulaufen **108ff.**; 52, 109, 239, 346, 362, 392
Tausendgüldenkraut 361, 362, 394, 395, 466, 474
Teefasten 52, 394, 412, 473
Teerwarzen 461
Teilbäder 23, 348
— ansteigende 462
— heiße 369
Teilgüsse 61
Teilnahmslosigkeit 445, 528
Teilwaschungen 26, 55, 348
Temperaturabfall, Temperatursenkung 57, 146
Temperaturanstieg, Temperatursteigerung, Temperaturerhöhung 126, 146, 207
Terrainkuren 238, 244, 255, 346, 370
Tetanus **541**; 487, 525
Tetanusschutzimpfung 541
Thalassotherapie 28
Thermalbäder, Thermalquellen 358, 540
Thermalschwimmen 420
Thrombophlebitis 525ff.
Thrombosen **525ff.**; 137, 155, 221, 243, 295, 318, 319, 349, 366, 398, 403, 427, 428, 430, 457, 467
Thymian 46, 116
Tiefatmung 253, 254
Tiefdruckgebiet, Tiefdrucklagen 314, 323
Tollwut 527f.
Tonerde 278, 279, 287
Topfenauflage 96
Toxoplasmose **528f.**; 433, 448
Traubenzuckerinfusionen 132
Trichomonaden 356, 421, 502
Trinkkuren 149, 153, 363, 494
Trinkwasserfluoridierung 157
Tripper 421, 501
Trockenanwendung der Heilerde 296f.
Trockenbürsten **121ff.**; 34, 329, 336, 340, 346, 347, 348, 367, 387, 406, 474, 501, 502
Trockenbürstenbäder 340, 394, 476, 511
Trockenpackung 417
Trommelschlegelfinger 468
Tuberkulose **529**; 86, 96, 137, 159, 191, 213, 245, 340, 378, 403, 490, 537
Tumoren 132, 363, 364, 366, 377, 405, 418, 423, 446, 458
Turnen 258, 259, 336
Typhus 366, 521
T-Wickel **82ff.**, 502

Übelkeit 101, 152, 360, 381, 405, 422, 445, 471, 489, 495, 506
Überanstrengung 370
Überarbeitung, körperliche 234, 358
Überempfindlichkeit, Überempfindlichkeitsreaktion 38, 44, 98, 333, 384, 441, 443, 485
Überernährung 330, 331, 349, 465, 508

Übererregung 107, 136, 185, 354, 412, 414, 509
Überfunktion der Schilddrüsen 340, 395
Überfunktionszustände 215
Übergewicht 238, 243, 256, 331, 348, 349, 368, 385, 392, 404, 428, 431, 435, 457, 513, 526, 530, 540
Übergießungen 22, 23
Übermüdung 310
Überreizung, nervöse 65
Übersäuerung 152
Überwärmung 126
— und Krebsvorbeugung 127
Überwärmungsbäder **125ff.**; 86, 99, 115, 126, 340, 348, 365, 372, 377, 415, 421, 451, 462, 499, 500, 502
Übungsbehandlung 433, 455

Ulcus cruris **529f.**; 94, 159, 457
Ulkus-Diät 475
Ultraschall 72, 365, 389, 522
Ultraviolettbestrahlung (UV-Strahlen) 179, 183, 190, 193, 194, 195, 196, 199, 202, 203, 204, 206, 207, 213, 232, 423, 506, 522, 523
Umschläge 22, 29, 278, 462
— feuchtkalte 29
— feuchtwarme 409, 424
— kühle 508
— warme 369
Umweltbedingungen 228, 390, 459, 473
Umweltschutz 176, 178
Umweltverschmutzung 176, 503
Unfallgefährdung 224
Unfruchtbarkeit 446, 484, 538
Unruhe 116, 205, 266, 307, 319, 321
Unterarmbäder 87
Unterarmguß 62
Unteraufschlag 88
Unterguß **64,** 66
Unterhautzellgewebe, Entzündung des U. 406
Unterkörperwaschungen **58ff.**; 56
Unterkühlung 126, 463
Unterleibsdampfbad 120
Unterleibsdurchblutung 140
Unterleibsentzündungen 106
Unterleibserkrankungen 83, 294, 302
Unterleibskrämpfe 110
Unterleibskrebs 459
Unterschenkelbäder 368, 498
— ansteigende 374, 375
Unterschenkeldampfbäder 410
Unterschenkel-Druckstrahlguß 68
Unterschenkelgeschwüre **529f.**; 278, 294, 295, 296, 302
Unterschenkelguß **63,** 392
Unterwasserdarmbäder 353, 393, 495, 525, 538
Unterwassergymnastik 99
Unterwassermassage 99, 116, 358, 452, 457, 462, 513
Unterwasser-Druckstrahlmassage 390, 526
Unterzuckerungszustände 292
Unwohlsein 316, 393, 429
Urämie 422
Uratsteine 494
Uretersteine 143
Urtikaria 44, 143, 334, 339

Vegetarische Kost 22, 40, 340, 380, 388, 396, 397, 401, 411, 422, 456, 457, 469, 486, 491, 493, 494, 508, 510, 526, 530, 543
Vegetative Dystonie **395f.**; 38, 202, 214, 237, 353
Vegetatives Nervensystem 198, 201, 318, 319, 323, 494, 510
Veilchen 46
Veitstanz 508
Venenblutung 372
Venenentzündung 58, 69, 81, 94, 96, 97, 240, 243, 295, 302, 366, 457, 525, 527
Venenerweiterung 457
Venenkrankheiten 457, 525
Venenstauungen 295
Verätzungen 302
Verblödung 338
Verbrennungen **531**; 168, 279, 294, 302
Verbrühungen 531
Verdauungsbeschwerden 360, 361
Verdauungsdrüsen, Anregung der V. 347
Verdauungsstörungen **394f.**; 172, 531
Verdrängungen 398, 436
Vereinsamung 377, 400

Vergiftungen 275, 279, 299, 302, 373, 416, 418, 495, 524
— Informations- und Behandlungszentren für V. 531f.
Vergiftungserscheinungen 151, 171, 335
Verkalkung 67, 345, 349, 369, 430, 431
— der Gehirngefäße 413
— der Nierengefäße 104
Verkalkungsstörungen 505
Verkehrsunfälle 173, 205, 318, 320, 322, 323, 373
Verkrampfungen 313, 399, 491
Verletzungen 109, 302, 405, 463
Verrenkungen 29, 77, 94, 295
Verschleißerscheinungen, vorzeitige 40
Verschlußleiden 257, 296
Verstauchungen **532**; 77, 302
Versteifungen 112, 407
Verstimmungen, depressive **383**; 48, 67, 136, 214, 233, 332, 379, 391, 414, 509, 516, 539
Verstopfung 106, 113, 142, 143, 294, 302, 386, 478, 479, 524, 544
— chronische 30, 82, 289, 299
Verweichlichung 113
Verwirrtheitszustände 528
Virusinfektionen 425, 523, 540
Vitalkapazität 293, 431, 468
Vitamine 298, 341, 353, 387, 405
Vitaminmangelzustände **533ff.**; 485
— Tabelle 534ff.
Vitamin A 360, 377, 397, 419, 424, 488, 505, 533, 534
Vitamin-A-Mangel 488, 533
Vitamine der B-Gruppe 358, 361, 452, 485
Vitamin-B-Mangel 485
Vitamin B_1 358, 450, 534
Vitamin-B_1-Mangel 433
Vitamin B_2 358, 377, 487, 534
Vitamin-B_2-Mangel 487
Vitamin B_6 350, 533, 535
Vitamin-B_6-Mangel 366
Vitamin B_{12} 342, 358, 366, 388, 415, 465
Vitamin-B_{12}-Mangel 342, 366
Vitamin C 205, 298, 350, 377, 385, 389, 396, 402, 403, 416, 417, 423, 424, 473, 477, 485, 518, 531, 535
Vitamin-C-Mangel 369, 485
Vitamin D 191, 195, 196, 198, 203, 419, 505, 506, 536
Vitamin-D-Mangelkrankheit 505
Vitamin D_2 195, 204, 360, 428
Vitamin D_3 195, 204
Vitamin E 48, 350, 358, 360, 389, 397, 403, 423, 536
Vitamin K 360, 536
Vitamin-P-Mangel 369
Vogelknöterich 378
Vollbäder **114ff.**; 23, 393
— heiße **116f.**; 103
— kalte **106f.**, 404
— warme **116**, 392, 450
— temperaturansteigende 117
Vollblitz **69f.**, 70
Volldampfbad **121**, 375, 451, 486
Völlegefühl 101, 360
Vollguß **66**; 63, 67, 370, 392
Vorhofmyxom 433
Vorsorgeuntersuchungen 460
Vorsteherdrüsenentzündung **501f.**, 537
Vorsteherdrüsenkrebs 460
Vorsteherdrüsenvergrößerung 500f.

Wacholder 48, 134, 372
Wachstumsstörungen 338, 537
Wadenkrämpfe 81, 123, 380, 486, 487
Wadenwickel **80**; 58, 72, 73, 81, 515
— kalte 406
Waldbestand 185
Wandern **240ff.**; 237, 248, 259, 341, 357, 370, 378, 395, 402, 404, 420, 428, 432, 434, 436, 471, 496, 517
— als Heilmittel 243ff.
Wärme 363, 412, 450, 463, 490, 493, 525
Wärmeanwendungen 275, 358, 381, 411, 415, 448, 451, 475, 483
— feuchte 463, 475
Wärmegefühl 62, 63, 103
Wärmestauung 92, 444
Warmluftbestrahlungen 457
Warmlufteinbrüche 305, 323
Warzen an der Fußsohle 410, 537
Waschungen **55ff.**; 29, 34, 50, 56, 123, 147, 377, 439, 465
— warme 59, 350
— wechselwarme 367, 406, 474

Wasser, Bedeutung des kalten W. 26
— Heilkraft des kalten W. 29, 30
— kaltes 55
— zur Vorbeugung 22
Wasseransammlungen 200, 439, 530
Wasseranwendungen 25, 26, 31, 32, 33, 40, 44, 50, 51, 55, 189, 275, 278, 294, 329, 346, 350, 372, 375, 383, 432, 433, 448, 476, 495
— Heilanzeigen 54ff.
— heiße 422
— kalte 51, 538
— spezielle 124ff.
Wasserausscheidung 154
Wassergüsse 52
Wasserheilkunde 22, 23, 24, 25, 28, 29, 31, 102, 112, 189, 276
— Geschichte der W. 21ff.
Wasserkuren, Wasserheilverfahren 31, 278
Wassertreten **108;** 34, 50, 52, 109, 296, 346, 457, 538
Wechselbäder 402, 457
Wechselblitz 70
Wechselblitzgüsse 70
Wechselduschen 53, 452, 486
Wechselfußbäder **107;** 100, 364, 392, 393, 483
Wechselgüsse 61, 63, 402, 419, 501, 538
Wechseljahre der Frau, Wechseljahrsbeschwerden **537ff.;** 82, 84, 123, 143, 344
Wechseljahre des Mannes 539f.
Wechselknieguß 63
Wechselschenkelgüsse 64
Wechselsitzbäder **112,** 346, 364, 383, 393, 394, 502, 525
Wechselwaschungen 59ff.
Weckamine 251
Wegwarte 413, 466
Weißdorn 42, 440
Weißfluß **355f.;** 112, 540
Weißschwielen 461
Wermut 36, 48, 344, 395, 466, 474
Wespenstiche 450
Wetter **304ff.,** 318
Wetterbiotropie 325
Wetterelemente **305ff.,** 309, 316, 327
Wetterempfindlichkeit 321, 322, 323
Wetterfaktoren 322, 327
Wetterformen **305f.,** 316, 317
Wetterfronten 318, 323
Wetterfühligkeit **321ff.;** 319
Wetterschwankungen 322
Wetterströmungen 305
Wetterumschlag 317, 319, 321, 322, 323, 325
Wettervorfühligkeit 323
Wetterwechsel, Druckabfall bei W. 309
Wetterwirkung **317ff.;** 308, 316
Wetter- und Klimawirkung auf den Menschen 317ff.
Wickel **72ff.;** 44, 50, 92, 340
— feuchte 508
— feuchtheiße 454
— heiße 74, 77
— kalte 77, 369
— T-Wickel **82f.,** 502
— warme 77, 409
Wickelmaße 74
Wickeltechnik **73f.,** 83
Wickelzusätze 76
Wind 309, 310, 314
Windpocken 540
Wirbelsäulenerkrankungen 463, 524
Wirbelsäulenschwäche 420
Wirbelsäulenverkrümmung 213, 513
Witterung 305
Wohlbefinden 200, 208, 210, 229, 248, 321, 345, 403
— seelisches 229
Wolf 540
Wucherungen an den Stimmbändern 423
Wundabszesse 213
Wundrose 497
Wundsein **540f.;** 384
Wundstarrkrampf 541
Würmer 299, 303, 337, 382
Wurmerkrankungen **541ff.;** 138, 353, 359, 433
— Tabelle 542
Wurminfektionen 541ff.
Wurmkuren, Vorbereitung der W. 543

Xanthome 543

Zahnen der Kinder 544
Zahnfäule 331, 490

Zahnfleischentzündung 297, 299, 303
Zehe, Mortonsche 409
Zehrrose 523
Zellgewebsentzündung 77, 80, 279, 303
Zellstoffwechsel 81, 98
Zerebralsklerose 413
Zerrungen 295
Ziegenpeter 484
Zigaretten 431, 468, 495
Zinnkraut 74, 76, 106, 111, 112, 120, 389, 393
Zinnkrautbäder 343, 393
Zitronenkur 494, 495
Zitronensaft 401, 402, 403, 406, 416
Zittern der Hände 496
Zivilisation 36, 149, 217, 224, 226, 253
Zivilisationskrankheiten, Zivilisationsschäden 149, 155, 214, 237, 456
Zuckerdiät 545
Zuckerkrankheit **544 f.**; 82, 85, 138, 213, 292, 302, 331, 336, 337, 343, 345, 349, 351, 368, 383, 422, 427, 433, 474, 521, 538
— im Vorstadium 544
Zungenkrämpfe 486
Zwerchfellfunktion 246
Zwerchfellhochstand 346
Zwergwuchs 505
Zwiebel 42
Zwölffingerdarmgeschwür **475 f.**; 82, 93, 159, 299, 303, 403, 473, 524
Zwölffingerdarm-Schleimhautentzündung 370
Zyanose 427
Zytostatika 377, 519

Wer das Buch „Nutze die Heilkräfte der Natur“ von Dr. med. E. Schneider besitzt und studiert hat, wird so begeistert sein, daß er sich zur Vervollständigung seiner Kenntnisse über eine gesunde und naturgemäße Lebensweise unbedingt auch

Nutze die Heilkraft unsrer Nahrung

vom gleichen Verfasser wünscht. Ein bekannter Arzt nannte dieses Buch „eine aufregende Entdeckungsfahrt durch die große Apotheke der Natur“.
Die Grundlagen einer gesunden Ernährung sind darin sehr verständlich dargelegt und die Heilkräfte, die in den einfachsten Nahrungsmitteln schlummern, überzeugend herausgestellt. Es ist ein Buch aus der Praxis für die Praxis, ein Buch für Gesunde und Kranke; denn es zeigt, wie durch eine sinnvolle Zusammenstellung der Kost die heilkräftige Wirkung der Nahrung genutzt werden kann, um Krankheiten vorzubeugen oder den Heilungsvorgang zu unterstützen. Das Buch ist bereits in über 700 000 Exemplaren verbreitet, ein echter Bestseller!
624 Seiten, 101 vierfarbige Abbildungen, Beeren-, Pilz- und Kräutersammelkalender, Vitamin- und Pilztabellen. Abwaschbarer, farbiger Einband. 19. Auflage.

Pflanzen helfen heilen! Wissenschaftler und Praktiker bestätigen heute wieder die alte Erfahrung, daß man bei Vorbeugung und Bekämpfung von Krankheiten nicht auf die segensreiche Wirkung unserer Heilpflanzen verzichten kann. Das Buch

Nutze die heilkräftigen Pflanzen

ebenfalls von Dr. med. E. Schneider, gibt einen umfassenden Einblick in die Heilwirkung unserer Pflanzen. Alles, was man unter Verwertung altbewährten medizinischen Erfahrungsgutes und neuester wissenschaftlicher Forschungsergebnisse aus der Welt der Heilpflanzen an wichtigen Erkenntnissen gewonnen hat, findet in diesem aufschlußreichen Buch seinen Niederschlag. Rund 150 Heilpflanzen sind hier allgemeinverständlich beschrieben und in ihrer Wirkungsweise sowie Verwendungsmöglichkeit eingehend dargestellt. Erprobte Teerezepte und Pflanzenzubereitungen sowie eine Liste der in Apotheken erhältlichen Fertigpräparate vervollständigen dieses praktische Handbuch zu einem ärztlichen Ratgeber in gesunden und kranken Tagen.
608 Seiten, 150 farbige Abbildungen, Stichwortverzeichnis, Sammelkalender sowie mehrere Register und Übersichtstabellen. Abwaschbarer, farbiger Einband. 12. Auflage.

SAATKORN-VERLAG GMBH · HAMBURG 13